帕金森病大数据研究

主编　沈晓明　马云枝

科学出版社

北　京

内 容 简 介

　　本书系统阐述了祖国医学及现代医学对帕金森病最新的研究进展，同时从理念、方法、实例等层面深入浅出地阐述了在大数据的时代背景下如何利用现代信息技术，将中医药与真实世界中的现代技术有机结合。希望本书能给正在开展真实世界研究的同道一些新的启发和灵感。

　　本书可供中医药学临床科研人员和临床医护人员参考阅读。

图书在版编目（CIP）数据

帕金森病大数据研究 / 沈晓明，马云枝主编. —北京：科学出版社，2022.8
ISBN 978-7-03-072827-2

Ⅰ. ①帕⋯　Ⅱ. ①沈⋯ ②马⋯　Ⅲ. ①帕金森综合征-病案-数据管理-研究　Ⅳ. ①R742.5-39

中国版本图书馆 CIP 数据核字（2022）第 141943 号

责任编辑：李　媛　鲍　燕 / 责任校对：刘　芳
责任印制：徐晓晨 / 封面设计：陈　敬

科 学 出 版 社 出版
北京东黄城根北街 16 号
邮政编码：100717
http://www.sciencep.com
北京建宏印刷有限公司 印刷
科学出版社发行　各地新华书店经销
*
2022 年 8 月第 一 版　开本：787×1092　1/16
2022 年 8 月第一次印刷　印张：36 1/4　插页：2
字数：860 000
定价：218.00 元
（如有印装质量问题，我社负责调换）

基金项目资助

国家自然科学基金资助项目（No.81303011）

"补益肝肾法干预帕金森病多巴胺能通路的 PKC 信号转导机制"研究成果

国家中医药管理局全国名老中医药专家传承工作室建设资助项目（No.国中医药人教发〔2014〕20 号）

中国民族医药学会科研资助项目（No.2019KYXM-Z1142-134）

"补益肝肾中药通过 SIRT3 信号通路对帕金森病 DA 调控机制的研究"研究成果

河南省防治帕金森病中医药重点实验室资助项目（豫卫中医函〔2021〕30 号）

河南省重点研发与推广专项资助项目（No.202102310166）

"基于 ASncmtRNA-2 诱导线粒体分裂融合机制探讨补益肝肾法调控帕金森病 DA 神经元通路研究"研究成果

河南省中医管理局科学研究专项重点课题资助项目（No.2019ZY1006）

"基于 AMPK/SIRT3/GSK3β/LC3 信号通路对补益肝肾中药治疗帕金森病的临床方案优化研究"研究成果

本书编委会

名誉主编　谢雁鸣

主　　编　沈晓明　马云枝

副 主 编　赵　敏　王志飞　王佳彬　刘理想　焦　钧

　　　　　苏朝阳　张明悦

编　　委　（按姓氏笔画排序）

　　　　　左庆选　史继鑫　兰　瑞　司冰桔　边颂博

　　　　　朱世瑞　刘　平　刘会军　刘冲冲　汤银芳

　　　　　许玉珉　李　虹　李社芳　张　杰　陈　冲

　　　　　罗　莎　周　怡　孟　毅　赵　铎　贾晓倩

　　　　　郭如月　黄艳丽　菅艳萍

序　一

帕金森病是中老年人常见的中枢神经系统进行性变性疾病，随着我国老龄化进程的加速，该病的发病率逐年攀升，成为中老年人致残的主要病因之一。随着现代医学诊疗技术的发展，对该病的认识不断深入，一些新的疗法在临床逐渐开展，给患者带来了曙光。同时，几千年的祖国医学对该病的传承也积淀了丰富的经验。中医对帕金森病的认识最早可追溯到《黄帝内经》时代，古代医家的论述和治疗经验为后世认识本病奠定了基础。1997年高等中医院校《中医内科学》教材首次将帕金森病列入"颤证"范畴，在理法方药方面进行了系统阐述，对本病系统性辨证论治进行了较好总结。医家对各自的诊疗经验进行了整理、研究和验证，并将相关成果推广，具有鲜明的时代特征和重要的临床实用价值。

目前，由沈晓明、马云枝教授主编的《帕金森病大数据研究》一书是国内外医学界对帕金森病诊疗方面最新的专著之一，该书系统阐述了现代医学对帕金森病最新的研究成果，同时也对中医药对该病的诊治和研究作了全面总结。同时将中西医结合诊治帕金森病与真实世界大数据相结合，此书为该研究领域的创新，充分展现了现代医学对该病研究的"整体性"和"科学性"，也体现出中医研究的"继承性"和"时代性"，对于指导临床诊疗和科研具有重要的意义和价值。

马云枝教授团队从事中西医结合临床、教学、科研四十余年，致力于中西医结合防治脑病的研究，尤其在帕金森病研究领域造诣深厚，相关学术成就在国内有较大影响。曾先后主持863计划项目、"十一五"国家科技支撑计划项目及中医药行业科研专项等课题数十项，学术成就突出。《帕金森病大数据研究》即将公之于世，有幸先睹为快，付梓之际，乐为之序。

首届国医大师　李振华

2015 年 10 月

序　二

帕金森病是仅次于阿尔茨海默病的第二大神经系统退行性疾病，是目前中老年人三大致残疾病之一。流行病学研究显示，全世界约有 600 万人受到该病的影响，全年龄段的患病率约为 0.3%，并随年龄的增加而不断提高，65 岁以上人群的发病率为 1%～2%，85 岁以上人群则为 3%～5%。随着我国老龄化进程的加速，该病发病率逐年攀升，给家庭和社会带来沉重的经济和精神负担。随着现代医学诊疗技术的发展，对该病的认识不断深入，一些新的疗法在临床逐渐开展，给患者带来了曙光。同时，几千年的祖国医学对该病也传承和积淀了丰富的宝贵经验。帕金森病作为威胁人类健康的重要疾病之一，近年来国际上的相关研究如雨后春笋般涌现，成为医学研究新兴领域的热点。医疗信息海量资料的爆发式累积亟待质的提升，大数据正是医疗信息从量变中产生质变的关键，需要我们从中汲取宝贵的知识和经验。

随着信息时代的来临，疾病的各种数据信息如医疗记录、医疗影像、健康检查、基因测序等医疗信息都被详尽地保存记录，既有结构化的数据，又有非结构化的数据。在信息爆炸的时代产生海量数据，并迎来对大数据处理和应用从理论到技术上的巨大飞跃。不仅如此，信息时代的变革与创造性思维、全局观念和共情能力的深度融合，进一步催生了"高概念时代"。高概念大数据为真实世界研究提供了广阔的前景和蓬勃发展的动力，传统的中医药原本就是真实世界研究，具有与生俱来的优势。

《帕金森病大数据研究》一书汇集了目前国内外对于真实世界帕金森病大数据研究的相关前沿理论及进展，从理念、方法、实例等层面深入浅出地阐述了大数据的时代背景下如何利用现代信息技术，将中医药与真实世界中现代技术完美地有机结合，从而更好地服务于临床。因此，该书的理论及实用价值毋庸置疑，我愿意推荐给年轻的临床医生阅读，对于广大从事神经科学研究的医务工作者及科研人员而言，具有重要的推广及普及价值。

岐黄学者　谢雁鸣

2020 年 10 月 10 日

目　录

彩图

第一章

帕金森病概述

第一节 帕金森病外科治疗的历史和现状

帕金森病于 1817 年由英国医师 James Parkinson 首次描述，是以震颤、强直、运动迟缓和步态失调伴姿势不稳为主要症状的神经系统慢性进行性疾病。至今，人类一直没有停止过对该病的研究和探索。虽然，人们在开始的时候已经能诊断这种疾病，但还没有治疗的好办法。而在这一领域内，在神经科学界还不十分清楚帕金森病的病因和发病机制时，为了解除大量病人的痛苦，神经外科的先驱们很早在临床上就开始了手术治疗帕金森病的大胆探索，尽管手术方法发展缓慢而又带有极大的危险性，但是正是有了这种大量的成功与失败的临床经验积累，才逐步丰富了对帕金森病的认识，并逐渐改进和完善了更为有效的治疗靶点和手术方法。

Horsley 早在 1909 年就报道了采用感觉运动皮质部分切除术治疗帕金森病，术后病人的肢体震颤明显减轻，仅伴有中度的功能障碍。直到 20 世纪 20 年代，锥体外系在调节运动中的作用才被认识。当时许多神经内科医生反对通过阻断这些神经传导通路来治疗帕金森病，甚至连著名的神经外科学奠基人之一的 Dandy 也认为毁损基底节的神经传导通路将是致命的。到 1939 年，Russell Meyers 通过开颅大脑半球中间入路基底节尾状核毁损术，成功地治疗帕金森病，才证明了 Dandy 的错误。随着人们对帕金森病发病机制越来越深刻的认识和科学技术的进步与飞跃发展，不仅发明了立体定向仪，而且随着脑室造影、计算机断层扫描（CT）、磁共振成像（MRI）和术中微电极记录等技术的应用，定向手术的靶点定位越来越准确，效果也越来越好，加之对帕金森病治疗具有"神奇"效果的左旋多巴类药物的出现，可以说，帕金森病的治疗取得了极大的成功。但是，尽管如此，到目前为止，对帕金森病的治疗还是治标不治本，仍然不能彻底治愈病人达到根治的目的，无论是药物还是手术治疗仍然停留在减轻症状、提高生活质量的阶段。随着基因和干细胞移植等基础神经科学的研究进展，也许，在不久的将来，人们可以彻底攻克这一"顽症"。纵观一个多世纪帕金森病的外科治疗史，从开始到形成独立的学科，又从顶峰走向低谷，再次兴起迅速发展到现在，走过了风风雨雨的曲折道路，最终形成了一门独立的神经外科学领域不可缺少的重要分支学科——立体定向功能神经外科学。虽然，立体定向功能神经外科学领域包括的内容较多，所能治疗的疾病也很多，但是，帕金森病的治疗从开始到现在，都是其中最为重要的内容，帕金森病的外科治疗史几乎就是立体定向功能神经外科史。以下主要将帕金森病外科治疗分为形成期、发展低谷期、再次兴起期和现代新时期四个不同发展阶段加以介绍。

一、形 成 期

这是外科治疗帕金森病从最初的发展到第一次高潮形成所经历的时期，以 1968 年左旋多巴（*L*-dopa）在临床上的广泛应用为标志，宣告该时期的结束。由于在这个时期尚没有有效的药物用于帕金森病的治疗，因此手术是治疗帕金森病的唯一可行的治疗方法。

由于最初锥体外系在运动调节功能中的重要作用尚未被人们所认识，这导致了早期的手术直接针对运动系统，主要集中于感觉、运动皮质区（包括皮质脊髓束通路）。早在 1817 年 James Parkinson 就在其专题论著中提到少量脑出血可消除对侧肢体震颤。1909 年 Horsley 实施了第一例感觉性运动皮质切断术用于治疗运动失调性疾病，术后病人震颤显著减轻，但同时伴有中度的随意运动功能的减弱。Bucy 在 1939 年重新开展并证实了这项手术。到了 20 世纪 20 年代，锥体外系（特别是基底节区）在运动调节功能中的重要作用已经被初步认识。然而许多内科医生仍不赞成通过阻断锥体外系通路尝试治疗运动失调性疾病，连著名的 Dandy 也认为阻断基底节通路可能是致命的。在冒着很大风险的情况下，Russell Meyers 在 1939 年成功地对运动失调性疾病的病人实施了基底节手术，证明 Dandy 的观点是不正确的。在 1942 年，他通过切除尾状核头阻断从苍白球发出的豆核袢纤维，从而进一步发展了该手术。但由于死亡率高达 15.7%，最终他放弃了这种手术方法。Fenelon 通过一种低侵袭性、危险性较小的额叶下手术途径，从视束上方穿过插入一个凝固性电极用于毁损豆核袢，降低了死亡率。1947 年 Walker 精炼了大脑脚切除术，通过阻断锥体外系纤维束来治疗运动失调性疾病。他的方法后来甚至被用于立体定向的外科手术中，该技术对后来的功能神经外科的发展具有重要的影响。1948 年 Browder 切除部分尾状核头并分离了内囊前肢用于治疗帕金森病。虽然其对震颤有一定的有益效果，但经常会导致永久性的失用症和不全麻痹。20 世纪 40 年代以前的手术主要为开放性手术，这些开放性手术具有一个共同点，即目的性的靶点不能被精确地定位，同时也没有办法验证是否已经到达靶点。这最终导致了一种更精确和术中准确定位毁损方法的出现，即立体定向术。

立体定向的概念最早出现于 1906 年，但最初这项新技术很少得到应用，直到 25 年后，它在小动物研究中被重新发现。Spiegel 和 Wycis 设计了第一个人立体定向仪——Horsley Clarke 仪，并在 1947 年应用该定向仪实施了丘脑背中侧核毁损术。这标志着立体定向技术第一次应用于人类。虽然最早应用立体定向术治疗的运动失调性疾病是亨廷顿病，但帕金森病很快成为功能性立体定向手术的主要适应证。在最初的几年间，Spiegel-Wycis 定向仪被重新设计过几次，直到出现第 V 代模型。其精确度不断提高，导致其疗效及适应证也随之不断扩大，立体定向技术治疗帕金森病逐渐被人们所接受并成为治疗帕金森病的主要选择。

20 世纪 50 年代以后的这个时期手术靶点主要集中在苍白球和丘脑。1951 年，Hassler 和 Riechert 成功地实施了丘脑腹外侧核毁损术用于治疗帕金森病，使毁损锥体外系治疗帕金森病的安全性被建立。但最初人们把毁损靶点集中在苍白球主要是因为 Cooper 的偶然发现，即报道了脉络膜前动脉的损伤导致苍白球的局部缺血性改变，引起了帕金森病病人相应临床症状的改善，然后 Cooper 做了一系列脉络膜前动脉结扎术，但发现术后对侧轻偏瘫的发生率较高而不能为人们所接受。解剖学研究显示脉络膜前动脉负责苍白球中部，有时还有内囊前肢的血供。然后他开始对苍白球进行直接毁损，最先用带气囊的导管，后来用化学手段。Spiegel 和 Wycis 在 1952 年通过毁损从苍白球发出的豆核袢纤维来治疗帕金森病，他们将这种方法称为苍白球袢切断术。同一年 Narabayashi 和 Okuma 报道了实施苍白球切开术治疗帕金森病。Leksell 经过仔细研究实践能使 75%的病人重新工作，既没有死亡又没有视觉障碍，仅有非常低的运动障碍。临床上发现苍白球毁损术对运动迟缓及强直症状的改善有较好的作用，但对震颤的控制却相对较差，为了更加有效地解决手术对震颤的效果，研究者开始将毁损靶点转向丘脑和它的亚核，到 1954 年为止，Hassler 和 Riechert 已经非常精确地确定了他们的丘脑靶点。腹嘴后核（Vop）用于震颤的治疗，腹嘴前核（Voa）用于强直的治疗。20 世纪 50 年代末期，在 Hassler 和 Riechert 的领导下，大多数神经外科医生选择丘脑为手术治疗帕金森病的主要靶点。对于运动迟缓和共济失调的治疗，Leksell 认为通过毁损苍白球更加靠后侧和腹侧部位，在某种程度上疗效更好，这些均由 Svennilson 等人在 1960 年报道。后来发现丘脑腹中间核团（Vim）是治疗震颤的最有效的靶点，但其对僵硬及运动迟缓效果不佳，因此，Gillingham 在 1960 年试图将苍白球毁损术及丘脑毁损术联合起来，根据需要实施后期的二次手术。

在 20 世纪 60 年代，立体定向技术开始高涨并形成第一个高潮期。立体定向手术治疗帕金森病开始变得流行和被广大公众所熟知。技术进步很快，使立体定向手术变成常规。在这个时期我国也在北京、上海、安徽和陕西等地相继开展了立体定向手术，使许多帕金森病病人得到了治疗，丘脑腹外侧核毁损术成为一种定型手术。该时期出现了许多主要的技术进步。首先随着立体定向仪的不断改进，立体定向装置变得相当实用，以及立体定向技术同气脑造影技术的结合显著提高了定位的解剖学精确度，并且随着可逆性测试毁损的出现，手术的安全性也提高了。其次随着电生理技术的进步，出现了早期的微电极记录技术，应用电生理方法定位可进行皮质下靶点位置的精确定位，在临床上导致帕金森病的震颤和强直的消除，在一些研究中心分别经过 2 年的随访，其震颤和强直的消除率可分别达到 90% 和 80%。同时在这个时期出现了早期的立体定向放射技术。1965～1968 年的这段时期是立体定向技术的黄金时代。

二、发展低谷期

对大脑生化领域的深入研究，使得多巴胺在帕金森病中的重要作用被发现。多巴胺的发现应归功于 Guggenheim 在 1913 年的研究。但帕金森病主要是由于纹状体内多巴胺含量持续减少而引起的观点直到 50 年后才被证实。左旋多巴治疗帕金森病开始于 1961 年，在 1968 年当这种药物在世界范围内广泛应用时，由于多数病人服药后半小时左右就出现明显甚至是神奇的疗效，因此，帕金森病则被认为是一种内科疾病而不是外科疾病。病人根据神经内科学家建议而常常拒绝手术治疗，因为手术疗效不肯定而且具有一定的并发症和风险。而左旋多巴可从内科角度减轻以前需要外科治疗的大多数临床症状。另外，左旋多巴可协助减轻那些外科治疗无效的而又十分明显及具有致残性的症状：运动迟缓症。左旋多巴及其他多巴胺类药物的疗效是如此显著，以至于手术治疗帕金森病的例数显著减少，直至几乎消失。神经外科手术方法治疗运动失调性疾病被认为无出路，特别是由于其仍然存在的手术适应证。而一些药物无法控制的病症，如肌张力障碍、多发性震颤、外伤后和帕金森病（或中风）后运动失调等采用丘脑毁损术后尽管疗效非常明显，也无法改变病人基本拒绝手术的状况。甚至原发性震颤，这时丘脑毁损术的最佳适应证也在经历着由于药物治疗而带来的痛苦冲击，虽然药物治疗对其完全没有效果，但由于多巴胺类药物治疗明显的安全性和可推测的可逆性作用，神经学家开始考虑手术的危险而决意拒绝手术。因此随着左旋多巴的出现，立体定向外科时代似乎结束了，在 1968 年之后很少有病人要求手术治疗。立体定向技术步入低谷期。

然而，在左旋多巴出现不到 10 年的时间里，第一个意想不到的药物副作用开始出现，神经内科学家及其病人开始面对这种戏剧性的和有明显缺陷的异常的不自主运动，这些症状甚至比原有的帕金森病症状更加难以忍受，而且还无法控制，只有停药后才会减轻或消失。左旋多巴/卡比多巴对大部分病人刚开始很有效。在大部分病例中，此类药物疗法可将震颤控制到人们可接受的程度，对僵硬和行动迟缓也有帮助，能维持帕金森病病人的生活质量好多年。不过帕金森病是一种慢性进行性疾病，不能被药物治疗而逆转。大多数初期左旋多巴/卡比多巴具有良好疗效的病人最终会出现具有致残性的晚期症状。长期的药物治疗导致一些药物的副作用。随着药物剂量的增加疗效逐渐减低并出现"开-关"现象。此外，当左旋多巴的剂量增加用于控制运动迟缓、强直和腿疼挛时，会出现严重的药物诱导的异常的不自主运动障碍，这种运动障碍随着时间的推移而进展并且药物治疗无法控制。这种副作用不仅限制了药物自身的使用，而且其不断的发展带来了它们自身的并发症，其中某些并发症属于精神异常范畴，左旋多巴治疗的全盛期也由此衰退了。20 世纪 70 年代中期，对左旋多巴及其类似药物有了相当的认识经验后，很多神经内科学家开始重新考虑外科手术作为药物治疗的有效补充手段。人们开始把注意力重新回到外科治疗。在这个时期虽然立体定向技术步入低谷期，但仍然出现了一些甚至显著的技术进步，特别是在这个时期末的时候。在 20 世纪 70 年代末期，一系列科学技术的发展导致了立体定向外科的再生，而且其发展潜能更大。首先计算机科学的进步促进了 CT 技术的发展，并使其与立体定向技术快速结合。其结果是使立体定向外科领域扩展至神经外科领域的每一个角落。CT 扫描和定向手术的结合是非常自然的，他们都依靠对脑内结构的空间鉴定。那些被用作立体定向标记物的结构在 CT 扫描中能够被显示，他们的数据可被储存并组织起来。出现了图像引导技术，使靶点定位更精确，并使定向技术的适应证明显增加。其次在 20 世纪 70 年代末期微电极记录技术得到明显改善，使其对临床治疗更加实用。它能使靶点（如狭小的Vim）定位更加精确。同时在这个时期立体定向放射外科取得了明显的进步，适应证明显增加。

三、再次兴起期

在 20 世纪 70 年代末，由于左旋多巴副作用的出现，外科手术治疗帕金森病重新被人们所认识，标志着立体定向外科的再次复兴。其主要是以神经外科手术方法的重新再生为特征的。随着科学技术的进步，出现了 CT、MRI 和数字血管造影等新技术，提供了更加精确的解剖学数据。CT 和 MRI 可提供丘脑的轴位结构、丘脑内囊和苍白球内囊的边缘定位的清晰解剖细节。因此在功能外科中以影像为基础的立体定向手术对皮质下靶点定位具有潜在的用途。同时在这个时期微电极记录技术得到进一步发展，也为靶点的选择、靶点范围的确定提供了精确的功能性指标。

这一时期的主要特征是苍白球和丘脑靶点位置的改变。苍白球毁损的位置由先前的内、外侧苍白球的前外侧部发展为内侧苍白球的腹后内侧部。苍白球毁损术的重新使用提供了治愈左旋多巴副作用的机会，并且使病人重新获得药物治疗的益处。1985 年 Laitinen 等通过苍白球腹后外侧部毁损术的临床应用而使内侧苍白球作为主要靶点的选择重新复活，其成功主要由于这种手术对异常的不随意运动的显著治疗作用。并在 1992 年报道了他们在 1985~1990 年期间实施的 38 例苍白球腹后内侧部毁损术治疗帕金森病的临床结果，其中的大部分表现为震颤和左旋多巴诱导的运动障碍症状的持续减轻，而且对腿部痉挛、僵硬、步态紊乱及运动功能减低等症状也表现为明显减轻。同时丘脑毁损术也是重要的手术方法，在微电极记录技术的帮助下，对震颤抑制的最佳靶点已经由 Vim 核替代了腹外侧核。但两侧毁损术式的风险/疗效比又被提出来。显然，双侧丘脑手术有明显的语言、步态和记忆紊乱的风险，一些人认为双侧苍白球毁损术也带来了不可接受的语言障碍和智力障碍风险。

在这个时期神经移植技术作为一种新兴的手术方法而开展起来。其目的是通过移植可产生体内缺乏的神经递质的细胞成分来达到针对病因的治疗。其在理论上是一种理想的治疗方法，并且对运动失调性疾病具有更小的侵袭性。1985 年 Backlund 等人在瑞典报道了两例移植富含儿茶酚胺的肾上腺髓质至尾状核头部的病人，他们报道的结果是令人鼓舞的，但还是不足以将其作为一种治疗方法来进行推广。1987 年 Madrazo 等人在墨西哥进行建设性的进一步研究，报道了更加令人鼓舞的结果。虽然用开放手术方法植入肾上腺组织也报道了许多并发症，但应用立体定向肾上腺组织注射的方法则避免了这些问题。然而这种植入肾上腺的手术对病人是脆弱的，这些植入的肾上腺被发现逐渐萎缩，因此这种方法在随后几年里逐渐被放弃了。自 1989 年第一例应用立体定向方法，即使用人胎儿神经元作为移植物植入帕金森病病人纹状体内的临床试验被报道后，全世界已有 300 多例病人为治疗帕金森综合征接受了胚胎腹侧中脑组织的移植术。这一时期国内在山东、广西和上海等地也开展了这一类手术，但由于受移植排斥、移植物存活以及供体等多因素影响，其临床疗效不肯定，仍有待于进一步评估。因此 20 世纪 90 年代以后该技术已较少使用。但神经移植仍然作为一种较为理想的方法而引起人们的关注。

随着强化手术方法的发展，出现了神经电刺激、神经电抑制等新的技术。基础研究证明对大脑特定核团进行特定频率的电刺激可对神经元产生不同的兴奋或抑制作用，从而使震颤僵硬等症状得以减轻。出现了刺激器植入技术，即脑深部电刺激（DBS），同时丘脑毁损术和苍白球毁损术会导致已经患病的大脑小范围的永久性的破坏。这些破坏除了表现为所预期的好的疗效外，还表现为副作用和并发症。特别是在老年病人和病情进展性发展的病人身上表现更严重。早期的试验显示，慢性 DBS 针对靶点可持续地控制震颤。1987 年法国人 Benabid 首次采用 DBS 刺激丘脑腹外侧核治疗帕金森病的震颤并取得了成功。开启了 DBS 治疗帕金森病的新纪元。事实已经表明，DBS 并没有产生那些毁损带来的顽固的副作用，但却有与毁损类似的控制对侧肢体震颤的良好作用。而且双侧丘脑腹侧核的 DBS 可以安置，用于控制双侧的震颤，而没有发生与双侧丘脑毁损术相类似的语言、步态和记忆障碍的风险。DBS 系统也可放置到苍白球的腹侧，作为苍白球毁损术的一种选择，尤其是需要行双侧毁损时。从理论上讲电极埋藏刺激术不像手术那样破坏大脑的组织结构，而且手术后可从体外调节刺激的强度而个性化治疗病人，因此，DBS 的出现又给立体定向功能神经外科增添了新的活力和选择手段。

四、现代新时期

从 20 世纪 90 年代以来，随着基础研究的发展，人们对帕金森病的病因研究越来越深入，对其发病机制有了更深的认识。同时现代科学技术的发展、计算机技术的发展为外科医生提供更精确的手术数据。CT、MRI、数字减影血管造影（DSA）、正电子发射体层成像（PET）等技术为外科医生提供了关于靶点的详尽的解剖学信息。同时术中微电极记录技术、微刺激技术，以及可逆性的高频电抑制技术得到充分的发展。在这一时期，微电极引导的苍白球毁损术和丘脑毁损术已逐渐被绝大多数神经外科医生所认识和接受。第四军医大学唐都医院神经外科于 1997 年率先在国内开展了微电极导向立体定向苍白球及丘脑毁损术（细胞刀）治疗帕金森病，取得了良好的疗效，并独创了边界定位技术使靶点的定位更加精确。获得国家科技发明二等奖和军队科技进步一等奖。目前已经成功实施了 2000多例手术，有效率达 98.3%。同时在这个时期脑 DBS 技术也在临床上得到世界范围的广泛应用，特别是在 1998 年以后，该技术的引进标志着我国外科治疗帕金森病的现代新时期的到来。第四军医大学唐都医院神经外科于 1998 年开展 DBS 技术治疗帕金森病，临床效果显著，尚未出现 1 例发生并发症的病人。上述设备与技术的有机结合出现了许多新的有效的技术，使靶点的定位更加精确，如术中图像引导技术、无框架立体定向技术等。他们提供了关于靶点的详细的术前/术中功能信息。目前立体定向外科治疗帕金森病的方法主要仍是 DBS 和毁损术（苍白球和丘脑）。慢性 DBS 十分有效，能够改善药物诱导的运动障碍和僵硬，而没有语言和认知功能的恶化。但对苍白球的刺激并不如预料的那么有效。随着植入性刺激器的使用替代了毁损术，手术治疗帕金森病或原发性震颤的危险明显降低了，而产生同样良好的临床疗效。

同时高频电刺激和（或）神经元抑制技术使人们对新靶点的探索成为可能。研究表明底丘脑核（STNs）的高反应性与帕金森病的运动迟缓、僵硬和震颤密切相关。底丘脑核作为帕金森病治疗的理想靶点而引起人们的重视。虽然底丘脑核毁损能引起严重的并发症，但对底丘脑核行高频电刺激却具有较低的死亡率及可逆性，从而使这种方法从 1993 年开始广泛应用于帕金森病的治疗。同时 DBS 的发展吸引了神经内科学家的兴趣，主要是由于其可逆性、低并发症和良好的治疗效果。一个新的功能外科时代诞生了。

神经组织移植将毫无疑问地成为未来治疗帕金森病的主要的理想的方法。移植神经组织至脑内是一个能在理论上改变人类命运的梦想。虽然前面人们所做的尝试结果并不令人满意，但这却为我们指明了今后发展的方向。动物实验已经证实胎脑黑质移植在猴的帕金森模型中可以存活。神经干细胞移植也在动物实验中获得成功。随着基因工程技术的发展，神经组织移植将成为未来的主要治疗方法。依赖于基因工程细胞程序产生多巴胺或胎儿中脑细胞系的基因治疗或许可以成为未来移植供体的来源。

目前关于帕金森病的治疗仍应为综合治疗，即药物治疗和手术治疗相结合。手术疗效主要取决于靶点定位的精确性和适应证的选择。随着人们对帕金森病研究的不断深入以及科学技术的进步，必将找出一个更好的治疗帕金森病的方法。

第二节　丘脑和基底节的解剖和生理功能

丘脑是间脑中的最大部分，对称性分布于第三脑室两侧，为卵圆形的灰色复合体，是重要的感觉中继站。丘脑主要接受外周和皮质的两方面的传入冲动，前者带来由于机体内、外环境变化而引起的感觉冲动；而皮质投射又将大脑皮质高级活动机制和丘脑联系在一起，并将丘脑置于皮质控制之下。因此，丘脑不仅仅是各种感觉的中继站，它也参与语言、记忆、情感和运动协调等功能，而这些功能可能是由丘脑的不同区域与大脑皮质、边缘系统、网状激活系统、小脑和锥体外系等的往返纤维来完成的。不同区域的丘脑与大脑不同部位有纤维连接，因此具有不同功能。

基底节（basal ganglia）位于丘脑附近，由尾状核和豆状核组成，是组成锥体外系的重要组成部分。基底节的功能主要是调节运动，广泛接受颞叶、前额叶、运动前区和顶叶等皮质的纤维投射，并由苍白球通过两条通路（直接和间接）向丘脑中央正中核、板内核和中线核发出传入纤维-丘脑纹状体纤维，再经由丘脑返回至前额区、中央区的运动前区及运动区，因此基底节的损伤不仅可表现为帕金森病出现的运动减少，又可表现为运动过多，如亨廷顿病。除此之外，基底节的损害还伴随有神经、精神认知及行为的异常，这提示基底节核团在额叶功能中的作用非常广泛。目前，基底节疾病在临床中较为常见，应用解剖学、分子生物学、神经影像学等多种手段来研究和认识基底节的结构和功能已经取得较大进展。

一、丘脑的解剖结构和生理功能

丘脑为间脑的主要部分，各种感觉传导通路均经丘脑中继后传入大脑，因而丘脑是皮质下的最高感觉中枢。丘脑的病变可以引起各种感觉不同程度的障碍。

（一）丘脑的核团

丘脑是一对卵圆形的灰质团块，在丘脑的外侧面覆有一薄层白质纤维，称外髓板，分隔丘脑和丘脑网状核。丘脑网状核的外侧是内囊后肢。每一侧丘脑中间有一垂直的"Y"字形的白质纤维板，称内髓板，通过内髓板可把丘脑的核团分为五群：内髓板"Y"字形分叉以前的核团为前核群，内髓板内侧的核团为内侧核群，内髓板外侧的核团为外侧核群，外侧核群以后部分的核团为后核群，弥散在内髓板内的细胞为髓板内核群（图 1-2-1、表 1-2-1）。

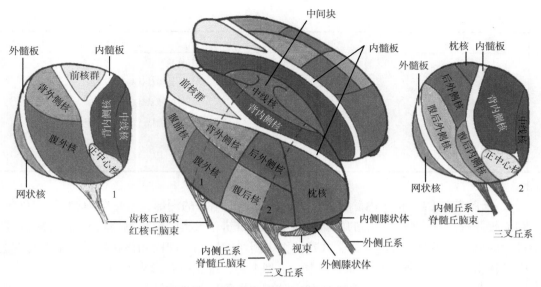

图 1-2-1　丘脑各核团的分布（后附彩图）
1. 平腹外核的冠状切面；2. 平腹后核的冠状切面

表 1-2-1　丘脑的核团

核群	亚群	核团名称
丘脑前核群		前内侧核
		前背侧核
		前腹侧核
丘脑内侧核群		背内侧核
		腹内侧核
	中线核	室旁核
		中央内侧核
		菱形核
		室周灰质
		丘脑旁带核
丘脑外侧核群	腹侧亚群	腹前核
		腹外核
		腹后核（腹后内侧核/腹后外侧核）
	背侧亚群	背外侧核
		后外侧核
		网状核
髓板内核群		正中心核（中央正中核）
		旁中央核
		中央外侧核
		束旁核
		中央内侧核
		腹内侧核

核群	亚群	核团名称
丘脑后核群		枕核
		内侧膝状体核
		外侧膝状体核
		膝体前核
		膝上核
		界核

1. 丘脑前核群　位于内髓板分叉处的前方，前结节的深部，包括前内侧核、前背侧核和前腹侧核。三个核在丘脑的额状切面上容易分辨。人类的前腹侧核最显著，是三个核中最大的核，位于前结节的前部，并延伸至中间块的尾侧。前内侧核在种系发生上与古老的中线核密切相关。所有的核都成自中、小型细胞，细胞呈圆形或多角形。

丘脑前核群似乎是下丘脑乳头体和大脑皮质内侧面扣带回（23、24、32 区）之间的中继站。丘脑前核群接受粗大的乳头丘脑束，也发出纤维经此束投射至乳头体、穹隆、海马和嗅脑。另外尚发出大量的投射纤维经内囊的额部往返于扣带回，与丘脑其他核团也有广泛的联系。前腹侧核的纤维投射至皮质 23 区，前内侧核的纤维投射至皮质 24 区。

前核群的功能与自主性神经活动的调节有关。刺激人的前核群，可产生对血压和呼吸的抑制性反应。丘脑前核群又参与 Papez 回路，与近记忆的建立有关。

2. 丘脑内侧核群　主要为背内侧核和中线核。

（1）背内侧核：位于内髓板和室旁灰质之间的大部区域。其前端达前腹侧核平面，后端至中央中核和束旁核平面。此核随额叶皮质的发展而增大，人类背内侧核特别大。此核可分为较小的位于前内侧的大细胞部（细胞大，深染，多角形）和较大的位于后外侧的小细胞部（细胞小，染色浅）。

丘脑背内侧核的纤维联系十分广泛（图 1-2-2、图 1-2-3）。与其他多数丘脑核团、下丘脑核团、纹状体、边缘系统诸结构、基底前脑诸结构，以及大脑半球眶部皮质（13、14、25 区）和 6、32 区前方的全部额叶皮质（11、12、45、46、47 区）均有往返联系。其中，背内侧核与前额皮质的联系具有局部定位性分布特点，即该核中的内外侧顺序大致对应前额皮质中的前后顺序。但 13 区则不接受此核发出的纤维，而 10、12 区仅接受少量的纤维（图 1-2-4、图 1-2-5）。经过嗅球→杏仁核和梨状皮质→背内侧核→前额皮质的联系，嗅刺激可影响前额皮质。

关于背内侧核的功能：①一方面，由于背内侧核与其他丘脑核团联系，因此各种感觉传入可会聚于此核；另一方面，此核又与下丘脑和边缘系统联系，因此又涉及多种自主性神经活动和内分泌功能，似乎背内侧核是内脏和躯体活动发生复杂整合作用的部位。②背内侧核与纹状体的联系，实验证明它涉及运动功能的调节。③背内侧核与前额皮质的联系，涉及意识性活动和记忆，影响或产生不同的心境和情感调节。既往为治疗某些精神病患者，曾尝试阻断前额皮质与背内侧核的联系，收到了缓解精神病症状和严重焦虑状态的疗效。但是，术后患者往往情绪不稳，性格变态，抽象思维能力下降，判断力有欠缺等。

（2）中线核：在种系发生上中线核是丘脑中最古老的核，位于室旁灰质和中间块内，源自小梭形细胞，类似节前自主神经元。此核主要包括室旁核、中央内侧核、菱形核、室周灰质和丘脑旁带核等，常一并称为中央灰质。中央内侧核和菱形核构成中间块。中间块有一定变异，约28%的男性和14%的女性无中间块。中央内侧核是中线核中最大的核，它的非连合部可延伸到中间块的前后，细胞大，呈烧瓶状。菱形核位于中间块的最上部，它的灰质连合部较窄，占据中间块的前 1/3，为小细胞。连合（接）核位于中线核的最腹侧，它从前结节的后部延伸到中间块的中部，恰好在第三脑室壁的外侧，细胞小，呈球形。

中线核主要接受脑干网状结构的上行纤维，接受三叉丘系、内侧丘系和脊髓丘脑束的纤维，可能也接受来自顶盖、顶盖前区和丘脑其他核群、下丘脑、基底节群、杏仁复合体、嗅脑等原始结构的纤维。发出的纤维主要至丘脑下部，脑底神经核，丘脑的内、外侧核群，眶回，顶叶，枕叶的新皮质，海马，海马旁回，嗅皮质及扣带回等部位。从纤维联系上看，此核群与边缘系统关系密切（图 1-2-4、图 1-2-5）。

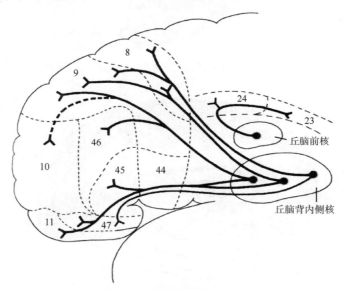

图 1-2-2　丘脑背内侧核与前额皮质的投射区（后附彩图）

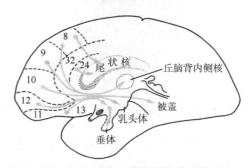

图 1-2-3　前额皮质的投射纤维（后附彩图）

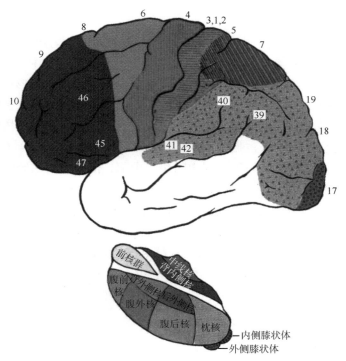

图 1-2-4　丘脑各核团在皮质上的投射区（外侧面，后附彩图）

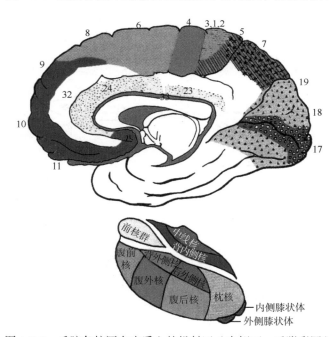

图 1-2-5　丘脑各核团在皮质上的投射区（内侧面，后附彩图）

　　中线核主要接受来自内脏的冲动，与内脏活动有关。也接受来自躯体中轴部分的冲动，在核内整合，并对疼痛刺激进行有限的鉴别。此外，中线核构成丘脑网状系统的一部分。

　　3. 丘脑外侧核群　是位于内髓板与外髓板之间的一组核团。这一组核团又可分为上、下两层，即背侧部和腹侧部。背侧部包括背外侧核和后外侧核；腹侧部又分为前、中、后三部，即腹前核、腹外核（腹中间核）和腹后核。腹后核又进一步分为内、外侧两部，即腹后内侧核和腹后外侧核。

（1）腹前核：位于外侧核群的前部。核的内侧部为一些大细胞，接受来自黑质和皮质6区的纤维；外侧核的前部主要接受深感觉冲动，核的后部主要接受浅感觉冲动，由一些小而不太规则的细胞组成，接受经豆核束和豆核袢传来的苍白球纤维。腹前核还接受小脑核经结合臂传来的纤维、大脑皮质下行纤维的侧支和脑干网状结构的上行纤维、来自丘脑内其他核团（中央中核、束旁核、中线核群等）的传入纤维以及皮质6区至腹前核的大部分纤维。腹前核发出纤维至大脑皮质运动区（6、4区）、岛叶前部和眶回、尾状核、腹外核、板内核群、对侧腹前核等。

以前，丘脑外科曾选择此核作为控制震颤的破坏目标，但后来证实，将破坏部位后移更为适宜。

（2）腹外核（腹中间核）：位于外侧核群的中部，腹前核和腹后外侧核之间。可分为三个亚核，即嘴侧部、尾侧部和内侧部。它经豆核袢及豆核束接受来自苍白球的纤维，经齿状核红核-丘脑途径接受来自小脑的纤维。来自黑质网状部的纤维至该核的内侧部。此核内侧部还接受来自其他丘脑核团（中央中核、背内侧核、枕核）的纤维。发出投射纤维至中央前回（4、6区），同时也接受来自此部的纤维（图1-2-4、图1-2-5）。此外，它还与丘脑的内侧核群、背外侧核和枕核有纤维联系。

腹外核与皮质运动区间的联系存在局部定位关系。核的内侧部投至皮质运动区的面区，中央部投至上肢和躯干区，外侧部投至下肢区。

腹外核接受本体感觉冲动，在电生理学上，它的自发活动显示特有的慢波和高电位。在帕金森病患者，发现在此区产生的震颤节律和周围肢体的震颤节律一致，因此，把丘脑的这个区域叫作"震颤源区"。目前，治疗运动障碍的患者，在不考虑其原发病变部位和运动障碍的严格性质的情况下，在腹外核进行实质破坏性损伤，对于控制脑底神经核病变引起的震颤、肌张力增高和运动异常可能是最适宜的位置。

可见，腹外核（腹中间核）和腹前核是联系小脑和黑质-纹状体两个运动调节装置的重要部位，二者又都与皮质运动区有密切联系。

（3）腹后核：分内、外两部，即腹后内侧核和腹后外侧核。腹后内侧核位于正中心核的腹外侧，主要为大细胞，另有少数小细胞。核呈半月形，故又称半月核或弓状核，在其内侧尚有副半月核。味觉纤维在副半月核中继。腹后外侧核位于腹后内侧核的外侧，并向后上伸延，隐没于丘脑枕，此核主要由大细胞组成。腹后内侧核接受三叉丘系的纤维。腹后外侧核是内侧丘系和脊髓丘脑束的终点。躯体感觉在此二核具有局部定位关系，来自面及舌的传入纤维止于腹后核

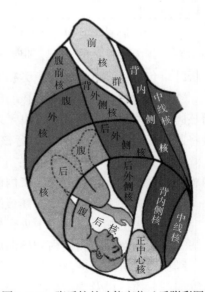

图1-2-6 腹后核的功能定位（后附彩图）

的最内下部，来自小腿的纤维止于核的最外上部（图1-2-6）。由腹后核发出的纤维组成丘脑皮质束投至中央后回（3、1、2区），其中腹后内侧核发出的纤维投至中央后回的面区，腹后外侧核内、外侧部发出的纤维分别投至中央后回的上肢区和下肢区（图1-2-4、图1-2-5）。此外，有人认为深、浅感觉在腹后核也有定位，核的前部主要接受深感觉冲动，核的后部主要接受浅感觉冲动。

全身一切躯体感觉冲动都终止于腹后核，在此中继后再传至皮质。一般认为，感觉在丘脑已初步产生，这种感觉是质的、情感性的，到达大脑皮质后再进一步进行分辨。

（4）背外侧核和后外侧核：背外侧核位于丘脑的背侧面，紧靠内髓板上缘的外侧，向后续于后外侧核。其皮质下传入纤维来自顶盖前核、上丘及其他丘脑核，特别是腹外侧核和腹后核。背外侧核与扣带回、海马旁回后部、海马结构的前下托及顶叶皮质相联系。

后外侧核位于背外侧核的后方，腹后外侧核的背侧。向后与枕核分界不清，此核由小细胞组成，接受来自上丘的皮质下传入纤维，与顶上小叶有往返的纤维联系，与顶下小叶、扣带回及海马旁回皮质内侧部相联系（图1-2-4、图1-2-5）。

（5）网状核：为一薄层大多角形细胞，位于外髓板与内囊之间，覆盖丘脑的全部外侧面，并延至前面，在此似与腹前核融合，向下与丘脑底部的未定带连续。丘脑与大脑皮质的纤维几乎全部穿行网状核，因而使之呈网状而得名。

丘脑网状核接受来自大脑皮质、丘脑主要核团及脑干网状结构的纤维，网状核亦发出纤维至相应核团，但丘脑前核团无来自网状核的纤维。目前已否认丘脑网状核有向大脑皮质的弥散性投射。自丘脑投射至皮质特定区的纤维发出侧支终于网状核的特定部位。皮质至丘脑的纤维亦发出侧支至网状核。从功能上看，丘脑网状核可能对大脑皮质与丘脑间的神经活动起整合作用，并影响丘脑和中脑的活动。

4. 髓板内核群　是内髓板白质中分散的细胞群，细胞大小不等，边界不清。它包括正中心核、束旁核、旁中央核和中央外侧核、中央内侧核及腹内侧核。其中主要的核为正中心核和束旁核。

（1）正中心核（中央正中核）：是此核群中唯一巨大而边界清晰的细胞群，位于丘脑的中心，背内侧核的腹外侧，腹后核的背内侧。纤维呈网状，细胞散在其中，几乎全被内髓板纤维包绕，唯其内侧与束旁核细胞交错。人类此核最发达。

（2）束旁核：位于正中心核的内侧，背内侧核尾侧部的腹侧，由小细胞组成，集中于缰核脚间束（后屈束）周围。由于束旁核与正中心核（中央正中核）之间无明显分界，故常将此两核合称为中央正中-束旁核复合体。

（3）旁中央核（中央旁核）：位于内髓板内靠近背内侧核的前部，在后部中央旁核和中央外侧核融合，其内侧缘为背内侧核。

（4）中央外侧核：位于内髓板的外侧部内。

（5）中央内侧核：靠近中央旁核的内侧部。

（6）腹内侧核：为前内侧核向后延续的部分，可达丘脑间黏合的下方。

髓板内核群联系广泛。其传入纤维来自脊髓、小脑齿状核与顶核、脑干网状结构、导水管周围灰质，以及中缝核群、苍白球、大脑皮质运动区（4、6区）。其传出纤维至丘脑中线核群、丘脑网状核、苍白球、壳核，以及大脑皮质躯体感觉运动区等。板内核群与纹状体的往返联系丰富，而至大脑皮质的纤维弥散而稀少；反之，大脑皮质下行至板内核群者则较丰富。

板内核群、中线核群及丘脑后复合体都与痛传导有关，尤其与慢痛的中枢机制有关。在针刺镇痛机制的研究中，我国学者证明上述核群多涉及痛与镇痛的神经机制。

上述核群属"非特异性丘脑核团"是上行网状激动系统的组成部分，与觉醒状态及意识水平有关。

神经外科通过破坏或中断丘脑的板内核群来治疗难以控制的疼痛。另外，由于它同苍白球有纤维联系，所以在对扭转痉挛、肌张力障碍采取外科治疗时，也常将此部位一并破坏。

5. 丘脑后核群　主要包括丘脑枕核、内侧膝状体、外侧膝状体等。

（1）丘脑枕核：枕核是一较大的核团，它形成丘脑的后端，向前延伸到缰核的前极水平。其后下方为内、外侧膝状体和中脑的背外侧面。核可分为三部分，即：

1）内侧枕核：位于背内侧部，由致密而均匀的神经元组成。

2）外侧枕核：位于外侧，伸向下方。

3）下枕核：位于丘脑枕的最下方和外侧，由一个较为均匀的细胞团组成。

丘脑枕的纤维联系较复杂，迄今到丘脑枕的皮质下传入纤维不十分肯定，但内侧枕核和外侧枕核接受来自上丘及顶盖前区的纤维，而下枕核除了接受来自上丘的纤维还有来自视网膜的传入纤维，并且有完整的视网膜局部的代表区。还有报道下枕核有来自脊髓及下丘脑的传入纤维，来自皮质的传入纤维，来自视皮质纹状区、颞叶、顶叶的联络区，甚至来自前额皮质和躯体感觉区。

丘脑枕的传出纤维至皮质靶区的分布广泛，近年来的研究发现，发自内侧枕核的传出纤维投射至顶叶的顶下小叶皮质、扣带回后部及颞叶广泛区域，包括海马旁回后部和嗅脑周围皮质，还有报道与前额皮质及额叶眶部皮质间有联系。外侧枕核则与枕叶外纹状区联系，并与颞叶联络区皮质后部以及与顶叶相联系，可能还与嘴内侧前额叶皮质相联系。而下枕核与枕叶的外纹状皮质和纹状皮质有联系，并与额叶后部的视联络区相联系。

关于丘脑枕的功能，下枕核有完整的视网膜局部代表区，外侧枕核与内侧枕核亦有视觉应答细胞，但内侧枕核并非单纯与视觉相关，亦能记录到其他方式的应答，其中有些细胞可能感受多种感觉。这些所投射的皮质联络区有复杂的功能，特别是颞叶联络区具有知觉、认知和记忆的功能。推测丘脑枕在调节这些功能方面的作用是十分复杂的。

枕核属于联络核，作用是把来自腹后核的躯体感觉与来自内、外侧膝状体的视、听特殊感觉进行整合，然后再投射至顶叶后部和枕颞区域皮质。枕核的全部功能尚不十分清楚，但最近注意到，破坏枕核用以治疗痉挛状态是有效的。

（2）内侧膝状体：分上、下两部，上部细胞大而密集；下部细胞小而稀疏。内侧膝状体（主要是上部）接受外侧丘系和下丘发出的纤维，其投射纤维组成听放射至颞横回（图1-2-4），另有纤维至丘脑外侧核群及枕核等。内侧膝状体的下部发出纤维至丘脑底部，并至对侧的内侧膝状体。

（3）外侧膝状体：由大细胞的背侧部和小细胞的腹侧部组成。但在大、小细胞的腹侧部似乎已与视觉系统无关，而成为丘脑底部成分。主核的切面呈口向内的蹄铁形，含有6层同心排列的细胞，各层间有纤维分隔。在种系发生上，无视交叉的动物此核只有

3 层细胞，在出现视交叉之后，细胞才演变成 6 层。交叉和不交叉的纤维各占 3 层（由外向内第 1、4、6 层接受来自对侧眼的纤维；第 2、3、5 层只接受来自同侧眼的纤维）。

外侧膝状体是视束的主要终止点，发出视放射投至距状裂附近的皮质（17 区），并接受此区的纤维；还发出纤维经上丘臂至上丘和顶盖前区，另外尚与丘脑的枕核、外侧核群有纤维联系。

（二）丘脑的纤维联系和功能

丘脑各核团依其进化的早晚、纤维联系和功能可区分为古丘脑、旧丘脑和新丘脑三类（图 1-2-7）。

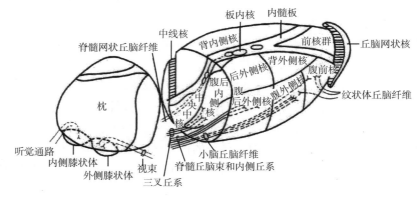

A. 丘脑各核的主要传入纤维

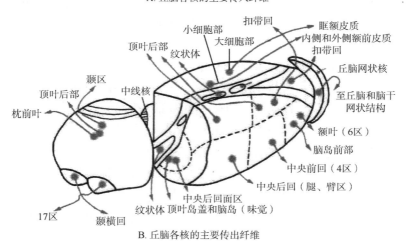

B. 丘脑各核的主要传出纤维

图 1-2-7　丘脑各核的传入、传出纤维（后附彩图）

1. 古丘脑的纤维联系和功能　古丘脑在种系发生上为丘脑最古老部分，属于丘脑网状结构，故又称丘脑网状系统。主要包括中线核、髓板内核、背内侧核大细胞部、丘脑网状核、腹前核。这些核团形体微小，界限不清，纤维联系也难辨认。古丘脑接受脑干网状结构的网状丘脑纤维，其各核团最后经丘脑网状核发出大量纤维广泛地投射到整个大脑皮质，构成了上行网状系统（上行非特异性投射系统）的最上部分。古丘脑通过这一系统调节大脑皮质的活动，使其处于清醒状态。中脑、丘脑底部网状结构影响皮质产生广泛的觉醒反应；而丘脑网状系统是对限定的皮质区域产生振奋反应，所以丘脑病变可出现昏睡、昏迷等网状结构受损的症状。

2. 旧丘脑和新丘脑的纤维联系和功能　古丘脑属非特异性投射系统，或称弥散性投射系统，是网状上行激动系统的组成部分。与古丘脑的纤维联系和功能不同，旧丘脑和新丘脑多为特异性投射系统，包括丘脑特异性中继核和联合核、特异性传入丘脑纤维束、特异性丘脑与大脑皮质的往返联系。

（1）旧丘脑的纤维联系：旧丘脑在种系发生上为丘脑的较新部分，属于上行特异性投射系统的中继核，也称丘脑中继核。主要包括腹后内、外侧核和内、外侧膝状体。其功能是把各种感觉冲动传递至大脑皮质的特定感觉区，产生各种感觉（表 1-2-2）。

表 1-2-2　旧丘脑的纤维联系

中继核名称	传入纤维	传出纤维	大脑皮质投射区
腹后外侧核	内侧丘系脊髓丘脑束	丘脑皮质束	顶叶皮质 3、1、2 区（中央后回上 2/3 部，深、浅感觉区）
腹后内侧核	三叉神经	丘脑皮质束	顶叶皮质 3、1、2 区（中央后回下 1/3 部，深、浅感觉区）
外侧膝状体	视束	视放射	枕叶皮质 17 区（距状裂附近皮质，视觉区）
内侧膝状体	外侧丘脑	听放射	颞叶皮质 41 区（颞横回，听觉区）

（2）新丘脑的纤维联系：新丘脑在种系发生上为丘脑的最新部分。包括背内侧核的小细胞部、背外侧核、后外侧核、枕核、腹前核、腹外核和前核等。这些核团主要接受丘脑中继核团和其他皮质下中枢的纤维（不直接接受外来的感觉纤维），将其传入的冲动经过整合作用后，再经传出纤维投至大脑皮质某一区域（联络区等），可能与各种感觉在丘脑与大脑皮质之间的联系协调有关，所以又称丘脑联络核。例如，丘脑前核除与丘脑下部之间有往返联系外，尚发出纤维投射至扣带回（23、24 区），与内脏活动调节有关；腹前核和腹外核接受苍白球、小脑齿状核和中脑红核的纤维，发出纤维投至大脑皮质运动区和运动前区（4、6 区），参与皮质对运动的调节；丘脑枕核接受内、外侧膝状体的纤维，并发出纤维投射到大脑皮质顶叶、枕叶和颞叶的中间联络区，参与各种感觉的联系功能；背内侧核的小细胞部除与丘脑下部有往返纤维联系外，也与额叶皮质前部和眶部有往返联系，可能与内脏感觉和精神情绪活动有关，背外侧核和后外侧核接受丘脑中继核（主要为外侧核群的腹侧亚群）的纤维，并与顶叶皮质后部（5、7 区）有往返纤维联系（表 1-2-3）。

表 1-2-3　新丘脑的纤维联系

中继核名称	传入纤维	传出纤维	大脑皮质投射区
脑前核	乳头丘脑束	丘脑皮质束	扣带回皮质
背内侧核	丘脑其他核团纤维	丘脑皮质束	额叶前部皮质
背外侧核	丘脑其他核团纤维	丘脑皮质束	顶上小叶皮质
枕核	内、外侧膝状体	丘脑皮质束	顶下小叶、枕叶、颞叶后部

（3）新、旧丘脑的功能：丘脑的功能十分复杂，也不尽清楚。除嗅觉外，一切感觉纤

维束在到达大脑皮质之前，都在丘脑特异性中继核内形成突触。例如内侧丘系、脊髓丘脑束、三叉丘系、外侧丘系、视束等，都要终止于丘脑和后丘脑的特异性中继核。虽然嗅觉冲动直接进入嗅觉皮质，但也转而联系丘脑前核。因此丘脑是各种感觉信息传入大脑皮质的入口，来自身体内外的一切感觉冲动都必须通过丘脑。但丘脑不仅仅是承担这种简单中继的驿站作用，更重要的是通过丘脑的联络核群以及广泛的纤维联系，对周围传来的简单冲动进行繁简不等的联络和综合，所以丘脑本身就是复杂的感觉性整合器官。

据报道，粗略的感觉，如痛觉、温觉、触觉在丘脑以下部分可分别受损，但在丘脑以上，这些感觉已密切融合，不再分开。实际上，感觉在丘脑就已产生，若完全破坏两侧皮质感觉区，丘脑仍能领略痛觉、粗略触觉和温度觉，但这种感觉只是粗浅的质的辨别，如对温度觉的冲动，丘脑只能区别冷和热，而到了皮质才进一步分辨冷热的程度。一般称丘脑的感觉为情感性的，基于这种粗略的感觉，就可产生痛苦、愉快和不愉快的情感反应。尤其是对内脏的感觉，几乎无分辨的成分，完全是情感性的，它是产生健康或不适感以及较强的情绪状态的基本因素。而皮质的感觉则是分辨性的，即比较各种刺激的强度、部位以及时间和空间的相互关系，并对刺激加以定位、辨别，以形成形态、大小和质地的概念。对于本体刺激则能判定它的方向、范围和时序。但丘脑与皮质间具有广泛的往返联系，因此在丘脑和皮质间形成具有相互作用的潜在回路，在功能上两者是不可分割的，皮质对刺激的分辨有待于丘脑对刺激的整合，而丘脑的情感性感觉也受到皮质的修正和节制。

丘脑腹前核和腹中间核属特异性中继核，是联系黑质-纹状体系统和大脑-小脑回路两个运动调节系统的部位，实现运动信息的整合。背内侧核属特异性中继核，是内脏信息与躯体信息发生复杂整合的部位；其与前额皮质的联系，涉及意识性活动和情感的调节；其与纹状体的联系，涉及运动的调节。丘脑前核属特异性中继核，参与 Papez 回路，与记忆活动有关；前核又参与自主性神经活动的调节。

丘脑和大脑皮质之间，形成具有躯体定位性结构的丘脑辐射，路经内囊的大部分，可分为 4 组：①丘脑前脚，经内囊前肢，是丘脑内侧核群、前核群、外侧核群前部与额叶之间的联系纤维；②丘脑上脚，经内囊膝部和后肢，是丘脑外侧核群与皮质运动区及顶叶间的联系纤维；③丘脑后脚，经内囊豆状核后部，是丘脑尾侧部，包括视放射纤维与枕叶和顶叶后部之间的联系纤维；④丘脑下脚，经内囊豆状核下部，是听辐射纤维等与颞叶及岛叶的联系纤维。在许多丘脑皮质纤维中，保持了信息类型的高度特定性和信息起始部位的精确定位性。

（三）丘脑的血供

Foix 和 Hillemand（1925 年）等系统地研究了丘脑的动脉血供。大脑后动脉、后交通动脉、脉络膜前动脉和脉络膜后动脉供应丘脑（图 1-2-8）。丘脑腹侧部分的静脉回流至基底静脉，丘脑的背侧部分则回流到大脑内静脉。两条静脉均汇入大脑大静脉。

（四）底丘脑核的电生理和临床

底丘脑核神经元在正常情况下呈紧张性电活动状态，自发电活动的放电频率为 20～50Hz，平均放电频率为（42.2±11.6）Hz。其中不规则或簇状的电活动占 58%，而较规则的紧张性放电活动仅占 14%。有些底丘脑核（STN）细胞表现出规则的簇状放电节律，与对侧肢体的肌电图有非常显著的同步性活动，称为震颤细胞。这些细胞的放电频率为 23～88Hz，平均（49.1±15.2）Hz，略高于其他细胞的放电频率。震颤细胞的发现是术中底丘脑核定位的特征性标志，区别于其他的邻近结构。细胞放电频率、模式、幅度以及背景噪声是最重要的电生理学观察指标，可据此来准确定位底丘脑核的位置。通过电生理实验发现其体部定位：背内侧区代表下肢部，腹外侧区代表面部，上肢部位于二者之间。上肢代表区范围较大，扩展于核团的头尾轴线，所以该部位毁损后常单独累及下肢或合并上肢，而只累及上肢者则罕见。

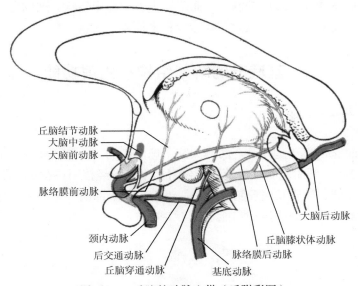

图 1-2-8　丘脑的动脉血供（后附彩图）

　　底丘脑核对黑质致密部（SNc）神经元放电活动有直接调节作用。刺激大脑皮质或脑干脚桥被盖核（PPN），由非 *N*-甲基-*D*-天冬氨酸（NMDA）受体介导引起致密部放电变化，可能也是通过底丘脑核起作用。黑质致密部同样也影响底丘脑核神经元的兴奋性。电生理研究证实，底丘脑核通过谷氨酸（Glu）刺激 NMDA 受体，对黑质致密部的多巴胺能神经元发挥兴奋效应，直接引起黑质致密部爆发型放电，谷氨酸可调节该部位神经元的爆发型簇放电的出现率和放电的频率。说明底丘脑核和黑质致密部之间有着紧密的联系，由此协调锥体外系的功能活动。

　　由于底丘脑核与基底节各核团、丘脑以及人脑皮质之间有着广泛的联系，其在机体运动调节过程中起着关键的作用，被认为是基底节活动的"动力源泉"。它调节锥体外系运动功能的作用日益受到重视。近年来底丘脑核的毁损术和脑深部电刺激（DBS）被用来治疗运动障碍性疾病。

　　DBS 治疗帕金森病被认为是自 1968 年发明左旋多巴后治疗该病的第二个里程碑，已逐步替代毁损术。比较丘脑核、苍白球及底丘脑核等部位的电刺激术效果，认为底丘脑核电刺激术（STN-DBS）治疗帕金森病疗效比较好。双侧 STN-DBS 手术对帕金森病症状的改善非常全面，包括关期的运动不能、震颤、强直、步态和平衡障碍，并且可以消除药物引起的运动并发症，如"开-关"现象和开期异动症等。尤其是在"关"状态下，统一帕金森病评分量表（UPDRS）运动评分和日常生活能力评分显著下降。自 1993 年 Pollak 等首次用此方法治疗帕金森病，至今底丘脑核已成为治疗此病最主要的靶点。

DBS 治疗帕金森病的具体机制还不十分明确。目前认为：此类患者底丘脑核多巴胺能神经元丧失，使苍白球（GPi）、黑质网状部（SNr）传出冲动增加，导致丘脑皮质通路过度抑制，从而引起一系列的表现。在间接通路中底核至苍白球及黑质网状部的兴奋性通路活动增加，进而导致传出冲动增加，电刺激术通过调节底核的兴奋性，纠正基底节传出冲动增加所致的丘脑皮质通路过度抑制，从而改善患者的临床症状。这也是该方法治疗此病的解剖生理依据。需要进一步的试验和临床资料来证明。

二、基底节的解剖结构和生理功能

（一）基底节的解剖

基底节（basal ganglia）是埋藏在两侧大脑半球深部的一些灰质团块，是组成锥体外系的主要结构。它是指从胚胎端脑神经节小丘发育而来的神经核团，是大脑的中心灰质核团，包括纹状体、苍白球、黑质及底丘脑核，是一组前脑和上部脑干结构，与丘脑和大脑皮质一起形成一复杂的环路，完成运动功能（图 1-2-9）。

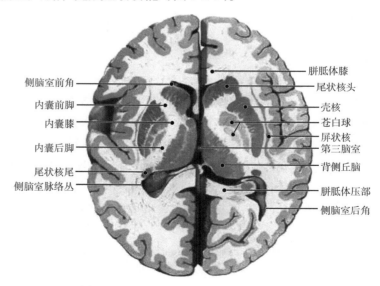

图 1-2-9 基底节的各个核团（后附彩图）

纹状体由尾状核和豆状核构成，二者由内囊前肢分隔，豆状核又分为壳核与苍白球，尾状核头和壳核在内囊前肢的下方及周围相融合，此区域被称为纹状体底。现在研究认为纹状体底较大并且是嗅结节深部的主要结构，甚至可能还直达结节的表面。

苍白球与壳核的后中间部分和其他部分通过一纤维板分隔开，其本身又被一纤维板分为内侧部和外侧部。苍白球内侧段又被内部板层细分为不同的细胞亚群，具体功能尚不清楚，可能与苍白球内侧段的输出有关。

苍白球的前极位于前联合后肢的背后侧，苍白球内侧部和外侧部，尤其是苍白球外侧部在前联合的下方发出投射纤维至纹状体腹部。这个区域被当成苍白球外侧部的一部分，但其原先被许多医家称为黑质的一部分，现在研究已被公认为苍白球的腹侧部。

壳核与尾状核合称为新纹状体，苍白球为旧纹状体。尾状核和壳核其实是一个连续的结构，只是被内囊纤维不完全隔开，纹状体的几个部分有着共同的胚胎起源。目前研究表明，基底节的主要功能为自主运动的控制。与此同时还参与记忆、情感和奖励学习等高级认知功能。因此基底节的病变可导致多种运动和认知障碍，包括帕金森综合征和亨廷顿病等。

纹状体是大脑皮质、丘脑和脑干传出纤维的主要接受者，它的神经元投射到苍白球和黑质。苍白球和黑质两类神经元细胞在组织学上相似，构成基底节的主要传出投射。内侧苍白球在功能上与黑质网状部相关，都以 γ-氨基丁酸作为递质，它们被内囊隔开。黑质致密部位于网状部的背侧，其细胞为多巴胺能神经元，含有由多巴胺氧化聚合的黑色素——神经黑质素，神经和色素在多巴胺能神经元细胞体的溶酶体颗粒中聚集，并随着年龄的增长而增多，从而使这一结构呈现黑色。大脑皮质的所有部分都可以传递兴奋性递质谷氨酸，投射到特定的纹状体区域。纹状体还接受来自内侧丘脑传来的兴奋性投射、来自中脑的多巴胺能投射、来自中缝核的 5-羟色胺能投射等。

豆状核：是由壳核和苍白球组合而成的，因其外形近似板栗，被称豆状核。苍白球在豆状核的内侧部，借外髓板与豆状核外侧的壳核分开，而其自身又被内髓板分为外侧与内侧部。其宽阔的底凸向外侧，尖指向内侧。豆状核的外侧借薄薄的一层外囊纤维与屏状核相隔。豆状核的内侧邻接内囊，其尖部构成内囊膝部的外界。内囊后肢分隔着豆状核与丘脑，内囊前肢介于壳核与尾状核头部之间。故豆状核的前缘、上缘和后缘都与放射冠（进出大脑皮质的重要传导束所在处）相邻。内囊由传入大脑和由大脑向外传出的神经纤维组成，是人体运动、感觉神经传导束最为集中的部位。

尾状核：外形侧面观略呈豆点状，头部膨大，突入侧脑室前角内，构成侧脑室前角的下外侧壁。全长与侧脑室的前角、中央部和后角伴行，分为头、体和尾 3 部分。在前穿支的上方，尾状核与壳核融合。尾状核头借内囊膝部与后方的丘脑前端相隔；自头端向后逐渐变细称为体；沿丘脑背侧缘并与丘脑背侧之间以终纹为界，至丘脑后端转向腹侧形成尾部。尾部深入颞叶构成侧脑室下角的上壁，并向前终于尾状核头的下外侧、杏仁核的后方。进入中脑的大脑脚的内囊纤维，把尾状核与丘脑分隔开；内囊的豆状核下部和外囊把尾状核与豆状核分开。

屏状核：是一薄层的灰质板，位于壳核与岛叶皮质之间。屏状核与壳核之间为外囊纤维。屏状核的功能目前尚不明确。

总之，基底节的各个核团相互联系，密不可分（图 1-2-9）。此外，与锥体外系功能有关的底丘脑核、黑质和红核，也可视为基底节的组成部分，它们是更靠下部的神经核团。

底丘脑核：即 Luys 核，为一梭状结构，位于间脑的基部和中脑脚的移行处，中脑大脑脚的背面，正好是内囊转入大脑脚的转折处。目前认为它可能为黑质的延续。在人类中此核较大。

红核：左右各一，位于中脑中线的两侧，黑质之背内侧。横断面呈微红色的圆形核团，接受小脑的神经纤维，并发出红核脊髓束。红核及其联系神经受损时，可引起小脑性动作性震颤或小脑性共济失调。

黑质：在传统意义上认为是中脑上部的一部分，其位于中脑大脑脚的背侧面，是中脑最大的细胞核团。断面上为一半月形的黑色团块，它贯穿于中脑的全长并向上延伸到间脑的尾侧部。黑质由两部分组成：网状部主要由γ-氨基丁酸能神经元构成；致密部主要由与背盖部腹侧多巴胺细胞有一定联系的多巴胺能神经元构成。黑质细胞的变性、减少是帕金森病的主要病理学基础。黑质位于中脑大脑脚的背侧面，贯穿中脑的全长，并向上延伸到间脑的尾侧部。

从中脑的横切面上看，黑质呈半月形，组织学上把它分为两部分，即背侧的致密部和腹侧的网状部。致密部主要由多极大细胞或锥形细胞组成，这些细胞内富含黑色素颗粒，使致密部在切面上呈一暗弧形条带，位于两侧大脑脚内。致密部在中脑最尾端的腹侧被脑桥核所覆盖。网状部紧靠大脑脚底，此带较宽，由分散的不规则形的细胞组成。网状部细胞富含铁元素而不含黑色素，在新鲜标本上呈浅红棕色。网状部本身向上延伸到间脑，位于底丘脑核的腹侧面。目前研究表明，黑质是大脑皮质直接或间接地通过纹状体与网状结构发生联系的中间站。黑质致密部的细胞能合成多巴胺，它是一种介质，与躯体运动功能密切相关，当其含量减少到一定程度，就出现震颤麻痹症状。大量的临床资料亦证明，帕金森病患者的黑质细胞变性及色素消失是其主要病理改变。在解剖标本上，我们可以看到帕金森病患者的中脑黑质颜色变淡，色素减少或消失。镜下可见黑质色素细胞明显减少，残存的细胞变性，色素显著减少，有胶质细胞增生，有些细胞质内含有路易（Lewy）小体。正常人的黑质细胞可随年龄的增长而减少，到80岁黑质细胞可从原来的42.5万个减少到20万个左右，而帕金森病患者的黑质细胞数则常少于10万个。黑质细胞的减少，可以帮助我们理解为什么老年人的帕金森病发病率高。也就是说，当黑质细胞减少到某一程度时，即可出现帕金森病的临床表现。

脑干病变引起的肌张力增高以中脑最为明显，中脑病损时表现肌肉强直，属于去大脑强直的一种，四肢的近端明显，主要在伸肌群。上肢伸直，腕屈曲并内收，下肢伸直，内旋内收，称为去中脑强直。大脑皮质下白质弥漫性病变，如脑炎、重度脑外伤、脑出血时也可出现四肢强直，与去中脑强直的区别点在于前臂屈曲位，其他表现完全与去中脑强直相同，称为去皮质强直。上述诸神经核团，是神经元胞体集中的区域。核团与大脑皮质、核团与核团以及核团与脊髓之间有着广泛的神经联系，组成神经束。在高等动物和人类，这些神经结构与大脑皮质和小脑共同起到控制和调节运动的功能。基底节被称为一组皮质下的运动中枢。

总之，基底节运动疾病与进行正常随意运动、防止无关运动功能障碍有关。即使是通常被认为运动传出减少型帕金森病患者也很难抑制过度的无关运动。基底节功能，包括促进目标动作和抑制无关动作或竞争性动作的模式。大脑皮质机制是产生运动信号给纹状体和底丘脑核。在苍白球和黑质网状部，从纹状体来的信号减少，抑制基底节输出，促进目标运动模式。从底丘脑核来的信号起着维持并增加苍白球或黑质网状部周边区域的抑制性基底节输出，以抑制潜在的竞争性运动模式的作用。任何一处病变都会促使形成运动障碍。纹状体输出或底丘脑核输出的异常冲动发放都会促使如舞蹈症或肌张力异常等非随意运动形成。

（二）基底节的生理功能和神经纤维联系

基底节的两个传出神经核团——内侧苍白球和黑质网状部，紧张性抑制它们在下丘脑和脑干的靶神经元。这种抑制性传出是由从纹状体到两个传出核团的两条平行通路来调节的，其中一个是直接通路，另一个是间接通路（图 1-2-7、图 1-2-10）。直接通路是从纹状体直接投射到内侧苍白球和黑质网状部。间接通路从纹状体通过一条 γ-氨基丁酸能通路到达外侧苍白球，再从外侧苍白球投射到底丘脑核，从底丘脑核通过兴奋性谷氨酸能投射纤维到达传出神经核团。来自底丘脑核的投射纤维是基底节唯一的兴奋性内在联系，其他的都是 γ-氨基丁酸能的抑制性投射纤维。

两个传出核团的神经元高频紧张性放电，当位相性兴奋传入暂时激活从纹状体到苍白球的直接通路时，苍白球中原先紧张性兴奋的神经元被暂时抑制，从而使丘脑和皮质脱抑制。相反，间接通路的暂时位相性兴奋抑制外侧苍白球，解除对底丘脑核的抑制，导致内侧苍白球的兴奋，增加对丘脑和皮质的抑制。

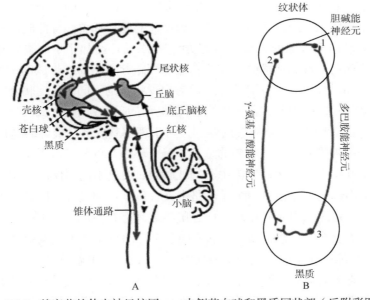

图 1-2-10 基底节的传出神经核团——内侧苍白球和黑质网状部（后附彩图）

因此，直接通路在基底节和丘脑间环路中提供正反馈，间接通路则为负反馈。这两条传入路径对基底节的两个传出核团以及丘脑的靶核团起着相反的作用，兴奋直接通路使丘脑去抑制，增加丘脑皮质的活动，而兴奋间接通路则进一步抑制丘脑皮质的神经元。结果，兴奋直接通路易化运动，而兴奋间接通路则抑制运动。

两条基底节的传出通路受到从黑质致密部到纹状体的多巴胺能投射的不同影响。直接投射到两个传出核团的纹状体神经元具有 D_1 受体，促进传导，而那些投射到间接通路的

神经元具有 D_2 受体，抑制传导。

尽管突触活动不同，两条通路的多巴胺能传入却导致相同的效应，即减少对丘脑皮质神经元的抑制从而易化由大脑皮质发起的运动。因此纹状体多巴胺的耗竭会导致帕金森病样运动损害。在苍白球、底丘脑核和黑质中也发现了多巴胺能突触，这些部位以及皮质的多巴胺能活动进一步调节来自纹状体的直接通路和间接通路。

1. 基底节是连接丘脑和大脑皮质的一个重要部分　过去研究认为基底节仅参与自主运动功能，多数学者以为基底节将它全部的传出纤维经由丘脑投射到运动皮质，好像一个漏斗的形状，对应大脑皮质的不同运动区。近年来研究发现，基底节通过与大脑皮质的相互作用，还参与自主运动以外的多种行为，例如它参与骨骼肌运动、眼动和认知等多种功能活动。

大量的观察研究证明了基底节的功能具有多样性。第一，实验或疾病造成的基底节损伤导致情感和认知功能的降低。这一点首先在亨廷顿病患者中发现。在帕金森病患者中也存在情感和认知障碍。第二，基底节同整个大脑皮质以及海马、扁桃体都有广泛而严密的联系。第三，在动物实验以及人脑成像研究中都发现，广泛的运动和非运动行为同基底节神经元活动及其代谢相关。

基底节是连接丘脑和大脑皮质的平行环路中的重要皮质下组成部分。这些环路在结构和功能上是相互关联的，每一个环路都起始于大脑皮质前额叶的一个特定区并同基底节和丘脑的不同部位相联系，经过丘脑传出再回到额叶的起始部位。骨骼肌运动环路起止于中央前区（包括运动前区、辅助运动区和运动区）；眼动环路起止于额眼区和辅助眼区；前额环路起止于背侧前额部和侧额眶部皮质；边缘环路起止于前扣带区和中央额眶部皮质。新皮质的每一个部位都以高度分隔的方式投射到纹状体的不同区域。联合区投射到尾状核和壳核嘴；感觉运动区投射到大部分中央和尾部壳核；边缘区投射到腹侧纹状体和嗅束。

区分基底节-丘脑-皮质环路概念的差别，对于理解基底节功能障碍造成的各种运动功能障碍以及神经精神障碍具有很重要的意义。每个环路又可分成若干个亚环路，如骨骼肌运动环路有以不同中央前区运动区为中心的亚环路，通过不同躯体部位相应的特定路径控制腿、手臂和头面部运动。在每一个亚环路中又有负责运动过程不同方面的不同路径。虽然在纹状体和苍白球之间以及苍白球和底丘脑核之间存在高度分类的联系，但在相邻环路间却很少有重要的会合，一些解剖学证据表明各个环路只是在黑质网状部有一定程度的汇聚。因为运动功能障碍在基底节疾病中表现明显，所以在这里着重谈一下骨骼肌运动环路。在灵长类动物，骨骼肌运动环路起始于大脑皮质中央前区和中央后本体感觉区，大部分投射到壳核，因此壳核是一个集中运动和与运动相关的感觉信息反馈的重要部位。壳核接受来自主要的皮质运动区和运动前区的分类投射。本体感觉区 3a、1、2 和 5 区则以重叠方式投射到壳核的运动区。来自每一个皮质区的分类投射对应于壳核躯体特定的运动相关神经元，如壳核背侧区代表腿，腹中区代表头面部，两区之间代表手臂，这些代表区沿壳核头尾轴延伸。壳核传出神经元分类投射到内外侧苍白球的腹尾部和黑质网状部的尾侧部。同样，内侧苍白球和黑质网状部的运动区发送分类投射到特定的丘脑核团，包括三个腹侧核团——腹侧核、腹前核和中央中核。腹侧核和腹前核投射到辅助运动区，侧腹前核和腹侧核投射到运动前区，腹侧核和中央中核投射到中央前区运动区。由此骨骼肌运动环路闭合。

目前，眼动环路的研究为理解骨骼肌运动环路的运作提供重要的启示。眼动环路参与眼球扫视运动的控制。它起始于额眼区和辅助眼区，投射到尾状核体，尾状核通过直接通路和间接通路投射到黑质网状部的侧区，最后返回额眼区和上丘。抑制黑质网状部的紧张性活动使上丘深层传出神经元脱抑制，导致对侧非自主性眼球痉挛性运动。同样，抑制黑质网状部的紧张性活动在骨骼肌运动环路中将会使丘脑皮质神经元脱抑制，易化意向性运动。

2. 基底节在运动功能中的作用　基底节在运动中的作用可通过直接记录灵长类动物骨骼肌运动环路的神经元活动，特别是内侧苍白球的活动进行研究。快速的刺激触发肢体运动首先引起运动环路中皮质神经元的放电，然后是基底节神经元放电。这些顺序性的放电意味着基底节-丘脑-皮质环路发生一系列变化，而这些环路大多数的活动都起始于皮质水平。

在进行某个特定的动作比如肘的屈伸时，内侧苍白球运动相关性神经元平时的高速自发放电在大多数细胞变得更快捷，而在另一些细胞则速度降低。表现位相性放电减少的神经元在运动中起重要作用，它们使腹侧丘脑去抑制，通过兴奋性的丘脑皮质联系易化皮质起始的运动。表现位相性放电增加的神经元起相反的作用，进一步抑制丘脑皮质神经元，抑制那些拮抗或者竞争性的运动。

目前对于内侧苍白球是如何整合直接通路和间接通路的运动相关信号从而控制基底节的传出还知之甚少。一种可能是一种特定的自主运动相关信号通过两条通路到达相同的一群苍白球神经元。间接通路的传入像刹车装置一样使动作变得平滑，同时直接通路的传入则易化运动，这种共同调节与基底节调控运动幅度和速度的作用是一致的。然而，与特定动作相关的直接通路和间接通路传入基底节的传出核团后，经由不同的神经元簇传出。由此可见，骨骼肌运动环路在调节自主运动中起双重作用，通过直接通路增强意向性运动形式，通过间接通路抑制潜在的拮抗运动形式，这种双重调节作用，使每一个自主运动与各种感觉系统感受到的拮抗力量相匹配。

记录猴子在进行各种运动时骨骼肌运动环路的神经活动，表明在环路的各种水平（皮质、纹状体和苍白球）运动相关神经元簇的活动取决于肢体运动的方向，而独立于肌肉活动的方式。这些方向性的细胞占辅助运动区、运动区、壳核和苍白球运动相关神经元的30%～50%。这些神经元是依躯体特定部位进行排列的。但是近年来研究发现，在运动区很多运动相关神经元的放电依赖于肌肉活动的方式，并且发现训练后的灵长类动物的内侧苍白球手臂相关神经元活动也与运动的幅度和速度有关。

目前关于行为训练和单细胞记录的研究表明，骨骼肌运动环路不仅参与运动的执行，也参与运动的准备。在出现一些信息线索设定即将进行的肢体运动的特定方向之后，中央前区（包括运动前皮质、辅助运动区和运动区）的一些神经元放电速度出现明显变化，这些电活动变化在触发运动刺激出现的过程中一直持续存在，说明它们与运动准备的控制相关。

在运动之前，对于运动方向的选择活动也出现在壳核和内侧苍白球。这些结构的神经元或表现运动准备相关性反应，或表现运动相关性反应，说明运动的准备和执行在骨骼肌运动环路中是通过不同的亚通路调节的。内侧苍白球接受来自辅助运动区传入的神经元群，倾向于表现运动准备相关性反应，而接受来自皮质运动区传入的神经元群倾向于表现位相性的运动相关性反应。这些不同的反应形式进一步表明骨骼肌运动环路是由与不同的中央前区（运动皮质、辅助运动区和弓形的运动前区）相联系的不同的亚环路组成的，这些亚环路在运动控制和基底节各种运动症状的产生中起不同的作用。

3. 基底节通路失衡导致运动功能障碍　近年来对基底节主要运动功能障碍机制的研究取得很大进展。

运动减少，以帕金森病为代表，以运动起动障碍及自主运动的幅度和速度减小为特点，伴随肌肉强直（被动移位阻力增加）和肢体震颤。

运动过多，以亨廷顿病和偏侧投掷症为代表，主要症状为不自主运动和肌张力降低。不自主运动可有多种表现形式：①手足徐动：肢端缓慢的拧扭运动；②舞蹈：肢体和头面部急促而随意的运动；③投掷：近端肢体的大幅度剧烈运动；④肌张力异常：较为持久的姿势异常和在拮抗肌群共同收缩下的缓慢运动。各种不同类型的不自主运动经常联合出现，有时具有共同的原因，如舞蹈和投掷，它们由相同的神经损害造成，只不过舞蹈发生在肢体远端而投掷发生在近端。

近年来，由于全身或局部注射选择性神经毒素诱导的运动减少和运动过多的灵长类动物模型的进展，对各种症状发生的病理机制的研究成为可能。现在两个极端的运动功能障碍都可用基底节-丘脑-皮质运动环路的特定异常来解释。正常的运动行为依赖从纹状体到苍白球的直接通路和间接通路的精确平衡，如果间接通路的活动超过了直接通路将导致运动减少，相反，间接通路活动的相对不足则导致运动过多。

随着研究的深入，发现基底节核团在反应抑制动作冲动中发挥着重要的作用，研究证实基底节区域病损为主的患者表现出这一能力的明显下降，临床研究发现帕金森病患者在尚未出现明显的智能、精神改变并且运动能力只是轻度受损时，反应抑制能力已经明显下降。这应该引起患者及家属的注意，为该病的早期诊治提供一定依据。

4. 基底节在认知、情感和非运动行为中的作用　基底节的一些环路参与非运动行为。这些环路起始于前额部和皮质的边缘区，对应于纹状体、苍白球和黑质的特定区域。

背侧前额环路起始于 Brodmann 分区的 9 区和 10 区，投射到尾状核头，再通过直接通路和间接通路投射到内侧苍白球的背中区和黑质网状部。来自这些区域的投射中止于腹前和背中丘脑核团，最终返回到背侧前额区。背侧前额环路广泛参与所谓的"表演功能"，包括认知功能和语言技巧的应用。背侧前额皮质或环路的皮质下区的损伤参与一系列的认知功能相关的行为异常。

侧额眶环路起始于前额环路的侧方，投射到尾状核的腹中部。尾状核以后的路径同背侧前额环路（通过内侧苍白球和黑质网状部到丘脑），最后返回到额眶部皮质。侧额眶部皮质在调节感情作用和适当的社会反应方面起主要作用。破坏这部分区域导致易怒、情感脆弱、对群体信息反应不良等，缺乏诚意沟通。侧眶回皮质及其环路的紊乱还参与强迫的心理和行为异常。

前扣带环路起始于前扣带回，投射到腹侧纹状体。腹侧纹状体也接受来自海马、扁桃体和内嗅皮质的"边缘"传入纤维。腹侧纹状体直接投射到腹侧和嘴中苍白球及嘴背侧黑质网状部。再从那里投射到丘脑背中核团旁中央部分的神经元，最终返回前扣带回。前扣带环路在动机行为上起重要作用，它能通过腹侧背盖区和黑质致密部将增强刺激传入到基底节的广泛区域。这些传入冲动在程式化的学习中起主要作用。损害双侧的前扣带区能导致运动不能性缄默症，以运动始动障碍为特征。

总之，前额皮质和皮质基底节-丘脑-皮质环路的异常不仅参与运动功能障碍，也参与理解和感觉障碍。这些障碍可以表现为增强行为（冲动），也可表现为削弱行为（冷漠）。强迫心理和行为可看作是运动过多的一种形式。环路功能障碍参与的情绪障碍可表现为躁狂和抑郁两个极端。多巴胺和5-羟色胺两种生物胺调节环路中的神经活动，在抑郁的发生中起重要作用。

这些观察表明，复杂行为异常的神经机制同运动环路功能障碍相类似。精神分裂症可起自前额环路的调节异常，如此说来可看作是"帕金森病思维"。其他的认知和情感症状的机制也同运动异常如肢体震颤、运动功能障碍和肌强直有相类似之处。

三、丘脑与基底节之间的纤维走行

丘脑与基底节之间的联系颇为密切，这些联系取决于其间的纤维联系，下面将分以下几个方面介绍。

（一）大脑皮质起始的通路

大脑皮质通过丘脑控制基底节的活动。皮质-纹状体-苍白球-丘脑-皮质环路是由一系列纤维构成的，这些纤维从大脑皮质不同功能区发出后到达纹状体的不同部位，并通过一连串突触连接到达丘脑，然后返回至大脑皮质。这一环路反映了它们起点以及相应的终点：运动区、眼球运动区、前额叶的背外侧区、眶回外侧部和扣带回前部。在大脑皮质和丘脑之间通过基底节有3个主要相互平行的联系系统：感觉运动区、联络皮质、边缘区。这些名字反映出自大脑皮质3个主要区域发出的皮质纹状体纤维的起点。

全部大脑皮质，包括新皮质以及构成旧皮质和海马结构的颞叶中央区，都投射到纹状体，构成皮质纹状体纤维。新皮质的所有区域均参与皮质纹状体的投射，其中主要参与的区域为感觉运动区，参与最少的区域是原始视觉区。研究已经证明从原始视觉皮质发出的皮质纹状体投射纤维不存在。从额叶、颞叶、顶叶发出的投射纤维，范围很广，仅次于感觉运动区到达纹状体的投射纤维。从扣带回和颞叶中央区发出的纤维是到达纹状体的第三大投射纤维。

进入大脑皮质的3个主要区域：感觉运动区、联络皮质、边缘区的输入纤维。尽管在纹状体有重叠，却是纹状体通过基底节其他区域与丘脑之间联系的3个主要功能区。

纹状体的感觉运动区，是来自大脑感觉运动区的皮质纹状体纤维的终点，它由壳核大部、尾状核头背外侧端构成。联络区接受额叶、顶叶后区和颞叶的神经末梢，是由尾状核头、体、尾以及壳核前极构成的。边缘区，由伏隔核、纹状体底部及相邻区域构成，又称作纹状体腹部，接受来自于扣带回、颞叶中央区的神经末梢。在这些区域内部，来自大脑皮质不同区域的纤维，前后左右均大量汇聚，并互相交叉重叠。从中央前回、中央后回及本体感觉皮质等区域发出纤维在感觉运动区内汇集。研究发现，在联络区内，即使皮质区相距较远，从皮质区域发出的纤维相互之间亦可紧密相连。

（二）丘脑板内核群发出的通路

从丘脑板内核群前组和丘脑其他核群发出的投射纤维，与大脑皮质的感觉运动区、联络区和边缘区发出的投射纤维在纹状体周围相互联系。板内核群接受来自大脑皮质某一区域发出的皮质丘脑束或者相同区域皮质纹状体纤维的中转站发出的最终到达纹状体的纤维。因此，从正中央核发出的纹状体纤维在感觉运动纹状体处汇聚。板内核群的前组与接受从顶颞叶皮质和扣带回皮质发出的皮质纹状体纤维的纹状体区域有关联，它们的投射纤维在尾状核及前核内亦有重叠。并且正中央核及壳核大部相互之间重叠较多。边缘叶或纹状体腹侧接受从丘脑腹侧区域到束周核或从板内核群前组的中线细胞发出的纤维。纹状体板内核群轴突末梢聚集成片，这与纹状体的矩阵结构相一致。在矩阵结构中，丘脑纹状体纤维末梢与皮质纹状体纤维和黑质致密部发出的多巴胺能纤维在尾状核中继细胞处汇聚。丘脑纹状体突触集中于轴突上，与多巴胺能递质无关，这与集中于皮质纹状体纤维树突上的多巴胺能突触不同。从丘脑和皮质向纹状体输出的指令都是兴奋性的。

（三）纹状体的输出

纹状体输出的目标主要是苍白球内侧部和苍白球外侧部、黑质网状部。这3条通络主要从纹状体中间棘状细胞的不同组类发出。纹状体被皮质纹状体纤维、纹状体苍白球纤维、纹状体黑质纤维分成3个主要区域，并使感觉运动区、联络区、边缘区通过经苍白球和黑质的平行走行的纤维相连接。纹状体投射纤维的感觉运动部分主要到达苍白球外侧部、内侧部的腹后外侧部以及黑质网状部的大部。联络区的投射纤维主要到达苍白球外侧部和内侧部的前背侧中央部以及黑质网状部的有限区域。边缘区的投射纤维到达苍白球腹侧以及黑质网状部的有限区域。

（四）苍白球和黑质网状部的输出

苍白球外侧部的基本输出目标是底丘脑核。苍白球外侧部还向苍白球内侧部、黑质网状部和丘脑网状核发出纤维。苍白球内侧部为基底节和丘脑中继核、板内核之间通过纤维提供联系。丘脑中继核构成苍白球内侧部的主要部分核前外侧核，并向额叶的运动前区进行反馈。在苍白球内侧部向腹外侧核发出的投射纤维中，纤维的外侧部分由腹前外侧核前部发出，纤维的中央部分则由后部发出。这表明通过基底节的感觉运动通路主要位于后部，联络通路则位于前部。有些学者认为后者可延伸到腹前核。边缘区与腹前外侧核的关系尚不清楚。目前认为，苍白球的腹侧向丘脑背中央核的大细胞亚群发出投射纤维。大量的研究资料表明，末梢主要集中于中线结构内，形成板内系统，其与中央亚核群的大细胞核群、中线结构、纹状体、运动前皮质所发出的纤维到达的区域是不同的。

板内核群接受苍白球内侧发出的纤维，并主要局限于正中央核群中的小细胞。这些投射纤维，尽管主要来自到达腹前外侧核的纤维，但是是分散的，与到达腹前外侧核纤维不同的是，局部没有汇聚。苍白球内侧部也可向丘脑上部的松果体外侧、脑干的脑桥脚被盖部发出纤维。

黑质网状部主要向丘脑、中脑上丘、脑桥脚被盖核发出纤维。当然这些纤维中，到达丘脑的是主要的，而到达上丘的是次要的。在丘脑中，黑质输入的终点主要局限于板内核群前组，即旁中央区和中央旁区，并一直到达腹前核群的大细胞亚群及腹前核，腹前核与板内核群类似，包含一大群向纹状体投射纤维，现在认为是腹外侧核的组成部分。黑质网状部主要与丘脑细胞发生联系，并与纹状体构成回路，由此形成皮质下纹状体-苍白球-丘脑-纹状体环路。这些核群中的其他细胞向额叶前部、扣带回甚至颞叶也发出纤维，由此形成黑质到达这些区域的中继。由黑质向上丘脑发出的纤维终止于该结构的中层，除向丘脑枕核发出纤维外，小丘中的层状结构还向板内核群发出纤维，并与黑质网状部发出的纤维重叠，与基底节内另一处皮质下环路相邻。

苍白球外侧部、苍白球内侧部和黑质网状部与纹状体相比较小，它们的树突以及远端轴突位置较低，这在苍白球外侧部和内侧部中尤其明显。研究显示这些通路在细胞水平存在一定程度的分散，这使本来相互平行走行的感觉运动通路、联络区通路、边缘区通路之间汇聚成为可能。

（五）底丘脑核

底丘脑核缺乏 γ-氨基丁酸能神经元，它的大部分细胞为传出细胞。它们属于前脑传出细胞，但却不能表达多种蛋白激酶。α-Ⅱ型-钙/钙调蛋白激酶，是一种重要的兴奋性突触的突触前及突触后成分，几乎遍布于前脑的兴奋性突触中。底丘脑核直接或间接通过感觉运动皮质-纹状体-苍白球-下丘脑通路由感觉运动皮质来控制。

到达底丘脑核的输出皮质有同侧的运动前区/运动区、躯体感觉区，与运动有关的区域占主要优势。来自于面部的纤维对应于运动皮质的正中央，而来自于上肢的纤维则位于两者之间。到达运动辅助区的输入纤维则与此相反，从额叶及视觉辅助区来的纤维终止于腹侧核群。

感觉运动皮质的输入纤维到达底丘脑核的背侧大部，并从腹侧一较小区域离开。背侧区的大部分与苍白球外侧部相连，两者均向该区域发出纤维并接受苍白球外侧部的反馈，底丘脑核的背侧区向壳核发出纤维，即向纹状体的感觉运动区发出纤维。若底丘脑核的背部可以称作感觉运动区，不接受运动皮质输入的腹侧较小区域则可以被称作联络区，因为它的输出主要到达苍白球内侧部以及黑质网状部，并与尾状核有联系，中央顶端的一小块区域由于与苍白球腹侧部有联系称作边缘区。其他到达底丘脑核的输入纤维来自大脑脚脑桥被盖部、背侧中缝核及黑质致密部。

总之，在基底节及相关核团如黑质、底丘脑核，这些核团被纤维所分隔。尽管大脑皮质是调控基底节的根源，但对它在基底节-丘脑环路中的作用还没有最终研究清楚，部分原因是关于丘脑皮质的联络尚不清楚，丘脑运动底核的传入神经纤维末梢情况尚不明了，有待进一步探索研究。

四、基底节主要疾病的病理生理机制

基底节病变可引起帕金森病、偏侧投掷症、亨廷顿病等，其相关的病理生理机制将分别论述如下。

（一）帕金森病的病理生理机制

帕金森病的主要临床症状包括震颤、强直、运动减少、姿势及平衡障碍等。病理学研究表明其病理学改变主要为黑质和蓝斑核内含黑色素多巴胺能神经元大量丧失（50%～70%）以及路易体、α-突触核蛋白在神经元内的广泛沉积，这些正常神经递质的缺失、异常物质的沉积通过以下病理生理机制引起帕金森病。

基底节为运动系统的一部分，主要核团包括尾状核、壳核、苍白球。它们位于端脑皮质下白质内。通过与复杂的神经调节环路联络，基底节可以产生兴奋或抑制运动系统的作用。基底节以这种方式参与运动的起始、协调和肌张力的调节。基底节以及与其功能联系的神经核团（如黑质或底丘脑核）损害，则相应地表现为运动性冲动过多或缺乏和（或）肌张力的改变。底丘脑核是间脑的一部分，位于背侧丘脑下方、乳头体背外侧。其组成包括底丘脑核（Luys体）、苍白球的一部分以及穿过底丘脑到达丘脑的各神经传导通路。底丘脑核在功能上属于基底节，与苍白球关系密切。

帕金森病是所发现的大脑疾病中由于某个单一神经递质减少造成的一种疾病。20世纪50年代中期Arvid Carlsson发现80%的大脑多巴胺在基底节，Oleh Hornykiewicz发现19例帕金森病患者的大脑纹状体特别是壳核缺乏多巴胺。60年代早期发现帕金森病大部分是由黑质致密部多巴胺能神经元变性所致。概括起来说，帕金森病的主要病变是大脑切面上中脑黑质、脑桥的蓝斑及迷走神经背壳等处脱色，其中尤以黑质最为显著，外观颜色变浅甚至完全无色。大脑外观无明显改变，脑重量一般在正常范围内。光镜下黑质多巴胺能神经元大量变性丢失，残留的神经元胞质中有路易体形成。此外，还可见病变区有角质细胞增生。黑质神经元变性丢失具有特殊分布区，主要见于致密部的腹外侧部，腹内侧部次之，背侧部较轻。路易体主要见于黑质神经元的胞体中，还可见于蓝斑、迷走神经背侧运动核、丘脑、下丘脑和无名质等含有色素的神经元的胞体中。路易体是一种嗜酸性的蛋白包涵体，HE染色呈圆形，中央为一玻璃样变的核心，该核心可被Masson trichrome染成亮红色，但Nissl染色不着色，在神经元胞质内一般可见一个或数个大小不一的路易体，其确切的化学成分尚不明确，但通过免疫组化技术知道主要含有α-突触核蛋白、神经丝蛋白、泛素等数种蛋白成分，其中α-突触核蛋白是路易体的最主要成分，这种蛋白对散发型或特发型帕金森综合征的产生是否起重要作用，目前尚不明了。路易体是帕金森病最显著的病理标志之一，但其形成机制和病理意义至今仍不明确。

总之，帕金森病是由于多巴胺能黑质-纹状体投射束退行性改变，由此引起纹状体神经元γ-氨基丁酸能活性相对增强，而并非直接兴奋基底节连接环路。底丘脑核的活性也增强，明显抑制丘脑内谷氨酸能神经元，由此引起基底节连接环路起始部的抑制，最后抑制皮质区神经支配。Walter Brikmayer和Hornykiewicz发现静脉注射左旋多巴（多巴胺的前体物质）使帕金森病症状出现虽然短暂但很惊人的逆转。接下来George Cotzias发现逐渐增加左旋多巴的口服量能够使患者的临床症状持续性好转，从此开创了帕金森病药理治疗的新纪元。虽然新的更有效的抗帕金森病药物不断出现，但药物治疗的效果一般均在3～5年以后开始减退，而且出现以药源性运动障碍（异动症）为主要表现形式的并发症。

最近 William Langston 的发现又给帕金森病的研究带来深远影响。他发现暴露于哌替啶的衍生物 1-甲基-4-苯基-1, 2, 3, 6-四氢吡啶（MPTP）的药物成瘾者会发展为严重的帕金森综合征，这一发现引发了人们对外源性毒素在帕金森病病理过程中的作用的探索以及带动了灵长类动物模型的发展。通过 MPTP 诱导的灵长类动物帕金森病的病理模型，发现黑质致密部到纹状体的多巴胺能传入的减少导致间接通路的活动增加和直接通路的活动减少，这是多巴胺通过 D_1 和 D_2 受体在两条通路中的作用不同造成的。这些变化引起内侧苍白球的活动增加，增加了对丘脑皮质和中脑背盖神经元的抑制，从而导致运动减少。与此同时，实验室发现 MPTP 诱导的猴子间接通路出现明显的神经活动的变化。例如，微电极研究显示外侧苍白球的紧张性活动减少，而底丘脑核和内侧苍白球的活动增加。苍白球紧张性放电的变化可被全身应用多巴胺受体激动剂阿扑吗啡逆转。底丘脑核的间接通路的过度活动是产生帕金森病症状的重要因素：损伤底丘脑核，减少了其对内侧苍白球的兴奋性驱动，可明显改善 MPTP 诱导猴子的帕金森病症状。选择性抑制底丘脑核或内侧苍白球的感觉运动区足以改善 MPTP 诱导动物的主要帕金森病运动症状（运动不能、震颤和强直）。外科毁损处于进展期、药物难以控制的患者的内侧苍白球的后部（感觉运动区）也能有效逆转此类患者症状，因此苍白球毁损术是近年来对药物难以控制的晚期患者和出现药源性运动并发症的患者的一种有效治疗方法。MPTP 诱导帕金森病的猴子除了内侧苍白球的紧张性传出增加以外，位相性活动也有变化。基底节传出冲动在放电形式上的变化同放电速度的变化一样重要。最近的研究数据表明，震颤是由基底节核团内摆动性放电的同步性增加造成的，不同的放电时空形式和速度会导致各种不同运动功能障碍的临床表现形式。

帕金森病患者纹状体的多巴胺水平和基底节核团代谢活动的检测同此类疾病模型猴病理生理模型所显示的情况相同。先前用直接生化测定和目前用 PET 检测多巴胺前体物质的摄取都显示帕金森病患者壳核的多巴胺摄取水平降低。对侧壳核、扣带回前部、辅助运动区和背侧前额部皮质的血流成像显示，帕金森病患者无论在运动时还是静息状态下，突触活动都减少。运动实验中应用多巴胺受体激动剂可增加辅助运动区和扣带回前部的血流，若外科毁损该患者的苍白球可恢复辅助运动区和前额区的活动。这些脑影像研究为探讨苍白球、丘脑皮质在运动环路中的重要作用和运动减少、运动迟缓的发生机制提供了有力的证据。

由此可见，帕金森病运动减少是兴奋性驱动增加使内侧苍白球的抑制性传出增加造成的。帕金森病的运动减少和运动迟缓目前已不再被看成是反映基底节功能受损的状态，而是像强直和震颤一样，反映了未受损结构的过度异常活动的程度。这种异常活动导致的体征可通过减少和损坏其病理性传出而得到改善。

（二）偏侧投掷症的病理生理机制

偏侧投掷症是基底节功能障碍中神经病理研究得最清楚的一个疾病。研究表明，基底节功能障碍患者的不自主运动可能是由神经核团的毁损或神经递质系统的不平衡造成的。人类局限在底丘脑核的损伤（常由轻微打击造成）能导致对侧肢体强烈的不自主运动，因为与投掷动作相似，所以称其为"投掷症"。另外，远端肢体的不自主运动可表现为一种不规则的舞蹈样或更长久的手足徐动样动作。

在猴子实验中，仅选择性地损伤底丘脑核而保留附近从内侧苍白球到丘脑的投射便会使猴子发生运动功能障碍。底丘脑核的损伤减少了内侧苍白球神经元的紧张性放电，也减少了这些神经元对肢体位移的位相性反应，内侧苍白球的紧张性和位相性传出冲动的减少会使丘脑去抑制，使丘脑皮质神经元对来自皮质或其他的传入冲动表现出放大的反应，或增加这些神经元的自发性放电，从而导致不自主运动。

（三）亨廷顿病的病理生理机制

流行病学调查发现，亨廷顿病的发病率为 0.05%～0.10%，男女发病率相同。大多数患者在 30～50 岁起病。该病临床表现有 5 个主要特点，包括遗传倾向、舞蹈、精神行为障碍、认知损害（痴呆）、发病 15～20 年后死亡等。

亨廷顿病是最早发现的单基因遗传病之一。通过基因多态性图谱分析发现它是 4 号染色体基因突变造成的常染色体显性遗传病。这个基因编码一个很大的蛋白质——亨廷顿蛋白（Huntington），它通常位于细胞质中，其功能还不完全清楚。基因的第一个外显子包含 3 个核苷酸 CAG 的重复序列，编码谷氨酸。正常 CAG 重复序列的数目不超过 40 个，亨廷顿病患者多于 40 个，而达到 70～100 个重复序列会导致青年亨廷顿病。因为一旦超过 40 个重复序列，重复体就会变得不稳定并且逐代增加，正是在这种基因参与下亨廷顿病患者的后代较其父母的发病时间更早。

为了揭示第一个外显子出现 CAG 重复序列会导致亨廷顿病的原因，科学家将突变的人类亨廷顿蛋白在小鼠中表达，发现在小鼠脑中形成由亨廷顿蛋白为核心的多种核内包涵体。在亨廷顿病患者的脑细胞核团中也发现了类似的亨廷顿蛋白样物质。建立亨廷顿病果蝇模型使其表达人亨廷顿蛋白的氨基端部分，其中包括 275 和 120 个重复的氨基酸残基。在果蝇复眼光感受器神经元中表达后，具有多聚谷氨酸的亨廷顿蛋白可诱导神经元变性，与人相似，果蝇的发病年龄和神经元变性的严重程度与重复序列的长度也呈相关性，而且亨廷顿蛋白在核内定位预示着神经元的变性。

通过将突变的亨廷顿基因转染到基底节神经元中建立亨廷顿病的细胞模型。亨廷顿基因通过凋亡机制诱导神经元变性，而这与亨廷顿蛋白在核内诱导凋亡相一致。阻断突变亨廷顿蛋白在核内定位可抑制核内包涵体的形成，抑制其诱导的神经元凋亡。但是凋亡并不与核内包涵体的形成相关，全长的亨廷顿蛋白包涵体并不能增加凋亡的可能性，因此核内包涵体在亨廷顿蛋白诱导的凋亡中并不起主要作用。实际上将转染的纹状体神经元暴露于抑制包涵体形成的条件下，抑制包涵体的形成反而增加了亨廷顿蛋白的凋亡。这些发现说明突变的亨廷顿蛋白是在核内作用诱导神经元变性的，而核内包涵体本身反映了一种保护机制。

尽管亨廷顿病以脑内广泛的神经元变性为特征，最早的病理变化还是出现在基底节。亨廷顿病的舞蹈样运动与偏侧投掷症的运动功能障碍有着共同的发生机制，投射到间接通路的纹状体神经元减少，减少了对它们的抑制，导致外侧神经元的过度放电和对底丘脑核神经元的抑制增加，因此在亨廷顿病的早期，症状类似于偏侧投掷症。进展期亨廷顿病出现强直和运动不能，与纹状体神经元的减少从而减少了对内侧苍白球的投射有关。

第三节　流行病学及遗传学特点

一、帕金森病的流行病学

帕金森病是一种中老年人常见的中枢神经系统变性疾病，1817 年 James Parkinson 首先报道了此病，其表现为静止性震颤、运动迟缓、肌强直和姿势步态异常，是当今命名为帕金森病的四个主要症状的奠基石。他的精辟的观察有助于认识帕金森病的病因。他注意到患者有沉溺于酒精、睡在潮湿的地方和可能的外伤史，其报道的患者主要从事三种职业，即教师、海员和地方行政官，即使在 1817 年该病已经影响到不同的社会阶层。病理改变包括色素神经元变性、丢失，特别是在黑质和苍白球。胞质内出现特征性嗜酸性包涵体，其重要部分是 α-突触核蛋白。近 10 年来研究进展迅速，流行病学研究报道越来越多，大部分是分析性的，并非只是描述性的研究。对于帕金森病的遗传和环境危险因素，神经变性过程的研究有了明显的突破。故流行病学研究可以提供与帕金森病有关的潜在危险因素的重要线索。

（一）发病率、患病率和死亡率

1. 发病率及患病率　流行病学研究资料表明，美国、德国、芬兰、英国等帕金森病患病率约为（106～176）/10 万，日本约为（46.5～80.6）/10 万，中国根据 6 个城市 63 195 人的资料估计，患病率约为 44/10 万，经人口修正后，最后确定帕金森病患病率为 57/10 万，并已获得国际认可。可见帕金森病较盛行于北美洲和北欧，且有患病率由赤道地区向南北极逐渐增高的趋势。这些差别提示了环境影响的重要性，不论是自然条件的不同还是工业化进程所致的差异。帕金森病的发病年龄在 20～80 岁，平均 55 岁，呈钟形曲线。世界各地诸多的现况调查研究显示帕金森病的发病率和患病率随着地区的差异而不同，但普遍随着年龄的增加而增高。提示年龄是帕金森病发生的危险因素。但又有一些研究显示，被研究人群超过 80 岁时，帕金森病的患病率反而出现了下降的趋势。如冰岛，0～39 岁的患病率为 20/10 万，以后随着年龄的升高患病率也随之升高，到 70～79 岁到达高峰，为 1580/10 万，而 80 岁以上的患病率却降低，为 1200/10 万。该研究说明年龄因素不是帕金森病发生的必要因素，而只是伴随其他生物和环境因素而发挥作用的一个充分因素。此外，世界各地的患病率，分层分析和年龄标化后，多数研究并没有发现帕金森病的发病在性别上的差异。这些结果同有些地区的研究结果不一致。如澳大利亚 0～39 岁年龄组患病率为 10/10 万，以后各年龄组患病率随着年龄增长逐渐增加，80 岁以上年龄组患病率达到最高，为 1000/10 万。究其原因：①可能确实存在着国家和地区间的差异；②可能是由地域、种族和文化的差异以及研究方法缺乏统一的标准所致。因为在归纳综上文献时我们发现，除调查方法、诊断标准有所不同外，仅有少数的研究对于其他社会因素，诸如经济收入和文化教育程度以及家庭社会背景对帕金森病发病率的影响进行了报道。

　　在美国的密西西比开展了对 39 岁以上人群的入户调查；在中国开展了对 49 岁以上人群的入户调查；在尼日利亚的伊博奥拉也进行了对 39 岁以上人群的入户调查。这三个入户调查都是由经过培训的人员对被调查者进行筛查并有神经科医生对可疑的患者检查诊断，病例来源是可靠完整的。调查结果显示，亚洲地区和非洲的患病率略低于北美和欧洲。但澳大利亚新近的一项研究表明，澳大利亚帕金森病的患病率为 414/10 万，是目前报道患病率最高的国家。详见表 1-3-1。

表 1-3-1　世界不同地区帕金森病的性别构成及患病率

地区	调查时间（年份）	患病率（/10 万）		年龄调整率*		性别比（男∶女）
		粗率	年龄调整率*	男性	女性	
北美洲						
美国，罗切斯特	1965	157	172（135～215）	—	—	—
美国，巴尔的摩	1967～1969	79		—	—	—
黑种人		—	—	51	12	4.25#
白种人		—	—	147	103	1.43#
美国，哥白县	1978	131	98（67～139）	96	96	1.00
黑种人		—	—	96	109	0.88
白种人				100	86	1.16
南美洲						
乌拉圭	1990	405	234（101～460）	—	—	—
北欧和西欧						
英国，北开普敦	1982	108	78（60～89）	90	69	1.30
苏格兰，亚伯丁	1984	164	101（89～145）	124	84	1.48
冰岛	1963	162	182（163～204）	—	—	—
芬兰，土库	1971	120	95（87～104）	93	95	0.98
丹麦，阿赫特	1972	84	72（62～83）	—	—	—
挪威北部	1986	133	—	—	—	—
德国北部	1987	183	—	—	—	—
法国，利蒙赞	1985	350	—	—	—	—
东欧和南欧						
波兰，波兹兰	1986	66	60（56～64）	75	49	1.53#
意大利，萨丁尼亚	1972	66	65（61～69）	76	55	1.38
圣米诺						
意大利，费拉拉	1987	190	127（99～160）	133	123	1.08#
意大利，西西里	1987	257	194（77～124）	190	197	0.96
南半球						
新西兰，威灵敦	1962	106	—	—	—	—
澳大利亚，维多利亚	1965	85	98（77～124）	—	—	—

续表

地区	调查时间（年份）	患病率（/10 万）		年龄调整率*		性别比（男：女）
		粗率	年龄调整率*	男性	女性	
亚洲						
日本，米子	1982	81	73（60～89）	67	78	0.86
日本，出云	1985	82	61（47～78）	39	76	0.51#
印度，帕西	1985	328	148	176	127	1.39
中国，6 城市	1983	44	57（38～82）	—	—	
中国，29 省市	1986	15	18（17～20）	22	15	1.47#
非洲						
利比亚，班加西	1985	31	57（49～67）	58	56	1.04
多哥	1989	15	—	—	—	
尼日利亚	1979	10				

注：*：年龄调整率按 1970 年美国人口标化，括号内为 95%置信区间；#：$P<0.05$。

欧洲五个社区的联合研究结果显示，帕金森综合征的总患病率为 2.3%，而帕金森病的总患病率为 1.6%。患病的频率随着年龄的增大而增加，估计大约 30%的 65 岁以上的老人患有帕金森病。帕金森病总的患病率在 65 岁以上人群中是 34.6%。曼哈顿的一项流行病学研究显示，曼哈顿北部 65 岁或 65 岁以上的 1056 例非痴呆人群中有 108 人发现有"抖动"表现，神经系统检查确认 8.3%是静止性震颤，17.6%是动作性震颤，帕金森病的患病率是 3.2%，而特发性震颤是 10.2%。Bower 等发现，1976～1990 年间，在明尼达州的奥姆斯特德县 364 名帕金森综合征患者中，42%是帕金森病，20%是药物诱导的帕金森综合征，14%是痴呆-帕金森综合征。数据显示，帕金森病的患病率在美国及欧洲为（15～328）/10 万，55 岁以上人群的患病率约 1%，发病率为（10～21）/（10 万·年）。中国帕金森病患病人数≥170 万，65 岁以上男性患病率为 1.7%，女性为 1.6%。随着我国人口日渐老龄化，帕金森病的患病率必将逐渐上升。

近年来，我国对帕金森病患病率的情况开展了一些流行病学调查，但报告的结果差异较大。1980 年上海某区 751 563 例人群调查的患病率为 18.23/10 万；1983 年我国 6 城市居民患病率为 44.00/10 万；1986 年 29 个省（区、市）的 117 个调查点的患病率为 14.6/10 万，均低于西方国家的帕金森病患病率。1997 年国家"九五"攻关项目进行的有关帕金森病的流行病学调查采用了国际统一的诊断标准，并由神经科医生亲自诊察，结果显示 55 岁以上的中国人帕金森病的患病率为 10.2‰，接近西方国家的患病率，说明中国已经不是帕金森病的低发地区。在不同年龄段帕金森病的患病率分别如下，50～59 岁为 25.1/10 万，60～69 岁为 82.8/10 万，70～79 岁为 171.8/10 万，80 岁以上为 145.9/10 万。男女之比为 4：3。在我国不同的地区患病率也不尽相同，中南地区最高，约 21.1/10 万，华北地区最低，为 9.2/10 万。

综上所述，尽管世界各地的人口学特征、地理、气候和社会经济背景以及工业程度都有所不同，但帕金森病在不同的地区均有发生，提示帕金森病的发病因素在人群和环境中普遍存在。

2. 死亡率　调查发现，帕金森病的死亡原因多表现为以下几种：压疮、败血症（约占50%）、心力衰竭（28%）、肺炎（14%）、泌尿系感染（8%）和消耗衰竭等。

尽管目前尚未发现治愈的方法，但帕金森病的治疗已经取得了长足的进展，使得帕金森病死亡率明显下降。有些研究显示帕金森病患者的预期寿命已接近于正常，而另一些研究显示死亡率增加了2～5倍。在一项前瞻性研究中，800名患者的疾病早期阶段平均值为8.2年，年总死亡率是2.1%，经过年龄和性别比较调整后，与美国非帕金森病人群的死亡率相似。

（二）危险因素

帕金森病多发生于中老年阶段，随病程进展，可严重影响生活质量，给患者、家庭及社会都带来了沉重负担。因此，寻找帕金森病发病的危险因素尤为重要。帕金森病阳性家族史、重大精神创伤或抑郁史、头外伤史、从事脑力劳动和杀虫剂、化肥等毒物和化学品接触史均为中国人群帕金森病的危险因素，而饮茶、吸烟、饮酒是中国人群帕金森病的保护性因素，喜好油炸食品、饮用井水、饮用储水池水、收入较高、中学及以上教育程度对中国人群帕金森病的影响尚不确定。

1. 遗传因素　约10%的患者有家族史，呈不完全外显的常染色体显性遗传或隐性遗传，其余为散发性帕金森病。帕金森病阳性家族史是中国人群帕金森病发病的最强危险因素，这与国外研究一致。目前研究表明，帕金森病的发病与多个易感基因位点有关，且其家族聚集现象也可能与共同的生活环境或相似的生活习惯有关。重大精神创伤或抑郁史及头外伤史是国内人群患帕金森病的危险因素，亦与国外研究一致。但目前研究认为抑郁可能是帕金森病的早期症状，且重大精神创伤可能是抑郁的诱发因素，故判定此因素对帕金森病发病的影响需考虑其先于帕金森病运动症状的时间。

2. 环境因素　20世纪80年代初美国加州一些吸毒者，在应用自行合成的海洛因制剂后出现的神经症状与帕金森病极其相似，而且服用左旋多巴后也可以减轻，后经过研究发现自制的海洛因毒物中含有一种副产品，即吡啶类衍生物MPTP，本身无毒副作用的MPTP在脑内胶质细胞经B型单胺氧化酶（MAO-B）作用转变为有毒性的甲基-苯基-吡啶离子（MPP^+），后者在线粒体内经一系列化学反应，通过减少ATP的产生使多巴胺能神经元变性死亡。多年来，人类展开了大量的有关环境因素的研究，发现环境中与MPTP分子结构相类似的工业或者农业毒素，如杀虫剂、除草剂、鱼藤酮、异喹啉或某些工业化学品，可能与帕金森病的病因有关，且流行病学调查显示，长期接触或者生活在上述相关环境中，帕金森病的发病率高，而吸烟、饮酒、喝咖啡者发病率低。

（1）生活中农药与帕金森病的关系：由于MPTP对多巴胺能神经元的影响，故近年来人们越来越关注环境中与MPTP分子结构相似的物质对帕金森病发生的影响，并进行了更进一步的研究。流行病学资料表明，某些农药如百草枯的接触人群中帕金森病的发生率明显高于其他职业者，因为已经证实百草枯的代谢产物与MPTP相似，它可以通过特异的转运体穿过血脑屏障，引起黑质纹状体能神经元的退变，并且也可以选择性地损害多巴胺受体。又如天然有机杀虫剂鱼藤酮，它可因自身亲脂性而极易通过血脑屏障入脑，引起神经元微丝微管解聚，致使多巴胺在胞体内聚集、氧化，产生过多的自由基，从而引起黑质部位的多巴胺能神经元选择性的神经元退行性改变。Meta 分析显示，杀虫剂、化肥等毒物和化学品接触史是国内人群帕金森病发病的危险因素，而饮用井水、饮用储水池水对帕金森病的影响尚不明确。其中，毒物接触史对帕金森病的影响与国外研究结果一致。大量的研究证明农村作业环境中，接触神经毒物的人比其他人群更易患帕金森病。大多数的研究都证明了农村居住和农村作业、接触杀虫剂等环境暴露因素的增加同帕金森病的发生有关。早在 10 余年前就有文献报道了农村作业的时间同帕金森病的发生呈剂量-反应关系，并且还有人发现帕金森病的发病率同本地区杀虫剂的销售量、重金属工业的分布多少亦有较为明显的相关趋势，一项在意大利东北部运用病例对照研究和单变量和多变量分析的方法探求帕金森病的家族和环境因素的关系的研究发现，帕金森病的阳性家族史、自发性震颤阳性的家族史、出生时母亲的年龄、农村出生、农村居住和饮用井水、农业职业、杀虫剂的暴露同帕金森病的发生显著相关。Noyce 等对 28 项病例对照研究进行 Meta 分析提示，饮用井水是帕金森病发病的危险因素，但作用强度较低（OR=1.21，95% CI：1.04～1.40）。故饮用井水、饮用储水池水对中国人群帕金森病的影响还有待于更大样本量的研究来进一步探讨。

（2）井水及农村居住情况与帕金森病的关系：井水饮用史同农村居住史一直被认为是与帕金森病相关的因素，因为两者是紧密相连的。因而，研究表明农村居住史同帕金森病的相关趋势可以反映出饮用井水同帕金森病的相关趋势，反之亦然。这两个研究因素的紧密关联性在美国堪萨斯州的一项研究中得到了证明：饮用井水显著性地增加了帕金森病的危险性，经农村居住史变量调整后，其危险性有所减弱。

（3）工业环境中金属元素与帕金森病的关系：近年来有研究也发现周围环境中金属类物质对帕金森病有一定的影响，尤其是近年来随着汽车这一交通工具的日益增多，无铅汽油（含锰 MMT 汽油）被广泛大量地应用，则大气中的锰污染是帕金森病的危险因素之一。锰是一种噬神经性毒物，可以在人的中枢神经系统中堆积并使人产生类似帕金森病一样的临床症状。从此不断出现了接触工业作业环境同帕金森病发生有关的研究报道。早在 1924 年，Lehermitte 等就已经发现了帕金森病患者脑铁含量显著增加，随后大量的组织病理学研究、尸检定量检测、生化分析均表明，帕金森病患者黑质内存在铁的异常沉积，铁的总量增加 25%～100%，铁离子含量增高 225%，进一步研究发现，黑质铁含量与病情的严重程度相关，即大部分症状重的帕金森病患者黑质铁含量明显增加，而症状轻者，黑质铁含量没有明显变化。一些研究者还提出汽油、化工、喷漆和合成树脂等工业以及接触橡胶、采石场和印刷作业环境和其他有毒物质与帕金森病的发生有关。因此现代生活中，随着工业水平及生活水平的提高，金属物质对帕金森病的影响，则显得尤为重要。

（4）生活中吸烟、饮酒等对帕金森病的保护性作用：越来越多的流行病学调查发现咖啡是帕金森病的有效保护因子。Ross G W 等对檀香山上 8004 名 45～68 岁男性随访表明：调整年龄混杂因素，不喝咖啡者帕金森病患病率为 10.4/10 万，每天饮咖啡 28 盎司（1 盎司=28.35g）以上者帕金森病患病率则为 1.9/10 万。而吸烟现在已经被证明是帕金森病的保护性因素。吸烟对帕金森病的保护性作用的生物学基础得到了一些研究者的认同：①香烟中的尼古丁在较低的浓度下可刺激黑质-纹状体系统钙依赖多巴胺的释放；②烟草中存在着可抑制 MAO-B 的物质，从而对神经毒性物质起到了竞争抑制的作用；③香烟中含有一氧化碳及 4-苯基-*L*-吡啶，可减少自由基的生成。相反，还有一些研究对吸烟是帕金森病的保护性因素进行了质疑，认为吸烟对帕金森病的保护性作用可能受到如下因素的影响：①由于吸烟引起其他严重的疾病，吸烟人群的平均寿命较低，部分患者在帕金森病发病年龄前死亡导致该人群帕金森病患病率低的假象；②由于多数研究为回顾性的病例对照研究，而帕金森病呈隐袭起病的特点，受到其他因素的交互作用和混杂偏倚的影响，其因果关系无法确定；③还有一些研究者认为帕金森病患者具有独特的人格特点，可能影响其生活方式从而影响其对吸烟习惯的选择。叶芳等对我国帕金森病人群的 Meta 分析显示：饮茶、吸烟、饮酒是国内人群帕金森病发病的保护性因素，而喜好油炸食品对帕金森病的影响尚不明确。饮茶、吸烟、饮酒对帕金森病的保护性作用与国外研究基本一致。Noyce 等的 Meta 分析结果支持吸烟、饮酒、饮咖啡可降低帕金森病的发病风险，但不支持饮茶对帕金森病存在保护作用。这可能与中西方饮茶的种类、习惯不同有关。中国人多饮绿茶，绿茶中含有的咖啡因、茶多酚等物质可通过多种途径减少或抑制多巴胺能神经元的变性。而西方人多饮红茶，红茶经发酵后茶多酚含量明显下降，且西方人饮茶时多加入奶油、糖等调味，亦可能降低饮茶的保护作用。本研究中纳入的饮茶与帕金森病的相关性研究存在明显异质性，经分析提示异质性主要来源于地区差异，这可能也与不同地区的饮茶习惯不同有关，香港居民多饮红茶，而西部地区有饮奶茶的习惯，内地非西部地区饮茶以绿茶为主。

3. 社会因素 对收入较高、教育程度较高、从事脑力劳动这三个社会因素进行了分析，但合并研究数量均较少。其中从事脑力劳动与国内人群帕金森病发病存在正相关性，但仅有 2 项（合计 498 例）相关研究，样本量较小，可信度较低。国外相关调查提示，医生、职员、木匠、律师发病风险升高；司机、技术员、工人、销售员、工程师等发病风险降低，虽因各研究职业的分类标准不一致，无法进行 Meta 分析，但仍与此次分析结果不甚一致。且社会因素可受到遗传因素、生活环境、生活方式等因素的影响，故社会因素对帕金森病发病的影响还有待于多中心、大样本量的研究来进一步明确。

4. 年龄因素 帕金森病主要见于中老年人，40 岁以前发病少见，提示老龄与发病有关。从年龄分布上看，大部分地区帕金森病发病率和患病率随年龄增长而增加，50 岁以上为 500/10 万，60 岁以上为 1000/10 万。研究发现，在正常情况下纹状体的多巴胺含量也随着年龄增加而逐渐减少，自 30 岁以后，黑质多巴胺能神经元数量、酪氨酸氧化酶和多巴脱羧酶活力随年龄增长逐渐降低，纹状体多巴胺递质水平随年龄增长逐渐减少。正常人黑质多巴胺能神经元每 10 年以 6.9%的速度呈年龄依赖性线性减少，到 65 岁多巴胺含量减少到 55%，而帕金森病发生是以多巴胺含量减少到正常的 10%～30%为基础的，则正常的年龄增长不足以导致 65 岁发生帕金森病。故而认为正常衰老只是发生的重要因素，往往是由于其他环境因素加速衰老的过程，导致帕金森病的发生。根据发病年龄，21 岁以前发病的称为青少年型帕金森综合征，如为原发，则常为家族性，变性黑质内无路易体。青少年型帕金森综合征并不都是原发性，也可由诸如亨廷顿病或肝豆状核变性（Wilson 病）等遗传变性疾病引起。帕金森病患者男性多于女性，男女之比多为 3：2。在原发性帕金森病中，发病年龄在 21～50 岁者称为青年型帕金森病。

5. 性别因素 大多数研究已经表明帕金森病患者男性略多于女性或二者的发病率

在性别上无差别。最近芬兰的研究显示发病率男性比女性高出两倍。针对这一研究结果，有的学者认为内源性雌激素水平高可能是帕金森病的一个保护性因素。其原因可能在于雌激素是一种甾体类结构的激素，同其他类固醇类激素一样，能与核内特异受体结合，调整基因的转录，并可通过自身带有的抗氧化成分在非基因水平上发挥作用。在中枢神经系统内，雌激素可以通过多种机制提供神经系统的保护作用：第一可以作为抗凋亡的转录因子；第二可以作为抗氧化剂对抗氧化应激；第三可以作为抗神经萎缩因子而发挥作用等。Sawada 提出女性甾体类激素可能参与疾病的发生过程，但是其确切的机制还有待进一步研究。

6. 其他　除了年龄、性别等因素外，研究发现帕金森病在不同种族之间存在一定差异。在密西西比州科派亚县，一项以人群为基础的进户调查研究发现，白种人和黑种人帕金森病的发病率相同。其他研究已显示帕金森病在非洲和亚洲较少见，即白种人发病率高于黄种人，黄种人发病率高于黑种人。调查发现黑种人帕金森病发病率低，推测黑色素可能有保护神经作用。有些研究者已经提出皮肤的黑色素结合蛋白毒素，在它进入血脑屏障之前，作为神经元黑色素结合 MPTP，保护了黑质的损伤。

迄今为止，流行病学研究并未能揭示潜在的环境因素在帕金森病发病因果关系上的作用。基于死亡证明书资料的研究证实了之前的研究结论；帕金森病患者癌症患病率要低于预期值。

（三）神经流行病学研究现状

基于以上研究发现，不同国家和地区或同一个国家不同中心的调查，报告的疾病发病率差异较大，调查方法对结果的影响力不可忽视。其中，最重要的是面对问题和矫正研究中的缺点，控制研究方法对研究结果的影响，合理解释一些相当不确定的甚至常有矛盾的研究发现。

在研究设计方面，大部分分析性流行病学研究采用病例对照的方法，主要原因是帕金森病患者相对较少。而前瞻性队列性研究需要很大的样本量，才能进行病例分析。哈佛和宾夕法尼亚大学的联合的队列研究包括了 5 万人，也只有 160 个患者可以供分析。高龄人的队列统计学力度较大，病例对照研究比较现实，但易产生偏倚。再者，帕金森病临床发病时多巴胺能神经元已经减少 50%，临床发病前可能的暴露，不一定代表病理发生期前的暴露，病理发生期的长度的确定，影响危险因素的调查结果。

病例的确定基于临床标准。必须排除继发性帕金森综合征或帕金森叠加综合征。神经科和老年病科医生的诊断水平有限，在英国帕金森病协会脑库资料中发现专家诊断的阳性预测值大约只有 75%，临床和病理诊断的一致性存在差距。此外，排除影像帕金森病的费用昂贵，只适合于药物临床研究而不是流行病学调查，更不适合发展中国家的流行病学研究。

在暴露的测量方面存在较多的问题，帕金森病临床发病时多巴胺能神经元已经减少 50%，临床发病前可能的暴露不一定代表病理发生期的暴露，病理发生期的长度的确定，影响危险因素的调查结果。本病好发于老年人，很难获得确切的危险因素和家族史。帕金森病患者的家庭成员可以在临床体征出现前已经死亡，其他原因的死亡与帕金森病发病存在竞争导致信息偏倚。大部分的暴露的测量主要通过主观回忆，发生在遥远的过去的暴露环境难以准确回忆。这导致两种可能，一方面是低估了暴露，另一方面是高估了暴露，导致结果的偏倚。

介于以上各种因素，目前帕金森病的流行病学结果、结论等流行病学资料不尽一致，望更大规模、更精密的设计、更多区域参与的帕金森病流行病学调查研究开展，为本病诊疗的进一步发展提供更确凿的依据。

二、帕金森病的遗传学

遗传性疾病是由遗传物质（包括染色体和基因）发生改变而引起的疾病。在所有遗传病中，神经遗传病占 60%之多，而具有神经系统表现的单基因遗传病约占所有单基因疾病的 28%，因此神经遗传病的研究在遗传病的研究中占有重要位置。神经系统遗传病不但具有先天性、终身性的特点，而且具有很高的致死率与致残率，治疗困难，危害性大，近 20 年来随着分子生物学和遗传学的发展，通过对致病基因与易感基因的研究，逐渐揭示神经遗传病的分子发病机制，对进一步基因诊断和基因治疗发挥重大作用。遗传因素在帕金森病发病机制中的作用越来越受到学者们的重视。自 20 世纪 90 年代后期第一个帕金森病致病基因 α-突触核蛋白（α-synuclein，PARK1）发现以来，目前至少有 6 个致病基因与家族性帕金森病相关。但帕金森病中仅 5%～10%有家族史，大部分还是散发病例。遗传因素也只是帕金森病发病的因素之一。概括起来讲，帕金森病不同于一般的遗传性疾病，它具有以下几个特点：首先是发病年龄晚，一般的遗传性疾病发病年龄较早，而帕金森病属老年性疾病，部分帕金森病病人的家族成员即使带有易感基因，在发病前可能由于很多其他原因早亡；其次是亚临床病程长，而在亚临床阶段的诊断困难，这是由于黑质纹状体多巴胺系统的代偿能力很强，只有黑质细胞减少到 80%以上，多巴胺能递质减少 80%以上，才可能出现帕金森病的临床表现。亚临床阶段可能长达 5 年以上，此期借助普通检查难以做出诊断。例如在 Ward 研究的双生子中，有一个病人患病 26 年后其单卵孪生兄弟才发现帕金森病的症状。所以，普通的临床流行病学分析帕金森病的遗传易感性有很大的偏差。

帕金森病是中老年人常见的神经变性疾病，其病理表现为多巴胺代谢失调，多巴胺能神经元变性和缺失，以及蓝斑、迷走神经背核等色素神经元变性坏死，并伴有细胞内路易体形成，导致多巴胺递质的代谢失调，多巴胺能系统与胆碱能系统的不平衡，而引起运动障碍等一系列临床症状和体征。本病的发生与年龄老化、遗传易感性和环境毒素长期接触等因素有关。

早在 1949 年 Miones 等人发现该病为常染色体显性遗传，外显率为 60%。Barbeau 等人发现年轻的帕金森病病人的遗传倾向更大，14%的年轻型帕金森病病人有阳性家族史。已发现有数种基因可引起年轻起病的帕金森病（表 1-3-2）。第一个基因（PD1）由位于染色体 4q21—q22 的编码蛋白质 α-突触核蛋白的基因突变所致。该蛋白存在于突触及细胞核，功能不明，其产生的帕金森病为常染色体显性遗传。本病极少见，仅见于希腊、意大利及德国的少数几个家族。在发现此遗传疾病后，现证实路易体内有 α-突触核蛋白，即使无此基因突变的帕金森病病人也有该蛋白。目前认为异常蛋白在细胞内聚集和沉积，导致细胞死亡。

表 1-3-2　帕金森病的遗传方式

蛋白名称	基因定位	遗传方式
α-突触核蛋白	4q21—q22	常染色体显性遗传
Parkin	6q25.2—q27	常染色体显性遗传
泛素 C 端水解酶-L1	4q	常染色体显性遗传
Lowa 家系：帕金森病/原发性震颤	4q	常染色体显性遗传
Tau 蛋白；额颞叶痴呆	17q21	常染色体显性遗传
易感基因	2q13	
GTP 环水解酶 I（多巴反应性肌张力障碍）	14q22	常染色体显性遗传
母亲遗传	可能为线粒体 DNA	

震颤型帕金森病病人的家族中帕金森病的发病率增高，而且在许多家族中往往同时存在数个原发性震颤病人，其多呈常染色体显性遗传方式；以强直为主要表现的病人，家族史较少，可能是隐性遗传方式。但是许多双生子的研究资料对帕金森病的遗传性提出了异议。1993 年 Raiput 总结了所有双生子的研究报道，其中单卵双生子 85 对，异卵双生子 58 对。结果两组双生子帕金森病患病的一致性无明显差异，而且单卵双生子患帕金森病的一致率（7.1%）较异卵双生子的一致率（8.6%）低。

尽管如此，近来研究的深入和资料的增加证明遗传因素在帕金森病的发病中起着重要的作用。单用环境因素无法解释为什么人群中具有相同环境暴露的个体并不都患病，也不能解释为什么帕金森病与一些药物的不良反应有一定的连锁关系。例如：在临床上可以看到少数人服用小量的吩噻嗪类抗精神病药物就出现帕金森综合征的表现，在这部分人的亲属中，帕金森病的患病率明显高于服药后无不良反应的家族。已经证明，人们对药物的不良反应的强弱受遗传因素控制。因此，帕金森病与药物不良反应相连锁这一事实足以提示该病具有遗传易感性。

近年来，先进的诊断设备可以诊断出亚临床（或临床前期）的帕金森病病人，使帕金森病的临床诊断较以前可靠。Mark 和 Burn 利用能活体检测出轻微的黑质纹状体多巴胺系统变性的 PET 研究了两组孪生兄弟，发现即使帕金森病病人的孪生兄弟无帕金森病的临床表现，也有 2/3 的人的 PET 检查有帕金森病样黑质变性。他们用 ^{18}F-dopa PET 检查了 18 个帕金森病病人的孪生兄弟的黑质纹状体多巴胺系统的功能，尽管这 18 个孪生兄弟只有 1 例有帕金森病的临床症状，但是壳核摄入 ^{18}F-dopa 的量均下降至正常的 86% 左右，其中单卵双生子下降至正常的 87%，异卵双生子下降至正常的 83%。4 个单卵双生子和 7 个异卵双生子在 PET 检查时均有轻度震颤，其中 2 例在 2 年内发展成了帕金森病。结果在 45% 的单卵双生子和 29% 的异卵双生子 PET 中检查能发现 2 个标准差范围的黑质功能异常，18% 的单卵双生子和 0% 的异卵双生子有 3 个标准差的意义，提示双生子患帕金森病的一致性很高。

Polymeropoulos 等于 1996 年发现 α-突触核蛋白（A53T）突变和显性遗传性帕金森病有关，Kruger 等 1998 年在德国家系中发现 A30P 和帕金森病有关。随后一些与帕金森病有关的基因相继被发现，包括 *Parkin*、*UCHL-I*、*PINK1*、*LRRK2* 等，目前已经确定为帕金森病致病的单基因有 α-突触核蛋白基因、*Parkin* 基因、*PINK1* 基因等（表 1-3-3）。这些家族显性遗传性帕金森病约占帕金森病的 5%～10%。早期发现帕金森病患者黑质致密部线粒体复合体 I 存在缺陷，一些线粒体 DNA 缺陷（如缺失或 *A3243G* 突变）见于大多数患者。帕金森病最常见的基因缺陷是位于染色体 6q25—q27 的 *PD2* 基因，编码一个以前未知的蛋白，称为 Parkin。该蛋白在黑质内大量存在，与泛素及其他影响细胞生长、分化、发育有关的蛋白质具有同源性。*Parkin* 基因突变导致常染色体隐性遗传性帕金森病，该病进展缓慢，通常在 40 岁以前发病，静止性震颤不明显。黑质神经元存在变性，但无路易体包涵体。最近还发现，帕金森病的黑质多巴胺能神经元内，线粒体 DNA 缺失、突变、沉积与细胞死亡有关，出现一种线粒体 DNA 复制相关聚合酶的突变。这一发现，把线粒体功能缺陷、老龄和帕金森病统一起来。此外，一些基因的缺陷能增加帕金森病发病风险，如 *SOD* 基因缺陷小鼠中脑多巴胺能神经元接触小剂量的 MPTP 即可引起损伤，*Nurr1* 基因缺陷的杂合子小鼠对 MPTP 的毒性作用更敏感。这些发现表明，环境因素和基因缺陷两者均可引起帕金森病。

表 1-3-3　导致帕金森病的相关基因

基因座	染色体部位	基因	遗传类型	典型表现	参考文献
PARK1	4q21—q23	*SNCA/α-synuclein*	AD	早发，路易体痴呆特征常见	Polymeropoulos 等，1997
PARK2	6q25—q27	*Parkin*	AR	早发，缓慢进展	Matsumine 等，1997
PARK3	2p13	不明	AD	典型的帕金森病，有时痴呆	Gasser 等，1998
PARK4	4q21	*SNCA/α-synuclein*	AD	早发，病程进展快	Farrer 等，1999
PARK5	4p14	*UCH-L1*	AD	典型的帕金森病	Leroy 等，1998
PARK6	1p35—p36	*PINK1*	AR	早发，缓慢进展	Valente 等，2001
PARK7	lp36	*DJ-1*	AR	早发，缓慢进展	Bonifai 等，2003
PARK8	12p11.2—q13.1	*LRRK2*	AD	典型的帕金森病	Funayama 等，2002
PARK9	lp36	*ATP13A2*	AR	典型的帕金森病,病程进展快	Hampshire 等，2001
PARK10	lp32	不明	AD	典型的帕金森病	Hicks 等，2002
PARK11	2q36—q37	*GIGYF2*	AD	典型的帕金森病	Pankrz 等，2003

注：AD：常染色体显性遗传；AR：常染色体隐性遗传。

在对家族性帕金森病相关基因的研究中，已经发现 10 个染色体位点以孟德尔遗传方式与帕金森病连锁，分别命名为 PARK1～10。其中 5 个涉及常染色体显性遗传，4 个以常染色体隐性遗传方式传递，另外 1 个可能与晚发性散发帕金森病有关。近年来，在这些位点中有 5 个基因已被克隆：α-突触核蛋白（*a-synuclein*）基因、泛素羧基末端水解酶 L1（*UCH-L1*）基因、*Parkin* 基因、*DJ-1* 基因和 *PINK1*。其中 *a-synuclein* 基因、*UCH-L1* 基因、*Parkin* 基因与泛素-蛋白酶体系统（ubiquitin-proteasome system，UPS）密切相关。UPS 负责胞质内、膜内和内质网分泌通路内异常蛋白的分解代谢，是降解胞内异常蛋白的基本生化通路，其功能障碍将导致异常蛋白的聚积和细胞死亡。这 3 个基因在帕金森病发病中所起的作用的研究引起了人们极大的兴趣，国内学者也对其进行了广泛的研究。

α-synuclein 基因突变是在一个意大利裔美国家系中被首先发现的，到目前为止，仍仅有 G88C、G209A 两个错义突变（Ala53Thr 和 Ala30Pro）被确认，在其他的帕金森病家系和不同种族（包括汉族）的散发病例中未发现 *α-synuclein* 的这些突变及其他突变。国内陈玲等利用聚合酶链反应[限制性片段长度多态性（PCR-RFLP）]技术对来自 10 个家族的 20 例家族性帕金森病患者和 67 例散发性帕金森病患者的 *α-synuclein* 基因 3、4 号外显子进行检测，结果未发现上述突变，提示这两种突变不是中国家族性帕金森病的突变热点。

UCH-L1 基因于 1987 年被克隆，定位于染色体 4q14，其遗传方式属常染色体显性遗传。目前仅发现一个来自德国的帕金森病家系的姐弟两人的单个突变（193M）。对不同种族背景的 500 条染色体进行了对照研究，未发现此突变。其他研究对不同种族的帕金森病患者和对照进行了此基因的筛查，均未发现此突变，这提示该突变不是帕金森病的常见病因。有研究对 11 个常染色体显性遗传帕金森病家系进行了 *UCH-L1* 的整个编码区测序，发现了 3 号外显子区 S18Y 多态性。随后对不同种族的散发性病例和对照的研究均证实 S18Y 多态性与帕金森病发病呈负相关，提示其是一个保护性多态位点。有研究用荟萃分析方法分析了所有发表的有关 *UCH-L1* 基因的 S18Y 多态性与帕金森病发病间关系的资料，共纳入了 1970 例患者和 2224 名对照，也证实了 S18Y 多态性与帕金森病之间存在统计学的负相关关系。

Parkin 基因异常首先在日本的常染色体隐性遗传的青少年型家族性帕金森病（ARJJP）家系中被发现。对该基因频率研究发现：在欧洲的早发帕金森病患者中，大约 50.0%的家系患者和 18.0%的散发患者均携带 *Parkin* 基因的突变,但突变频率随着发病年龄的增加明显下降；在大于 50 岁发病的具有家族史的晚发帕金森病患者中，*Parkin* 基因的突变频率大约为 11.2%。目前，已经在东、西方涉及十余个国家不同种族的家系或散发帕金森病患者中发现了几十种不同 *Parkin* 基因的突变，这提示 *Parkin* 相关性帕金森病在全世界范围的广泛分布，也说明 *Parkin* 基因突变在帕金森病发病机制方面的重要作用。国内徐严明等采用聚合酶链反应[单链构象多态性（PCR-SSCP）]及 DNA 测序技术，检测了 54 例散发性早发帕金森病患者 *Parkin* 基因 1～9 号外显子，研究结果发现，3 例患者分别存在 *Parkin* 基因 2、5、8 号外显子缺失，2 例患者存在 1 号外显子第 103 位碱基杂合突变（G237C）。

邹海强等对另外一组晚发患者研究表明，该基因启动子区 258T/G 多态性位点可能增加中国人晚发帕金森病的发病风险。其对基因 S/N167 多态性与帕金森病发病风险的 Meta 分析结果显示，S/N167 多态性可能增加了东方人群患帕金森病的危险性，对西方人群的影响尚不确定。

DJ-1 基因突变首先是在荷兰和意大利两个常染色体隐性遗传的早发帕金森病家系中发现的。现已发现的 *DJ-1* 突变有 11 种，突变形式包括点突变和大片断缺失。但 *DJ-1* 的突变频率还是相当低，在散发性早发帕金森病中的突变频率为 1%左右，而在晚发帕

金森病中尚未发现 *DJ-1* 突变。目前国内尚无该基因突变与中国人帕金森病相互关系研究的报道。

PINK1 基因位于染色体 1p36，基因全长 1.8kb，共有 8 个外显子，编码 1 个含 581 个氨基酸的蛋白质。其遗传方式属常染色体隐性遗传。该基因的两个突变与帕金森病的关系是最近发现的：在一个西班牙帕金森病家系中发现了该基因 4 号外显子的 *G309D* 突变，该突变位于该蛋白的一个高度保守区域；另外在两个意大利帕金森病家系中发现了该基因的 7 号外显子突变 W437OPA，该突变造成翻译提前终止，蛋白 C 端被截掉 145 个氨基酸残基。PINK1 的生理功能以及其基因改变在帕金森病发病过程中的作用目前还不清楚。国内尚无该基因突变与中国人帕金森病发病之间相互关系研究的报道。

外源性毒物进入人体后，通过细胞色素 P4502D6（CYP2D6）羟化、乙酰转移酶（NAT）的乙酰化和谷胱甘肽转硫酶（GST1）等酶作用，毒素降解。研究发现，人群中存在这些解毒酶活性的多态性，部分人甚至存在某些酶活性缺陷。酶活性缺陷个体在临床上容易出现药物中毒反应和某些疾病的易感性增高。一些学者对 CYP2Ds 的多态性进行了研究，发现帕金森病患者中 *CYP2Ds* 基因 3 种多态性与帕金森病的关系密切。近年来，国外对 CYP2Ds 的表型和基因型的研究发现该酶及基因缺陷增加帕金森病的危险性（表 1-3-4）。

表 1-3-4　国外对 *CYP2D6* 基因多态性与帕金森病相关性的研究结果

报道者	病例及其对照组来源	CYP2D6 突变的危险性	
		纯合子	杂合子
Smith 等	北欧	增高	无
Armstrong 等	北欧	无	增高
Kurth 等	美国	无	增高
Agundez 等	西班牙	无	无

另外，内源性毒素解毒系统及多巴胺代谢系统与帕金森病密切相关。多巴胺本身具有一定的黑质细胞毒性，黑质细胞毒素 MPTP 的破坏过程与多巴胺代谢有关，而且多巴胺的代谢环节中会产生一些与帕金森病有关的毒性产物。我们的研究发现：NAD(P)H 醌氧化还原酶、儿茶酚胺氧位甲基转移酶（COMT）基因多态性与帕金森病有一定相关性，尤其是研究证明 COMT 高活性纯合子和 COMT 低活性纯合子均增加患帕金森病的危险性，得出了 COMT 酶活性均衡性在帕金森病中起保护作用的结论。但任何单一因素的作用均是轻微的，在多个酶基因突变存在时，患病危险性显著增加。对多巴胺转运载体多态性与帕金森病的关系，学者发现多巴胺转运载体（dopamine transporter）基因上游重复序列多态性与帕金森病有一定关系，多巴胺转运系统的异常可能是帕金森病的危险因素。利用多巴胺转运载体基因多态性对病人进行早期诊断和筛选，以及利用多巴胺代谢酶多态性确定病人的多巴胺类药物的选择具有重要意义。

研究表明散发性帕金森病的发病和多个与多巴胺代谢有关的酶或毒物解毒酶的基因缺陷和多态性密切相关。环境中的毒素（如神经毒素 MPTP 等）进入人体后，通过一系列酶作用，使毒素降解。对毒物代谢酶基因与帕金森病遗传易患性的关系研究较多的有细胞色素 P450（CYP450）、*N*-乙酰转移酶（NAT）等。国外有人对帕金森病患者的细胞色素 P4502D6（CYP2D6）酶基因进行研究，发现 *CYP2D6* 基因突变与帕金森病有明显的相关性，但是该酶基因突变与中国人帕金森病的关系仍不清楚，而且在东西方人中，*CYP2D6* 基因的多态性有明显的种族差异。研究结果证明，帕金森病患者 CYP2D6 酶活性缺乏和降低的基因突变率均高于健康人，解毒酶 *CYP2D6* 基因缺陷可能增加患帕金森病的危险性，提示该解毒酶缺陷可能是帕金森病遗传易患性的重要原因。

某些 Lowa 家族成员在患帕金森病的同时，伴有原发性震颤。极少数帕金森病家族为母系遗传，提示有线粒体 DNA 缺陷。多巴反应性肌张力障碍在成年期可表现为帕金森综合征，常为良性，对小剂量左旋多巴有效，病情不进展。

第四节　基于祖国医学的病因病机

一、颤证的病因

疾病的发生、发展和变化，是在一定病因条件下邪正斗争的结果。中医强调"正气存内，邪不可干""邪之所凑，其气必虚""风雨寒热，不得虚，邪不能独伤人"，同时也强调"必有因加而发"。

帕金森病的发生发展主要是由外因和内因双重因素引起的。病邪侵害和正气虚弱都是必不可少的因素。邪气与正气的斗争贯穿于疾病过程的始终，两者互相联系又相互斗争，是推动疾病发展的动力。邪气与正气的斗争以及它们之间的力量的对比常常影响着疾病的发展方向和转归。中医学在重视邪气对疾病发生的重要作用的同时，更重视正气在疾病发生中的主要作用，两者都能起决定作用。

1. 外因　六淫邪气在帕金森病的发生过程中起一定的作用。《素问·至真要大论》曰："诸暴强直，皆属于风。"此处的风主要指外风。明代楼英《医学纲目·颤振》说："风颤者，以风入于肝脏经络，上气不守正位，故使头招面摇，手足颤掉也""此证多由风热相合，亦有风寒所中者，亦有湿夹风痰者，治各不同也"。指出外感风、寒、湿之邪，壅阻经络，以致气血运行不利，筋脉失养，拘挛抽搐而发此病；外感温热之邪，或寒邪郁而化热，热邪消灼津液，筋脉失于濡养；或热病邪入营血，引动肝风，均可发此病。

2. 内因　正气亏虚在帕金森病的发病过程中起主导地位。在一般情况下，若人体脏腑功能正常，气血充盈，卫外固密，常足以抗御邪气的侵袭，病邪便难以入侵，即使邪气侵入，亦能驱邪外出。因此，一般不易发病，即使发病也较轻浅易愈。然而，当正气不足时，或邪气的致病能力超过正气的抗病能力的限度时，邪正之间的力量对比表现为邪盛正衰，正气无力抗邪，感邪后又不能及时驱邪外出，也无力尽快修复病邪对机体造成的损伤，及时调节紊乱的功能活动，于是发生疾病。导致正气亏虚原因有许多，多见年老体虚、情志过极、饮食不节、劳逸失当、久病体虚等因素。

（1）年老体虚：帕金森病多见于中老年人，《素问·阴阳应象大论》曰："人年四十而阴气自半也，起居衰矣。"王肯堂《证治准绳·颤振》指出："此病壮年鲜有，中年以后乃有之，老年尤多。夫老年阴血不足，少水不能制盛火，极为难治。"这主要与年老体弱，五脏俱虚，脾虚运化失司，水谷不化精微反而聚湿生痰，或成糟粕，导致气血生化乏源，筋脉失于濡养有关；肝主筋，肾主骨，肝肾阴虚，筋脉失养，髓减脑消，故而神机失用；另外，肝体阴而用阳，肾水不能滋养木，阴不制阳，肝风内动，扰动筋脉。

（2）情志过极：怒伤肝，思伤脾，喜伤心，悲伤肺，恐伤肾，五志过极则伤及五脏六腑。《素问·至真要大论》曰"诸风掉眩，皆属于肝"，情志失调，郁怒伤肝，肝气郁结不畅，气滞则血瘀，筋脉失养；或如《医碥·颤振》言"风火盛而脾虚，则不能行其津液，而痰湿亦停聚"。此乃肝郁化火生风，风阳暴张，窜经入络，扰动筋脉；或因肝木克土，脾虚不运，津液失于输布，而聚湿生痰，痰浊壅阻经络，筋脉失养。若思虑太过，则损伤心脾，气血化源不足，筋脉失养。

（3）饮食不节：恣食膏粱厚味或嗜酒成癖，损伤脾胃，运化水液功能失常，聚湿生痰，痰浊阻滞经络，而致筋脉失养；或痰浊瘀而化热，痰热互结而动风；或因饥饱无常，过食生冷，损伤脾胃，运化饮食精微功能失常，气血生化无源，致使筋脉失养而发为颤证。

（4）劳逸失当：行役劳苦，劳作不休，使肌肉筋膜损伤疲极；或房事劳欲太过，肝肾亏虚，阴血暗损，虚风内动；或贪逸少动，使气缓脾滞而气血日减，筋脉失于调畅而不得任持自主，发为颤证。

（5）久病体虚：罹患沉疴，久病体弱，脏腑功能紊乱，气血阴阳不足，筋脉失养，虚风内动；或久病及肾，病及肾精，肝肾精血亏虚，筋脉失养，发为颤证。

中医学历来重视病因在帕金森病的发生、发展变化过程中的作用，认为帕金森病的任何临床症状和体征都是在某种病因的影响和作用下，患者产生的一种异常反应。在整体观念的指导下，中医探求病因，除了了解帕金森病的发病过程中可能作为病因的客观条件外，主要以临床表现为依据，通过分析病证的症状、体征来推求具体病因，为治疗用药提供依据。所以，中医学不但研究帕金森病的病因的形成和致病特点，同时也探讨各种病因所致帕金森病的临床特征，这样才能更好地指导帕金森病的诊断与治疗。

二、颤证的病位

帕金森病病位在脑，病在筋脉，与肝、脾、肾密切相关。《素问·长刺节论》中曰："病在筋，筋挛节痛，不可以行，名曰筋痹。刺筋上为故，刺分肉间，不可中骨也，病起筋炅病已止。"《灵枢·癫狂》曰："筋癫疾者，身倦挛急大。"《素问·调经论》曰："手屈而不伸者，其病在筋。"

三、颤证的病机

病机是指疾病发生、发展与变化的机理。"病机"二字，前人解释为"病之机要""病之机括"，含有疾病之关键的意思。由于病机是用中医理论分析疾病现象，从而得出的对疾病内在、本质、规律性的认识，是防治疾病的依据，因此受到历代医家的极大重视。

帕金森病病机复杂，几千年来历代医家对本病不断深入研究，总结认为本病病机关键在于脏气渐衰，髓海失充，筋脉失荣，肢体失控，证属本虚标实，虚在肝、脾、肾、气、血，实为风、火、痰、瘀。

（一）从脏腑论病机

1. 从肝论病机 肝为罢极之本，魂之居也，其华在爪，其充在筋，以生血气，其味酸，其色苍，为阳中之少阳，通于春气。《格致余论·阴有余阳不足论》说："主闭藏者肾也，司疏泄者肝也。"《素问·五脏生成》说"人卧血归于肝"，王冰注释说："肝藏血，心行之，人动则血动于诸经，人静则血归于肝脏。何者？肝主血海故也。"《素问·灵兰秘典论》说："肝者，将军之官，谋虑出焉。"肝与自然界春气相通应，《素问·四气调神大论》说："春三月，此为发陈，天地俱生，万物以荣。"《素问·至真要大论》曰："诸风掉眩，皆属于肝""诸暴强直，皆属于风"。《素问·五常政大论》有"其病摇动""掉眩巅疾""掉振鼓栗"等描述，阐述本病以肢体动摇为其主要症状，属风象，与肝、肾相关；明代楼英《医学纲目·颤振》说："颤，摇也；振，动也。风火相乘，动摇之象，比之瘛疭，其势为缓。"还指出："风颤者，以风入于肝脏经络，上气不守正位，故使头招面摇，手足颤掉也。"同样指出本病病理因素为风，与肝密切相关。肝藏血，主筋，筋的活动有赖于肝血的滋养，《素问·五脏生成》说："肝受血而能视，足受血而能行，掌受血而能握，指受血而能摄。"肝血不足，筋脉失养，则关节拘急，手足震颤。《临证指南医案·肝风》有肝"体阴而用阳"之说，肝主疏泄，肝气升发，喜条达而恶抑郁，因而情志过极，郁而化火耗伤肝阴；或热病后期，耗伤肝阴；或肾阴不足，累及肝阴，以致肝失濡养，筋脉失润，筋膜挛急，虚风内动，则见手足蠕动。素体阳亢，耗伤阴液，或肝肾不足，阴不制阳，阳亢化风，风动筋脉拘急，阴亏筋脉失养，则肢体震颤。若肝主疏泄功能失常，导致一身气机紊乱，气血运行不畅，筋脉失养，而致肢体拘急颤动。

2. 以肾论病机 《素问·六节藏象论》曰："肾者，主蛰，封藏之本，精之处也；其华在发，其充在骨，为阴中之少阴。"肾主藏精，主水，主纳气。由于肾藏先天之精，主生殖，为人体生命之本原，故称肾为"先天之本"。肾精化肾气，肾气分阴阳，肾阴与肾阳能资助、促进、协调全身脏腑之阴阳，故肾又称为"五脏阴阳之本"。肾藏精，主蛰，又称为封藏之本。《素问·上古天真论》说："肾者主水，受五脏六腑之精而藏之。"由于肝肾在先天共同起源于生殖之精，在后天又共同受肾所藏的先后天综合之精的充养。肝藏血，肾藏精，精血同生，故肝和肾相互滋养，肝肾相生。《素问·阴阳应象大论》说："肾生骨髓，髓生肝。"《素问·上古天真论》："丈夫五八，肾气衰，发堕齿槁；六八，阳气衰竭于上，面焦，发鬓颁白；七八，肝气衰，筋不能动，天癸竭，精少，肾脏衰，形体皆极；八八，则齿发去。肾者主水，受五脏六腑之精而藏之，故五脏盛，乃能泻。今五脏皆衰，筋骨解堕，天癸尽矣。"又肾为"五脏阴阳之本"，所以当年老体衰、房事不节、久病体虚等各种原因引起肾精亏虚时，水不涵木，累及肝之阴津精血，而致筋脉失养，肢体颤掉。

肾为一身阴阳气之本，"五脏之阳气，非此不能发""五脏之阴气，非此不能滋"，故而肾的阴阳不足时，亦能导致其余脏腑的阴阳亏虚，此时外邪侵袭或五邪内生，因而发病。《素问·阴阳应象大论》曰："肾生骨髓。"《素问·痿论》说："肾主身之骨髓。"说明肾主髓的生理机能。《素问·脉要精微论》："骨者髓之府，不能久立，行则振掉，骨将惫矣。"肾精不足，髓生化无源，骨与筋膜失养，遂发此病。《灵枢·海论》说："脑为髓之海。"《素问·五脏生成》说："诸髓者，皆属于脑。"《灵枢·经脉》说："人始生，先成精，精成而脑髓生。"肾主藏精生髓，而脑为髓海，主神志思维，司机体运动。肾精不足，化髓不足，髓海空虚，脑窍失养而致脑失其用。

3. 以脾论病机　《素问·六节藏象论》曰："脾、胃、大肠、小肠、三焦、膀胱者，仓廪之本，营之居也，名曰器，能化糟粕，转味而入出者也；其华在唇四白，其充在肌，其味甘，其色黄，此至阴之类，通于土气。"《素问·玉机真脏论》云："脾脉者，土也，孤脏以灌四傍者也。"《医原》云："脾有一分之阳，能消一分之水谷；脾有十分之阳，能消十分之水谷。"指出脾主运化，统摄血液。脾胃同居中焦，是人体对饮食物进行消化、吸收并输布其精微的主要脏器。人出生后，生命活动的继续和气血津液的生化和充实，都赖于脾胃运化的水谷精微，故称脾胃为"后天之本"。脾气的运动特点是主升。脾为太阴湿土，主运化水液，故喜燥恶湿。《素问·至真要大论》说："筋骨掉眩清厥，甚则如脾。"《医碥·颤振》曰："颤，摇也，振，战动也，亦风火摇撼之象。……风木盛则脾土虚，脾为四肢之本，四肢乃脾之末，故曰风淫末疾。风火盛而脾虚，则不能行其津液，而痰湿亦停聚，当兼去痰……"《医宗己任编·战振栗》说："大抵气血俱虚，不能养荣筋骨，故为振摇不能主持也。"均指出帕金森病的病机与脾的运化功能密切相关。恣食膏粱厚味或嗜酒成癖，损伤脾胃，运化水液功能失常，聚湿成痰，痰浊壅阻经络，气血运行不畅，筋脉失养；或痰浊瘀而化热，痰热生风，均可致肢体颤掉。饥饱无常、过食生冷或寒邪直中、湿邪困脾，损伤脾胃，运化水谷精微功能失常，气血化生不足，筋脉失养；或因气血亏虚，血行无力而致瘀，痰瘀互结，引动肝风，肝风携痰瘀上扰神明，则发震颤不止；或血虚生风，筋脉不能自持，随风而动，而发肢体颤抖摇动。

4. 以脑论病机　《类证治裁·卷三》说："脑为元神之府，精髓之海，实记忆所凭也。"《医林改错》说："灵机记性不在心而在脑。"《医易一理》曰："人身能直觉运动，及能记忆古今，应对万物者，无非脑之权也。"指出脑可以主宰生命活动、精神活动和感觉运动。《存存斋医话稿》云："脑散动觉之气，厥用在筋，第脑距身远，不及引筋以达百肢，复移颈节脊髓，连脑为一，因遍及焉……又从脊髓出筋十二偶，各有细络旁行，无肤不及，其以皮肤接处，稍变似肤，始缘于导气入肤，充满周身，无弗达矣。"通过说明脑及脑络与四肢百骸之间的具体联接及运行路径，形象地描述了脑与肢体的关系。《医学衷中参西录》言："人之脑髓空者，知觉运动俱废，因脑髓之质，原为神经之本源也。"则说明脑髓空虚，不能进行正常的生命活动，可出现肢体运动功能障碍等症状。《黄帝内经》云："肾生髓""诸髓者，皆属于脑"。因此，各种原因导致的脾胃运化功能失常，不能运化水谷精微，后天不养先天，髓生不足，脑主生命活动失常，导致肢体运动功能障碍。近代亦有医家提出"颤证病位在外在筋，在内在脑"的观点，与现代医学对帕金森病的研究一脉相承。

5. 以心论病机 《素问·灵兰秘典论》曰："心者，君主之官，神明出焉。"《灵枢·邪客》记载："心者，五脏六腑之大主也。"心主血脉，心气推动和调控血液在脉道中运行，流注全身，发挥营养和滋润作用。心气推动血液运行，若心气不足，血液运行无力而瘀阻脉道，筋脉失养；若"奉心化赤"功能失常，心血生成不足，则脏腑形体失去濡养，肢体拘急摇动；若心阴亏虚，阴虚火旺，炼液成痰，痰火互结，痰热化风，则肢体随风颤振。《素问·六节藏象论》曰："心者……其充在血脉。"脉为血之府，是容纳和运输血液的通道，心之阴阳协调共济，使脉道通利。若心气不充或阴阳失调，则经脉壅塞不通，血行不畅，筋脉失养，而致肢体震颤。

6. 以肺论病机 《素问·灵兰秘典论》记载："肺者，相傅之官，治节出焉。"《灵枢·决气》曰："上焦开发，宣五谷味，熏肤，充身，泽毛，若雾露之溉。"《灵枢·痈疽》云："上焦出气，以温分肉而养骨节，通腠理。"肺失宣发，则体内浊气不能排除，脾所传输的津液及水谷精微，不能布散全身；若肺失肃降，不能吸入自然界之清气，不能将宗气向下布散至脐下以资元气。水谷精微及津液不能向下布散，脏腑浊液不能下输肾与膀胱。《素问·经脉别论》称："肺通调水道。"肺主行水，是指肺气的宣发肃降功能推动和调节全身水液的输布和排泄。若肺之功能失调，水液代谢失常，则水液停聚，痰浊阻滞，血行不畅，筋脉失养，而发此病。《素问·经脉别论》："脾气散精，上归于肺……水精四布，五经并行。"则说明肺生理功能失调，可引起体内水谷精微输布障碍，而使筋脉失养，肢体拘急。

（二）从内生邪气论病机

帕金森病在疾病的发展过程中，因脏腑经络及津液的功能失常而产生的化风、化湿、化火等类似六淫邪气的病理变化。因此，所谓"内生邪气"并不是致病因素，而是由于气血津液、脏腑等生理功能失调所引起的综合性病理变化。

1. 内风 帕金森病以震颤为突出症状，也常是首发症状。大多自一侧上肢的远端开始，然后逐渐发展到同侧下肢及对侧上下肢、下颌、口唇、舌及头部。一般来说，上肢的震颤比下肢重，震颤有节律性。手指的节律性震颤，形成所谓的"搓丸样动作"。静止时明显，随意运动时减轻，故名"静止性震颤"。当情绪激动时加重，入睡后则震颤完全停止。中医认为这多是由风气内动引起，即"内风"所引起。"内风"，是体内阳气亢逆变动而生风的一种病理变化。因其病变似外感六淫中风邪之性，故名之。由于"内风"与肝的关系较为密切，故又称之为肝风内动。

在疾病发展过程中，或阳热亢盛，或阴虚不能制阳，致阳升无制，均可导致风气内动。故内风是一身阳气之变动，肝风内动以眩晕、肢麻、震颤、抽搐等症状为基本特征。风胜则动，因其具有"动摇不定"的特点，临床上称之为动风。帕金森病的风气内动有虚实之分，主要有肝阳化风、阴虚风动和血虚生风等。

（1）肝阳化风：帕金森病患者由于情志所伤，劳力、劳神或房劳过度，耗伤肝肾之阴，以致阴虚阳亢，水不涵木，浮阳不潜，久之则阳愈浮而阴愈亏，终至阴不敛阳，肝之阳气升动而无制，便亢而化风，形成风气内动。临床可见筋惕肉𬌗、肢麻震颤、眩晕欲仆，或半身不遂。

（2）阴虚风动：帕金森病患者亦可因体内痰浊瘀阻，气机不畅，瘀而化热，耗伤阴津，导致阴津亏损，或由久病耗伤，阴液大亏所致。主要病机是阴液枯竭，无以濡养筋脉，筋脉失养，则变生内风，此属虚风内动。临床可见筋挛肉瞤、手足蠕动，以及阴液亏损之候。

（3）血虚生风：若脾胃功能失常，生血不足，或久病耗伤营血，肝血不足，筋脉失养，或血不荣络，则虚风内动。临床可见肢体麻木不仁、筋肉跳动，甚则手足拘挛不伸等症以及阴血亏虚之候。

此外，尚有血燥生风，多由久病耗血；或年老精亏血少；或长期营养缺乏，生血不足；或瘀血内结，新血生化障碍。其病机是津枯血少，失润化燥，肌肤失于濡养，经脉气血失于调和，血燥而生风。临床可见皮肤干燥或肌肤甲错，且有皮肤瘙痒或落屑等症。

内风则自内而生，多由脏腑功能失调所致，与心肝脾肾有关，尤其是与肝的关系最为密切。其临床表现以眩晕、肢麻、震颤、抽搐等为主要特征。

2. 内湿　亦有不少帕金森病患者的首发症状是肌强直。具体表现为肢体无力、发硬、不灵活，多从一侧上肢或下肢开始，以后逐渐累及同侧及对侧上下肢、躯干、面部、颈部的肌肉也可受累。但患肢肌力并不减弱。所以并非真正的麻痹，而是肌张力增强所致。在关节做被动运动时，由于肌张力增高程度一致，感到均匀的阻力，称为"铅管样强直"。若患者合并震颤，则在伸屈肢体时可感到在均匀的阻力上出现断续的停顿，如齿轮在转动一样，而称为"齿轮样强直"。此外，还有些患者运动迟缓，经常呆坐，较少移动躯体或交换体位。由于肌张力增强和运动减少，出现震颤麻痹的特殊面容、姿势和步态。患者面部表情呆板，眨眼减少，而形成所谓的"面具脸"。头部前倾，躯干俯屈，上臂内收，肘关节屈曲，腕关节伸直，手指内收，拇指对掌，指间关节伸直，髋及膝关节均略为弯曲。行走时表现为起步困难，但一迈步后，即以极小的步伐向前冲去，越走越快，不能及时停步或转弯，称为"慌张步态"。走路时，两上肢屈曲，几乎不见摆动，精细动作较难完成，表现为书写困难，所写的字弯曲不正，越写越小，则称之为"写字过小症"。中医认为这均与体内痰湿内生密切相关。痰湿内生是由于脾不运湿，肾不主水，输布排泄津液的功能障碍，从而引起水湿痰浊蓄积停滞的病理变化。由于内生之湿多因脾虚，故又称之为脾虚生湿。内湿的产生，多由于素体肥胖，痰湿过盛；或因恣食生冷，过食肥甘，内伤脾胃，致使脾失健运不能为胃行其津液，津液的输布发生障碍。水津不化，聚而成湿，停而为痰，留而为饮，积而成水。因此，脾的运化失职是湿浊内生的关键。

脾主运化有赖于肾阳的温煦和气化。内湿不仅是因为脾阳虚衰，津液不化，且与肾有密切关系。肾主水液，肾阳为诸阳之本，故在肾阳虚衰时，必然伤及脾，使脾失运化而导致湿浊内生。反之，由于湿为阴邪，湿盛则可损伤阳气，因之湿浊内困，久之亦必损及脾阳肾阳，而致阳虚湿盛之证。

湿性重着黏滞，痰性滑利，机体内外无所不至，易阻遏气机，其临床表现亦随湿邪阻滞部位的不同而各异。若湿邪留滞经脉之间，症见僵硬强直，手不持物，动作迟缓，振掉等。

3. 内火　帕金森病患者大多数亦伴有自主神经功能紊乱症状，如多汗、皮脂溢出增多、皮肤发红、发热等。中医认为这是由内火所致。帕金森病患者所生内火多因阴虚阳亢，或由于气血的郁滞或由于病邪的郁结而产生，火热内扰导致机能亢奋的病理变化。火与热性同类，均属于阳，故有"火为热之极，热为火之渐"之说。因此，火与热在病机与临床表现上是基本一致的，唯在程度上有所差异。

（1）邪郁化火：帕金森病患者邪郁化火多由于体内的病理性代谢产物，如痰浊、瘀血和食积等郁而化火。邪郁化火的主要机理，实质上是由这些因素导致机体阳气郁滞，生热化火，实热内结所致。

（2）五志之火：系五志过极化火，多指因精神情志的刺激，影响机体阴阳、气血和脏腑的生理平衡，造成气机郁结，气郁日久则从阳化热，则火热内生，肝郁气滞，气郁化火，发为"肝火"。

（3）阴虚火旺：属虚火，多由精亏血少，阴液大伤，阴虚阳亢而致。一般来说，阴虚内热多见全身性的虚热征象。

因此，帕金森病患者火热内生的病理不外虚实两端。实火者，多因邪郁化火、五志化火等。其病势急速，病程较短，多表现为面赤、口渴喜冷、小便黄赤、大便秘结，甚则昏迷、舌红苔黄燥、脉数等症。虚火则多因精亏血少，阴虚不能制阳，虚阳上亢所致。其病势缓慢，病程较长，临床主要表现为五心烦热、午后颧红、失眠盗汗、口燥咽干、眩晕、耳鸣、舌红少苔、脉细数等症。

总之，在帕金森病的发展过程中，脏腑功能紊乱可产生风、湿、火（热）等病理变化。内风与肝有关，虽有虚实之分，但帕金森病的内风多属虚，如肝阳化风、阴虚风动、血虚生风等。肝阳化风和阴虚风动的病理基础均为肝肾阴虚，然肝阳化风多见于内伤杂病之中，以水不涵木、阴虚阳亢、上盛下虚为特征。而阴虚风动，多见于温热病后期，真阴亏损，肝失所养，精血不足，邪少虚多，虚风内动，故临床上以手足蠕动为主，且伴神倦、舌绛少苔、脉虚等为特征。血虚生风，则因血不养筋，故以麻木、筋挛为特征。内湿主要是由脾的运化功能失健所致，即脾虚生湿，其病理表现以水湿内停为主。火热内生也是帕金森病患者临床上常见的病理现象。内火有虚实之分，通过脏腑的阴阳失调而表现出来。虚火和实火的主要区别在于虚火有明显的阴虚内热之证，热象较实火更为缓和，而伤津不显，结合临床其他症状不难区别。

（三）从经络论病机

经络是人体气血运行的通路，有联络脏腑、沟通四肢九窍的作用。从而使人体的五脏六腑、四肢百骸、五官九窍、皮肉筋骨等组织器官保持相对的协调统一，完成正常的生理活动。正如《灵枢·海论》言："夫十二经脉者，内属于腑脏，外络于肢节。"《医门法律·络病论》言："十二经生十二络，十二络生一百八十系络。"经络由经脉和络脉组成。络脉包括十五络脉和浮络、孙络等。而孙络之间又相互络合进行气血交换，从而使十二经脉气血由线状流行逐渐扩展为面状弥散，充分发挥营卫气血津液对周身的渗灌、濡养作用。

络病学说是中医学术理论体系的重要组成部分。络病是广泛存在于各种难治性疾病中的病理状态。《黄帝内经》提出了络脉与络病的概念，《伤寒杂病论》首次制订了络病治疗方药，奠定了络病临床证治的基础。清代叶天士提出了久病入络、久痛入络的络病病机，并广泛用于指导帕金森病、癥积、顽疾、痹证等临床治疗；还指出："医不知络脉治法，所谓愈究愈穷矣。"由此可见络病学说在中医发展史上有举足轻重的地位。

国内亦有医家提出以经络论帕金森病的病机，认为络脉主气血运行，遍布五脏六腑、四肢百骸。且将经络分为气络和脉络两大部分。气络运行经气，脉络运行血液，则二者分别发挥着"气主煦之，血主濡之"的正常生理功能。将病变责之于气血，将脑之气络喻为中枢神经。清代王清任则把人的忆、视、听、嗅、言、行等感官功能皆归属于脑，即"灵机记性，不在心，在脑"。精能化气，气能化神，神指生命活动，包括思维、运动等总的外在表现。因而，中医气的功能包括了现代医学脑的中枢神经功能。《难经·二十八难》云："其脊中生髓，上至于脑，下至尾骶，其两旁附肋骨，每节两向皆有细络一道，内连腹中，与心肺系，五脏通。"由此可见，古人所说的气络包括从脑髓发出的神经，分布到全身包括了内脏四肢直至皮肤；将脑之脉络喻为脑血管，中医将脉归为奇恒之腑，其形态学特点为"中空有腔"。"脉者血之腑也"，即指血管。同样，脑的脉络与脑血管的概念也是一致的，脉络比西医血管系统更具内涵。络脉无处不在，能将运行的血液，送达脑部及全身各处，从而发挥"血主濡之"的生理功能。《难经·二十八难》："督脉，……贯脊，交巅入络脑。"只有血液在血管中正常运行才能保持大脑足够的血供，才能使神经维持正常的生理功能，正所谓"血脉和利，精神乃居"。

若人体感邪，经络则是病邪传注的通道。当体表受到邪时，可以通过经络传入内脏，由于经络之间又相互贯连，病邪亦可以从一脏传入它脏。络脉是气血运行的通道，且体细而数多面广。因此，若络脉功能失常，则气血运行不畅。而血病以虚和瘀为主，血虚则四肢百骸失于濡养，即为"不荣"；血瘀则络脉壅阻，血行不畅，即为"不通"。无论是"不荣"还是"不通"均可导致筋脉失养，拘急而颤动；瘀血久而化热，热极动风，肢体颤掉。近年有关帕金森病的脑部血流情况的研究报告均有一个共同点，即都认为帕金森病病程中伴有大脑的血供减少。这与经络气血运行不足或运行不畅致筋脉失养而发病相符。所以，医家们根据络病病理实质提出治疗络病的根本之法在于畅通络脉，即以"络以通为用"为第一治疗原则。

无论从脏腑、内生邪气还是从经络讨论帕金森病的病机，其基本病机均为"肝风内动，筋脉失养"，病理因素为"风、火、痰、瘀"，病理性质总属本虚标实。

第五节　基于现代医学的病因及病理机制

帕金森病的发病机制十分复杂，至今尚不完全清楚。目前的研究认为，遗传因素使人群的患病易感性增加，并在环境因素作用下，通过氧化应激、线粒体功能衰竭、兴奋性氨基酸毒性、免疫异常、细胞凋亡、泛素-蛋白酶体系统功能障碍和自噬等病理生理机制造成黑质多巴胺能神经元大量变性缺失导致发病。

一、遗　传　因　素

帕金森病是中枢神经系统第二大退行性疾病，其患病率与所在地人口寿命呈正相关。流行病学资料显示：在我国超过 65 岁的人口中，帕金森病的患病率高达 2.06%；在超过

85 岁的人口中，其患病率超过 4%，严重影响到老年人的生活质量。James Parkinson 在 1817 年的专著《震颤麻痹小记》中首次对这种疾病作了详细的描述。19 世纪后期，Charcot 就该病作了更为详细的阐述，提出了此病的临床特点，如静止性震颤、肢体强直、运动迟缓和姿势不稳等。在帕金森病的病理研究中，Brissaud 首次提示本病的病理可能是源于黑质部位的损伤，后来发现罹患此类疾病的患者脑内存在嗜伊红包涵体（路易体），主要为 α-突触核蛋白、泛素和黑质异常，后来这些改变被公认为帕金森病的病理特点。帕金森病的病因至今尚不清楚，尽管如此，越来越多的研究证明遗传因素在其发病中发挥着重要作用，因此遗传因素在帕金森病发病机制中的作用越来越受到学者们的重视。

（一）家族性

早在 1949 年 Mjones 等人率先进行了帕金森病的遗传学分析，他们发现 194 名帕金森病患者中有 74 名有阳性家族史（占 38%），其父母、同胞中帕金森病患病率分别为 12% 和 7%，并提示该病为常染色体显性遗传，外显率为 60%。1973 年 Martin 等在美国明尼苏达地区调查了一组帕金森病患者的父母和同胞中该病流行情况，并与帕金森病患者配偶的父母和同胞相比较，结果发现帕金森病患者的父母和同胞中此种疾病的患病率明显升高，其遗传率为（40±11）%，并支持帕金森病为多因子遗传的假说。1984 年 Barbeau 等人发现青年型帕金森病患者遗传倾向更大，14% 的青年型帕金森病患者有阳性家族史；还发现震颤型帕金森病患者的家族中此类疾病的发病率更高，在许多家系中常同时存在着数个原发性震颤患者，遗传方式多为常染色体显性遗传，但以强直为主的患者，家族史少，可能为隐性遗传。1994 年 Lazzarini 调查 80 个育 2 个或 3 个患者的家系，其父母和同胞患病率相似，亦提示帕金森病是外显率不全的常染色体显性遗传性疾病。20 世纪 90 年代中期，Polymeropoulos 在 1997 年首先报道了一组意大利和希腊家系显性遗传患者在 4 号染色体共核基因有两个点样突变（A30P 和 A53T）。1998 年 Gasser 发现 2 号染色体 2p13 上有病变等位基因点。随着研究的不断深入，日本学者 Kitada 等人确认了 4 号染色体 *Parkin* 基因突变是青年型常染色体隐性遗传的致病基因。有学者报道约 10% 的帕金森病患者有家族史、遗传方式呈不完全外显率的常染色体显性遗传，其余为散发性帕金森病。尽管带有家族遗传有关的疾病基因的患者只占全部帕金森病患者的少数，但是对研究该病的发病机制提供了重要的价值，从而掀起了遗传基因致病因子在帕金森病发生中作用的研究高潮。综上所述，帕金森病的遗传因素在该病的发病中占据着重要的地位，其遗传方式多为常染色体显性遗传，也可能有外显率不全或隐性遗传。

（二）早发型

在帕金森病的患病人群中，有些患者的发病年龄早于 50 岁，称之为早发型帕金森病（early onset Parkinson's disease，EOPD），占帕金森病的 5%～10%。根据发病年龄，EOPD 可进一步分为青少年型帕金森综合征（juvenile parkinsonism，JP）和青年型帕金森病（young onset Parkinson's disease，YOPD）：JP 是指发病年龄＜21 岁的 EOPD，而 YOPD 是指发病年龄≥21 岁的 EOPD。EOPD 人中约 40% 有家族史，具有帕金森病的典型临床症状，症状左右差别小，与中老年帕金森病相比步行障碍发生率高，小剂量左旋多巴治疗可获得良好疗效，容易出现运动障碍或剂末恶化（end of dose deterioration），发病年龄越年轻越明显，特别在 20 岁前发病的患者，常有睡眠后可自然改善症状的现象发生，所以一日内有症状波动，常有足尖内翻，这一组疾病很难与进行性苍白球萎缩症、进行性苍白球黑质萎缩症鉴别。

（三）双生子

在对帕金森病遗传学的研究中，有学者发现，单卵双生子帕金森病患病率显著增高。1983 年 Ward 等进行一项大规模的帕金森病双生子研究，他们对 62 例帕金森病患者及其孪生兄弟进行了调查，结果发现 43 对单卵双生子中有 5 对同患帕金森病，19 对为异卵双生子，仅有 1 对同患该病。单卵双生子的患病一致率为 12%，异卵双生子的为 5.3%，结果两组双生子的患病一致率无明显差异。1992 年 Burn 在其一项研究中利用能从活体检测出轻微的黑质纹状体多巴胺系统变性的 PET 研究了两组孪生兄弟，结果发现即使帕金森病患者的孪生兄弟虽无帕金森病的临床表现，但也有 2/3 的 PET 检查中发现其脑中存在帕金森样黑质变性。他们也用 ^{18}F-dopa PET 检查了 18 个帕金森病患者的孪生兄弟的黑质纹状体多巴胺系统的功能，结果发现 45% 的单卵双生子和 29% 的异卵双生子 PET 检查中在 2 个标准差范围的黑质功能发生异常，在 3 个标准差范围，单卵双生子一致率为 0，提示双生子患帕金森病的一致性显著增高。

（四）基因分析

目前有关帕金森病的遗传基因不断被研究证实，继 Polymeropoulos 等人在意大利家族中发现了第一个帕金森病相关基因（SNCA，PARK1）之后，总共命名了 18 个基因。其中，通过连锁分析和全基因组关联研究确定了 PARK1~15 和 PARK16~18。在以上基因中，SNCA、LRRK2、PARKIN、DJ1、PINK1 和 ATP13A2 等可引起家族性帕金森病。除此以外，SNCA、LRRK2、MAPT 和 GBA 被认为是帕金森病发病的危险因素。但帕金森病中仅 5%~10% 有家族史，大部分还是散发病例。遗传因素也只是帕金森病发病的因素之一。在研究双胞胎一致性中发现，某些年轻（<40 岁）患者遗传因素可能起重要作用。迄今已确定 PARK1~10 等 10 个单基因与帕金森病有关，其中已确认 3 个基因产物与家族性帕金森病有关：①α-突触核蛋白为 PARK1 基因突变，基因定位于 4 号染色体长臂 4q21—q23，α-突触核蛋白可能会增高多巴胺能神经元对神经毒素的敏感性；②Parkin 为 PARK2 基因突变，定位于 6 号染色体长臂 6q25.2—q27；③泛素蛋白 C 端羟化酶-L1 为 PARK5 基因突变，定位于 4 号染色体短臂 4p14。细胞色素 P45O2D6 基因和某些线粒体 DNA 突变可能是帕金森病发病易感因素之一，可能使 P450 酶活性下降，使肝脏解毒功能受损，易造成 MPTP 等毒素对黑质纹状体损害。少数家族性帕金森病与 α-突触核蛋白基因及 Parkin 基因突变密切相关。Parkin 基因见于常染色体隐性家族性少年型帕金森综合征。

研究发现，越来越多的帕金森病发病并非由单一因素造成。Kondo 等于 20 世纪 70 年代在分别分析了美国和瑞典的帕金森病家族史发病资料后，认为帕金森病的发生符合多因素病因的特点，遗传因素所起的作用高于环境因素（遗传度为 71%~91%）。1987 年，我国在广州地区进行的 100 例我国患者及其对照的家族患病率调查，同样提示多因素的病因特征，但帕金森病的遗传度仅为 38%。因此认为，帕金森病是环境危险因素暴露和遗传因素相互作用的结果。

二、环 境 因 素

（一）环境与疾病

环境因素与疾病的关系一直以来都备受人们的关注。研究发现，在全球范围内，24% 的疾病发生和 23% 的死亡可归因于环境因素。这些环境因素包括物理、化学和生物危害三大类，归纳起来分别包括室外污染、固体燃料使用引起的室内污染、铅污染、水环境与卫生状况、气候变化、一些选择性的职业因素等。就目前中国环境现状而言，大气污染状况十分严重，主要呈现为城市大气环境中总悬浮颗粒物浓度普遍超标；二氧化硫污染保持在较高水平；机动车尾气污染物排放总量迅速增加；氮氧化物污染呈现加重趋势；工业发展带来的污染灾难在历史上并非罕见。我国当前的环境污染问题也很严重。

（二）环境与帕金森病

帕金森病的流行病学调查显示，长期接触杀虫剂、除草剂或某些工业化学品等可能是帕金森病发病的危险因素。例如，20 世纪二三十年代欧洲嗜睡性脑炎暴发后，帕金森综合征明显增多；20 世纪 80 年代初美国加州一些吸毒者因误用一种神经毒物质吡啶类衍生物 MPTP 后，出现酷似原发性帕金森病样症状，且其某些病理变化、生化改变、症状和药物治疗反应等与原发性帕金森病相似，给猴注射 MPTP 也出现相似效应。这两件事引发了人们对帕金森病环境病因的思考。如今环境致病因素日益受到学者的重视。多项流行病学资料表明接触含 MPTP 相似结构成分的农药百草枯、鱼藤酮等与帕金森病发病有关。Joscph K 等对 310 名职业性农药使用者（包括果园主、专业消毒人员等）进行的病例对照研究表明农药接触是帕金森病肯定的危险因素，其长暴露时间组发病率明显高于短暴露时间组，表明其患病率存在一定的剂量-反应关系。Pctrovitch 等对在瓦胡岛上种植园工作 1~10 年、11~20 年、20 年以上的 1986 名美籍日本人进行了长达 30 年之久的随访，研究结果发现：患帕金森病的相对危险度分别为 1.0、1.7、1.9，且均具有统计学意义。此外，大量流行病学研究表明，帕金森病与居住于农村、喝井水等因素存在显著正相关。目前国际上多倾向认为居住在农村，喝井水的人帕金森病患病率高与从事田间劳动接触农药机会较多有关。

在关于帕金森病的流行病学调查中同时发现，该病的患病率存在地区差异，所以人们怀疑生存环境中可能存在一些有毒的物质，损伤了大脑的神经元。研究发现，吸毒者吸食的合成海洛因中含有嗜神经毒性物质 MPTP。该物质在脑内转化为高毒性的 MPP^+，并选择性地进入黑质多巴胺能神经元内，抑制线粒体呼吸链复合体 I 活性，使 ATP 生成减少，自由基生成增加，促发氧化应激反应，从而导致多巴胺能神经元的变性死亡。帕金森病患者的黑质区存在明显脂质过氧化，还原型谷胱甘肽显著降低，提示抗氧化机制障碍及氧化应激可能与本病有关。

大多数帕金森病的研究显示，线粒体功能障碍是该病的致病因素之一。由此学者们提出，环境因素与线粒体功能障碍可能存在着一定的关系。在后续的研究中人们也证实了原发性帕金森病患者线粒体呼吸链复合体Ⅰ活性在黑质内有选择性地下降。一些除草剂、杀虫剂的化学结构与 MPTP 相似。随着该物质的发现，人们意识到环境中一些类似于 MPTP 的化学物质有可能是帕金森病的致病因素之一。但是在众多暴露于此类物质的吸毒者中仅少数发病，提示帕金森病可能是多种因素共同作用的结果。

MPTP 样物质是一种合成其他复杂化合物的中间体，其脂溶性的特点使其可轻松进入脑内，MPTP 本身毒性不高，但它能被脑胶质细胞的 MAO-B 氧化代谢成高毒性的 MPP^+，后者被多巴胺能神经元通过末梢高亲和力的多巴胺摄取系统摄入，并在线粒体内聚集，阻断 NADH 氧化磷酸化系统，干扰 ATP 合成，进一步导致多巴胺能神经元变性坏死。

研究认为，MPTP 只是一种人工合成的化学物质，目前这类物质在自然界中尚未发现，但文献指出自然界可能存在诸多结构与 MPTP 相似的物质，如农药杀虫剂、除草剂等，亦可能引起多巴胺能神经元的缓慢坏死。虽然大量的研究发现 MPTP 与帕金森病的发生存在一定的关联，但帕金森病发病的年龄特殊性及无此类物质接触史等因素使得部分研究人员对 MPTP 的致病作用提出了质疑。

重金属是指比重大于 5 的金属，主要包括金、锰、铅、汞等，此类物质不能被生物降解，与人体内核蛋白质及酶等发生强烈的相互作用，使它们失去活性，同时也可能在体内的器官中蓄积，造成慢性中毒。由于中脑黑质神经元具有蓄积金属元素的特性，长期接触低浓度重金属可发生慢性中毒。18 世纪的一项研究发现锰矿工人有与帕金森病极其相似的症状后，不断有帕金森病与重金属环境暴露相关的报道。Gorell J M 等在底特律的研究亦证实了重金属与帕金森病发病的相关性。

目前自然界中还存在大量的化合物，如汽油、汽油的废物、有机氯杀虫剂、油漆、塑料树脂、四氢异喹啉（TIQ）以及内源性多巴胺代谢产物 3, 4-二羟苯基乙醛等，经研究发现其均能增加患帕金森病的危险性达 2~8 倍。有人通过尸体解剖研究，发现患者脑组织中含有高浓度的有机氯杀虫剂和脂溶性长效线粒体毒素残留。

综上所述，环境中存在着很多的有毒物质，其中大多数是化学物质，这些化学物质在没有经过处理时会对人体产生巨大的副作用，尤其是人的脑部，当老年人接触到这一类的物质时，极易罹患帕金森病。

三、氧 化 应 激

氧化应激的概念最早源于人类对衰老的认识。1956 年，英国学者 Harmna 首次提出的自由基衰老学说，认为正是由于自由基攻击生命大分子造成组织细胞损伤，进而导致机体衰老。但是至 1990 年，美国衰老研究权威 Sohal 教授指出自由基衰老学说尚存在种种缺陷，进而首先提出了氧化应激的概念，从而指引人们开始重视诸多衰老相关性疾病与氧化应激关系的研究。现代生物学定义的氧化应激是指机体在遭受各种可能的有害刺激时，致使体内高活性分子如活性氧自由基（reactive oxygen species，ROS）和活性氮自由基（reactive nitrogen species，RNS）生成过多，ROS 包括超氧阴离子（O_2^-）、羟自由基（—OH）和过氧化氢（H_2O_2）等，RNS 包括一氧化氮（NO）、二氧化氮（NO_2）和过氧亚硝酸盐（$ONOO^-$）等。自由基总和超出细胞抗氧化能力，出现氧化系统和抗氧化系统失衡，从而导致组织损伤。人体内主要存在两类抗氧化系统：一类是酶抗氧化系统，包括超氧化物歧化酶（SOD）、过氧化氢酶（CAT）和谷胱甘肽过氧化物酶（GSH-Px）等；另一类是非酶抗氧化系统，包括谷胱甘肽（GSH）、维生素 C、维生素 E、褪黑素、锌和硒等。因此，针对氧化应激损伤的研究应从上述环节进行深入研究。

氧化应激在帕金森病多巴胺能神经元变性中起重要作用，正常情况下，体内抗氧化系统与氧化系统存在平衡，体内自由基能被及时清除。体内自由基主要指的是 ROS，是分子氧经过线粒体代谢的副产物，能促发氧化应激。体内自由基还包括 RNS。NO 能抑制线粒体复合体Ⅰ、Ⅳ及顺乌头酸酶，促进氧化应激；通过与蛋白反应生成 S-亚硝基硫醇，造成脂质过氧化；还能与超氧阴离子作用，产生具有氧化活性的分子过氧亚硝酸盐，过氧亚硝酸盐也是强有效的氧化剂能够导致 DNA 碎裂及脂质过氧化。ROS 及 RNS 与帕金森病的多巴胺能神经元变性凋亡密切相关。帕金森病患者体内抗氧化系统减弱，存在氧化性损伤，4-羟基-2,3-丙烯醛（HNE）脂质过氧化产生的乙醛，以及核苷氧化产生的 8-羟基鸟苷均在帕金森病黑质中发现。同时在帕金森病黑质中出现了凋亡的特征，包括增加的 3′-末端终聚体染色的 DNA，染色质凝聚，不规则的细胞核形态，以及凋亡小体。

（一）多巴胺代谢参与氧化应激

帕金森病患者多巴胺能神经元变性丢失导致纹状体内多巴胺含量减少，促进疾病的发生。多巴胺在单胺氧化酶（MAO）作用下生成半醌，伴随着 ROS 的产生。研究发现多巴胺代谢过程中 GSH 及其氧化产物谷胱甘肽二硫化物水平明显增高，这些改变说明多巴胺代谢过程中氧化应激增加。

（二）线粒体功能障碍参与氧化应激

线粒体呼吸链在生物氧化中扮演重要角色，当线粒体呼吸链的结构受损时，体内产生的自由基增多，抑制线粒体的复合体Ⅰ，会增加 ROS，尤其是过氧化氢的产生。帕金森病黑质中发现复合体Ⅰ活性下降。与衰老相关的 *DJ-1*、*PINK1*、*Parkin* 基因与线粒体功能障碍有关。其中 *DJ-1* 是线粒体浓缩氧化还原敏感性蛋白，能激发氧化信号，与线粒体抗氧化机制有协同作用。同时研究发现去除 *Parkin* 基因的果蝇出现线粒体嵴的碎片及线粒体的凋亡，去除 *PINK1* 基因的果蝇亦能出现与去除 *Parkin* 基因的果蝇相似的表现。α-突触核蛋白的聚集能导致多巴胺能神经元凋亡与氧化应激有关。α-突触核蛋白是路易体的主要构成成分，能增加多巴胺能神经元内 ROS 水平，铁催化的氧化反应能使此蛋白的 α 螺旋结构转变为 β 折叠，从而使其易于聚集。α-突触核蛋白的突变能促使神经原纤维的产生，神经原纤维具有细胞毒性，加剧多巴胺能神经元的聚集、死亡，与多巴胺结合的 α-突触核蛋白更能阻止原纤维转化为纤维，加剧此情况的发生。而表达于 α-突触核蛋白的 *α-synuclein* 基因亦能参与氧化应激，促使多巴胺能神经元死亡。

（三）钙超载与氧化应激

帕金森病中，线粒体氧化应激在很大程度上直接与 L-型电压敏感钙通道（L-VSCC）有关。与其他神经元不同，多巴胺能神经元具有自律性，在缺乏突触信号传入时，依赖于 L-VSCC，产生 2～4Hz 的动作电位，L-VSCC 的自主活动调节能够提高多巴胺能神经元对线粒体毒性的敏感性。其中由 Cacna1d 编码的 Cav1.3 成型孔亚单位钙通道能长时间开放，致使钙离子流入细胞质，导致细胞内钙离子集聚，同时刺激黑质致密部（SNc）多巴胺能神经元内多巴胺代谢，伴随左旋多巴负载，产生毒性反应，引起线粒体功能障碍及神经元变性。此外，钙离子进入神经元需要 ATP 的存储，这进一步增加 ATP 泵的负担，消耗大量 ATP，加重线粒体氧化磷酸化，增加超氧化物的产生。

（四）铁离子参与氧化应激

铁的堆积能激发氧化应激反应，当非结合铁增多时，通过氧化应激产生大量的自由基。Fe^{3+} 可与黑色素结合，处于稳定状态，当被还原为 Fe^{2+} 时，参与自由基的产生。此外，从 Fe^{2+} 转为 Fe^{3+} 的 Fenton 反应中，能产生过氧化氢，或分子氧；过氧化氢在 Fe^{2+} 存在的条件下又通过哈伯·韦斯反应产生具有巨大毒性的羟自由基。帕金森病患者黑质中存在铁的堆积，对多巴胺能神经元及神经胶质细胞具有毒害作用。Gulizar Madenci 等在研究铁代谢与帕金森病关系中发现，在黑质中铁蛋白和转铁蛋白含量下降，铁和乳铁蛋白含量增加，帕金森病症状与血清铁和铁蛋白含量呈负相关；当帕金森病进展时，血清铁和铁蛋白含量下降。

（五）免疫炎症参与氧化应激

神经炎症及小胶质细胞的激活对黑质多巴胺能神经元具有严重危害。帕金森病黑质多巴胺能神经元存在炎症反应，花生四烯酸在脂质氧化酶的作用下可生成 ROS，导致氧化损害。小胶质细胞对多巴胺能神经元的毒性作用与氧化应激有关，其被激活后能产生大量自由基，如 ROS、RNS 以及前炎性因子及前列腺素类前体。环氧合酶（COX）及炎症介质 NO 在帕金森病中含量增加。研究发现，在帕金森病患者 SNc 或周围存在 T 细胞渗入，并伴随激活的小神经胶质细胞和星形细胞聚集物。

（六）抗氧化系统功能减弱

抗氧化剂对维持机体对抗氧化性损伤具有重要意义。酶类抗氧化剂主要包括 SOD、过氧化氢酶、GPH-Px、谷胱甘肽还原酶（GPH-R）；非酶类抗氧化剂主要包括 GSH、维生素 B、维生素 D 等。GSH 水平的下降选择性抑制线粒体复合体 Ⅰ，进而影响线粒体功能，通过激发 ROS 促发的级联反应影响多巴胺能神经元的存活，且此过程与炎症反应有关，GSH 耗竭的早期事件是依赖磷脂酶 A_2 的花生四烯酸的释放，花生四烯酸通过脂氧合酶作用下的自身代谢，同时产生超氧化物自由基。帕金森病患者体内抗氧化系统减弱，研究发现，黑质比纹状体更易受到氧化应激损伤及线粒体功能障碍，发生选择性神经变性。Venkateshappa C 等通过对黑质及尾状核的氧化状态评估及对抗氧化标志物 GSH 代谢酶、神经胶质纤维酸性蛋白表达及线粒体复合体 I 活性的测定，发现随着衰老的发生，相比于尾状核，黑质中存在明显的氧化性蛋白含量增加，线粒体复合体 I 活性下降。表现为随着年龄的增加，SOD、GPH-Px、GPH-R、过氧化氢酶及 GSH 总体水平的下降。

四、线粒体功能障碍

近年来研究发现，线粒体功能障碍在帕金森病发病中起重要作用。正常细胞在代谢过程中可产生超氧阴离子、过氧亚硝酸盐等，并随着年龄的增长、抗氧化系统的衰退而逐渐增多，这些含氧分子极易攻击蛋白质、细胞膜磷脂、DNA 等生物大分子，引起细胞代谢异常从而继发死亡。黑质区多巴胺能神经元自身的高氧化环境使其对 ROS 更为敏感。研究证实线粒体功能障碍和 ROS 的毒性损伤作用是引起多巴胺能神经元变性的主要原因。

目前，针对线粒体功能障碍导致帕金森病的机制研究不断深入，初始阶段时，对帕金森病患者线粒体功能缺陷认识只是源于对 MPTP 作用机制的研究，认为这类物质通过抑制黑质线粒体呼吸链复合体 I 活性导致帕金森病。除此之外，体外实验证实 MPTP 活性成分 MPP^+ 能造成 MES23.5 细胞线粒体膜电势下降，从而导致氧自由基生成增加，线粒体复合体 I 活性降低等可使黑质细胞对自由基损伤敏感性显著增加。而在多系统萎缩及进行性核上性麻痹患者黑质中尚未发现复合体 I 活性改变，表明帕金森病黑质复合体 I 活性降低可能是帕金森病相对特异性改变。帕金森病患者存在线粒体功能缺陷可能与遗传和环境因素有关，研究提示帕金森病患者存在线粒体 DNA 突变，复合体 I 由细胞核和线粒体两个基因组编码翻译，两组基因任何片段缺损都可影响复合体 I 的功能。

（一）线粒体生物学特性与线粒体病

线粒体是一种具有双层生物膜的小体，其内膜上的许多皱褶和颗粒是线粒体氧化磷酸化合成 ATP 的部位。与氧化磷酸化有关的蛋白质位于线粒体内膜上，主要包括氧化还原酶复合体组成的呼吸链、ATP 合成酶及腺苷转运体等。线粒体呼吸链由 5 个酶复合体（I～V）组成，其中复合体 I～IV 从还原型腺嘌呤二核苷酸（NADH）或枸橼酸（柠檬酸）转运电子，并从线粒体中泵出质子形成电化学梯度，酶复合体 V 利用电化学梯度从 ADP 合成 ATP。呼吸链的 5 个酶复合体由 13 个线粒体 DNA（mtDNA）编码的多肽和大约 50 个核 DNA（nDNA）编码的多肽组成。复合体 I 是呼吸链中最大的复合体，其结构和功能最易受到损害，它含有 7 个 mtDNA 编码的亚单位。线粒体 DNA 是一种双环链分子，属母性遗传，由 16 569 对碱基组成，包含 37 种基因，分别编码 12S 和 16S 核糖体 RNA（rRNA）、22 种转移 RNA（tRNA）及 13 种氧化磷酸化酶复合体亚基。由于 mtDNA 缺乏组蛋白保护和修复机制，mtDNA 较 nDNA 更易遭受内、外源性毒物损害，并且易发生突变。

线粒体的损害会导致多种疾病的发生。1958 年，世界上发现了首例线粒体病。一位瑞典患者临床表现出严重多汗、烦渴、多饮、多食、体重下降和衰竭，病初诊断为甲状腺功能亢进，予以对症治疗，但疗效差。实验室检查发现，在没有 ADP 和无机磷酸盐（Pi）的情况下出现最大呼吸率，提示患者存在不配对呼吸链，以此可解释患者过度产热及大量能量消耗现象，人们称之为 Luft 病。虽然 Luft 病的原发病因不清楚，但该病与线粒体钙储存自发释放有关。这种储存钙自发释放引起异常的钙循环，进而产生呼吸链的持续刺激和脱偶联。Luft 病的发现揭示了线粒体在人类疾病中的作用。自 20 世纪 60 年代以来，发现的线粒体病已超过了 120 种，多数疾病有特定的遗传性 mtDNA 畸变和电子传递链（ETC）功能下降，影响细胞有丝分裂后期和高耗能细胞，并且只影响身体特定区域的细胞，大多数是选择性损害中枢神经系统和肌肉。

（二）嗜黑质相关毒素与帕金森病

近年来一些研究者认为嗜黑质相关毒素与帕金森病存在一定的相关性。早在 1979 年一位 23 岁青年患者由于药物滥用，出现了进行性加重的肌肉强直、肢体震颤及运动迟缓等帕金森综合征的临床表现。该患者在使用大剂量左旋多巴后症状改善，死后尸解提示中脑黑质变性。随后在一组加工合成海洛因样合成物哌替啶（Meperidine）的工人中，也出现了帕金森综合征的临床表现，这些患者对左旋多巴治疗也有一定反应。后来又发现，在合成镇痛剂哌替啶的类似物 1-甲基-4-苯基-4-丙酸氧哌啶（MPPP）中含有副产品 MPTP。当该物质作为毒品出售时，吸毒者误服中毒后可出现典型的帕金森病症状。以后的研究显示，局部或全身使用 MPTP 均可在 2 周内造成人或多种实验动物酷似帕金森病的症状，以及黑质多巴胺能神经元损害。

Vingerhoetsd 等在 1994 年采用 15-荧光-多巴（15-fluoro-dopa）进行 PET 检测发现，这些类似帕金森综合征患者的纹状体 15-荧光-多巴摄取吸收率降低，而且在随后几年的 PET 扫描中出现进行性吸收率下降，表明 MPTP 能选择性损害黑质多巴胺能神经元，单一毒物可以在黑质区造成进行性多巴胺能神经元缺失。

MPTP 作为一种脂溶性物质，能透过血-脑脊液屏障进入脑内，主要集中分布在黑质区含有多巴胺能神经元的黑色素中。在脑内胶质细胞中含有高浓度 MAO-B，MPTP 作为单胺氧化酶的底物，被其将该种脂溶性物质代谢的中间产物 MPDP 转变成为 MPP^+，MPP^+ 作为多巴胺能神经元的多巴胺重吸收系统的基质，通过黑质纹状体末梢而优先聚积，经非特异性能量依赖的亲脂性正离子吸收机制成百倍地聚积于线粒体内，特异性地与线粒体呼吸链复合体 I 结合，选择性损害多巴胺能神经元，产生帕金森病症状。除此之外，MPTP 还具有与除草剂百草枯相似的特性，支持其神经毒性是通过自由基产生这一结论。但 $MPTP/MPP^+$ 直接通过代谢产生自由基似乎不太可能，因为这种反应需要高电化学梯度能量。

一些研究结果表明 MPP^+ 可能是通过氧化应激参与了细胞损害。已有实验证实 MPP^+ 能阻滞线粒体复合体 I 活性，造成细胞死亡。在动物实验中还发现该物质可以阻滞三羧酸循环中的 α-酮戊二酸脱氢酶（α-KGDH）活性，α-KGDH 是三羧酸循环中的关键酶，复合体 I 和此种酶的双重缺陷会严重影响线粒体呼吸链和 ATP 的生物合成。

随后在对线粒体亚单位进行的实验研究中显示，在一定条件下 MPP^+ 可以诱导复合体 I 活性不可逆阻滞，而需要的条件包括该物质浓度超过 2mmol/L、孵育时间长于 15 分钟、呼吸链中必须有电子传递以及细胞色素氧化酶的活性受到阻滞，其中前三种情况在体内常可出现，而后一种情况则需在特定条件下才会发生。用氰化物阻滞细胞色素氧化酶，将 MPP^+ 与线粒体孵育就可造成复合体 I 活性 70%～80%阻滞，若经洗涤可部分复活，自由基清除剂可完全阻止 MPP^+ 的损害，提示这种物质可通过氧化损害来诱导严重不可逆性复合体 I 活性阻滞。由于线粒体呼吸链系统相对独立，呼吸链复合体 II 及 III 未受影响，而呼吸链又是自由基唯一来源，自由基选择性破坏了复合体 I，表明线粒体呼吸链功能障碍和自由基产生的相互作用在细胞死亡中起到了重要的作用。

采用体内试验来评价 MPP^+ 的作用很困难。原因在于此物质阻滞线粒体复合体 I 活性作用微弱，在浓度 2mmol/L 以下不易发生，而且可逆。如果通过鱼藤酮敏感的 NADH CoQi 还原酶评估复合体 I 活性，需要利用冷冻或超声技术破裂线粒体，这种技术可以造成线粒体中 MPP^+ 丧失及复合体 I 活性潜在复活，而且这种研究必须使用极谱仪，才能在未受损线粒体中准确获取该种物质存在情况下复合体 I 活性。即使获取了 MPP^+ 存在条件下复合体 I 的活性，但该物质阻滞复合体 I 活性的确切机制还不清楚，许多研究证实 MPP^+ 结合复合体 I 有多个位点，其中包含鱼藤酮标记的位点，并已证实其是含有 33kDa 的 mtDNA ND-I 基因位点。这种离子可以通过黑质纹状体多巴胺能神经末梢吸收，逆转运至胞体，造成结构破坏。MPP^+ 与黑色素结合在一起，成为潜在的毒性巢窟。

6-羟基多巴胺（6-OHDA）是强有力的呼吸链抑制剂，在半数抑制浓度（IC_{50}）分别为 $10.5\mu mol/L$ 及 $34\mu mol/L$ 时可完全阻滞呼吸链 NADH 脱氢酶、细胞色素 c 氧化酶活性。而复合体 I 阻滞下降的程度可能是一种非酶性及 6-OHDA 被单胺氧化酶（MAO）氧化的共同结果。MAO 抑制剂苯环丙胺能增加 6-OHDA 诱导的复合体阻滞程度，线粒体复合体 I 的 NADH-醌还原酶活性能部分被 6-OHDA 非竞争性阻滞。此种多巴胺类物质可以增加纹状体内丙二醛及共轭结合的二烯类含量，降低 GSH、SOD 及 GSH-Px 含量。多巴胺与羟自由基共同孵育可有 6-OHDAp-Q 形成，当羟自由基产生超过细胞保护的负载能力时，自由基可以加快儿茶酚前体的氧化及黑色素生成，同时有细胞毒性的黑色素醌中间产物形成。

（三）帕金森病线粒体功能障碍

线粒体功能障碍与帕金森病有着密切的关系，这在大量的研究结果中已得到证实。早在 20 世纪 80 年代末，Schapira 就首次报道帕金森病患者黑质区线粒体复合体 I 活性下降，随后 Mizuno 又发现纹状体区线粒体复合体 I 的一些亚单位活性降低。到了 90 年代中期定量分析线粒体复合体 I 发现其活性下降 0～35%，且线粒体呼吸链中酶复合体 I 活性降低主要分布在黑质部，而与网状结构无关。最近在 MPP^+ 处理的人类神经纤维瘤 SH-SY5Y 细胞中，发现线粒体复合体 I 亚单位 4（ND4）活性下降。

人们对帕金森病患者线粒体功能的研究不是仅局限于黑质组织，如今对其他组织中线粒体功能的研究也相继展开。骨骼肌是第二个发现有线粒体功能减退的组织，研究发现骨骼肌线粒体复合体 I 和复合体 IV 活性降低。但通过极谱仪及酶学分析提纯的线粒体和组织匀浆线粒体酶，结果显示一些患者功能正常，而另一些则显示有多种呼吸链酶的氧化磷酸化严重缺陷。临床上帕金森病患者缺乏肌病表现，同时在该患者血液中没有发现乳酸堆积，因此即使帕金森病患者有骨骼肌线粒体功能异常，也可能只是部分患者肌肉线粒体小亚群的功能缺陷。人们曾尝试通过对此类患者肌肉活检标本进行磁共振分光镜检查，然而即使是采用这种检测手段，结论仍不尽一致，有人认为其功能正常，也有人认为其总活性轻度降低。

然而帕金森病患者的血小板中是否存在线粒体功能障碍仍然存在分歧。血小板与神经元相似，同样能吸收多巴胺，并含有 MAO-B，且具有浓缩（concentrating）MPP$^+$ 的摄取系统，虽然血小板无细胞核，但也含有少量的线粒体。1989 年，Parker 首先报道帕金森病患者血小板线粒体中呼吸链复合体 I 活性显著降低。但随后对该病患者血小板线粒体功能研究报道并不一致，有人在纯化线粒体、未纯化线粒体中发现线粒体复合体 I、II、III、IV 均有活性降低。与此同时在组织匀浆、未纯化线粒体及纯化线粒体中则未发现血小板线粒体功能活性降低。在帕金森病患者的淋巴细胞中有人发现复合体 I、II、III 及 IV 活性均下降，而 Martin 在研究中则指出未见异常。在培养的帕金森病成纤维细胞中也发现复合体 I 活性下降，最近在帕金森病的成纤维细胞中证实线粒体膜电位（A、Irm）降低。

研究证实，在帕金森病患者的多种组织中可见线粒体复合体 I 活性下降，而且是全身性。虽然目前对帕金森病患者线粒体损害的重要性还不完全清楚，但随着对疾病病理生理机制的逐步研究，其作用日益突出。该病患者黑质复合体 I 选择性减少可能是神经元受损的反应。然而对此也有不同的认识，如在非黑质部复合体 I 活性受损不明显，同时却在多系统萎缩（MSA）患者中发现非黑质部分的复合体 I 活性下降。临床上检查线粒体活性的帕金森病患者，多数在服用左旋多巴，是否因左旋多巴导致了复合体 I 活性下降，还有待进一步研究。

帕金森病患者体内复合体 I 活性下降已得到证实，但其线粒体功能异常并不仅仅局限于复合体 I。随着研究的逐渐深入，帕金森病患者细胞内三羧酸循环也可发生障碍。三羧酸循环在线粒体的基质中进行，电子通过琥珀酸脱氢酶传递至电子传递链（ETC）。当该疾病患者脑组织中 α-KGDH 免疫标记显示下降及暴露于 MPP$^+$ 的 α-KGDH 活性降低时，就容易引起 ETC 相关的自由基产生。在帕金森病患者 14 对染色体上 α-KGDH 的二氢硫辛酰胺琥珀酰基转移酶基因的等位基因多态性非常多见，虽然这种核苷酸变异不改变氨基酸序列，但此酶损害可对复合体 I 酶产生不利影响。

（四）帕金森病线粒体功能障碍的原因

（1）毒物因素是帕金森病线粒体功能障碍的原因之一。由于最初对 MPTP 导致帕金森综合征的发现，人们对于环境毒物因素在该病发病中的作用更加重视。一些流行病学调查显示，暴露于杀虫剂、除草剂以及井水可能增加患帕金森病的危险性。在导致该病的化合物中多数都属于 ETC 阻滞剂，仔细检查发现环境毒物多属于异喹啉家族，它们可以轻度阻滞线粒体复合体 I 活性。在实验中给动物喂食四氢异喹啉也可造成帕金森病症状，而在日常食物中四氢异喹啉很常见。食物链中发现的另一种环境毒物 β-咔啉（β-carboline）衍生物，可轻度阻滞线粒体复合体活性。

（2）杀虫剂与帕金森病的发病密切相关，已有研究表明鱼藤酮神经毒性与线粒体复合体酶Ⅰ功能障碍和小胶质细胞活化有关。以往研究中发现 NADPH 氧化酶衍生的超氧化可能是小胶质细胞增强鱼藤酮毒性的关键。近期研究发现来自 gp9lphox-/-小鼠的多巴胺能神经元对鱼藤酮抵抗力较 gp9lphox+/+小鼠强，而来自 gp9lphox+/+小鼠的小胶质细胞在细胞培养中可以明显增强鱼藤酮诱导的多巴胺能神经元变性。

（3）锰是一种微量元素，同锌、铜、镁等其他元素一样，该物质对体内许多酶活性非常重要，易在基底节区沉积。过量的锰可以造成类帕金森病样症状。锰可以降低 MAO 酶活性、阻滞呼吸链，并且在线粒体内聚积、阻止 Ca^{2+}内流。还能造成星形胶质细胞功能损害，包括谷氨酸转运受损、糖酵解酶甘油醛-3-磷酸脱氢酶改变、氧化亚氮产生，增加边缘型苯二氮䓬类受体结合位点密度，导致能量代谢、细胞形态改变和氧自由基产生。细胞外谷氨酸可损害星形胶质细胞-神经元的相互作用。

目前关于帕金森病的外源性毒理机制尚缺乏直接证据，因为该病的发展与 MPTP 导致的帕金森综合征的疾病发展过程不完全相同。虽然疾病发展进程提示，在帕金森病发病机制中外源性毒理还不清楚。由于 PCR 技术的局限性，它对探测非单个的富含 mtDNA 突变和（或）多态性较好，但对一些低频度的异原浆替换效果较差。

帕金森病患者基因序列中有较多 mtDNA'Cambridge'序列畸变，其重要性目前还不完全清楚。如果 mtDNA 在帕金森病的发病中起到了一定作用，那么 mtDNA 点突变和多态性可能扮演着重要的角色。细胞杂交（cybrid）技术对 mtDNA 畸变在该病发病中的重要性提供了强有力支持。利用细胞杂交技术，建立类神经元的 SH-SY5Y 神经纤维瘤 po 细胞，对来自于 24 个帕金森病患者及 28 个对照者的血小板进行研究，发现此种疾病患者复合体Ⅰ活性只为对照组的 20%～25%，复合体Ⅳ活性变化不明显，仅部分帕金森病患者的复合体Ⅳ下降。另外两组帕金森病患者杂交细胞（cybrid）研究也发现 mtDNA 复合体Ⅰ活性下降，线粒体复合体Ⅰ活性仅为对照组的 25%。对意大利 Contursi 家族帕金森病患者研究没有发现 mtDNA 复合体Ⅰ活性下降，这提示意大利 α-突触核蛋白帕金森病患者不存在 mtDNA 退变。在一个三代患帕金森病家系中，利用细胞杂交技术研究，发现母系遗传的子代 mtDNA 复合体Ⅰ活性下降较父系遗传的子代轻，而氧化应激及线粒体多态性异常增加。目前 mtDNA 畸变是遗传性或获得性、原发性或继发性还需要进一步研究才能得出结论。对帕金森病患者 mtDNA 的研究也远未结束，尚有待于更先进的对低频异原浆变异扫描技术的出现。

（五）帕金森病线粒体功能障碍与细胞凋亡

目前大量的研究表明细胞凋亡与帕金森病线粒体功能障碍之间存在一定的关系。现已证实帕金森病主要病理改变是黑质纹状体多巴胺能神经元变性。在散发性帕金森病患者中，采用细胞杂交技术研究揭示，mtDNA 编码的功能失调可以单独或联合触发细胞凋亡，促使病理生理过程扩展，以及兴奋毒性细胞死亡。该过程包括氧化磷酸化功能减低、膜电位下降以及伴随氧化应激的氧自由基增加。虽然帕金森病最初改变可能是复合体Ⅰ功能障碍，但其细胞死亡不能简单归因于 ATP 缺失。事实上 ATP 缺失不能解释所有该病患者的神经细胞死亡。ETC 微小的功能障碍可以间接解释神经变性疾病晚发及进行性加重的临床特点。

20 世纪 90 年代人们在神经变性疾病及帕金森病中发现了细胞凋亡,细胞凋亡过程非常快,只需数小时,理论上左旋多巴、复合体 I 阻滞剂以及自由基均可造成该患者细胞凋亡。一定浓度的 MPP^+ 可以诱导 PC12 细胞凋亡,但此浓度的 MPP^+ 还不足以影响 ATP 水平。细胞凋亡可能参与了帕金森病黑质神经元缺失,这种触发因素可以启动 caspase 级联反应,造成复合体 I 活性下降及氧化应激。在疾病早期,这种病理过程可以缓慢发展,并造成细胞凋亡,但随着线粒体功能下降及氧自由基不断产生,这种病理过程会加快,造成更多的细胞死亡。

研究发现帕金森病患者黑质区神经元可通过细胞凋亡而加速死亡,这提示线粒体损害在帕金森病发病中的潜在重要性。线粒体功能障碍可能是凋亡的触发因素,而且通过增加细胞兴奋毒性来加速细胞死亡。在各种组织细胞中,导致细胞死亡的线粒体呼吸链阻滞程度变异很大,这取决于组织细胞对氧化磷酸化供应能量需求的依赖程度及代偿能力。在 PC12 细胞中,复合体 I 及 IV 活性大幅度下降可以减慢细胞发育,但并不造成 PC12 细胞显著死亡。例如线粒体肌病患者线粒体复合体 I 活性下降 30%~40%,临床上可以出现肌无力、易疲劳及乳酸血症。但在部分线粒体肌病患者中,其线粒体复合体 I 活性减退至 10%~20%时,仍能正常行走。

(六)线粒体功能障碍导致细胞死亡的机制

1. 能量衰竭是线粒体功能障碍导致细胞死亡的机制之一 生理情况下,只有当机体产生足够能量,细胞才能维持正常代谢。线粒体是体内产生能量的主要来源,其功能障碍必然导致机体 ATP 合成障碍,引起一系列改变。无氧酵解增加,细胞内发生酸中毒,导致细胞内外离子失衡,Na^+、Cl^-内流增加,水分内流,细胞水肿加重;Ca^{2+}ATP 酶功能丧失,Ca^{2+}内流增加,引起一系列继发性反应导致细胞死亡。ATP 合成不足还可导致组成细胞骨架的蛋白质和脂质降解,使细胞结构完整性遭受破坏。磷脂降解产物如溶血磷脂、自由脂肪酸和花生四烯酸增加,进一步触发或发生氧化代谢,使黑质细胞损伤加重。ATP 合成不足可以诱发兴奋性氨基酸增加,对神经元具有强烈的兴奋毒性作用,导致神经元死亡。

2. 自由基的生成也是线粒体功能障碍导致细胞死亡的重要因素 线粒体呼吸链是体内产生自由基的主要场所,呼吸链中任何部位受到抑制都会使自由基生成增多。帕金森病患者酶复合体 I 异常,可导致自由基增多,损害线粒体膜及 mtDNA,加重能量合成障碍,又进一步产生大量自由基,从而形成恶性循环。此外,生成的自由基还可以损害细胞膜,破坏细胞结构的完整性及损害溶酶体膜,引起溶酶体释放,水解细胞内物质,造成黑质细胞死亡。

3. 细胞凋亡在帕金森病的发病中也起到了一定的作用 近年来关于细胞凋亡的研究逐步深入,它不仅与多系统萎缩、额颞叶痴呆等多种疾病的发生发展有一定的关系,许多证据表明帕金森病患者中存在黑质细胞的凋亡。在应用 TUNEL 方法检查帕金森病患者黑质细胞中的 DNA 片段时,7 例迟发性帕金森病患者中有 4 例可见 TUNEL 阳性细胞,而对照组中未见阳性细胞。大量研究发现线粒体呼吸链抑制剂如 MPP^+可导致黑质细胞凋亡。研究表明，线粒体主要是通过诱导凋亡蛋白及 Bcl-2 家族调节凋亡的进程。Newmeyer 在对无细胞体系研究时观察到，细胞核凋亡样的改变必须在线粒体匀浆存在条件下才能出现，从而发现线粒体在凋亡进程中的重要作用。在线粒体内外膜之间含有与凋亡有关的蛋白质，包括细胞色素 c、凋亡诱导因子。而细胞色素 c 可以激活半胱氨酸蛋白酶（caspase）启动凋亡。胞质内的细胞色素 c 在 ATP、dATP 的参与下，与凋亡蛋白酶激活因子-1（apoptotic protease activing factor-1，Apaf-1）形成复合体，Apaf-1 通过其氨基端和 caspase-9 的功能前区相互作用，导致 caspase-3 激活，后者可进一步激活胱天蛋白酶激活脱氧核糖核酸酶（caspase-activated DNase，CAD），最终导致染色体凝集，DNA 断裂，从而发生凋亡。凋亡诱导因子（AIF）可直接使分离的细胞核染色体凝集，将 DNA 断裂为 50kb 左右的片段，并可诱导纯化线粒体释放细胞色素 c 和 caspase。如果将 AIF 用显微注射方式注射到胞质内，可导致染色体凝集，线粒体膜电位下降。线粒体膜电位下降及线粒体内 Ca^{2+}增加可导致线粒体通透性转换孔（mitochondrial permeability transition pore，MPTP）开放，MPTP 开放可以破坏膜电位，使氧化磷酸化脱偶联，另外还可以导致释放 AIF。由于线粒体基质渗透压高，水分可通过开放的 MPTP 进入线粒体内，导致线粒体肿胀。而 Bcl-2 家族蛋白可以通过多种方式调控凋亡发生。凋亡抑制基因 *Bcl-2* 和 *Bcl-XL* 可直接在线粒体外膜形成一种通道，消除线粒体双层膜间的质子堆积，防止线粒体肿胀；还可抑制氧化磷酸化脱偶联所诱导的线粒体对基质内 Ca^{2+}的缓冲能力，抑制细胞色素 c 的释放。凋亡诱导基因 *Bax* 可诱导细胞色素 c 释放，从而启动线粒体依赖的 caspase 激活。因此研究证实帕金森病患者黑质细胞中线粒体功能障碍可能会引起黑质细胞凋亡。

4. 多巴胺诱发的神经元自噬现象可能是非凋亡细胞死亡的主要路径　实验中人们发现 100mmol/L 和 500mmol/L 浓度的多巴胺可以造成神经元活力 40%和 60%的下降，24 小时后触发细胞自噬现象。主要以神经元线粒体聚积、胞质中空泡形成，而细胞膜和细胞核保持完整。多巴胺转运体（DAT）抑制剂、抗氧化物质、抗坏血酸盐可以保护神经元的活力。多巴胺激活氧化应激酶 SAPK/JNK、P38，增加了 α-突触核蛋白表达，细胞活力和 α-突触核蛋白表达能被抗氧化物质、SAPK/JNK、P38 阻滞剂和细胞自噬剂 3-甲基腺嘌呤阻滞。这提示氧化应激酶和因子参与了细胞自噬。

五、兴奋性氨基酸毒性

兴奋性氨基酸包括谷氨酸、天冬氨酸，是中枢神经系统兴奋性神经递质，正常情况下完成兴奋性突触传递和其他生理作用。然而过量的该类物质对神经系统具有神经毒性作用及兴奋性毒性作用。早在 1957 年 Lucas 和 Newhouse 发现了谷氨酸（Glu）的兴奋性毒性现象，之后有关此类物质的研究沉寂了 12 年，直到 1978 年 Olney 继承和发展了这些科学发现，并首次提出了"兴奋性毒性"这一概念。他认为，谷氨酸通过与受体相互作用，再经由激活的受体来介导它对神经元的兴奋性毒性效应。目前多数学者认为，神经变性疾病与间接兴奋性毒性密切相关，其中包括帕金森病。

（一）谷氨酸及其受体

谷氨酸是哺乳类动物中枢神经系统中最丰富的兴奋性神经递质，几乎占据 1/3 的快速兴奋性突触（rapid excitatory synapse）。它所介导的神经传递在多种神经功能中发挥重要作用，谷氨酸的过度刺激可能参与帕金森病、癫痫和神经变性病变的致病过程。

谷氨酸受体基于信号转导途径的不同可分为两组。一组为促离子型谷氨酸受体，它们与阳离子通道直接偶合；一组为促代谢型谷氨酸受体（metabotropic glutamate receptor，mGluR），也称 G 蛋白偶联受体。促离子型谷氨酸受体又分为三类，以其最有效的人工合成激动剂来命名，分别称为 N-甲基-D-天（门）冬氨酸（N-methyl-D-aspartate，NMDA）受体、α-氨基-3-羟基-5-甲基-4-异恶唑丙酸（a-amino-3-hydroxy-5-methylisoxazole-4-propionic acid，AMPA）受体和红藻氨酸（kainic acid，KA）受体。其中 NMDA 受体是由一个 NMDAR1（NR1）亚单位和至少一种 NR2（NR2A～NR2D）亚单位组成的杂合寡聚体；AMPA/KA 受体由 9 种基本亚单位组成，分别为 GluR1～7 和 KA1～2，其中 AMPA 受体是 GluR1～4 亚单位的纯合寡聚体或杂合寡聚体，KA 受体由 GluR5～7 和 KA1～2 组成，而天然的 KA 受体可能是 GluR6/KA2 的杂合体。促代谢型谷氨酸受体由于氨基酸序列、结合的第二信使和激动剂选择性的不同，也可分为三组。第一组包括 mGluR1 和 mGluR5，它们能激活磷脂酶 C（phospholipase C），第二组包括 mGluR2 和 mGluR3，第三组包括 mGluR4、mGluR6、mGluR7 和 mGluR8，后两组受体都能抑制腺苷酸环化酶（adenylyl cyclase，AC）的活性。

（二）兴奋性毒性

经典兴奋性毒性是由于细胞外谷氨酸水平升高使得神经元持续去极化，继而触发一系列细胞内事件，最终导致细胞死亡。这一级联反应包含三个基本事件，即依赖钠内流的事件、依赖钙内流的事件和依赖谷氨酸胞外分泌的事件。它们之间并非孤立，而是平行发生。它们相对的重要性尚存争议，但普遍认为钠内流可能主导早期坏死事件，钙内流主导延缓的神经变性病变事件（delayed neurodegenerative events），而谷氨酸胞外分泌主导神经退变过程的传播和扩大。兴奋性毒性过程主要由 NMDA 受体介导，但非该受体介导的兴奋性毒性也不可忽视。

1. NMDA 受体介导的兴奋性毒性

（1）钠内流和兴奋性毒性关系密切。神经元的去极化首先通过激活 AMPA 受体来启动，接着电压依赖性钠离子通道激活，导致钠内流和进一步的去极化。持续的去极化使得细胞内钠离子浓度升高，为了保持离子平衡，氯离子被动流入，由此造成的渗透压梯度又驱使水分子由细胞外流入细胞内，水的流入使细胞体积增大（渗透性肿胀）和胞质内物质稀释，上述一系列反应的最终结果是细胞溶解和细胞内容物释放至细胞外环境，导致细胞破坏。这一过程可能是可逆的，因为通过去除细胞外的钠离子和氯离子能够避免这种渗透性肿胀，但并不能阻止细胞死亡，由此也说明它不是兴奋性毒性产生的必需步骤。

（2）钙超载可导致兴奋性毒性发生。细胞内钙离子浓度的升高是兴奋性毒性的继发性触发者。正常情况下，细胞内钙离子水平很低（10^{-8}～10^{-7}mol/L），细胞内钙超载是细胞外的钙离子内流造成的。研究表明，细胞外的钙离子可以通过三种途径进入细胞内，它既可以通过电压依赖性钙通道（voltage-dependent calcium channel）流入，也可以通过开放的NMDA受体通道（NMDA receptor channel）进入，而细胞膜上的钠/钙离子交换活性受损，也会导致细胞内的钙离子浓度上升。当细胞过度去极化时，细胞外的钙离子内流，这种初始的钙内流能够诱导细胞内的钙库激活，从而放大了钙内流效应。细胞内游离钙离子浓度的升高会激活多种酶活性和触发其他钙依赖的蛋白间相互作用，最终对细胞稳态造成不良影响和导致神经元死亡。如核酸酶的激活会破坏核内染色质结构和形成DNA片段；依赖钙激活的胞质内蛋白酶如钙蛋白酶（calpain），会攻击细胞骨架和其他细胞器；钙依赖的胞质内激酶如蛋白激酶C（protein kinase C，PKC）会对胞质内蛋白的磷酸化状态进行调整，破坏细胞功能；而由细胞内钙激活的脂肪酶如磷脂酶A_2（phospholipase A_2），会攻击细胞膜和其他细胞器。当细胞外去极化刺激去除后，这一过程也不能逆转，因此钙超载很可能是促进细胞死亡的不可逆转的关键因素。

（3）谷氨酸胞外分泌可导致兴奋性毒性。谷氨酸通过胞外兴奋性毒性的分泌，向其他神经元扩散，使邻近虚弱的神经元进一步去极化，进而扩大和传播损伤。有三种途径能够导致细胞外谷氨酸浓度升高：其一是细胞溶解，胞质内谷氨酸释放；其二是去极化导致的谷氨酸转运减慢或逆转；其三是钙依赖的突触囊泡进行胞外分泌。

2. 非NMDA受体介导的兴奋性毒性　研究表明，非NMDA受体的激活也可能在神经元死亡中发挥一定作用。例如发生在体外培养的脊髓运动神经元中的慢性兴奋性毒性对NMDA受体阻滞不敏感，很可能是由AMPA/KA受体介导的。最近有研究提示AMPA受体参与这种非NMDA受体介导的兴奋性毒性，由此推测，介导兴奋性毒性的主要受体很可能取决于该实验细胞的受体亚型表达类型。在表达钙通透的AMPA/KA受体（不含GluR2亚单位）的细胞类型，如海马神经元、某些皮质神经元、小脑浦肯野细胞和运动神经元，这些受体是介导兴奋性毒性的主要受体。确实，将AMPA/KA受体激动剂如KA、软骨藻酸（domoic acid）和使君子氨酸（quisqualic acid）直接注入动物脑中，能产生兴奋性毒性损伤，而且在体内这种兴奋性毒性和NMDA受体激动剂介导的一样强大和普遍存在。但需要指出的是，内源性谷氨酸可能是此类受体激动剂发挥毒性的一个不可忽视的因素，因为KA的毒性效应依赖于完整的谷氨酸能神经支配。体外培养的小脑颗粒细胞的兴奋性毒性实验也为此提供证据。NMDA受体拮抗剂能削弱软骨藻酸（选择性AMPA/KA受体激动剂）的毒性，而AMPA/KA受体拮抗剂却不能，提示了这种兴奋性毒性是由于NMDA受体的激活而不是直接的AMPA/KA受体介导所产生的。而且与NMDA受体激动剂不同，AMPA/KA受体激动剂介导的是凋亡而不是坏死，这与AMPA/KA受体介导的是持续的低水平的兴奋性毒性损伤这一观点相吻合。

近年来，大量研究显示促代谢型谷氨酸受体（mGluR）也可能参与兴奋性毒性过程。研究发现，激活第一组mGluR能够提高神经元的兴奋性和促进谷氨酸的释放，而第二组和第三组的某些成员可能通过发挥自身受体作用来抑制谷氨酸的释放。因此激活第二组和第三组受体通常被认为能够抵抗谷氨酸毒性；而第一组受体的拮抗剂也显示出神经保护作用，然而其激动剂的作用却不尽相同，它们或起神经保护作用或是呈现神经毒性效应。

3. 自由基和兴奋性毒性　自由基是兴奋性毒性过程中的第三位接力者，它是细胞内游离钙水平改变的产物。钙依赖的磷脂酶 A_2、一氧化氮合酶（nitricoxide synthase，NOS）和黄嘌呤氧化酶（xanthinoxidase，XO）的激活以及线粒体的氧化功能紊乱都能产生自由基。自由基对细胞器的破坏是致死性的，它对膜上的脂肪酸进行化学攻击能造成脂质过氧化，还能联合钙依赖的脂肪酶共同攻击膜成分，破坏细胞膜和导致细胞溶解。自由基对线粒体的攻击直接危及细胞内能量的产生。它也能破坏线粒体 DNA 和核 DNA。体内外实验表明，抗氧化剂、自由基捕获剂和 NOS 抑制剂能够削弱兴奋性毒性，也强调了自由基在介导兴奋性毒性中的重要作用。

4. 细胞凋亡与兴奋性毒性　细胞凋亡是指维持内环境稳定，由基因控制的细胞自主的有序的死亡，它在调节细胞周期中起至关重要的作用。胚胎形成、机体成熟和老化中都存在凋亡机制。然而，不适当地启动凋亡会导致神经变性改变。凋亡的特征是核内染色质浓缩、细胞容积变小以及细胞膜皱缩和脱落，这与兴奋性毒性破坏造成的由于渗透性肿胀导致空泡形成和细胞溶解的典型的坏死征象形成对比。很长一段时间里，凋亡和坏死被认为是两个互相排斥的二选一的过程，兴奋性毒性被视为神经元坏死的典型代表。然而，最近的研究发现，这两个过程实质上是互补的，垂死的神经元可以从一方转向另一方。决定细胞最终命运的关键因素是细胞内的钙离子浓度，钙离子浓度中度升高趋向于凋亡，而更高的浓度则导致坏死。将 KA 注入大鼠脑内，尸检可以观察到凋亡的组织病理征象。体内实验也表明，AMPA/KA 受体激活是较 NMDA 受体激活更有效的凋亡诱导信号，这与前者所表现的更为持久缓慢的兴奋性毒性的特征相吻合。在小鼠的大脑缺血模型中，抑制凋亡基因 *Bax* 的表达或过表达抗凋亡基因都有一定的抗损伤作用。但凋亡是与兴奋性损伤平行发生的，或是兴奋性毒性的结果仍不能确定。

（三）帕金森病和兴奋性毒性

帕金森病即震颤麻痹，其发病机制与兴奋性氨基酸毒性、细胞凋亡、炎症反应等有着密切的关系。

1. 基底节的谷氨酸能支配和黑质多巴胺能神经元上的谷氨酸受体　基底节的谷氨酸能通路包括大量的皮质纹状体投射、丘脑纹状体投射、皮质到底丘脑核（subthalamic nucleus，STN）和黑质致密部（substantia nigra pars compacta，SNc）的传入以及 STN 对苍白球内侧部（globus pallidus internal，GPi）、黑质网状部（substantia nigra pars reticulate，SNr）和 SNc 的兴奋性传入。它们在基底节生理功能的执行中发挥重要作用，同时也可能参与基底节的变性病变。SNc 的多巴胺能神经元上存在 NMDA 受体和 mGluR1 为谷氨酸兴奋性毒性机制参与帕金森病的发病提供了有力证据。

2. 帕金森病和直接兴奋性毒性　基底节环路学说表明，间接通路中谷氨酸能通路的过度激活是帕金森病患者的一个致病因素。STN 的过度激活和簇状放电（burst firing）对该病的影响也都得到一致的证实。而且，手术干预如毁损输出核和 STN 以及最近发展的对 STN 进行深部脑刺激（DBS）都显示出了对帕金森病患者的确切疗效是有力地支持这一观点。事实上，已经发现 STN 的谷氨酸能投射纤维也支配 SNc。且该部位的多巴胺能神经元上存在 NMDA 受体。因此，STN 的过度激活释放过量的谷氨酸，通过作用于 NMDA 受体，有可能加速神经变性病变。帕金森病的神经毒性模型已证实，通过对核进行电刺激从而抑制 STN 的过度激活，有可能延缓疾病的进展。但这一效应在人体中还没有得到证实。

3. 帕金森病和间接兴奋性毒性　另有学者认为，直接兴奋性毒性机制在慢性神经变性病变中不起作用，而间接兴奋性毒性假说有可能部分解释帕金森病患者的多巴胺能神经元变性。他们认为，线粒体功能障碍导致能量产生不足，神经元不能维持正常的静息膜电位，由此导致去极化，继而镁离子阻滞解除，NMDA 受体激活，使得正常水平的谷氨酸也能产生兴奋性毒性。帕金森病的选择性多巴胺能神经元易感性被认为与它们对氧化应激的高度敏感有关。多巴胺通过 MAO-B 代谢途径产生大量的 ROS，由于黑质细胞中存在大量的高价铁离子，这些 ROS 便进入 Fenton 型自由基生产循环。患者的黑质中所见到大量的脂质过氧化也是高水平氧化应激的见证。因此这种自由基机制可能在帕金森病的病理过程中发挥关键作用。黑质细胞一旦被氧化应激损伤就会对慢性兴奋性毒性更加敏感。帕金森病多巴胺能神经元存在潜在的代谢缺陷，尤其是线粒体代谢缺陷，进一步支持慢性兴奋性毒性学说。

六、免 疫 异 常

中脑区域的炎症及免疫反应也是帕金森病重要的病理变化之一。早在 1965 年 Eadie 等学者根据昏睡性脑炎最常见的并发症是帕金森病，而最早提出帕金森病与免疫反应异常有关。大量临床研究发现帕金森病患者细胞免疫功能及白细胞介素-1（IL-1）活性降低明显。McRae-Degueurce 等报道帕金森病患者的脑脊液（CSF）存在抗多巴胺能神经元抗体。细胞培养发现，其血浆及脑脊液能抑制大鼠中脑多巴胺能神经元功能及生长。将帕金森病患者的血 IgG 立体定向注入大鼠一侧黑质，发现黑质酪氨酸羟化酶（TH）及多巴胺能神经元明显减少，提示可能启动或参与免疫介导的黑质细胞损伤。

（一）炎症反应

自 1978 年 Elizan 提出虫媒病毒感染可能与帕金森病发病有关以来，不少学者提出病原体感染在帕金森病的病因中有一定作用。Takallashi 等认为流感病毒 A 感染在帕金森病患者路易体形成和黑质神经元死亡中有重要作用，抗 EB（Epstein-Barr）病毒的单克隆抗体与 α-突触核蛋白（共核蛋白）有交叉反应，日本脑炎病毒也能够诱导出帕金森病大鼠模型。但是到目前为止，尚无确切证据证实感染是诱发帕金森病发病的病因，与病原体有关的抗体的出现，可能是机体非特异性免疫功能紊乱的表现。

近 20 多年的研究表明，炎症参与了帕金森病的发病，小胶质细胞的激活，生成并释放大量 NO、肿瘤坏死因子-α（TNF-α）等炎症因子，是帕金森病等神经退行性疾病的共同病理机制。

脑细胞主要包括神经元和神经胶质细胞。神经胶质细胞包括小胶质细胞和星形胶质细胞等。小胶质细胞是具有吞噬和免疫活性的细胞；星形胶质细胞与血管内皮细胞是构成血脑屏障的基础，并且它能调控细胞外神经递质的水平和血液流动。通常大脑被认为是"免疫特赦器官"，因为非病理状态下一方面有血脑屏障的保护，另一方面神经胶质细胞维持在静息状态，抗原呈递被主动抑制，免疫活性较低下。当伤害性刺激导致外周炎症反应发生时，大量炎症因子通过各种途径进入脑组织，激活神经胶质细胞，产生一系列免疫反应。这样，中枢神经内过量的炎症物质（IL-1β、IL-6、INF-α、INF-γ、COX-2、补体等）产生。外周炎症因子进入脑组织的途径可能有：①血脑屏障受损，通透性增强；②血脑屏障中的免疫分子直接激活产生炎性物质；③血脑屏障特异性受体（如 CD200 受体等）主动转运炎症因子；④神经通路。炎症因子通过级联效应（主要由 NF-κB 信号转导通路介导），进一步引起致炎物质的大量产生。炎症反应本身是机体的一种保护机制，包括致炎和抗炎两个方面，致炎因素大于抗炎因素，机体表现出炎性状态。过量的炎症物质作用于神经细胞，引起神经炎症。研究显示，老年人特别是合并有心血管疾病和糖尿病等疾病的患者更易发生神经炎症。另外大量炎症因子的释放引起诱导型一氧化氮合酶（iNOS 或 NOS2）表达，释放具有神经毒性的自由基如 NO 等，导致强烈的氧化应激反应，造成神经细胞的损伤、死亡。

　　脂多糖（lipopolysaccharide，LPS），位于革兰氏阴性细菌的细胞外膜，是一种细菌内毒素，其对神经元没有直接的毒性作用，只有当小胶质细胞存在时，才能对神经元产生损伤作用。在体和离体的实验都证实，LPS 所致小胶质细胞的激活能导致多巴胺能神经元慢性、进行性的死亡。而且最初的刺激消失以后，小胶质细胞仍然能够维持在活化状态，持续性生成和释放炎症因子、形成恶性循环，最终产生难以控制的神经毒性作用。黑质部位小胶质细胞的数量是脑内其他部位的 4.5 倍，因此该部位对炎症刺激更为敏感，一旦小胶质细胞的过度激活呈现出慢性、持续性状态，将导致该部位多巴胺能神经元细胞严重受损甚至死亡。

（二）中枢免疫异常

　　过去认为，脑是免疫豁免器官，缺乏免疫反应。但是，近年来越来越多的证据表明，许多中枢神经系统退行性疾病如帕金森病、阿尔茨海默病和多发性硬化等都伴有中枢免疫功能异常。发生于疾病早期的神经元退行性变可以激活脑内的免疫反应，免疫功能异常也参与了神经元的变性坏死。帕金森病的中枢免疫异常主要表现为小胶质细胞过度激活和特定脑区细胞因子水平升高。

　　1. 小胶质细胞过度激活　小胶质细胞是中枢神经系统具有吞噬和免疫活性的细胞，在中枢神经系统的免疫调节中发挥核心作用。小胶质细胞的形态和功能具有可塑性，在静止状态为分支状，受到损伤信号刺激后体积增大，突起伸长、增多，成为高度分支化的小胶质细胞。继而演变为活化的小胶质细胞和脑巨噬细胞，同时其功能发生改变，细胞表面表达的 CR3 补体受体和 MHC 分子水平上调，合成和分泌细胞因子速度加快。McGeer 等在尸检研究中发现，帕金森病患者黑质中存在大量活化的、HIA-DR 阳性小胶质细胞，胞内含有黑色素碎片；在死亡的和即将死亡的神经元周围可见活化的小胶质细胞正在吞噬多巴胺能神经元和突触。在腹腔注射 MPTP 诱导的帕金森病小鼠模型中，注射后第 1 天到第 14 天黑质出现活跃的小胶质细胞增生、活化及淋巴细胞浸润，以及明显的嗜细胞现象，提示它们参与了神经元变性过程的早期阶段。

　　活化的小胶质细胞可以吞噬、清除死亡的神经元碎片，分泌一系列促炎因子，促进创伤修复和组织再生。但是炎症反应的持续进行，促炎因子水平不断升高也会产生有害作用，引起神经元的不可逆损伤。小胶质细胞在不同脑组织分布的密度不同，黑质区小胶质细胞的密度远远高于其他脑区，对 LPS 活化小胶质细胞引起的神经元损伤也更加敏感。帕金森病患者多巴胺能神经元不同亚群受损伤的严重程度不同，中脑边缘系统多巴胺能神经元死亡的严重程度远低于中脑黑质，在黑质致密斑中，小胶质细胞反应在神经元变性最明显的亚带也最为显著。这些证据显示，小胶质细胞的活化增生在多巴胺能神经元的选择性死亡中有重要作用。研究发现，LPS、帕金森病患者血清 IgG 及多巴胺醌均能诱导培养的小胶质细胞活化，引起一同培养的胎鼠中脑细胞和 MES23.5 细胞损伤，而在缺乏小胶质细胞的培养基中 TH 阳性细胞不受影响。在 MPTP 诱导的帕金森病小鼠模型中，米诺环素（minocycline，一种四环素衍生物）对黑质纹状体通路的多巴胺能神经元及神经纤维具有神经保护作用，且这种保护作用是通过抑制小胶质细胞活化产生的，与干扰可诱导的 NOS 合成和 MPTP 代谢无关。

崩解的神经元、细胞因子、抗体等都能诱导小胶质细胞增生、活化。小胶质细胞活化后，可以促进一些毒性细胞因子如 TNF-α、IL-1β、干扰素-γ（IFN-γ）等及反应性氧化物（H_2O_2、O_2^-、NO 等）的释放，继而引起自由基生成增加和线粒体功能障碍，并可作为免疫递呈细胞启动免疫应答，加重和扩大神经元的损伤。

2. 细胞因子水平升高　中枢神经系统损伤和疾病过程常常伴有细胞因子水平升高。从外周进入中枢的免疫细胞可以分泌大量细胞因子，中枢神经系统的神经元和神经胶质细胞受到损伤因素刺激后也可以分泌细胞因子。细胞因子的一过性升高可以促进神经营养因子的合成与分泌，但在中枢神经系统退变性疾病中，细胞因子水平持续升高又会对神经元产生损伤作用。

帕金森病黑质纹状体区发生明显改变的细胞因子主要有 TNF-α、IL-1β 和 IFN-γ。Hirsch 等发现，帕金森病患者黑质中 TNF-α、IL-1β 和 IFN-γ 水平是对照组的 7.6～15.7 倍。Hunot 等也证实帕金森病患者黑质表达 TNF-α、IL-1β 和 IFN-γ 的胶质细胞密度明显增高。细胞因子不仅对神经元产生毒性作用，同时刺激未活化的小胶质细胞活化，扩大并增殖胶质细胞反应，形成正反馈，使炎症反应持续进行。

TNF-α 是最重要的对多巴胺能神经元具有潜在毒性作用的细胞因子。帕金森病患者脑脊液和纹状体中 TNF-α 水平显著高于对照组，而且帕金森病患者黑质多巴胺能神经元表面 TNF-α 水平升高。敲除 *TNF-α* 基因的小鼠，与正常小鼠相比，MPTP 对其多巴胺能神经元造成的毒性损伤明显减轻。TNF-α 能诱导胶质细胞释放一氧化氮、花生四烯酸、谷氨酸等神经毒性物质，促进炎症因子合成，扩大炎症反应，并影响细胞内 Ca^{2+} 平衡，加重细胞损伤。TNF-α、IL-1β 结合可通过 caspases 途径导致细胞凋亡，Hunot 等也发现，帕金森病患者黑质中伴随 TNF-α 水平增高，NF-κB（一种重要细胞信号转导因子）核转位水平升高 70 倍，并且死亡的多巴胺能神经元具有凋亡特征，这些证据都提示 TNF-α 参与了神经元凋亡的信号转导。IL-1β 在正常脑组织中表达极低，而帕金森病患者黑质中可以观察到大量 IL-1β 阳性的小胶质细胞，提示多巴胺能神经元可能暴露于这种细胞因子的毒性作用下。McGeer 等报道 *IL-1β* 基因多态性与帕金森病的发病风险相关。IL-1β 和 IFN-γ 对神经元的毒性作用都与促进 NO 和自由基生成有关。

此外，有报道帕金森病患者黑质及脑脊液中 IL-2、IL-4、IL-6、TGF-α、TGF-β_1 及 TGF-β_2 也显著升高，虽然这些细胞因子对神经元的作用尚不能确定，但具有调节和刺激免疫细胞功能的作用，可能影响帕金森病的发病及病程进展。

（三）外周免疫异常

帕金森病患者外周血中也存在免疫状态异常，目前认为是继发于神经元变性的一种免疫功能紊乱。

1. 淋巴细胞亚群改变 帕金森病患者淋巴细胞亚群的改变主要表现在 T 淋巴细胞亚群紊乱。在帕金森患者外周血中，$CD4^+$、$CD45RA^+$初始 T 细胞比例下降，而 $CD4^+$、$CD45R0^+$ 记忆 T 细胞比例升高；而且帕金森病患者脑脊液和外周血中 γ^+、δ^+T 细胞比例较其他中枢神经系统疾病及紧张性头痛的患者明显升高。Bas 等报道帕金森病患者外周血中辅助 T 细胞数量减少，其中 $CD4^+$、$CD45RA^+$ T 细胞较 $CD4^+$、$CD29^+$ T 细胞减少更明显，同时伴有 B 淋巴细胞数量增加及 $CD4^+$、$CD25^+$ T 细胞活化增加，这些改变与左旋多巴治疗无关；在动物实验中，MTPT 的代谢产物 MPP^+也能引起大鼠外周血 $CD4^+$、$CD25^+$ T 细胞活化增加。李文昌等研究了 36 例帕金森病患者外周血免疫状态改变发现，$CD3^+$、$CD4^+$ T 细胞减少，而 $CD8^+$T 细胞增加，$CD4^+$与 $CD8^+$ T 细胞的比值也降低。

T 淋巴细胞亚群的改变直接影响外周血细胞因子水平。研究报道帕金森病患者外周血单核细胞分泌的 TNF-α、IL-1α、IL-1β、IL-6，单核/巨噬细胞分泌的 TNF-α 及注射 LPS 刺激外周血单核细胞分泌的 IFN-1 水平均显著下降，并与患者的 Hoehn-Yahr 评分呈正相关，提示细胞因子生成功能受损可能随疾病进展而发展。另外有研究显示帕金森病患者外周血单核细胞分泌的 TNF-α、IL-6 和 IFN-α 水平升高，IL-2 水平下降，经左旋多巴治疗可后有部分逆转。

尽管帕金森病患者外周血淋巴细胞亚群的改变可能是一种继发的非特异性免疫功能紊乱，但是 T 细胞与细胞因子生成和免疫调节密切相关，其功能紊乱可以进一步影响机体的免疫状态，加重疾病的进展。

2. NK 细胞的作用 NK 细胞是具有非特异性杀伤作用的第三类淋巴细胞。有作者研究了 48 例不同年龄和不同病情帕金森病患者的 NK 细胞活性，发现 6 例 60 岁以下帕金森病患者的 NK 细胞活性显著低于同年龄组的健康对照者和年龄较大的帕金森病患者，而 19 例严重帕金森病患者（Hoehn-Yahr 评分分级Ⅳ～Ⅴ级）的 NK 细胞活性则显著高于 29 例病情较轻的帕金森病患者（Hoehn-Yahr 评分分级Ⅰ～Ⅲ级），表明 NK 细胞活性与疾病的严重程度有关。NK 细胞具有免疫调节作用，其活性低对控制病情进展不利。严重帕金森病患者出现 NK 细胞活性增高可能是因为多巴胺能神经元发生了抗体依赖细胞毒作用（ADCC）。NK 细胞可阻止神经元损伤、细胞因子或其他信号活化，发挥其杀伤作用。在异体移植中脑多巴胺能神经元的实验中发现，经 IL-2 活化的 NK 细胞能通过抗体依赖细胞毒作用杀死 50% 的豚鼠胚胎中脑细胞。

3. 补体参与 补体介导的细胞毒作用也是细胞损伤的重要机制之一。将帕金森病患者的血清进行热灭活后加入培养的多巴胺能神经元中，酪氨酸羟化酶阳性神经元的数目并无明显改变，但加入兔重组补体后，高亲和力多巴胺的摄取显著下降，TH 阳性神经元的数目明显减少，表明帕金森病患者血清能够通过补体介导的细胞毒作用造成多巴胺能神经元损伤。

（四）自身免疫机制

帕金森病患者中枢及外周血中都发现各种抗体水平的升高。McRae 曾报道在临床确诊的帕金森病患者脑脊液中存在抗大鼠多巴胺能神经元的抗体，IgG 的鞘内合成率也增高。Dahlstrom 证实体外培养的多巴胺能神经元的生长及功能能够被帕金森病患者脑脊液中提取的 IgG 所抑制。Chen 等将帕金森病患者血清中提取的 IgG 立体定向注入成年大鼠单侧黑质，使注射侧 TH 阳性细胞数较对侧减少 50%，而对照组仅减少 18%。部分帕金森病患者脑脊液中还发现了抗多巴胺 D_2 受体的抗体。Zappia 等发现帕金森病患者血清中抗神经节苷脂 GM1 抗体 IgM 升高。抗多巴胺抗体、抗 hsp65 和 hsp70 抗体，以及抗神经系统 GFAP、MP-65 抗体水平升高也有报道。

帕金森病患者特异性抗体，目前认为是死亡、崩解的神经元释放大量抗原成分刺激机体免疫系统产生的，而抗体介导的自身免疫反应又加重神经元的死亡，触发下一个恶性循环。研究还发现，帕金森病患者 IgG 可以通过小胶质细胞表面的 Fcγ 受体诱导小胶质细胞活化，加重多巴胺能神经元的损伤。因此，尽管自身免疫反应不是帕金森病的病因，但它促进了病情的进展。

综上所述，炎症/免疫反应是帕金森病的一个重要的病理特征，它与多巴胺能神经元变性密切相关。这些炎症/免疫反应是否仅对变性坏死的细胞起清除作用，还是在原有的神经细胞损伤基础上放大了损伤作用，抑或是诱发神经损伤，目前尚无结论。在治疗方面，一些实验性研究和临床试验表明，应用一些抗炎症药物，可以减少神经毒引起的多巴胺能神经元变性坏死。

七、细　胞　凋　亡

目前，帕金森病发病机制有关细胞凋亡的研究逐步深入。1995 年 Agid 检测帕金森病患者黑质多巴胺能神经元凋亡形态学和生化特征，发现许多患者脑内的多巴胺能神经元有细胞凋亡特征性病变，存在 TNF-α 受体（α-TNFR）和 Bcl-2 原癌基因表达，提示细胞凋亡可能是多巴胺能神经元变性的基本步骤。然而由于方法学的局限性和凋亡诊断标准的狭隘性，凋亡在帕金森病发病中的地位和作用备受争议。

（一）凋亡的信号转导通路及调控基因

凋亡是一种生理或病理条件下由基因调控的细胞死亡程序，这种细胞自杀程序在进化过程中高度保守，一旦调节失控就会出现各种疾病，如肿瘤、自身免疫疾病、神经变性疾病等。细胞内外的各种信号可通过胱天蛋白酶（caspase）家族降解底物蛋白，诱导细胞发生凋亡。根据作用的不同，与凋亡有关的 caspase 可分为两类：一类称为始动 caspase（initiator caspase），当其原结构域与衔接蛋白（adaptor protein，AP）相互作用时可通过自我剪切而活化，这类 caspase 包括 caspase-1、caspase-2、caspase-4、caspase-5、caspase-8、caspase-9、 caspase-10、caspase-11、caspase-12；另一类称为效应 caspase（effector caspase），参与重要底物的剪切，引起细胞凋亡，它们包括 caspase-3、caspase-6、caspase-7、caspase-14。至少有两种途径参与 caspase 的激活：一种由细胞死亡受体（death receptor，DR）介导，称为非固有途径（extrinsic pathway）；另一种由线粒体介导，称为固有途径（intrinsic pathway）。

1. 细胞死亡受体介导的非固有凋亡通路 细胞死亡受体是 TNF 受体超家族成员，是一种跨膜蛋白，其胞外段富含半胱氨酸，胞内段具有死亡域（death domain，DD）。当配体与受体结合后，DD 结合 AP 形成死亡信号复合体（death-inducing signaling complex，DISC），激活该途径中主要的两种 caspase 前体 caspase-8 和 caspase-10，活化的 caspase 继而激活下游的效应 caspase-3、caspase-6、caspase-7，使细胞内蛋白广泛降解，触发凋亡形态学改变。

2. 线粒体介导的固有凋亡通路 线粒体是凋亡发生的重要场所和各种死亡刺激的感受器。生长因子剥夺、氧化应激、DNA 损伤，通常可诱导线粒体通透性转运孔（MPTP）开放，释放细胞色素 c 和其他促凋亡多肽，释放到胞质的细胞色素 c 与 Apaf11 相结合后可促使 Apaf11 形成寡聚体。在三磷酸腺苷/脱氧三磷酸腺苷（ATP/dATP）存在时，Apaf11 募集该途径中主要的始动 caspase-9 前体聚积形成凋亡体（apoptosome）的复合体，caspase-9 前体通过自我剪切产生具有活性的 caspase-9，由此引发下游 caspase 如 caspase-3、caspase-7 的进一步活化。

3. JNK 途径 JNK（c-jun N-terminal kinase）属于丝裂原激活蛋白（mitogen-activated protein，MAP）激酶组成员，在环境应激和生长因子剥夺时激活。JNK 蛋白的激活需要 Thr-Pro-Tyr 模序中 Thr 和 Tyr 残基的双磷酸化。激活的 JNK 蛋白激酶使 c-jun 活性结构域的 63 位和 73 位氨基酸残基磷酸化，使激活蛋白-1（activitor protein1，AP-1）转录活动增强。JNK 也能通过磷酸化 Bcl-2 或者激活 P53 从而拮抗 Bcl-2 的抗凋亡功能。

4. 凋亡调控基因 凋亡调控基因可以从 DR 水平、线粒体水平、凋亡抑制蛋白（inhibitor apoptosis protein，IAP）水平严格调控细胞凋亡的发生，主要包括 *Bcl-2* 基因及其家族成员、*P53*、*c-jun* 及 *c-fos*、*NF-κB*。Bcl-2 家族成员分为抗凋亡蛋白和促凋亡蛋白，主要是通过影响线粒体渗透性，调节细胞色素 c 释放而发挥作用。其中抗凋亡蛋白包括 Bcl-2、Bcl-XL 等，而促凋亡蛋白包括 Bax/Bak 样蛋白和单 BH3 结构域蛋白。*P53* 是一种抑癌基因，其促凋亡的机制可能通过降低细胞内源性 Bcl-2 蛋白表达和抑制其功能，提高 Bax 蛋白表达，使 Bcl-2/Bax 蛋白比例失调，从而促进细胞凋亡。c-jun 和 c-fos 是细胞内即早反应基因，细胞内外的各种刺激（炎症、自由基等）和 DNA 损伤促使它们反应性表达增加。转录因子 NF-κB 是 Rel 家族蛋白的二聚体，近年研究发现 NF-κB 对神经元的死亡具有双重调控作用，抑制 NF-κB 可以减弱某些毒素对皮质神经元的损害，而激活的 NF-κB 又介导了神经生长因子（NGF）对 PC12 细胞的促生存作用。有报道，某些 Bcl-2 家族基因的启动子上有 NF-κB 的结合位点，NF-κB 的激活能上调其表达，此外，IAP 也受 NF-κB 的调节。

（二）凋亡与散发性帕金森病

1. 凋亡在散发性帕金森病患者中存在的证据和争议 自 Mochizuki 等人的研究发现之后，Kingsbury 等人也在 10 例散发性帕金森病病例中检测到了 TUNEL 阳性标记。Tattom 等人应用 TUNEL 和 YOYO-1 双染法还观察到了染色质凝集。然而也有大量的文献对

TUNEL 法在实际运用时的可靠性提出疑问，其理由是：①该法检测可将 ROS 直接损伤 DNA 造成的坏死误认为凋亡；②标本没有及时固定以及固定时间过长会增加非特异性 3′DNA 末端标记，造成假阳性；③标本固定过度使蛋白交联，会阻止 d-UTP 与 3′DNA 末端的结合造成假阴性；④正在分裂的细胞如胶质细胞在有丝分裂期间可以被 d-UTP 标记，造成假阳性。由于 TUNEL 法的以上缺点，有研究报道并没有检测到 TUNEL 阳性的黑质细胞，而另有研究在对照组的黑质中也找到大量 TUNEL 阳性细胞，还有报道认为 TUNEL 阳性标记只局限于胶质细胞核。由此可见，以上证据不能肯定帕金森病患者黑质中存在凋亡，因此又有研究者对帕金森病患者脑组织标本中的凋亡基因表达的蛋白进行了检测。1998 年 Dela Monte 等人研究发现，帕金森病患者黑质致密部的神经元和胶质细胞中，P53 呈免疫阳性，但在有路易体的细胞中，P53 却是阴性的；同样是对 P53 的研究，Jllinger 等人报道的却是阴性结果。对 Bcl-2 家族蛋白表达的研究发现，黑质致密部含黑色素的细胞中 Bax 蛋白表达升高，支持帕金森病中存在凋亡的学说；而另有研究者报道在黑质致密部、尾状核、壳核和苍白球中，Bcl-2 蛋白表达也升高，认为这是对损伤应激的代偿性增高。但也有研究者应用免疫组化和原位杂交方法，并没有发现 Bax 或者 Bcl-2 表达的改变。由于很难对尸体解剖标本的线粒体功能进行检测，我们不能确定 Bax 的激活是否引起线粒体膜电位的降低，但是在帕金森病患者黑质致密部存在氧化应激和线粒体 DNA（mtDNA）的缺失，它们可以引起线粒体膜电位下降，提示在黑质变性中可能有 caspase 的参与。确实，Mogi 等人在黑质致密部检测到 caspase-3、caspase-1 升高；Hart-mann 等人发现帕金森病患者中细胞死亡的百分数与黑质致密部、腹侧顶盖区和中央灰质中的 caspase-3 阳性细胞数呈正相关。其他调节细胞凋亡的因子是否参与了黑质变性还不甚清楚，但是在帕金森病患者黑质细胞中检测到了激活的 NF-κB；关于 JNK 途径在帕金森病患者黑质变性中的作用还没有明确的研究结果，但是有一项研究报道在黑质致密部没有检测到激活的 c-jun。

2. 凋亡在帕金森病动物和细胞水平的实验证据 研究显示，凋亡途径很可能介导了帕金森病患者黑质细胞的死亡，而这可能与多巴胺能神经元富含多巴胺这一本身特性有关。大量实验表明，多巴胺或者左旋多巴能诱导神经元或非神经元出现凋亡的形态学和生化学特征性改变。在大鼠纹状体内注射多巴胺的实验也有类似发现。帕金森病患者黑质纹状体内多巴胺代谢加速，在 MAO 作用下产生过氧化氢（H_2O_2）、醛和氨，诱发的氧化应激反应参与 DNA 损伤。Daily 等人发现在多巴胺诱导的细胞凋亡中有 P53 转录因子的参与，尽管 P53 蛋白水平没有明显升高，但是磷酸化的 P53 却明显增多，而且该研究认为多巴胺只有在 P53 被激活后才能诱发 DNA 降解。多巴胺诱导的凋亡伴随 Bax 蛋白的明显升高，此结果表明 P53 可能激活了 *Bax* 基因的转录翻译。而过表达 Bcl-2 可以拮抗 Bax 的激活，并阻止多巴胺诱导的凋亡。

6-羟基多巴胺（6-OHDA）是制备体内或体外黑质变性实验模型最常用的一种神经毒素。该物质的致细胞凋亡作用最先由 Walkinshaw 和 Waters 证明，他们发现 NGF 诱导分化的儿茶酚胺能 PC12 细胞在低浓度的 6-OHDA 作用下，形态和生化上出现了凋亡的特征性改变。形态上，PC12 细胞表现出细胞皱缩、染色质凝集等；生化上，出现 DNA 断裂。6-OHDA 的致凋亡作用在中脑多巴胺能原代细胞、小脑颗粒细胞中也都得到证实。体内实验显示：SD 大鼠在内侧前脑束注射低剂量 6-OHDA 后的 1～14 天，可以观察到多巴胺能的 TUNEL

阳性标记细胞,具有细胞皱缩、核固缩等典型的凋亡特征。在发育小鼠,纹状体内注射 6-OHDA 也会导致黑质细胞的凋亡。P53 转录因子可以在各种神经毒素的作用下诱导表达,而且可以调节与凋亡有关的基因的表达。已经证明在 PC12 细胞中,6-OHDA 可以诱导 P53 表达增加。6-OHDA 处理的大鼠黑质也有 P53 免疫反应的增强。P53 能调节 Bcl-2 家族蛋白的表达,尤其是 Bax 和 Bcl-2,前者表达增加,后者表达下降。在 6-OHDA 处理的 PC12 细胞有 Bax 蛋白的升高,可继发线粒体膜电位改变、细胞色素 c 释放和 caspase 的激活。PC12 细胞或皮质原代细胞过表达 Bcl-2 能有效拮抗 6-OHDA 的毒性。体内实验,以单纯疱疹病毒为载体,表达 Bcl-2 可预防 6-OHDA 诱导的神经元变性。而且 caspase 的抑制剂也能有效地拮抗 6-OHDA 的毒性。

MPTP 和 MPP^+ 也是制备帕金森病模型的经典毒物。很多研究提示 MPP^+ 能诱导多种细胞的凋亡,如神经母细胞瘤 SH-SY5Y 细胞、中脑多巴胺能原代细胞、小脑颗粒细胞、GH3 垂体细胞等。MPTP 处理的小鼠,其黑质致密部也有细胞凋亡,P53、Bcl-2、caspase 可能参与了 MPTP 诱导的凋亡。Kitamura 实验证明在 SH-SY5Y 细胞 MPP^+ 能诱导 P53 蛋白表达增高,且 P53 基因敲除小鼠的黑质神经元比野生型小鼠的更能耐受 MPP^+ 的毒性。MPTP 处理的小鼠,其黑质部 Bax 的 mRNA 和蛋白水平均升高。Bax 基因缺陷的小鼠对神经毒素有耐受性。相反,Bcl-2 过表达有保护作用,药物或基因修饰使得 Bcl-2 和 Bcl-XL 水平降低,会增强 MPTP 的毒性。这些改变继发性损害线粒体膜电位,用线粒体通透性转换孔(MPTP)开放抑制剂环孢素 A(cyclosporin A)或其类似物,可抑制 MPP^+ 诱导的细胞凋亡。MPTP 诱导的线粒体膜电位的下降也可能受 Par-4 的影响,它是一个 38kD 的蛋白,非 Bcl-2 家族成员,在 MPTP 处理的猴和小鼠黑质其表达都有升高,且抑制其活性可以保护线粒体功能和抵抗铁离子毒性,所以它也可能是调节黑质神经元凋亡的一个重要因子。MPP^+ 的毒性与细胞色素 c 从线粒体释放有关,且有研究认为最终有 caspase 参与 MPP^+ 的毒性。MPTP 处理的小鼠黑质区 caspase-3、caspase-8 和 caspase-1 升高,且药物或基因抑制 caspase 的活性可以抑制 MPP^+ 诱导的凋亡。但是关于 MPTP 的致凋亡作用也有不同意见,如 Soldner 等人在 PC12 细胞没有观察到 MPP^+ 诱导的凋亡或者 caspase 的激活。

尽管有不同的意见,6-OHDA 和 MPTP 的毒性机制基本上是一致的,通过氧化应激和线粒体抑制导致 DNA 损伤,上调 P53 蛋白表达,后者又激活 Bax,进而线粒体膜电位降低和 caspase 激活。但是新近研究发现,除了 P53、Bcl-2 家族蛋白、caspase 外,其他分子途径如 NF-κB 和 JNK 途径以及小胶质细胞激活介导的炎性反应,可能也在黑质细胞变性中起到调节作用。NF-κB 在帕金森病患者的黑质及经 6-OHDA 和 MPP^+ 处理的儿茶酚胺能细胞内活性均增强,从某种意义上说这可能是一种代偿保护机制。在帕金森病患者黑质中胶质细胞的激活也是该疾病的病理特点之一。McGeer 等人报道在帕金森病患者黑质中有大量人白细胞抗原-死亡受体(human leukocyte antigen-DR,HLA-DR)阳性的小胶质细胞。小胶质细胞介导黑质多巴胺能神经元死亡的机制还不清楚。但是这很可能是由于 TNF-α、IL-1β 和 IFN-γ 参与了毒性反应。研究者推测细胞因子可能通过两种机制参与黑质细胞的死亡:①在胶质细胞炎性细胞因子可以诱导 NO 的生成,从而对周围的多巴胺能神经元产生损伤;②在人黑质多巴胺能神经元的表面有 DR、TNF-α 等细胞因子可能通过激活 TNF-α 受体,激活 DR 介导的非固有途径的凋亡。

（三）凋亡与家族性帕金森病

目前发现的多个家族性致病基因与凋亡都存在一定的关系，凋亡在家族性帕金森病的发病中也可能发挥作用。

1. 凋亡与 α-突触核蛋白（α-synuclein）　Dauer 等人研究显示降低 α-synuclein 的表达能预防 MPTP 诱导的神经元变性，相反，中脑胚胎细胞过表达 α-synuclein 将使细胞凋亡增加 1 倍。而且，α-synuclein 过量表达能诱导线粒体内形成 α-synuclein 阳性包涵体结构并增加自由基的生成。有人认为突变 α-synuclein 能增加帕金森病患者黑质多巴胺能神经元对一系列毒素的易感性。研究证实，在 NT-2/D1 和 SK-N-MC 细胞中氧化损伤的标志物（脂质过氧化、3 一硝基酪氨酸等）基础水平升高与过表达突变的 α-synuclein 有关，且过表达能增强细胞对各种致凋亡刺激的易感性，如血清剥夺、H_2O_2 处理、给予 MPP^+ 或蛋白酶体抑制剂乳胞素（lactacystin）等。

2. 凋亡与 *Parkin* 基因　*Parkin* 是常染色体隐性遗传性青少年型帕金森综合征（autosomal recessive juvenile parkinsonism，AR-JP）的致病基因，尽管大量的研究在寻找 Parkin 的底物，但所找到的底物中没有一个是在多巴胺能细胞中特异性表达的，所以 Parkin 功能丧失后通过何种机制导致多巴胺能神经元死亡还不明确。在多巴胺能 SH-SY5Y 细胞系中，降低 Parkin 表达，由于没有了 Parkin 的保护作用，多巴（DOPA）和多巴胺自身氧化，导致多巴胺代谢物的堆积和 caspase 的激活，从而引起该细胞的凋亡。另有研究，在 SH-SY5Y 细胞中过表达 Parkin 可以减少多巴胺或 6-OHDA 诱导的细胞凋亡。Parkin 能显著减弱 JNK 途径和 caspase 的激活，亦能降低 ROS 水平，而与帕金森病相关的突变型 Parkin 蛋白表达会削弱野生型 Parkin 蛋白的细胞保护作用。这些结果表明 Parkin 可能通过减弱氧化应激、阻止 JNK/caspase 途径的激活而发挥拮抗多巴胺毒性的作用。

内质网是蛋白质正确折叠、安装和运输的场所，又是细胞内钙贮存器。钙平衡紊乱、突变蛋白质表达等情况引起内质网腔内未折叠、错误折叠蛋白质聚集，导致内质网应激（endoplasmic reticulum stress，ERS）。动物实验中发现长时程的 ERS 可激活 caspase-12，继而引起 caspase 级联反应，导致细胞凋亡。泛素蛋白酶体途径（ubiquitin-proteasome pathway，UPP）在与内质网有关的膜蛋白和分泌蛋白的降解中发挥重要作用。未折叠和错误折叠的蛋白质进入胞质，经泛素激活酶（E1）、泛素结合酶（E2）、泛素连接酶（E3）泛素化后，被 26S 蛋白酶体降解。这种降解称为内质网相关降解（endoplasmic reticulum-associated degradation，ERAD）。在家族性帕金森病，与 UPS 途径相关的各种基因的突变，如 *crsynuclein* 突变导致大量突变蛋白质聚集、*Parkin* 和 *UCH-L1* 基因突变不能及时降解未折叠及错误折叠的蛋白质，均可导致 ERS。Parkin 相关内皮素受体样受体（Pael-R）是 Parkin 的底物，Takahashi 等人在 SH-SY5Y 细胞系过表达 Pael-R，用蛋白酶体抑制剂乳胞素诱导其聚集。免疫荧光研究发现加用抑制剂 6 小时后出现 Pael-R 的聚集，延长接触时间会出现 Pael-R 的聚集体。当这些聚集体形成时，细胞变圆、皱缩、死亡。而且在 AR-JP 患者脑组织中也发现了不溶性 Pael-R 明显升高，因此推测 AR-JP 可能的发病机制是 Parkin 功能的丧失，导致其未折叠的底物在内质网聚集，引起 ERS，通过激活 JNK 和（或）caspase 途径，导致多巴胺能神经元凋亡。

3. 凋亡与 *DJ-1* 基因　*DJ-1* 基因突变可导致常染色体隐性遗传的早发型帕金森病（autosomal recessive earlyonset parkinsonism，AR-EOP）。已有研究发现该物质具有调节基因转录的作用，如超氧化物歧化酶 3（SOD3）、tau 蛋白的表达等和抗氧化应激的作用。虽然 DJ-1 能清除 ROS，但是仅仅如此不能达到其抗氧化应激的作用。Junn E 等人筛选出 DJ-1 的相互作用蛋白 Daxx，这是一种死亡蛋白。DJ-1 通过把 Daxx 限制在核内，阻止其进入胞质激活效应酶——凋亡信号调节激酶 Ⅰ（apoptosis signal-regulating kinase Ⅰ），进而阻止了其触发的细胞凋亡反应，而致病基因 *L166P* 突变这种功能缺陷。用 RNA 干扰降低 DJ-1 的表达，对氧化应激、内质网应激、蛋白酶体抑制导致的细胞凋亡具有协同作用。过表达野生型的 DJ-1 可以拮抗 H_2O_2 的促细胞凋亡作用，而 *L166P* 突变的该基因无此功能。这些结果表明 DJ-1 拮抗神经毒素诱导的各种应激、保护细胞功能的丢失可能是其突变导致帕金森病的原因。

4. 凋亡与 *PINK1* 基因　*PINK1*（PTEN-induced kinase 1）基因突变被认为与常染色体隐性遗传的早发型帕金森病有关。Agnes 等用人和鼠的神经元细胞系转染野生型或者突变型的 PINK1，发现过表达野生型的 PINK1 能减轻毒素诱导的 caspase-3 的激活，且 caspase-9、caspase-7 的水平也显著降低，而突变型的抗凋亡作用却大大减弱。作者认为野生型 PINK1 的抗凋亡作用可能是通过抑制细胞色素 c 从线粒体中释放，进而阻止了下游 caspase 的激活。也有研究发现用小干扰 RNA（siRNA）降低 PINK1 的表达，能加重 MPP^+、鱼藤酮诱导的细胞凋亡。以上研究提示 PINK1 通过抗凋亡来保护多巴胺能神经元。

（四）细胞凋亡与帕金森病治疗

细胞凋亡控制系统可能是调节黑质纹状体退行性变的关键。MAO-B 抑制剂司来吉兰（Deprenyl）是帕金森病治疗的辅助用药，Gelowitz 等人通过动物实验发现它能抑制帕金森病的细胞凋亡，减缓病程发展。Saporito 等用 c-jun N 末端激酶抑制剂 CEP21347/KT27515 能减轻 MPTP 的毒性作用，并能抑制小剂量 MPTP 诱发的帕金森病小鼠模型黑质细胞凋亡。给帕金森病大鼠移植胚胎黑质细胞，因 1 周内大部分细胞发生凋亡，影响了移植效果，Schierie 等人采用酪蛋白酶抑制剂 Ac2YVAD2cmk 有效地抑制了黑质细胞凋亡，增加了移植细胞的成活率。干预细胞凋亡的上游转导途径能明显地减轻凋亡所致的神经变性，而如果干预下游路径如 caspase 的活性就会出现不同的结果，这对于制定针对帕金森病细胞凋亡的治疗策略有非常重要的意义。一旦 caspase 被启动，则其抑制剂仅能延缓细胞体的死亡，但由于帕金森病的症状是源于黑质投射到纹状体的多巴胺能神经元的轴突末端丢失，故仅仅阻止黑质多巴胺能神经元胞体的死亡而没有保护其轴突并不是一个有效的治疗策略，所以联合的抗凋亡策略可能是一个可取的临床研究方向。

八、泛素蛋白酶体系统功能障碍

越来越多的研究表明：遗传因素在帕金森病的发病中占有越来越重要的地位。现有研究已经发现 *a-synuclein*、*Parkin*、*UCH-L1*、*DJ-1*、*Nuurl*、*PINK1*、*LRRK2* 等基因突变与家族性帕金森病有关。随着越来越多的帕金森病致病基因的发现，研究者们不禁开始怀疑：帕金森病是一个单独的疾病实体还是一组有相似临床表现但具有不同病理生理过程的疾病群？然而在 α-synuclein、UCH-L1、Parkin、DJ-1 等蛋白的功能被逐渐认识后，由泛素（ubiquitin）介导的蛋白降解功能受损被认为可能是帕金森病发病的共同分子机制，即泛素蛋白酶体途径（ubiquitin-proteasome pathway，UPP）。泛素蛋白酶体系统（ubiquitin-proteasome system，UPS）可选择性地降解细胞内的蛋白质，是人体一条重要的非溶酶体降解途径，它在多种与细胞周期性增殖及凋亡相关蛋白的降解中发挥重要作用。在许多神经系统变性疾病，如阿尔茨海默病（AD）、亨廷顿病（HD）、肌萎缩性侧索硬化（ALS）等患者脑组织中，同样也发现有蛋白聚集体，这些聚集体通常含有泛素化的蛋白和 UPS 组分。这进一步证明了 UPS 在神经变性疾病发病中的重要作用。本节重点阐述 UPS 在帕金森病发病中的作用。

（一）UPS 的组成

UPS 由两组重要的功能酶组成。一组是将靶蛋白泛素化，包括泛素激活酶（E1）、泛素结合酶（E2）和泛素连接酶（E3）。E1 在 ATP 作用下，激活泛素分子并将其转移给 E2 形成 E2-泛素复合体，E3 识别靶蛋白，E2-泛素复合体将泛素分子通过 E3 转接或直接结合到靶蛋白的赖氨酸残基（lys-）上，以上过程可以重复进行，形成多聚泛素链。另一组是去泛素化酶（DUB），包括泛素羧基末端水解酶（UCH）和泛素专一蛋白酶（UBP）两大家族。前者主要水解与靶蛋白结合的或者游离的多聚泛素链，后者水解单个泛素分子与蛋白结合的肽键或者两个泛素分子间的肽键，水解成的游离单个泛素分子可以循环利用。

多聚泛素链标记的靶蛋白最终被 26S 蛋白酶体识别降解。26S 蛋白酶体是真核细胞内 ATP 依赖的由多个亚单位组成的蛋白降解系统，有多种催化酶解活性，包括一个中心催化器（core particle，CP），即 20S 蛋白酶体，和两个调节亚单位（regulatory particles，RP），被命名为 PA700（或 19S），两个 RP 分别连接到 CP 的末端，组装成有活性的降解系统。CP 是一个桶状的结构，由 28 个亚单位按顺序纵向堆积组成两个 β 内环和两个 α 外环，每个内环的三个 β 亚单位（β1、β2、β3）有多种酶催化功能。这些 β 亚单位是整个系统的催化核心，位于两个 β 内环的内表面，因此靶蛋白必须经过由两个 α 外环组成的狭窄"入口"。PA700 由基底复合体和顶盖复合体组成。基底复合体靠近 20S 蛋白酶体，有 6 个 ATP 酶位点和 2 个调解部分，在 ATP 供能时与 20S 蛋白酶体的 α 外环结合，使"入口"打开，同时使靶蛋白伸展，协助其进入催化位点。顶盖复合体离 20S 蛋白酶体较远，含有多个非 ATP 酶的亚单位，主要作用是识别靶蛋白、去泛素化、与 E3 等蛋白相互作用。

（二）UPS 与路易体

帕金森病的病理性标志是路易体，最初在散发性帕金森病患者中发现。它是一种嗜酸性蛋白包涵体，由一个致密核心和周围的纤维晕组成。核心主要由脂质构成，而周围的纤维晕主要由纤维丝和多种未被降解的蛋白形成，主要的蛋白成分包括 α-synuclein、泛素、蛋白酶体亚单位、UCH-L1、Parkin 等。虽然路易体被发现已有数十年，但它的形成机制和病理意义并不十分明确。当异常、突变、氧化修饰的蛋白超过了细胞的降解能力或者 UPS 本身功能受损都可以导致这些蛋白聚集，而 α-synuclein 过量表达或突变也能削弱 UPS 的功能，因此 UPS 功能丢失可导致蛋白聚集，反过来聚集体又可以损害 UPS 功能，形成恶性循环。故在路易体的病理意义上，目前较认可的观点是初期路易体将这些毒性蛋白隔离包裹起来，是对细胞的一种保护作用，但是当过量的毒性蛋白堆积时，会触发恶性反馈循环，对细胞造成毒性损害。

（三）UPS 与家族性帕金森病

泛素蛋白与家族性帕金森病的发病关系密切。对这些基因的研究让我们对散发性帕金森病的发病机制有了更进一步的了解。*α-synuclein*、*Parkin*、*UCH-L1*、*DJ-1* 等基因突变已被确认与家族性帕金森病有关，而且它们都指向同一种分子机制，那么，它们是怎么起作用的呢？

1. 泛素蛋白与 α-synuclein　α-synuclein 是一种突触前蛋白，具体的生理功能还不清楚。野生型 α-synuclein 是单体型，过量表达时可聚集形成纤维丝。它的两种突变类型 A53T、A30P 能导致常染色体显性遗传性帕金森病。体外实验表明 α-synuclein 可以通过 UPS 降解抑制 UPS，会导致泛素化 α-synuclein 的聚集。野生型和突变型 α-synuclein A53T 都可以被 UPS 降解，但是后者的降解速度明显变慢。进一步的实验证明，过量表达野生型或者突变型 α-synuclein 会削弱 UPS 的功能，而且使神经元对蛋白酶体抑制剂和线粒体依赖性的凋亡更敏感，这其中可能的分子机制是野生型 α-synuclein 能与 26S 蛋白酶体的调节亚单位 PA700 的亚基 Tat 结合蛋白-1（TBP1）相互作用，增强 PA700 对蛋白酶体的活化，而过表达野生型或者突变型 crsynuclein 会削弱这种活化、降低蛋白酶体的活性，从而减弱细胞对蛋白酶体抑制剂的耐受性，导致线粒体损害和细胞凋亡。也有研究证明，硝基化的 α-synuclein 能促进未被修饰的 α-synuclein 形成纤维丝，而后者难以被 UPS 降解，且能抑制 UPS 的功能。但是目前还不能确定 α-synuclein 在生理状态下是否会被 UPS 降解，因为其泛素依赖和非依赖的更新途径都有报道：除了 UPS，还可以通过溶酶体、自我吞噬和胞质内酶如 Calpain I 降解。

2. 泛素蛋白与 Parkin　*Parkin* 基因突变是 1998 年在日本常染色体隐性遗传青少年型帕金森病（AR-JP）患者中发现的，此后的研究发现约 50%的早发型帕金森病存在 *Parkin* 基因突变，包括多种点突变和缺失突变。Parkin 是一个由 465 个氨基酸残基组成的蛋白，其氨基端有泛素样结构域（ubiquitin-like domain，UBL）、羧基端有两个环指模序（RING finger motif）。迄今为止发现的大多数点突变发生在环指模序中，从而提示这是重要的功能域。Parkin 具有泛素连接酶（E3）功能，研究发现，它能与泛素结合酶（E2）UbcH7 和 UbcH8 相互作用，促进底物泛素化。在泛素化过程中，环指模序促进 E2 组分的循环再利用，而 UBL 结构域在协助泛素化靶蛋白转运至 26S 蛋白酶体的过程中发挥作用。环指模序部位突变，Parkin 不能与 UbcH7 和 UbcH8 相互作用，阻碍了泛素化，使靶蛋白堆积，对细胞产生毒性。故一个重要问题即是找到 Parkin 作用的底物，已确认的包括突触囊泡相关蛋白 CDCrel-1、Parkin 相关内皮受体样受体 Pael-R、22kDa 的糖基化 α-synuclein、 synphilin-1 等。*Parkin* 突变会影响 CDCrel-1 对多巴胺释放的调节。Pael-R 在含有酪氨酸羟化酶的细胞内高水平表达，过表达会形成错误折叠的蛋白在细胞内沉积，通过未折叠蛋白反应（unfolded protein response，UPR）诱导细胞死亡；在 AR-JP 患者中，黑质多巴胺能神经元内有不溶性 Pael-R 的聚集。Parkin 促进 Pael-R 的泛素化降解，共表达 Parkin 和 Pael-R 能减少 UPR 造成的细胞死亡。α-synuclein 的一种 22kDa 糖基化的形式和 synphilin-1 确认是 Parkin 的底物，而且过表达 Parkin 可以缓解突变 α-synuclein 和 UPS 抑制剂的毒性。这些发现表明 *Parkin* 基因突变使 UPS 清除异常蛋白质的功能受损，蛋白积聚可导致多巴胺能神经元死亡。但是敲除 *Parkin* 基因的小鼠并没有发现 Parkin 底物的聚集，使人们不得不怀疑这些底物被 UPS 降解时 Parkin 究竟发挥多大作用。但也有人认为 Parkin 活性下降影响 UPS 对底物的泛素化，而蛋白的泛素化是路易体形成的必要条件。缺乏路易体的保护作用可能是 AR-JP 早发的原因。

3. 泛素蛋白与 UCH-L1　UCH-L1 是一种重要的泛素羧基末端水解酶，1998 年 Leroy 等人在一个德国家系中发现 *UCH-L1* 的 I93M 突变，呈常染色体显性遗传。UCH-L1 主要有三种功能：①水解功能，主要水解以 lys-48 方式连接的多聚泛素链，使泛素分子循环利用，I93M 突变的 UCH-L1 水解功能下降 50%，其活性下降影响异常蛋白质的清除，这可能是神经元变性的原因之一。但是 UCH-L1 的异构体 UCH-L3 的水解功能远远强于 UCH-L1，理论上 UCH-L3 可以代偿 UCH-L1 活性下降对 UPS 的损伤，提示 UCH-L1 的水解功能可能在帕金森病发病中不起主导作用。②非 ATP 依赖的 lys-63 泛素连接酶功能，该连接方式不会被 26S 蛋白酶体识别降解，容易使蛋白聚集。研究发现 UCH-L1 的 18 位残基并不是保守的，而是存在一个 S18Y 的多态性，这种多态性具有保护作用，能降低帕金森病的发病率。相应的理论依据是：底物蛋白的 63 位赖氨酸残基上的泛素化链不能被 26S 蛋白酶体识别降解，故容易聚集在细胞内产生毒性，Liu 等人用 α-synuclein 作为底物，证明了 S18Y 的这种 lys-63 泛素连接功能下降，而野生型和突变型（I93M）的这种连接功能没有明显区别，所以 S18Y 有可能通过这种机制发挥其保护作用。③稳定单个泛素分子的水平，调节其在细胞内的降解。靶蛋白的泛素化需要一定的泛素分子水平，如果泛素分子被过量降解，则影响泛素化。而 UCH-L1 能通过调节泛素分子的降解稳定其水平，突变的 *UCH-L1* 则没有这种功能。

4. 泛素蛋白与 *DJ-1*　*DJ-1* 基因是新近确认的一个与常染色体隐性遗传性早发型帕金森病有关的基因。它编码的 DJ-1 蛋白由 189 个氨基酸残基组成，功能还不很明确。DJ-1 与细菌热休克蛋白 HSP31 同源，提示它可能通过与未折叠蛋白中间体相互作用从而降低蛋白的错误折叠。另有研究显示，DJ-1 具有抗氧化作用，能够保护或挽救被氧化应激损伤的蛋白。DJ-1 的功能可能是通过小泛素样修饰蛋白（SUMO）调节的。引起早发型帕金森病是 *DJ-1* 的 L166p 突变，早期的研究提示这种突变仍保持活性，只是比野生型 *DJ-1* 更容易被 UPS 系统识别降解。在这个过程中，UPS 可能因为过度清除了这种仍有活性的突变蛋白而参与了该疾病的发病机制。

（四）UPS 与散发性帕金森病

越来越多的证据证明 UPS 与散发性帕金森病同样相关，且与散发性帕金森病的主要致病途径——氧化应激、线粒体功能障碍之间有着千丝万缕的联系。随着年龄的增长，越来越多的氧化损伤蛋白倾向于聚集，而 UPS 清除这些蛋白的能力下降可能是散发性帕金森病发病的一个广泛基础机制。散发性帕金森病中脑黑质中 UPS 的三种主要酶 E1、E2、E3 活性有明显下降，与线粒体复合体 I 的活性下降相一致；帕金森病患者黑质部位 20S 中心催化器的 α 亚单位有缺失，26S 蛋白酶体的催化活性明显下降，其两个调节复合体 19S/PA700 调节效率也明显下降。散发性帕金森病患者残存神经元内路易体为大量未被降解的错误折叠或氧化修饰的蛋白，这些蛋白不易被 UPS 降解。其中路易体的主要成分为 α-synuclein，有研究表明，线粒体损害产生氧化应激，氧化应激引起 α-synuclein 的过量表达和酪氨酸硝基化，超过了 UPS 的降解能力或者交联形成二聚体从而不易被降解。通过对 UPS 的底物和组分的研究，有学者提出蛋白水解应激和蛋白清除障碍是其中的关键，而富含多巴胺的神经元对此更易感，原因在于多巴胺的自身氧化使得氧化损伤的蛋白更多。

（五）UPS 与帕金森病动物模型

帕金森病患者存在 UPS 功能受损，这在之前已论述。但是这种损害是原发性还是继发性改变目前还不甚明了。6-OHDA 或 MPTP 处理的帕金森病动物模型出现选择性黑质纹状体神经元凋亡，MPTP 处理后有 α-synuclein 水平升高，缓慢持续注射 MPTP 可形成包涵体。给小鼠注射除草剂百草枯可导致 α-synuclein 水平升高并形成包涵体，但是它对黑质纹状体神经元选择性损伤不明显。目前为止还没有对这些动物模型中 UPS 的损伤进行深入研究。

在大鼠，线粒体复合体 I 特异性抑制剂鱼藤酮诱导选择性多巴胺能神经元变性坏死、形成富含 α-synuclein 的胞质包涵体，与帕金森病的病理特征相符合。给予鱼藤酮，线粒体复合体 I 受抑制，ATP 水平下降，α-synuclein 蛋白聚集，去除鱼藤酮后，随着 ATP 水平恢复，细胞内 α-synuclein 聚集消失，蛋白酶体的抑制剂可阻止这一反应。为了进一步了解 UPS 与帕金森病发病机制之间的关系，研究者检测了鱼藤酮大鼠模型大脑皮质、纹状体和腹侧中脑（VBM）区域的 20S 蛋白酶体的功能，结果发现在 VBM 区域有明显的功能降低，且泛素连接的靶蛋白在该区域也相应显著升高。UPS 功能损伤可能是由于线粒体受抑制，不能提供足量 ATP 或者产生大量自由基氧化损伤包括 UPS 的蛋白亚基在内的蛋白。体外实验证实，鱼藤酮处理的中脑原代细胞内 UPS 功能受损主要是由于 ATP 的大量减少。然而，慢性接触低剂量鱼藤酮，对 ATP 生成影响较小，却能显著提高细胞内自由基的水平，这时神经元的凋亡可能是自由基发挥主要作用。另有实验证明：用鱼藤酮抑制神经母细胞瘤 SH-SY5Y 的线粒体复合体 I，引起包括 UPS 各组分的蛋白氧化修饰功能障碍。E1 通过硫酯键与泛素结合，E1 含巯基的活性位点被氧化，可抑制 E1 的活性。同时氧化应激使谷胱甘肽水平降低，后者又可降低 E1 活性，抑制蛋白泛素化反应。因此，线粒体抑制、氧化应激，可损害 UPS，最终导致神经元变性死亡。

同时发现，注射神经毒素的帕金森病模型在研究散发性帕金森病的发病机制及治疗中发挥了重要作用，但是在帕金森病的病理生理发生、发展过程的研究中却存在很大的局限性。而根据家族性帕金森病的突变基因制备的转基因或基因敲除小鼠和果蝇模型能为帕金森病的深入研究提供更好的平台。转基因的小鼠过表达野生型或突变型 α-synuclein 可出现帕金森病的一系列特征性症状，如多巴胺能神经元变性、富含 α-synuclein 和泛素分子的细胞内包涵体形成、运动症状等。但与帕金森病不太符合的是：这些包涵体中没有纤维丝，在细胞核内也没有出现类似包涵体。在过表达 Parkin 的果蝇模型中，它能保护过表达 α-synuclein、Pael-R 诱导的多巴胺能神经元的选择性丢失。在过表达 α-synuclein 的果蝇动物模型中，Parkin 过表达能大量减少 α-synuclein 阳性包涵体的数目。虽然 *Parkin* 敲除小鼠并没有出现预想中的底物聚集体，但是蛋白组学研究发现，一些参与线粒体氧化磷酸化和保护中脑腹侧神经元免受氧化应激损伤的蛋白水平下降。这提示 Parkin 可能在调节线粒体的正常功能中发挥作用。在 *Parkin* 敲除的小鼠和果蝇模型中检测到线粒体功能障碍和氧化应激增强，而没有出现明显的多巴胺能神经元死亡，提示在 AR-JP 患者，可能首先出现线粒体功能损伤，继而触发多巴胺能神经元的死亡。Parkin 的底物范围很广，有较大的对抗各种毒性应激的能力，提示其可能通过线粒体保护、UPS 保护等多种途径发挥作用。

总之，相当多证据证明 UPS 功能损伤在帕金森病发病机制中发挥作用。家族性帕金森病的致病基因多直接或间接与 UPS 有关；散发性帕金森病有 α-synuclein 的聚集、线粒体功能障碍、氧化应激和 UPS 受损；帕金森病的动物和细胞模型证明氧化应激和 α-synuclein 的过表达会降低 UPS 的功能，且 UPS 的抑制剂可以导致 α-synuclein 的聚集。对 UPS 调节及其损伤后功能改变的进一步研究可能会给帕金森病的治疗开拓一片新天地。

九、自　　噬

（一）概述

近年来越来越多的实验证明，自噬-溶酶体途径（autophagy-lysosome pathway，ALP）通过参与降解错误折叠和聚集蛋白过程，在帕金森病等神经变性疾病的发生、发展过程中发挥着重要的作用，越来越受到众多研究者的关注。

最早发现自噬与帕金森病的相关性是通过透射电镜发现该病患者的脑中存在自噬体的积聚，许多与帕金森病发病有关的基因相关蛋白影响了机体对自噬功能的调控。研究发现自噬相关蛋白 LC3 聚集在路易体上，同时还观察到有 α-synuclein 类物质存在，这就提示自噬-溶酶体系统参与了路易体的形成。蛋白质印迹法检测帕金森病患者的 LC3-Ⅱ蛋白含量，发现有增高，可惜的是由于样本量较少，并没有统计学意义。在帕金森病患者的尸检中也发现自噬泡存在于路易体中。在 MPTP 诱导的帕金森病动物模型中，小鼠出现了溶酶体功能的破坏和溶酶体水解酶的释放。在另外一个研究中也发现溶酶体的标志性物质，组织蛋白酶 D（cathepsin D）和 LAMP-1 都出现了下降，该变化在路易体聚集的神经元上尤为明显。这些实验结果提示帕金森病患者黑质部位自噬泡的大量存在很可能是由溶酶体功能异常所致。帕金森病患者脑部自噬标志物的检测发现，Atg7 水平是下降的，mTOR 水平是上升的，这就提示自噬过程受到了抑制，结合之前的结果推测自噬是存在的，但是相关的下游很可能出现了功能异常，在另外一项研究中发现，路易体痴呆患者脑部的 LC3-Ⅱ和 Beclin1 水平是上升的。

研究已证实抑制自噬可加剧 α-synuclein 积聚从而导致细胞死亡，而用自噬诱导剂雷帕霉素（rapamycin）诱导自噬可促进 α-synuclein 的降解和细胞生长，还证实自噬参与了老龄小鼠多巴胺能神经元对鱼藤酮神经毒性的易感性，另外有研究证实过表达自噬相关蛋白 Beclin1 能减少 α-synuclein 的聚集，减轻神经病理改变，而且在神经退行性疾病的模型中证实自噬诱导剂雷帕霉素对此具有保护作用，这些研究都表明诱导自噬能减少错误折叠蛋白的聚集，对神经退行性疾病起到保护作用。

当泛素蛋白酶体系统不能有效降解相关蛋白或机体受到氧化应激需降解更多的异常蛋白时，自噬水平将会上调，该过程对于清除细胞内 α-synuclein 等错误折叠蛋白相当重要。流行病学研究发现，DJ-1、Parkin、PINK1、LRRK2 以及 α-synuclein 的 A53T 和 A30P 等与家族性帕金森病发病有关的基因都与自噬通路有关，许多在体和离体的实验也证实自噬参与神经退行性疾病的发病。研究发现该帕金森病模型小鼠黑质部位 α-synuclein 出现病理性蓄积，推测黑质部位很可能存在自噬功能障碍，而老龄状态下本身存在着自噬缺陷和自噬水平的下调。

自噬是细胞维持其存活的主要应激反应，在受损神经元或伴有疾病相关基因突变的神经元内，出现自噬泡数量的增加，这可以被认为是神经元自身的保护作用，将有利于其功能修复和对受损细胞器的清除，促进其存活。然而，也有些研究发现自噬促进了神经元的死亡，特别是神经元急性损伤的时候。LPS 腹腔注射导致黑质慢性神经炎症和多巴胺能神经元慢性、进行性死亡的过程中，很可能出现黑质多巴胺能神经元的自噬功能障碍。

（二）自噬的概念与分类

自噬一词来源于希腊，（auto 是指 oneself，自己，phagy 是指 eat，吃），是指任何涉及胞质底物向溶酶体转运的细胞降解途径，它是一种生理现象。有关自噬的研究报道已有 40 多年了，其功能一直被认为是细胞维持稳态，清除胞质成分和细胞器以及在饥饿等条件下维持生存的方式，近几年的研究表明自噬与神经退行性疾病的发病密切相关。

自噬是指细胞自我吞噬的过程，降解细胞内成分，包括胞质内成分转运至溶酶体的过程，另外还参与生物合成（the Cvt pathway）、阻止疾病和老化（包括消除受损细胞器）、代谢调节（消除特异性酶），以及发育过程（如交感神经元的死亡）。自噬主要可以分为 3 种形式：大自噬（macroautophagy）、小自噬（microautophagy）和分子伴侣介导的自噬（chaperone-mediated autophagy，CMA）。这 3 种自噬方式都能将细胞内成分转运至溶酶体，在酸性环境下，通过溶酶体内水解酶的作用将它们降解，重新被细胞利用。这 3 种形式的区别在于细胞内成分转运至溶酶体的方式不同，小自噬是溶酶体/空泡膜自身出现了内陷，把周围的胞质成分包括细胞器、脂质和蛋白等直接包裹吞噬，内陷部分和包裹的细胞器最终形成囊泡在溶酶体内降解，目前对小自噬的了解很少，其在神经退行性疾病中的作用尚不清楚。CMA 是细胞内特殊蛋白被选择性降解的方式，在此过程中并没有囊泡的形成。CMA 过程中，具有 KFERQ 序列或相关序列的底物蛋白才能被胞质的分子伴侣所识别，然后一个接一个地转运至溶酶体膜，与溶酶体膜上的受体（即溶酶体相关膜蛋白 2a，LAMP2a）结合，在底物蛋白进入溶酶体基质的过程中，还需要溶酶体内热休克蛋白 70（HSP70）的参与，因此 LAMP2a 和 HSP70 的水平就决定了 CMA 的活性。CMA 通常在饥饿和应激情况下会出现上调，而且与大自噬之间存在交互作用，其在神经系统的明确作用知之甚少。大自噬具有明显的阶段性，主要包括：①自噬信号通路的激活和整合；②底物的隔离和自噬体的形成；③自噬体与溶酶体融合形成自噬溶酶体，以及自噬溶酶体的成熟（运输、融合、酸化）；④溶酶体降解底物和大分子物质的释放；⑤释放生物大分子的再利用，在此过程中细胞内首先会出现杯状的双层膜结构——自噬前体或自噬泡，将胞质内细胞器、蛋白和脂质等物质包裹形成自噬体，自噬体和溶酶体结合形成自噬溶酶体，溶酶体内的水解酶将这些物质分解，有部分被细胞重新吸收、利用。大自噬对于维持神经系统正常功能具有重要作用，目前有关自噬和神经退行性疾病的研究大多是大自噬方面的，所以下面所提到的自噬，如果没有特殊说明均为大自噬。

（三）自噬对维持神经元正常功能的重要性

自噬是广泛存在于真核细胞中的生命现象，它与细胞的生长发育进程以及多种疾病的发生发展密切联系。相对于其他组织器官，在正常生理状态下，中枢神经系统只存在较少的自噬泡，而且饥饿并不能增加自噬泡的数量，考虑可能与神经元能充分利用周围能量来源维持其正常功能有关，比如胶质细胞就能为其提供能量和营养因子。神经元细胞较少的自噬泡的形成与胰岛素通路激活有关，胰岛素通路很可能是神经元基础自噬水平的重要调控机制，胰岛素和胰岛素样生长因子通过 I 型 PtdIns3K 调节自噬。除胰岛素以外，还有包括哺乳类 Rapamycin 靶位（mammalian target of rapamycin，mTOR）在内的很多条信号通路以及在神经元上的一些特定的蛋白（如微管相关蛋白 1B，MAP1B）对基础自噬进行调控。这样的话，也就说至少存在两种方式对神经元的基础自噬进行调控：①非细胞自主调控途径：如营养成分、激素（胰岛素）或周围胶质细胞提供的神经营养因子等；②细胞自主调控途径：细胞固有的营养通路或神经元自身表达的特定因子。正常神经元存在较少的自噬泡，一方面可能是其基础自噬水平较低的原因，另外一个可能性就是自噬泡一旦形成就很快和溶酶体结合，也就是说是基础自噬在神经元非常高效的缘故。基础自噬能维持神经元的内平衡，具有神经保护作用。脑部 Ag5 和 Ag7 基因敲除小鼠的实验研究证实了基础自噬对于中枢神经细胞的重要性，脑部 Ag5 和 Ag7 基因敲除小鼠，在正常生长条件下神经元不像果蝇和哺乳动物的成纤维细胞还能正常地存活和生长，而是出现进行性的神经退行性病变，而且在神经元内出现大量泛素样物质的聚集，这就说明基础自噬对于胞质内异常蛋白的清除是必不可少的。这些研究为基础自噬对神经元的至关重要性作用提供了确切证据，在神经元自噬持续存在，由于自噬体和溶酶体的融合和降解，所以只出现很少量的自噬泡，这些也支持神经元上的基础自噬高效性这一假说，另外一种假说就是在神经元的基础自噬存在独特的机制，虽然也需要自噬相关基因 ATG 的参与，但很少见到经典自噬上出现的自噬泡。中枢神经细胞对自噬缺陷非常敏感，但是不同的神经细胞类型的损伤程度和细胞内物质的积聚是不同的，在脑部 Ag5 和 Ag7 基因敲除小鼠最易损伤的浦肯野细胞只看到少量泛素样物质聚集，而在神经元损伤并不严重的部位见到大量泛素样物质的聚集。

自噬最初的功能是饥饿状态下的细胞正常反应，大量研究表明营养相关通路参与了自噬功能的调节，这些通路包括：胰岛素和氨基酸，mTOR 激酶复合物、AMPK 活性蛋白激酶和 Beclin1/Vps34 脂质激酶复合物。尽管有很多证据表明了这些通路参与了对自噬的调节，但是具体作用机制尚不清楚。而且与其他组织相比，中枢神经细胞在正常生理情况下很少依赖自噬来提供氨基酸和能量，由此可以推断中枢神经细胞在生理状态下的基础自噬与饥饿状态下条件反射产生的自噬很可能并不一致，而且很可能通过不同机制进行调控，另外就是在饥饿状态下神经细胞上并不能见到大量的自噬泡。与饥饿相反，在应激、神经元受伤或神经疾病状态下能见到大量的自噬泡形成和聚集，在此过程中，神经元将由基础自噬进入自噬泡大量形成的自噬激活状态。

来自分子方面的研究显示，自噬是细胞维持其存活的主要应激反应，受损神经元或伴有疾病相关基因的神经元会出现自噬泡数量的增加，这可以被认为是神经元的保护作用，有利于其功能修复和对受损细胞器的清除，保持其正常的神经功能、促进其存活。当然也有些基因和分子方面的研究发现自噬促进了神经元的死亡，特别是神经元急性损伤的时候。由 Clarke 团队所进行的一项研究认为自噬和细胞内吞作用均参与了这类神经元死亡。Clarke 在一篇综述中也详细地阐述了对所支持的认为自噬参与神经元死亡观点的争论，他也探讨了自噬是否是一种细胞破坏机制，或是一种触发神经元死亡的信号反应的问题。

在缺血缺氧的研究中发现，缺血缺氧能导致海马和纹状体的神经元在几个小时内形成大量的自噬泡，同时自噬相关蛋白 LC3-Ⅱ表达量明显增加，而在自噬相关基因 *Atg7* 缺陷的小鼠却能出现明显的保护作用，说明此时出现的自噬激活促进了神经元的死亡。兴奋性毒性作用能导致神经元细胞出现神经退行性改变，在兴奋性毒性氨基酸（NMDA）和红藻氨酸的作用下大量自噬泡出现，LC3-Ⅱ和 LAMP2、cathepsinB 等自噬相关蛋白表达量明显增加，而预先给予自噬抑制剂 3-甲基腺嘌呤（3-methyladenine，3-MA）能减少自噬泡的形成，减轻神经元的损伤。甲基苯丙胺能导致选择性神经轴突变性而并不伴有神经元死亡，这个模型目前用于帕金森病等疾病的研究，在体和离体的研究都表明甲基苯丙胺导致多巴胺能神经元出现大量的自噬泡。另外在神经毒性药物 MPP$^+$帕金森病细胞模型中的研究发现，通过 RNA 干扰降低 *LC3* 基因的表达或加用自噬相关激酶的抑制剂能减少自噬泡的形成，减轻神经元的损伤。

（四）自噬与帕金森病的关系

1. 自噬与 α-synuclein 降解　目前，神经变性疾病可被归类为蛋白质构象疾病（protein conformational disorders，PCD）。当一种或一组特定的蛋白出现变构或错误折叠并在细胞内以引起细胞损伤并最终导致细胞死亡的毒性结构形式积聚时，这些疾病就会发生。近年来的研究显示：通过自噬可以在溶酶体内清除细胞内受损或无用的成分，而自噬功能障碍会引起变构蛋白的量与细胞内质量控制系统处理能力的失衡，可能是导致这些变构或错误折叠的易聚蛋白在受损神经元内积聚的主要原因。

研究发现，在帕金森病等神经退行性疾病中出现了泛素蛋白酶体功能抑制，自噬-溶酶体途径和泛素蛋白酶体系统（UPS）是降解错误折叠和聚集蛋白的两条主要途径，这两条途径的作用底物、能力和参与的分子机制完全不同，蛋白酶体是桶状的多蛋白复合体，主要降解短寿命的蛋白质，然而底物需要展开并通过蛋白酶体圆柱体上狭窄的孔隙，这阻碍了寡聚体和聚集蛋白的清除。当蛋白酶体系统不能有效降解相关蛋白或机体受到氧化应激需降解更多的异常蛋白时自噬水平将会上调，而且 UPS 和 CMA 的功能出现阻滞时会出现大自噬水平的上调，该过程对于清除细胞内错误折叠蛋白相当重要，受到越来越多研究者的关注。

帕金森病另外一个重要的病理特点是胞质内路易体的沉积，α-synuclein 是包涵体路易体的主要成分，虽然只在不足 2% 的帕金森病患者中发现了突变蛋白，细胞内非突变 α-synuclein 的增加同样可以导致疾病的发生，这些结果都支持 α-synuclein 在帕金森病的发病中起着关键作用。自噬是最主要的 α-synuclein 降解途径，而且能降解所有形式的 α-synuclein。Webb 等人用稳定转染的 PC12 细胞模型来研究 α-synuclein 的降解途径时发现聚集的 α-synuclein 主要通过自噬清除，而可溶性形式的则通过蛋白酶体系统有效地降解，可溶性的 α-synuclein 可以通过 CMA 在溶酶体内降解，由于致病性的 α-synuclein 突变体不能被转运到溶酶体，所以尽管对溶酶体具有高亲和力，但是它们不能通过 CMA 而降解。自噬水平的代偿性增加有利于维持正常的蛋白的降解和胞液中有毒性和聚集的 α-synuclein 的清除，但这会使得细胞对应激因子变得更加易感，且对氧化应激等应激状态的反应能力降低，而且很可能大自噬最终无力维持细胞内环境的平衡，对神经元造成的毒性变得更加明显，最终导致细胞死亡。决定大自噬代偿持续时间的长短的因素尚不清楚，神经变性疾病进展性的疾病特点就提示自噬的代偿会达到一个饱和点，此时降解突变易聚集蛋白的能力是超负荷的或者并发有自噬通路的缺陷。由变构蛋白直接所致或尤其是由受损神经元内氧化应激的增加所致的初期损伤可能也会导致大自噬障碍。

为了研究 α-synuclein 和帕金森病之间的关系，许多 α-synuclein 病理改变的细胞和动物模型得以建立，在稳定表达 A53T 的 P12 细胞上构建 α-synuclein，将导致自噬泡的聚集，同时溶酶体功能出现了下降，这就表明在表达 A53T 的 P12 细胞溶酶体降解长寿命蛋白的能力受到了损害。有实验表明通过药物抑制自噬具有保护作用，但也有在体和离体的实验表明通过雷帕霉素、过表达 Atg7 或 Beclin1 诱导自噬均可以逆转由 α-synuclein 造成的病理改变。两种不同结果很可能与观察时间不同有关，需进一步更细致地研究来证实。

2. 自噬与 UCH-L1　泛素 C 末端水解酶 L1（ubiquitin carboxyl-terminal hydrolase L1，UCH-L1）是一种含 223 个氨基酸的蛋白质，仅在一些组织中表达，包括大脑、睾丸、卵巢以及某些肿瘤的周边组织。UCH-L1 在神经元中大量表达，占大脑总蛋白的 1%～2%。UCH-L1 与帕金森病和其他神经退行性疾病相关联。突变型 UCH-L1^{193M} 是家族性帕金森病发生的诱因，它也参与了对 CMA 的调节。有报道证实，UCH-L1^{193M} 与渐行性的多巴胺能神经元的丢失相关。突变型的 UCH-L1 能与 CMA 底物 LAMP2A 和 HSC70 高度亲和从而抑制 CMA。在细胞内 UCH-L1 的突变型 UCH-L1^{193M} 不规则地与 CMA 底物、LAMP-2A、HSC70 以及热休克蛋白 90（HSP90）相互作用，增加 α-synucein 表达水平，这些研究表明了 UCH-L1 的突变通过调节 α-突触核蛋白从而促进帕金森病的发生。

LAMP-2A 是以一种复合物的分子伴侣的形式存在的，与 HSC70 类似能够作为溶酶体膜 CMA 的受体。自噬抑制剂 3-MA 刺激细胞后，检测发现 UCH-L1 的降解被显著抑制了。与野生型 UCH-L1 相比，UCH-L1^{193M} 能够增加与 LAMP-2A 的相互作用。UCH-L1 与 CMA 的异常作用也能够导致 α-synuclein 的累积。而 UCH-L1 的突变型 UCH-L1^{193M} 有可能促进帕金森病的发病。在散发性帕金森病患者的大脑中，氧化/羰基化的水平是升高的，而 UCH-L1 是羰基化的一个主要的靶点。羰基化的 UCH-L1 能使 UCH-L1 与 LAMP-2A、HSC70 和 HSP90 的相互作用异常增加，因此，羰基化的 UCH-L1 可能成为潜在的治疗散发性帕金森病的治疗靶点。

3. 自噬与 LRRK2 遗传性家族帕金森病发病的相关基因富含亮氨酸重复激酶 2（leucine-rich repeat kinase 2，LRRK2），可能与自噬相关。

LRRK2 是最为常见的能够诱发晚期帕金森的致病因子，它存在于包括皮质、纹状体、海马、小脑以及黑质多巴胺能神经元在内的大脑特定区域。在散发性帕金森病的路易体和神经突触中，LRRK2 表达增加。突变型 LRRK2 能直接或间接地与环境因子和其他帕金森病相关基因相互作用，从而诱导蛋白质的聚集和神经元死亡。

细胞转染 G2019S LRRK2 突变型使神经炎和体细胞隔的自噬泡显著增加。敲低主要的自噬组件 LC3 或 Atg7 会反向地影响神经突触上 G2019S LRRK2 的表达，表明突变型 LRRK2 对神经突触中自噬活性起到重要的作用。在携带 A53T α-synuclein 突变型转基因小鼠中，LRRK2 的过表达则会加速神经退行性改变以及 α-synuclein 的累积。增强 LRRK2 蛋白活性能引起神经突触简化和缩短，同时，敲低 LRRK2 表达能够增强神经突触产生。RNA 干扰敲低 LRRK2 会增强细胞自噬活性。LRRK2 突变型 R1441C 诱导细胞的胞吞和细胞自噬途径交叉的自噬平衡受损。由此可见，LRRK2 在调节细胞自噬中起到关键的作用。

4. 自噬与 PINK1 线粒体是细胞内氧化磷酸化的场所，能为机体细胞生命活动提供能量，也是 ROS 产生的主要场所。失去功能的线粒体能够选择性地被自噬所吞噬，被称为线粒体自噬，细胞自噬通过不同的途径提供给细胞营养物质。

帕金森病的相关基因 *PINK1* 和 *Parkin* 在线粒体自噬中起到重要作用。在 *PINK1/Parkin* 介导线粒体自噬中，*PINK1* 参与了家族性帕金森病的诱发，在线粒体内膜中 PINK1 在电压依赖的蛋白水解中维持着低水平的状态，也能被早老素相关菱形样蛋白（presenilin-associated rhomboid-like protein，PARL）所介导。在线粒体中 PARL 的缺失能够抑制 PINK1 降解。当线粒体膜消失后，长链形式的 PINK1 在线粒体膜外累积起来。由此，线粒体的损伤变得更加容易，PINK1 迅速累积，随后 PINK1 在线粒体中累积吸引 *Parkin* 诱导线粒体自噬的发生。内源性的 PINK1 与外膜易位酶（translocase of the outer membrane，TOM）形成的复合物选择性地使线粒体去极化，而 PINK1 易位整合到外膜保持与 TOM 联合。在各自的细胞器中可诱导 PINK1 定位到缺乏 TOM 复合物的过氧化物酶体或者溶酶体，吸引 *Parkin* 并且激活泛素连接酶活性。*Parkin* 编码基因的突变是常染色体隐性帕金森病的主要病因，其表达产物 Parkin 蛋白可作为 E3 的连接酶，破坏泛素化的蛋白酶或者溶酶体。

自噬促进蛋白 Ambra1 与 Parkin 一样，在成年小鼠的大脑中广泛表达，包括中脑多巴胺能神经元。Ambra1 可以与 Parkin 相互作用，而延长线粒体去极化能够加强 Parkin 与 Ambra1 之间的相互作用。Ambra1 参与了 Parkin 依赖的核群线粒体去极化，活化了围绕线粒体的 PtdIns3K 复合物，并促进选择性自噬清除过程。

PINK1 与 Beclin1 相互作用以及过表达的 PINK1 能够显著地增加基础水平的自噬和饥饿诱导的细胞自噬。突变型的 PINK1 W437X 被证实能够削弱 PINK1 与 Beclin1 的相互作用以及其诱导自噬的能力。

5. 自噬与 DJ-1　DJ-1 是一种与帕金森病和癌症相关的蛋白,编码 *DJ-1* 基因的 PARK7 定位于染色体 1p36 位,外显子缺失或点突变与单基因遗传早发型常染色体隐性遗传形式的帕金森病相关。

在氧化环境中,DJ-1 与 PINK1/Parkin 能够维持线粒体的功能。DJ-1 的缺失能够增加 ROS 敏感度以及线粒体复合体 I 抑制。而 DJ-1 的缺失增强了自噬,表明了 DJ-1 功能可能促进了自噬的调节或者减轻了 ROS 下游的影响,ROS 则能够上调自噬。氧化应激能够作为 DJ-1、PINK1 以及 Parkin 活化的影响因素。

DJ-1 能够调节细胞器稳态。线粒体产生 ROS 后,DJ-1 淬灭 ROS 从而阻滞细胞死亡,保护了线粒体和溶酶体的完整性。在生理条件下,增加线粒体内 ROS 以及减少基质金属蛋白酶(matrix metalloproteinase,MMP),DJ-1 缺失使功能受损的线粒体聚集,溶酶体活性以及自噬基底水平降低,线粒体动态连接减少,能够干扰自噬清除受损的线粒体,使得受损线粒体大量聚集,从而诱发帕金森病。

第六节　帕金森病的临床表现、分级和评分

一、帕金森病的临床表现

（一）帕金森病的早期临床症状

在临床工作中我们会发现,帕金森病早期的临床症状通常不典型,而常常被诊断为脑血管病、特发性震颤、骨科疾病等,直到临床症状逐渐进展、增多,最后表现为帕金森病的典型运动症状,才被修订诊断。因此,我们不仅要熟记帕金森病典型的临床表现,而且要认识其早期的不典型临床表现,才有助于在早期得出正确的诊断。

大多数患者在早期最早注意到的临床症状可能是震颤,但医务工作者往往可以通过仔细询问病史发现一些比震颤更早的临床症状。虽然这些早期临床症状不能明确诊断帕金森病,但是在医生疑诊帕金森病后,回顾这些早期的临床症状会有助于诊断或排除帕金森病。以下是帕金森病的早期征象及症状。

（1）轻度震颤:大多数帕金森病患者会早期注意到一种内在的震颤或发抖的感觉,几乎一半的患者阐述这种感觉在一侧下肢或一侧上肢发生或在他们的腹部出现,但是医生和患者都看不到这种抖动或者震颤。

（2）行走时摆臂不能:我们行走时自然地轮流摆动上肢,但早期的帕金森病患者表现为一侧的上肢摆动通常会消失,当他们行走时这一侧上肢呈现弯曲状态,下肢的流畅性运动通常会消失,人们能感到下肢拖曳或无力,行走的节律也有所改变。

（3）不宁肢与易疲惫:大约一半患者在早期有患侧肢体难以描述的疼痛、麻木、胀或酸等不适感,而且这种不适感大多在劳累后的休息时发生或明显加重,经捶打、敲打后可以得到缓解,酷似不宁腿综合征的表现。另外,一部分患者还会出现患侧肢体易疲劳感,特别是上肢的肩关节、腕关节,下肢的膝关节及踝关节,当劳累后这些部位可以出现难以

发现的轻微震颤。

（4）手笨拙：日常工作时手的灵活性下降作为症状的早期表现，这些患者常常表现为使用电脑键盘困难或者感到从口袋掏出钱包或钥匙时动作笨拙。

（5）平衡失调：早期的帕金森病患者可能感到其双脚的稳定性有轻微的变化，以至于他们不能迅速转动身体，这种不平衡还可能导致他们单脚站立时穿裤子、鞋子或袜子困难，以至于一个人可能在无明显诱因的情况下摔倒在地。

（6）驼背姿势：轻微的驼背可出现在帕金森病的早期，这种临床表现也可能是正常人老化的一种表现。因此，只凭驼背姿势一种症状，医生无法确诊患者是否患有帕金森病。

（7）发声无力及言语减少。

（8）冻肩：早期的帕金森病可能引起颈、肩、背部、四肢的各种疼痛。由于逐渐增加的僵硬和迟钝症状而导致冻肩，这些症状会逐渐地限制肩关节的正常活动范围。

（9）足痉挛：这种痉挛被认为是肌张力障碍所致。早期的帕金森病患者，人们会注意到晨起时足痉挛现象，伴或不伴疼痛症状。

（10）感觉异常：患侧肢体关节处出现无缘由的蚁行感、烧灼感、胀痛、瘙痒、麻木及刺痛，以腕及踝部为主，开始常常为游走性或间歇性，后期往往表现为固定性。这种异常症状可以一直持续，但与运动障碍不成平行性关系。电生理检查主要是体感、皮质诱发电位有皮质延搁和传导延迟及潜伏期延长。

（11）面部表情变化：主要是瞬目减少以及面部表情缺乏。

（12）嗅觉的异常。

（13）颈项或肢体疼痛、无力、麻木、不适。

（二）帕金森病运动症状的主要表现

在临床上，以震颤、肌强直及运动减少为帕金森病的三大主要症状，加之自主功能障碍、精神障碍、姿势反射障碍等共存，形成了极具特征性的临床征象。

1. 静止性震颤　是帕金森病典型的震颤，就是指患者在静止的状况下，出现不自主的颤抖，随意运动时可以终止或减轻。震颤是由机体促动肌-拮抗肌交替收缩所致，常常为帕金森病的首发症状，见于约90%的病例。主要表现为缓慢、节律性震颤，通常是始于一侧手部的 4～8Hz 的静止性"搓丸样"震颤，也可以为摆动样。多见于腕部、手指、足关节等四肢远端部位，且大多呈"N"字形进展，即常常是从一侧手指开始，逐渐波及同侧整个上肢、下肢，然后按对侧上肢、下肢的顺序进展。上肢、下肢都有震颤的时候，上肢的震颤幅度一般比下肢大。有时波及舌、口唇、下颚、咽喉部及头部。尤其具有特征性的是拇指和其他各指之间产生的节律性震颤酷似"搓药丸样动作"，所谓"搓药丸样动作"一般出现在疾病早期，有的帕金森病患者可以合并出现姿势性震颤，但一般不多见。在发病的早期，震颤可以呈间歇性出现，晚期可以为经常性（包括动作性震颤及静止性震颤），即患者在随意动作时也不减轻。通过强烈的意志努力可以暂时地抑制震颤出现，但持续时间较短。一般来说帕金森病患者的震颤与一天的日程没有关系，但兴奋状态和不同睡眠阶段对震颤都有很大的影响，如激动、焦虑、生气或性兴奋都会使震颤加重。但这种加重是暂时性的，当患者情绪稳定回到原来的状态后，震颤也随之恢复到原来的状态。所以，患者没有必要通过有意识地抑制自己的情绪，如尽量避免兴奋或过度悲伤来控制疾病。睡眠也可以影响震颤，当帕金森病患者睡熟后，震颤一般会完全消失，然而一旦被唤醒震颤就会再次出现。

尽管震颤可能是帕金森病患者的典型表现，会影响到日常活动，但是它不会使患者丧失劳动的能力。对患者来讲，震颤更多的是一种困扰，能够引起他人对自己不必要的注意，这就使得一些帕金森病患者常常把震颤看作疾病的治疗核心及中心问题，但事实上运动迟缓及肌强直是真正使他们的生活能力下降甚至造成疾病的原因。

2. 肌强直　是锥体外系病变所致肌肉张力增高的结果，包括伸肌及屈肌肌张力的同时增高。肌强直是帕金森病最重要的症状之一，见于 95% 以上的病例。临床上在做关节被动运动时，增高的肌张力始终保持一致而感到有均匀的阻力称为"铅管样强直"。如患者同时合并有震颤，则在伸屈肢体时可以感到均匀的阻力上出现断断续续的停顿，好像齿轮在转动一样，称为"齿轮样强直"。患者常感到面部、颈部、躯干及四肢的肌肉发硬，肢体活动时有无力、沉重和费力感，这也是帕金森病患者主诉为笨拙和疼痛的主要原因。因为这些肌肉强直，患者可以出现特殊姿态：腕关节伸直、前臂内收、肘关节屈曲、双手置于前方、头部前倾、躯干俯曲，下肢的膝关节和髋关节略为弯曲。肌强直症状较严重者，常引起患者疼痛，如腰痛及肩周痛，容易被误诊为风湿病或其他骨科疾病。发病早期，医生通过以下的临床试验有助于发现轻微的肌强直。

（1）让患者活动对侧肢体，可以感到被检测肢体肌强直比较明显。

（2）头坠落试验：患者平卧，快速撤离头下枕头的时候可见患者的头部缓慢下落，而不是快速落下。

（3）令患者把双肘部放置于桌子上，使前臂与桌面垂直，令患者把双臂及腕部肌肉充分放松，正常人此时腕部与前臂约呈 90°屈曲，而帕金森病患者腕关节或多或少地保持伸直，好像树立的路标，称之"路标现象"。

3. 随意运动异常　随意运动的减少以及运动幅度的减小，导致启动困难和动作缓慢，加上肌张力增高，可以引起一系列运动障碍等症状。其基本特征为随意运动的异常。如运动变换困难，突然终止或运动不连贯。特别是翻身、起床、起步、步行、方向变换等动作迟缓，见于 90%左右的病例。面部表情缺失，眼球瞬目少，常凝视，如"面具脸"。在疾病的初期，主要表现为精细活动困难。由于手指肌肉和上臂肌强直，患者的上肢往往不能做精细的动作，如扣纽扣、解系鞋带、使用家用工具如螺丝刀等，以及行走的时候上肢摆动减少。书写也逐渐变得困难，歪斜不整，笔迹弯曲，越写越小，我们称之为"写字过小症"（micrographia）或"小写症"。此外，可以见到不协调、阶段状的眼球运动，辐辏反射不充分，协同运动障碍，步行时上肢摆动减少，两侧上肢难以同时做两种不同的动作，这常常是帕金森病早期的特征性临床症状。由于咽部肌肉运动迟缓可出现语音低沉单调，言语缓慢；口、咽、腭的肌肉运动障碍，使唾液难以咽下，而导致大量流涎，甚至吞咽困难。目前，临床普遍认为肌强直与动作徐缓的症状常平行出现，这是患者致残的主要病因。但也未必如此，即使肌强直症状比较轻，而动作徐缓显著者并不少见。有时可见到一些奇妙的现象，如尽管仅能在平地缓慢行走，但却可以比较协调地上下楼梯，假如在地面上设置障碍物也可以协调地跨越过去。

4. 步态异常　早期表现为下肢蹭地、拖曳、上肢摆动减少，随着病情进展出现步幅变小、步伐变慢，行走的时候起步困难，一旦迈开步，重心前移，身体前倾，以极小的步幅往前冲，越走越快，不能及时转弯或停步，称为"慌张步态"。步行中患侧上肢的协同摆动减少甚至消失；转身困难，需要用连续数个小碎步才能完成转身。疾病晚期，患者卧床后不能自行翻身，坐下后不能自行站立，日常生活亦不能自理。

5. 姿势反射障碍（平衡障碍）　指患者行走或站立时不能维持身体平衡，或在突然发生姿势改变时不能做出反应（姿势反射障碍）。姿势反射异常的结果是帕金森病患者平衡障碍，也是患者摔倒的主要原因，在临床上是帕金森病分级的重要标志。检查时令患者睁眼直立，两腿略分开，做好充分准备，检查者用双手突然向后牵拉患者双肩，正常人能立刻恢复直立位，有平衡障碍的帕金森病患者出现明显的后倾，轻者可以自行恢复，重者站立时不能维持平衡或不扶可能摔倒。一般出现在病程的后期，是帕金森病晚期患者跌倒及卧床或限制于轮椅的主要原因。由于患者全身肌肉均可受累，肌张力增高，但静止时屈肌张力较伸肌高，故患者出现特殊姿势，如头前倾、躯干略屈、肘关节屈曲、上臂内收、腕略伸、指掌关节弯曲而指间关节伸直、拇指对掌、膝及髋关节轻度弯曲。帕金森病早期平衡障碍的原因是动作启动缓慢，使得难以保持身体重心；多巴胺能制剂的应用，可以纠正早期的平衡障碍。中晚期药物很难纠正平衡障碍。

给患者带来生活困难的主要症状是姿势反射障碍，仅次于运动不能和运动减少。最典型的症状是行走时易于跌倒，早期可表现为退步困难，行走时无连带运动，如双臂弯曲无摆动、躯体前倾、步履小而快，慌张而不能停顿。晚期可以出现上肢及下肢能运动，但不能前坐起立、翻身。目前对这种姿势反射障碍的机制还没有合理的解释，有学者认为该症状主要与苍白球经丘脑至皮质的传出环路有关系。

此外，在帕金森病的晚期，会出现构音障碍、吞咽困难，是影响患者生活能力的运动症状。有 60%～90% 的患者存在不同程度的构音障碍，至少一半的帕金森病患者有不同程度的吞咽障碍。目前，帕金森病吞咽障碍的病理生理学研究结果提示，原发疾病过程是吞咽活动紊乱产生的主要因素，它可能主要通过外周和中枢两种机制影响食管和口咽的功能。迷走运动背核受累可能引起控制吞咽的肌肉及食管的功能失调，导致吞咽困难。此外，除了帕金森病本身造成吞咽障碍以外，各地都有一些帕金森病患者手术后造成的吞咽障碍，其结果比前者更加严重，而且抗帕金森病治疗对它是无效的。其原因是双侧苍白球切开术或其他术式造成的假性延髓麻痹（也称假性球麻痹），是一种器质性的损害，很难恢复。这种情况除了慢慢恢复和功能锻炼之外，没有什么特别好的治疗措施。另外，言语障碍也是帕金森病患者的常见症状，表现为说话不清，言语音调平淡，没有抑扬顿挫，节奏单调等。常和吞咽困难、构音障碍并发存在。

（三）帕金森病非运动症状的主要临床表现

近些年来，越来越多的患者都在关注帕金森病的非运动症状。在临床工作中我们也不难发现，不仅是肌强直、震颤等运动异常，很多非运动症状（non-motor symptoms，NMS）包括睡眠障碍、痴呆、抑郁、嗅觉减退、自主神经功能障碍等困扰着患者的日常生活，从而严重影响患者的生活质量。而它们常常被患者认为与帕金森病无关，致使一些患者在就诊时不向医生诉说这些临床症状。有些非运动症状不仅可以出现在帕金森病早期，而且可能成为帕金森病的首发症状，甚至出现在疾病之前。非运动症状在整个病程中的作用和效应是相当复杂的，一项长达 15～18 年关于帕金森病非左旋多巴反应性非运动症状的前瞻性研究显示，非运动症状也是帕金森病最具致残性的症状之一。所以，尽早发现这些非运动症状并及时给予有效的治疗对提高患者的生活质量十分关键。

帕金森病患者的非运动症状涉及多系统功能损害，主要包括神经精神障碍、自主神经功能障碍及感觉症状。

1. 神经精神障碍　主要表现为以下三个方面：精神障碍（可表现为抑郁、焦虑、情感淡漠）、认知功能障碍（表现为执行功能障碍、视空间障碍、精神异常、痴呆）及行为障碍［睡眠障碍在帕金森病患者中很常见，可表现为失眠、节断睡眠、白天过度嗜睡、多梦、REM 期睡眠障碍、周期性腿动、下肢不宁综合征。自主神经功能障碍最常见便秘、直立性低血压、下尿路症状（夜尿增多、尿急、尿频等）、性功能障碍等］。

（1）精神障碍：关于帕金森病精神症状（PDPsy）的报道，最早是在 1817 年，James Parkinson 在他的一篇论著中曾提到帕金森病的晚期会出现轻度谵妄。从 20 世纪 70 年代开始应用多巴胺受体激动药和左旋多巴治疗帕金森病以来，关于帕金森病患者精神症状的报道逐渐增多，开始人们普遍认为是抗帕金森病药物的副作用，但近年来，越来越多的学者认为，帕金森病精神障碍的发生与帕金森病本身有关系。由于帕金森病相关的神经生化代谢变化也参与了其发生、发展。因而目前多数学者的观点是：帕金森病伴发精神症状的机制复杂，可能与多巴胺能和其他神经递质的改变，包括皮质下、神经元和神经突触的改变，以及大脑皮质结构、边缘系统的改变有关；此外，帕金森病伴发精神症状与使用多巴胺药物有关。

帕金森病伴发精神症状的发生率比较高，外国文献报道显示要超过 60%。目前有关帕金森病精神障碍的诊断尚缺乏统一标准。流行病学和病理生理学的研究成果也很少报道，美国国立精神卫生研究所、国立神经病及帕金森病的研究所曾经组织了一个工作小组负责帕金森病诊断标准的制定工作，虽然这个诊断标准尚需进一步完善和验证，但它促进了该帕金森病领域的进一步发展。在这篇报道中提示，帕金森病伴随精神症状的特征性症状为至少存在一项下列症状：错误的存在性感觉、知觉错误、妄想、幻觉，且前上述症状出现在帕金森病以后。精神症状复发或者持续至少 1 个月，症状不能以其他引起帕金森综合征的病因解释，比如精神分裂症、路易体痴呆、妄想症、情感分裂性的精神障碍，或伴有精神症状的心境障碍，或常见的医学状态包括谵妄。

视幻觉是最常见的症状，其形象逼真，内容物为动物或者人，非生命性物质少见。听幻觉内容则丰富多变，或为威胁的声音，或为华美乐章，或为朦胧耳语。视幻觉可与听幻觉相伴出现，很少单独出现。幻觉常呈间断性，每次持续数秒至数分钟不等，发生频率为每周一次至每天数次，在夜晚或独处时多发。精神症状通常发生于出现痴呆的晚期帕金森病患者，提示帕金森病患者可能存在潜在的皮质下路易体形成，最终导致了阵发性幻觉的发生。

1）抑郁：关于帕金森病伴发抑郁发病率的各家报道不一致，外国学者 Ring 等认为抑郁的发生率在 10%～60%，中国的研究大多在 4%～70%，平均为 40% 左右，目前比较公认的观点是帕金森病的抑郁发生率为 40%～50%，这可能与所应用的诊断标准不一致有关系。抑郁比其他慢性病更为常见。其性质属于"内因性"还是"反应性"尚有争论。女性可能比男性较多。它可能要比运动症状出现得更早。大部分患者表现以轻度抑郁为主，程度以轻度到中度为多，中、重度抑郁仅占总抑郁的 11.8%左右。帕金森病患者抑郁的发生与病情及病程有关系，病程越长，病情越严重，抑郁的发生率就越高，引起帕金森病的原因目前尚未完全清楚。许多研究认为，帕金森病的抑郁并非单纯由患者心理反应所导致，而与非多巴胺能神经元生化改变有关系，是一种器质性抑郁。随着病情的进展，影响了去甲肾上腺素和 5-羟色胺能神经元及其通路，单胺类神经递质含量下降，从而导致了抑郁，同时，随着运动障碍的逐渐加重及病情进展，患者日常生活能力下降，影响了患者的情绪，此外，因躯体疾病而产生的心理反应在帕金森病患者抑郁的发生中也起到一定作用。关于帕金森病伴发抑郁的危险因素，一些研究显示，女性、既往有抑郁病史及抑郁家族史、发病年龄较低（55 岁以前）、病情进展快、疾病或功能障碍严重、对疾病的感知程度等都是可能的危险因素，强直-少动型的帕金森病患者似乎更容易伴发抑郁。帕金森病伴发的抑郁主要表现为无力（常感到乏力或疲劳，缺乏主动性）、缺乏快感（无愉悦感）、情感淡漠和消极，这些表现与传统的抑郁症状（如无助感、沮丧、负罪感、悔罪感、悲观情绪等）有所不同。患者常常否认自己存在抑郁。临床上医生应高度重视帕金森病患者的抑郁情绪变化，在药物治疗运动症状的基础上，恰当地给予抗抑郁治疗和心理疏导，对提高此类患者的生活质量是非常重要的。

2）焦虑：焦虑障碍在帕金森病患者的发病率可以达到 40%。帕金森病患者的焦虑障碍通常表现为惊恐发作、社交恐惧症和广泛性焦虑障碍，并且 14%～65%的帕金森病患者有抑郁和焦虑症状共存。焦虑常常发生在运动症状的"关"期，也可以独立波动。惊恐发作是发作性的焦虑爆发，特征是恐惧、出汗、胸部不适、呼吸困难、濒死感、哽噎和头晕。但此时要注意与心脏病相鉴别，有时心脏病和惊恐发作可以共存。一些研究显示，抑郁障碍和焦虑在出现运动症状波动和左侧肢体患病的患者中更容易出现。

3）情感淡漠：目前情感淡漠被确定为帕金森病的一个特征性症状，独立于疲乏、嗜睡和抑郁，是帕金森病比较常见的神经精神障碍之一，但在临床工作中却往往因认识不足被忽视。有的学者认为引起乏力、性功能障碍、淡漠及抑郁的原因是睾酮缺乏。动机的缺乏是情感淡漠的核心特点，这种缺乏既不是因为意识水平的下降、情绪的低落或认知的损害，也不是因为外部环境的巨大改变或自身生理情况（如瘫痪）引起的。情感淡漠是一种与额叶和（或）皮质下结构损害有关的综合征，其与脑的其他结构区有着广泛的神经联系，该环路中任何一个区域的病变都可能引起相似的功能缺损。研究证实，帕金森病情感淡漠多发生于受教育程度较低、年龄较大、每天应用较多抗精神病药物和左旋多巴剂量较大的患者。目前公认的情感淡漠的诊断标准：①与患者既往的功能活动水平或与其年龄、文化水平不相应的动机缺乏。②下列三个领域中每个领域至少存在一个症状：目标指向行为活动减少（缺乏努力、启动行为活动依赖别人）；目标指向的认知活动减少（对个人问题关注缺乏、学习新知识的兴趣减低）；目标指向行为活动的伴随反应减低，即情绪减低（情感无变化、对正性或负性时间缺乏情感反应）。③上述症状引起临床上显著的社会功能下降。④不存在意识水平的下降或物质使用导致的生理反应，如药物或毒品。帕金森病患者在就诊时，往往不会主动地表达其抑郁、情感淡漠等精神方面的症状，因此，医生应主动向患者及其家属询问相关病史，以求对患者病情做出正确评估，早期诊断，早期干预。

（2）认知功能障碍：认知是机体认识和获取知识的智能加工过程，涉及学习、记忆、语言、思维、精神、情感等一系列随意、心理和社会行为。认知障碍指与上述学习记忆以及思维判断有关的大脑高级智能加工过程出现异常，从而引起严重学习、记忆障碍，同时伴有失语或失用或失认或失行等改变的病理过程。它包括记忆、语言、视空间、执行、计算和理解判断等方面。认知障碍是指上述几项认知功能中的一项或多项受损，当上述认知域有 2 项或以上受累，并影响个体的日常或社会能力时，可诊断为痴呆。帕金森病患者最常见合并的认知功能障碍是痴呆和人格改变。

1）痴呆：由于无统一的评定标准，发生率高低的报告也不一。Brown 等报告痴呆发生率为 15%～20%，但多数患者的年龄已高，极难排除合并老年性痴呆。痴呆程度不同，轻者需依靠神经心理测验才能发现，重者可以为完全性痴呆。认知障碍是进行性的，但与老年性痴呆相比，则程度相对较轻，且进展较慢。Cummings 提出帕金森病所致的痴呆可分为三种：较轻的皮质下痴呆；认知障碍较广泛而严重的痴呆；严重的皮质及皮质下痴呆，可涉及基底节及合并老年性痴呆病变。

帕金森病所致痴呆属于额叶纹状体功能障碍，主要表现为解决问题、注意和记忆能力受损，视觉空间常有障碍。注意力分配障碍，可集中注意于某一种事物，但转移困难。言语与非言语记忆、短时及长时记忆，包括对听觉、视觉和躯体感觉的记忆均可受损。Tayler 提出记忆障碍是由患者难以自动组合事物过程所致，与老年性痴呆的遗忘症不同。言语流畅性受影响，有言语迟缓的表现。韦氏（Wechsler）成人智力测验中的图片排列常有困难。有人认为帕金森病患者可有概念综合功能和逻辑分析的障碍。部分患者思维迟缓，可能与情感淡漠及注意力减退有关。

有学者认为，帕金森病引起的痴呆还可能与以下因素有关：起病早，痴呆症状较轻或仅引起运动障碍，疗效好；起病迟，对智能影响较明显，且进展快，疗效差；痴呆与病变处于何侧的关系报告不一，有学者认为病变在左侧者痴呆较重，也有的学者认为两侧病变者较严重。

2）人格改变：帕金森病患者常可出现人格改变，如变得易激惹、固执、以自我中心、好争论、多疑等。有人认为具有某些人格特征的人易患帕金森病。

（3）行为障碍：是各种心理过程障碍的结果，可由各种原因产生。通常按其表现分为精神运动性抑制与精神运动性兴奋两类。精神运动性兴奋或称行为兴奋，指动作和行为的大量增多。如果这种增多与当时的思想感情是协调的，同时身体各部分的动作也是协调的，则称为协调性兴奋。情绪激动时的兴奋、轻躁狂时的兴奋都属于此类。另一种称为不协调性兴奋，表现为思想感情与其动作行为不协调。精神运动性抑制指动作和行为的大量减少。如果减少到影响日常活动的程度，则属于病态。睡眠障碍是帕金森病患者的常见症状，精神运动性抑制与精神运动性兴奋的表现均可见到，无疑影响到患者的生活质量。

睡眠障碍（somnipathy）系指睡眠-觉醒过程中表现出来的各种功能障碍。广义的睡眠障碍应该包括各种原因导致的失眠、睡眠呼吸障碍、过度嗜睡以及睡眠行为异常。尽管 James Parkinson 于 1817 年在对帕金森病的最初描述中已提及帕金森病患者存在睡眠问题，但是直到最近 20 年与睡眠障碍有关的问题才逐渐被研究和重视，认为睡眠障碍是帕金森病的常见症状。有外国文献报道，帕金森病患者伴发睡眠障碍的发病率为 42%～98%，所以，帕金森病患者的睡眠障碍应当引起临床医生的足够重视。我们应通过询问详细的病史，包括用药史、精神疾病史、睡眠史、目前用药情况，必要时结合多导睡眠图检查来了解其睡眠情况，采取行为治疗和药物等综合手段，改善患者睡眠状况。

1）睡眠障碍的原因：人的一生有 1/3 左右的时间是在睡眠中度过的。当人们处于睡眠状态中时，人们的身体和大脑可以得到休息，睡眠是机体复原、巩固和整合记忆的重要环节，是维持人体健康不可缺少的。帕金森病睡眠障碍的发病机制尚不完全清楚，探究其的可能病因，与以下因素有关。

A. 年龄：正常人随着年龄的增加，睡眠结构会发生改变，睡眠容易受干扰，睡眠能力下降，约 10% 的健康老人主诉为慢性失眠。这些与老年人环境因素、心理因素、夜间肌阵挛、夜尿多等多种因素有关。有资料表明健康老人与老年帕金森病患者相比，睡眠障碍的患病率无显著性差异，但睡眠障碍的形式和严重程度存在明显不同，因此，帕金森病患者的睡眠障碍不能完全用正常老化来解释。

B. 疾病本身对睡眠中枢结构和递质的影响：帕金森病中黑质多巴胺能神经元丢失，导致脑内递质失衡，这是引起睡眠障碍的生理基础。例如中脑边缘系统多巴胺能神经元变性与上行性网状激活系统有关系，且通路的变性源于蓝斑核和中缝背核。这些均可以影响白天觉醒及促进睡眠障碍的发生。

C. 夜间运动障碍的影响：帕金森病患者夜间运动障碍比较常见，尤其在晚期。随着疾病进展，运动症状如姿势平衡障碍、运动迟缓、强直和震颤逐渐加重，帕金森病的非运动症状如夜尿、抑郁、焦虑、多汗等同时严重影响着帕金森病患者的睡眠。

D. 抗帕金森病药物的影响：很多抗帕金森病药物有改变帕金森病患者睡眠习惯的作用，如各种多巴胺能制剂对睡眠有双重作用。小剂量可改善睡眠，大剂量则诱导睡眠障碍或导致失眠，其中以多巴胺受体激动药更为常见。

2）睡眠障碍的分类：根据帕金森病患者的睡眠障碍机制及临床表现，其睡眠-觉醒障碍可分为觉醒障碍及睡眠障碍两大类。

A. 睡眠障碍的主要临床表现

a. 入睡和维持睡眠困难：是帕金森病患者睡眠障碍中最常见的主诉。患者主观上睡眠感不足导致头昏脑胀及白天疲乏。客观标准是多导睡眠图（PSG）证实睡眠潜伏期延长、觉醒次数增多，觉醒时间大于 30 分钟，实际睡眠时间减少。帕金森病患者出现最早、持续最久的睡眠异常是断续睡眠，其特点是每晚醒 2～5 次，并有 30%～40% 的时间处于清醒状态，发病可能与梦魇、夜尿过多、床上翻身困难、精神抑郁、肢体疼痛以及帕金森病药物使用不当等有关。入睡困难常见于有抑郁、焦虑等精神症状的帕金森病患者。

b. 睡眠异常运动行为：包括下肢不宁综合征（RLS）和周期性腿动（PLM），下肢不宁综合征是在静息状态下有不可抑制地影响肢体（上肢及下肢）的运动，使睡眠者觉醒以及采取一定的措施。周期性腿动是在睡眠期间腿部肌肉每秒 1～6 次的节律性部分运动，主要是胫前肌肉，通过多导睡眠监测发现高达 30% 的帕金森病患者夜间睡眠时出现周期性腿动。周期性腿动的病因目前仍不清楚。帕金森病患者出现周期性腿动——下肢不宁综合征可能是多巴胺能药物的作用所导致，80%左右的帕金森病伴周期性腿动、下肢不宁综合征的患者归因于应用多巴胺能药物。

c. 快速眼动期行为障碍（RBD）：是快速眼动睡眠（REM）与暴力性梦境内容有关的自发性的运动行为障碍，RBD 在帕金森病患者中发病率高，常导致床旁的伤害或自伤，而患者醒后不能回忆。伤害性行为是暴力梦境中施行防御的行为动作所致，在多导睡眠图上可观察到位相性的肌肉活动或特征性的肌肉失迟缓。

d. 与睡眠相关的呼吸障碍：可表现为夜间憋醒、睡眠呼吸暂停、潮式呼吸等，多导睡眠图是诊断与睡眠相关呼吸障碍的重要手段。

B. 觉醒障碍的主要临床表现

a. 日间睡眠过多（excessive daytime sleepiness，EDS）：是因患者夜间睡眠障碍所致，特点是白天瞌睡、夜间清醒。多巴胺受体激动药对部分患者有催眠作用，也是造成白天过度嗜睡的原因。

b. 睡眠发作（sleep attack）：即突然发生的不能控制的睡眠，与发作性睡病相类似，表现为发作性的、无征兆的、不可抗拒的睡眠，一般持续几秒钟。最近的研究认为，多巴胺替代药物和多巴胺受体激动药均可以导致睡眠发作。并可通过调整药物剂量来减少此类不良反应的发生。

2. 自主神经功能障碍　自主神经系统又称植物神经系统，是整个神经系统的一个重要组成部分。它主要支配内脏器官的平滑肌、腺体和心肌的神经。主要分布于内脏、血管、腺体以及其他平滑肌。根据其功能、形态的不同，又分为交感神经及副交感神经两部分。心血管、内脏和腺体等都受交感及副交感神经这两种功能相反的神经的双重支配。尽管两种神经的功能是相对的，但是，在中枢神经系统（大脑皮质及下丘脑）的统一管理下，这两种不同功能的神经既对立又统一，保持着相对平衡的功能，使人体能够适应内、外环境的变化。

在帕金森病患者的非运动症状中，自主神经功能障碍也比较常见。目前国际上对帕金森病患者自主神经功能障碍发生率的报道众说纷纭，从14%～80%不等，外国有研究发现：疾病严重、高龄及高剂量地服用多巴胺药物的患者有较多的自主神经功能异常，帕金森病患者的自主神经功能障碍主要表现为流涎、便秘、多汗、脂溢性皮炎、性功能障碍、吞咽困难、尿失禁、直立性低血压等，这些都严重影响了帕金森病患者的生活质量。前面已经讲过，帕金森病是一种慢性发展的中枢神经系统变性疾病，在病理上表现为多巴胺能神经元丢失和胶质细胞增生、中脑黑质多巴胺能神经元胞质中路易体的形成，而这些是构成其运动症状的病理基础。近年来科学研究发现，路易体亦出现在迷走神经背核、下丘脑、副交感神经及交感神经节自主神经丛等，当这些部位多巴胺能神经元受累时，可造成不同形式的自主神经功能障碍。随着疾病的进展，帕金森病患者的自主神经功能障碍更严重，其原因可能是中枢神经系统神经元的广泛退变累及迷走神经背核、下丘脑等部位的多巴胺能神经元而出现相应的自主神经症状。此外，随着病情的加重，帕金森病患者支配心脏的交感神经及副交感神经丛也会出现路易体、胶质细胞增生及神经元的脱失而出现心血管方面的功能障碍。下面我们分别讲述几项常见的自主神经功能障碍。

（1）便秘：帕金森病患者最常见的非运动症状之一是便秘，并且可以先于帕金森病之前出现。每周排便 2 次及 2 次以下的帕金森病患者占 30%左右；以排便费力、便不尽为主要表现的排便困难占约 70%；更有一些患者因粪便嵌顿出现腹胀、腹痛。一项关于 6790 例男性患者排便习惯长达 24 年的前瞻性研究发现，原发性便秘（每天排便少于一次）的男性 10 年后患帕金森病的比例是正常人的 3 倍。但是，该研究没有涉及女性患者，因此，关于女性便秘患者中帕金森病的发病率是否也会增加还有待于进一步研究。在一项支持便秘可以早于帕金森病症状出现之前发生的研究中，12 例帕金森病患者中有 10 例便秘出现的时间早于帕金森病诊断 16 年。目前关于帕金森病患者便秘发生的病理机制仍未完全清楚，考虑可能有以下因素。①疾病因素：帕金森病导致的肌张力增高，影响到胃肠道，导致胃肠平滑肌高度紧张，运动减慢，相互协调不良，从而引起相应症状，也可能与肛门、直肠的肌紧张异常反应及收缩，以及盆腔平滑肌、耻骨直肠肌功能不良引起的肠麻痹有关。所以考虑帕金森病患者的胃肠功能障碍是疾病本身的结果。另外，帕金森病患者的迷走神经背核发生退行性变性，导致自主神经功能紊乱，从而加重胃肠功能障碍。②药物因素：抗帕金森药物使胃部和肠腔内的多巴活化为多巴胺，经羟基化后形成去甲肾上腺素，进一步地降低结肠的运动功能，导致结肠传导时间延长，形成慢传输便秘。而有些治疗帕金森病药物本身也会加重胃肠道的功能障碍，比如左旋多巴可以使胃肠道的运动功能减慢，对胃肠道运动有抑制作用。另外，多巴胺激动药、抗胆碱能等药物也可导致肠道运动减慢而加重便秘。③其他：帕金森病患者活动少，行动迟缓，有一些甚至长期卧床，胃肠蠕动功能减弱，从而产生或加重便秘。老年人的直肠壁弹性差，牵拉感受器应激性迟钝，不能对到达直肠的粪便及时产生排便反射，导致排便困难。饮食中摄入膳食纤维素过少或饮水较少，导致粪便水分被过分吸收，从而导致大便干燥而排出困难。

（2）排尿障碍：由副交感纤维组成的盆神经支配膀胱逼尿肌，含有躯体神经成分的阴部神经支配尿道外括约肌，能够受自主意识控制。交感神经支配尿道内括约肌和膀胱三角区。排尿的初级中枢在骶髓，同时在大脑皮质和脑干有排尿的易化和控制中枢。蓄尿功能由脊髓控制，而排尿功能是由脊髓-脑干-脊髓共同支配的。在脑干脑桥背盖处存在排尿中枢，发出的冲动可使蓄尿-排出活动同期存在，受损时将引起括约肌-逼尿肌协同失调，导致严重的流出道梗阻。健康人的蓄尿功能与中脑导水管周围的白质、扣带回、视丘下部、脑桥及两侧额叶有关。排尿功能与中脑导水管周围的灰质、视丘下部、脑桥及前额叶有关。有 75%左右的帕金森病患者有不同程度的排尿障碍，包括尿频（白天排尿 8 次以上）、尿潴留、夜尿增多（夜间排尿 2 次以上），淋漓不尽或尿急等。帕金森病引起的排尿障碍与纹状体多巴胺能神经元减少有关。因此，在排尿障碍早期给予左旋多巴对运动障碍和排尿障碍均有所改善。但同时，使用左旋多巴时要注意，大剂量的左旋多巴容易使病情加重，有引起闭塞性障碍的可能性。若通过对帕金森病的治疗，症状不见好转，则应该考虑是否并发有其他系统的疾病，如是否有泌尿系统的炎症，男性患者是否患有前列腺肥大，女性患者是否存在膀胱脱垂等，应该及时到泌尿科就诊，采取相应对症治疗。

（3）直立性低血压：指由于自主神经功能紊乱，患者从坐位或卧位站起时血压降低 20～30mmHg，呼吸和心率不加快，而产生晕厥或头晕。其原因在于：①帕金森病患者累及自主神经系统可以导致直立性低血压；②抗帕金森病药物如多巴胺受体激动药、氯氮平等引起。

（4）性功能障碍：目前有关帕金森病性功能障碍的研究多针对男性，尚缺乏针对女性患者的相关研究资料。有 1/3 左右的帕金森病患者有不同程度的勃起障碍，疾病早期多表现为难以维持勃起状态，晚期多为勃起不能。阳痿也可能是帕金森病患者早期症状之一。而抗胆碱药可能导致或加重阳痿。此外，有些帕金森病患者发现自己在性接触上出现问题，其原因为帕金森病的运动症状导致其灵活性下降，改变体位也比较困难，而且随着兴奋性的增加，震颤也会随着加重，从而影响到性生活，此时家人如能理解他并鼓励他能帮助减少这方面的困难。

3. 感觉症状

（1）嗅觉障碍：在非运动障碍的症状中，嗅觉障碍常常发生比较早，而其发生率甚至超过静止性震颤这一特征性症状，一项多中心研究结果提示，96.7%的帕金森病患者有嗅觉功能障碍，因而引起了广泛而持久的重视。

帕金森病患者的嗅觉障碍是 1975 年由琼森（Johnson）和安撒瑞（Ansari）根据经验首先提出的，嗅觉障碍大约影响到超过 90%的帕金森病患者，被认为是帕金森病中一个十分重要的亚临床症状，是运动症状出现前的重要标志。金姆森（Ziemssen）等对 30 例无明显诱因出现嗅觉减退或嗅觉丧失的患者进行检测，发现 1 例统一帕金森病评分量表运动评分异常，11 例黑质超声检测存在回声增强，这种回声改变提示可能存在帕金森病，最后对其中 10 例进行了多巴胺转运蛋白扫描检查，发现 5 例存在多巴胺转运蛋白减少，其中 3 例相继发展为帕金森病。巴拉克（Break）等提出了帕金森病临床症状出现之前的神经病理分期，Ⅰ 期是嗅前核和嗅球受累，出现路易体和 α-突触核蛋白聚集引起嗅觉障碍，提出嗅觉障碍在帕金森病临床前期或早期为常见的临床症状的可能原因。因此，嗅觉检测对亚临床期及临床早期诊断帕金森病有一定的价值。

嗅觉系统主要由嗅皮质、嗅球和嗅上皮三部分组成。嗅皮质为嗅觉高级中枢，分为初级嗅皮质和次级嗅皮质；嗅球位于前颅窝底，是嗅觉通路的第一中转站；嗅上皮位于鼻腔黏膜。前者指内嗅区，接受来自初级嗅皮质的纤维，而不直接接受嗅球或嗅束来的纤维，发出纤维主要放射到海马。后者包括前梨状区和杏仁周区，直接接受嗅球和前嗅核的纤维。

多巴胺作为一种重要的神经递质，除大量存在于黑质纹状体系统外，还存在于边缘系统（包括嗅中枢）、嗅球等部位。黑质和嗅觉通路之间存在多巴胺能神经纤维联系，多巴胺在嗅觉传递的不同水平发挥了重要的作用，而且多巴胺在嗅觉信息的整合和传导过程中均起了重要的作用。在帕金森病患者中，由于中脑黑质的多巴胺能神经元变性坏死，使多巴胺的合成明显减少，从而影响嗅觉信息的整合和传导，引起嗅觉障碍。

（2）疼痛：大多数人都认为帕金森病与疼痛无关，但事实相反，很多长期帕金森病的患者对此深有体会。尽管比起其他更经典的帕金森病的典型运动症状和非运动症状来讲，疼痛受到的关注程度不够，但许多类型的疼痛和该病确实相关联。患者常诉背部和颈部疼痛，这种疼痛常常辐射到臀部或肩膀，这通常是由运动迟缓和强直造成的异常姿势和四肢和躯干的灵活性下降导致的。肩周疼痛是比较常见的，它是患者肩部运动迟缓和缺乏自发的正常运动的结果。另外，足部抽搐的痛苦是与帕金森病相关的疼痛的一个特殊类型。清晨第一次醒来的时候经常发生这种情况，这可能与此时抗帕金森病药物水平较低有关。尽管有时疼痛的治疗是棘手的，帕金森病相关性疼痛往往可以通过服用抗帕金森病药物缓解，或者通过增减服药时间缓解。例如，如果疼痛出现在抗帕金森病药物水平低的时候，那么采用一个畅销的药物或增加剂量可能会有所帮助。如果疼痛症状似乎与抗帕金森病药物的时间没有关系，医生可能建议用镇痛药（如对乙酰氨基酚、布洛芬）来减轻症状。

具备以上非运动症状典型临床症状及体征的患者诊断并不困难，早期帕金森病症状及体征不典型，容易被误诊为颈椎病、脑血管病等，延误治疗，直接影响患者生活质量及预后。据报告有 1/3 左右的帕金森病早期容易误诊，约 1/3 从症状出现到明确诊断时间达 3 年以上，这提示除了帕金森病以外，其他疾病也曾被考虑。帕金森病的早期症状是震颤，部分患者开始感到内部颤动，后来出现可见性震颤。约 1/5 的病例早期症状主要是强直和运动减少，包括手臂摆动消失、灵巧性消失、步态异常、书写困难和言语困难；偶尔发生强直和运动减少，且为单侧性，类似轻偏瘫；以强直和运动减少为早期症状者更难以早期识别。有的病例偶尔以抽搐、足部痛性痉挛为首发症状；早期主诉也可能是感觉症状，包括灼热感、针刺，有的可突发大汗淋漓，或出现全身乏力、痴呆或忧郁。

（四）长期服用左旋多巴治疗有关的并发症

从 20 世纪 70 年代以来，左旋多巴制剂作为治疗帕金森病的"金药物"已经被广泛应用。但大多数患者（75%左右）在服用左旋多巴制剂 2～5 年后，出现明显的以症状波动、多动以及疗效衰退为特征的并发症，称为左旋多巴长期治疗综合征，给进一步的治疗带来很大困难。主要表现包括：

1. 异动症 长期服用左旋多巴类药物的患者，用药 3～5 年后，可出现异动症，表现为一种舞蹈样动作，简单重复的不自主动作或手足徐动样，常见于面舌肌、颈、躯干、肢体，有时累及腹部出现的不自主动作。多动的程度不一，严重者影响患者生活。这种不自主动作幅度可以很大，也可以不大，可持续整个左旋多巴的起效期，或只出现在血中左旋多巴浓度最高的时段，称"峰剂量"异动症。在剂初和剂末均可出现，治疗较困难，称"双相"异动症，可尝试增加左旋多巴片每次剂量及服药次数。肌张力障碍，为小腿和足痛性痉挛，多发生在清晨，可在起床前服用弥散型多巴丝肼片，或睡前服用复方左旋多巴片控释剂。

2. 剂末恶化现象 是指左旋多巴的药效维持时间越来越短，如平时可以维持 4 小时，但经过 2～3 年后，在每次用药后期，下一次用药之前，出现清晨症状恶化或帕金森病症状加重，实际上是长期应用左旋多巴的药效减退的现象之一。对策是增加给药次数，或使用卡左双多巴控释片。由于左旋多巴的半衰期短，约 1 小时，增加给药次数，或使用卡左双多巴控释片，有利于稳定血药浓度。如果仍不能改善应适当增加左旋多巴的剂量，或加用单胺氧化酶抑制药（司来吉兰）、左旋多巴受体激动剂（吡贝地尔）等可改善症状。

3. "开-关"现象 帕金森病"开-关"现象表现为帕金森病患者经左旋多巴治疗后症状已接近消失，其日常活动已接近正常，在并未改变用药的情况下，在几分钟内突然重新出现帕金森病严重的运动障碍，数分钟至数小时后自行缓解，一日中可反复迅速交替出现多次。

不仅变化速度非常快，并且是不可预知的。形容病情的变化就像电源的开关一样，突然出现肌强直，或运动不能，像断电一样，称为"关期"；尽管未加用任何相关治疗，而突然活动如常的功能状态或出现多动，称为"开期"。所以，形象地称为"帕金森病开关状态"，处理困难，可使用多巴胺受体激动剂。

4. 冻结足　冻结是指因紧张或恐惧致肌肉不能运动，虽然帕金森病或表现为帕金森综合征的肌力正常，但动作开始时或动作中途身体或四肢的动作停顿，不能完成其目的的动作。冻结足是冻结症状之一，即步行时发生下肢动作障碍，虽然有足够的肌力支持体重，但步行开始时，或步行中途转移方向时伸不出脚，迈不出第一步。

二、帕金森病的临床分级及评分

帕金森病根据其临床症状及病情的轻重分为轻度、中度、重度三级；帕金森病病程分为早期、中期、晚期三期。目前对帕金森病患者病情轻重的判断主要靠临床表现来衡量，尚无明确的客观指标来评价。

（一）帕金森病分级修订的 Hoehn-Yahr 分级标准

多数情况下帕金森病的临床症状和体征会随着时间变化而恶化，目前常用 Hoehn-Yahr 分级来表示划分其诊断患者的病情阶段、疗效评估，在临床上应用较广。Hoehn-Yahr 分级在 2.5 级之前，可以尝试服用药物治疗；在 2.5～4 级，考虑做脑起搏器手术。如果是药物无法控制的震颤，1 级也可以考虑手术治疗。5 级时手术时机已晚，手术和药物的治疗效果差。此时要加强护理，预防压疮、呛咳、食物误吸等并发症（修订的 Hoehn-Yahr 分级标准详见附表 1）。

（二）帕金森病分级 Webster 10 项评分标准

现在常用改良 Webster 症状评分标准，将帕金森病的十大常见临床症状指标化，每一症状分为 4 级，即正常为 0 分、轻度不正常为 1 分、中度不正常为 2 分和重度不正常为 3 分。最后把十大症状的分数相加，在 10 分以下者为轻症患者，在 10～20 分者属于中等程度患者，在 21～30 分者则为重症患者。这十大症状分别为：①上肢运动障碍（书写）；②肌强直；③姿势；④上肢伴随动作；⑤步态；⑥震颤；⑦起坐障碍；⑧言语；⑨面部表情；⑩生活自理能力。患者可以根据这个量表给自己的病情做一个简单的估计，明确自己是轻度，或是中度、重度（Webster 症状的评分标准详见附表 2）。

（三）统一帕金森病评定量表

随着帕金森病治疗药物种类和治疗手段的增加，对这些治疗方法的研究和疗效评估中，帕金森病的分级成为客观指标之一。帕金森病的分级量表种类繁多，统一帕金森评定量表是目前国际上普遍采用的量表。其内容包括：①精神、行为和情感障碍；②日常生活活动，药物波动情况，确定"开"或"关"；③运动检查；④治疗的并发症；⑤其他的并发症（统一帕金森病评定量表详见附表 3）。

（四）Schwab 和英格兰日常生活活动量表的评定和分级

除了上述几种帕金森病评定量表外，还有 Schwab 和英格兰日常生活活动量表的评定和分级，均可对帕金森病患者的病情评估、疗效评价及指导用药等起到举足轻重的作用（Schwab 和英格兰日常生活活动量表详见附表4）。

（五）Hoehn-Yahr 分级法

根据 1967 年亚尔（Melvin Yahr）和赫恩（Margaret Hoehn）设计的量表，将帕金森病分为 0～Ⅴ级（Hoehn-Yahr 分级法见附表5）。

早期的帕金森病（Hoehn-Yahr Ⅰ～Ⅱ级）：患者已经出现帕金森病症状，但症状比较轻，时间比较短，一般不影响社交、生活和工作。中期帕金森病（Hoehn-Yahr Ⅲ级）：帕金森病的症状和体征逐渐加重，已经影响到患者的社交活动和日常生活，需要进入治疗的阶段。这个时期的患者可能不能胜任目前工作、逐渐丧失处理经济、家庭和社会事务能力，丧失处理日常生活能力。此阶段可选用起效快、针对性强的药物治疗。晚期帕金森病（Hoehn-Yahr Ⅳ～Ⅴ级）：该期患者的临床症状亦越来越重，甚至致残，运动症状和非运动症状严重地折磨着患者，患者生活质量明显下降。这时，药物治疗效果往往很差，且出现许多不良反应，故应采取多途径综合治疗，除了药物外，还可以采用外科手术治疗帮助控制症状；结合心理治疗改善患者的不良心理定势；同时需要科学的家庭护理来改善和提高患者的生活质量。

参 考 文 献

毕铁琳, 付秀娟, 周翔宇, 2013. 帕金森病的免疫学研究进展[J]. 中国老年学杂志, 33（16）: 4096-4097.
陈生弟, 2006. 帕金森病[M]. 北京: 人民卫生出版社: 12.
陈生弟, 王刚, 2008. 帕金森病的研究任重而道远[J]. 中华医学杂志, 88（7）: 433-435.
陈玉民, 崔桂云, 沈霞, 2012. 帕金森病的遗传学研究进展[J]. 中国实用神经疾病杂志, 15（6）: 91-94.
丁正同, 蒋雯巍, 蒋雨平, 等, 2000. 帕金森病与线粒体功能障碍[J]. 中国临床神经科学, 8（2）: 145-147.
丁正同, 任堪艮, 蒋雨平, 等, 2001. 百草枯对小鼠黑质纹状体多巴胺能系统的影响[J]. 复旦学报（医学版）, 28: 28-31.
董丽果, 牟英峰, 崔桂云, 等, 2013. 帕金森病的遗传学及临床病理特点研究进展[J]. 中国实用神经疾病杂志, 16（9）: 86-89.
董丽果, 牟英峰, 崔桂云, 等, 2013. 帕金森病的遗传学及临床病理特点研究进展[J]. 中国实用神经疾病杂志, 16（9）: 86-89.
段纪俊, 曾晶, 孙惠玲, 2008. 全球疾病负担的环境因素归因研究[J]. 中国社会医学杂志, 25（5）: 301-303.
傅先明, 2010. 丘脑底核的解剖与临床[C]//中华医学会. 第四届全国解剖与临床学术研讨会暨《解剖与临床》杂志创刊10周年庆祝会论文汇集. 昆明: 中华医学会: 39-42.
高枫, 陈清棠, 李险锋, 等, 1999. 帕金森病患者线粒体功能缺陷的研究[J]. 中华神经科杂志, 32（4）: 169.
高国栋, 张华, 张宝国, 等, 1998. 微电极记录技术在手术治疗帕金森病中的作用[J]. 中华神经外科杂志, 14（4）: 202-205.
高华, 隋雷鸣, 谷利, 等, 2013. 过表达 DJ-1 减轻鱼藤酮引起 MN9D 细胞线粒体损伤和细胞凋亡[J]. 基础医学与临床. 33（11）: 1430-1434.
郭纪锋, 唐北沙, 张玉虎, 等, 2006. 三个常染色体隐性遗传性青少年型帕金森综合征家系的基因型与表型分析[J]. 中华医学遗传学杂志, 23（1）: 70-73.
郝斌, 周晓平, 2004. 帕金森病发病机制的研究[J]. 中国药物与临床, 4（7）: 525-527.
何丹, 高琪乐, 柳四新, 等, 2014. 湖南汉族帕金森病患者血清 DJ-1 蛋白表达水平检测及分析[J]. 中国医师杂志, 16（7）: 934-936.
黄沛, 谭玉燕, 陈生弟, 等, 2013. 通过帕金森病探讨基底节在学习和记忆中的作用[J]. 中华神经科杂志, 46（4）: 276-278.

蒋文华, 刘才栋, 2002. 神经解剖学[M]. 上海: 复旦大学出版社: 7.

蒋雨平, 孙旭红, 2012. 环境和职业危险因素与帕金森[J]. 中国临床神经内科学, 20（5）: 551-561.

金雪红, 包士尧, 2010. 粉防己碱联合还原型谷胱甘肽对帕金森病大鼠纹状体兴奋性氨基酸的影响[J]. 中国实用神经疾病杂志, 13（7）: 1-4.

坎德尔, 施瓦茨, 杰塞尔, 等, 2000. 神经科学原理: 基底节[M]. 4版. 纽约: 麦格劳·希尔公司: 853-867.

李敬军, 张凯, 马羽, 等, 2012. 高频电刺激丘脑底核对偏侧帕金森病模型猴苍白球内侧部神经元放电的影响[J]. 中华神经医学杂志, 11（5）: 459-463.

李立宏, 高国栋, 王学廉, 等, 2000. 微电极导向多靶点毁损术治疗帕金森病[J]. 中国神经精神疾病杂志, 26（1）: 27-29.

李立宏, 高国栋, 王学廉, 等, 2000. 微电极引导同侧双靶点毁损术治疗 24 例帕金森病的临床分析[J]. 中华神经外科杂志, 16（4）: 260-261.

李兴安, 张应玖, 常明, 等, 2008. 散发性帕金森病蛋白酶体功能障碍及其所致的路易（小）体形成[J]. 生物化学与生物物理进展, 35（5）: 502-511.

李勇杰, 庄平, 张宇清, 等, 2004. 帕金森病患者丘脑腹外侧核的微电极定位技术[J]. 中华神经外科杂志, 20（4）: 275-279.

梁晨, 杨新玲, 姚亚妮, 等, 2011. 新疆维吾尔族、汉族帕金森病 Parkin 基因 V/L380 多态性分析[J]. 中华神经科杂志, 44: 405-407.

刘焯霖, 梁秀龄, 张成, 等, 2011. 神经遗传病学[M]. 3版. 北京: 人民卫生出版社. 514-521.

刘康永, 刘春风, 钱进军, 等, 2008. 突变型 α-核突触核白的自噬性降解途径和可能机制[J]. 中华神经科杂志, 41（1）: 51-55.

刘岘, 刘波, 雒晓东, 等, 2009. 静息状态下帕金森病患者脑部功能连接的 MR 研究[J]. 中华放射学杂志, 43（3）: 253-257.

刘振国, 陈生弟, 梁梁, 等, 1999. 帕金森病模型猴细胞外液兴奋性氨基酸含量变化[J]. 中华老年医学杂志, 18（1）: 45-47.

马敬红, 邹海强, 陈彪, 2006. DJ-1 基因与帕金森病[J]. 基础医学与临床, 26（1）: 46-50.

马晓伟, 李晓丽, 张忠霞, 等, 2013. 1-甲基-4-苯基-1, 2, 3, 6-四氢吡啶的神经毒性与帕金森病[J]. 中国老年学杂志, 33（24）: 6350-6353.

马耀华, 王雪晶, 荆婧, 等, 2012. 1-甲基-4-苯基吡啶离子调控线粒体自噬对线粒体氧化应激损伤的影响[J]. 国际神经病学神经外科学杂志, 39（6）: 489-493.

孟金兰, 2003. 帕金森病病因学与发病机制研究进展[J]. 昆明医学院学报, （4）: 38-42.

潘凤华, 董海蓉, 叶民, 等, 2013. α-突触核蛋白基因多态性与帕金森病易患性的关联[J]. 中华神经科杂志, 46（5）: 324-328.

任今鹏, 任惠民, 2002. 百草枯所致帕金森病小鼠黑质纹状体通路多巴胺转运体减少[J]. 中国临床神经科学, 10（1）: 53-56.

阮怀珍, 蔡文琴, 2006. 医学神经生物学基础[M]. 陕西: 第四军医大学出版社: 1-285.

芮德源, 陈立杰, 2007. 临床神经解剖学[M]. 北京: 人民卫生出版社: 290-300.

石际俊, 刘康永, 杨亚萍, 等, 2009. 自噬在帕金森病发病中的作用[J]. 生理科学进展, 40（1）: 67-71.

石夜明, 黄玉哲, 杜向青, 等, 2008. 环境因素与帕金森病的关系[J]. 现代中西医结合杂志, 17（25）: 4038-4039.

史玉泉, 2005. 实用神经病学[M]. 3版. 上海: 上海科学技术出版社.

史玉泉, 周孝达, 2004. 实用神经病学[M]. 3版. 上海: 上海科学技术出版社: 1087-1090.

孙作厘, 贾军, 虞芬, 等, 2011. 帕金森病基底神经节神经递质失衡的研究进展[J]. 生理科学进展, 42（6）: 427-430.

谭玉燕, 周海燕, 陈生弟, 2007. 泛素蛋白酶体系统功能障碍与帕金森病[J]. 临床神经病学杂志, 20（4）: 313-315.

田华, 田有勇, 孙圣刚, 2007, 帕金森病基因治疗研究现状[J]. 临床内科杂志, 24（6）: 375-378.

汪锡金, 陈生弟, 刘卫国, 等, 2014. 免疫机制与帕金森病关系的研究[J]. 临床神经病学杂志, 17（3）: 241-243.

汪锡金, 张煜, 陈生弟, 等, 2010. 帕金森病发病机制与治疗研究十年进展[J]. 中国现代神经疾病杂志, 10（1）: 36.

王尔松, 江澄川, 2007. 帕金森病的蛋白质组学研究进展[J]. 临床神经外科杂志, 4（2）: 90-932.

王岚, 孙圣刚, 2006. 帕金森发病机制研究进展[J]. 临床内科杂志, 23（6）: 365-368.

王岚, 孙圣刚, 曹学兵, 等, 2006. 泛素蛋白酶体抑制剂诱发多巴胺能神经元内质网应激反应及其凋亡的作用[J]. 中风与神经疾病杂志, 23（5）: 516-519.

王岚, 孙圣刚, 曹学兵, 等, 2006. 内质网应激及其相关性凋亡在多巴胺能神经元选择性变性死亡中的作用[J]. 中华老年医学杂志, 25（11）: 863-867.

王立真, 朱兴族, 2004. 帕金森病致病的分子研究进展[J]. 中国药理学通报, 20（10）: 1081-1085.

王庆丰, 2000. 立体定向苍白球毁损术对难治性帕金森病的疗效观察[J]. 立体定向和功能性神经外科杂志, 13（2）: 67-70.

王少君, 罗琴, 王加才, 等, 2011. α-synuclein 表达增高与免疫炎性反应在帕金森病发病机制中的作用[J]. 中国老年学杂志, 31

（1）：98-100.

王维治, 2006. 神经病学[M]. 北京: 人民卫生出版社: 1095.

王小川, 张家兴, 2007. 帕金森病记忆功能障碍及机制[J]. 中华神经科杂志, 40（12）：852-856.

王晓民, 2002. 帕金森病神经元损害的分子机制和诊治研究进展[C]//关新民. 医用神经生物学. 北京: 人民卫生出版社.

王学廉, 高国栋, 赵业群, 等, 2000. 微电极导向颅内同期单侧双靶点毁损术治疗帕金森病的疗效及安全性的分析比较[J]. 中国神经精神疾病杂志, 26（4）：228-230.

王洋, 刘建祥, 朱飞奇, 2014. 重金属暴露与帕金森病的相关性分析[J]. 中国实用神经疾病杂志, 12: 16-17.

王振福, 王炜, 2010. 帕金森病的研究进展[J]. 现代生物医学进展,（14）：154-155.

威廉斯（WILLIANMS. P L）, 1999. 格氏解剖学[M]. 38 版. 杨琳, 高英茂, 主译. 沈阳: 辽宁教育出版社.

吴江, 贾建平, 崔丽英, 2005. 神经病学[M]. 北京: 人民卫生出版社,245-252.

吴江, 贾建平, 崔丽英, 2005. 神经病学[M]. 北京: 人民卫生出版社,382-386.

吴江, 贾建平, 崔丽英, 2010. 神经病学[M]. 2 版. 北京:人民卫生出版社, 163-180.

肖勤, 翁中芳, 张琼, 等, 2003. 左旋多巴对帕金森病大鼠血清兴奋性氨基酸及抗氧化指标的影响[J]. 临床神经病学杂志, 16(2)：69-71.

阳勇, 罗海彦, 2012. 帕金森病泛素蛋白酶体系统及其相关基因的研究进展[J]. 国际老年医学杂志, 33（6）：259-262.

杨云鹏, 2012. 帕金森病的免疫治疗研究进展[J]. 国际神经病学神经外科学杂志, 39（2）：184-187.

姚庆和, 高国栋, 2004. MPTP 的毒性机制与帕金森病动物模型[J]. 国外医学（神经病学神经外科学分册）, 31（1）：45-48.

叶芳, 易刚等, 2014. 中国人群帕金森病危险因素及保护性因素的 Meta 分析[J]. 临床神经病学杂志, 27（2）：111-115.

尤玥, 李子建, 2014. 帕金森病的免疫治疗研究新进展[J]. 中国老年保健医学,（4）：68-69.

张华, 高国栋, 张宝国, 等, 1999. 微电极界法定位方法在苍白球定向手术中的应用[J]. 中华神经外科杂志, 15: 378-379.

张华, 高国栋, 张宝国, 等, 2000. 丘脑 Vim 核毁损术中的微电极定位技术[J]. 中华神经外科杂志, 16（6）：361-363.

张克忠, 王坚, 丁正同, 等, 2004. 蛋白酶体在脑黑质变性和 Lewy 小体形成中的作用[J]. 中华老年医学杂志, 23（4）：259-262.

张克忠, 王坚, 蒋雨平, 2005. Lactacystin 对酪氨酸羟化酶基因和蛋白表达的影响[J]. 中国临床神经科学, 13（2）：144-147.

张晓录, 于顺, 陈彪, 等, 2005. 帕金森病病因蛋白质: α-突触核蛋白对酪氨酸羟化酶活性的影响[J]. 中国临床康复, 9（13）：34-36.

张艳超, 张男, 刁建萍, 2008. α-突触核蛋白与帕金森病[J]. 医学导刊,（5）：65-66.

张颖, 高鹏, 许颖, 等, 2011. 泛素蛋白酶体系统与帕金森病[J]. 中国老年学杂志, 31（17）：3424-3427.

张颖, 胡国华, 2010. 线粒体呼吸链功能异常在帕金森病中作用的研究进展[J]. 中风与神经疾病杂志, 27（1）：89-91.

张颖, 杨艺敏, 白晶, 等, 2010. 氧化修饰蛋白质在帕金森病发病机制中的作用[J]. 中国老年学杂志, 30（14）：2022-2024.

张瑜, 常明, 韩威, 等, 2008. 钙激活蛋白酶与蛋白酶体抑制剂诱导细胞凋亡的机制[J]. 中国老年学杂志, 28（1）：26-28.

张振馨, 2000. 帕金森病的流行病学（第十一章）[C]//李世倬. 神经系统疾病流行病学. 北京: 人民卫生出版社.

赵静, 刘振国, 陈生弟, 等, 2004. 蛋白酶体抑制剂诱导多巴胺能神经元变性伴包涵体形成[J]. 中风与神经疾病杂志, 21（6）：493-495.

赵燕燕, 林兴建, 刘卫国, 等, 2011. 中国汉族人群 PARK16 基因多态性与帕金森病易患性的关联[J]. 中华神经科杂志, 44（5）：343-346.

赵永波, 陈耀民, 2006, 帕金森病遗传学研究[J], 上海交通大学学报, 26（7）：708-710.

郑东明, 孟庆萍, 伦剑非, 等, 2008. 帕金森病对反应抑制能力的影响[J]. 中国现代医学杂志, 18（16）：2370-2373.

周海燕, 陈生弟, 2007. 泛素蛋白酶体系统功能障碍与帕金森病[J]. 临床神经病学杂志, 20（4）：313-315.

Peter Duus, 2003. 神经系统疾病定位诊断学[M]. 北京: 海洋出版社: 189-197.

ALLAM M F, DEL CASTILLO A S, NAVAJAS R F, 2003. Parkinson s disease risk factors[J]. Neurol Rev, 36（8）：749-755.

ALLEN G S, BURNS R S, TULIPAN N B, et al, 1989. Adrenal medullary transplantation to the caudate nucleus in Parkinson's disease: Initial clinical results in 18 patients[J]. Arch Neurol, 46（5）：487-491.

ANDALUZ N, TAHA J M, DALVI A, 2001. Bilateral pallidal deep brain stimulation for cervical and truncal dystonia[J]. Neurology, 57（3）：557-558.

BENABID A I, POLLAK P, LOUVEAU A, et al, 1987. Combined（thalamotomy and stimulation）stereotactic surgery of the VIM thalamic nucleus for bilateral Parkinson's disease[J]. Appl Neurophysiol, 50（1-6）：344-346.

BENABID A L, POLLAK P, GROSS C, et al, 1994. Acute and long-term effects of subthalamic nucleus stimulation in Parkinson's disease[J]. Stereotact Funct Neurosurg, 62（1-4）: 76-84.

BENETT D A, BECKETT L A, MURRAY A M, et al, 1996. Prevalence of parkinsonian signs and associated mortality in a community populatinm of older people[J]. N Engl J Med: 334（2）: 71-76.

BROWDER J, 1948. Section of the fibers of the anteriorl limb of the internal capsule in Parkinsonism[J]. Am J Surg, 75（1）: 264-268.

Camichael S W, Wilson R J, Brimijoin W S, et al, 1988. Decreased catecholamines in the adrenal medulla of patients with parkinsonism[J]. N Eng J Med, 318（4）: 254-257.

Comella C L, the Dystonia Study Group, 2001. Rating scale for dystonia: a multicenter assessment of three dystonia rating scales: the Unified Dystonia Rating scale（UPRS）, the Burke-Fahn-Marsden scale（BFM）and the Global Dystonia Rating scale（GDS）[J]. Neurology, 56（Suppl. 3）: 387 - 392.

COOPER 1, 1953. Ligation of the anterior choroidal artery for involuntary movements-parkinsonism[J]. Psychiatr Q, 27（2）: 317-319.

Cooper I S, 1960. Neurosurgical allevation of intention tremor of multiple sclerosis and cerebellum disease[J]. N Eng J Med, 263（9）: 441-444.

DANDY W E, 1930. Changes in our conceptions of localization of certain functions in the brain. Am J Physiol, 93: 643-647.

DOGALI M, BERIC A, STERIO D, et al, 1994. Anatomic and physiological considerations in pallidotomy for Parkinson's disease[J]. Steretact Funct Neurosurg, 62（4）: 53-60.

EADIE M J, SUTHERLAND J M, DOHERTY R L, 1965. Encephaitis in etiology of parkinsonism in australia[J]. Arch Neurol, 12: 240-245.

Fenelon F, 1950. Essais de traitement ceurochirurgical dusyndrome parkinsonien par intervention directe surlesvoies extrapyramidales immediatement sous striopallidales（anse lenticulaire）: Communication suivie deprojection du film d'un operes l'intervention[J]. Rev Neurol（Paris）, 83: 437-440.

FUKAMACHI A, OHYE C, NARABAYASHI H, 1973. Delineation of the thalamic nuclei with a microelectrode in stereotactic surgery for parkinsonism and cerebral palsy[J]. J Neurosurg, 39（2）: 214-225.

GASSER T, MULLER-MYHOSOK B, WSJOLEK Z K, et al, 1998. A susceptibility locus for Parkinsons disease maps to chromosome 2p12. Nature Genetics, 18: 262-265.

GEMBA T, OSHIMA T NINOMIY A M, 1994. Glutamate efflux via the reversal of the sodium-dependent glutamate transporter caused by glycolytic inhibition in rat cultured astrocytes[J]. Neuroscience, 63: 789-795.

GILDENBERG P L, 1982. Computerized tomography and stereotactic surgery[J]. Spiegel EA, 45: 24-34.

GILDENBERY P L, PETTIGREW L C, MERRELL R, et al, 1990. Transplantation of adrenal medullary tissue to caudate nucleus using stereotactic techniques[J]. Stereotactic Funct Neurosurg, 54（1-8）: 268-271.

GILL S, CURRAN A, TRIPP J, et al, 2001. Hyperkinetic movement disorder in an 11-year-old child treated with bilateral pallidal stimulators[J]. Dev Med Child Neurol, 43（5）: 350-353.

GILLINGHAM F, 1960. surgical management of the dyskinesias[J]. J Neurol Neurosurg Psychiatry, 23: 347-349.

HASSLER R, RIECHERT T, 1954. Indikationen und Lokalisations methode der gezielten Hirnoperationen[J]. Nervenarzt, 25: 441-447.

HAZRATI L N, PARENT A, 1992. The striatopallidal projection displays ahigh degree of anatomical specificity in the primate[J]. Brain Res, 592: 213-227.

HITCHCOCK E R, CLOUGH C G, HUGHES R C, et al, 1989. Transplantation in Parkinson's disease: stereotactic im plantation of adrenal medulla and fetal mesencephalon[J]. Acta Neurochir Suppl, 46: 48-50.

HORSLEY V, 1909. The Linacre Lecture ON THE FUNCTION OF THE SO-CALLED MOTOR AREA OF THE BRAIN: Delivered to the Master and Fellows of St[J]. Br Med J, 2（2533）: 121-132.

IACONO R P, CARLSON J D, KUNIYOSHI S M, et al, 1997. Electrophysiological target localization in posteroventral pallidotomy[J]. Acta Neurochirurgica, 139（5）: 433-441.

IACONO R P, SHIMA F, LONSER P R, et al, 1995. The result, indications and physiology of posteroventral pallidomoty for patients with Parkinson's disease[J]. Neurosurgery, 36（6）: 1118-1125.

ISLEKEL S, ZILELI M, ZILELI B, et al, 1999. Unilateral pallidal stimulation in cervical dystonia[J]. Stereotact Funct Neurosurg, 72（2-4）: 248-252.

JAMAL M, JAQUES F, THOMAS K, et al, 1997. Tremor control after pallidomoty in patients with Parkinson's disease: correlation with microrecording findings[J]. J Neurology, 86（40）: 642-649.

KELLY P J, GILLLINGHAM F J, 1980. The long-term results of stereotaxic surgery and L-dopa therapy in patients with Parkinson's disease. A 10-year follow-up study[J]. J Neurosurg, 53（3）: 332-337.

KITADA T, ASAKAWA S, HATROFI N, et al, 1998. Mutation in the parkin gene cause autosomal recessive juvenile parkinsonism[J]. Nature, 392: 605-608.

KRAUSS J K. POHLE T, WEBER S, et al, 1999. Bilateral stimulation of globus pallidus internus for treatment of cervical dystonia[J]. Lancet, 354: 837-838.

KULISEVSKY J, LLEO A, GIRONELL A, et al, 2000. Bilateral pallidal stimulation for cervical dystonia: dissociated pain and motor improvement[J]. Neurology, 55（1）: 1754-1755.

KUMAR R, DAGHER A, HUTCHINSON W D, et al, 1999. Globus pallidus deep brain stimulation for generalized dystonia: globus pallidus deep brain stimulation for generalized dystonia: clinical and PET investigation[J]. Neurology, 53（4）: 871-874.

LAITINEN L V, BEJGENHEIM A T, HARIZ M I, 1992. Leksell's posteroventral pallidotomy in the treatment of Parkinson's disease[J]. G J Neurosurg, 76（1）: 53-61.

LAITINEN L V, BERGENHEIM A T, HARIZ M I, 1992. Ventroposteral pallidotomy can abolish all Parkinsonian syrnptoms[J]. Stereotact Funct Neurosurg, 58（1-4）: 14-21.

LANDER. F. et al, 1999. Manganese exposure in foundry furnacemen and scrap recycling workers[J]. Int Arch-Occup-Environ-Health, 72（8）: 546-550.

LIMOUSIN P, POLLAK P, BENAZZOUZ A, et al, 1995. Effect on parkinsonism signs and symptoms of bilateral subthalamic nucleus stimulation[J]. Lancet, 345（8942）: 91-95.

LINDVALL O, REHNCRONA S, BRUNDIN P, et al, 1989. Human fetal dopamine neurons grafted into the striatum in two patients with severe Parkinson's disease. A detailed account of methodology and a 6-month followup[J]. Arch Neurol, 46（6）: 615-631.

LOZANO A, HUTCHSON W, KISS Z, et al, 1996. Methods for microelectrode-guided posteroventral pallidotomy[J]. J Neurosurg, 84（2）: 194-202.

MARIDEN C D, PARKES G D, QUINN N, 1981. Fluctutions of disabisity in Parkinson's disease-clinical aspects, in Marsden CD, Fahn S（eds）[C]//Mass. Movement Disorders. Boston: Butterworth: 96-122.

MEYERS R, 1942. The modification of alternation tremors, rigidity and festination by surgery of the basal ganglia[J]. Res Publ Assoc Res Nerv ment Dis, 21: 602-665.

MEYERS R, 1958. Historical background and personal experiences in the surgical relief of hyperkinesia and hypertonus, in Fields W（ed）[C]//Chas C Thomas. Pathogenesis and Treatment of Parkinsonism Springfield. Illinois: 229-270.

MODY I, MACDONALD J F, 1995. NMDA receptordependent excitotoxicity: the role of intracellular Ca^{2+} release[J] Trends Pharmacol Sci, 16（10）: 356-359.

MUTA D, GOTO S, NISHIKAWA S, et al, 2001. Bilateral pallidal stimulation for idiopathic segmental axial dystonia advanced from Meige syndrome refractory to bilateral thalamotomy[J]. Mov Dis, 16（4）: 774-777.

NARABAYASHI H, OKUMA T, 1953. Procaine oil blocking of the globus pallidus for the treatment of rigidity and tremor of parkinsonism[J]. Proc apan Acad, 29: 310-318.

OBESO J A, GURIDI. J, DELONG M, 1997. Surgery for Parkinson's disease[J]. J Neurol Neurosurg Psychiatry, 62（1）: 2-8.

OHYE C, 1987. Stereotatic surgery in movement disorders: choice of patient. Localization of lesion with microelectrode and long-terrn results[J]. Neurosurgery, 2: 193-211.

OSSOWSKA K, KONIECZNY J, WARDAS J, et al, 2002, The role of striatal metabotropic glutamate receptors in Parkinson's disease[J]. Amino Acids, 23: 193-198.

OSSOWSKA K, WARDASJ, KUTER K, et al, 2005. Influence of paraquat on dopaminergic transporter in the rat brain [J]. Pharmacol Rep, 57（3）: 330-335.

PARKIN S. AZIZ T. GREGORY R, et al, 2001. Bilateral internal globus pallidus stimulation for the treatment of spasmodic torticollis[J]. Mov Dis, 16（3）: 489-493.

PAUL M C, QIN C, JACK W L, et al, 2003. Prenatal exposure to the bacteriotoxin lipopolysaccharide leads to long-term losses of dopamine neurons in offspring: a potential, new model of Parkinson's disease[J]. Front Biosci, 8: s826-837.

PENN R D, GOETZ C G, TANNER C M, et al, 1988. The adrenal medullary transplant operation for Parkinson's disease: Clinical observations in five patients[J]. Neurosurgery, 22（6p1-p2）: 999-1004.

POLYMEROPOULOS M H, LAVEDON C, LEROU E, et al, 1997. Mutation in the α-synuelein geneidentified in families with Parkinson's disease[J]. Science, 276（15321）: 2045-2047.

SPIEGEL E A, WYCIS H T, 1954. Ansotomy in paralysis agitans[J]. Arch Neurol Psychiatry, 71: 598-614.

SVENNILSON E, TORVIK A, LOWE R, et al, 1960. Treatment of parkinsonism by stereotactic thermlesions in the pallidal region: A clinical evaluation of 81 cases[J]. Actapsychiatr Neurol scand, 35（3）: 358-377.

TRONNIER V, FOGEL W, 2000. Pallidal stimulation for generalized dystonia[J]. J Neurosurg, 92（3）: 453-456.

TROTTENBERG T, PAUL G, MEISSNER W, et al, 2001. Pallidal and thalamic neurostimulation in severe tardive dystonia[J]. J Neurol Neurosurg Psychiatry, 70（4）: 557-559.

VERCUEIL L, POLLAK P, FRAIX V, et al, 2001. Deep brain stimulation in the treatment of severe dystonia[J]. J Neurol, 248（8）: 695-700.

VICTOR M, ROPPER A H, 2001. Adams and Victor's Principles of Neurology: abnormalities of movement and posture due to disease of the basal ganglia[M]. 7th. New York: McGraw-Hill Companies, Inc, 67-85.

WALKER A E, 1949. Cerebral pedunculotomy for the relief of involuntary movement. Ⅱ. Hemiballismus[J]. Acta Psychiatr Neurol Scand, 24（3-4）: 712-729.

WALKER A E, 1952. Cerebral pedunculotomy for the relief of involuntary movement. Ⅱ. Parkinsonian tremor[J]. J Nerv Ment Dis, 116（6）: 766-775.

WILSON S, 1914. An experimental research into the anatomy and physiology of the corpus striatum[J]. Brain, 36: 427-492.

ZECCA L, ZUCCA F A, ALBERTINI A, et al, 2006. Aproposde dual role of neruomelanin in the pathogenesis of Parkinson's disease[J]. Neurology, 67（7 suppl 2）: S8-11.

ZURN A D, TSENG J, AEBISCHER P, 1996. Syrnptomatic cell therapies: cells as biological minipumps[J]. Eur Neurol, 36（6）: 405-408.

第二章

帕金森病的中西医诊断
及鉴别诊断

第一节　颤证的中医诊断及鉴别诊断

一、颤证的诊断

帕金森病的中医诊断主要依据 1991 年 11 月第三届中华全国中医学会老年脑病学术研讨会制订的《中医老年颤证诊断和疗效评定标准（试行）》以及有关中医、中西医结合诊治颤证的有关文献，综合病史、病因、临床表现因素等，具体如下：

1. 主症　头部及肢体颤抖、摇动，不能自制，肢体拘挛，四肢强急。

2. 兼症　神情呆滞，言语謇涩，缓慢不清，动作笨拙，活动减少，多汗流涎，皮脂外溢，失眠，便秘，智力减退或精神障碍等，生活自理能力下降。

3. 其他　多发于中老年人，一般呈隐袭起病，逐渐加重，不能缓解。部分人发病与情志有关，或者继发于脑部病变，且男性多于女性。

二、颤证的鉴别诊断

（一）症状鉴别

1. 头摇

（1）概念：头摇，是头部不自觉地摇动或摇摆不能自制的症状。俗称"摇头风"。《灵枢·经脉》有"头重高摇"之记载。《医学纲目》《医学准绳六要》等皆称"头摇"。《金匮要略·痉湿暍病脉证治》曾云："病者身热足寒，颈项强急，恶寒，时头热，面赤，目赤，独头动摇，卒口噤，背反张者，痉病也。"虽有独头动摇之症，但以颈项强急、背反张为主症。此处所述头摇不兼颈项强直等症，正如《杂病源流犀烛·风头旋》所述："头自摇动，别无疾痛，不自觉知。"

（2）常见证候

风阳上扰头摇：头部摇动，不能自制，眩晕，肢体震颤，面红目赤，口苦咽干，舌红苔黄，脉弦数。

阴虚动风头摇：常发生于热病后期，头摇不能自制，烦热盗汗，失眠，神疲乏力，舌红少苔，脉细数。

（3）鉴别分析：风阳上扰头摇与阴虚动风头摇，两者虽同见头摇，但有虚实之分。风阳上扰头摇，病由情志失调，或恼怒或久郁，使肝郁化火，或素体肝阳亢盛，肝为风木之脏，风性动摇，风阳上扰故头摇不能自制。阴虚动风头摇，常发生于热病后期，邪热久稽，肝肾之阴亏耗，虚风内动，亦有因素体阴虚，水不涵木，虚风上扰，而致头摇。前者为实证，后者为虚证。辨证时，前者头摇较剧，且伴眩晕、肢体震颤、面赤口苦等肝阳上亢之征；后者头摇较缓，兼有五心烦热、失眠盗汗、舌红少苔等阴虚之征。头摇虽概属风证，但虚实迥异，两者从病因及证候特点可资鉴别。

（4）文献别录：《医学入门》："伤寒阳脉不和，则头为之摇。有心脏绝者，亦头摇；痉病风盛，则头摇。皆凶证也。""有里痛而摇头者，亦重证也。"

《嵩崖尊生书·头分》："头摇多属风，风主动摇，脉必弦或伏紧。若头振动摇，脉沉缓或散软无力，即是肝肾二经血亏之症。"

《医学准绳六要》："头摇属风属火，年高病后辛苦人多属虚。"

2. 身振摇

（1）概念：身振摇指身体振振摇动，甚者欲擗于地的症状。《素问·至真要大论》："诸风掉眩，皆属于肝。"掉，即振动貌。《伤寒论》有"身为振振摇""振振欲擗地"的论述。《证治准绳》则归入"颤振""振战栗"中论述。本症是指全身摇动，与"寒战"和"筋惕肉　"亦不同："寒战"是自觉寒冷，旋即颤抖，而本症则无寒冷；"筋惕肉　"则见筋肉跳动而无全身振动。

（2）常见证候

肝风内动身振摇：全身振振摇动，不能自止，伴眩晕，烦躁易怒，脉弦急有力，舌质红，苔薄偏干。

阳虚身振摇：身体振振摇动，形寒肢冷，或有呕吐腹痛，或伴下利清谷，脉沉紧，或弦滑，舌质淡，苔薄滑。

（3）鉴别分析

肝风内动身振摇：本症多见于情志易怒、肝气偏旺之人。肝主一身之筋，暴怒伤肝，肝旺生风，故见身振摇。其特点为：身振摇常随情志变化而时轻时重，但摇动常不能自已。伴有眩晕、肢体麻木、脉弦劲有力等。迁延不治，每易导致中风。治宜平肝息风，方选羚羊钩藤汤或天麻钩藤饮。

阳虚身振摇：本症多见于大汗之后，卫阳受损，或误用汗法，或产后气血双亏，汗出过多，损伤阳气。阳虚不能任持经脉，则身为振振摇动。轻者身振摇可以自主，重者振振摇动欲倾跌于地。遇寒则甚，遇温则缓，常欲厚衣以舒解。本症与肝风内动所致之身振摇，寒热迥别，虚实昭然，区别颇易。临床上身摇振亦可与筋惕肉　并见，多为肾阳虚愈之重证。

（4）文献别录：《证治准绳·伤寒》："凡振者，大抵气血俱虚不能荣养筋骨，故为之振摇而不能主持也。须大补气血即可，予曾用人参养荣汤得效。又一人身摇不得眠者，以十味温胆汤倍加人参遂愈。"

3. 口唇颤动

（1）概念：口唇颤动又称"唇　""唇风"，俗称"驴嘴风"，可发生于上下唇，以下唇颤动较常见，好发于秋冬季节。

（2）常见证候

胃火夹风口唇颤动：初起嘴唇发痒，皮肤发红，局部有灼热感，继则出现嘴唇颤动，大便秘结，舌苔黄燥，脉弦滑。

脾虚血燥口唇颤动：初起下唇发痒，色红作肿，继而口唇干裂，痛如火烧，又似无皮之状，唇颤，大便干燥，舌质红少苔，脉细数。

（3）鉴别分析：胃火夹风口唇颤动与脾虚血燥口唇颤动，二者发病初起皆见下唇发痒，唇红作肿，但前者系胃火，后者为血燥。胃火可由外感风寒或风热失解，入里化热，热传阳明而来；亦可因素嗜辛辣厚味，胃腑蕴热而致。足阳明胃经环唇，胃经实火循经上传，与外风相合，风火相煽，故可发生口唇颤动。血燥可因感受秋季燥邪（温燥或凉燥），或误服苦寒、温燥之品，耗伤阴血化燥所致。唇为脾之华，《灵枢·五阅五使》云："口唇者，脾之官也。"唇属足太阴脾经，脾虚血燥生风，故可出现口唇抖动。二者临床皆见"热"象，但胃火为实证，血燥之"热"象，属阴血耗伤化燥所生之虚中夹实证。其口唇疼痛：胃火所致者，显肿痛，局部有灼热感；血燥所致者，口唇干裂而痛。其大便不通：胃火者，系阳明胃腑热邪炽盛，大便燥结成实。下唇挟口属足阳明胃经，上唇挟口属手阳明大肠经，故大便秘结时日越多，往往口唇 动、肿痛之势愈重，腑气一通，其势立减，血燥生风致 睏者，系脾津不布，手阳明大肠津液不足，大便滞涩难解，无"痞""满""燥""坚""实"等阳明腑实证表现。

（4）文献别录：《外科正宗·唇风》："唇风，阳明胃火上攻，其患下唇发痒作肿，破裂流水，不疼难愈。宜铜粉丸泡洗，内服六味地黄丸自愈。"

4. 舌颤

（1）概念：伸舌时舌体颤动不定，不能控制者称舌颤。舌颤又称"舌战"或"战舌"。《望诊遵经·望舌诊法提纲》中云："舌战动者，病在脾。"本症与"弄舌"不同，"弄舌"是舌头常不自主地伸出口外，旋即缩回。弄舌在小儿多为疳积或胃热，在成人则可与舌颤同时出现，如酒毒之人。

（2）常见证候：肝风舌颤见症有三：其一，伸舌时舌体翼翼扇动，并见高热、烦躁、神昏、痉厥，舌质红或紫绛，舌苔焦黑，脉多弦数。其二，舌颤并见四肢颤动拘急、行步不稳，或头痛眩晕，甚至突然昏仆等症。其三，舌现颤动，舌体萎缩，手足痿躄、局部肌肉瘦削，甚则舌强语言难出。血虚舌颤主要见症为舌淡红，伸舌时舌体蠕蠕微动，心悸，怔忡，失眠，多梦，健忘、食少、倦怠乏力、脉细弱等。酒毒舌颤主要见症为舌色紫红，舌体挺出颤动，手颤，幻觉，健忘，喜饮水，面部紫红，舌苔厚，脉滑数。

（3）鉴别分析

肝风舌颤：其一是由高热伤阴、热极生风。此系邪热燔灼，风火相扇，筋脉失养所致，故舌颤与高热烦躁、神昏惊厥等同见，来势多急；其二是由肝阳化风，为平素肝肾阴亏之人，阳化为风。故肢体麻木或四肢颤动、步履不稳；其三是由肝肾内损而成痿躄，损及奇经，病难速愈。

血虚舌颤：多由久病衰耗，血虚失养所致。张景岳言："血液枯燥故筋挛。"肝主筋，循阴器而络舌，脾统血而络舌本，心主血而开窍于舌，心脾血虚，筋络失养故舌颤。特点为多见于久病血虚之人，舌颤微动，舌色淡红，不似肝风舌颤之舌色红而舌颤亦翼翼大动。

酒毒舌颤：由饮酒太过，失于节制，年深日久，酒毒走窜经络，灼耗阴精引起。症见舌色紫红，乃酒毒内蕴之象，舌挺而颤，手麻而颤，乃液亏筋伤之征。患者多是嗜酒成癖。

（4）文献别录：《四诊抉微·望诊》："舌红而战动难言者，此心脾虚也，汗多亡阳者有之。"

《望诊遵经·望舌诊法提纲》："热病舌难伸出，伸则频振，语言不清者，正气虚弱之险证也。""舌肿者，病在血；舌痿者，病在肉；舌偏斜者，病在经；舌缺陷者，病在脏；舌战动者，病在脾；舌纵舌缩者，病在心；舌裂舌烂者，病在脉；舌卷舌短者，心肝之证候；舌强舌硬者，心脾之病形；弄舌者，太阴之形症；啮舌者，少阴之气逆。诸太过者病在外，诸不及者病在内。"

《形色外诊简摩·色诊》："舌不出口，发战者，死。"

5. 手颤

（1）概念：凡手震颤动摇，或一手独发，或两手并发者，即称手颤。《素问·至真要大论》云："诸风掉眩，皆属于肝。"掉就是震颤，亦谓颤动、振动。《证治准绳》在诸风门内列有颤振专条；但震颤作为一个病门，始见于清代《张氏医通》。震颤包括头摇、手颤、身动摇等。本症与瘛疭同有动摇状，但瘛疭是指手足伸缩交替，抽动不已，而手颤仅有振动而无抽搐。另外，本症与手指挛急也不同，彼指手指拘急挛曲难以伸直，活动受限，而本症则是动摇不已，难以停止，两者虽然都有手部疾患，但其症状动静迥别。

（2）常见证候

肝风内动手颤：手震颤不已，伴有头晕头痛，烦躁不眠，舌红少苔，脉弦数有力，或沉细数。

风痰入络手颤：手颤兼有麻木，胸胁满闷，干呕恶心，口黏，时有烦怒，舌苔白腻，脉弦滑。

风寒袭络手颤：手颤兼有痛感，恶风寒，颈项不舒，有汗或无汗，舌苔薄白，脉浮或弦紧。

脾虚动风手颤：手颤迟缓，握力减弱，四肢困倦，或伴有腹胀泄泻，舌体胖大，舌质淡，苔薄白，脉搏沉缓无力或弦缓。

血虚风袭手颤：手颤发麻，面白无华，头眩，心悸，失眠，唇舌淡白，苔薄白，脉细无力。

阴虚动风手颤：手指蠕动，神疲心悸，口咽发干，形体消瘦，舌红络，少苔或无苔，脉细数。

（3）鉴别分析

肝风内动手颤与阴虚动风手颤：前者责于肝，后者责于肝肾，肝肾同源，均居下焦。但前者为实证，后者为虚证，临证当细分之。肝风内动手颤多见于肝阳素旺之体，盖肝主筋，肝阳亢盛，阳动生风，随风而动，故见手颤。阴虚动风手颤多见于素体阴虚内热或热邪久羁下焦者，肝肾之阴被灼，阴虚不能潜阳，阳动生风，也可出现手颤。两者的区别点在于实证手颤多骤然发作，且震颤较剧，伴有头晕头痛，脉有力，舌体偏硬，舌质暗红；虚证手颤发生于热病后期者为多，震颤较缓，吴鞠通形容谓"手指但觉蠕动"（《温病条辨》），伴有精神不振，心悸，咽干口燥，脉搏细数，舌干络少苔。

风痰入络手颤与风寒袭络手颤：皆由外风侵袭所引起，不同点是风痰入络手颤其经络内有深伏之痰饮，指征为形体肥胖，面部虚浮，时而指端发麻，或四肢郁胀，伸展不舒，或咽喉不爽，如有破絮附着，舌体肥大，苔白腻，发病后，手颤多兼麻木，此证多见于老年人。风寒袭络手颤系营卫不和，风寒直接客于手部所致。一般有明显的外界气候因素，起病后兼有风寒外感症状，手颤且疼，此证多见于青年人。

脾虚动风手颤与风痰入络手颤：脾为生痰之源，脾虚湿聚，则易生痰，痰饮内伏，痰动风生，则现手颤。因此可以说，两者的病机是一致的，即脾气虚馁。但脾虚动风手颤，系土虚风木内动而手颤。风痰入络手颤是由风痰互结，搏于经络，经脉失却约束所致。两者症状的区别为脾虚动风手颤时颤时止，手不能任物，手握无力，有疲劳困乏感，并有纳差、口淡等，风痰入络手颤兼有麻木，如蚁行，手指有郁胀感，并有呕恶胸满，口黏苔腻等。

血虚风袭手脑与阴虚动风手颤：二者都是在阴血不足的基础上产生的。但两者相比，前者手颤轻，后者手颤重。前者多发生于慢性亏损疾病，后者多发生于热病后期。前者偏于心肝血虚，特点是手颤发麻，皮肤发痒，兼有头晕目眩，心悸失眠等血虚证，后者多肝肾阴虚，特点是手颤伴有明显的内热证，如口咽发干，皮肤干燥，脉细数，舌红络，甚而舌卷。手颤多发生于成年人，但小儿亦有所见，原因是惊恐伤肾，肾累及肝，筋脉失却任持，故手颤。临证可见手颤不休，平举更甚，有忧惧状，尺脉虚，舌红无苔。常饮酒的人，易患手颤，较难治疗。手颤虽然局限于手部，但常常是内脏病变的征象，特别是肝风内动与风痰入络相搏的手颤，多为中风的先兆。《医林改错》中列有中风未病前之形状数十条，其中就有手颤症，谓："有一手长战者，有二手长战者，有手无名指每日一时屈而不伸者，有手大指无故自动者。"因此对手颤一症要积极治疗，防微杜渐，以防病情的进展。

（4）文献别录：《证治准绳·颤振》："颤，摇也，振，动也。筋脉约束不住，而莫能任持，风之象也。《内经》云诸风掉眩，皆属肝木。肝主风，风为阳气，阳主动，此木气太过而克脾土，脾主四肢，四肢者诸阳之末，木气鼓之，故动。经谓风淫末疾者，此也。亦有头动而手足不动者，盖头乃诸阳之首，木气上冲故头独动而手足不动：散于四末，则手足动而头不动也，皆木气太过而兼火之化也。"

6. 足颤

（1）概念：足颤是指一足或双足震颤动摇，隶属于震颤病门。颤即动摇，《黄帝内经》言"掉"。至清代《张氏医通》始有震颤专述，但仅有头动、手足动，而无足颤。究其因，一则颤多属风，风性就上，故手颤、头颤多而足颤少；一则足颤每与手颤并见，即手足颤动，所以足颤在古籍中论述甚少。

（2）常见证候

血虚风动足颤：足颤动，头晕目眩，爪甲不荣，面色无华，或下肢麻木，脉细，舌淡红，苔薄。

风寒湿侵足颤：足颤动且有痛感，伴有恶风寒，肢体紧困不舒，四末不温，脉弦紧，舌淡暗红，苔薄白而润。

（3）鉴别分析

血虚风动足颤：多见于年迈之人。盖年老气血已衰，血虚不能荣养筋脉，风从内生，故可见足颤。辨证要点为足颤不能随意停止，起病缓慢，素有血虚证（头晕目眩、爪甲不荣等）。或兼见血不荣筋之麻木。

风寒湿侵足颤：多见于青壮年。有明显的风寒湿邪浸淫因素，或躯体感受风寒，或足受水湿浸渍，风性善动，湿性就下，寒性凝涩，风寒湿三气杂至，经络受邪，气血阻滞，筋脉失荣，故出现足颤。辨证要点为起病急骤，足颤且痛，时颤时止。感受风寒的兼有风寒表证，如恶风寒，头身痛，水湿浸渍的患足颤且肿痛，皮色暗青，但躯体兼证不多。足颤同其他部位震颤一样，亦为中风先兆之一。若不及时治疗，久而形成萎废，而且颤动还会向上肢及头部发展。因此治疗足颤，要掌握病机，及时果断，或可配合针灸治疗，以促使疾病早愈。

7. 步态不稳

（1）概念：步态不稳是指患者走路不稳，或见动作不灵活，行走时两腿分得很宽；或步行时不能走直线，忽左忽右；或走路时步距短小，两上肢不做前后摆动，初走时缓慢，以后越来越快，呈"慌张步态"。

（2）常见证候

脾肾亏虚步态不稳：步态不稳，跨步躯体前倾，足软易于跌仆，肌肉松弛，动则微有颤动，形寒怯冷，纳少腹胀便溏，舌胖淡齿痕，脉沉细弱。

肝肾阴虚步态不稳：步态不稳，步履艰难，站则摇晃欲仆，步则曲线行进，动作不协调，言语含糊不清，头晕目眩，肢体瘦削，腰膝酸软，手足心热，舌质红，少苔或无苔，脉细数。

气郁痰阻步态不稳：步态不稳，肢冷强直，时发时止，甚则四肢震颤，行走欲仆，精神抑郁，胸闷痰多，舌淡红苔腻，脉弦滑。

（3）鉴别分析

脾肾亏虚步态不稳与肝肾阴虚步态不稳：二者皆属虚证，前者脾肾阳虚，故步态不稳，尚见形寒怯冷，纳少腹胀便溏。脾主肌肉，脾阳虚失于温运，故肢体无力。舌胖淡，脉沉细弱也为脾肾亏虚之象。后者肝肾阴虚，筋脉失养而使运动失灵，摇晃不稳。肝肾亏虚，阴精不足，脑神失司，故可见言语含糊不清。头晕目眩，腰膝酸软，手足心热，舌红，少苔或无苔，脉细数为肝肾阴虚之征。

气郁痰阻步态不稳：七情内伤，肝郁气滞，湿聚生痰。痰湿阻络，气机不畅，筋肉失于温养，故肢冷强直，步态不稳，气逆则发，气缓则止，甚则四肢震颤，行走欲仆。痰气上逆故胸闷痰多。舌淡苔白腻，脉弦滑皆为肝郁夹痰之象。总之，步态不稳一症，证有虚实。虚则以肾虚为本，或脾肾亏虚，或肝肾亏虚，而以阴虚多见；实则由肝郁痰阻。病久可见瘀象，治疗宜守方缓治。

（4）文献别录：《素问·生气通天论》："阳气者，精则养神，柔则养筋。"《证治准绳·杂病》："筋脉约束不住而莫能任持，风之象也……壮年鲜见，中年以后始有之，老年尤多。"

8. 腰背偻俯

（1）概念：腰背偻俯，是指腰背佝偻屈曲下俯，舌动不利，甚者需附物而行之症。偻者，吴昆谓之"曲其身也"。俯者，向下低头是也，一说附物而行也。《素问·脉要精微论》："腰者，肾之府，转摇不能，肾将惫矣，膝者，筋之府，屈伸不能，行则偻附，筋将惫矣。"

（2）常见证候

宗气不足腰背偻俯：腰背屈曲下俯，气短乏力，气不得续，动则汗出，语声低怯，舌质淡红苔白，脉沉细。

精血亏虚腰背偻俯：腰背屈曲下俯，形体羸瘦，动作迟缓，健忘脱发，失眠多梦，舌淡红苔白，脉细沉。

肾气亏虚腰背偻俯：腰背屈曲下俯，下肢瘦软无力，伴腰脊酸软，听力减退，小便频数而清，舌淡苔白，脉沉细。

（3）鉴别分析

宗气不足腰背偻俯：宗气乃总合水谷精微化生的营卫之气与吸入之清气而成，积于胸中，助心以行血，助肺以司呼吸。与人体的气血运行，寒温调节，肢体活动及呼吸、声音的强弱均有密切的关系。《灵枢·邪客》："故宗气积于胸中，出于喉咙，以贯心脉，而行呼吸焉。"而《素问·脉要精微论》指出"背者，胸中之府，背曲肩随，府将坏矣"。故此宗气不足，胸中脏腑衰惫，而见背俯腰屈，不得站立，甚则附物而行。

精血亏虚腰背偻俯与肾气亏虚腰背偻俯：二者皆为虚证。脾为后天之本，司气血之生化，外充肌肉四肢。肝为藏血之脏，外合筋脉。肾为先天之本，主藏精生髓，充于骨骼。凡思虑过度，耗伤心脾，或情志过极，郁郁寡欢，暗耗肝血，或房劳过度，伤肾竭精，皆可导致精血不足，筋脉、肌肉、骨骼失于充养，府将惫矣，出现腰背偻俯，行动迟缓。而精血亏虚腰背偻俯乃由形之精血耗伤所致，常兼见头昏头晕，须发早白，未老先衰，健忘脱发，毛发干枯，失眠多梦等。"精不足者，补之以味"。而肾气亏虚腰背偻俯则以肾虚为主，作强不能，肾府失充，常兼见腰膝酸软，耳鸣耳聋，男子阳痿遗精，女子宫寒不孕、月经失调、带下等症。

（4）文献别录：《素问·脉要精微论》："夫五脏者，身之强也。头者，精明之府，头倾视深，精神将夺矣；背者，胸中之府，背曲肩随，府将坏矣，腰者，肾之府，转摇不能，肾将惫矣；膝者，筋之府，屈伸不能，行则偻附，筋将惫矣；骨者，髓之府，不能久立，行则振掉，骨将惫矣。得强则生，失强则死。"《诸病源候论·背偻候》："肝主筋而藏血。血为阴，气为阳。阳气精则养神，柔则养筋。阴阳和同，则血气调适，其相荣养也，邪不能伤。若虚则受风，风寒搏于脊臂之筋，冷则挛急，故令背偻。"

（二）病证鉴别

1. 颤证与瘈疭　瘈疭即抽搐，多见于急性热病或某些慢性疾病急性发作，抽搐多呈持续性，有时伴短暂性间歇，手足屈伸牵引，弛纵交替，部分患者可有发热、两目上视、神昏等症状；而颤证则是一种慢性过程，以头颈、手足不自主颤动、振摇为主要症状，手足颤抖动作幅度小，频率较快，无肢体抽搐牵引和发热、神昏等症状，再结合病史分析，二者不难鉴别。

2. 颤证与痉证　痉证肢体抽搐幅度大，抽搐多呈持续性，有时伴短阵性间歇，手足屈伸牵引，弛纵交替，部分患者可有发热，两目上视，神昏等症状；颤证是一种慢性疾病过程，以头颈、手足不自主颤动、振摇为主要症状，手足颤抖动作幅度小，频率较快，多呈持续性，无发热、神昏等症状，结合病史症状不难鉴别。

3. 震颤与痿证　痿证多为筋脉迟缓不收，软弱无力而行动困难，甚至瘫痪，部分患者伴有肌肉萎缩，睑废，视歧，声嘶低暗，抬头无力，甚则影响呼吸、吞咽等，部分患者发病前有感冒、腹泻病史；颤证多因肢体僵硬，筋脉拘急而行动迟缓、活动不灵活，肢体力量正常，无肌肉萎缩，多伴有肢体、头颈的不自主震颤，可鉴别。

4. 震颤与中风　中风多有眩晕、头痛、心悸等病史，常突然发病，以偏侧肢体麻木无力为主，多伴有口舌歪斜、言语不利等，重则突然昏仆，不省人事，中风后患侧肢体亦可见筋脉拘挛，但无震颤且健侧肢体正常，行走呈偏瘫步态；颤证可累及双侧肢体，且出现肢体、头颈部震颤，面具脸等，行走呈慌张步态，根据病史、症状可鉴别。

第二节　帕金森病的分型

一、原发性帕金森病

（一）按病程分型

（1）良性帕金森病：病程比较长，平均 4～12 年才丧失工作和部分生活能力，精神症状和运动症状波动出现较迟。

（2）恶性帕金森病：病程比较短，平均 2～4 年就丧失工作和生活能力，精神症状和运动症状出现较早。

（二）按症状分型

（1）震颤型：以震颤症状为主。

（2）少动和强直型：以少动、肢体强直为主要临床表现。

（3）震颤少动和强直型不伴痴呆型。

（4）震颤少动和强直型伴痴呆型。

（三）按遗传分型

（1）家族性帕金森病。

（2）散发性帕金森病。

（3）少年型帕金森病。

（四）按肢体受累分型

（1）偏侧型。

（2）全身型。

二、帕金森病按临床类型分类

1984 年 10 月全国锥体外系会议按临床类型将帕金森病分为原发性帕金森病、症状性帕金森综合征、继发性帕金森综合征、继发性症状性帕金森综合征。有关会议的诊断和分型具体见表 2-2-1。

表 2-2-1　帕金森病临床类型分类

一、1984 年 10 月全国锥体外系会议临床分型

（一）原发性帕金森病

　　1. 按病程分型

　　　　（1）良性型：病程较长，平均可达 12 年。运动症状波动和精神症状出现较迟

　　　　（2）恶性型：病程较短，平均可达 4 年。运动症状波动和精神症状出现较早

　　2. 按症状分型

　　　　（1）震颤型，称 A 型

　　　　（2）少动和强直型，称 B 型

　　　　（3）震颤和强直型，称 C 型

　　　　（4）震颤少动和强直型伴痴呆型

　　　　（5）震颤少动和强直型不伴痴呆型

　　3. 按遗传分型

　　　　（1）家族性帕金森病

　　　　（2）散发性帕金森病

　　　　（3）少年型帕金森病

（二）继发性（帕金森综合征、症状性帕金森综合征）

　　1. 感染性（包括慢性病毒感染）：脑炎后帕金森综合征（嗜睡性脑炎、其他脑炎等）

　　2. 中毒性（一氧化碳、锰、二硫化碳、氢化物、甲醇等）

　　3. 药物性（抗精神病药物如吩噻嗪类、丁酰苯系、萝芙木生物碱及 α-甲基多巴等）

　　4. 脑血管病变

　　5. 脑肿瘤（特别是脑部中线肿瘤）

　　6. 脑外伤

　　7. 中脑空洞

　　8. 代谢性（甲状腺功能减退、基底节钙化、慢性肝脑变性等）

（三）症状性帕金森综合征（异质性系统变性）

　　1. 进行性核上性麻痹

　　2. 纹状体黑质变性

　　3. 皮质齿状核黑质变性

　　4. 橄榄体脑桥小脑萎缩

　　5. Shy-Drager 综合征

　　6. 痴呆[关岛型肌萎缩侧索硬化-帕金森综合征-痴呆复合征、Creutfeldt-Jacob 病（皮质纹状体脊髓变性）、阿尔茨海默病及皮克病、正常颅压脑积水]

　　7. 遗传性疾病（肝豆状核变性、Hallervorden-Spatz 病、亨廷顿病、脊髓小脑黑质变性等）

二、1984 年 10 月全国锥体外系会议帕金森病的诊断标准

（一）原发性帕金森病的诊断

　　1. 至少要具备 4 个典型的症状和体征（静止性震颤、少动、强直、姿势反射障碍）中的 2 个

　　2. 是否存在不支持诊断帕金森病的不典型症状和体征，如锥体束征、失用性步态障碍、小脑症状、意向性震颤、凝视麻痹、严重的自主神经功能障碍、明显的痴呆伴有轻度锥体外系症状

　　3. 脑脊液中高香草酸减少，对确诊早期帕金森病和特发性震颤、药物性帕金森综合征与帕金森病是有帮助的

　　4. 一般而言，原发性震颤有时与早期帕金森病很难鉴别，特发性震颤多表现为手和头部位置性和动作性震颤而无肌张力增高和少动

续表

（二）继发性帕金森综合征的诊断

　　1. 药物性帕金森综合征：与原发性帕金森病在临床上很难区别，重要的是依靠是否有服用抗精神病药物史。另外，
药物性帕金森综合征的症状两侧对称，有时可伴有多动症则会先出现症状。若临床鉴别困难时，可暂停应用抗
精神病药物，假若是药物性，一般在数周至 6 个月帕金森综合征症状即可消失

　　2. 血管性帕金森综合征：特点为多无震颤，常伴有局灶性神经系统体征（如锥体束征、假性球麻痹、情绪不稳等），
病程多呈阶梯样进展，左旋多巴制剂治疗一般无效

　　其中，帕金森病病程一般与以下因素有关，如年龄、脑部变性程度和抗精神病药物的应用，特别是后者能激发帕金森病的出现。帕金森病病程在分类中已提到分为良性型和恶性型。良性型平均病程为 12 年，而恶性型仅仅为 4 年。这说明有的病例中其脑部变性发展得比较迅速，而另一些病例则比较缓慢。良性型与恶性型帕金森病对左旋多巴治疗的效果也不一样。良性型左旋多巴治疗效果可进步 40%左右，经 9 年治疗后，其恢复治疗前的评分，说明左旋多巴已丧失疗效。恶性型中左旋多巴的疗效明显差，仅进步 14%，而且仅能维持 3 年左右。这种情况反映了脑部功能完好的多巴胺能神经元保存程度。在这 2 种类型中，左旋多巴的副作用异动症的出现时间也不一样，良性型中异动症出现于治疗的第 5～10 年，而恶性型较早，见于左旋多巴治疗的 2.5 年。这反映了由于不能重新建立生物化学间的平衡，而导致早期丧失了多巴胺能和胆碱能系统之间的反馈控制。同样的左旋多巴引起的少动危象、开关现象、精神症状在恶性型中出现较早。

三、外国帕金森病的分类

（1）原发性帕金森病。

（2）继发性帕金森病。

1）药物引起的：①多巴胺受体阻滞剂；②多巴胺拮抗剂；③钙通道阻滞剂；④氟桂利嗪、桂利嗪、硫氮酮。

2）偏侧萎缩-偏侧帕金森病。

3）脑积水：①正常颅压脑积水；②非交通性脑积水。

4）缺氧。

5）感染：①霉菌；②艾滋病；③细胞内玻璃样包涵体病；④亚急性硬化性脑炎；⑤脑炎后。

6）代谢性：①低钙帕金森病；②慢性肝豆状核变性。

7）副新生物帕金森病。

8）心理源性。

9）中脑空洞症。

10）外伤。

11）中毒：①MPTP 中毒；②一氧化碳中毒；③氰化物中毒；④锰中毒；⑤甲醇中毒；⑥二硫化碳中毒。

12）肿瘤。

13）血管：①多梗死；②宾斯旺格（Binswanger）病。

（3）帕金森叠加综合征

1）皮质基底节变性。

2）痴呆综合征：①阿尔茨海默病；②皮质弥漫性路易体病；③皮克病。

3）关岛型肌萎缩侧索硬化-帕金森综合征-痴呆复合征。

4）多系统萎缩综合征：①纹状体黑质变性；②夏伊-德拉格（Shy-Drager）综合征；③散发性橄榄体脑桥小脑萎缩；④运动神经元病-帕金森病综合征。

5）进行性苍白球萎缩。

6）进行性核上性麻痹。

（4）遗传变性疾病

1）脂肪蛋白质-脂褐素病。

2）格斯特曼-施特劳斯勒-沙因克尔（Gerstmann-Straussler-Scheinker）综合征。

3）哈勒沃登-施帕茨（Hallervorden-Spatz）病。

4）Filipino 伴染色体肌张力障碍。

5）Machad-Joseph 病。

6）亨廷顿病。

7）线粒体细胞病变伴纹状体坏死。

8）神经棘红细胞症。

9）家族性橄榄体脑桥小脑萎缩。

10）丘脑痴呆综合征。

11）肝豆状核变性。

四、帕金森病按病因分类

1. 原发性帕金森病　包括特发性震颤、少年型帕金森病、帕金森病。

2. 继发性帕金森综合征　药物损伤、颅脑外伤、脑血管病变、中毒、继发于感染、其他疾病引起脑损伤等。

3. 遗传变异性帕金森综合征　Hallervorden-Spatz 病、橄榄体脑桥小脑萎缩（OPCA）及脊髓小脑变性、亨廷顿病、家族性帕金森综合征伴周围神经病、舞蹈症-棘红细胞增多症、家族性基底节钙化常染色体显性遗传路易体病。

4. 帕金森叠加综合征　皮质基底节变性、Shy-Drager 综合征（SDS）、偏身萎缩-帕金森综合征、帕金森-痴呆-肌萎缩侧索硬化综合征皮质基底节变性、纹状体黑质变性（SND）、进行性核上性麻痹（PSP）等。

第三节　帕金森病的西医诊断及鉴别诊断

一、帕金森病的诊断

帕金森病作为一个影响多个系统的慢性神经变性疾病，只有当中脑多巴胺能神经元减少 50%，纹状体多巴胺递质降低 70% 以上时才出现临床症状。帕金森病的临床症状及体征有一定特点，如强直、震颤、运动迟缓、姿势反射障碍和姿势异常等。自 1817 年 James Parkinson 首次详述了帕金森病的典型临床表现，帕金森病的诊断便主要以其临床症状为主，随后路易体在中脑黑质内发现并被作为主要的病理特征，是帕金森病诊断的"金标准"。但这往往需要通过尸检才能确诊，对于患者疾病的治疗与诊断并没有任何实质性的帮助。直至 20 世纪 60 年代，开始应用左旋多巴治疗帕金森病，不仅有效地改善帕金森病的运动症状，而且更为帕金森病的正确诊断提供了一条很有价值的诊断性治疗标准。伴随着医学科技的发展，人们对帕金森病的病因、病理、发病机制等不懈地研究，不仅进一步解开了帕金森病的神秘面纱，而且也发现了一系列诊断的新方法。磁共振成像（MRI）自 20 世纪 80 年代应用于临床，虽然传统磁共振成像对帕金森病的明确诊断作用有限，但是它以及在此基础上发展起来的磁共振容量分析（MRV）、磁共振质子波谱（^{1}H-MRS）/磁共振弥散加权成像（DWI）等新技术对于帕金森病的鉴别诊断却是必不可少的。最近一项研究表明，高分辨弥散张量成像（diffusion tensor imaging，DTI）对帕金森病患者诊断的敏感性与特异性可高达 100%。虽然这方面的研究还不成熟，但至少可以看出其潜在的诊断价值。此外，单光子发射计算机断层成像（single photon emission computed tomography，SPECT）与正电子发射体层成像（positron emission tomography，PET）能够直接反映多巴胺能神经元突触末梢的能量代谢、血流动力学等情况，对早期帕金森病的诊断及与皮质基底节变性、进行性核上性麻痹等鉴别诊断具有很高的特异性。经颅多普勒超声是帕金森病诊断史上发展的一项新技术，可在约 90% 原发性帕金森病患者的黑质区检测到增强的回声信号。作为一种简便、快捷的辅助诊断方法，经颅多普勒超声对于帕金森病早期诊断及鉴别诊断发挥着一定的作用。1997 年 *α-synuclein* 基因突变的发现在帕金森病研究史上具有跨时代的意义。人们开始意识到遗传因素在帕金森病发病过程中的重要作用。随后 *PUCHL-1*、*DJ-1*、*ARKIN*，*LRRK-2* 等近十个与帕金森病发病相关的基因逐渐被发现。从此，人们不仅逐渐揭开了帕金森病发病机制的神秘面纱，同时也打开了帕金森病基因诊断时代的大门。虽然家族性帕金森病只占帕金森病患者总数的 5%～10%，但可用于寻找有价值的基因标志以帮助治疗。这对于大多数非遗传性帕金森病患者同样具有重要的意义。伴随着医学科技的发展，相信在不久的未来，我们可以利用基因芯片技术在人群中大范围筛选帕金森病可能的致病基因，普及基因诊断技术。在各种诊断技术发展的同时，帕金森病体征和症状的系统量表评估也在不断发展之中，适合我国的诊断标准及国际诊断标准也在日趋成熟，且在不断完善之中，虽然有研究表明，目前广泛应用的英国标准诊断率最高可达 90%，但也有尸检证实常规临床方法诊断仍有 24%～35% 的误诊率。于是我们经常谈到患者自己、家庭成员和朋友对病症有目的的观察可以帮助医生做出正确的诊断。

（一）帕金森病诊断标准

对典型帕金森病根据发病年龄，隐袭起病、缓慢进展的病程特征以及肌张力增高、静止性震颤、运动迟缓三大主征，诊断并不困难。对诊断最有帮助的三个临床特征是静止性震颤、对左旋多巴治疗反应良好以及起病与症状体征的不对称性。但对于不典型患者和早期患者（如只有一个主征）的诊断的准确性较差，死后病理诊断与临床诊断的符合率只有85%左右。尤其帕金森病的临床症状与其他各种原因引起的帕金森综合征有相似之处，因而易于误诊。帕金森病与其他帕金森综合征的治疗原则不同，错误的诊断必然给治疗带来困难，因此，正确鉴别帕金森病与其他帕金森综合征具有重要的临床意义。目前临床诊断主要依赖对患者运动功能的体检和对多巴胺制剂的反应来确定，所以在疾病的早期，特别是对那些症状不典型的患者，仍然有 18%～23% 的误诊率。经测定，基底节区多巴胺的消耗要到 80%～90%，才会出现帕金森病的临床症状，因而提出检测基底节区的多巴胺运转体（DAT），有可能成为帕金森病早期甚至亚临床诊断的客观指标，使得早期的帕金森病治疗干预成为可能。下面介绍由中华医学会神经病学分会帕金森病及运动障碍学组及中国医师协会神经内科医师分会帕金森病及运动障碍专业委员会制定的《中国帕金森病的诊断标准（2016 版）》，内容如下：

1. 帕金森综合征的诊断标准　帕金森综合征诊断的确立是诊断帕金森病的先决条件。诊断帕金森综合征基于 3 个核心运动症状，即必备运动迟缓和至少存在静止性震颤或肌强直 2 项症状的 1 项。上述症状必须是显而易见的，且与其他干扰因素无关。对所有核心运动症状的检查必须按照世界运动障碍学会统一帕金森病评定量表（MDS-UPDRS）中所描述的方法进行。值得注意的是，MDS-UPDRS 仅能作为评估病情的手段，不能单纯地通过该量表中各项的分值来界定帕金森综合征。

2. 帕金森综合征的核心运动症状

（1）运动迟缓：即运动缓慢和在持续运动中运动幅度或速度的下降（或者逐渐出现迟疑、犹豫或暂停）。该项可通过 MDS-UPDRS 中手指敲击（3.4）、手部运动（3.5）、旋前-旋后运动（3.6）、脚趾敲击（3.7）和足部拍打（3.8）这些项目来评定。在可以出现运动迟缓症状的各个部位（包括发声、面部、步态、中轴、四肢）中，肢体运动迟缓是确立帕金森综合征诊断所必需的。

（2）肌强直：即当患者处于放松体位时，四肢及颈部主要关节的被动运动缓慢。强直特指"铅管样"抵抗，不伴有"铅管样"抵抗而单独出现的"齿轮样"强直是不满足强直的最低判定标准的。

（3）静止性震颤：即肢体处于完全静止状态时出现 4～6Hz 震颤（运动起始后被抑制）。可在问诊和体检中以 MDS-UPDRS 中 3.17 和 3.18 为标准判断。单独的运动性和姿势性震颤（MDS-UPDRS 中 3.15 和 3.16）不满足帕金森综合征的诊断标准。

3. 帕金森病的诊断　一旦患者被明确诊断存在帕金森综合征表现，可按照以下标准进行临床诊断：

（1）临床确诊的帕金森病：需要具备：①不存在绝对排除标准（absolute exclusion criteria）；②至少存在 2 条支持标准（supportive criteria）；③没有警示征象（red flags）。

（2）临床很可能的帕金森病：需要具备：①不符合绝对排除标准；②如果出现警示征象则需要通过支持标准来抵消：如果出现 1 条警示征象，必须需要至少 1 条支持标准抵消；如果出现 2 条警示征象，必须需要至少 2 条支持标准抵消；如果出现 2 条以上警示征象，则诊断不能成立。

4. 支持标准、绝对排除标准和警示征象

（1）支持标准

1）患者对多巴胺能药物的治疗明确且显著有效：在初始治疗期间，患者的功能可恢复或接近至正常水平。在没有明确记录的情况下，初始治疗的显著应答可定义为以下两种情况：①药物剂量增加时症状显著改善，剂量减少时症状显著加重。以上改变可通过客观评分（治疗后 UPDRS-Ⅲ 评分改善超过 30%）或主观描述（由患者或看护者提供的可靠而显著的病情改变）来确定。②存在明确且显著的开/关期症状波动，并在某种程度上包括可预测的剂末恶化现象。

2）出现左旋多巴诱导的异动症。

3）临床体检观察到单个肢体的静止性震颤（既往或本次检查）。

4）以下辅助检测阳性有助于鉴别帕金森病与非典型性帕金森综合征：存在嗅觉减退或丧失，或头颅超声显示黑质异常高回声（＞20mm^2），或心脏间碘苄胍闪烁显像法显示心脏去交感神经支配。

（2）绝对排除标准：出现下列任何 1 项即可排除帕金森病的诊断（但不应将有明确其他原因引起的症状算入其中，如外伤等）：

1）存在明确的小脑性共济失调，或者小脑性眼动异常（持续的凝视诱发的眼震、巨大方波跳动、超节律扫视）。

2）出现向下的垂直性核上性凝视麻痹，或者向下的垂直性扫视选择性减慢。

3）在发病后 5 年内，患者被诊断为高度怀疑的行为变异型额颞叶痴呆或原发性进行性失语。

4）发病 3 年后仍局限于下肢的帕金森样症状。

5）多巴胺受体阻滞剂或多巴胺耗竭剂治疗诱导的帕金森综合征，其剂量和时程与药物性帕金森综合征相一致。

6）尽管病情为中等严重程度（即根据 MDS-UPDRS，评定肌强直或运动迟缓的计分大于 2 分），但患者对高剂量（不少于 600mg/d）左旋多巴治疗缺乏显著的治疗应答。

7）存在明确的皮质复合感觉丧失（如在主要感觉器官完整的情况下出现皮肤书写觉和实体辨别觉损害），以及存在明确的肢体观念运动性失用或进行性失语。

8）分子神经影像学检查突触前多巴胺能系统功能正常。

9）存在明确可导致帕金森综合征或疑似与患者症状相关的其他疾病，或者基于全面诊断评估，由专业医师判断其可能为其他综合征，而非帕金森病。

（3）警示征象

1）发病后 5 年内出现快速进展的步态障碍，以至于需要经常使用轮椅。

2）运动症状或体征在发病后 5 年内或 5 年以上完全不进展，除非这种病情的稳定与治疗相关。

3）发病后 5 年内出现球麻痹症状，表现为严重的发音困难、构音障碍或吞咽困难（需进食较软的食物，或通过鼻胃管、胃造瘘进食）。

4）发病后 5 年内出现吸气性呼吸功能障碍，即在白天或夜间出现吸气性喘鸣或者频繁的吸气性叹息。

5）发病后 5 年内出现严重的自主神经功能障碍，包括：①直立性低血压，即在站起后 3 分钟内，收缩压下降至少 30mmHg（1mmHg=0.133kPa）或舒张压下降至少 20mmHg，并排除脱水、药物或其他可能解释自主神经功能障碍的疾病；②发病后 5 年内出现严重的尿潴留或尿失禁（不包括女性长期存在的低容量压力性尿失禁），且不是简单的功能性尿失禁（如不能及时如厕）。对于男性患者，尿潴留必须不是由前列腺疾病所致，且伴发勃起障碍。

6）发病后 3 年内由于平衡障碍导致反复（＞1 次/年）跌倒。

7）发病后 10 年内出现不成比例的颈部前倾或手足挛缩。

8）发病后 5 年内不出现任何一种常见的非运动症状，包括嗅觉减退、睡眠障碍（睡眠维持性失眠、日间过度嗜睡、快动眼期睡眠行为障碍）、自主神经功能障碍（便秘、日间尿急、症状性直立性低血压）、精神障碍（抑郁、焦虑、幻觉）。

9）出现其他原因不能解释的锥体束征。

10）起病或病程中表现为双侧对称性的帕金森综合征症状，没有任何侧别优势，且客观体检亦未观察到明显的侧别性。

附：临床诊断标准的应用流程

（1）根据该标准，该患者可诊断为帕金森综合征吗？

如果答案为否，则既不能诊断为很可能的帕金森病，也不能诊断为临床确诊的帕金森病；如果答案为是，进入下一步评测。

（2）存在任何的绝对排除标准吗？

如果答案为是，则既不能诊断为很可能的帕金森病，也不能诊断为临床确诊的帕金森病；如果答案为否，则进入下一步评测。

（3）对出现的警示征象和支持标准进行评测，方法如下：①记录出现警示征象的数目。②记录支持标准的数目。③至少有 2 条支持标准且没有警示征象吗？如果答案为是，则患者符合临床确诊的帕金森病的诊断；如果答案为否，进入下一步评测。④多于 2 条警示征象吗？如果答案为是，不能诊断为很可能的帕金森病；如果答案为否，进入下一步评测。⑤警示征象的数目等于或少于支持标准的数目吗？如果答案为否，不能诊断为很可能的帕金森病；如果答案为是，则患者符合很可能的帕金森病的诊断（图 2-3-1）。

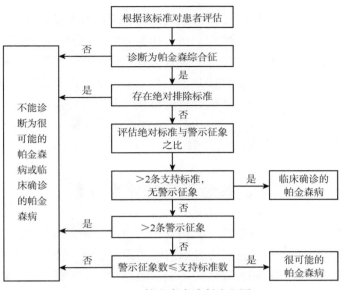

图 2-3-1　帕金森病诊断流程图

（二）帕金森病的诊断步骤

（1）详细询问病史：起病时间、症状分布部位及对称性，症状出现的次序，症状类型（运动或非运动，包括启动、速度、运动幅度、运动量、表情、音量、精细运动、连续动作、起立、步态、步基、步距、伴随动作等）。疾病发展速度及症状变化、发病诱因、曾进行的检查及结果、治疗及反应，还包括试验性治疗的效果等。

（2）体格检查：内科检查注意不同体位的血压、甲状腺、角膜、肝、心、肾等。神经系统检查除了针对运动障碍以统一帕金森病评定量表（UPDRS）为基础外，还需注意非帕金森病能解释的临床表现。

（3）实验室检查：主要针对排除其他疾病和鉴别诊断，包括生化检查、常规检查、神经影像检查、电生理检查等。早期帕金森病的多巴胺能神经元减少可以由功能神经影像（如 SPECT、PET 等）检出。

（4）诊断：首先是症状诊断（运动或非运动），考虑是否符合帕金森综合征及其可能的原因，然后考虑是否符合帕金森病及其严重程度。

（三）英国帕金森病协会脑库临床诊断标准

英国帕金森病协会脑库临床诊断标准是目前国际上在进行帕金森病研究以及抗帕金森药物临床试验时最常采用的诊断标准。

（1）诊断帕金森综合征运动减少（自主运动的启动变慢以及重复动作的速度和幅度进行性下降）以及下列之一：肌强直；4～6Hz 静止性震颤；非视觉、前庭、小脑或本体感觉障碍所致的姿势不稳。

（2）帕金森病的排除标准：反复中风发作史伴帕金森症状阶梯式进展；肯定的脑炎史；反复头外伤史；动眼危象；起病前服用过抗精神病药物；亲属中有一人以上同患此病；持续不进

展；症状和体征局限于一侧超过 3 年；小脑病变体征；核上性凝视麻痹；早期出现严重的自主神经受累；早期出现严重痴呆，影响记忆、语言和运用能力；巴宾斯基征阳性；头部影像学发现交通性脑积水或脑肿瘤；大剂量左旋多巴治疗无效（除外吸收不良）；MPTP 暴露史。

（3）支持帕金森病诊断的阳性标准（具备下列 3 个或 3 个以上条件可确诊为帕金森病）：①单侧起病。②存在静止性震颤。③病程呈进行性。④不对称性特征持续存在，起病侧受累更重。⑤左旋多巴反应良好（70%～100%）。⑥严重的左旋多巴所致的舞蹈动作；左旋多巴疗效持续 5 年以上。⑦临床病程 10 年以上。

二、帕金森病的鉴别诊断

帕金森病不仅表现出静止性震颤、肌强直、运动迟缓和姿势步态障碍等主要症状，还表现出许多非运动症状，与进行性核上性麻痹、多系统萎缩、特发性震颤等多种疾病存在着一些相似的临床表现，使得帕金森病的准确诊断存在着一定的困难。帕金森病早期的临床表现多种多样，包括运动症状和非运动症状，并且症状不典型，容易误诊和漏诊。所以，我们有必要了解一下，与帕金森病经常混淆的一些疾病。

（一）鉴别诊断中需要注意的问题

帕金森病的典型特征也可见于其他运动障碍疾病，故在鉴别诊断中需要注意以下问题。

（1）静止性震颤，频率为 4～6Hz，可见于 70%～90%的帕金森病，也可发生于 55%的弥漫性路易体病（DLBD），17%的进行性核上性麻痹（PSP）和 29%的皮质基底节变性（CBD）。

（2）强直和运动减少，若以头部和躯干性分布为主则见于进行性核上性麻痹，若始于一侧则见于 72%～75%的帕金森病。

（3）一定程度的不对称，见于 27%～56%的多系统萎缩（MSA）和 19%～50%的进行性核上性麻痹，也是皮质基底节变性的典型特征。

（4）左旋多巴的抵抗很少见，早期帕金森病对左旋多巴治疗反应较弱。帕金森综合征患者用左旋多巴治疗可有短暂反应，见于 75%的多系统萎缩，35%的进行性核上性麻痹和 87%的弥漫性路易体病，约 1/3 患者能保持治疗反应直至死亡。

（5）运动波动和异动不仅见于帕金森病，也可发生在多系统萎缩。早期运动波动是多系统萎缩的临床指征，帕金森病发病年龄多大于多系统萎缩。

（6）不规则的肌张力障碍见于 2%的帕金森病，尤其是青少年发病的帕金森病，也是左旋多巴反应性肌张力障碍和 PARK2 帕金森综合征的典型特征。

（7）病理证实的帕金森病也可以有不典型特征，如早期出现严重的痴呆，早期出现严重的自主神经功能障碍，失用，波动性谵妄状态，局灶肌张力障碍和肌阵挛等。

（二）鉴别诊断

帕金森病需要与以下疾病进行鉴别，这些疾病有与帕金森病类似的表现，往往使用左旋多巴等治疗无效，病情进展较快，预后差。主要与其他原因引起的帕金森综合征相鉴别。

1. 脑炎后帕金森综合征　即通常所说的昏睡性脑炎所致的帕金森综合征，已近 70 年未见报道，因此，该脑炎所致脑炎后帕金森综合征也随之消失。近年报道病毒性脑炎患者可有帕金森病样症状，但本病有明显感染症状，可伴有肢体瘫痪、神经麻痹、昏迷、抽搐等神经损害的症状，脑脊液可有细胞数轻至中度增高、蛋白质增高、糖减低等。病情缓解后其帕金森病样症状随之缓解，可与帕金森病鉴别。

2. 特发性震颤　1/3 左右的患者有家族史，起病年龄较轻，特发性震颤在普通人群中发病率为 0.3%～1.7%，并且随着年龄增长而增加。40 岁以上的人群发病率增至 5.5%，65 岁以上的人群发病率为 10.2%左右，男女之间的发病率并无显著差异。有相关文献报道，在芬兰 40 岁以上人群患病率为 5.55%左右，70～79 岁为 12.6%左右；在美国密西西比州 70～90 岁人群患病率为 40～69 岁人群的 10 倍。特发性震颤是临床常见的运动障碍性疾病，呈常染色体显性遗传，动作性或姿势性震颤是唯一表现，长期不进展或缓慢进展。目前认为，年龄是特发性震颤重要的危险因素，患病率随年龄增长而增长，起病缓慢。本病的震颤为动作性或姿势性，常见于手，其次为下颌、头部、肢体的不自主震颤，极少的患者出现下肢震颤，无肌强直和少动。本病的震颤，在精神紧张、注意力集中、饥饿、疲劳时加重，频率可低可高，低频率者甚似帕金森病震颤；高频率者甚似甲状腺功能亢进。多数病例震颤在饮酒后暂时消失，次日加重，这也是特发性震颤的特征，应对症治疗。表现为下颌、头、肢体不自主震颤，震颤无运动减少、肌张力增高及姿势反射障碍，并于饮酒后减轻或消失，服用阿罗洛尔或普萘洛尔治疗有效等可与原发性帕金森病鉴别。

3. 肝豆状核变性　又称威尔逊病，是常染色体隐性遗传的铜代谢障碍疾病。通常发生于儿童和青少年期，少数成年期发病。发病年龄多在 5～35 岁，男性稍多于女性。病情缓慢发展，可有阶段性缓解或加重，亦有进展迅速者。临床表现上，神经症状以锥体外系损害为突出表现，以舞蹈样动作、手足徐动和肌张力障碍为主，并有面部怪容、张口流涎、吞咽困难、构音障碍、运动迟缓、震颤、肌强直等。疾病进展还可有广泛的神经系统损害，出现小脑性共济失调、病理征、腱反射亢进、假性球麻痹、癫痫发作，以及大脑皮质、下丘脑损害体征。精神症状表现为注意力和记忆力减退、智能障碍、反应迟钝、情绪不稳，常伴有强笑、傻笑，也可伴有冲动行为或人格改变。而角膜色素环（K-F 环）是本病的重要体征，出现率达 95%以上。K-F 环位于巩膜与角膜交界处，呈绿褐色或暗棕色，宽约 1.3mm，是铜在后弹力膜沉积而成。

肝豆状核变性诊断的主要困难在于此病的罕见性，许多医生从未亲眼看到过一个肝豆状核变性患者。同时虽然大多数病例就诊在 25 岁之前，但也不乏更大年龄发病的患者。任何 45 岁以下的患者如表现有少见的神经系统症状，包括震颤、肌张力异常、强直、动作缓慢或行走困难，就应考虑肝豆状核变性的可能。震颤可以表现为静止或姿势性的，但不像帕金森病的震颤那样缓慢而有节律性。由于与帕金森病患者相比，肝豆状核变性患者通常更为年轻，极少可能误诊。如果 30 多岁就出现帕金森病的症状，就应该询问医生，是否存在患有肝豆状核变性的问题。

4. 进行性核上性麻痹　本病也多发于中老年人，可有震颤、肌强直等锥体外系症状，是一种少见的神经系统变性疾病，临床症状以运动迟缓、锥体外系肌强直、假性球麻痹、步态共济失调、垂直型核上性眼肌麻痹和额颞叶痴呆为主要特征，但震颤不明显，对左旋多巴治疗反应差。进行性核上性麻痹的临床表现变异较大，且无特异的实验室检查，极易与帕金森病相混淆被误诊。但本病有突出的肌强直以躯干为重、眼球凝视障碍、肢体肌肉受累轻而较好地保持了肢体的灵活性、颈部伸张肌力增高致颈项过伸与帕金森病颈项屈曲显然不同，均可与帕金森病相鉴别。

5. 药物性帕金森病综合征　过量服用氟哌啶醇、氯丙嗪、利舍平及其他抗抑郁药物均可引起锥体外系症状，因有明显的服药史，并于停药后减轻可资鉴别。

6. Shy-Drager 综合征　临床常有锥体外系症状，但因有突出的自主神经症状，如直立性低血压、晕厥、膀胱功能及性功能障碍，左旋多巴制剂治疗无效等，可与帕金森病鉴别。

除此而外，还应与伴发帕金森表现的其他神经变性疾病鉴别。

第四节　帕金森病的影像学表现

帕金森病的神经影像学检查可分为形态影像学和功能影像学两大类，前者包括 X 线、CT、MRI 等，后者包括磁共振波谱（magnetic resonance spectroscopy，MRS）、单光子发射计算机体层成像（single photon emission computed tomography，SPECT）、正电子发射体层成像（positron emission tomography，PET）等。帕金森病在形态影像学上通常缺乏特征性表现，CT 基本不能显示本病的结构改变，偶可见基底节的低密度灶及弥漫性的脑萎缩，检查的主要目的是排除其他疾病所致的帕金森病样症状群。MRI 分辨率较高，部分可见中脑黑质、红核的界限模糊，在 T_2 上呈略高信号的黑质致密带萎缩、变窄，而黑质网状部相对增宽以及弥漫性大脑萎缩，但缺乏特异性。

PET 的问世和正电子核素示踪剂的出现，使人类第一次实现了活体内分子水平的研究，开创了医学发展的新纪元，它不仅能观察形态学改变，更重要的是能准确地定量分析各脏器的功能、代谢、血流、受体及基因等方面的异常变化，完整地显示化学递质储存、代谢、与受体结合及其转运功能系统，这是 CT 和 MRI 等形态影像学仪器所不能达到的。目前，PET 主要用于帕金森病代谢功能、帕金森病多巴胺受体、多巴胺转运体（DAT）显像、胚胎脑移植、基因移植或转基因治疗后基底节神经元存活情况的检测。SPECT 相对经济方便，主要用于帕金森病的多巴胺受体和 DAT 功能显像。MRS 是一种测定细胞代谢改变的无创性影像技术。图像融合技术是近年发展起来的新技术，PET-MRS 图像融合可将PET 检测的 DAT 及 DA-D$_2$受体功能变化图像与 MRS 检测的多巴胺能神经元脱失信息相融合，对多巴胺能神经系统功能及结构变化进行较全面的探索。

一、MRI 在帕金森病诊断中的应用

随着神经影像学的发展，帕金森病的神经影像表现也越来越受到关注，随着 MRI 的问世，其 MRI 表现日益受到学者的关注。MRI 新技术的应用使研究深入到细胞代谢水平，

对理解帕金森病及帕金森综合征的病理生理变化、早期诊断、预防和治疗效果的判断均有重要意义。

（一）脑萎缩和 T_2WI 脑室周围白质高信号

随着 MRI 的问世，帕金森病的 MRI 表现日益受到医学界学者的关注。Stel'i 等报道帕金森病患者 MRI 显示的皮质下和侧脑室周围的片状长 T_2 信号病灶较正常对照组增多，Ley 等发现帕金森病患者磁共振 T_2 加权像的白质高信号（white matter hyperintensities，WMH）改变以前头部更明显。现有试验证实 MRI 检查发现帕金森病患者除脑实质萎缩及脑室系统扩大外，在侧脑室周围的白质内出现小片状长 T_2 信号改变。帕金森病出现脑萎缩和 T_2WI 下脑室周围高信号改变机制尚不清楚，帕金森病患者的年龄一般较大，脑萎缩的程度一般认为与年龄相关，但有关帕金森病脑萎缩的定量分析研究表明帕金森病的萎缩程度与正常对照组相比有明显差异，说明其脑萎缩的出现不能单纯用年龄解释，关于其 T_2 加权像下脑室周围 WMH 改变，有人认为可能是继发于灰质病变的沃勒（Wallerian）变性，此种变性导致脑室周围白质小灶性脱髓改变。一般认为脑室周围 WMH 与脑血管危险因素无关，但与年龄有明显相关性。帕金森病患者 T_2WI 的 WMH 与脑萎缩的发生率均高于正常老年人，脑室周围 WMH 的发生率可能与帕金森病病情严重程度有关，帕金森病患者合并脑室周围 WMH 提示更快的神经变性过程，病变的进展更快。然而 WMH 对帕金森病的临床表现的影响还没有被阐明。WMH 与脑萎缩这两种改变均缺乏特异性。

（二）MRI 体积测量在帕金森病形态学改变上的意义及在早期诊断上的作用

帕金森病的病理改变主要是黑质-纹状体神经元的变性。黑质（substantia nigra，SN）是中脑中最大的细胞核团。它位于中脑大脑脚的背侧，贯穿中脑的全长。黑质在中脑的横切面上呈半月形，在组织学上把它分为背侧的黑质致密部（SNc）和腹侧的黑质网状部（SNr）两部分。而黑质致密部是多巴胺能神经元分布密集的部位，与帕金森病的发病关系密切。在 T_2 加权像上，由于脑组织中的黑质致密部中存在高浓度的铁，铁具有顺磁效应可缩短 T_2 弛豫时间，故黑质致密部呈现较低信号，而黑质网状部中铁浓度较致密部低，故信号强度相对较高，呈现等信号，这种表现已被相应平面的组织学切片所证实，因此可以通过磁共振 T_2 加权中黑质致密部和网状部信号的差异来测量黑质致密部的宽度。

国外学者 Duguid 等于 1986 年首先运用常规 MRI 对帕金森病患者进行测量黑质致密部宽度的研究，发现帕金森病患者的黑质致密部宽度比正常对照组明显变窄。此后，Mauricio 和 Moriwaka 等的研究结果也与此相似。Aotsuka 等通过对 30 例帕金森病患者和 10 例前庭阵发症患者的黑质致密部宽度进行观察，发现帕金森病患者在早期（Ⅰ～Ⅱ级）其黑质致密部宽度已经变窄，随着帕金森病病情加重其黑质致密部宽度变窄更加显著（$P<0.05$）。帕金森病患者黑质致密部宽度变窄的病理机制可能是：①帕金森病患者的黑质致密部黑质多巴胺能神经元细胞变性和死亡致黑质致密部的萎缩；②铁代谢紊乱，铁在黑质致密部的沉积，铁诱导的氧化应激及氧自由基生成促使多巴胺能神经元变性。大量影像学、生化分析及病理研究表明帕金森病患者黑质致密部内铁水平增高，黑质致密部的铁病

理性沉积。也有研究报道帕金森病患者的黑质致密部的宽度和黑质体积与正常对照组比较没有明显变化，研究采用的方法也有所不同。Oikawa 等认为质子加权 SE 序列能比 T₂WI 更准确显示黑质致密部宽度，其显示的黑质致密部新月形灰质高信号区域与尸检结果相符。通过质子加权 SE 序列的研究发现帕金森病患者黑质致密部宽度与健康对照组比较并无显著性差异。也有研究采用三维重组技术测量帕金森病患者的黑质体积，发现研究组与正常对照组并无明显差异。出现研究结果的差异可能与黑质致密部和大脑脚底纤维相互混杂交叉导致 MRI 难以精确描绘出黑质边界，黑质内小胶质细胞增生，黑质体积过小导致容易忽略细微改变等因素相关。也有的利用 3T 磁共振成像系统对帕金森病患者和正常对照组者分别进行 3D-FSPGR 的 T₁WI 序列的扫描。并通过三维容积重组的方法测量出全脑体积、双侧尾状核、壳核、苍白球以及黑质的体积，并对体积值进行标化处理。比较分析早期帕金森病组，晚期帕金森病组和对照组之间的差异。得出结论：早期和晚期帕金森病的壳核，晚期帕金森病的苍白球形态上已出现萎缩，尾状核、黑质没有明显萎缩。壳核的体积测量可能为早期帕金森病的诊断提供一种有效的方法，且壳核的体积与帕金森病的分级负相关。综上所述，在常规 MRI 上测量黑质致密部宽度以及黑质-纹状体各核团体积的测量可以为帕金森病的诊断以及帕金森病治疗提供比较客观依据。

（三）MRI 用于帕金森病脑铁含量的研究

1. MRI 检测脑铁含量的病理基础和机制　近来研究提示，帕金森病脑铁代谢紊乱，脑内铁含量增加，特别是黑质区铁含量显著增加，黑质铁水平的增加与帕金森病病程相一致。已有研究证实，黑质铁增加可诱导自由基参与多巴胺能神经元变性。铁蛋白是脑铁储存的主要形式，而且在锥体外系灰质核团中显著存在，特别在苍白球和黑质显著存在。铁蛋白影响磁化率，实际类似于超顺磁性造影剂的作用。因其磁化率很大，使局部磁场不均匀，弥散相位不能很快积聚，因此造成 T₂ 加权像显示为信号减低，且 T₂ 时间缩短与铁蛋白浓度呈线性正相关。铁蛋白含量与 T₂ 弛豫时间和 MRI 图像信号强度（$r=0.98$）呈很高的线性相关性。外国学者经组织病理学证实脑铁增加是造成 T₂WI 信号缩短的主要原因。因此 MRI 可以检测具有顺磁性脑铁的含量。

室温条件下铁蛋白就表现为一种顺磁性物质，其顺磁效应能缩短 T₂ 弛豫时间，且 T₂ 弛豫时间缩短与铁蛋白浓度呈正相关，因此 MRI 能通过测量 T₂ 弛豫时间检测脑内铁含量。Kosta 等使用多回波 SE 序列分别对 40 例帕金森病患者和 40 名正常对照组的 SNc、SNr、壳核（Pu）、外侧苍白球（GPe）、内侧苍白球（GPi）、尾状核（CN）、底丘脑核（STN）等部位的弛豫时间进行评估。结果显示帕金森病组 SNc 的 T₂ 弛豫时间较正常对照组显著缩短。在体研究表明顺磁性铁可以增加质子横向弛豫率（$R_2=1/T_2$），且弛豫时间与顺磁性铁的量成正比。室温条件下磁化强度与磁场的强度成正比。R_2 与磁场强度呈线性关系。自 20 世纪 90 年代中期，临床医生和研究者观察到脑内高铁区与 MRI 信号强度有关。制作动物模型研究脑铁的分布方法较为成熟，对 6 只成年狐猴在高场磁共振条件下（4.7T MRI）进行脑铁分布及经 Pefls' 染色的脑组织切片比较研究发现，中老年组狐猴脑苍白球和黑质区域见多量铁沉积，壳核区有少量的铁沉积，而尾状核和丘脑区未见明显染色。而且 T₂

加权图像上苍白球、黑质和壳核的信号减低程度与铁沉积的含量呈正相关，高铁区比如苍白球在 T_2 加权图上表现为低信号，铁含量越高，T_2 加权上的信号越低。铁还可以影响 T_2 加权图和弥散加权图的信号，铁蛋白类似于超顺磁性造影剂的作用，因其磁化率很大，使局部磁场不均匀，弥散相位不能很快积聚，从而造成 T_2 加权像显示为信号减低。但是铁蛋白对 T_1 弛豫时间的影响很小。铁蛋白是脑铁存储的主要形式，其含量与 T_2 和 MRI 图像信号强度（$r=0.98$）呈很高的线性相关性。外国学者经组织病理学证实脑铁增加是造成 T_2WI 信号缩短的主要原因。

2. 利用磁共振对脑铁进行量化研究的探索

（1）R_2 和脑铁的关系：对健康志愿者的研究数据表明灰质区 R_2 值与铁含量之间呈线性关联。Schenker 等称健康志愿者的脑 R_2 值与年龄之间的关联同样适用于脑铁含量与年龄之间的关系。但是 R_2 值与脑铁的分布之间的关联在下面两种情况下会出现偏差：一是当健康志愿者的灰白质均被考虑时，二是在各种退行性病变如亨廷顿病、帕金森病。这是因为虽然 R_2 值受脑铁沉积量的影响，但是脑组织中含水量也会影响 R_2 值。在一些患者的脑组织中（比如帕金森病患者的黑质和亨廷顿病患者的壳核部分），由于神经元的丧失，局部水含量减低，从而导致 R_2 值相应减低，减弱了局部铁效应。

（2）FDRI 与脑铁：为了克服 R_2 值的局限性，Bartzokis 等提出采用场强依赖性横向弛豫率（field dependent rate increase，FDRI）来测量脑铁沉积量。FDRI 是通过计算两种磁场强度下（如 1.5T 和 0.5T 场强下）R_2 值的差异所得。FDRI 用于测量铁蛋白的特异性指标。Bartzokis 研究报道阿尔茨海默病和帕金森病患者的基底节区的 FDRI 值较正常对照组增高。FDRI 值与正常成人的脑铁沉积量之间也有很强的关联。

（3）R_2 相位、T_2^* 和脑铁的关系：许多研究者称用 R_2 比 R_2^* 来反映脑铁含量更准确。来自 Graham 和 Gelman 等的研究数据表明 R_2 与脑铁沉积量之间有很强的关联。Graham 和 Gorell 等称帕金森病患者的黑质区 R_2 值升高。Ordidge 和 Gorell 等称用 R_2 值来反映帕金森病患者黑质区的铁沉积量是最佳选择。相位与铁含量之间也有关联。也有人在高场条件下用 T_2 来反映老鼠的脑铁含量。Gilissen 等建立了一个灵长类动物模型，可以显示阿尔茨海默病的神经病理损害标志物：老年斑和神经纤维缠结。他们在 11.7T 高场下运用 3D 梯度回波序列发现在基础前脑里有铁物质，这和组化结果是吻合的。通过对整体及局部磁场不均匀分离的方法，可以更精确地测量 T_2^* 和 R_2。但是 T_2^* 有其自身弊端，除了铁还有其他物质也可能导致信号缺失。

用特殊的自旋回波或梯度回波的方法来显现磁化率：为了量化 T_2^*WI 中缺失的信号，Mark Haacke 等发展了一种理论可以预测随着局部磁场的改变信号也随之如何变化的规律。也就是说一系梯度回波被采集，最后一个梯度回波图像被第一个梯度回波图像等分，得到相等的没有去相位效应的 T_2WI 图。一旦 T_2 值已知，T_2 在各个梯度回波上的效应就被剔除，只剩下 T_2 加权引起的信号变化。Ordidge R J 等研究称 T_2 加权是反映帕金森病患者黑质铁沉积的最敏感指数。

（4）磁敏感加权成像与脑铁的关系：近来磁敏感加权成像（susceptibility weighted imaging，SWI）作为一种测量脑铁含量的新方法进入人们的视线。SWI 利用局部组织之间相位差异来显示脑铁的分布。SWI 提供了除 T_1 加权、T_2 加权、质子密度加权和水分子扩散程度对比之外的另外一种对比度，是一项可以反映组织磁化属性的新的对比度增强技术。因为脂肪、铁、钙化、去氧血红蛋白等物质的组织磁化属性与邻近的背景组织明显不同，在幅度图像的后处理中结合相位掩模（phase mask）技术可以提高幅度图像的相位对比，从而使能够引起磁敏感效应的物质明显显示，因此称为磁敏感成像。简单地讲，SWI是利用磁场中物质间磁化率差异来成像。铁蛋白是顺磁性物质，铁沉积与正常脑组织之间的磁敏感性差异形成一个局部的小梯度场，使相位角发生偏转。相位变化值与这个局部小磁场相关。这个局部小磁场导致自旋失相，引起信号丢失，在相位图上呈低信号改变。相位信号强度（ω）计算公式：$\omega=-r\triangle Bt$，r 代表回旋比，是一个旋转粒子的磁矩与其内部角动量之比；B 代表某组织产生的磁场；t 代表获得数据的时间，在梯度脉冲序列中就是指回波时间 TE。相位图的一个重要特点就是它不受幅度的影响得到磁场变化图。因此，它是测量局部磁场变化的很好方法。

综上，我们相信磁敏感成像相位图和 R_2 是显示脑铁分布的最好方法，而 R_1 和 R_2 是重要补充手段。运用 MRI 准确测量脑铁含量还有待进一步发展。获得组织内铁致病的临界含量是今后的研究重点。随着铁螯合药物的出现，此研究还有重要的临床应用价值。这类药物可以祛除铁蛋白和低分子化合物中的铁，将可能干预减低脑铁蛋白的水平，抑制其氧化反应，进而可能提供一种延缓与病理性铁蛋白沉积相关病变发病的新方法。同样重要的应用价值还表现在量化铁的研究可以确定达到一定对比效果需要多少含铁对比剂。随着磁共振检查技术和设备的发展，MRI 对脑铁代谢紊乱有关的多种疾病发生机制、诊断、预防和治疗、治疗效果的评估等方面有着广阔的应用前景。可能对确定这类病变的高危人群提供了一种重要的方法，并且可能进行症状前期的干预和治疗。

二、神经功能显像

近年来，随着各种新型显像剂的问世，神经功能显像在帕金森病的诊断、鉴别诊断和疗效评价中起着越来越大的作用。

（一）^{18}F-多巴

在帕金森病和与之相联系的运动失调疾病中，^{18}F-多巴 PET 最早应用于多巴胺能神经末梢功能检测。静脉注射 ^{18}F-多巴后 30～90 分钟，显像剂在纹状体聚集的速度主要反映多巴胺能神经末梢多巴脱羧酶的活性。利用感兴趣区与组织本底的比值方法能够获得 ^{18}F-多巴在纹状体的聚集的量，这种定量参数在疾病的诊断、鉴别诊断中起着重要作用。

1. 帕金森病的诊断及鉴别诊断　研究证明帕金森病患者 ^{18}F-多巴摄取减少 50%，与之对应黑质致密部腹外侧多巴胺能神经元损失达 60%～80%。晚期壳核多巴胺含量降低 90% 以上，纹状体 ^{18}F-多巴的摄取量主要反映黑质纹状体多巴胺能神经末梢的密度，而与内源性多巴胺含量无关。对早期偏侧帕金森病患者的研究发现，受累肢体对侧壳核 ^{18}F-多巴摄取减少 30%，表明当黑质多巴胺能神经元缺失达 30% 左右时，帕金森病症状就可能出现。

帕金森综合征单独根据临床症状很难与典型帕金森病区分开，利用 ^{18}F-多巴 PET 显像进行鉴别诊断有一定意义。在自发的帕金森病早期阶段的患者中，^{18}F-多巴的摄取相对地被贮存在壳核的前部和尾状核。相反，非典型帕金森神经功能障碍综合征的患者，如多系统萎缩在尾状核和壳核可以观察到 ^{18}F-多巴的摄取相对减少。然而，在临床的早期阶段，多巴胺能的局部断层解剖并不能够把多系统萎缩与自发的帕金森病区别开来。有文献报道在其他的帕金森神经功能障碍的运动失调疾病如黑质纹状体变性、进行性核上性麻痹、肝豆状核变性和肌萎缩侧索硬化症帕金森病综合征中纹状体 ^{18}F-多巴的摄取相对减少。另外，偏位的帕金森神经功能障碍综合征如偏侧震颤麻痹-偏侧萎缩综合征和皮质基底神经核变性，在基底节区 ^{18}F-多巴的摄取在患侧肢体的对侧表现出相对减少。

2. 帕金森病进展程度评价　虽然临床上评估帕金森病严重程度的评分标准逐渐完善、精确，但主观上评分和客观上完成操作的时间受到所服药物的影响，而且疾病不同症状的发展速度不一致，临床评分尚需考虑这些不均一因素。^{18}F-多巴 PET 不需考虑药物治疗的影响，是客观评价帕金森病进展程度的有效方法。在早期的研究过程中，Bhatt 等用 ^{18}F-多巴 PET 显像在 9 例帕金森病患者和 7 例正常对照者中检查疾病进展情况，结果显示，两组纹状体或颞顶的比率每年下降 5%，这一过程被称作疾病的缓慢进展。在接下来的研究中，Vingerhoets 等发现 16 例帕金森病患者每年纹状体或颞顶的比率下降 7.8%，而 10 例正常患者仅下降 3%。Morrish 等发现 17 例帕金森病患者每年的下降比率达 14%，而正常对照组 ^{18}F-多巴的摄取量没有明显的变化。可见，帕金森病进展的速率是很快的，在不同的阶段其进展的速率也是不同的，^{18}F-多巴 PET 能在不同阶段客观地评价这一进展过程。

3. 移植术疗效评价　Remy 等报道了 5 例帕金森病患者经过单侧壳核的胚胎组织植入后，壳核部位摄取 ^{18}F-多巴有明显的增加，且与临床改善程度相关。Saule 等也报道 2 例帕金森病患者经过单侧壳核的胚胎组织植入后，^{18}F-多巴 PET 显示移植部位有 ^{18}F-多巴的摄取增加，而没有移植的纹状体部位 ^{18}F-多巴摄取减少。近来，有学者报道了帕金森病晚期的患者其双侧壳核经过胚胎黑质组织植入后，双侧壳核部位仍有明显 ^{18}F-多巴摄取增加。表明移植的多巴胺能神经元存活，同时也表明 ^{18}F-多巴 PET 显像摄取增加，是活体评价移植神经元存活与否的一个客观指标。

（二）^{11}C-SCH23390 和 ^{11}C-Raclopride

^{11}C-SCH23390 和 ^{11}C-Raclopride 是多巴胺受体（D_1 受体、D_2 受体）的两种示踪剂。在纹状体内利用选择性地与 D_1 受体、D_2 受体相结合的配体 PET 显像能够提供一种定量的方法，这种方法能直观地反映出多巴胺受体的分布。多巴胺受体的分布与帕金森病的进展和抗帕金森神经功能障碍药物的治疗有关。

1. D_2 受体临床应用研究　^{11}C-Raclopride PET 显像证实正常人 D_2 受体每年以 0.6% 的速度下降，提示纹状体的传递神经元也随着正常的衰老呈渐进性的减低。已有研究证实，帕金森病治疗过程中与突触后的多巴胺受体相联系的多巴胺能神经末梢功能的降低可能是异常运动并发症发生的原因。在早期未治疗的帕金森病患者患侧的壳核部位，纹状体多巴胺 D_2 受体结合物会相对增加，即所谓多巴胺受体的上调效应。但壳核部位最初的多巴胺

D_2 受体的过高调节会随着疾病严重程度的增加有所逆转而减少，疾病晚期 D_2 受体与放射性配体结合的量将会低于正常对照组。另外，帕金森病患者长期使用多巴制剂后，也将逆转这种上调效应，纹状体多巴胺受体数目可能减少。

帕金森病患者纹状体 D_2 受体密度不仅与病程和病情的严重度有关，还与病变部位、合并症以及服用的药物种类有关。因此，在临床诊断和鉴别诊断中，需认真予以考虑。

2. D_1 受体临床应用研究　^{11}C-SCH23390 PET 显像显示帕金森病 D_1 受体分布尚处于初级阶段，帕金森病 D_1 受体分布的变化究竟有怎样的临床意义尚没有一个可靠的结论，但通过一些临床研究可以观察到如下现象，未治疗的早期帕金森病患者和正常人之间 D_1 受体的量没有明显区别，长期治疗和未治疗的帕金森病患者在尾状核和壳核区 D_1 受体的量也没有明显的差别。而黑质纹状体变性的患者在壳核后部 D_1 受体的量有明显的降低，已经发展为随意运动的帕金森病患者的尾状核及壳核区 D_1 受体含量也有一定的降低，尽管不是很明显。将来通过对 D_1 受体、D_2 受体进一步研究，有可能对左旋多巴的反应机制及随意运动障碍有更进一步的理解，对帕金森病的诊断及鉴别诊断有一定的帮助。

（三）^{18}F-FDG

氟代脱氧葡萄糖（^{18}F-FDG）PET 显像可以反映黑质纹状体多巴胺能神经系统功能，有研究报道帕金森病患者基底节区 ^{18}F-FDG 代谢轻度增高。虽然，^{18}F-FDG PET 显像诊断帕金森病的特异性不高，但有助于帕金森病和非典型性帕金森病的鉴别诊断，另外，成比例的纵切面图（SSM）模型的应用有助于对帕金森病整体脑功能的研究。

1. 鉴别诊断　对怀疑是非典型帕金森病的患者进行辅助诊断检查如 ^{18}F-FDG PET 显像可能对诊断有所帮助。研究人员发现尾状核、豆状核及丘脑代谢的综合性评估能准确区分典型和非典型帕金森病。这个结论表明，在帕金森神经功能障碍的鉴别诊断中，^{18}F-FDG PET 显像是很有帮助的辅助临床检查。尤其是非典型帕金森病在药物及外科治疗后都没有明显改善，而且患者将要发展成为典型帕金森病的时候，鉴别诊断显得更为重要。

2. 疾病进展程度评价　帕金森病患者局部脑代谢率的测定对评价疾病的严重程度和其进展速度比综合的模式敏感性低，综合的模式定量测定大脑相互作用区间相关网络表达。SSM 模型的建立使在疾病的状态下探测和定量测定局部脑组织之间的功能性联系成为可能。在帕金森神经功能障碍的最初研究中，发现帕金森病患者脑代谢方面没有明显的异常，然而，应用 SSM 模式发现帕金森病患者的豆状核和丘脑代谢增高，而且豆状核和丘脑代谢增高与额侧和旁中央皮质区的代谢减低相联系。应用 SSM 模式后，帕金森病患者的评分异常地增高，患者的评分和标准化的临床运动级别相关。SSM 模型的应用将能更准确、更客观、更全面地评价帕金森病患者脑组织的异常状态，对于制订治疗方案、疗效评价相当有意义。

3. 苍白球切开术疗效评价　定量 ^{18}F-FDG PET 功能性脑显像对于帕金森病患者苍白球切开术后的疗效判定有意义。Eidelberg 等研究了 8 例苍白球切开术帕金森病患者，术前及术后 6 个月都进行了 ^{18}F-FDG PET 脑显像，术后的扫描结果显示丘脑的代谢明显降低，同时伴有与丘脑相联系的运动皮质区代谢的增加，术后临床上评价患者肢体活动的改善与扫描观察到的代谢改变相关。苍白球切开术能够较大程度上调整脑组织之间潜在的功能联系，应用了 SSM 模型分析局部脑葡萄糖代谢的差别。非常相似的帕金森病患者纵切面图应用 SSM 模型后发现其代谢有明显差别，术后局部断层显示豆状核和手术同侧的丘脑代谢减低，这种代谢的变化与临床上肢体的 CAPIT 评分有关。研究结果提示：即使距病灶较远区域的脑组织及手术同侧的皮质区域也能够通过苍白球切开术调整，而 ^{18}F-FDG PET 功能性脑显像则是评价苍白球切开术前、后脑组织功能及代谢的变化的一种客观指标。

应用 PET 进行帕金森病脑功能显像具有广阔的应用前景，但 PET 显像价格昂贵，因此很多帕金森病患者也进行 SPECT 脑功能显像，显像剂主要有 ^{123}I-B-CIT、^{123}I-IPT、^{123}I-FP-CIT、^{99m}TcTRODAT-1 等。Knudsen 等研究显示 ^{123}I-B-CIT SPECT 脑显像在鉴别非典型帕金森病和多系统萎缩上有一定意义，多巴胺转运蛋白和 D_2 受体结合率在非典型帕金森病明显高于多系统萎缩。

功能性脑显像能够在正常及病理状态下研究基底神经核的作用。帕金森病患者局部的代谢、局部的血流量都有不同程度的变化，各种新型显像剂的问世及 PET 技术的应用使医生有了更好的条件分析帕金森病，目前，功能性脑显像在帕金森病的诊断、鉴别诊断、药物及手术疗效评价方面起着很重要的作用，虽某些方面还没有很成熟，但随着研究的深入，这项技术将日趋成熟。

三、磁共振波谱分析

功能性影像学（PET、SPECT、MRS）可应用于评估帕金森综合征患者体内多巴胺受体及纹状体神经元的功能，说明典型及非典型综合征功能障碍的特征，其中磁共振波谱（MRS）的应用有助于开拓帕金森病研究的新领域。

MRS 是在 MRI 形态诊断的基础上，从代谢方面对病变进一步研究，可以无创性检测活体组织器官能量代谢，并能对某些特定化合物进行定量分析，从分子水平反映组织代谢的情况。其基本原理是依据化学位移和 J-耦合两种物理现象。其中以氢质子波谱和磷波谱的应用最广泛。MRS 一个很重要的特点是可以对代谢物进行定量分析。峰高代表共振信号强度，峰的宽度代表共振频率。利用峰高和宽度可以计算峰下面积。各代谢物的峰下面积与所测代谢物的含量成正比。其中两种代谢物峰下面积的比值，即半定量法检测代谢物浓度最常用。

目前应用于 MRS 检测的核素有 ^{1}H、^{13}C、^{19}F、^{23}Na、^{31}P，应用于临床 MRS 的主要有两种，即 ^{31}P、^{1}H。很少的研究中利用了 ^{13}C，因需要注射，降低了 MRS 作为无创性检查的优势。

^{1}H 可测定脑内 N-乙酰天门冬氨酸（NAA）、肌酸（Cr）、磷酸肌酸（PCr 或 CRE）、胆碱（Cho）、肌醇（MI 或 Ino）、谷氨酰胺（Gln）、谷氨酸盐（Glu）、葡萄糖（G）、乳酸（Lac）和酮体（K）的含量，其中 NAA、Cho、Cr 是 3 种常见的代谢物质。^{31}P 可检测磷酸肌酸（PCr）、无机磷（Pi）、磷酸单脂（PME）、磷酸双脂（PDE）、α-ATP、β-ATP 和 γ-ATP 的含量及细胞内的 pH 值，广泛应用于脑组织能量代谢及酸碱平衡的分析。能量代谢测定方

面，^{31}P 通过测定 pH、ATP、PCr，^{1}H-MRS 通过测定 Lac 的改变来反映脑内能量代谢。

已知 NAA 在脑内主要存在于神经元内，而在星形胶质细胞和少突胶质细胞中，Cho 和 Cr 的浓度明显高于其他细胞，所以 NAA 含量下降常提示神经元的缺失和破坏，而 Cho 和 Cr 含量增高常提示神经胶质增生。应用 ^{1}H 检测黑质、壳核、苍白球等处的 NAA/Cr 或 NAA/（Cr+Cho），可以为黑质纹状体系统神经元变性提供依据。因而 MRS 的应用有助于开拓帕金森病研究的新领域。

帕金森病的主要病理改变是中脑黑质致密部中多巴胺能神经元破坏。如果能将 MRS 兴趣区局限在黑质最为理想，但黑质体积小，在横断面上黑质呈较扁弧条状，受部分容积效应影响大，且信号受周围脑脊液和血管的影响，所以，目前的 H-MRS 很难直接准确测定黑质本身的代谢物变化。陈薇等对当地 20 例早期帕金森病患者行黑质区 MRS 研究，得出结果是黑质区域 NAA、NAA/Cr、NAA/Cho 均显著减少，认为黑质区域的波谱分析可以客观地反映早期帕金森病的病理生理改变，但是该文献并没有分析黑质区域波谱检查技术的局限性。李鹏等报道通过利用改良的质子波谱技术对帕金森病黑质代谢的研究，但是应用也不多。帕金森病在纹状体的病理改变类似于黑质，也存在多巴胺能神经元的破坏和丢失，且基底节区域的解剖部位决定了进行波谱分析时局部磁场的均匀性。更多的文献也倾向于对基底节区域的代谢变化进行波谱分析。为了排除混杂因素的影响，在临床研究中采用了与健康人对照的研究方法，分析帕金森病脑内不同部位 NAA/Cho 或 NAA/Cr 值的变化。

多体素波谱是质子波谱技术的一大进展，一次采集可以获得多个部位的谱线信息，信息量丰富且很大程度上节约了检查时间；多体素质子波谱技术体素块容积小，可以避免周围脑组织的部分容积效应的影响，从而提高检测结果的准确度；一次采集可以获得多个部位的信息，也有利于个体左右侧病变的自身对照以及弥漫性病变的检出和病情的评估。所以多体素波谱检查方法适用于帕金森病患者的病情判断。

目前有关帕金森病质子波谱的研究部位多在黑质-纹状体。郑旭宁等通过对 25 例原发单侧症状帕金森病患者双侧壳核行波谱检查，并与年龄匹配的健康志愿者作对照，研究发现，帕金森病患者双侧壳核 NAA/（Cr+Cho）明显减低，且以症状对侧壳核下降明显，得出结论单侧症状帕金森病其症状的对侧壳核早期就可能存在神经元的缺失或神经胶质的增生，提示壳核 MRS 可作为帕金森病早期或亚临床诊断的线索之一。陈薇等对 20 例早期帕金森病患者和 16 例健康志愿者对照行质子 MRS 检查，均检测双侧纹状体及黑质代谢产物，包括 N-乙酰天门冬氨酸（NAA）、肌酸（Cr）、胆碱（Cho）的含量及各种比值。发现帕金森病组双侧纹状体 NAA、NAA/Cr、NAA/Cho、Cho/Cr 均显著减少（$P<0.01$，$P<0.05$），Cho、Cr 显著增加（$P<0.05$）。双侧黑质区 NAA，NAA/Cr、NAA/Cho 显著减少（$P<0.05$），Cho、Cr、Cho/Cr 比值差异无显著性意义（$P>0.05$）。帕金森病组予多巴丝肼治疗 1 个月后复查，结果纹状体区 NAA 和 NAA/Cr 值有上升趋势（$P<0.05$）。得出这样的结论：波谱检查可反映早期帕金森病患者存在神经元功能障碍，并揭示早期帕金森病黑质-纹状体的病理及生化改变，为帕金森病的早期诊断和治疗效果的评估提供客观依据。邢永红等通过对 46 例帕金森病患者壳核 NAA/Cr、NAA/Cho 和 Cho/Cr 等比值的测定，发现早中晚期帕金森病患者壳核的 NAA/Cr 值均低于对照组（$P<0.05$）。说明帕金森病患者壳核区存在神经元功能破坏和神经元缺失。NAA/Cr 值的下降有助于我们了解该区域神经元破坏的情况

及对帕金森病的诊断。

Holshouser 通过对没有服用过药物治疗的早期帕金森病患者进行 MRS 检查，发现帕金森病患者的纹状体内 NAA/Cho 值降低，提示早期帕金森病患者纹状体部位有神经元破坏。而服用左旋多巴制剂后，帕金森病患者纹状体中 NAA/Cho 值接近正常，说明多巴制剂有助于神经元功能的恢复，可使纹状体内下降的 NAA/Cho 出现逆转。如果这结论能够被今后大组病例采用前瞻性研究予以证实，那么 NAA/Cr 值则可能成为纹状体神经功能可否逆转的标志和临床检测帕金森病严重程度的客观指标。

也有人对帕金森病额叶和枕叶的代谢变化作了研究。邢永红等利用 H-MRS 技术研究帕金森病患者额叶的代谢变化及意义。测定双侧额叶的 NAA/Cr、NAA/Cho 和 Cho/Cr 值。结果发现 H&Y 分级 ≥3 级的重症帕金森病患者症状严重侧肢体的对侧额叶 NAA/Cr 值显著低于症状轻组和对照组（$P<0.05$）。他认为重症帕金森病患者额叶区域 NAA/Cr 值较轻症帕金森病及对照组明显减低，额叶处 NAA/Cr 值的变化有助于反映帕金森病的病情严重程度。Bowen 在帕金森病患者的枕叶检测出乳酸信号增强，推断帕金森病发病可能与氧化能量代谢障碍有关。但其他研究否认了基底节区及各脑叶中有乳酸信号的改变，因此黑质及纹状体等区域的氧化能量代谢是否存在障碍目前还很难有定论。

多数学者认为波谱技术在原发性帕金森病和帕金森综合征的鉴别诊断中具有一定的临床应用价值。临床中与帕金森病很难鉴别的帕金森综合征主要包括进行性核上性麻痹（PSP）和多系统萎缩（MSA），尤其病变的早期阶段，上述几种病变的脑常规 MRI 没有明显特征性改变，对帕金森病和帕金森综合征的鉴别更为困难。相关研究表明，在 MSA 和 PSP 患者的壳核和苍白球中 NAA/Cho 和 NAA/Cr 值显著低于对照组和帕金森病组。所以，在利用常规磁共振扫描难以对帕金森病与 MSA 或 PSP 做出鉴别诊断时，如果 H-MRS 检测出基底节区 NAA 浓度明显下降，则可能支持 MSA 或 PSP 的诊断；如果检测基底节区 NAA 浓度接近正常，则更倾向于支持对帕金森病的诊断。

H-MRS 发现了帕金森病患者基底节代谢物浓度的异常改变，提示了其组织学、病理改变，显示出良好的诊断和鉴别诊断价值，开辟了影像学诊断的新领域，该技术将在帕金森病的研究中发挥越来越重要的作用。MRS 方法的应用与磁共振技术的发展关系密切。当前对帕金森病的质子波谱研究尚处于初步阶段，还需要进一步改进或解决一些技术问题，如空间分辨率较低、定位欠准确以及检查时间过长等。相信随着分析技术提高和改进、磁共振仪器设备发展和相关影响因素的处理，MRS 技术在帕金森病的诊断、鉴别诊断、疗效监测及病变程度的判断和预测方面将会发挥越来越重要的作用。

总之，波谱技术在帕金森病及帕金森综合征中的应用及其发展主要体现在以下方面：

（1）单体素波谱系检查单个兴趣区的波谱，体素的位置选择很重要。帕金森病的病理改变主要位于黑质、苍白球、纹状体（尾状核和壳核）以及蓝斑内，表现为多巴胺能神经元的丢失以及残留的黑质神经元中出现路易体。帕金森病的研究中多数研究者选择黑质及纹状体区，帕金森病的病理改变主要与这些部位有关。而帕金森综合征的研究中，选择部位还应包括枕叶皮质、颞顶叶皮质和额叶皮质等，因常见的帕金森综合征（PSP、MSA、皮质基底节变性、血管性帕金森综合征等）的病理改变与这些部位有关。

（2）多体素波谱是波谱技术的一大发展，一次采集中可获多个部位的谱线，有利于弥漫性病变的检出，少数学者已将这一技术应用于帕金森病及帕金森综合征。

（3）磁共振波谱成像术（MRSI）又称化学位移成像（CSI），是 MRS 和 MRI 技术相结合的成像技术，可同时获得多体素波谱和代谢分布图。MRSI 可立体显示代谢分布图，用以研究多发颅内病变及较大的异源性病变，MRSI 所示的 Cr 及 NAA 的分布图可以提供脑内获得性损害的范围和程度，尤其应用于缺血性疾病，可提示可能恢复的病变区或半影区。同样在脑肿瘤治疗中，可定量地检测瘤周水肿及其累及的实质。MRSI 在一层或更多层的脑组织中，可同时从多个体素中获得多个波谱，SI 数据可以显示成每一个体素的谱线或一幅代谢图，这些谱线图与常规 MRI 相似，可简单显示出水或脂肪的空间分布。但仅有少数报道。

第五节　帕金森叠加综合征

帕金森叠加综合征（Parkinson plus syndrome）是指临床上表现有帕金森病样症状，而病理学上显示有不同组织学特征改变的一组中枢神经系统变性疾病。通常使用的帕金森叠加综合征术语包括皮质基底节变性（corticobasal degeneration，CBD），进行性核上性麻痹（progressive supranuclear palsy，PSP），阿尔茨海默病（Alzheimer disease，AD），路易体痴呆（dementia with Lewy bodies，DLB）和多系统萎缩（multipe system atrophy，MSA）等。与原发性帕金森病相比，帕金森叠加综合征除具有帕金森综合征（Parkinsonism）的临床特点，如震颤、肢体强直、运动缓慢和步态障碍外，尚有其他系统功能损伤，如小脑功能障碍、自主神经功能衰竭、核上性眼球运动麻痹、纵轴张力增高等，帕金森叠加综合征往往对常规的抗帕金森病药物的治疗反应不佳。

1977 年，Fahn 等将含帕金森综合征的多系统变性称为异质性系统变性或帕金森叠加综合征。时隔近 10 年后的 1986 年，Fischer 等进一步阐述，帕金森叠加综合征是帕金森综合征的一种系统变性，出现在超越系统范围的多种脑的病理过程中，可以是一种有帕金森综合征的多系统变性，也可以是黑质变性过程伴其他独立的脑病。如果一个典型的帕金森综合征出现不能用帕金森综合征本身解释，应考虑有帕金森叠加综合征。

帕金森叠加综合征并不罕见，问题往往在于部分临床医生认识不足和（或）诊察帕金森综合征过程中疏忽其以外异质性系统变性的相应症状和体征，导致漏诊或误诊。据统计，帕金森叠加综合征约占泛指帕金森综合征（原发、继发、遗传性变性帕金森综合征和帕金森叠加综合征）的 10%～15%。因此，提高认识，细致的诊察显得极为重要。

对帕金森叠加综合征所应包括的疾病类型目前尚未达成共识。近年来，神经变性疾病的蛋白质病理研究证实帕金森病和帕金森叠加综合征的组织细胞病理改变与某些蛋白质异常沉积有关，由此可被分为两大类：①tau 蛋白病：包括 CBD 和 PSP，这两种疾病脑组织中可见大量含有 tau 蛋白的神经原纤维缠结（NFT），另外，额颞叶痴呆也属此类疾病。②α-突触核蛋白病：包括 DLB 和 MSA，MSA 患者脑组织胶质、细胞内和路易体痴呆患者的路易体中含有的大部分细丝成分，均与 α-突触核蛋白有关；另外，帕金森病患者 α-突触核蛋白基因发生突变参与疾病过程，所以也属此类疾病。阿尔茨海默病的 NFT

含有 tau 蛋白，在其淀粉样板块中又发现 α-突触核蛋白的存在，因此，同属于两类疾病。正常颅压脑积水也属帕金森叠加综合征的一种，但因不属上述两类疾病范畴，故不在此详述。帕金森叠加综合征早期有不典型的帕金森病表现和更高的 UPDRS 及 Hoehn-Yahr 评分，对常规的抗帕金森病药物治疗反应不佳。但仅凭这些往往不能与帕金森病鉴别，最初诊断为帕金森病的患者经过几年的病情发展约有 1/4 最终诊断为帕金森叠加综合征中的一种，误诊率极高。近年来，如 SPECT、PET、DTI 和 MRS 等为诊断提供很大帮助。

帕金森叠加综合征是一组包括不同蛋白质病理的疾病组合，虽然临床症状有类同之处，但生理病理各有特点。加强对此组疾病的研究，有望进一步揭示神经系统变性疾病的发病机制，探寻更有效的诊治方法。但目前我国尸检资料匮乏，严重制约了该组疾病的深入研究，因此认真积累临床资料，积极争取剖检，多学科联合攻关，是此类疾病重要及有效的研究方法。

一、多系统萎缩

（一）概述

多系统萎缩是一组原因不明的，累及锥体外系、锥体系、小脑和自主神经系统等多部位的进行性萎缩的神经系统变性疾病。临床表现为自主神经功能不全、进行性小脑性共济失调和帕金森综合征等症状。由 Oppenheimer 和 Graham 于 1969 年首先提出。包括以小脑症状为主的橄榄体脑桥小脑萎缩（olivoponto-cerebellar atrophy，OPCA）、以帕金森样症状为主的纹状体黑质变性（atriatonigral degeneration，SND）以及自主神经系统的功能障碍为突出表现的 Shy-Drager 综合征。基本病理表现为胶质细胞增生、神经元缺失，其病理诊断的特异性标志是少突胶质细胞包涵体（oligodendroglial cytoplasmic inclusion，OCI）。

大于 50 岁的人群多系统萎缩的年发病率为（3～5）/10 万，约为进行性核上性麻痹发病率的一半。平均发病年龄为 54 岁。多系统萎缩进展较帕金森病快，但比进行性核上性麻痹稍缓。约 80% 的患者在出现运动障碍症状后 5 年内瘫痪，20% 的患者存活期可以超过12 年，平均病程为 6 年。

从最早报道多系统萎缩的临床症状和病理改变到确定多系统萎缩为一个独立疾病的漫长过程中，先后有 4 名作者分别对多系统萎缩的三组临床综合征进行了报道，并给予了以下命名。

1. 橄榄体脑桥小脑萎缩　将临床表现为帕金森综合征、锥体束损害和自主神经功能衰竭的疾病命名为橄榄体脑桥小脑萎缩。许多橄榄体脑桥小脑萎缩患者具有家族遗传的倾向，表现为常染色体隐性或显性遗传。而一些散发型的病例主要表现为轻度的小脑性共济失调，在此基础上逐渐出现吞咽困难和饮水呛咳，病程中常合并明显的自主神经功能衰竭和帕金森综合征症状。另外少数患者可合并双侧锥体束征、肢体肌肉萎缩等。

2. 自主神经功能衰竭（Shy-Drager 综合征，SDS）　临床早期表现为站立过久或突然起立时出现头晕，患者常有易疲劳感和视物模糊；少汗、阳痿、晕厥、尿潴留或尿失禁是疾病进展的典型症状；其后临床逐渐出现其他系统受累的表现，如小脑性共济失调或帕金森综合征。

3. 纹状体黑质变性 患者逐渐出现活动变慢、运动减少、步态变化和姿势异常；可有意向性震颤、静止性震颤、回身困难、路标手、面具脸、构音障碍、吞咽困难等典型的帕金森病症状和体征。与特发性帕金森病不同的是75%的多系统萎缩患者锥体外系症状表现为非对称性的。

总结文献中具有类似临床症状和体征的病例，认为橄榄体脑桥小脑萎缩、Shy-Drager综合征和纹状体黑质变性是不同作者对神经系统一个独立的变性疾病的分别命名和描述，它们之间仅存在着受累部位和严重程度的差异，在临床上表现为某一系统的症状出现较早，或者受累严重，其他系统症状出现较晚，或者受累程度相对较轻，神经病理学检查结果证实各个系统受累的程度与临床表现的特征是完全一致的。

（二）病因及发病机制

本病病因不明，1989年新发现少突胶质细胞包涵体在多系统萎缩的发病过程中起着重要作用。少突胶质细胞包涵体在多系统萎缩的三种亚类疾病中均有发现，具有特异性，其分布范围、密度与病变的严重程度呈正相关。多系统萎缩的发病机制还可能与酶代谢异常或神经元凋亡有关。多系统萎缩的病因学研究是当今的热点话题之一，目前已从分子和细胞水平探讨多系统萎缩的病因，期望有所突破。

虽然帕金森样症状是多系统萎缩患者最常见的临床表现，临床上经常将多系统萎缩误诊为帕金森病，但是随着临床病理学研究的进展认识到多系统萎缩是不同于帕金森病的一组疾病。1989年Papp等在多系统萎缩患者脑中发现了少突胶质细胞包涵体或称为胶质细胞包涵体（glial cytoplasmic inclusion，GCI），为此类疾病提供了病理学特异性的检测标志，同时从病理学证实了橄榄体脑桥小脑萎缩、纹状体黑质变性和Shy-Drager综合征由于都具有少突胶质细胞包涵体，所以是具有不同临床表现的同一组疾病。少突胶质细胞包涵体由变性的微管构成，直径10～20mm，用改良Bielschouwsky银染法或Gallyas染色可见棕褐色或棕红色、半月形颗粒，存在于少突胶质细胞核周围或紧邻少突胶质细胞核，主要分布在小脑、大脑接近皮质的白质及基底节、脑干的白质中。由于橄榄体脑桥小脑萎缩、Shy-Drager综合征和纹状体黑质变性均具有此特征性的包涵体，因而将其归为一类疾病。少突胶质细胞包涵体是确诊多系统萎缩的病理学指标。

多系统萎缩的基本病理表现包括胶质细胞增生、神经元缺失，主要发生在下橄榄核、小脑、蓝斑、脑桥、黑质、脊髓中间外侧柱、纹状体、副交感神经系统神经节前细胞、前角细胞和锥体束。1998年，Spillantini等发现在胶质细胞中有α-突触核蛋白的聚集，此蛋白被认为是少突胶质细胞包涵体的主要部分。而α-突触核蛋白也是路易体的主要成分，可见于路易体痴呆、部分帕金森病及极少数有成簇路易体聚集的阿尔茨海默病患者。说明多系统萎缩与上述三种疾病可能有一定的相关性。但是少突胶质细胞包涵体的α-突触核蛋白与在大多数阿尔茨海默病和进行性核上性麻痹患者中发现的tau蛋白不同，且病理表现为NFT和老年斑形成，而后两者是阿尔茨海默病的特征性病理改变，所以多系统萎缩是具有特征性病理改变的一组疾病。

总之，普遍存在的病理改变包括：①神经元数量减少，存活的神经元体积变小。②神经元胞质内出现 3～5μm 的球形空泡变性，胞质中脂褐素含量也明显增多。③神经间质内老年斑形成。④tau 蛋白发生异常的磷酸化，以双股螺旋细丝形成 NFT。⑤少突胶质细胞胞质内包涵体。其中，神经胶质细胞包涵体是多系统萎缩的病理特征。

（三）临床表现

多系统萎缩是一种缓慢进展性疾病，临床表现有帕金森综合征、小脑性共济失调和自主神经功能障碍三组症状，它们可先后出现，也可相互组合和重叠，经常以某一系列损害为突出表现，其他系统损害的临床症状相对较轻，或者到晚期才出现，使早期明确临床诊断比较困难。主要特点如下。

1. 早期症状　男性患者最先出现的症状通常是勃起功能障碍，男性和女性患者在早期都会有膀胱功能障碍，如排尿不尽、尿急、尿频，甚至不能排尿。而对于男性患者这些症状可能被误认为是老年性的或由前列腺疾病引起的。其他早期症状还包括眩晕、站立时头晕、动作缓慢、行动困难、肢体僵硬、书写能力的改变及卧位时难以翻身。有些患者会步态不稳或变得反应迟钝。

2. 自主神经功能障碍　一般都有自主神经功能障碍，甚至有时只是多系统萎缩的唯一临床表现。主要包括以下方面。①原发性直立性低血压（POH）：活动中或体位变化可出现全身无力、视物模糊、头晕，亦可有晕厥等症。直立时收缩压/舒张压的显著降低可在 30/20mmHg（1mmHg=0.133kPa）以上，且心率无显著改变。患者晕厥前无一般晕厥所常见的多汗、恶心、面色苍白等症状。原发性直立性低血压以自主神经受累为主的多系统萎缩最明显，其次为以小脑症状为主的多系统萎缩，以帕金森症状为主的多系统萎缩的原发性直立性低血压不显著。②性功能障碍及括约肌功能障碍：最早可出现夜尿多、尿频，可能与加压素分泌紊乱有关。也可先有性欲减退或阳痿，以后出现尿潴留、尿频或尿失禁，可有腹泻、便秘等。③其他自主神经受累：无汗或出汗减少，皮肤粗糙，皮温低。皮肤划痕试验消失或减弱，血管收缩反应消失。少数有 Horner 征。外国一组 203 例最终确诊为多系统萎缩患者临床资料回顾性分析发现，这组患者男女比例约 1.3∶1，其中大多数患者在 50 岁时就已表现出相应症状，74%左右的患者都有不同程度的自主神经功能障碍的症状。

3. 运动功能障碍　可表现帕金森样症状，也可表现小脑症状，易与路易体痴呆和帕金森病混淆。首发症状以帕金森样症状最常见，90%左右的患者如此。同时帕金森样症状也是最常见的运动障碍，约占 87%，其次是锥体系症状（49%）和小脑症状（54%），而严重的痴呆症状最少见。在多系统萎缩的晚期小脑症状和帕金森样症状可以同时出现，但如果帕金森样症状显著时有在检查中难以发现小脑症状。

（1）以帕金森样症状为主要表现的多系统萎缩：主要表现为肌张力增高，静止性震颤可能并不显著，姿势异常较常见。以帕金森样症状为主的患者特点是对左旋多巴的反应差。只有一小部分患者对左旋多巴反应好。而且经常演变为左旋多巴诱导性的运动障碍。

（2）以小脑症状为主要表现的多系统萎缩：主要表现为跟膝胫试验、指鼻试验阳性，宽基底步态，意向性震颤。约 5%的患者以小脑症状为首发症状。50%左右的患者表现部分小脑症状。

4. 快速眼动期睡眠障碍　新近发现多系统萎缩患者有此症状，这在多系统萎缩患者中非常普遍（90%），而且出现早于其他症状。

5. 精神与智能变化　常情绪低落、失望或淡漠，发展呈抑郁状态。但即使是疾病晚期，智能改变常不显著，少数轻微智能减退。

依照三种主要的临床症状分为三个亚型：

（1）以帕金森样症状为主的纹状体黑质变性：①动作僵硬，行动缓慢；②行动启动困难；③卧位时难以翻身；④小写症。

（2）以小脑症状为主的橄榄体脑桥小脑萎缩：①持物不稳，动作笨拙；②易失平衡；③难以扣纽扣；④没有支持即不能维持平衡；⑤小脑性言语不清；⑥书写功能障碍。

（3）以自主神经功能障碍为主的 Shy-Drager 综合征：①勃起功能障碍；②排尿障碍；③直立性低血压伴眩晕或头昏；④便秘；⑤出汗障碍；⑥手足发冷；⑦颈肩周围不适。

鉴于纹状体黑质变性、橄榄体脑桥小脑萎缩和特发性直立性低血压的临床症状和体征有相当程度的重叠，1998 年运动疾病学会科学问题委员会（MDSSICR）将多系统萎缩分为两型，即以帕金森综合征为突出临床表现的 MSA-P 型，取代过去的纹状体黑质变性；以小脑症状为突出表现的称为 MSA-C 型，以取代过去的橄榄体脑桥小脑萎缩。

（四）诊断与鉴别诊断

1. 诊断　临床表现的多样性给多系统萎缩的诊断带来很大困难，这也是导致多系统萎缩诊断标准千变万化的原因。目前已有一个由多学科的专家组成的组织制定的多系统萎缩诊断标准。多系统萎缩的临床表现包括帕金森样症状、锥体外系和小脑体征，自主神经功能障碍症状。多系统萎缩的诊断依据临床表现，而且仅能做出可能或疑似诊断，确诊需病理证实。神经内分泌试验、自主神经功能检查、括约肌肌电图、头颅 MRI 可以为临床诊断提供依据。虽然大多数患者较少行质子加权像 MRI 和 PET 检查，但这两种检查也有特异性的发现。

（1）诊断标准：1999 年 Gilman（美国）等提出了多系统萎缩的四组临床特征和诊断标准。四组临床特征包括：

1）自主神经功能障碍或排尿功能障碍。

2）帕金森样症状。

3）小脑性共济失调。

4）锥体系功能障碍。

①直立试验：分别测量平卧位、坐位和直立位血压，站立 2~3 分钟内血压下降大于 30/20mmHg，心率无变化者为阳性。②血液生化检查：血浆去甲肾上腺素含量测定，24 小时尿儿茶酚胺含量测定均明显降低。③肌电图（EMG）检查：被检查的肌肉可出现纤颤电位。④脑电图（EEG）检查：背景多为慢波节律。⑤神经心理检查：轻度认知功能障碍、抑郁和焦虑因子分增高。⑥头颅 MRI 或 CT 检查：小脑、脑桥萎缩，严重者可有双侧侧脑室扩大、脑沟变深的广泛性脑萎缩改变。

（2）2008 年修订的 Gilman 诊断标准

1）可能的多系统萎缩：其中一组临床特征加上另外两个分属不同系统的体征。

2）很可能多系统萎缩：第一组临床特征加上对多巴胺反应差的帕金森样症状或小脑

性共济失调。

3）确诊多系统萎缩需神经病理学证实。

经尸解证实此诊断标准有早期诊断价值及很高的临床诊断准确性。

2. 鉴别诊断

（1）直立性低血压：当人体处于直立体位时，由于维持与调节正常血压的神经或心血管系统功能障碍，无法使血压随体位发生相应的变化所出现的低血压状态。血压在直立后7分钟内突然下降，下降大于 20～30mmHg，伴有脑供血不足的症状。直立性低血压的发病率为 4% 左右、老年患者为 33% 左右，主要分为体位调节障碍（血管抑制性晕厥）、特发性（合并有自主神经系统症状）以及继发性（继发各种神经系统疾病），一般不合并直肠和膀胱功能障碍。

（2）帕金森病：多系统萎缩不同于帕金森病，应尽量将二者分开：①帕金森病患者临床药物替代治疗可以延缓症状发展；②先前诊断为帕金森病的患者最终经尸检证实有 10% 左右为多系统萎缩；③如要进行手术治疗，治疗前必须明确是否为帕金森病。

（3）阿尔茨海默病：隐袭起病、持续进行性的智能减退无缓解，中后期可出现人格改变。病理特征为神经元丢失、老年斑和 NFT。而多系统萎缩患者多不伴有智能减退。

（4）引起晕厥的其他疾病：对于以晕厥为主要表现的多系统萎缩应与各种原因所致的贫血或血容量不足、血管抑制性晕厥、糖尿病直立性低血压、心源性晕厥等鉴别。还应与神经系统其他疾病，如家族性自主神经功能不全、多发周围性神经病等鉴别，这些疾病影响到正常调节血压的自主神经通路及反射弧，导致直立性低血压。

（5）交感张力性直立性低血压：比较罕见。当患者站立时心率明显增快，看起来交感神经系统对体位变化的反应是正常的，但因对去甲肾上腺素反应的效应器官功能障碍，出现了心率增加而血压却下降的现象。

（6）进行性核上性麻痹：1963 年由 3 名加拿大神经科医生首先报道，40 岁以上年龄组发病，患病率为 6.4/10 万左右，临床表现为行走或站立中身体突然向后倾倒，逐渐出现步距增宽、肢体震颤、步态不稳、双眼垂直性注视麻痹、视物模糊、吞咽困难和言语含糊，可合并认知功能障碍，部分患者认知功能保留。神经影像学检查提示，中脑顶盖部和四叠体区明显萎缩，神经病理检查可见神经元皱缩和丢失，主要位于底丘脑核、苍白球、中脑导水管周围灰质和黑质，皮质可见与阿尔茨海默病相同的 NFT。

（7）皮质基底节变性：1967 年 Rebeiz 等首次报道了伴有神经元褪色性改变的皮质、黑质和齿状核变性病例；1989 年 Gibb 等报道了 3 例临床表现与进行性核上性麻痹相似，但神经病理检查的特征与皮克病完全一致的病例，作者对已报道的 4 例，加作者报道的 3 例，提出了皮质基底节变性的临床诊断。皮质基底节变性好发年龄为 60～80 岁，临床表现有不对称性帕金森综合征、智能减退和构音障碍等，查体除帕金森综合征和认知功能障碍外，还可出现肌张力不全、肌阵挛、失用、强握反射和异己手征，头颅 MRI 和 CT 提示为非对称性的皮质萎缩，病程可达 6～7 年。文献报道临床容易将皮质基底节变性误诊为皮克病、阿尔茨海默病和进行性核上性麻痹，本病与帕金森病的患病比例为 1 : 18。

（8）路易体痴呆：1961 年由日本学者首先报道，目前认为，路易体痴呆是仅次于阿尔茨海默病的导致老年患者发生痴呆的病因，据 1996 年国际路易体痴呆协作组资料，可占老年痴呆的 15%～25%。临床表现介于阿尔茨海默病和帕金森病之间，特征为特发性的帕金森综合征，波动性的认知功能障碍，以及反复出现的生动具体的视幻觉。神经病理诊断标准为每个高倍视野内出现 5 个以上路易体。

（五）治疗及预后

多系统萎缩尚无特效的治疗方法，主要是对症治疗。

（1）直立性低血压的治疗：①血管收缩药物：α-受体激动剂盐酸米多君可增加直立性低血压患者的血管外周阻力，提高患者的收缩期血压，改善因循环血容量不足出现的直立性低血压和头晕，可给予 2.5mg，每日 2 次口服。主要的不良反应为竖毛反应、心率减慢、卧位时血压升高和尿潴留。②安装心脏起搏器：如果将心率调节为大于 100 次/分，可使血压适当上升。③物理疗法：如平卧时头高于下肢 15°～20°，以刺激自主神经和促进肾素释放，穿紧身裤和弹力袜等。

（2）帕金森综合征的治疗：可给予多巴胺替代治疗、多巴胺受体激动剂或单胺氧化酶抑制剂，但对大多数患者疗效不佳，或仅能维持短暂时间。良好的护理有利于改善患者的生活质量。如何进行有效的治疗，有待进一步探索。

本病一经确诊，无论治疗与否症状仍持续进展，晚期主要的临床体征均可出现，因反复发生晕厥，可引起四肢和头部发生多处骨折或外伤。患者因咽喉肌麻痹出现饮水呛咳、睡眠呼吸暂停、误吸等症状，因活动受限需长期卧床，如护理不周易并发肺部感染、深静脉血栓、压疮、泌尿系感染，均可危及生命。据统计在出现运动症状后 80%左右的患者 5 年时间内瘫痪，只有 20%的患者存活期可以超过 20 年，平均生活时间为 6 年。早期诊断及对症治疗可能延缓病情的进展。作为医生应将患者病情进展可能面对的困境告知患者，让其提前有所准备，使患者获得更好的生活质量。

二、进行性核上性麻痹

（一）概述

进行性核上性麻痹（progressive supranuclear palsy，PSP）又称 Steele-Richardson-Olszewski 综合征，是一种临床少见发生于中老年的神经系统变性疾病。1904 年由 Posey 首先报道，1964 年 Steele 等详细描述了其病理特征，并确定为一个独立的疾病，临床上以假性球麻痹、垂直性核上性眼肌麻痹、姿势不稳、轴性肌张力障碍、痴呆等为特征。在临床上少见，PSP 多在 45 岁以后起病，男性居多，男女比例约为（2～3）：1。

该病在美国适龄居民中患病率为 1.39/10 万，但实际患病率可能远不止这一数字，因为很多病例在其发病很长一段时间后才明确诊断，而且有许多病例很可能到死亡时仍未明确诊断或误诊为其他疾病，尤其帕金森病。

（二）病因及发病机制

PSP 病因尚不明确，可能与慢性病毒感染有关，但未发现感染性病原体；尽管有极少的家族性线索，但尚未发现基因遗传的证据。病理改变为中脑-脑桥被盖部的明显萎缩。显微镜下可见苍白球、底丘脑核、黑质上丘、脑桥被盖区、中脑导水管周围灰质等处神经细胞变性、广泛 NFT，神经胶质增生及脱髓鞘改变。

近年来，对 PSP 的组织病理学特征的认识有了很大进步。PSP 病理主要受累部位为底丘脑核、苍白球、上丘、顶盖前区、导水管中央灰质、黑质和脑桥核，另外，一些学者发现脊髓也受累，可造成颈部的肌张力障碍。其组织病理学标志为 NFT，其内含有过度磷酸化的 tau 蛋白，此 tau 蛋白在病理上与皮质基底节变性相同，因此，同属于 tau 蛋白病；还可出现星形胶质细胞异常增生、脱髓鞘和胞质空泡变性。PSP 的 MRI 扫描矢状位上显示中脑、脑桥被盖部和红核萎缩，尤其是四叠体上部变薄最明显，水平位上显示中脑萎缩形似蜂鸟征，导水管扩大及周围灰质变薄、信号异常。

蜂鸟征的病理基础是中脑被盖部萎缩，MRI 表现为蜂鸟细长、尖锐的鸟嘴的特征性形态。PSP 患者的中脑嘴、中脑被盖部、脑桥基底部、小脑萎缩。在 MRI 正中矢状位上看起来分别与蜂鸟的鸟嘴、鸟颈、鸟身、鸟翼相似。

大体标本可见苍白球、黑质和脑干萎缩，第三、四脑室及侧脑室扩大；黑质和蓝斑脱色；Brodmann 4 区中度萎缩。镜下特征性神经病理改变是基底节和脑干分布大量的 NFT 和线型神经纤维网结构（neuropil threads），同时伴神经元缺失、星形胶质细胞增生。典型病例 NFT 分布在苍白球、下丘脑核、纹状体、Meynert 核、脑干（包括被盖、上下丘、第四脑室周围灰质、红核、脑桥底、背缝核和中缝核以及下橄榄核）以及小脑齿状核。动眼神经核和滑车神经核也常受累。大脑皮质也可受累，主要累及额前回和中央前回。NFT 还可见于脊髓（前角、后角和侧角）和脊神经节，但枕叶和尾状核都不累及，小脑皮质不受影响。非典型病例只是在 NFT 的分布和严重程度上有些差异。

NFT 呈嗜银性，在脑干主要呈球形，而在大脑皮质则为卷筒形。主要表达双螺旋细丝、tau 蛋白（除外 55kDa tau 蛋白）以及它们磷酸化表位抗原，小部分 NFT 呈现泛素蛋白（ubiquitin）阳性。电镜下 NFT 为 12～15nm 厚的细丝，可见到一些双螺旋细丝及细胞支架纤维。在神经元内和星形胶质细胞或其他胶质细胞内可见到 NFT。生化研究发现 PSP NFT 的 tau 蛋白呈 64-68kDa 双链，而阿尔茨海默病的 NFT 则为 60-64-68kDa 的三链结构。线型神经纤维网结构、神经元缺失以及星形胶质细胞增生主要存在于 NFT 累及的部位。有时可见神经元空泡变性、颗粒空泡变性以及黏液变性，但都是非特异性病理改变。Hardman 等采用免疫组化方法对 PSP、帕金森病和正常对照者黑质致密部和网状部的多巴胺能神经元以及 γ-氨基丁酸（GABA）能神经元进行了研究。结果发现，与正常者相比，所有 PSP 和帕金森病患者黑质致密部的多巴胺能神经元均严重变性受损。路易体只在帕金森病中见到，而 NFT 也只在 PSP 中见到，tau 蛋白阳性的星形胶质细胞和线型神经纤维网结构偶尔在正常者及帕金森病患者中出现，特别是年龄大者更易出现，但其出现的数量及频率远不及 PSP 患者。PSP 与帕金森病患者黑质网状部 GABA 能神经元免疫活性下降相类似，但其神经元数量则完全不一样，与正常者相比，PSP 黑质网状部 GABA 能神经元数量减少了 70%，而帕金森病患者则无明显变化。认为 PSP 患者黑质致密部多巴胺能神经元和网状部 GABA 能神经元均严重受损。

（三）临床表现

平均发病年龄为 55～70 岁，起病隐袭，男性稍多于女性。初期最明显的症状是步态不稳和平衡障碍。这是眼-前庭功能障碍、躯干强直、少动所致。约 63%的病例首发症状为姿势不稳，发病后第 1 年内出现姿势不稳者占 69%。假性球麻痹症状很明显，主要表现构音障碍、吞咽困难和情绪不稳定。构音障碍是继姿势不稳之后的第 2 个常见症状，33%的病例于发病时出现，40%的病例 1 年内出现。少动是第 3 个常见症状，13%出现在发病初期，22%在 1 年内出现。强直、少动和面肌张力增高使面部出现皱褶，表现为典型的"惊讶"或"惊奇"的表情。

核上性眼肌麻痹的典型表现是下视麻痹，对 PSP 的诊断具有特异性。大约 1/3 的患者主诉视物模糊、复视和眼部不适感。疾病初期眼球下视轻度受限，出现会聚障碍和垂直性眼震，眼球追随运动出现齿轮样或跳跃式，自主的眼球活动受限，眼球不自主固定注视某一点。四肢肌张力障碍在 PSP 患者中并不多见，而颈部肌张力障碍出现颈部过伸位则是 PSP 的一个常见症状。患者还经常出现眼睑痉挛，同时伴或不伴有眼睑失用。

从症状首发至专科就诊的时间平均为 1.5～3.7 年。在 Colosimo 等报道的 16 例经神经病理证实的 PSP 患者中，发病后 3 年内 94%患者出现双侧帕金森症状和运动障碍，81%两侧肢体症状不对称，50%出现垂直性核上性眼肌麻痹，56%出现躯干强直，50%出现智能障碍。总之，PSP 早期的症状和体征呈渐进性加重。步态紊乱、姿势障碍以及少动等症状随着疾病的发展大多数患者均会出现。经尸检证实的病例中，平均存活时间是 5～6.7 年，经临床诊断的病例中，平均存活 5.9～6.9 年，主要死于肺炎。

（四）诊断与鉴别诊断

1. 诊断　PSP 的诊断尚缺乏生物学特异性指标，目前神经病理学检查仍是其确诊的依据。中老年患者，隐匿起病，逐渐出现核上性凝视麻痹，并伴步态不稳，易跌倒及强直少动则需考虑 PSP。1995 年 5 月美国国立神经系统疾病与中风研究所（NINDS）和进行性核上性麻痹学会（SPSP）共同发起，查阅大量文献并经有关专家审核确定了有关 PSP 准确、实用的诊断标准。具体诊断标准如下。

（1）可能是（possible）PSP：必备的指标：40 岁以后起病，逐渐进行性加重。①垂直性（上视或下视）核上性麻痹；②上下扫视变慢和发病 1 年内出现明显的步态紊乱伴跌倒。①、②具备一项。不存在能解释上述症状的其他疾病。必须排除的指标：近期有脑炎病史，肢体失认现象，复合型感觉缺失，局部额叶或颞顶叶萎缩及与多巴制剂治疗无关的幻觉和妄想，阿尔茨海默型皮质痴呆（根据 NINCDS-ADRA 标准，严重的记忆力下降、失语或失认）。

支持的指标：对称性少动或强直，近端比远端重，颈部姿势异常，尤其后伸位，左旋多巴治疗帕金森症状效果差或无效。按该标准临床诊断可能是 PSP 的敏感度为 83%，即首次就诊时 83%的病例临床诊断为可能是 PSP。但其特异性较差，假阳性率可达 17%，适合于描述性的流行病学调查研究或临床观察，即使存在一些假阳性病例，但它几乎包括了所有的 PSP 病例。

（2）基本是（probable）PSP：必备指标：40 岁以后起病，慢性进行性加重。垂直性（上视或下视）核上性麻痹和发病 1 年内出现明显的步态紊乱伴跌倒。不存在能解释上述症状的其他疾病。

1）必须排除的指标：早期出现明显的小脑征或无法解释的自主神经功能障碍（明显的直立性低血压和排尿障碍），严重的不对称帕金森综合征（如运动减少），相关结构疾病（如基底节或脑干梗死、脑叶萎缩）的神经影像学证据。

2）支持的指标：早期出现吞咽困难和构音障碍。早期出现认知障碍，至少包括下列 2 项，情感淡漠、抽象思维障碍、言语欠流利、利用或模仿能力下降以及前额释放征。按该标准临床诊断基本是 PSP 的特异度为 100%，但敏感度仅为 50%，即只有一半的病例在首诊时诊断为基本是 PSP。适合于治疗学、分析性流行病学调查以及生物学方面的研究。

（3）确诊是（definite）PSP：必备的指标：临床上诊断可能是或基本是 PSP 者，经组织病理学检查证实符合典型病理改变。必须排除的指标：PCR 检测证实为惠普尔病（Whipple 病）。

虽然确定了临床诊断指标，但确诊仍以神经病理检查作为最终依据给临床实际工作带来一定的困难。因而将来的研究方向是如何利用辅助检查手段进一步提高 PSP 的诊断准确率。在这方面已做了大量的工作，如神经心理研究额叶功能障碍；PET 检查显示额叶皮质葡萄糖代谢率降低、纹状体 D_2 受体密度减少；电生理检测听觉刺激反应试验；早期眼球运动障碍的记录分析以及利用多导联睡眠描记技术观察快眼球运动睡眠障碍等均有助于 PSP 的诊断，但其特异性并不高。Yagishita 等对 PSP 患者 MRI 扫描显示的脑干萎缩和信号改变与病理改变特征之间的联系进行了回顾性研究，其中包括 6 例 PSP、9 例帕金森病和 6 例纹状体黑质变性 MRI 检查结果和脑标本。发现在 PSP 患者中矢状位 T_1 加权像显示有 4 例中脑前后径缩短，T_2 加权像显示有 4 例中脑顶盖和被盖高信号，4 例脑桥被盖上部和 2 例脑桥被盖下部显示高信号，这些信号改变的部位与病理改变相一致，而帕金森病和纹状体黑质变性患者均未见到类似改变。认为中脑萎缩以及 T_2 加权像脑干被盖和顶盖弥漫性高信号是 PSP MRI 检查的特征性改变。笔者认为从 PSP 病理特点的 NFT 以及线型神经纤维网结构的化学成分研究入手，明确其成分以及基因表达机制，确定其中的特异性成分，而作为外周体液检查特异性诊断标记可能将有助于 PSP 的早期诊断。

2. 鉴别诊断　PSP 与其他相关疾病的鉴别诊断有很大难度，其临床症状多有重叠。Litvan 等采用等级回归树法对 83 位患帕金森样症状或痴呆病例的主要临床特征进行了统计分析，其中包括 PSP 24 例、皮质基底节变性 11 例、帕金森病 11 例、弥漫性路易体病 14 例、皮克病 8 例以及多系统萎缩 15 例。

美国贝勒医学院的帕金森病中心和运动障碍疾病门诊对 2052 例帕金森综合征病例进行了分类研究，发现 77.7% 的患者是帕金森病，8.2% 的病例是继发性帕金森综合征，帕金森叠加综合征占 12.2%，其中 7.5% 为 PSP。说明 PSP 在帕金森综合征中占有相当的比例，而且其临床症状重叠出现，与帕金森病很难区别，尤其在疾病早期。具体鉴别指标见表 2-5-1。

表 2-5-1　PSP 与帕金森病的鉴别诊断

PSP	帕金森病
两侧对称的帕金森征	起病时两侧症状不对称
早期步态紊乱	发病时步态很少受影响
病程早期出现跌倒	晚期出现跌倒
早期出现姿势反射障碍	早期姿势反射正常
宽基步态	行走呈碎步
躯干呈伸位	走路时身体前屈
走路时伴摆臂动作	摆臂动作早期消失
惊奇表情	表情呆板
瞬目，3~5 次/分	瞬目，10~14 次/分
静止性震颤不常见	静止性震颤常见
躯干肌强直比四肢明显	四肢肌强直比躯干更明显
手不变形	手呈特殊形状
左旋多巴治疗效果差或无效	左旋多巴治疗效果好
左旋多巴导致的运动障碍少见	左旋多巴导致的运动障碍比较常见
通常无"疗效衰退"和"开-关"现象	"疗效衰退""开-关"现象常见

（五）治疗及预后

本病目前无有效的治疗方法，发病后平均存活期约 5~6 年，常见死因是肺部感染（尤其是吸入性肺炎）、心功能不全、肺栓塞等。

PSP 涉及多种神经递质系统受损，采用神经递质替代疗法是临床治疗的基础。胆碱酯酶抑制剂、毒扁豆碱、乙酰胆碱增强剂等未见明显疗效。Nieforth 等对 136 例确诊 PSP 的治疗方案进行了回顾性分析，其中 87 例病案提供了分析材料，分析结果认为常用的药物有 3 种：阿米替林（32%病例获改善）、丙米嗪（28%病例获改善）、左旋多巴/卡比多巴（帕金宁）（38%病例获改善）。同时指出左旋多巴/卡比多巴、金刚烷胺、司来吉兰以及阿米替林治疗效果相对好，副作用小，单一用药比联合用药效果好且副作用小。Gole 等采用安慰剂对照及交叉对照方法观察肾上腺素能激动剂咪唑克生（idazoxan）治疗 9 例 PSP 患者，其中 5 例平衡障碍及手部活动障碍明显得到改善。Engel 对 2 例 PSP 患者采用阿米替林治疗的效果及剂量进行了详细描述，认为当小剂量阿米替林治疗时运动障碍得到改善，当高剂量时则出现智能及行为障碍等毒副作用。一位 65 岁男性患者，经过 11 周阿米替林缓慢递增治疗，其少动、构音障碍以及吞咽困难得到改善，用药剂量为 40mg 每日 2 次，血药浓度为 39ng/ml，患者可以自己吃饭，吞咽较前容易，并且可以从轮椅上起来如厕。当剂量增至 70mg 每日 2 次时则出现夜间精神紊乱和排尿困难。再减量至 40mg 每日 2 次则症状缓解持续 14 个月。另一位 77 岁男性 PSP 患者服用剂量为 10mg 每日 2 次时，强直、少动、平衡障碍和眼睑痉挛均得到明显改善，可以自行吃饭及单独行走，当剂量增至 40mg 每日 2 次，血药浓度达 62ng/ml 3 周后，出现攻击行为、易激惹及精神紊乱，停药后其病情回到用药前状态，再次使用剂量为 10mg 每日 2 次时症状又得到改善。结果表明小剂量阿米替林可以改善 PSP 患者的运动障碍等症状，但用药剂量应个体化。也有人认为联合服用左旋多巴和 5-羟色胺受体阻滞剂有助于改善患者对左旋多巴治疗的反应效果。二甲麦角新碱（methysergide）可能改善部分患者的吞咽困难。

三、皮质基底节变性

（一）概述

皮质基底节变性（corticobasal degeneration，CBD）为一种罕见的神经系统进行性变性病，临床上以不对称性肢体运动症状发病，病程中伴有不同程度的认知功能障碍或痴呆，病变主要累及额顶叶皮质，属于 tau 蛋白病。该病最早于 1967 年 Rebeiz 等首先报道为"神经元染色不良性皮质齿状核黑质变性"，以后 Gibb 等报道 7 例并提出 CBD 这一名称。现认为发病率并不低，从 1990 年以来，随着 Gallyas 银染和 tau 蛋白免疫组化的应用，有临床和病理资料的病例报道逐渐增多。目前，国内也有临床病理报道。

（二）病因及发病机制

1. 肉眼　脑萎缩以皮质和黑质为著，特别是中央沟周围呈不对称性萎缩，其他脑区如壳核、苍白球、丘脑、丘脑底部、脑齿状核、脑干受累程度不等。

2. 光镜　可见神经元脱失，大脑白质弥漫性原纤维性胶质增生，无色的气球样神经元，为尼氏颗粒溶解和胞体肿大的神经元。这种改变并非 CBD 特异性所见，亦见于皮克病（PiD）和 Creutzfeldt-Jacob 病（CJD）。神经元脱失合并胶质增生见于丘脑、豆状核、底丘脑核、黑质、下橄榄核。中脑、桥脑被盖部可见明显的胶质增生。广泛的细胞骨架异常，包括 tau 蛋白阳性的神经毡细丝和颗粒、神经原纤维缠结（NFT），黑质可见弱碱性纤细纤维状神经细胞内包涵体。星形细胞斑块（astrocytic plaque）丛集形星形细胞为特征。CBD 尚见盘卷体（coiled body），由少突胶质细胞构成，皮质和白质可见纤维样结构的嗜银性细丝，此种改变亦见于 PSP。无皮克小体及老年斑。

3. 电镜　CBD 双螺旋微丝（PHF）与阿尔茨海默病（AD）中所见明显不同，CBD 微丝的长度较短，罕见长于 400nm 者，最大径为 26～28nm，最小径为 13～14nm，比 AD 的宽 10%～20%，周期性螺旋 169～202nm，为 AD 中的 2 倍。主要由 2 种高度磷酸化的 tau 多肽组成，这两种多肽不表达外显子 3。PHF 主要由单链和双链微丝组成，两者含量约为 3∶1，双链微丝最大宽度为 20nm，每单位长度质量为 133kDa/nm，单链微丝的宽度为 15nm，每单位长度质量为 62kDa/nm。双链微丝尚可见清楚的低密度块状轴性区，此区将 PHF 分为两条原细丝样链。上述微丝沿着长轴分离成两条单链，沿纵轴断裂。与 CBD 相比，AD 的 PHF 超微结构稳定，宽度为 22nm，单位长度的物理质量为 104kDa/nm。

4. 免疫组化

（1）tau 蛋白染色：tau 蛋白阳性的神经元和胶质细胞内包涵体，呈小束状精细微丝样。星形细胞包涵体是 CBD 特异性胶质包涵体类型之一。tau 抗体染色可见上述受累部位大量的嗜银性线样结构。免疫金标记研究证实，CBD 与 AD 中的 tau 蛋白无明显差异，Castellani 等采用血红素加氧酶-1（hemeoxygenase-1，HO-1）抗血清染色，发现 HO-1 免疫反应性见于 CBD 患者的神经毡细丝和胶质包涵体，提示氧化应激与 CBD 的病理损害有关，直接作用于其细胞骨架。Halliday 等发现细胞应激蛋白泛素可对上述无色神经元选择性着色，但不对异常的磷酸化 tau 蛋白染色。磷酸化神经细丝抗体可识别气球样和非气球样神经元。CBD 细胞骨架包涵体中的每一个分子部分均可见 tau 表位，包括灰质的星形细胞斑块，灰、白质细丝和少突胶质细胞包涵体。与 AD 所见相同，CBD 的 tau 蛋白亦为高度磷酸化。抗体与 CBD 的磷酸化 tau 表位呈高度磷酸酶依赖性方式结合。Feany 等发现 CBD 皮质的非淀粉样斑块实际为星形细胞远端突起中异常 tau 蛋白的积聚。这些胶质细胞可同时表达波形蛋白（Vimentin）和 CD44，为星形细胞激活的两种指标。胶质细胞病理亦包括 tau 阳性的细胞质包涵体，局限于表达 Leu7 的少突胶质细胞。

（2）泛素染色：泛素阳性的气球样神经元以额叶皮质扣带回前部Ⅴ、Ⅳ层的密度最高，岛叶皮质、屏状核、杏仁核次之。Feany 等研究发现 CBD 包涵体 tau 表位跨越整个 tau 蛋白的全长。针对外显子 3 可变剪接的抗体可识别 AD 和 PSP 的细胞骨架包涵体，但不识别 CBD。

（3）免疫组化分型：Uchihara 等采用银染和连续免疫组化染色发现，AD 脑中的 tau 阳性神经元与银染阳性的 NFT 共存，而 CBD 脑中的 tau 蛋白阳性神经元可分为三型：①弥漫性细胞质型：多数免疫阳性细胞银染不着色；②混合型：某些免疫阳性细胞银染仅部分着色；③NFT 型：少数免疫阳性细胞银染着色与髓鞘共存。

（4）分子生物学研究：Ksiezak 等采用免疫印迹法证实，CBD 中可见 68kDa 的异常 tau 多肽，而 AD 中可见 69kDa、64kDa、60kDa 的异常 tau 多肽。

5. 神经心理　Pillon 等采用广泛性神经心理量表研究 CBD 与 AD、PSP 之间的差异，发现 CBD 患者可见中度的全脑功能衰退，执行不能综合征，类似于 PSP，但重于 AD 外在学习障碍，无保留困难，可用编码和回忆的相同语义性线索轻易地代偿，这与 PSP 类似但轻于 AD；失命名的运动性执行障碍如时间结构、双手协调、控制和抑制功能等类似于 PSP，但不见于 AD；不对称性行为疾病如姿势模仿、象征性执行手势、物体利用等均不见于 AD、PSP。他们认为执行不能症状与基底节和额前区的变性有关，不对称性行为疾病与运动前区和顶叶的损害有关。Soliveri 等研究发现，观念运动性失用在 CBD 明显，而 PSP 则以执行功能受损明显。Litvan 等发现 CBD 患者多见抑郁（73%）、淡漠（40%）、易激惹（20%）、激动（20%），焦虑、失抑制、妄想或异常运动行为如踱步等少见，抑郁和易激惹最常见并较 PSP 严重；而 PSP 以淡漠明显。说明 CBD 介导认知、情感和运动的额叶-皮质下通路受累不平行。

6. 神经电生理

（1）肌电图：Thompson 等报告可见明显的自发性肌阵挛，背景仅见少许连续性肌肉活动（与肌强直、肌张力障碍有关）。反射包括超同步的、短时程的肌电图活动，与激动剂、拮抗剂同时发生。刺激腕部正中神经时，手肌反射性肌阵挛潜伏期约为 40ms。局灶性、远端为主的超同步反射为皮质兴奋性增强的证据。CBD 反射性肌阵挛的潜伏期仅较传入及皮质传出的总和长 1～2ms。Thompson 等认为反射性肌阵挛是由激活皮质脊髓束输出到运动皮质区的直接感觉传入介导的，不同疾病中的长潜伏期经皮质反射不同组分的优先强化所致。典型的皮质反射性肌阵挛与之不同，潜伏期较长（手肌为 50ms），皮质感觉诱发电位（SEP）扩大，在动作性肌阵挛之前出现皮质放电。

（2）诱发电位：Thompson 等发现 CBD 患者反射性肌阵挛与皮质 SEP 的增大无关。顶叶 SEP 的迟发组分形较差，以一正向宽波为主，最大潜伏期约 45ms。SEP 的额叶组分相对保留，肌阵挛与非肌阵挛肢体的 SEP 无明显差异。经颅磁刺激而非电刺激可诱发重复性肌阵挛发放，表明皮质的兴奋性升高。Takeda 等发现与正常对照及 PSP 相比，CBD 患者短潜伏期 SEP N13、N20 之间的峰间潜伏期明显延长。Nagasawa 等发现与 AD 和血管性痴呆（VD）相比，CBD 患者 P300 潜伏期明显延长，可能与顶叶萎缩有关。

（三）临床表现

一般隐袭起病，缓慢进展，多先出现一侧肢体障碍症状，双侧症状、体征可不对称，可见：①锥体外系受损。几乎全部病例均有主动运动减少、动作缓慢、肌强直等帕金森综合征表现。与帕金森病不同，多巴药物治疗无效，并可见姿势性和运动性震颤。可伴有姿势反射障碍，步态障碍，行走困难，易跌倒，平衡感差。59%患者出现肢体肌张力障碍。49%患者可见肌阵挛，限于一侧上肢或下肢，以上肢常见，出现意志性动作或给予感觉性刺激时症状明显。②额顶叶高级神经功能障碍。87%患者可见运用功能障碍，多为运动性失用，亦可见观念性失用、观念运动性失用和结构性失用。主要表现为肢体运用障碍，亦可见口、足失用和眼睑睁开性失用。部分患者可见失语、认知功能障碍、记忆力减退和视空间技能障碍。45%患者可见额叶释放体征如摸索反射和强握反射。35%患者可见异己手（alien hand），即一侧上肢出现不能控制的激动性活动或一侧肢体做出与对侧目的相反的活动。皮质性感觉障碍表现为肢体自发痛感觉疏忽和皮质性感觉缺失等。部分患者可见人格改变、行为异常、缄默、注意力下降、淡漠，最终出现痴呆。③核上性眼球运动障碍。60%患者可见核上性凝视麻痹，可为垂直性或水平性眼球运动障碍，但以垂直性眼球运动障碍为主。可见意志性扫视运动延迟、范围受限或急跳性追随运动。④锥体束受损。42%患者可见腱反射亢进、巴宾斯基征阳性。⑤其他：约 64%患者出现构音障碍，尚有部分患者可见膀胱直肠功能障碍。

（四）诊断及鉴别诊断

1. 诊断　Rinne 等报告常见首发症状为单侧肢体笨拙、僵硬或反射样运动上肢，如上肢不能活动、强直、失用等。1/3 的患者肌张力障碍可呈现为一种敲打和特征性固定样的姿势。1/3 的患者肌阵挛可表现为上肢跳动样，可由轻微动作和刺激所致。其次的常见症状为因笨拙所致的行走困难、因失用或平衡失调所致的一侧下肢精细运动控制的丧失，或二者并存。罕见以构音障碍或行为异常综合征起病。症状缓慢进展，常先累及单侧上肢和下肢，逐渐累及四肢。典型病例不难做出诊断，但以痴呆或失语为主要表现、缺乏不对称性症状或体征的病例诊断困难。CBD、PSP、PiD 在某种程度上可有类似的临床表现和病理所见，应加以鉴别。Wenning 等发现 CBD 以单侧帕金森样体征、多巴治疗无效及观念运动性失用为特征。

Litvan 等研究发现 CBD 首诊确诊率为 35%，提出肢体肌张力异常、观念运动性失用、肌阵挛、不对称性运动-强直综合征、晚发的步态或平衡障碍为诊断的最佳指标。

2. 实验室检查 Mitani 等发现与正常对照（均数为 0.48±0.14ng/ml）相比，CBD 患者脑脊液 tau 蛋白（0.69±0.20ng/ml）明显升高，但对诊断并无意义。Urakami 等发现 CBD、PSP 及正常对照脑脊液 tau 蛋白的水平有明显差异，CBD 为 329.1±86.5ng/ml，PSP 为 151.5±52.7ng/ml，正常对照为 128.7±91.7ng/ml。有助于鉴别 CBD 和 PSP。

3. 影像学检查

（1）CT 和 MRI：可见不对称性脑萎缩，Hausewr 等发现壳核、苍白球 T_2 低信号明显延长，脑室扩大，不对称性脑萎缩。

（2）SPECT、PET：可见额顶叶局灶性脑血流减少或代谢降低，多数患者受累半球顶叶、丘脑、尾状核、壳核的脑血流呈特异性减少，少数患者双侧尾状核和壳核脑血流呈对称性降低。Nagahama 等发现与正常对照组相比，CBD 临床受累肢体对侧脑区如额叶背外侧、内侧，顶叶下部，感觉运动区，颞叶皮质外侧，纹状体，丘脑等部位的脑代谢明显降低；与 PSP 相比，CBD 患者脑代谢降低以顶叶下部、感觉运动区、颞叶皮质外侧、纹状体明显。Soliveri 等发现 87.5% 的 CBD 患者可见不对称性额顶叶萎缩，而 PSP 则无；89.3% 的 PSP 患者可见中脑萎缩，CBD 仅占 6.3%。

（五）治疗及预后

本病无有效治疗。Kompoliti 等分析 147 例 CBD 采用药物治疗 5 年后，其中 92% 的患者服用多巴胺能药物，有 24% 的患者有效。帕金森样体征改善最明显，左旋多巴为最有效的药物。47 例患者服用苯二氮䓬类药物（主要是氯硝西泮），23% 的肌阵挛、9% 的肌张力障碍得到改善。副作用以嗜睡、胃肠道不适、头晕、精神错乱、幻觉和口干多见。

四、路易体痴呆

（一）概述

路易体痴呆（dementia with Lewy bodies，DLB）是一种神经系统变性疾病，主要以进行性痴呆合并波动性认知功能障碍、帕金森综合征以及反复发作的以视幻觉为突出表现的精神症状三大主症为临床特点。20 世纪 80 年代之前，DLB 的病例报道并不多见，直至后来细胞免疫组化方法诞生使之诊出率大幅度提高。系统性研究表明，本病多在老年期发病，仅少数为中青年患者，起病年龄介于 60~80 岁，男性患者较女性略多，很少有家族遗传倾向。研究资料显示 65 岁以上人群中 DLB 的患病率为 3.6%~7.1%，仅次于阿尔茨海默病和血管性痴呆。国内尚缺乏完整的流行病学统计资料。

（二）病因与发病机制

DLB 的发病机制及危险因素迄今尚不明确。研究发现，其临床表现和路易体在皮质神经元的分布有密切关联。病理研究显示路易体是神经元胞质内球形、嗜酸性的小体，主要由不溶性 α-突触核蛋白及大量泛素（ubiquitin）异常聚集而成，异常蛋白的沉积可能导致神经元功能紊乱和凋亡。但是 α-突触核蛋白和泛素的沉积机制仍有疑问。其发病机制有以下两种假设。

1. α-突触核蛋白基因突变　α-突触核蛋白可能是一种由 140 个氨基酸组成的前突触蛋白，尤以新皮质、海马、嗅球、纹状体和丘脑含量较高，基因位于第 4 号染色体上。正常情况下 α-突触核蛋白二级结构为 α 螺旋。研究证明，α-突触核蛋白基因突变可导致蛋白折叠错误和排列混乱。纤维状呈凝团状态的 α-突触核蛋白积聚物，与其他蛋白质一起形成了某种包涵物，即通常所说的路易体。α-突触核蛋白基因上有 4 个外因子，如 209 位的鸟嘌呤变成腺嘌呤，即导致氨基酸序列 53 位的丙氨酸被苏氨酸替代，破坏蛋白的 α 螺旋，而易于形成 β 片层结构，后者参与蛋白质的自身聚集并形成淀粉样结构。Feany 等采用转基因方法在果蝇身上表达野生型和突变型 α-突触核蛋白，观察到发育至成年后，表达突变型基因的果蝇可表现出运动功能障碍，其病理改变有脑干多巴胺能神经元丢失、神经元内路易体形成等。

2. *Parkin* 基因突变　泛素-蛋白水解酶系统（ubiquitin proteasome systerm）存在于真核细胞的内质网及细胞质内，主要包括泛素（ubiquitin）与蛋白水解酶（proteasome）两种物质，他们能高效、高选择性地降解细胞内受损伤的蛋白，避免异常蛋白的沉积，因此发挥重要的蛋白质质量控制作用。在此过程中，受损蛋白必须要与泛素结合才能被蛋白水解酶识别，该过程称为泛素化。泛素化需要多种酶的参与，其中有一种酶称为底物识别蛋白（Parkin 蛋白或 E3 酶），该酶由 *Parkin* 基因编码。如果 *Parkin* 基因突变导致底物识别蛋白功能损害或丧失，则上述变异的 α-突触核蛋白不能被泛素化降解而在细胞内聚集，最终引起细胞死亡。

1912 年德国病理学家 Lewy 首先发现路易小体。这是一种见于神经元内的圆形嗜酸性（HE 染色）的包涵体，它们弥漫分布于大脑皮质，并深入边缘系统（海马和杏仁核等）、黑质或脑干其他核团。80 年代通过细胞免疫染色方法发现路易体内含有泛素蛋白，以后又用抗 α-突触核蛋白抗体进行免疫标记，使诊断率进一步提高。

路易体并不为 DLB 所特有，帕金森病等神经系统退行性疾病均可出现；另外 DLB 神经元中可能还有以下非特异性变化：神经炎性斑、神经原纤维缠结、局部神经元丢失、微空泡变、突触消失、神经递质枯竭等，这些变化在帕金森病和阿尔茨海默病中也可见到，但分布和严重程度不一，因此可以鉴别。

（三）临床表现

DLB 兼具阿尔茨海默病的认知功能障碍和帕金森病的运动功能障碍，但又有其特点。DLB 的临床表现可归结为 3 个核心症状（波动性认知障碍、帕金森综合征、视幻觉）。

波动性认知障碍（fluctuating cognition）认知功能损害常表现为执行功能（executive function）和视空间功能障碍（visuospatial impairment），而近事记忆功能早期受损较轻。视空间功能障碍常表现得比较突出，患者很可能在一个熟悉的环境中迷路，比如在吃饭的间隙去洗手间，出来后可能无法找到回自己餐桌的路。相对于阿尔茨海默病渐进化恶化的病程，DLB 的临床表现具有波动性。患者常出现突发而短暂的认知障碍，可持续几分钟、几小时或几天，之后又戏剧般地恢复正常。比如一个患者在和别人正常对话，突然就沉默不语，两眼发直，几小时后突然好转。患者本人对此可有特征性的主观描述"忽然什么都不知道了，如同坠入云里雾里"，在此期间患者的认知功能、定向能力、语言能力、视空间能力、注意力和判断能力都有下降。

视幻觉（visual hallucination）：50%～80%的患者在疾病早期就有视幻觉。视幻觉的内容形象、具体、生动，犹如亲身经历，但不一定是痛苦恐怖的印象，有时甚至是愉快的幻觉，以致患者乐意接受。早期患者可以分辨出幻觉和实物，比较常见的描述包括在屋子内走动的侏儒和宠物等，视幻觉常在夜间出现。听幻觉、嗅幻觉也可存在，出现听幻觉时患者可能拿着未接通的电话畅聊，或者拿着亲友的照片窃窃私语。疾病后期则无法辨别幻觉，对于旁人的否认很容易出现激惹表现。

帕金森综合征：主要包括运动迟缓、肌张力增高和姿势步态异常，如拖曳步态或走路姿势刻板，而静止性震颤相对少见。面具脸、特殊屈曲体姿、音调低沉、反复跌倒等也较为常见。部分患者可先出现帕金森样症状而后才出现认知功能障碍。其他症状有睡眠障碍、自主神经功能紊乱与性格改变等。快速动眼期睡眠行为障碍（rapid eye movement sleep behavior disorder）被认为是 DLB 最早出现的症状。患者在快速动眼期睡眠会出现肢体运动和梦呓，醒后通常不能回忆。自主神经功能紊乱常见的有直立性低血压、性功能障碍、便秘、尿潴留、多汗、少汗、晕厥及口眼干燥等。自主神经功能紊乱可能是由脊髓侧角细胞损伤所致。性格改变常表现为攻击性增强、抑郁等。

（四）诊断与鉴别诊断

1. 诊断 DLB 的诊断比较困难，主要依靠病史，没有特异性的辅助检查手段。而且部分患者兼有阿尔茨海默病或帕金森病表现，因此很难鉴别。

2005 年，McKeith 等报道了一个国际研究小组根据既往标准修改的诊断标准，该标准的主要内容如下：

（1）很可能的（probable）DLB 和可能的（possible）DLB 必须具备的症状：

1）进行性认知功能下降，以致明显影响社会或职业能力。

2）认知功能以注意力、执行能力和视空间能力损害最明显。

3）疾病早期可以没有记忆损害，但随着病程进展，记忆障碍越来越明显。

（2）三个核心症状：如果同时具备以下三个特点之二则诊断为很可能的 DLB，如只具备一个，则诊断为可能的 DLB。

1）波动性认知功能障碍，患者的注意和警觉性变化明显。

2）反复发作的详细成形的视幻觉。

3）自发的帕金森病综合征。

（3）提示性症状：具备 1 个或 1 个以上的以下症状，并且具有 1 个或 1 个以上的核心症状，则诊断为很可能的 DLB；无核心症状，但具备 1 个或 1 个以上的以下症状可诊断为可能的 DLB；只有以下提示性症状不能诊断很可能的 DLB。

1）快速动眼期（REM 期）睡眠障碍。

2）对抗精神病类药物过度敏感。

3）SPECT 或 PET 提示基底核多巴胺能活性减低。

（4）支持证据（DLB 患者经常出现，但是不具有诊断特异性的症状）

1）反复跌倒、晕厥或短暂意识丧失。

2）自主神经功能紊乱（如直立性低血压、尿失禁）。

3）其他感官的幻觉、错觉。

4）系统性妄想。

5）抑郁。

6）CT 或 MRI 提示颞叶结构完好。

7）SPECT/PET 提示枕叶皮质的代谢率降低。

8）心肌造影提示间碘苄胍（MIBG）摄取降低。

9）脑电图提示慢波，颞叶出现短阵尖波。

（5）不支持 DLB 诊断的条件

1）脑卒中的局灶性神经系统体征或神经影像学证据。

2）检查提示其他可能导致类似临床症状的躯体疾病或脑部疾病。

3）痴呆严重时才出现帕金森综合征的症状。

（6）对症状发生顺序的要求：对于 DLB，痴呆症状一般早于或与帕金森综合征同时出现。对于明确的帕金森病合并痴呆的患者，应诊断为帕金森病痴呆（PDD）。如果需要区别 PDD 和 DLB，则应参照 "1 年原则"（1-year rule），即帕金森症状出现后 1 年内发生痴呆，可考虑 DLB，而 1 年后出现的痴呆应诊断为 PDD。该诊断的敏感度为 75%，特异度为 79%，因此，DLB 的临床诊断的准确性还不是很高。

2. 辅助检查

（1）实验室检查：DLB 没有特异性的实验室检查方法，因此检查的目的是鉴别诊断。需要进行的检查有血常规、甲状腺功能、维生素 B_{12} 浓度、梅毒抗体、莱姆病抗体、HIV 抗体检查等。

（2）影像学检查：可分为结构影像和功能影像。前者包括 MRI 和 CT，后者包括 SPECT 和 PET。

路易体痴呆在 MRI 和 CT 上没有典型的表现，检查的目的是鉴别其他疾病。MRI 和 CT 可明确皮质萎缩的部位，对于额颞叶痴呆的诊断有一定意义，阿尔茨海默病内侧颞叶皮质萎缩的情况较 DLB 常见。MRI 和 CT 尚能反映脑白质情况，出现脑白质病变时应注意鉴别血管性痴呆。

SPECT 和 PET 检查手段可分为多巴胺能示踪显像（^{123}I-FP-CIT，^{18}F-dopa）、脑血流灌注显像（^{99m}Tc-HMPAO/^{99m}Tc-ECD/^{123}I-IMP）和脑代谢显像（^{18}F-FDG PET）等，但这些检查方法尚在研究中，不能临床推广应用。有研究表明，DLB 患者纹状体的多巴胺能活性减低，而阿尔茨海默病没有变化，故有助于鉴别。还有研究表明，DLB 患者枕叶皮质的代谢率比较低，阿尔茨海默病正常，故有一定意义。

（3）神经心理学检查：认知功能障碍主要表现在视空间功能障碍，比如让患者画钟面，虽然钟面上的数字、时针、分针和秒针一应俱全，但是相互间关系是混乱的，数字可能集中在一侧钟面，而时针分针长短不成比例。又比如画一幢立体的小屋，虽然各个部件齐全，但是空间关系错误，患者完全不顾及透视关系。

3. 鉴别诊断

（1）血管性痴呆：急性起病，有局灶性神经功能缺损体征，影像学可明确提示缺血性病灶。如为多发性脑梗死，偶可呈波动性意识或认知功能障碍。

（2）阿尔茨海默病：隐袭起病，进行性智能减退，多伴有人格改变，无本病的波动性认知功能障碍和形象具体生动的视幻觉等症状，MRI 检查示弥漫性皮质萎缩。病理表现有典型的老年斑、神经原纤维缠结、神经元缺失、颗粒空泡变性及血管淀粉样变等。

（3）帕金森病：痴呆一般出现较晚，且以皮质下痴呆为特点。有典型的四联征：静止性震颤、运动迟缓、肌张力增高及姿势步态异常，而 DLB 少见静止性震颤，且用左旋多巴治疗效果不佳。但是帕金森病患者经药物治疗可产生药源性视幻觉，需与 DLB 的视幻觉鉴别。

（4）Creutzfeldt-Jakob 病：早期可出现精神症状，如抑郁、焦虑、错觉，随后出现痴呆和神经系统症状体征，如肌阵挛、小脑性共济失调、锥体外系和锥体系的表现，病程进展较快，脑电图在慢波背景上出现广泛双侧同步双相或三相周期性尖慢复合波（PSWCS）。

（五）治疗及预后

DLB 尚无治疗方法，目前的用药主要是对症治疗。DLB 精神行为症状和锥体外系症状比较突出，针对这两类症状的治疗药物，在药理机制上常有矛盾，有时会给治疗带来一定困难。

对于改善认知，目前疗效比较肯定的是胆碱酯酶抑制剂，可作为首选药，多奈哌齐对改善视幻觉有一定作用，利斯的明对改善淡漠、焦虑、幻觉和错觉有效。当胆碱酯酶抑制剂无效时，可选用新型非典型抗精神病药物如阿立哌唑、氯氮平、喹硫平、舍吲哚之类药物比较安全。选择性 5-羟色胺受体再摄取抑制剂对改善情绪有一定作用。

经典抗精神病药物如氟哌啶醇和硫利达嗪可用于阿尔茨海默病，但禁忌用于 DLB。这类药物会加重运动功能障碍，导致全身肌张力增高，重者可出现抗精神药物恶性综合征（neuroleptic malignancy syndrome）而危及生命。左旋多巴可加重视幻觉，并且对帕金森症状改善不明显，故应当慎用。

本病病程进展快，尚无有效治疗，预后不佳。寿命预期为 5～7 年，较阿尔茨海默病短。患者最终多死于营养不良、肺部感染、摔伤、压疮及深静脉血栓形成等并发症。

五、关岛型肌萎缩侧索硬化-帕金森综合征-痴呆复合征

（一）概述

关岛型肌萎缩侧索硬化-帕金森综合征-痴呆复合征（Guamanian amyotrophic lateral sclerosis Parkinsonism dementia complex，Guam-ALS-PDC）由 Hirano 等于 1961 年在太平洋关岛首次发现。该病又称"渐冻人"，是一种多见于西太平洋沿岸地区，如关岛、新几

内亚和西太平洋沿岸地区一些岛屿的地方性神经变性疾病。临床表现为运动神经元病（肌萎缩侧索硬化、帕金森综合征同时存在）。通常将其分成关岛型肌萎缩侧索硬化（Guam-ALS，Chamorros ALS）和关岛型帕金森综合征-痴呆复合征（Guam-PDC，Hirano'disease）两种亚型。

（二）病因与发病机制

确切病因不明，该病的流行病学调查发现环境和遗传因素起重要作用。

1. 无机盐代谢异常学说　Guam-ALS/PDC 高发地区的土壤及饮用水中钙、镁含量较低，居民产生慢性钙镁缺失性营养不良，但铝在肠道吸收增加，铝含量相对较高，出现体内无机盐代谢紊乱。在中枢神经系统，尤其是苍白球血管壁及神经元内铝、铁、磷、钙等异常沉积，形成羟磷灰石，可阻断神经元轴索传递，导致神经纤丝在神经元内堆积并形成神经原纤维缠结（NFT）。

2. 中毒学说　关岛和新几内亚等一些岛屿的居民有食用苏铁树种子的习惯，种子中苏铁苷（cycasin）可通过葡萄糖转运机制进入脑组织，中枢神经系统的 β 糖苷酶可水解苏铁苷，形成一种毒性糖苷基 methylazoxymethanol（MAM）。MAM 在神经元内可释放出一氧化氮（NO）或使核酸、氨基酸、蛋白质烷基化，NO 和烷基化 DNA 可激活细胞内腺苷酸聚合酶，使 DNA 双螺旋解聚。

3. 病毒学说　Guam-ALS/PDC 无论在临床表现和病理特征上都酷似脑炎后帕金森综合征，故认为本病可能是昏睡性脑炎的迟发性并发症。

4. 遗传学说　Guam-ALS/PDC 具有明显的家族发病倾向，但遗传学研究未找到缺陷基因或特殊表型标志物。

5. 自由基学说　近年来研究发现 Guam-ALS/PDC 的脑内有铁代谢异常及铁在基底节、某些皮质区的异常积聚。在神经元内，铁离子通过触发氧化还原反应，使氧分子转变成超氧离子（O_2^-）、过氧化氢（H_2O_2）、氢氧自由基（OH—）等自由基。

6. 细胞凋亡学说　Gobe（1994）用含 15%～30% 苏铁苷的饲料喂养小鼠，出现神经症状后处死进行病理学检查发现小鼠脑组织中有大量细胞凋亡。

帕金森叠加综合征的病因不甚清楚，可能是在某些因素参与下，导致患者多种神经元系统逐渐发生变性的过程。曾有报道橄榄体脑桥小脑萎缩的发病与谷氨酸脱氢酶活力降低有关，也曾观察到小脑皮质结晶样包涵体，推测它与病毒感染有关。纹状体黑质变性临床应用左旋多巴无效，推测与帕金森病的纹状体末梢突触前膜多巴胺合成和释放障碍有区别。Shy-Dragen 综合征的发病过程争论很大，原先风行一时的反复直立性低血压致中枢神经系统缺血缺氧而致神经细胞变性的解说，对缺氧耐受力差的中枢神经结构反而不受影响没有合理的解释，因而 Shy-Dragen 综合征被广泛确认为原发性变性。笼统而言，多系统萎缩的发生在生化方面都是中枢神经多个结构多巴胺和肾上腺素的耗竭。主要有以下学说。

（1）Guam-ALS：自从第二次世界大战后在关岛 Chamorros 族人发现高发病率的 ALS 以后，就有人认为 Guam-ALS（Chamorros-ALS）不同于经典的 ALS。但 Oyanagi 等对尸检研究发现 Guam-ALS 仍显示有经典的 ALS 的病理特征：如巨型锥体细胞（Betz 细胞）

丢失，皮质脊髓束变性，前角细胞和舌下神经核神经元丢失，存在 Bunina 小体和簇状（skein-like）包涵体，Onuf 核相对正常。超微结构显示 Bunina 小体由无定形或颗粒状高电子密度物质组成，伴有囊性结构和神经丝。大多数患者可见较多数量的 NFT，部分患者同时有 PDC 和 ALS 的病理表现。Oyanagi 认为 Guam-ALS 作为一种亚型并不存在，Guam-ALS和 Guam-PDC 不是同一疾病的不同类型。

（2）Guam-PDC：Guam-PDC 患者皮质变薄，特别在海马和海马旁回较显著。侧脑室和第三脑室轻度扩大，黑质细胞色素脱失明显。镜下可见皮质神经元丢失和 NFT。tau 蛋白和 ApoE 染色呈免疫阳性。超微结构示 NFT 主要由双股螺旋神经（paired helical filament，PHF），部分由直神经丝（straight neurofilament，SF）组成。老年斑（senile plaque，SP）、皮克小体少见。

（三）临床表现

Guam-ALS/PDC 多于中年以后发病，起病隐匿，缓慢进展。临床表现由 Guam-ALS、帕金森综合征、进行性痴呆三部分组成。

1. Guam-ALS　与典型的 ALS 相同，临床上很难鉴别。与其相比，Guam-ALS 具有发病年龄较小，病程较长，早期即出现锥体束征，球麻痹症状持续时间较长等特点。65%的Guam-ALS 患者以延髓肌受累为首发症状；13%的患者以单纯性痉挛性步态为首发症状。36%的患者以痉挛步态合并肌萎缩为首发症状。

2. 帕金森综合征　主要表现为运动迟缓、肌强直。约 85%的患者出现运动迟缓，早期表现为始动缓慢和（或）困难，伴运动明显减少，步态缓慢，联带运动减少。约 75%的患者可出现肌强直。早期多表现为面部表情减少、瞬目减少等。部分患者肌强直可首先影响手部肌肉，而在病程早期即出现手部精细动作障碍，以后逐渐出现面具脸，并累及颈部、躯干和四肢肌肉，与帕金森病相似。Guam-PDC 时震颤轻微或缺如，常仅局限于手部和手指，为细小、规律的静止性震颤，情绪激动、活动或维持姿势时出现或加重，休息或睡眠时消失。

3. 进行性痴呆　所有 Guam-ALS-PDC 的患者都有严重的进行性痴呆表现，酷似 AD或皮克病。1/3 的患者以生活懒散、记忆力减退（远近记忆同时受累）、过度思睡及定向力障碍起病；1/3 的患者以痴呆为首发症状，有时患者可长时间只表现为痴呆；另外 1/3 的患者多以人格和行为改变起病，表现为淡漠、抑郁、敏感、易激动、幼稚、无自知力、尿失禁或攻击行为等。

4. 其他　Guam-ALS/PDC 患者可出现眼球运动障碍，最常见的是眼球水平运动异常，其次是前庭眼反射异常，再次是双眼会聚不能和会聚不良。部分患者可有眼底损害，多表现为双侧视网膜色素上皮线条状色素缺失。

（四）诊断及鉴别诊断

1. 诊断　典型患者诊断并不困难，但本病常常首先表现为 Guam-ALS 或 Guam-PDC，部分患者在 1～6 年后才表现为完整的 Guam-ALS/PDC，故后者的早期诊断颇为困难。以Guam-ALS 起病者须与臂丛神经病变、脊髓空洞症和多发性硬化相鉴别。以 Guam-PDC 起病者须与帕金森病、阿尔茨海默病、皮克病及 Creutzfeldt-Jakob 病相鉴别。

2. 实验室检查　肌电图呈典型的神经源性肌萎缩。脑电图 α 节律几乎完全消失，代之以节律为 8～9Hz 的弥漫性中幅慢波，亦可有间歇性 5～7Hz 中幅慢波频繁出现。

（五）治疗及预后

本病目前缺乏有效的治疗，可试用左旋多巴、神经营养药及各种维生素等，但疗效甚微。适当的物理治疗、功能锻炼等可能有助于延缓病情发展。

鉴于部分患者存在自主神经功能障碍，特别是直立性低血压，危害较大，应尽可能采用物理方法予以纠正，如穿着弹性衣服与长袜，睡眠时头抬高 15°～20°，卧位起身时动作宜缓慢，下地后进行全身肌肉活动，坚持倾斜台面运动等，有助于促进静脉回流。药物治疗时禁止使用安眠药与利尿剂。拟交感神经剂如麻黄素、哌甲酯、去氧肾上腺素等疗效不稳定。α 肾上腺素能受体激动剂米多君（midodrine）据称对直立性低血压有效。9-α 氟氢可的松可促进水钠潴留增加高血压的危险，弊多利少。吲哚美辛抑制前列腺素合成，增加血管对去甲肾上腺素的敏感性，20 世纪后期一度被倡用，对纠正直立性低血压获得一定疗效。治疗小脑脊髓变性的毒扁豆碱、氯化胆碱及促甲状腺释放因子等也曾被试用，但疗效不肯定。此类患者主要是给予支持、预防并发症及护理等措施，以期延长生命。

第六节　遗传性帕金森综合征

某些遗传因子会增加帕金森综合征的易感性。据观察，家族性帕金森病为常染色体显性遗传，一部分患者家族中每代都可出现本病，而且多在青年时起病。该家系的发病是由 α-突触核蛋白基因突变所导致。

一、哈勒沃登-施帕茨病

（一）概述

哈勒沃登-施帕茨病（Hallervorden-Spatz disease，HSD），别名苍白球黑质红核变性、苍白球黑质红核色素变性、苍白球黑质色素变性，又称苍白球黑质变性病或泛酸盐激酶相关神经变性病（pantothenate kinase associated neurodegeneration，PKAN），是一种罕见的常染色体隐性遗传疾病，由 Hallervorden 和 Spatz 在 1922 年最先报道。

（二）病因及发病机制

其病变基因位于 20p13，可导致铁代谢障碍。

正常人的苍白球、黑质、红核、小脑齿状核中铁含量很高，脑细胞中的铁以铁蛋白和自由铁方式存在，当缺乏辅酶 A 生物合成中的关键调节酶——泛酸盐激酶 2（pantothenate kinase 2，PANK2）时，非血红蛋白铁可优先沉积于苍白球、黑质、红核而导致此部位的神经变性。

（三）临床表现

其主要临床表现为肌张力障碍、步态异常、手足徐动、语言障碍、智力减退和共济失调，四肢无力、肢端麻木感，言语不清，伴行走不稳、饮水呛咳，无头晕、头痛、肢体抽搐及意识障碍等，伴痴笑，进食困难，生活不能自理。

（四）诊断及鉴别诊断

1. 诊断

（1）多于6～12岁起病，男女均可患病。

（2）一般下肢先出现强直、肌张力异常或舞蹈手足徐动症等锥体外系表现，逐渐发展到上肢和面部，出现言语困难、吞咽障碍。

（3）病情进行性加重，患者多30岁左右死于并发症。

（4）有的患者伴有情绪不稳、智能障碍或视网膜色素变性。

（5）头颅MRI显示豆状核区低信号病灶。

由于PANK2检测需要较高的技术，目前临床主要靠MRI T_2 加权像显示双侧苍白球对称高信号"虎眼征"的特征性影像学表现来诊断。

2. 鉴别诊断　应与呈静止性病程的脑性瘫痪、一氧化碳或霉变甘蔗中毒、药物引起的锥体外系症状以及呈进行性病程的肝豆状核变性、亨廷顿病、青少年型帕金森病、帕金森综合征、线粒体脑肌病、脑白质营养不良等疾病相鉴别。

少年型帕金森病与早期哈勒沃登-施帕茨病难以鉴别，但该病进展极慢，有的起病10～20年后仍可行走，精神症状不明显。

（五）治疗及预后

本病目前尚无有效治疗，多巴丝肼可能暂时减轻症状，但作用有限，经颅磁刺激（DBS）可能对部分患者有一定疗效。

哈勒沃登-施帕茨病是一种罕见的神经系统变性疾病，其临床表现以锥体外系为主，头颅 MRI T_2 加权像显示双侧苍白球对称高信号"虎眼征"是本病最具特征性的表现，有条件的医院可查PANK2以进一步明确诊断和估计预后，目前仅能对症治疗。

二、亨廷顿病

（一）概述

亨廷顿病（Huntington disease，HD）又称亨廷顿舞蹈症（Huntington chorea）、慢性进行性舞蹈病（chronic progressive chorea）、遗传性舞蹈病（hereditary chorea），于1842年由

Waters 首次报道，1872 年由美国医生 George Huntington 系统描述而得名，是一种常染色体显性遗传的基底节与大脑皮质变性疾病，临床上以隐匿起病、缓慢进展的舞蹈病、精神异常和痴呆为特征。本病呈完全外显率，受累个体的后代 50%发病。可发生于所有人种，白种人发病率最高，我国较少见。

（二）病因及发病机制

本病的致病基因 *IT15*（interesting transcript15）位于 4p16.3，基因的表达产物为约含 3144 个氨基酸的多肽，命名为 Huntington，在 *IT15* 基因 5′端编码区核苷酸（CAG）重复序列拷贝数异常增多。拷贝数越多，发病年龄越早，临床症状越重。在 Huntington 内（CAG）$_n$重复编码一段长的多聚谷氨酰胺功能区，故认为本病可能是由于获得了一种毒性功能所致。

病理改变：主要位于纹状体和大脑皮质，黑质、视丘下核、齿状核亦可轻度受累。大脑皮质突出的变化为皮质萎缩，特别是第 3、5 和第 6 层神经节细胞丧失，合并胶质细胞增生。尾状核、壳核神经元大量变性、丢失。投射到外侧苍白球的纹状体传出神经元（含 γ-氨基丁酸与脑啡肽，参与间接通路）较早受累，是引起舞蹈症的基础；随疾病进展，投射到内侧苍白球的纹状体传出神经元（含 γ-氨基丁酸与 P 物质，参与直接通路）也被累及，是导致肌强直及肌张力障碍的原因。

生化改变：纹状体传出神经元中 γ-氨基丁酸、乙酰胆碱及其合成酶明显减少，多巴胺浓度正常或略增加，与 γ-氨基丁酸共存的神经调质脑啡肽、P 物质亦减少，生长抑素和神经肽 γ 增加。

（三）临床表现

本病好发于 30～50 岁，5%～10%于儿童和青少年发病，10%于老年发病。患者的后代中有发病提前倾向，即早发现象（anticipation），尤以父系遗传（paternal descent）的早发现象更明显，大多数有阳性家族史。起病隐匿，缓慢进展。无性别差异。

1. 锥体外系症状　以舞蹈样不自主运动最常见、最具特征性，通常为全身性，程度轻重不一，典型表现为手指弹钢琴样动作和面部怪异表情，累及躯干可产生舞蹈样步态，可合并手足徐动及投掷症。随着病情进展，舞蹈样不自主运动可逐渐减轻，而肌张力障碍及动作迟缓、肌强直、姿势不稳等帕金森综合征渐趋明显。

2. 精神障碍及痴呆　精神障碍可表现为情感、性格、人格改变及行为异常，如抑郁、激惹、幻觉、妄想、暴躁、冲动、反社会行为等。患者常表现出注意力不集中、记忆力降低、认知障碍及智能减退，呈进展性加重趋势。

3. 其他　快速眼球运动（扫视）常受损。可伴癫痫发作，舞蹈样不自主运动大量消耗能量可使体重明显下降，常见睡眠和（或）性功能障碍。晚期出现构音障碍和吞咽困难。

（四）诊断及鉴别诊断

1. 诊断　根据发病年龄，慢性进行性舞蹈样动作、精神症状和痴呆，结合家族史可诊断本病，基因检测可确诊，还可发现临床前期病例。

2. 辅助检查

（1）基因检测：CAG 重复序列拷贝次数增加，大于 40 具有诊断价值。该检测若结合临床特异性高、价值大，几乎所有的病例可通过该方法确诊。

（2）电生理及影像学检查：脑电图呈弥漫性异常，无特异性。CT 及 MRI 显示大脑皮质和尾状核萎缩，脑室扩大。MRI 的 T_2 加权像示壳核信号增强。MRS 示大脑皮质及基底节乳酸水平增高。^{18}F-FDG PET 检测显示尾状核、壳核代谢明显降低。

3. 鉴别诊断　本病需与小舞蹈病、良性遗传性舞蹈症、发作性舞蹈手足徐动症、老年性舞蹈病、肝豆状核变性、迟发性运动障碍及棘状红细胞增多症鉴别。

（五）治疗及预后

目前尚无有效的治疗措施。对舞蹈症状可选用：①多巴胺受体阻滞剂：氟哌啶醇 1～4mg，每日 3 次；氯丙嗪 12.5～50mg，每日 3 次；奋乃静 2～4mg，每日 3 次；硫必利 0.1～0.2g，每日 3 次；以及哌咪清等。均应从小剂量开始，逐渐增加剂量，用药过程中应注意锥体外系不良反应。②中枢多巴胺耗竭剂：丁苯那嗪 25mg，每日 3 次。本病尚无法治愈，病程 10～20 年，平均 15 年。

三、肝豆状核变性

（一）概述

肝豆状核变性（hepatolenticular degeneration，HLD）又称威尔逊病（Wilson disease，WD），于 1912 年由 Samuel A.K.Wilson 首先系统详细描述，是一种遗传性铜代谢障碍所致的肝硬化和以基底节为主的脑部变性疾病。临床特征为进行性加重的锥体外系症状、精神症状、肝硬化、肾功能损害及角膜色素环（Kayser-Fleischer ring，K-F 环）。

本病的患病率各国报道不一，一般在（0.5～3）/10 万，欧美国家罕见，但在某些国家和地区，如意大利南部和西西里岛、罗马尼亚某些地区以及日本的一些小岛的患病率较高。我国较少见。

（二）病因及发病机制

本病是常染色体隐性遗传铜代谢障碍疾病，阳性家族史达 25%～50%。致病基因位于13q14.3，编码一种含 1411 个氨基酸的蛋白，属 P 型 ATP 酶家族，称为 *ATP7B* 基因，主要在肝脏表达，表达产物 P 型铜转运 ATP 酶位于肝细胞高尔基复合体（Golgi complex），负责肝细胞内的铜转运。该基因含 3 个功能区，即金属离子结合区、ATP 酶功能区、跨膜区，目前发现本病的基因突变点都位于 ATP 酶功能区，且有多种突变型。

铜作为辅基参与多种重要生物酶的合成。正常人从肠道吸收入血的铜大部分先与白蛋白疏松结合，然后进入肝细胞。在肝细胞中，铜经 P 型铜转运 ATP 酶转运到高尔基复合体上，再与 α_2-球蛋白牢固结合成铜蓝蛋白（ceruloplasmin，CP），然后分泌到血液中。铜蓝蛋白具有氧化酶的活性，因呈深蓝色而得名。循环中的铜大约 90%～95% 结合在铜蓝蛋白上。约 70%的铜蓝蛋白存在于血浆中，其余部分存在组织中。多余的铜主要以铜蓝蛋白的形式从胆汁排出体外。患者由于 P 型铜转运 ATP 酶缺陷，造成肝细胞不能将铜转运到高尔基复合体合成铜蓝蛋白，过量铜在肝细胞内聚集造成肝细胞坏死，其所含的铜进入血液，然后沉积在脑、肾、角膜等肝外组织而致病。

病理改变主要累及肝、脑、肾和角膜等处。肝脏外表及切面均可见大小不等的结节或假小叶，病变明显者似坏死后肝硬化，肝细胞通常有脂肪变性，并含铜颗粒。电镜下可见肝细胞内线粒体变致密，线粒体嵴消失，粗面内质网断裂。脑部以壳核最明显，其次为苍白球及尾状核，大脑皮质亦可受累。壳核最早发生变性，然后病变范围逐渐扩大到上述诸结构。壳核萎缩，岛叶皮质内陷，壳核及尾状核色素沉着，严重者可形成空洞。镜检可见壳核内神经元和髓鞘纤维显著减少或完全消失，胶质细胞增生。其他受累部位镜下可见类似变化。在角膜边缘后弹力层及内皮细胞质内，有棕黄色的细小铜颗粒沉积。

（三）临床表现

多于青少年期起病，少数可迟至成年期，发病年龄介于 4～50 岁。以肝脏症状起病者平均年龄约 11 岁，以神经症状起病者平均年龄约 19 岁。若未经治疗最终会出现肝脏和神经损害症状，少数患者可以急性溶血性贫血、皮下出血、鼻出血、关节病变、肾损害及精神障碍为首发症状。起病多较缓慢，少数可由于外伤、感染或其他原因而呈急性起病。

1. 神经系统症状　主要是锥体外系病征，表现为肢体舞蹈样及手足徐动样动作，肌张力障碍，怪异表情，静止性、意向性或姿势性震颤，肌强直，运动迟缓，构音障碍，吞咽困难，屈曲姿势及慌张步态等。20 岁之前起病常以肌张力障碍和帕金森综合征为主，年龄更大者常表现震颤、舞蹈样或投掷样动作。此外，还可有较广泛的神经损害，如皮质功能损害引起进行性智力减退、注意力不集中、思维迟钝，还可有情感、行为、性格异常，常无故苦笑、不安、易激动、对周围环境缺乏兴趣等，晚期可发生幻觉等器质性精神病症状。小脑损害导致共济失调和语言障碍，锥体系损害出现腱反射亢进、病理征阳性及假性球麻痹等，下丘脑损害产生肥胖、持续高热及高血压，少数患者可有癫痫发作。症状常缓慢发展，可有节段性缓解或加重，亦有进展迅速者，特别是年轻患者。

2. 肝脏症状　约 80%患者发生肝脏症状。大多数表现非特异性慢性肝病，如倦怠、无力、食欲缺乏、肝区疼痛、肝大或缩小、脾大及脾功能亢进、黄疸、腹水、蜘蛛痣、食管静脉曲张破裂出血及肝性脑病等。10%～30%的患者发生慢性活动性肝炎，少数表现无症状肝大、脾大或转氨酶持续升高而无任何肝脏症状。因肝损害还可使体内激素代谢异常，导致内分泌紊乱，出现青春期延迟、月经不调或闭经、男性乳房发育等。重症肝损害时可有呕血、急性肝功能衰竭，多于短期内死亡。

3. 眼部损害　K-F 环是本病最重要的体征，95%～98%患者有 K-F 环。绝大多数见于双眼，个别见于单眼。大多出现神经症状时就可发现此环，位于角膜与巩膜交界处，在角膜的内表面上，呈绿褐色或金褐色，宽约 1.3mm，光线斜照角膜时看得最清楚，但早期常需用裂隙灯检查方可发现。少数患者可出现晶状体混浊、白内障、暗适应下降及瞳孔对光反应迟钝等。

4. 其他　大部分患者有皮肤色素沉着，尤以面部及双小腿伸侧明显。铜离子在近端肾小管和肾小球沉积，造成肾小管重吸收障碍，出现肾性糖尿、蛋白尿、氨基酸尿等。少数可发生肾小管性酸中毒，并可产生骨质疏松、骨和软骨变性等。

（四）诊断及鉴别诊断

1. 诊断　临床诊断主要依据 4 条标准：①肝病史或肝病征/锥体外系病征；②血清铜蓝蛋白显著降低和（或）肝铜增高；③K-F 环；④阳性家族史。符合①、②、③或①、②、④可确诊肝豆状核变性；符合①、③、④很可能为典型肝豆状核变性；符合②、③、④很可能为症状前肝豆状核变性；如符合 4 条中的 2 条则为可能肝豆状核变性。

2. 辅助检查

（1）血清铜蓝蛋白及铜氧化酶活性：正常人铜蓝蛋白值为 0.26～0.36g/L，本病患者显著降低，甚至为零。血清铜蓝蛋白降低是重要诊断依据之一，但血清铜蓝蛋白值与病情、病程及驱铜治疗效果无关。应注意正常儿童血清铜蓝蛋白水平随年龄改变有特殊变化，新生儿只有成人的 1/5，以后迅速升高，在 2～3 个月时达到成人水平。12 岁前儿童血清铜蓝蛋白的矫正公式：矫正后铜蓝蛋白值=血清铜蓝蛋白测定值×[（12–年龄）×1.7]。血清铜氧化酶活性强弱与血清铜蓝蛋白含量成正比，故测定铜氧化酶活性可间接反映血清铜蓝蛋白含量，其意义与直接测定血清铜蓝蛋白相同，但应注意血清铜蓝蛋白降低还可见于肾病综合征、慢性活动性肝炎、原发性胆汁性肝硬化、某些吸收不良综合征、蛋白质-能量营养不良等。

（2）人体微量铜：①血清铜：正常人血清铜为 14.7～20.5μmol/L，本病患者 90%血清铜减低。诊断意义较铜蓝蛋白略低。血清铜也与病情、治疗效果无关。②尿铜：大多数患者 24 小时尿铜含量显著增加，未经治疗时增高数倍至数十倍，服用排铜药物后尿铜进一步增高，待体内蓄积铜大量排出后，尿铜量又渐降低，这些变化可作为临床排铜药物剂量调整的参考指标。正常人尿铜排泄量少于 50μg/24h，未经治疗患者多为 200～400μg/24h，个别高达 1200μg/24h。对一些尿铜改变不明显的可疑患者可采用青霉胺负荷试验。口服青霉胺后正常人和未经治疗的患者尿铜均明显增高，但患者比正常人更显著，可作为本病的一种辅助诊断方法。③肝铜量：被认为是诊断肝豆状核变性的金标准之一。经体检及生化检查未确诊的病例测定肝铜量是必要的。绝大多数患者肝铜含量在 250μg/g 干重以上（正常 50μg/g 干重）。

（3）肝肾功能：以锥体外系症状为主要表现的患者，早期可无肝功能异常。以肝损害为主要表现者可出现不同程度的肝功能异常，如血清总蛋白降低、γ 球蛋白增高等；以肾功能损害为主者可出现尿素氮、肌酐增高及尿蛋白等。

（4）影像学检测：CT 显示双侧豆状核区低密度灶，大脑皮质萎缩；MRI 显示 T_1 低信号、T_2 高信号。约 96%患者的骨关节 X 线片可见骨质疏松、骨关节炎或骨软化等，最常见受损部位于双腕关节以下。

（5）离体皮肤成纤维细胞培养：经高浓度铜培养液传代孵育的皮肤成纤维细胞，其胞质内铜/蛋白值远高于对照组。

（6）基因诊断：肝豆状核变性具有高度的遗传异质性，致病基因突变位点和突变方式复杂，故尚不能取代常规筛查手段。利用常规手段不能确诊的病例，或对症状前期患者、基因携带者筛选时，可考虑基因检测。

3. 鉴别诊断　本病临床表现复杂多样，鉴别应从肝脏及神经系统两个主要方面的症状及体征考虑，须重点鉴别的疾病有急性或慢性肝炎、肝硬化、小舞蹈病、亨廷顿病、原发性肌张力障碍、帕金森病和精神病等。

（五）治疗及预后

治疗的基本原则是低铜饮食、用药物来减少铜的吸收并增加铜的排出；治疗越早越好，对症状前期患者也需及早治疗。

1. 低铜饮食　应尽量避免使用含铜多的食物，如坚果类、巧克力、豌豆、蚕豆、玉米、香菇、贝壳类、螺类、蜜糖、各种动物肝和血等。此外，高氨基酸、高蛋白饮食能促进尿铜的排泄。

2. 阻止铜吸收

（1）锌剂：通过竞争机制抑制铜在肠道吸收，促进粪铜排泄，尿铜排泄也有一定增加，锌剂可能增加肠细胞与肝细胞合成金属硫蛋白而减弱游离铜的毒性。常用为硫酸锌200mg，每日3次，醋酸锌5.0mg，每日3次，葡萄糖酸锌70mg，每日3次，以及甘草锌等。不良反应轻，偶有恶心、呕吐等消化道症状。

（2）四硫钼酸铵（ammonium tetrathiomolybdate）：在肠黏膜中形成铜与白蛋白的复合物，后者不能被肠黏膜吸收而随粪便排出；另能限制肠黏膜对铜的吸收。剂量为20～60mg，每日6次，3次在餐时服用，另3次在两餐之间服用。由于过量的钼可能滞留在肝、脾及骨髓内，故不能用作维持治疗。不良反应较少，主要是消化道症状。

3. 促进排铜　各种驱铜药物均为铜络合剂，通过与血液及组织中的铜形成无毒的复合物从尿排出。

（1）D青霉胺（D-penicillamine）：是治疗肝豆状核变性的首选药物，药理作用不仅在于络合血液及组织中的过量游离铜从尿中排出，而且能与铜在肝中形成无毒的复合物而消除铜在游离状态下的毒性。动物实验还证明，青霉胺能诱导肝细胞合成金属铜硫蛋白（copper metallothionein），该硫蛋白也有去铜毒的作用。成人量为1～1.5g/d，儿童为20mg/（kg·d），分3次口服，需终身用药。有时需数月方起效，可动态观察血清铜代谢指标及裂隙灯检查K-F环检测疗效。少数患者可引起发热、药疹、白细胞减少、肌无力、震颤，极少数可发生骨髓抑制、狼疮样综合征、肾病综合征等严重毒副作用。首次使用青霉素应作青霉素皮试，阴性才能使用。

（2）三乙基四胺（triethyl tetramine）：也是一种络合剂，其疗效和药理作用与D青霉胺基本相同。成人用量为1.2g/d。不良反应小，可用于青霉胺出现毒性反应的患者。

（3）其他：如二巯丙醇（BAL）、二巯丙磺酸（DMPS）、依地酸钙钠（EDTA Na-Ca）也可用于本病的治疗，但现较少用。

4. 对症治疗　如有肌强直及震颤者可用金刚烷胺和（或）苯海索，症状明显者可用复方左旋多巴；精神症状明显者给予抗精神病药；抑郁症状明显者可用抗抑郁药；智力减退者可用促智药。无论有无肝损害均需护肝治疗，可选用葡醛内酯、肌苷和维生素C等。

5. 手术治疗　包括脾切除及肝移植。严重脾功能亢进患者因长期白细胞和血小板显著减少，经常出血和（或）感染，又因青霉胺也有降低白细胞和血小板的不良反应，故患者不能用青霉胺或仅能用小剂量，达不到疗效。对于此类患者，应行脾切除术。经各种治疗无效的严重病例可考虑肝移植。

本病早期诊断并早期驱铜治疗，一般较少影响生活质量和生存期，少数病情严重者预后不良。

四、神经棘红细胞增多症

（一）概述

神经棘红细胞增多症（NA）或棘红细胞增多症，又称 Bassem-Kornzweig 综合征、Levine-Critchley 综合征，为一种独立的锥体外系疾病。NA 的主要缺陷是血中 β 脂蛋白减少或缺乏，为较罕见的遗传性疾病，故又称无 β-脂蛋白血症。多见于青春期或成年早期，发病年龄为 8～62 岁；病程为 7～24 年；男性多于女性，男女之比约为 1.8：1。

1960 年 Levine 等首次描述此病，根据遗传方式、Kell 血型，分为常染色体隐性或显性遗传的舞蹈病-棘红细胞增多症（chorea-acanthocytosis，CA）与 X 连锁 Mcleod 综合征两种类型，其特征为进行性神经退行性变，伴舞蹈样动作及棘红细胞增多。遗传研究已证实 Mcleod 综合征有 X 连锁编码 k 蛋白的基因缺失，导致定位于红细胞膜的糖蛋白-Kell 抗原表达下降。目前对 CA 进行基因研究认为其病变位置可能是 9q21。

以往文献中本病也曾被称为伴棘红细胞增多的家族性肌萎缩性舞蹈病、舞蹈病-棘红细胞增多症、家族性神经棘红细胞增多症等。本病以运动障碍（舞蹈症、抽动症、口下颌运动障碍、帕金森综合征等）、性格改变、进行性智能减退、周围神经病及周围血棘红细胞增多为典型的临床表现。

（二）病因及发病机制

普遍认为神经棘红细胞增多症是一种罕见遗传病，其中以共济失调为主要类型，呈常染色体隐性遗传；以多动为主要类型，呈常染色体显性遗传，偶有散发病例。也有人认为可能是与 X 染色体基因缺陷相关的性连锁遗传病。

NA 的病理改变累及脑（尾状核严重神经元脱失伴胶质细胞增生，苍白球病变较轻）、脊髓（颈髓前角严重神经元脱失）、周围神经（有髓纤维斑片状脱髓鞘神经源性肌萎缩）等多个部位。尸检大体标本显示脑与尾状核萎缩，侧脑室扩大。显微镜下见纹状体有小神经元及中等大小神经元缺失，广泛星形细胞反应，以尾状核头与体萎缩为主神经元数量明显减少。苍白球亦有相同改变，但程度较轻。部分病例丘脑、黑质及脊髓前角有神经元缺失与轻度胶质细胞反应，而脑的其余部位则相对无改变。个别病例发现脑额叶皮质第 3 层有不同部位锥体细胞堆积和巨大神经元现象，但迄今仍缺乏大样本病理报告。

（三）临床表现

（1）神经棘红细胞增多症多见于青春期或成年早期，发病年龄为 8～62 岁；病程为 7～

24年，存活最长者达33年；男性多于女性，男女之比约为1.8：1。

（2）神经棘红细胞增多症最突出的临床表现是运动障碍，以口面部不自主运动、肢体舞蹈症（酷似亨廷顿病）最常见。常表现为进食困难，步态不稳，时有自咬唇、舌等。其他运动障碍有肌张力障碍、运动不能性肌强直、抽动症、帕金森综合征等。帕金森综合征多见于年轻患者，于病程3～7年出现，可与上述运动障碍同时出现。

（3）性格改变和精神症状亦是其常见症状；约半数以上患者可有进行性智能减退；约1/3患者可出现癫痫发作，以强直痉挛性全身发作多见。

（4）还可出现周围神经病，肌电图显示失神经支配性肌电图改变；极少数患者可出现伸踇反射、听力损害。

（5）并发症：约半数患者可有进行性智能减退，约1/3患者可出现癫痫发作，还可出现周围神经病，极少数患者可出现听力损害。Mcleod综合征可出现肌病、心肌病、血清肌酸激酶（CK）活性增高和持续溶血状态。

（6）分型：Haidie等（1991）把神经棘红细胞增多症分为三型。

1）Bassem-Kornzweig综合征：又称无β-脂蛋白血症，为常染色体隐性遗传病。临床表现为棘红细胞增多、β-脂蛋白缺乏、脂肪吸收不良、共济失调、视网膜病变，可伴肌萎缩、性腺萎缩、弓形足等。

2）Mcleod综合征：为X连锁隐性遗传病。多于30～40岁发病，临床表现为各种运动障碍，常有反射消失、肌病、心肌病、血清CK活性增高和持续溶血状态。神经棘红细胞增多症的特征是患者红细胞表面Kell抗原及xK抗原的抗原性明显减弱甚至消失。

3）Levine-Critchley综合征：又称舞蹈病-棘红细胞增多症。临床表现与Mcleod综合征相似，但患者红细胞表面Kell抗原及xK抗原表达正常，血清脂蛋白水平亦在正常范围。

（四）诊断及鉴别诊断

1. 诊断　神经棘红细胞增多症的诊断主要依靠临床表现及辅助检查。有典型临床表现，周围血棘红细胞计数大于3%及血清CK增高者即可诊断。

2. 辅助检查　Mcleod综合征可出现肌病、心肌病、血清CK活性增高和持续溶血状态。周围血棘红细胞计数大于3%及血清CK增高者即可诊断本病。

（1）实验室检查

1）普通光镜检查可在周围血中找到棘红细胞，但只有其计数大于3%才有诊断意义。周围血中未找到棘红细胞不能排除神经棘红细胞增多症。

2）红细胞表面Kell抗原及xK抗原的抗原性减弱或消失是诊断Mcleod综合征的重要依据。

3）血清β-脂蛋白缺如是诊断Bassem-Kornzweig综合征的重要依据。

4）多数神经棘红细胞增多症患者血清CK活性增高，均见于男性患者。

（2）其他辅助检查

1）部分患者肌电图检查表现为失神经支配肌电图改变。

2）头颅MRI显示明显的尾状核局灶性萎缩，Mcleod综合征者常有弥漫性大脑半球萎缩。脑MRI示双尾状核萎缩，T_1加权像呈低信号，T_2加权像与质子密度像显示尾状核、壳核为略高信号。

　　3）PET 显示尾状核，壳核，大脑皮质的额、颞叶，以及丘脑区域脑血流量减少，呈低代谢活动。

　　3. 鉴别诊断　临床上应注意与慢性进行性舞蹈病（HD）、苍白球黑质红核色素变性（HSD）、Tourette 综合征等鉴别。

（五）治疗及预后

　　目前该病尚无有效治疗。镇静剂如苯巴比妥、地西泮、氟哌啶醇对性格、行为障碍、肢体舞蹈症及口面部运动障碍可能有效，但易诱发帕金森综合征。多巴胺能药物对帕金森综合征可能有所帮助。

　　由于神经系统遗传病治疗困难，疗效不满意，预防显得更为重要。预防措施包括避免近亲结婚，推行遗传咨询、携带者基因检测及产前诊断和选择性人工流产等，防止患儿出生。

　　本病病程为 7～24 年，存活最长者达 33 年；约半数患者可有进行性智能减退，约 1/3 患者可出现癫痫发作，以强直痉挛性全身发作多见。

五、原发性基底节钙化

（一）概述

　　原发性基底节钙化即特发性基底节钙化，又称 Fahr 病，由多种原因引起的两侧对称性基底节钙化称为两侧对称性基底节钙化综合征或 Fahr 综合征。苍白球与尾状核钙化多见于高龄人，正常人亦可出现，40 岁以后出现钙斑者多考虑生理性，无临床意义，但若早年头颅 X 线就发现基底节钙化应视为异常。除基底节钙化，尚有小脑钙化。基底节钙化症的病变可导致多种运动和认知障碍，包括帕金森病和亨廷顿病等。对称性大脑钙化综合征于1930 年由 Fahr 所描述。国内有少数报道。

（二）病因及发病机制

　　病因不明，目前认为主要与以下因素有关：①遗传因素多为散发亦有家族性发病报告呈常染色体隐性或显性遗传。②外源性毒物激活脑内谷氨酸受体，产生神经毒作用导致钙沉积。③铁及磷酸钙代谢异常在 Fahr 病发病机制中占重要地位。④免疫因素。

　　目前研究表明其是肾脏对甲状旁腺激素（PTH）正常的反应，血清钙磷正常，钙化起始于基底节和齿状核，钙化的过程与生理性钙化相似，随疾病的进展，钙沉着的程度和范围也增加，可能因血管壁钙化所致的血管闭塞而造成脑萎缩，钙沉着不一定伴神经系统症状。

（三）临床表现

　　（1）家族性病例多于青春期或成年早期起病，有遗传早发现象。部分患者伴少见的遗传性疾病，如假性甲状旁腺功能减退Ⅱ型、难治性贫血、多种自身免疫性内分泌腺疾病等，主要表现各种运动障碍，如扭转痉挛单侧或双侧手足徐动症、震颤及共济失调等，可见以肌强直为突出表现的帕金森综合征及扭转痉挛手足徐动症，手足徐动症随病程可完全消失，仅遗留帕金森综合征症状。

（2）与钙磷代谢异常有关的甲状旁腺功能减退或假性甲状旁腺功能减退，占基底节钙化病例的 2/3 左右。原发性甲状旁腺功能减退造成的 Fahr 综合征，病程常有多次发作性手足抽搐史，有舞蹈、手足徐动或帕金森病样表现，小脑性共济失调或少数患者有双侧肢体锥体束征阳性。

（3）部分患者出现精神障碍如抑郁、躁狂、强迫行为、攻击性、易激惹、淡漠、性别倒错、谵妄等，痴呆是该病最常见临床表现之一，但 Fahr 病痴呆类型不同于阿尔茨海默病及皮克病，是两者混合型。早期表现智能减退，多为隐匿性，其后出现记忆力、语言、时间及空间定向力减退。

（四）诊断及鉴别诊断

自幼开始出现慢性进行性智能衰退和锥体外系受损症状，结合颅部 X 线的表现以及脑 CT 的可靠证据确诊。本病应与下列疾病鉴别。

1. 特发性甲状旁腺功能减退　特发性甲状旁腺功能减退是由于甲状旁腺激素不足，出现低血钙、高血磷及 Ellsworth-Howard 试验（甲状旁腺激素磷利尿试验）阳性的疾病。

2. 假性甲状旁腺功能减退　假性甲状旁腺功能减退系因骨骼和肾小管对甲状旁腺激素有对抗所致。有低血钙、高血磷和 Ellsworth-Howard 试验阴性，血清甲状旁腺素浓度高于正常。

3. 假-假性甲状旁腺功能减退　血清钙、磷浓度正常，骨骼和肾小管对甲状旁腺激素的反应也正常，即 Ellsworth-Howard 试验正常。假性和假-假性甲状旁腺功能减退之患者都具有特征性躯体表现：身材短小，圆脸，掌跖骨短，牙齿异常，白内障和软骨组织钙化等；而 Fahr 综合征仅有大脑钙质沉着及神经精神症状，并无上述躯体特征，可作区别之条件。

（五）治疗

目前尚无特效治疗方法，主要是对因及对症治疗。可使用抗帕金森药物和治疗手足徐动症药物。有精神异常者可使用抗精神病药物。

六、快发病性肌张力障碍-帕金森综合征

（一）概述

快发病性肌张力障碍-帕金森综合征（rapid-onset dystonia-parkinsonism，RDP）属于国际肌张力障碍分类的 DYT12 型，是一种临床相对少见的运动障碍疾病，临床表现为急性或亚急性发病，既有肌张力障碍又有帕金森综合征，以常染色体显性遗传方式或散发形式发病。

　　Dobyns 等（1993）最早在印第安纳一大家系的 3 代人中发现，至少有 12 例称为 RDP 的患者。多数患者的症状是在数小时内发生，其他则在数日至数周进展；发病年龄为 14～45 岁；一旦症状完全出现，则无进展或进展极缓慢。临床表现为肌张力障碍，主要累及言语和吞咽功能，亦常累及上肢（很少有下肢）；同时出现包括表情减少、运动迟缓、姿势不稳等帕金森综合征表现；其中 2 例患者表现间歇性肌张力障碍而无帕金森症状。

　　第 2 个有关 RDP 的描述由 Brashear 等（1997）报道，其在美国中西部一家系中发现 3 个同胞在 18 岁时出现上肢重于下肢的轻度肌张力障碍，2～5 年后这些患者突然出现帕金森综合征症状和肌张力障碍加剧，多数严重累及咽部功能；症状加剧发生于锻炼或过劳后 10～30 分钟，而后 2～3 天平稳；1 例患者的女儿在 13 岁突然出现肌张力障碍合并帕金森综合征，并有痫性发作；这些患者用卡比多巴/左旋多巴治疗效果甚微。全球各地、多人种均有类似家族性病例或散发性病例报道，发病年龄最小仅 4 岁，最大可达 55 岁。Brashear 等提出约 47% 患者在 20 岁前发病，而约 39% 发病于 20～30 岁。

（二）病因及发病机制

　　现已明确 RDP 是由位于染色体 l9q12—q13.2 的 ATPlA3 基因突变所致。该基因编码 Na^+，K^+-ATP 酶酶泵的 α_3 亚单位（ATPlA3），特异性表达于中枢神经系统的神经元和心肌细胞，作为钠泵保障神经元对谷氨酰胺和其他递质的再摄取、细胞外 K^+ 缓冲、Na^+/Ca^{2+} 交换所形成的膜电位以及细胞容积调节等。该基因包含 23 个外显子，编码 1013 个氨基酸。编码蛋白 C 末端具有关键作用，其异常可导致跨膜电化学离子梯度紊乱而引起相应临床表型症状。2004 年，de Carvalho-Aguiar 等对 7 个无血缘关系的 RDP 家系进行 ATPlA3 基因分析发现有 6 种错义突变与 RDP 发病有关。2007 年 Brashear 等在增加 RDP 患者及家系数量后又发现该基因 4 种新生突变类型。至今已在 17 个 RDP 家系中发现该基因有 10 个异常突变，包括错义突变以及 3bp 框内缺失或插入，其中 8 个为非遗传的新生突变；该基因 23 个外显子中已发现有 6 个（第 8、14、15、17、20 和 23）外显子发生突变，包括韩国报告的首例亚洲 RDP 患者。该突变基因的外显率还不明确，但已确定有无症状携带者，表明其外显率较低。

　　目前，ATPlA3 为仅有被证实的导致 RDP 的致病基因。Brashear 等（2007）对 21 个家系中诊断为 "possible RDP" 的 49 例患者综述分析得出，其中 10 个家系中 36 例患者证实有 ATPlA3 基因突变，而另有 11 个家系中 13 例患者无此突变。而且，Kabakci 等对一个有 8 例 RDP 临床表现的德国家系患者进行基因测序分析，既未发现有 ATPlA3 基因突变，也无与第 19 染色体 ATPlA3 基因位点连锁证据。其中 5 例患者还表现有肾发育不全、肾囊肿和（或）终末期肾病；而其他报告的基因诊断确诊 RDP 患者不会表现有肾脏疾病。这些均表明还存在其他 RDP 致病位点可能。

　　对于 RDP 的确切发病机制尚不明确。目前，ATPlA3 基因是仅有的所知引起 RDP 的致病基因，突变基因导致基因产物 ATPlA3 蛋白功能缺失（loss of function），从而引起 α_3 亚单位酶活性或稳定性异常，导致与 Na^+ 亲和力降低 200 倍、对 Na^+ 调控能力异常。DeAndrade 等制备小鼠 atpla3 基因（与人类 ATPlA3 基因同源）点突变致表达蛋白功能缺失的动物模型，发现模型动物应激后表现出运动协调和平衡功能异常，并有单胺代谢改变，相似于人类 RDP 疾病，进一步证实 *ATPlA3* 基因突变对 RDP 的致病意义。Calderon 等通过系列动物实验发现，采用钠泵高亲和性、选择性阻滞剂哇巴因灌注小鼠脑内（小脑、基底节区），在心理和物理性应激刺激（高温环境中进行足底电刺激）后可触发低剂量哇巴因脑内灌注小鼠模拟人类 RDP 的临床表现，出现运动迟缓和全身型肌张力障碍，并由肌电图证实肌张力障碍为持续性。由此提出小脑与基底节间的异常相互作用可引起 RDP 的运动异常症状；肌张力障碍主要始动者为小脑受累，其异常活动改变了基底节功能并由此引起肌张力障碍。但缘何 ATPlA3 功能异常仅主要表现为小脑和基底节功能受累而非全脑甚至全身性功能异常，原因不明。而患者可表现有精神症状等，也暗示可有更多脑区功能异常的表型谱。

然而，*ATPlA3* 基因突变临床表型并非仅 RDP，还可导致儿童交替性偏瘫（alternating hemiplegia of childhood，AHC）。AHC 是一种罕见的神经发育综合征，多在 18 月龄前（平均 6～7 月龄）儿童发病，临床以双侧肢体交替性、反复性、突然发生的不同程度偏瘫为特征，睡眠时偏瘫可减轻或消失、而清醒后再现，多伴有智能发育迟缓、阵发性肌张力障碍/运动障碍、眼外肌麻痹，半数以上患者有癫痫发作。目前已明确，AHC 也是由 *ATPlA3* 基因杂合突变引起的，约 74%AHC 患者如此，并有推断认为 AHC 与 RDP 为 *ATPlA3* 基因突变疾病的连续表型谱（continuous phenotypic spectrum）。但也有研究提出与 RDP 由突变基因致 ATPlA3 酶活性或稳定性异常不同，AHC 则更可能是由于突变基因在不影响蛋白产物表达量时致酶活性降低所致。Brashear 等（2012）报告 2 例基因诊断为 RDP 的新生儿，分别为 9 月龄和 14 月龄时表现出波动性肌张力低下、共济失调、言语和吞咽不能，其中 1 例出现癫痫发作。支持了 *ATPlA3* 基因突变在不同年龄有不同临床表型谱的观点。在小鼠中也证实，*ATPlA3* 基因对控制性电活动具有功能意义，该基因突变可致癫痫发作。

在早期对 AHC 的致病基因研究中曾发现为 ATP 酶的 α_2 亚单位突变所致；相似研究也明确 α_2 亚单位突变还可导致家族性偏瘫型偏头痛、家族性普通型偏头痛以及良性家族性婴儿惊厥。这些研究发现有助于对钠泵功能异常所致疾病的探究。

另外，Camargos 等（2008）在巴西 2 例表现为常染色体隐性遗传、以青年期发病为多，临床表现包括肌张力障碍（上肢和下肢均可累及）和帕金森综合征的类似 RDP 的患者基因中发现新的致病突变，为 *PRKRA* 基因（编码蛋白激酶、干扰素诱导性双链 RNA 依赖性激活物）的 c.665C＞T 突变所致，将之归类为 DYTl6 型。由此，不仅在 RDP 鉴别诊断时要考虑此方面，而且也为相关研究拓展了视野。

（三）临床表现

患者发病前可无临床异常或有轻度肌张力障碍表现，在诸如用力、受寒、分娩、头外伤、酗酒、发热性疾病以及情感应激等诱因下突然发病，主要出现肌张力障碍和帕金森综合征（以运动减少/迟缓、僵硬、姿势不稳为主）表现，个别可有癫痫发作、精神症状（焦虑、抑郁、物质依赖等），而这些非运动症状可能也是 RDP 表型的构成成分。极少数患者在病程中出现突然症状加重的"继发性"加剧，也多由生理性或心理性应激刺激而致。

根据这些临床报告，归纳出 RDP 的核心临床表现：肌张力障碍和帕金森综合征；肌张力障碍受累程度有明显头腿梯差（rostro-caudal gradient）的特点，即头面部受累表现较重，如明显构音障碍、吞咽困难、发音过弱和口舌僵硬感等面咽部症状，无假性球麻痹，而上肢症状较轻，下肢则很少累及。这些表现一旦出现则持续存在、趋于稳定，很少随时间而变化。

对于 RDP 的发病率及病程预期寿命的认识尚不足，当前由美国 Wake Forest 大学 Brashear 教授牵头进行的 "RDP 判定、发病率和寿命" 研究（Clinical Trials.gov Identifier：NCT00682513）尚在募集进行中，项目结果揭晓应能解释相关问题。而对于 RDP 家族史方面，一些患者的先代个体可有轻度肌张力障碍史，最多见于臂肱局部肌张力障碍。RDP 为罕见疾病，对于无 RDP 家族史的局灶性肌张力障碍个体，进展为 RDP 的可能性极低。然而，对于稳定性、隐匿性发病的局灶性肌张力障碍个体，出现有明显急性、亚急性加剧表现特点时，则应考虑 RDP 可能性。

（四）诊断及鉴别诊断

1. 诊断 2007 年，美国 Brashear 等在基因诊断基础上提出 RDP 的临床诊断标准如下，认为符合此诊断标准的患者应进行遗传基因检测，但目前基因诊断只能有助于确诊，而不能作为排除标准。

（1）基本标准包括：①在数分钟至 30 天快速发病的肌张力障碍和帕金森综合征；②临床受累程度有明显的头腿梯差特点（面部＞上肢＞下肢）；③明显的咽部受累表现。

（2）支持性临床表现：①常染色体显性遗传方式；②发病时轻微或无震颤；③发病前轻度或无肢体肌张力障碍；④有突然发病的诱发事件；⑤疾病后期可有 "继发性发病" 或症状突然加重；⑥病程 1 个月内稳定；⑦总体症状改善轻微。

Brashear 等（1996）对 RDP 诊断标准还提出 "足量多巴制剂治疗无效，此项标准仍被后来研究采用。散发 RDP 病例报告则提示家族遗传史在诊断中的意义不大。

（3）不支持 RDP 的临床表现：①发病时肢体震颤；②逆向头腿梯差（下肢＞上肢＞面部）；③明显肢体疼痛。

Brashear 等（1996）的排除标准还包括：①60 岁以上发病；②运动症状出现后癫痫发作。随着对 RDP 疾病谱认识增多，此 2 项在之后临床研究中已不再采用。

2. 辅助检查

（1）RDP 患者常规颅脑影像学（MRI、CT）检查未见异常。可评估脑内代谢、血流供应、多巴胺转运系统功能等的脑 PET、SPECT 等核素检查，RDP 患者与正常对照者相似，并无多巴胺摄取部位变性或功能异常征象。Svetel 等对 1 例 RDP 患者行脑超声检查显示双侧黑质区回声增强，12 个月后复查仍如此，且 CIT-SPECT 半定量分析纹状体摄取功能正常，此变化意义不明。

（2）RDP 的电生理检查：与其他肌张力障碍疾病相似，RDP 患者的脑电图（EEG）检查无特殊发现；而有关肌电图或诱发电位检查研究并不多见。

（3）RDP 的实验室检查：RDP 患者常规血液学、脑脊液检查无特殊。多数 RDP 患者（非全部）和一些无症状突变基因携带者有脑脊液内多巴胺代谢物高香草酸水平降低，但此也可见于帕金森病患者。

3. 鉴别诊断 在诊断 RDP 之前，应考虑其他早发性肌张力障碍的原因，特别是应先排除可治疗性疾病，包括肝豆状核变性和多巴反应性肌张力障碍（DRD）。

肝豆状核变性可表现有肌张力障碍、构音障碍和帕金森综合征，临床上与 RDP 有相似表现。但肝豆状核变性出现有肝硬化、K-F 环，以及检测血铜蓝蛋白、24 小时尿铜测定和脑影像学检查有助于肝豆状核变性诊断。

DRD 为肌张力障碍叠加综合征，为三磷酸鸟苷环化水解酶-1 缺陷引起酪氨酸羟化酶（TH）的辅基四氢生物蝶呤生成减少引起。典型患者为 12 岁以下儿童，出现足部或下肢肌张力障碍引起的步态障碍，可在全天过程中加重。DRD 与 RDP 均可表现上肢和躯干肌肉的肌张力障碍合并帕金森综合征。与 RDP 不同，DRD 一般不会出现头面部肌张力障碍和构音障碍。对 DRD 的鉴别诊断可根据小剂量卡比多巴/左旋多巴治疗可使症状快速、戏剧性改善得出。

其他应与 RDP 鉴别的疾病还包括 DYT 1 型和 DYT 6 型肌张力障碍。DYT 1 型肌张力障碍为一种早发性肌张力障碍，以常染色体显性遗传、外显率低；患者有染色体 9q34 位点的 *TOR1A* 基因的 3 个碱基对缺失，导致翻译 torsin-A 蛋白的谷氨酸残基脱失；DYT 1 型肌张力障碍多始于一侧下肢，常可波及全身，为犹太裔最常见的儿童发病肌张力障碍类型。DYT 6 型肌张力障碍是另一种早发性肌张力障碍的遗传类型，为位于染色体 8p11 的 *THAP1* 基因突变所致，肌张力障碍常始发于一侧上肢并常进展至其他肌群，如同 RDP，常会有头面部肌肉和言语受累。

包括 *Parkin*、*PnIX1* 和 *DJ1* 基因突变所致早发型帕金森病患者，也可表现类似如 RDP 的临床表现。但此类患者更可能会出现静止性震颤，且多巴胺能药物治疗有效。

（五）治疗

目前，对 RDP 症状尚无肯定有效的治疗方法。多巴胺能药物（包括左旋多巴和多巴胺激动剂）、抗胆碱能药物、巴氯芬、加巴喷丁，以及可用于治疗其他离子通道病的乙酰唑胺和丙戊酸等药物治疗效果不佳。一些患者应用高剂量苯二氮䓬类（如地西泮 20mg/d）可获部分性缓解。一些研究者采用脑深部电刺激（DBS）治疗 RDP，亦不能缓解症状。

根据症状表现可进行合适的对症及支持治疗，包括吞咽障碍治疗、物理和（或）职业治疗；对其他合并症状如包括抑郁、焦虑等精神症状，癫痫发作等可采用相应药物对症治疗，可取得一定效果，但长期效果评估尚不清楚。正期待研发直接作用于 Na^+-K^+-ATP 酶酶泵的治疗药物以期对 RDP 治疗有效。

第七节　继发性帕金森综合征

继发性帕金森综合征包括：①血管性帕金森综合征，包括多发性脑梗死及低血压性休克。②药物性帕金森综合征，可导致帕金森综合征的药物包括神经安定剂（吩噻嗪类及丁酰苯类）、利血平、甲氧氯普胺、甲基多巴、氟桂利嗪等。③早发型帕金森病，包括常染色体显性及隐性遗传的早发型帕金森病基因的突变及多态。④由正常颅压脑积水引起的帕金森综合征。⑤其他原因引起的帕金森综合征，包括甲状腺功能异常、酒精中毒、脑瘤等。它们的共同点是有明确的病因可寻，多与下列几种因素有关：①感染：脑炎后可出现本综合征，如甲型脑炎（即昏睡性脑炎），多在痊愈后有数年潜伏期，逐渐出现严重而持久的帕金森综合征。其他脑炎，一般在急性期出现，但多数症状较轻且短暂。②药物：药物性帕金森综合征与原发性帕金森病在临床上很难区别，重要的是依靠病史上有无服用抗精神病药物史。另外，药物性帕金森综合征的症状两侧对称。有时可伴有多动症，但往往先于一侧肢体出现。如临床鉴别有困难，可暂停用抗精神病药物；如为药物性，一般数周至6个月后帕金森综合征症状即可消失。③中毒：如一氧化碳中毒，在北方煤气中毒较多见。患者多有中毒的急性病史，以后逐渐出现弥漫性脑损害的征象，包括全身强直和轻度的震颤都是帕金森综合征的病因。又如锰中毒，多有长期的接触史，在出现锥体外系症状前常有精神异常，如情绪不稳、记忆力下降等。④脑动脉硬化：因脑动脉硬化导致脑干和基底节发生多发性腔隙性脑梗死，影响到黑质多巴胺纹状体通路时可出现继发性帕金森综合征。但该类患者的特点为多无震颤，多伴有假性球麻痹、腱反射亢进、病理征阳性，常合并明显痴呆。病程多呈阶梯样进展，左旋多巴制剂治疗一般无效。⑤外伤性：颅脑外伤的后遗症可以表现为帕金森病，见于频繁遭受脑震荡的患者，如拳击运动员等。

一、血管性帕金森综合征

（一）概述

血管性帕金森综合征（vascular parkinsonism，VP）是由脑血管疾病引起的具有典型帕金森病症状的一组临床综合征，是由脑血管因素作为病因引起的疾病，症状特点是缓慢起病，步态异常，非对称性肌张力增高，慌张步态，下肢重于上肢，静止性震颤少见，左旋多巴疗效不佳，常伴锥体束征、假性球麻痹和痴呆等。VP在脑影像学上显示共同损伤为多发性腔隙性梗死，白质疏松（white matter lesions，WML）及分水岭梗死等。

VP是由脑血管因素作为病因引起的疾病。近年来随着脑血管病发病率的不断升高，该病的患病人数也相应地增加。在西班牙的一项5160例帕金森综合征的研究中，VP占4.4%。随着影像技术的进步和病理资料的积累，VP占全部帕金森综合征病例的3%～12%，临床病理研究发现不少VP生前容易被误诊，其实际的发病率和患病率可能更高。VP发病率和患病率与年龄呈正相关，起病较帕金森病晚，并且男性多于女性。VP与脑血管疾病存在同样的风险因子，并多于帕金森病，包括高血压、糖尿病、高胆固醇血症、吸烟、家族遗传性心脏病，与抗磷脂抗体和抗心磷脂抗体有一定的相关性。Huang等最近报道1例罕见的VP患者血清发现抗磷脂抗体。Hsieh等发现大脑含铁血黄素沉着可能是VP的诱发因素。

（二）病因与发病机制

1. 病因 Brissaud于1984年首先提出帕金森综合征概念，提出其为多病因性，血管梗死也是潜在的病因。1929年Critch首先描述动脉硬化性帕金森综合征，其主要表现是起病隐袭、表现呆板、动作减慢、步态慌张、非锥体束型肌强直、震颤常缺如，左旋多巴治疗无效，其他体征如假性球麻痹、痴呆和痉挛性瘫痪常同时并存。但是，VP 概念一直未被人重视。1987 年 Jellibger 发现帕金森综合征尸检 60% 有脑血管病变。血管性脑损害，特别是腔隙性脑梗死和皮质下动脉硬化脑病可伴有运动减少性强直症状的 VP，一些临床上具有多次卒中发作及典型帕金森综合征表现的尸解资料未发现帕金森病的病理改变，但主要表现为多发性脑梗死及双侧基底节区多发性腔隙性梗死，而中脑黑质色素神经元及蓝斑完全正常，没有发现路易体。因此证实老年人帕金森综合征可以由脑血管病变引起，VP存在是不容置疑的。但是为什么多发性脑梗死和基底节区多发性腔隙性梗死患者并不都出现 VP，而只限于其中一部分患者，必然尚有其他机制参与，迄今尚未明了。由于 VP 患者颅底动脉粥样硬化、大脑及脑干萎缩、侧脑室扩大、脑实质内存在多发性腔隙性梗死灶，同时小动脉玻璃样变，基底节区、脑干及脑叶深部白质内多发、新旧不一的梗死灶，有的以大量炎症细胞渗出为主，伴有胶质增生、囊腔形成，可见明显脱髓鞘改变。基底节区多发性腔隙性梗死可损害纹状体多巴胺能突触及突触后结构；深部白质梗死及脱髓鞘改变也可累及黑质-纹状体通路，故可导致 VP 发生。多发性脑梗死和基底节区多发腔隙性梗死并不都表现 VP，或仅有部分患者发病可能与多巴胺通路受损程度较轻或未受累有关。正常成人脑多巴胺含量随年龄变化，大约每 10 年减少 13%，老年人在纹状体功能降低情况下，合并基底节区多发性腔隙性梗死及白质损害时更易出现 VP。腔隙性脑梗死主要是深穿支小动脉闭塞所致的微梗死，其病因是长期高血压作用于小动脉及微血管壁，导致节段性脂质透明样变、纤维蛋白坏死，最后血管管腔阻塞而引起腔隙性梗死。脑的深穿支小动脉的闭塞与血液流变学的全血比黏度增高有关外，多与血小板聚集及纤维蛋白原升高有关，特别是在深穿支小动脉硬化的基础上，纤维蛋白原的升高易于形成血小板-纤维微栓子，造成基底节区其他部位的梗死，使纹状体多巴胺受体及通路破坏产生 VP。

2. 病理改变　我国学者曾报告 2 例 VP 的尸解病理资料。1 例见脑底动脉粥样硬化，大脑深部多发性腔隙性梗死灶（直径在 0.2～1cm）分布于双侧壳核、丘脑、左侧尾状核、胼胝体膝部及体部、乳头体、杏仁核及小脑齿状核等处，特殊染色未找到神经原纤维缠结及老年斑，髓鞘染色未见脱髓鞘改变。另 1 例见两半球对称，脑回变窄，脑沟加深，脑萎缩以额极更明显，脑干萎缩；双侧颈内动脉、大脑中动脉及基底动脉中度粥样硬化；双侧脑室扩大，双基底节区多发性腔隙性脑梗死。镜下可见双额叶及枕叶、海马、基底节、中脑、桥脑内多发陈旧及新鲜梗死灶，部分以出血及大量中性炎症细胞渗出为主，可见格子细胞增生，以胶质瘢痕为主，有些区域呈囊腔，可见明显脱髓鞘改变，中脑黑质色素神经元正常，未见减少，蓝斑未见病变。纹状体内可见明显梗死灶，胶质瘢痕形成及脱髓鞘改变。新鲜梗死灶内可见出血及炎症反应，小血管动脉壁明显玻璃样变，额叶皮质假分层性坏死。日本学者 Yamanouchi 等对 24 例 VP 患者、30 例同龄组帕金森病患者、22 例同龄组皮质下动脉硬化性脑病（Bingswanger，BD）而不伴有帕金森综合征的患者及同龄正常对照组进行了病理研究，证实 VP 组、BD 组和正常对照组的黑质中，着色神经元数目、着色神经元与脱色神经元总数无显著差异，帕金森病组患者黑质中着色神经元数目，着色及脱色神经元总数均显著低于 VP 组、BD 组和正常对照组。在没有帕金森综合征的 VP 和 BD 之间，尾状核、壳核、苍白球和丘脑的血管病变程度没有显著差异。额叶白质中少突胶质细胞的数量在 VP 中明显低于正常对照组，而在没有帕金森综合征的 BD 中明显高于正常对照组。研究认为，尸检证实 VP 的核心体征和症状不同于典型的帕金森病，由于大多数 VP 患者具有弥漫性额叶白质病变以及基底神经节相对轻微的病变，故推测 VP 可能与额叶白质病变有更为密切的关系。

（三）临床表现

VP 可有两种形式：一种急性发病，可能与一些基底节梗死有关；另一种隐匿起病，呈进行性发展，可能与更加弥散的皮质下白质缺血有关。

Yamanouchi 及 Winikates 等对 VP 的临床表现观察结果基本一致。VP 更少出现震颤（不超过 1/3 患者），尤其是静止性震颤。强直在两组中的比例接近，而表现齿轮样强直者 VP 组远少于帕金森病组，VP 患者多见铅管样强直。表现左右不对称者帕金森病组远多于 VP 组，而 VP 组下肢受累为主者多见。两组中出现运动徐缓者比例无明显差别，约 71% 的 VP 患者与 83% 的帕金森病患者出现运动迟缓。VP 组比帕金森病组更多地出现步态障碍、姿势不稳，更易跌倒，其中 VP 组出现步态障碍（碎步、冻结步态、慌张步态）的比例可达 90%～100%。痴呆、假性球麻痹、锥体束征、尿便失禁均是 VP 组更多见，而惊厥、共济失调、直立性低血压、精神症状在两组间无差异。对左旋多巴治疗的反应 VP 组远差于帕金森病组，VP 组中有反应者不超过 1/4，而且多是效果欠佳。综上所述，VP 最常见表现是步态障碍，较常出现姿势不稳、易跌倒、痴呆、锥体束征、假性球麻痹，肢体强直常呈铅管样，多无静止性震颤，左旋多巴治疗效果很差。

Zijlmans 等对 VP 患者进行了定量步态分析。与具有同样的步速与步长的帕金森病相比，VP 相对存在手臂的摆动，伴随着朝前摆的一侧肩膀更为显著地前屈，而且肘、髋、膝、躯干屈肌张力障碍性姿势也较少。与无神经疾病的对照组相比，VP 在手臂摆动的移动和协调方面没有差别，VP 与帕金森病均表现腿的运动减少、髋部伸展减少、膝部的屈曲与伸展减少。

（四）诊断与鉴别诊断

1. 诊断　对 VP 的诊断，应从病史、症状、体征、影像学检查、药物疗效评价等进行综合分析，同时排除其他原因引起的帕金森综合征，以及 VP 和帕金森病同时存在的病例。现已证实帕金森病可并发脑梗死。尤其纹状体的腔隙性梗死，虽然有些帕金森病患者基底节和大脑白质有血管性损害，但是所有的损害都比较轻微。

自 MRI 应用于临床以来，在诊断 VP 方面有重要的价值。Zijlmans 等研究发现，不论是急性起病还是隐匿性起病的 VP 患者，其皮质下白质或灰质病灶的体积明显大于帕金森病组或高血压组患者，可以把脑组织损害体积（以 0.6%）作为一个临界点，VP 患者皮质下白质或灰质的病灶体积常超过脑组织体积的 0.6%。同时，临床上隐匿起病的 VP 患者，其血管的损害主要弥漫地位于分水岭区，而急性起病的 VP 患者的血管损害主要位于皮质下的灰质（纹状体、苍白球、丘脑），不论哪一类 VP 患者，其黑质均无任何变化。

根据以上所述，VP 的诊断指标可归纳为以下几点：

（1）病史：大多数 VP 患者有高血压史、糖尿病史或高血压合并糖尿病史，不少患者发病前有反复发作的脑卒中史。

（2）症状和体征：主要临床特点如下。①起病可急可缓可隐匿，亦可呈急性或亚急性；②多无静止性震颤；③强直性肌张力增高；④非对称性肢体强直；⑤动作缓慢、步态慌张；⑥表情呆板呈"面具脸"；⑦半数以上患者出现锥体束征、假性球麻痹，有些甚至出现痴呆。帕金森病多以一侧上肢或下肢静止性震颤形式发病，以"N"字形或逆"N"字形方式进展。即从同侧的上下肢开始向对侧徐缓地扩展为其一般规律。VP 的脑梗死反复发生，其症状进展方式多表现为症状阶段性不断恶化。发病时多表现为双侧性动作缓慢、碎步。VP 一般没有震颤，神经学方面表现为四肢深部反射亢进，强直下肢尤其明显。该病的症状体征可有自发的缓解现象。应排除其他原因引起的帕金森综合征和帕金森病与 VP 并存的病例。

（3）影像学检查：头颅 MRI 显示皮质和白质有血管性损害，如腔隙性梗死等，主要位于分水岭区、基底节等处，同时可见额叶白质的病灶，如白质疏松等损害。其黑质均无明显变化。一般认为，缓慢起病的 VP 患者的血管损害弥漫位于分水岭区。而急性起病的 VP 患者的血管损害主要位于基底节区。

（4）应用左旋多巴、盐酸苯海索及盐酸金刚烷胺疗效不佳。

（5）患者的症状体征可有自发的缓解现象。

（6）应排除帕金森病以及帕金森病与 VP 并存，药物、中毒、外伤、感染、脑积水以及一些变性疾病所引起的帕金森综合征。

（7）最后的确诊仍需病理学证实。

2. 辅助检查

（1）头颅 MRI：所有 VP 患者均有缺血性改变，绝大多数可见多发性腔隙性梗死，梗死灶以基底节区为主。侧脑室旁和半卵圆中心最多见，少数脑干、脑叶可见梗死灶。Akyol 等报道 1 例 80 岁高加索人的 VP 患者，急性起病，下肢症状为主，左旋多巴治疗无效，MRI 显示左侧中脑黑质腔隙性梗死病灶。大部分患者 T_2 加权像可见缺血性皮质下 WML，合并不同程度的脑萎缩。Silva 等通过研究 20 例在神经影像学上表现有 WML 的帕金森病患者和 7 例 VP 患者发现，12 例帕金森病和 5 例 VP 患者存在动脉压过高，3 例 VP 和 2 例帕金森病患者存在步态障碍，所有的 VP 患者均存在强直和运动迟缓，有 6 例存在静止性震颤。

（2）PET 或 SPECT：Ihara 等通过 PET 扫描来研究 VP 患者纹状体完整神经元损伤机制，设置了步态异常组和无步态异常组，每组 7 例，这 14 例患者影像学上都有 WML 的表现，通过 ^{11}C flumazenil（FMZ）PET 扫描来计算 FMZ 在各种兴趣区分布容积，发现纹状体 FMZ 分布值与 UPDRS 分值成反比，与步态障碍也有相关性。通过分析纹状体神经完整性发现 WML 患者可以进一步发展成 VP。Vlaar 等试着用 SPECT 来鉴别诊断 VP 和帕金森病，发现 VP 和帕金森病的突触前 SPECT 功能偏位指数为 105。Vlaar 随后通过 ^{123}I-ioflupane（FP-CIT）和 ^{123}I-iodobenzamide（IBZM）SPECT 研究了 248 例未分类的帕金森综合征患者，帕金森病与 VP 的 FP-CIT 平均优势比为 61，明确诊断出 127 例帕金森病，16 例 VP。Pérez 等研究了 23 例可疑 VP 患者，在 ^{123}I-SPECT（FP-CIT）上显示震颤与双侧壳核损伤有关，却没有明显表明左旋多巴治疗效果。Zijlmans 等试着证实 VP 是否和帕金森病一样有多巴胺能神经元突触前膜的多巴胺再摄取功能以及左旋多巴治疗较好的效应。研究了 13 例明确诊断为 VP 的患者，VP 组在基底节区平均 ^{123}I FP-CIT 摄取值明显低于健康对照组。这两组的平均偏位指数并没有明显不同，而帕金森病组的平均偏位指数却低于 VP 组，同时 VP 组中的起病隐袭者和急性起病者的所有扫描参数并没有明显不同。大多数的 VP 患者的多巴胺能神经元突触前膜的多巴胺再摄取功能是下降的，平均偏位指数可以作为 VP 与帕金森病的鉴别诊断的新的标准。Ortega 等研究了 183 例变性帕金森综合征患者的 FP-CIT SPECT 摄取值，诊断 VP 有较高的精确性（灵敏度为 95%，特异度为 90%），但是 VP 组易出现假阳性。

（3）头颅 CT 及其他：本病 CT 改变主要为脑室旁白质及基底节区多发性的腔隙性梗死，脑室旁白质及半卵圆中心 WML，可见不同形式的脑萎缩。形态影像学检查支持 VP 的诊断并排除其他原因引起的继发性帕金森综合征，例如正常颅压脑积水、颅内占位病变等。

（4）血液流变学检查：检查结果提示为高凝状态，其中全血还原比黏度、血浆比黏度、纤维蛋白原增高明显。

（5）经颅多普勒（TCD）：国内曾对 52 例 VP 患者进行 TCD 检查，发现 VP 患者大脑中动脉、椎动脉颅内段、基底动脉的最高平均血流速度（MFV）值均较正常对照组明显增高，说明此类患者丘脑、额叶、基底节区血供障碍。

3. 鉴别诊断　有关 VP 与帕金森病的鉴别诊断见表 2-7-1。

表 2-7-1　VP 与帕金森病的鉴别诊断表

鉴别要点	VP	帕金森病
发病年龄	60 岁以上	40～60 岁
性别	男多于女	无明显差异
既往史	高血压、卒中发作	无特殊
起病形式	亚急性或急性	隐袭
初发症状	偏侧性（以动作缓慢、步行障碍多见）	双侧性（以震颤为多见）
病程经过	较快速的阶梯式进展	缓慢进行
面容	表情缺乏	假面具样
肌张力	呈强直-痉挛样增高，无齿轮样现象，上肢以屈肌、下肢以伸肌为明显，下肢比上肢重	齿轮样肌张力增高明显，上肢与下肢、屈肌与伸肌同样受累
静止性震颤	无	常见
四肢挛缩	易发生	较少见
冻僵足	罕见	多见
步态	多见碎步、宽基步	慌张步态
体位	能直立	多为前倾屈曲姿位
假性球麻痹	多见	无
锥体束征	常有	无
智能减低	多见、常与血管性痴呆并发	较轻
情感失禁	多见	无
尿便失禁	常见	无
CT、MRI	基底节或（和）半卵圆中心多发性腔隙性梗死	MRI T_2 加权像可见壳核部分或全部信号减低
多巴胺疗效	较差	显著

（五）治疗及预后

临床上 VP 患者多伴有高血压、糖尿病或高脂血症，该病的病理变化主要为尾状核、内囊、苍白球、壳核等基底节区的广泛腔隙性梗死以及额叶白质的血管性病灶。因此，特别重视早期治疗，同时要注意整体综合治疗和个体化治疗相结合的原则，如合理的膳食、适当锻炼身体（运动操、太极拳等），调节情绪，戒烟限酒。调控血压、降血糖、降血脂等。可给予改善微循环降低血液黏度治疗，如口服阿司匹林、潘生丁片，静脉滴注脉络宁、川芎嗪、金纳多和肝素或皮下注射低分子肝素等。钙通道阻止剂，具有扩张血管、保护脑细胞、抗动脉粥样硬化和维持红细胞变形能力的作用，如尼莫地平、氟桂利嗪。自由基清除剂，如维生素 E、延胡索酸尼唑芬诺。也可以在上述治疗基础上，加高压氧治疗。

另外，近年来治疗帕金森病的立体定向手术对部分 VP 患者有明显疗效，手术为双侧腹后苍白球切开术，术后对该病的临床症状可有明显缓解。

二、药物性帕金森综合征

（一）概述

药物性帕金森综合征是常见的医源性疾病之一，是与服药有关出现的以震颤、肌张力增强和运动减少为主要临床表现的综合征。在一般人群中，药物是造成帕金森综合征的常见原因之一，阻断突触后多巴胺受体或消耗突触前多巴胺的药物，均可引起帕金森综合征。临床研究提示，药物性帕金森综合征与帕金森病不易鉴别，停用相关药物可使大多数患者的症状得以缓解，尽管有时帕金森综合征的症状会持续存在。近年来随着新药的开发及应用，其发生率也逐渐升高，有人统计，药物性帕金森综合征占整个帕金森综合征的 13%，仅次于帕金森病（59%）及血管性帕金森综合征（17%），因此，有必要引起临床医生的注意。

（二）病因与发病机制

随着神经生化的进展，人们已经认识到在黑质-纹状体通路中含有丰富的多巴胺和乙酰胆碱，分别为抑制性与兴奋性递质，多巴胺对纹状体内神经元起抑制作用，乙酰胆碱则起兴奋作用，在正常状态下二者保持动态平衡。当纹状体内多巴胺含量减少或多巴胺受体被阻断时，则乙酰胆碱的兴奋就相对增强，而出现帕金森综合征，药源性帕金森综合征也被认为与多巴胺缺乏有关，下列药物被认为与药源性帕金森综合征的发病有关。

1. 抗精神病类药物　21 世纪 50 年代以来随着该类药物的广泛应用，由此导致的帕金森综合征逐渐增多，也被人们逐步认识。有人报道在使用抗精神病药物的患者中帕金森综合征发生率为 20%～40%。其中主要是以氯丙嗪为代表的吩噻嗪类及以氟哌啶醇为代表的丁酰苯类，而过量或持续使用中枢多巴胺受体阻断剂舒必利、硫必利可使中枢多巴胺代谢加速，也可导致帕金森综合征。抗精神病类药物主要作用于突触后膜的受体上，通过阻断多巴胺能纹状体-黑质传导途径，使纹状体中的多巴胺降低 20% 以上，多巴胺-乙酰胆碱功能失衡，导致帕金森综合征。试管实验证实，抗精神病类药物对多巴胺的拮抗作用以两种方法进行，其一在制止多巴胺对其环磷腺苷的诱发作用，即抑制其腺苷酸环化酶的作用；其二在制止多巴胺激动剂与受体结合的能力。基于两种作用，脑多巴胺含量明显减少，进而导致帕金森综合征。近年来由于服用抗精神病类药物的同时并用抗胆碱药物，因而由此而来的帕金森综合征有所减少。此外文献报道抗躁狂症药物碳酸锂、三环类抗抑郁剂也可导致药源性帕金森综合征。

2. 降压药物 萝芙木类降压药物利血平、甲基多巴也可导致帕金森综合征。由于这些药物已不被作为常规降压药物，由此导致的帕金森综合征也有所减少。利血平是作用于轴突末端，将多巴胺由其神经元内的储藏小泡内释放出来，阻碍多巴胺储存，使多巴胺耗竭。甲基多巴的化学结构与左旋多巴近似，在体内能与左旋多巴竞争，其代谢产物作为假性递质争占多巴胺的受体，降低多巴胺的浓度，导致该病发生。此外氯甲苯噻嗪等非利尿的降压药物亦可引起帕金森综合征。

3. 钙通道阻滞剂 20世纪80年代以来具有选择性扩张脑血管作用的钙通道阻滞剂氟桂利嗪、肉桂嗪广泛应用于老年患者，出现了由此产生的帕金森综合征。南美各国于1986年首次发现，1987年日本报道氟桂利嗪引起帕金森综合征占全部服用该药患者的20%，有脑卒中既往史者甚至高达50%。Marti报道11例65～83岁的患者服用肉桂嗪150mg/d，6～36个月后出现帕金森综合征。另有报道称用氟桂利嗪10～40mg/d，3～15周可引起帕金森综合征。施建安等曾于1993年报道西比灵（盐酸氟桂利嗪胶囊）致锥体外系反应2例。1996年刘希等报道了11例由氟桂利嗪引起的锥体外系反应，其中2例属药源性帕金森综合征。笔者遇一65岁老人因头晕服用氟桂利嗪12mg/d，共3天，第4天出现反应迟钝，动作笨拙，后渐出现慌张步态，四肢震颤，肌张力增高。CT检查无异常，立即停服氟桂利嗪，2天后症状逐渐消失。维拉帕米亦属钙通道阻滞剂，张立明报道其也可引起药物性帕金森综合征。双环乙哌啶为弱钙通道阻滞剂，亦可引起帕金森综合征。钙通道阻滞剂具有阻断突触后多巴胺 D_2 受体的作用，阻止多巴胺与受体结合，因而导致帕金森综合征，有关受体的研究也证实了钙通道阻滞剂可阻断多巴胺受体。

4. 胃肠用药 胃肠动力药主要作用于消化道，然而也可通过血脑屏障，作用于中枢神经系统，阻断突触后多巴胺 D_2 受体，导致帕金森综合征。该类药物临床应用范围广泛，多数又是长期服用，此外免不了要与上述药物联合应用，由此导致的帕金森综合征并不少见，尤以甲氧氯普胺为著。1995年李燕等报道了8例甲氧氯普胺致帕金森综合征。1998年潘岳清报道甲氧氯普胺出现副作用22例，其中5例有帕金森病样表现。药理学方面的研究发现甲氧氯普胺可阻断下丘脑的多巴胺受体，引起帕金森病样表现。郑恬报道1例用 H_2 受体拮抗剂西咪替丁0.2g，每日3次，0.4g每晚1次，服药6天后患者自感乏力、头晕，四肢抖动，不自主摇头，颜面呆滞，站立时头部前倾，行走时呈碎步样慌张步态，四肢肌张力增高，停用西咪替丁并给予苯海索治疗，2天后症状消失，这可能系西咪替丁抑制了黑质和黑质-纹状体通路中某些微粒体酶，从而使纹状体中的多巴胺含量减少。胡远江等也报道西咪替丁可引起帕金森综合征。

5. 其他药物 有研究称先锋霉素Ⅱ、米诺环素也可产生帕金森综合征。金笑平报道2例口服胺碘酮引起帕金森病样震颤。

（三）临床表现

药物性帕金森综合征在症状学方面酷似自发性帕金森病，但如注意以下特点，并对引起药物有所了解，则能及早正确诊断。本综合征多数病例是在长期或反复使用药物过程中出现症状的。多在给药的 4～6 个月出现症状，但可短至数天，长至 1 年以上出现，个体差异较大；症状多随药物的加减而波动；停止药物后症状好转，继续应用则加重；症状多在停药后 3～10 周改善或消失，部分病例需更长时间（1 年以上）症状改善。一旦出现症状，与帕金森病相比，病情进展较快，常以周、月为单位加重。症状中运动徐缓及肌强直明显，静止性震颤少；但抗抑郁药物及抗心律失常药物引起的病例多以静止性震颤为主要表现。一旦出现症状，多表现为双侧性症状。其与自发性帕金森综合征临床特点比较见表 2-7-2。

表 2-7-2　自发性帕金森综合征和药物性帕金森综合征临床特征

项目	自发性帕金森综合征	药物性帕金森综合征
年龄	平均 60 岁	年龄更大
临床缺乏对称性	不对称	对称
涉及躯体	全身	上肢，表情缺失
颤动	不定	不定
抑郁	经常	经常
痴呆	发病初少，随病程增多	可能在发病之前出现，发病时很少
左旋多巴或多巴胺受体阻断剂临床反应	好	差
停药后临床反应	差	好
脑脊液中的高香草酸（HVA）水平	正常，低	高
PET/SPRECT	突触前膜受体吸收减少，多巴胺受体吸收正常	突触前膜受体吸收正常，多巴胺受体吸收减少

（四）诊断与鉴别诊断

1. 诊断　药物性帕金森综合征在症状学方面酷似帕金森病，但如注意以下特点，并对上述原因药物有所了解，则能及早正确诊断。

（1）多数病例是在长期或反复使用上述药物过程中出现症状的。多在药物给予的 4～6 个月出现症状，但也有短至数天，或长达 1 年以上出现的，个体差异较大。

（2）症状多随原因药物的加减而波动。停止原因药物后症状好转，继续应用则加重；症状多在停用原因药物后 3～10 周改善或消失，部分病例需更长时间（1 年以上）症状改善。

（3）一旦出现症状，与帕金森病相比，病情进展较快，常以周、月为单位加重。

（4）症状中运动徐缓及肌强直明显，静止性震颤少；但抗抑郁药物及抗心律失常药物引起的病例多以静止性震颤为主要表现。

（5）一旦出现症状多表现为双侧性症状。但 Arblaster 等（1993 年）曾报道在 14 名药物性帕金森综合征患者中，1 例是单侧性的，该结果不支持药物性帕金森综合征须有双侧性症状这一特点。

（6）抗帕金森病药物治疗效果多不明显。

2. 鉴别诊断　由于药物性帕金森综合征与帕金森病及其他各种原因导致的帕金森综合征相似，容易误诊，有必要进行鉴别分析。

（1）帕金森病：是中老年常见的变性病，男女比例为 3∶2，发病年龄高峰为 55～61 岁。Calne 提出的诊断标准：静止性震颤、肌强直、运动减少、姿势反射消失 4 项主要症状中具有 3 项，其中有 2 项表现明显者；在前 3 项中有 1 项不对称者；并无否定帕金森病的症状和体征者。

（2）血管性帕金森综合征：特点：①常伴原发性高血压、卒中发作病史；②一般为亚急性或急性起病，病程呈阶梯性进展；③多无静止性震颤，肌强直上肢以屈肌、下肢以伸肌较明显；④常伴假性球麻痹及血管性痴呆表现；⑤脑磁共振成像示基底节和（或）半卵圆中心多发性腔隙性梗死灶；⑥左旋多巴疗效欠佳。

（3）特发性震颤：其临床特征：①以震颤为唯一症状的常见运动性疾病，无肌强直、运动减少及姿势反射消失，约半数有家族史；②通常以一侧手部或前臂震颤起病，进展缓慢，可渐累及头面部及下肢；③震颤表现为典型姿势性震颤，无静止性震颤。

（4）其他：脑炎后帕金森综合征前有脑炎史，症状迅速达高峰，此后常停止进展，肌强直明显，常合并其他中枢神经功能缺损征；中毒性帕金森综合征有明确的一氧化碳或锰中毒史。

（五）治疗及预后

停用可疑药物。随诊观察锥体外系症状是否改善；通常不需要使用多巴胺能药物；症状改善不完全时可以使用金刚烷胺；需要随诊以明确是否为原发性帕金森病。

多数患者在撤药数日或数周内改善；绝大多数患者在 2～3 个月内情况良好；有些患者最终诊断为帕金森病，此时相关药物只是诱因，并不能导致帕金森病。

三、早发型帕金森病

（一）概述

有人认为，帕金森病是中老年人最常见的中枢神经系统变性疾病。其实不然，现在不少十几二十岁出头的青少年也会患此疾病。不少患者在青少年时期临床就出现了静止性震颤、肌肉强直、动作缓慢等表现。而且这个群体的人数与日俱增，占据了帕金森病总人数的 1/10 左右。

帕金森病的平均发病年龄为 60 岁。在医学文献中严格来说，50 岁以下人群触发帕金森病时临床就被叫作早发型帕金森病（early-onset Parkinson's disease，EOPD）。但是我们通常认为 50 岁是 EOPD 的上限，因此，我们定义 EOPD 为年龄在 50 岁前所发病的帕金森病。小于 21 岁的年轻患者所显露出的帕金森病症状是特别的，这些症状大多不能代表真正的帕金森病。"青少年型帕金森综合征(juvenile parkinsonism，JP）"通常被用来诊断在

21 岁前发病的帕金森病。

我们需要强调的是 EOPD 是不普遍的。在普通社区内，50 岁前出现帕金森病症状的比例大约为 5%～10%。

（二）病因与发病机制

近 10 年的研究表明，有关帕金森病基因变异的令人激动的新信息已经开始累聚。帕金森病在大多数家庭中并不是一种遗传性疾病。虽然我们已经得知了与一些少数家庭中帕金森病有关的特定基因，但是我们依然不能确定这些基因是如何作用于大脑从而导致帕金森病的。

1. 常染色体显性遗传的 EOPD（AD-EOPD）　报道的家系不多，发病年龄为 2～39 岁，具有帕金森病的临床症状，年轻患者肌张力障碍表现突出，对左旋多巴早期反应尚可以，但最终出现严重的开关现象和运动障碍。病理显示黑质、苍白球、齿状核、下丘脑、脊髓的广泛萎缩，或仅为单纯的黑质变质（肌张力障碍多见），无路易体。AD-EOPD 是一个异质性的临床病种，多数患者没有根本的原因，大部分患者不同寻常的临床特征显示为帕金森病不同的中枢神经系统变性疾病。

2. 常染色体隐性遗传的 EOPD（AR-EOPD）　多见于日本人群，多为隐匿起病，进展缓慢。1996 年 Matsumine 等研究了日本 13 个 AR-EOPD 家系 21 例患者，这些患者具有以下特征：发病年龄小，为 8～43 岁，平均 24.6 岁，多数发病年龄<40 岁；有典型的帕金森病表现，而震颤、肌强直症状较轻；对左旋多巴治疗反应良好，但由左旋多巴引起的运动障碍和症状波动出现早而严重，病程缓慢、拖延；病理表现为黑质致密部严重的选择性神经元变性，胶质细胞反应性增生，无路易体形成。与典型帕金森病有不同的病理过程。Matsumine 提取 21 例患者的 DNA，用微卫星遗传连锁技术将其致病基因定位于染色体 6q25.5—q27 之间，即 D6S264 之间约 17cM（厘摩）长的区域。在靠近 SOD2 基因并在 D6S253 远端 0.9cM 处得到最大值 LOD9.44，研究未找到 SOD2 的致病性突变，位于此区的血管性肠肽（VIP）、胰岛素样生长因子 II 受体（TGFR2）、血纤维蛋白溶酶原（FLG）基因成为候选基因。进一步研究发现，1 例日本 AR-JP 患者 6 号染色体 D6S305 区域缺失，Kitada 等通过位置克隆此缺失，分离一补充克隆，长 2960bp，有 1395bp 的开放阅读框架，翻译 465 个氨基酸的蛋白。此基因长 500 多 kb，有 12 个外显子，患者有 3～7 号外显子的缺失，此基因被命名为 Parkin 基因（即 park2）。对 AR-EOPD 患者观察，发现他们表现出一些独特的症状：睡眠后症状明显减轻，足肌张力障碍，帕金森病三联征轻微，但姿势不稳定和轮替运动不能则表现很突出，经常可观察到步态冻结和腱反射亢进，左旋多巴效果充分，临床进展缓慢，但很容易发生舞蹈样的肢体随意运动障碍和症状波动。在 1 例患者的神经细胞病理学检查中，发现黑质部分致密层（蜕膜）和蓝核中神经细胞数量很少，而且神经细胞内黑色素含量很少，并有神经胶质增生和神经细胞外的自由黑色素。Kuroda 等报道 2 例不相关的日本家庭有着左旋多巴反应差的帕金森综合征，伴有小脑及锥体束功能障碍。Parkin 基因及 mRNA 分析这 2 个家庭，发现特殊的 3～4 号外显子的纯合缺失突变。显示 Parkin 蛋白拥有的重要功能不仅在黑质，而是在黑质以外的中枢神经细胞。由于 Parkin 基因突变的位点不同，AR-JP 患者表现出多系统功能障碍。

3. *Parkin* 基因的突变　　大量研究已证实 AR-EOPD 是单基因控制的疾病，*Parkin* 基因广泛而复杂的突变包括 *Parkin* 基因片段或单个碱基的缺失、插入或点突变等。最早发现的是缺失突变，不仅在亚洲，Lucking 等研究的 12 个家系分别为意大利 5 个，法国 4 个，荷兰 1 个，保加利亚 1 个，阿尔及利亚 1 个。在 3 个家系的 8 名患者中发现 2 个新的纯合缺失。阿尔及利亚家系有 8、9 号外显子缺失，法国和保加利亚家系有 3 号外显子的缺失。Hattori 等报道对 18 个不相关的 AR-JP 家庭的 34 例患者作广泛的分子生物学分析后，发现 4 个不同的纯合缺失突变，分别为 3、4、5 号外显子及 3～4 号外显子的缺失。此外，在 2 个家庭 2 例患者中发现 1 个碱基缺失。不同外显子缺失的家系临床特征亦有差别：3 号外显子缺失的家系，患者震颤的发生率明显低于非缺失的家系，比 8、9 号外显子缺失的家系发病年龄晚，但病情更重，其余临床特征相似。有或无缺失的家系发病年龄、临床严重程度相似，这可能是 *Parkin* 基因功能区域分布不同所致。Hattori 等报道了首例 *Parkin* 基因的点突变。在 2 个土耳其家庭 AR-EOPD 患者的 *Parkin* 基因第 6、8 号外显子上发现 Thr240Arg 和 Gln311 Stop，而且这 2 个突变被分别定位于 *Parkin* 基因酪蛋白激酶 H 和指环样结构区，这些突变出现，改变了 Parkin 蛋白的功能，加速了黑质神经元变性的发生。接着，Abbas 等报道 35 个欧洲 AR-EOPD 家庭，其中 8 个家庭 20 例患者中发现 8 个新的点突变（纯合子和杂合子），4 个突变导致了 Parkin 蛋白的截断，其中 3 个是移码突变（202-203delAG，255 delA，321322 insGT），1 个是无义突变（Trp453stop），其他 4 个是错义突变（Iysl61 Asn，Arg256cys，Arg275Trp，Thr415 Asn），可能影响对 Parkin 蛋白起重要作用的氨基酸。这个研究表明在欧洲 AR-EOPD 通常存在不同形式的点突变，而且似乎比缺失更为重要。曾有人提出原发性震颤与帕金森病相关的假说。Nisipeanu 等报道 1 个以色列 AR-EOPD 家庭有 4 例患病的兄弟，他们的姨妈在 60 岁时仅出现原发性震颤的症状。基因分析发现 4 例患者 *Parkin* 基因第 2 号外显子 202 核苷酸位置有腺嘌呤 A 的纯合缺失，他们的姨妈显示腺嘌呤 A 杂合的缺失，从而更加支持了这两种疾病的相关性。*Parkin* 基因的突变肯定是 AR-EOPD 的病因，然而，50%以上的 AR-EOPD 家庭内未发现 *Parkin* 基因的突变。Valente 等研究 1 个新西兰大家庭包括 4 例患者，他们均表现为早发型（发病年龄为 32～48 岁），病情缓慢进展，对左旋多巴持续反应。这个疾病与 *Parkin* 基因的连锁性被排除了，在第 1 条染色体短臂 12.5cm 范围内，鉴定出 1 个常染色体隐性早发型帕金森综合征的新的纯合子位点，命名为 Park6，它与 markerD 的最大 lod 值为 4.01。接着，在荷兰的 1 个 AR-EOPD 家庭中又发现另 1 个基因位点，定位于 1p36，称之为 Park7，又称 *DJ-1* 基因。现 *DJ-1* 基因已被克隆，并检测出这个荷兰家庭中的 1 例患者有 1～5 号外显子的缺失。Munoz 等报道了 1 位 38 岁摩洛哥妇女，帕金森症状持续 18 年，表现为散发性帕金森病的特点。特征是发病即出现下肢肌张力障碍和迅速进展的病情，但对多巴胺受体激动剂有极好的反应。基因分析发现，7 号外显子 1 个纯合子 G 的缺失（871 IdelG），导致 Parkin 蛋白截断。Terreni 等报道 1 个意大利早发型帕金森病家庭内 3 名患病的兄弟有 1 个新的纯合突变 Arg42Pro，且发生在 Parkin 蛋白 N 末端类似泛素的区域。广州最近对 60 例早发型散发性帕金森病患者进行 *Parkin* 基因的突变检测，发现 1 例患者 2 号外显子携带 1 个新的点突变（G237C）导致 Ala46 Pro。而且，散发性帕金森病也存在 *Parkin* 基因的突变。*Parkin* 基因无疑是与帕金森病相关的最重要的基因。Klein 等报道的 1 个意大利家系（为常染色体显性遗传成人发病的帕金森病），患者震颤很典型，没有 AR-EOPD 患者独特的症状波动、足肌张力障碍等临床特点，与典型帕金森病无法区分。基因分析排除了与 2p、4p、4q 区域的连锁性，却与 Parkin 基因在 6q 的位点相关。6 例患者携带 2 种复杂的杂合缺失（1 个大片段缺失和 1 个导致 Parkin 蛋白截断的缺失），这个发现使得 Parkin 基因的表现型范围扩大。总之，Parkin 基因在所有帕金森病中似乎均发挥作用。Ujike 等对 184 例日本帕金森病患者的研究只发现 2.2% 的 Parkin 基因缺失，但青少年发病（≤40 岁）和有家族史的患者中 Parkin 缺失存在率分别为 25% 和 40%，说明 Parkin 基因突变的频率与帕金森病患者的早发性及阳性家族史有一定的相关性。

4. Parkin 基因的多态　Parkin 基因的多态作为突变的特殊类型，现已报道有 4 种：4 号外显子中碱基 G→A 的置换（S/N 167）；10 号外显子 G→C 的置换（V/L380）；10 号外显子 C→T 的置换（R/W366）；11 号外显子 1281G→A 的置换（ASP394Asn）。Wang 等研究发现，仅 R/W366 多态的等位基因频率，在患者组中明显低于正常组，提示它可能是日本人群散发性帕金森病的一个保护因素。同年，Satoh J 等分析了 71 例日本散发性帕金森病患者和 109 名健康人的 4 号外显子 167 丝氨酸/天冬酰胺（167S/N）的多态性，发现 167S 或 167N 等位基因的频率在两组无明显差别，但患者组中 167S/N 杂合子的出现频率较 167S 或 167N 纯合子联合出现的频率还高（62% 比 45.9%）。这项观察指出日本人群中 Parkin 基因 4 号外显子多态的杂合性可能导致帕金森病的遗传易感性。2000 年 Hu 等对我国台湾的 92 例散发性帕金森病患者和 98 名健康人调查 Parkin 基因的多态性，发现多态 S/N167、R/W 366、V/L380 等位基因出现频率在两组无明显差别，指出这 3 种多态不是我国台湾人散发性帕金森病的遗传因素。同年 Klein 等在欧洲人群（德国和意大利）中研究了 79 例早发型散发帕金森病患者（50 岁以前发病）和正常人群，发现 V/L380 等位基因频率在患者组中较正常对照组高，提示携带这个多态基因是早发型帕金森病的危险因素。2001 年 Melick 等研究了澳大利亚帕金森病患者和正常人群中 S/N 167 基因的多态性，发现与日本人群不同，等位基因 A 在患者组出现的频率较对照组明显减少，而且这种现象表现在发病年龄晚的患者。这可能对区分早发型和迟发型帕金森病有很大的帮助。因此，Parkin 基因的多态性在不同种族表现不同。关于 Parkin 基因多态性的研究对阐明 Parkin 基因在非遗传性帕金森病发病机制中的潜在介入起着重要作用。帕金森病作为人类第 2 大类神经系统变性疾病，近年来随着发病率的升高，越发引起了医学界的重视。因其发病机制尚不清楚。我们在这里详细阐述 1 个特殊类型青少年型帕金森病的发病特点及相关的基因定位，旨在为研究帕金森病提供重要线索。

我们已知的是早发型帕金森病大多与基因异常有关。早发型帕金森病（特别是有在 40 岁前患帕金森病或出现帕金森病症状的家族史）常常与隐性遗传性基因如 Parkin、DJ-I 及 PINK1 有关（"隐性遗传"表示父母携带某种基因但不发病，其基因遗传给后代后则使其发病；如果一个孩子的双亲都携带 aI 遗传基因但是都没有患病，那么他有 25% 遗传该疾病的可能性）。首个被发现的与帕金森病有关的基因是 Parkin。这个基因最初在一个年轻的日本患者身上发现，但是之后就被用来描述世界范围不同人种的帕金森病患者。

尽管医生能做基因测序来寻找 Parkin 基因，但这并不是被普遍推荐的。一个有典型基因异常的人有两个异常的 Parkin 基因，每个基因异常和突变的本质可能相同也可能不同。

对于仅具有一个异常基因的重要性（如"携带者"状态）仍然不知。一种可能性是该个体偏向于发展为更典型的帕金森病。测试异常 *Parkin* 基因是一项非常复杂的工作，在试验中也常常误检。早发型帕金森病患者是否具有 *Parkin* 基因并不影响其治疗方式。其他的有关早发型帕金森病的遗传基因也必然被发现。

（三）临床表现

AR-EOPD 是一种罕见的遗传性帕金森病，最初由日本学者描述。Ishikawa 等和 Matsumine 等总结了日本 AR-EOPD 的主要临床特点：①发病年龄早，大多数于青少年期发病，一般不超过 40 岁；②病程长，病情进展缓慢；③临床表现为静止性和（或）位置性震颤、肌强直、运动迟缓、姿势不稳；④常伴有肢体的腱反射活跃及轻微的足部肌张力障碍；⑤睡眠后症状可减轻；⑥对多巴制剂治疗反应良好，但由多巴制剂引起的症状波动和运动障碍出现早而频繁；⑦病理表现为黑质致密层严重的选择性神经元变性，无路易体形成；⑧呈常染色体隐性遗传。可以看出，日本 AR-EOPD 的主要临床特点与典型中老年帕金森病明显不同；而我们报道的 AR-EOPD 家系除了发病年龄早、病程较长以外，其余临床特点与典型中老年帕金森病并无明显区别，说明中国 AR-EOPD 与日本 AR-EOPD 家系由于种族差异导致临床特点不同。Matsumine 等对 13 个日本 AR-EOPD 家系的 21 例患者进行连锁分析，将其致病基因定位于染色体 6q25.2—q27 之间。1998 年，Kitada 等进一步研究这些家系，通过位置克隆策略克隆了 AR-EOPD 的致病基因 *Parkin* 基因。*Parkin* 基因包括 12 个外显子，有 1395 个碱基的开放阅读框架，翻译由 465 个氨基酸组成的 *Parkin* 蛋白，并发现 1 例患者有 3～7 号外显子的缺失。随后，*Parkin* 基因的外显子缺失及点突变在许多国家和地区的家族性和散发性帕金森病患者中相继被发现。包括我们国家在内，北京、广州、武汉等地已开展了 *Parkin* 基因的突变分析研究，但研究对象仅限于散发性帕金森病患者（发病年龄＜50 岁），发现有 *Parkin* 基因外显子的缺失突变及碱基替换突变。

（四）诊断与鉴别诊断

1. 诊断

（1）临床表现：起病多较隐袭，呈缓慢发展，逐渐加重。主要表现为震颤，肌强直，运动迟缓，姿势步态异常，口、咽及腭肌运动障碍。

（2）辅助检查：采用高效液相色谱法（HPLC）可检测到脑脊液和尿中高香草酸（HVA）含量降低。颅脑 CT 可有脑沟增宽、脑室扩大。

（3）排除脑炎、脑血管病、中毒、外伤等引发的青少年型帕金森综合征，并与癔症性、紧张性、老年性震颤相鉴别。

（4）其他自主神经症状：油脂面、便秘、出汗异常，口水过多、流涎。近半数患者有抑郁或睡眠障碍。15%～30%的患者在疾病晚期发生痴呆。

2. 鉴别诊断

（1）脑炎后帕金森综合征：通常所说的昏睡性脑炎所致帕金森综合征，已近 70 年未见报道，因此该脑炎所致脑炎后帕金森综合征也随之消失。近年报道病毒性脑炎患者可有帕金森样症状，但其有明显感染症状，可伴有脑神经麻痹、肢体瘫痪、抽搐、昏迷等神经系统损害的症状，脑脊液可有细胞数轻至中度增高、蛋白质增高、糖减低等。病情缓解后其帕金森样症状随之缓解，可与帕金森病鉴别。

（2）肝豆状核变性：隐性遗传性疾病、约 1/3 有家族史，青少年发病、可有肢体肌张力增高、震颤、面具样脸、扭转痉挛等锥体外系症状。具有肝脏损害、K-F 环及血清铜蓝蛋白降低等特征性表现。可与帕金森病鉴别。

（3）特发性震颤：属显性遗传病，表现为头、下颌、肢体不自主震颤，震颤频率可高可低，高频率者甚似甲状腺功能亢进；低频率者甚似帕金森震颤。本病无运动减少、肌张力增高及姿势反射障碍，并于饮酒后消失、普萘洛尔治疗有效等可与原发性帕金森病鉴别。

（4）进行性核上性麻痹：本病也多发于中老年，临床症状可有肌强直、震颤等锥体外系症状。但本病有凸出的眼球凝视障碍、肌强直以躯干为重、肢体肌肉受累轻而较好地保持了肢体的灵活性、颈部伸肌张力增高致颈项过伸与帕金森病颈项屈曲显然不同，均可与帕金森病鉴别。

（5）Shy-Drager 综合征：临床常有锥体外系症状，但因有突出的自主神经症状，如晕厥、直立性低血压、性功能及膀胱功能障碍，左旋多巴制剂治疗无效等，可与帕金森病鉴别。

（6）药物性帕金森综合征：过量服用利血平、氯丙嗪、氟哌啶醇及其他抗抑郁药物均可引起锥体外系症状，因有明显的服药史并于停药后减轻可资鉴别。

（7）良性震颤：指没有脑器质性病变的生理性震颤（肉眼不易觉察）和功能性震颤。功能性震颤包括：①生理性震颤加强（肉眼可见），多呈姿势性震颤，与肾上腺素能的调节反应增强有关；也见于某些内分泌疾病，如嗜铬细胞瘤、低血糖、甲状腺功能亢进。②可卡因和酒精中毒以及一些药物的副反应。癔症性震颤，多有心因性诱因，分散注意力可缓解震颤。③其他：情绪紧张时和做精细动作时出现的震颤。良性震颤临床上无肌强直、运动减少和姿势异常等帕金森病的特征性表现。

（五）治疗及预后

对于青少年型帕金森综合征患者，手术治疗相对更安全，并发症更少，手术治疗效果在日常活动及运动功能改善方面比帕金森病患者更好。药物治疗与手术治疗相结合是当今帕金森病治疗的新策略，青年型帕金森病也不例外。当前，对早发型帕金森病使用多巴胺类药物治疗的时机、药物剂量与手术治疗时机尚存在一些分歧。结合相关研究资料，笔者认为早发型帕金森病患者带病生存时间较帕金森病患者长，治疗方面更应注意患者功能的改善和生活质量的提高，应及时服用适当剂量的左旋多巴制剂治疗，当出现较严重的药物不良反应时，应及时接受手术治疗，可更好地改善症状，获得较高的生活质量。

四、由正常颅压脑积水引起的帕金森综合征

（一）概述

正常颅压脑积水（normal pressure hydrocephalus，NPH）是一种脑室虽扩大，而脑脊

液压力正常的交通性脑积水综合征。主要症状是步态不稳、记忆力障碍和尿失禁。

（二）病因与发病机制

正常颅压脑积水的主要病因是颅内动脉瘤破裂、外伤或其他原因导致的蛛网膜下腔出血，大量的红细胞阻塞了脑室外的脑脊液循环和吸收通路；也可因各种疾病引起的脑脊液中蛋白含量异常增高或其他能阻塞脑脊液在脑室外的循环和吸收通路的原因引起。病史中常有蛛网膜下腔出血、颅脑损伤脑膜炎及颅内手术史。据报道蛛网膜下腔出血后有10%～30%的患者可有脑室扩大，10%的患者有严重的脑积水。有些患者是由于大脑水管狭窄、基底动脉扩张、广泛脑动脉硬化、高血压、脑血栓形成、糖尿病伴发小血管纤维化等。可能与脑血流量减低致使脑代谢障碍有关。一般说来正常颅压脑积水是一种交通性脑积水综合征。Paget病有时产生脑底面的蛛网膜下腔广泛性阻塞。脑膜感染，如结核性脑膜炎，在病变后期易产生蛛网膜粘连；外伤性蛛网膜下腔出血和颅内手术出血流入蛛网膜下腔等均可产生脑积水。中脑导水管狭窄也是一种较常见的病因。多与蛛网膜下腔出血（SAH）等因素造成的交通性脑积水有关。由于蛛网膜广泛粘连，脑脊液循环受阻，加之蛛网膜颗粒脑脊液回收减少而致脑积水，脑室扩大，脑脊液通过扩大的脑室室管膜代偿性地转移到脑室周围白质回收。其病理生理改变是脑室扩大、间质水肿、皮质下白质受压和血供障碍。

正常颅压情况下，脑室扩大的机制尚不完全清楚。目前主要是脑脊液动力学变化学说。

1. 脑内压力梯度形成　在蛛网膜颗粒内阻塞时，并不产生脑积水，而是发生良性颅压增高。脑脊液在脑室系统和蛛网膜下腔流动阻力增加时，产生脑室扩大-脑积水。因而提出脑室和脑皮质表面压力梯度形成，是产生脑室扩大的原因。已有人用白陶土诱导的猫脑积水实验模型证明了这种压力梯度形成学说。

2. 脑脊液搏动压增高　有人测定正常颅内脑积水平均脑脊液压不增高，但可有脑脊液搏动压增高，使脑室扩大。提出在正常情况下，脑实质中的小静脉、细胞间隙蛋白质和脂质有类似海绵样的弹性物质，其中的液体成分在颅压升高时可被挤出。在一定程度的压力下脑实质可被压缩，这种压力称脑组织生物弹性值。在该值以下的脑内压力只作用于脑组织内，而没有任何脑实质内的液体挤出，但脑室周围承受的压力比脑实质内的压力要大，这就产生脑室扩张。表明在脑室内压力和脑实质之间的关系。

3. 密闭弹性容器原理　有人提出正常颅压脑积水患者最初颅压增高，产生脑室扩大，根据 Laplace 原理，即在密闭弹性容器的液体压力（P）与容器壁的面积（A）的乘积等于容器壁承受力（F，$F=P\times A$）。这样，一旦脑室扩大后，虽然脑压恢复到正常，但作用于脑壁的压力仍增加。也有的提出正常颅压脑积水是由于脑组织顺应性改变所表现的脑室扩大。Welch 等报道，高血压动脉硬化脑血管病比同龄组患者高 3 倍以上，推测脑血管壁弹性的变化使脑组织顺应性增加，并可出现脑表面的压力梯度发生明显改变。

目前，研究正常颅压脑积水的脑组织病理生理改变主要有：①脑组织受压产生的脑血流减少；②脑组织内神经生化物质异常，如胶质纤维蛋白增加和血管肠肽类的减少；③继发性神经元损害。

（三）临床表现

多数患者症状呈进行性逐渐发展，有些在病情出现后，其病程为数月或几年。患者没有明显头痛，但有行为改变、癫痫或帕金森综合征。近期记忆丧失是最明显的特点，患者常表情呆滞、自发性或主动性活动下降，谈话、阅读、写作、爱好和创造性减弱，对家庭不关心、淡漠或冷淡、孤僻、工作效率差。

1. 智能障碍　一般最早出现，智能障碍的程度差异很大。可以表现为轻度淡漠、记忆力减退、痴呆、表情呆板、反应迟钝等。

2. 尿便障碍　以尿急、尿失禁多见，大多出现较晚。

3. 共济失调　以步态异常开始，表现为行走慢、步距短、行走不稳、迈步费力等特点。继之行走困难，严重时起坐困难，站立不能，甚至卧床，翻身亦困难。

4. 其他症状　可有手震颤，手的精细运动笨拙，肌张力增高，动作和姿势的稳定性差及锥体束征等。

5. 体征　主要症状是步态不稳、记忆力障碍和尿失禁。多数患者症状呈进行性逐渐发展，有些在病情出现后，其病程为数月或几年。患者没有明显头痛，但有行为改变、癫痫或帕金森综合征。查体时，虽然眼外肌活动充分，但可有眼震、持续恒定走路困难，肢体活动缓慢，腱反射略增高，可有单侧或双侧巴宾斯基征阳性，晚期可出现摸索现象和强握反射。步态不稳常是首要的症状，多先于其他症状几个月或几年出现，有些患者步态不稳和智力改变可同时发生，也有的在其他症状出现以后发生。其表现从轻度走路不稳到不能走路，甚至不能站立，并常有摔倒病史。患者抬腿困难，不能做抗重力活动，步幅小，步距宽，走路失衡，不能两足先后连贯顺序活动。Romberg 试验表现摇摆，但没有小脑共济失调。智能障碍在每个患者中差异较大，近期记忆丧失是最明显的特点，患者常表现呆滞、自发性或主动性活动下降，谈话、阅读、写作、爱好和创造性减弱，对家庭不关心、淡漠或冷淡、孤僻、工作效率差。有人把这些复杂活动异常，称为意志丧失性格。有试验发现，患者运用词汇能力基本保留，而非词汇运用能力，如画画、拷贝、表格排列以及难题的测试都有很大程度障碍，随着病情进展，对周围人提出的问题无反应，只作简短或部分回答，自主活动缓慢或延迟。在某些早期患者智力损害中，有焦虑和复杂性智力功能紊乱，如狂妄、幻想和语无伦次，也可有行动缓慢、动作僵硬，酷似帕金森症状。尿失禁在某些患者表现很急，但多数则表现为对排尿知觉或尿起动作的感觉减退，大便失禁少见。

（四）诊断与鉴别诊断

1. 诊断

（1）根据病史、临床表现以及影像学辅助检查：一般可做出明确的诊断。

（2）实验室检查：腰穿，患者侧卧位时，脑脊液压力通常不高于 24kPa，在不伴有颅内其他病变时，脑脊液的糖蛋白和细胞计数均在正常范围内。腰穿放液后，如症状改善可提示分流有效。

（3）影像学检查：头颅 CT 检查是正常颅压脑积水检查重要手段，它可确定脑室扩大和皮质萎缩的程度及引起脑积水的病因，同时，也是观察术后分流效果及并发症的手段。

典型的 CT 扫描表现为脑室扩大而皮质萎缩不明显。MRI 影像可从矢状位、冠状位、水平位全方位观察较小的颅内病变并优于 CT，同时通过 MRI 可观察脑脊液的动力学变化，对脑积水进行评价。脑室周围 T_1 加权像低信号改变可表明脑积水呈进展趋势。

（4）核素脑池造影：用放射性核素腰穿注入蛛网膜下腔，在进入脑和脑室时照像观察。扫描可见到三种情况：①正常型，放射性核素在大脑凸面，而不流入脑室内。②正常颅压脑积水，放射性核素进入脑室内并滞留，72 小时内脑凸面不能显示。③混合型，多数患者为此型，即脑室和脑凸面在分期扫描均可显示。由于放射性核素扫描对判断分流效果没有肯定的关系，这种检查对评价正常颅压脑积水没有太大的帮助，目前临床并不常用。

（5）其他检查：颅骨平片一般无慢性颅高压征象，脑电图可见持续性广泛慢波，在正常颅压脑积水患者中可显示脑血流量的减少，脑血管造影侧位像可见大脑前动脉格外伸直，大脑中动脉侧裂点向外移位。有脑萎缩时，在毛细血管期见到小血管与颅骨内板之间距离增宽，气脑造影见全部脑室和不同程度的脑池扩大。

2. 鉴别诊断

（1）帕金森病或帕金森综合征：可出现行走慢、步距短、行走不稳、迈步费力等步态障碍，以及震颤、肌张力增高、尿便障碍等症状，一般没有智能障碍，CT 及 MRI 表现可资鉴别。

（2）皮质下动脉硬化性脑病：多有卒中危险因素，有多次卒中病史，症状阶梯性加重。与正常颅压脑积水 CT 及 MRI 表现类似，但多有白质深部多个斑点状病灶。

（五）治疗及预后

正常颅压性脑积水基本发病机制是脑脊液循环途径阻塞，脑脊液聚积于脑室系统。从理论上讲，分流手术会有一定临床效果。目前，多以侧脑室腹腔分流术为首选，而脑室右心房分流术只有在患者因腹部病变不适合行腹腔分流时才实行，其他的分流术临床应用甚少。根据正常颅压脑积水的脑压特点，选择 60～90mmH$_2$O 中压分流管为宜。术前应对分流效果做出估计，谨慎评价手术指征，达到手术最大效果。

1. 正常颅压脑积水治疗的一般过程　对痴呆、步态不稳、尿失禁和脑室扩大或只有步态不稳和脑室扩大的患者进行腰穿，如脑脊液压力高于 24kPa（180mmH$_2$O），无需进一步检查，可行分流手术；抽出 20ml 以上脑脊液，如走路不稳好转，则可行分流手术，症状不改善，则另行考虑；24 小时颅内压监测，如有搏动性升高活动优势，可行分流手术；如腰穿灌注试验阳性或放射性核素和碘苯酯等脑脊液动力检查，脑室没能显影，则可行分流治疗。

2. 分流指征判定

（1）临床症状评价：走路不稳是评价分流效果的重要指征。步态不稳先于智能障碍者，对分流手术反应良好，而单纯以智能障碍为主要症状者，分流效果较差。有人认为，有 74% 的走路不稳者分流后可恢复，并把走路不稳作为正常颅压脑积水分流指征的基本条件，87.5% 的患者分流后症状明显恢复。也有作者将脑室扩大和步态不稳作为分流的标准，83% 的患者在分流后可取得良好效果。

（2）颅压测定：正常颅压脑积水患者几次腰穿测压均在正常值上限者，24 小时连续监测颅压有波动性升高或腰穿放液后患者症状改善者，分流后多有明显的效果。有报道连续性监测颅内压有 B 波频繁活动，24 小时 B 波活动多于 50%者，分流术后可明显改善症状。

（3）腰椎灌注试验：以腰穿连接一个三通管，管的两头分别接压力连续描记仪和注射器，以脑脊液正常分泌 2 倍的速度（每分钟约 1.5ml）向腰部蛛网膜下腔注入盐水，正常时压力上升每分钟不高于 20mmH$_2$O，而正常颅压脑积水因脑底部的蛛网膜下腔阻塞和吸收功能减退，其压力上升高于此值。也用腰穿灌注同时做脑室引流方法预测分流术效果，其方法是先做侧脑室穿刺置管确定脑脊液流出初压，然后以该压力值向腰穿灌注生理盐水，如果脑脊液流出阻力大于每分钟每毫米汞柱 12.5ml，则分流术可有较好效果。

（4）头颅 CT 扫描：脑沟变浅，脑回缩小，蛛网膜下腔不宽，而脑室扩大明显和脑室周围水肿严重者分流后效果明显。

3. 分流失败分析　对正常颅压脑积水选择合适压力的分流管至关重要，只有分流后使脑压尽可能降低才能达到脑室缩小、症状改善的效果。但脑压下降过度则会引起一些术后合并症。

（1）硬膜下积液：分流后发生硬膜下积液的机制有：①分流后因颅压下降，由于虹吸效应引起颅压持续下降或皮质小静脉撕裂；②分流管压力过低使颅压下降太低；③脑脊液沿分流管周围渗入蛛网膜下腔。预防方法：应选择合适压力和附有抗虹吸装置的分流管，术中封闭分流周围的蛛网膜下腔防止脑脊液外渗。也有人提出，分流后的硬膜下积液并非与分流后虹吸现象和沿分流管外渗有关，硬膜下积液多发生在腰椎腹腔分流后和分流脑室的对侧，80%的病情可得到缓解。如 CT 扫描显示脑室扩大或有临床症状加重，则需结扎或更换较高压力分流管。

（2）分流不足：分流后脑室缩小不明显或临床症状不缓解提示分流不足，可用腰穿测压估计分流功能，如果脑脊液的压力接近分流管的压力，可推测分流管功能正常。此时，如脑室仍扩大，临床症状不改善，可换低压分流管。另外，正常颅压脑积水由于脑损伤的病因不同，并且是某些疾病过程的最后结果，有些患者因分流不足或分流过度而加重病情，因此，分流失败并不可认为原始诊断有误。除此以外，尚有以下合并症：分流管阻塞或分流无效、感染、引流过度引起的硬膜下血肿、癫痫和脑内血肿等。

五、其他原因引起的帕金森综合征

（一）脑炎后帕金森综合征

脑炎后帕金森综合征具有以下特点：①发病年龄不定，多有中枢神经系统感染史。②与帕金森病病程缓慢进展不同，该病起病不久，症状即迅速达高峰，然后常静止发展。③肌强直重于震颤，而且震颤以局限性多见。④常合并偏瘫、心理障碍、瞳孔反射障碍或眼肌麻痹等中枢神经功能障碍。⑤对于左旋多巴及复方多巴疗效差。

1. 甲状旁腺功能低下引起的帕金森样症状　甲状腺功能减退的症状，取决于低钙血症与持续时间。但血清下降的速度也具有重要临床意义。低钙血症的临床表现首先可出现指端或嘴部麻木和刺痛，手足与面部肌肉痉挛，随即出现手足搐搦（血清钙一般在 2mmol/L 以下），典型表现为双侧拇指强烈内收，掌指关节屈曲，指骨关节伸张、腕肘关节屈曲，形成鹰爪状，有时双足也呈强直性伸张。膝髋关节屈曲。发作时可有疼痛，但由于症状可怕，患者常异常惊恐，因此搐搦加重；有些患者，特别是儿童可出现惊厥或癫痫样全身抽搐。如不伴有搐搦，常可误诊为癫痫大发作。手足搐搦发作时也可伴有喉痉挛与喘鸣，由于缺氧，又可诱发癫痫大发作。有些轻症或久病患者不一定出现手足搐搦。其神经肌肉兴奋性增高主要表现为面部轻叩试验（Chvostek 征）与束臂加压试验（Trousseau 征）阳性。除了上述表现外，低钙血症还可引起下列表现。头颅摄片可发现多数患者基底节钙化，并可出现锥体外系神经症状，包括典型的帕金森病表现。纠正低钙血症可使症状改善。少数患者可出现颅内压增高与视盘水肿。慢性甲状腺功能减退患者可出现神经症状，包括烦躁、易激动、抑郁或精神病。儿童常有智力发育迟缓与牙齿发育障碍。白内障在此类患者中较为常见，可严重影响视力，纠正低钙血症可使白内障不再发展。长期甲状腺功能减退使皮肤干燥、脱屑，指甲出现纵嵴，毛发粗而干，易脱落，易发生念珠菌感染。血钙纠正后，上述症状也随之好转。心电图检查可发现 QT 间期延长，血清钙纠正后，心电图改变亦随之消失。

甲状腺功能低下引起的帕金森可有锥体外系病变，但多伴有手足搐搦、低钙血症、高磷血症，头颅 MRI 及 CT 可见双侧基底节、大脑皮质、小脑齿状核对称异常密度灶。多巴胺制剂效果差，纠正低钙血症可使症状改善。

2. 酒精中毒性震颤　酒精直接作用于神经细胞膜，这类物质像巴比妥类一样是脂溶性的。通过溶解细胞膜与细胞膜脂蛋白的相互作用而产生效应。酒精是中枢神经系统（CNS）的抑制剂而不是兴奋剂，一些酒精中毒的早期症状提示大脑兴奋，如喋喋不休、攻击性、过分活跃和大脑皮质电兴奋增加等，这是正常情况下调节大脑皮质活动的皮质下某些结构（可能上部脑干的网状结构）被抑制的结果。同样，早期腱反射活跃可能反映高级抑制中枢对脊髓的运动神经元的短暂性失控。然而，随着酒量的增大，抑制作用扩展至大脑、脑干和脊髓神经细胞，造成酒精中毒性脑病，其三种综合征的特征性表现如下。

（1）韦尼克（Wernicke）脑病：在长期饮酒的基础上，一次过量饮酒后突然发生谵妄、昏睡、肌肉抽搐或眼球麻痹、去大脑强直或昏迷，清醒后可转为以下两种综合征。

（2）柯萨科夫精神病：缓慢起病，以记忆障碍为主，伴虚构或错构、定向力障碍，可有情感或动作迟钝。可发生程度不同的多发性神经炎，检查见肢体感觉障碍、肌萎缩、腱反射减弱或消失，严重时可瘫痪。

（3）慢性酒精中毒性痴呆：缓慢起病，有严重的人格改变，记忆力减退及智能障碍；社会功能及生活自理能力下降或消失，脑电图可有低波幅慢波；脑 CT 示脑室扩大，大脑皮质特别是颞叶显著萎缩。

酒精中毒出现震颤一般多合并精神障碍，如谵妄、幻觉、妄想、器质性遗忘综合征（Korsakoff 综合征）、痴呆等。

3. 锰中毒及一氧化碳中毒引起的帕金森综合征　轻度锰中毒及一氧化碳中毒早期症状均有头晕、头痛、肢体酸痛、下肢无力及沉重、多汗、心悸和情绪改变；中重度出现肌张力增高、手指震颤、腱反射亢进，对周围食物缺乏兴趣和情绪不稳定。出现典型的震颤麻痹综合征，有四肢肌张力增高和静止性震颤、言语障碍、步态困难等，以及有不自主苦笑、强迫观念和冲动行为等精神症状。

以上几种毒物均侵犯中枢神经系统，均可产生帕金森样症状。

4. 脑肿瘤引起的帕金森综合征 脑肿瘤合并帕金森综合征症状者，一般年龄都在 60 岁以上，病程长短与肿瘤的发展快慢有关。由于老年人都有不同程度的脑萎缩，常掩盖头痛、呕吐等高颅内压症状，局灶体征也较轻，而突出表现为单纯帕金森综合征的体征，能引起此帕金森综合征症状者主要是生长在双侧大脑半球靠近中线矢状窦旁或深部基底节区和丘脑的肿瘤。从组织起源上看，这些肿瘤多为脑膜瘤、胶质瘤、血管瘤、转移瘤等。肿瘤引起帕金森综合征的机制目前认为是：①巨大的脑膜瘤或大脑半球深部的胶质瘤直接压迫或浸润基底节。②肿瘤管理运动的大脑皮质，阻断由此通往基底节区的传导纤维。③中脑脑瘤并累及黑质纹状体多巴胺能通往纹状体的神经元。治疗上可行立体定向病灶毁损手术。

5. 外伤后帕金森综合征 头部外伤时，剪切用力可使中枢神经系统轴索损伤，使得脑的中轴部分尤其是脑干、大脑脚挫伤。头颅 MRI 可发现脑干、大脑脚的损伤，尤其会发生在黑质纹状体多巴胺通路上，造成帕金森病样症状。治疗上多巴胺疗效较好。

第八节 震 颤

震颤（tremor）是一种节律性的、不自主的、振荡性的身体运动，是最为普遍的运动障碍。震颤分为生理性震颤和病理性震颤，生理性震颤是运动启动和终止过程不可缺少的组成部分，而病理性震颤则影响运动的协调性。

一、震颤评分法

震颤临床分级：根据 1996 年美国国立卫生研究院特发性震颤研究小组提出的震颤分级标准以供参考：0 级，无震颤；1 级，轻微，震颤不易察觉；2 级，中度，易于发现的、幅度不到 2cm 的、无致残性的震颤；3 级，明显的、幅度在 2~4cm 的、有部分致残性的震颤；4 级，严重的、幅度超过 4cm 的，致残性的震颤。

二、震颤的分类

震颤可以分为生理性震颤和病理性震颤两大类。生理性震颤是伴随躯体正常姿势和运动的小幅度震颤，其作用是使整个运动系统处在一个不断运动的振荡状态，从而达到对运动调节的目的。生理性震颤这一作用的有力证据是自主运动总是开始于生理性震颤的高峰状态，而又终止于生理性震颤的低谷状态。正是有了生理性震颤，才能自如地控制本身的运动，而累及机体一个或多个功能区域的不自主的、节律性的振荡性运动障碍就被称为病理性震颤。病理性震颤的生理基础还远远没有明了，而且有可能是不同表现的震颤存在着各自不同的病理生理机制。

震颤根据它产生时躯体所处的状态可以分为静止性震颤、行为性震颤。静止性震颤在肢体处于静止状态，没有肢体肌肉主动收缩的情况下产生（如双手抱在胸前休息），其振幅在精神压力（如倒数）和一般性运动（如行走）时加大，在目的性运动（如指鼻试验）时消失；行为性震颤又可分为姿势性震颤、等长收缩性震颤、运动性震颤，其中姿势性震颤是受累肢体在抵抗重力的情况下产生的（如向前伸展的手臂）；等长收缩性震颤是在肌肉发生等长收缩时产生的（如紧握检查者的手指）；运动性震颤是指发生在自主运动时的震颤，又可以细分为简单运动性震颤和意向性震颤，简单运动性震颤是在肢体自主运动时产生（如手腕的屈伸运动）的，意向性震颤是在肢体目标性运动时产生（如指鼻运动或指指运动）的，而且越靠近目标物体振幅越大。

根据震颤的病因及临床特点又可分为生理性震颤、增强的生理性震颤、原发性震颤、帕金森震颤、小脑性震颤、红核性震颤、精神性震颤和药物毒物诱发的震颤。生理性震颤是指在正常生理状态下存在的一种良性的高频率的低振幅的姿势性震颤，通常情况下肉眼不可及，可以通过伸出手托着一张报纸或手持激光器投射到远处屏幕达到放大；增强的生理性震颤是一种可见的高频的姿势性震颤，发生于某些系统性疾病（如甲状腺功能亢进或低血糖）或不正确地使用和撤去药物时，通常在去除致病因素后得到纠正；原发性震颤是一种可见的手和前臂的姿势性震颤，其中也包括运动性震颤的成分，是世界上最为普遍的运动障碍；帕金森震颤是变性疾病帕金森病的一种临床表现，以静止性震颤为主，其伴随症状还包括运动迟缓、肌强直和姿势步态异常，其发病率只相当于原发性震颤的1/20；小脑性震颤表现为一种同侧或对侧的低频的意向性震颤，发生于脑卒中、脑干肿瘤、多发性硬化等疾病，往往还包含有姿势性震颤的情况；红核性震颤有着与小脑性震颤类似的促发因素，常常累及一侧上肢，伴有其他神经定位体征，以姿势性和运动性震颤为主，具有低频率，高振幅的特点；精神性震颤是精神障碍的一种表现，特征是突然发作、频率和振幅多变、非生理性因素导致、有精神刺激史并且震颤继发于精神刺激、注意力分散时减轻及对安慰剂有效；药物毒物诱发的震颤是指药物毒物损伤神经系统所导致的震颤，可以表现为静止性震颤、姿势性震颤、运动性震颤等不同的形式，如锂中毒引起的运动性震颤。

（一）生理性和增强的生理性震颤

两者具有相同的机制但临床表现不同。生理性震颤是指正常人身体某部分的细小动作性震颤，具有较高频率（8~12Hz），通常影响双手，一般不会对日常生活造成障碍。增强的生理性震颤是身体某一部分具有更大幅度的生理性震颤，频率也是8~12Hz。该震颤主要由3种机制参与：①机械性机制，参与多数正常个体的主要震颤频率成分；②在罕见病例，反射机制可强化机械性震颤成分；③所谓的8~12Hz的中枢成分参与，具体机制不清，可能是通过运动系统内的一个固有机制达到皮质水平的同步化。

（二）特发性震颤

单纯表现为姿势性或运动性震颤。多数学者认为，特发性震颤（ET）是一种中枢性震颤，由中枢神经系统内散在的网状结构或核团的异常振荡所诱发的震颤动物模型发现，下橄榄核神经元产生同步节律性放电，而后通过小脑和红核脊髓束将节律性冲动投射到脊髓运动神经元。PET 检测发现，震颤时下橄榄核和小脑的代谢率和血流量增加。研究细胞内代谢的质子磁共振光谱分析成像（proton magnetic resonance spectroscopic imaging）提示，ET 患者小脑皮质的神经元损害或缺失。也有研究发现，部分患者表现为意向性震颤，可能因小脑前馈机制障碍所致。因此，橄榄体-小脑节律性的改变，通过丘脑和皮质向脊髓内传播，可能是引起 ET 的原因。

（三）直立性震颤

仅在站立时发现或触及腿部肌肉波浪样震颤。神经电生理检查发现，患者站立时下肢肌肉出现典型的 13～18Hz 的节律性同步放电。PET 研究显示，震颤时双侧小脑、对侧豆状核和丘脑的血流量增加。但橄榄核或外周传入-传出通路异常以及小脑原发病都可能导致小脑功能亢进，缺乏定位的特异性。另有研究发现，患者所有受检肌肉的活动均具有高度相关性。推测此型震颤有独特的振荡器，该振荡器必须足够强大，以控制正常的皮质脊髓束和延髓脊髓束的活动。

（四）帕金森静止性震颤

帕金森病患者最典型的震颤是静止性震颤，通常频率为 4～6Hz。病理特征是黑质内的多巴胺能细胞变性，导致纹状体内多巴胺耗竭。明显震颤的患者黑质致密部内侧神经元缺失明显。PET 研究显示，在无其他体征时，静止性震颤患者已有多巴胺能细胞缺陷。目前认为，静止性震颤属于中枢性震颤。虽然中枢振荡器的定位及其生理研究仍有争议，但多数学者认为，震颤产生于基底神经核环路。Gunther 等认为，多个中枢振荡器可以解释该型震颤。立体定向手术揭示，与震颤明显相关的大量细胞存在于不同的神经核团，多数位于丘脑，其次是内侧苍白球和底丘脑核，而外侧苍白球和壳核内很少发。总之，帕金森静止性震颤最有可能产生于基底神经节。

（五）肌张力障碍性震颤

主要表现为肌张力障碍导致的一个肢体或部分肌肉的姿势性或运动性震颤，通常在完全休息时消失。多数为局限性震颤，震颤幅度不一，频率各异（通常低于 7Hz）。该震颤的典型例子是震颤性痉挛发作性斜颈。产生机制可能与肌张力障碍有关。大量研究证实，基底神经节病变导致肌张力障碍，因此，此型震颤可能是基底神经核性震颤的另一种形式。

（六）小脑性震颤

小脑病变患者最典型的是意向性震颤，频率通常低于 5Hz。动物实验发现，运动和体感皮质以及球-栓状核与震颤相关，而齿状核与之无关。因此推测，经小脑和经大脑皮质环路似乎被累及。目前认为，小脑性震颤可能是一种前反馈控制缺陷，导致拮抗肌的适时收缩和等级活动紊乱而致震颤。

（七）Holmes 震颤

Holmes 首先描述此型震颤，表现为静止性、意向性，有时是姿势性震颤，频率多数低于 4.5Hz。传统上，将该型震颤命名为"红核性震颤"或"中脑性震颤"，这是一种误导，因为这些部位以外的病变也出现此型震颤。目前普遍认为，Holmes 震颤是脑干或小脑、基底节、丘脑不同部位损害导致的一种症状性震颤。病理解剖和 PET 资料显示，患者黑质-纹状体和小脑-丘脑两大系统受损。少数患者先有小脑损害，后形成黑质纹状体功能缺陷，最终出现 Holmes 震颤。临床上也发现，小脑合并黑质纹状体的损害导致此型震颤。因此，该型震颤是基底节性和小脑性震颤的结合。

（八）软腭性震颤

软腭性震颤是一种罕见的运动疾病，表现为软腭持续 12Hz 的节律性运动，有时可伴有其他肌肉的共同节律性活动。可分为两种临床类型，症状性软腭震颤（SPT）和特发性软腭震颤（EPT）。多年以来，人们一直认为下橄榄核假性肥大是 SPT 的特征性改变。下橄榄核具有自律性，起着振荡起搏器的作用。下橄榄核的突触递质是抑制性 γ-氨基丁酸（GABA），出血或其他脑干疾病使输送 GABA 的通路受损，导致下橄榄核细胞电紧张性耦联的细胞数增加，部分甚至所有细胞膜电位发生电紧张性耦联，引发超同步性放电，导致橄榄核-小脑-脊髓通路所控制的脊髓运动神经元节律性放电，产生震颤。迄今为止，关于 EPT 的病理生理知之甚少。

（九）药物及有毒物质诱发的震颤

在服用药物后，一个合理的时间窗内发生的震颤称为药物诱发的震颤。中毒后出现的震颤为中毒性震颤。药物诱导的震颤临床可表现为所有形式的震颤，中毒性震颤通常伴有中枢神经系统中毒的其他临床体征。震颤类型不同，其发生机制各异。如服用多巴胺受体阻滞剂后出现的静止性震颤，类似经典的帕金森震颤；锂中毒后出现小脑性震颤的症状；酒精或其他药物戒断后导致的震颤，表现为增强的生理性震颤。

其他，如周围神经病性震颤：一些慢性周围神经病患者的上肢和手出现 3～6Hz 的姿势性或动作性震颤。随着周围神经病的好转，震颤幅度也降低。此发生机制了解不多，推测与外周和中枢神经系统两方面受累有关。有研究报道，1 例 C_7～C_8 神经根病变的患者，患侧上肢出现粗大的姿势性震颤，通过电生理研究发现，震颤与异常的反射机制有关。伴有震颤的 IgM 副蛋白性周围神经病患者中，PET 显示，双侧小脑活动亢进。该症的感觉传入失真，造成本体感觉传入失平衡，产生震颤。同时，延迟的和失真的传入信号扰乱了小脑的正常功能，传入信息的中枢处理过程异常，也可导致震颤。

（十）精神性震颤

突然发作或缓解，大多为双侧性，震颤类型复杂，变化多，幅度、频率和方向均不同。

发生机制仍不清楚。当患者受累肢体拮抗肌共同收缩存在时，发生震颤；共同运动降低时，震颤停止。因此，共同收缩是该震颤发生的必需条件。共同收缩是易化阵挛的一个因素，而易化阵挛又被反射机制所调解。

三、特发性震颤

（一）概述

特发性震颤（ET）又称原发性震颤、良性震颤或家族性震颤，是以震颤为唯一表现的具有遗传倾向的运动障碍疾病，约60%的患者有家族史，呈常染色体显性遗传特征。人群患病率为4.1%~39.2%。本病无种族、地区、性别差异。发病可见于任何年龄，但多见于40岁以上的中老年人，有家族史者发病年龄较早。其主要表现为姿势性或动作性震颤，多数发生于手及前臂，也可累及头颈部、下肢，偶尔影响舌、面部、躯干部等部位。临床上ET主要表现为执行动作时出现震颤，症状单一。药物治疗ET疗效不佳。症状严重者可影响日常生活及工作，甚至失去生活自理能力。

（二）病因与发病机制

目前，普遍认为家族性 ET 是与年龄相关的常染色体显性遗传性疾病，故又称为遗传性震颤或家族性震颤。1836 年 Most 首次提出 ET 患者有家族史；以后有学者陆续报道一个家系中的 ET 病例及其发病规律和临床表现。据报道，ET 发病率在芬兰为 5.6%，瑞典 40 岁以上人群为 3.7%。60%以上患者有阳性家族史，多在 70 岁前外显。ET 分为家族性和散发性两种，因其临床特征完全一致，故通常认为是一种病，由于 ET 的发病年龄呈双峰特征（多高发于 20~29 岁、60~69 岁两个年龄段），因此有人推测可能存在两个不同的异常基因。目前已发现两个致病基因位点，即定位于 3q13 的 FET1 基因和定位于 2p22—p25 的 ETM 基因。Higgins 等最早对一个美籍捷克后裔家族性 ET 患者的基因进行分析，发现 ETM 基因位于 2p22—p25 区域，最大 Lod 值是 5.92，位点为 D2S272，ETM 基因在 D2Sl68~S2S224 之间，长度约 15cm；其后他对 4 个美国家系进行研究时发现，有 3 个家系与 ETM 位点有关，而与 FET1 无关。Abbruzzese 等对 240 例意大利 ET 患者用重复扩展检测进行基因连锁分析，认为可能存在第 3 个位点。Higgins 等的研究结果发现，ETM1231 和 ETM1234 基因型分布频率具有显著差异，提示家族性 ET 患者 2p24.1 单倍体异常，这可能有利于致病基因的发现。Martuin 等提出神经元变性疾病的突变基础是扩增的 CAG 三核苷酸重复序列，且重复序列大于 35。Higgins 等对美籍捷克后裔 ET 患者进行的重复扩增探测（RED）提示，扩展 CAG 三核苷酸序列与 ET 有关，它对 ET 的预测有一定意义。

（三）临床表现

任何年龄均可发生 ET，一般见于 30 岁以后，30 岁前发病者仅占 14%。40 岁以后发病尤为多见，70 岁以后发生率更高。男女均可累及。ET 患者有家族史者高达 50%。震颤是 ET 唯一的表现，无其他神经系统阳性体征。ET 常表现为混合性震颤，多以上肢位置性震颤为主，震颤多为双侧，最常见于手和前臂。伴头部震颤者多表现为点头和摇头；下肢震颤罕见，不伴静止性震颤。震颤频率为低频震颤者，其震颤粗大有规律；高频震颤者似甲状腺功能亢进的震颤，精神紧张、情绪激动、饥饿、疲劳或接受检查时加重。ET 患者难以完成精细动作，如书写、用匙筷进食等。严重震颤者存在生活障碍。

ET 有很多类型，如孤立性头、声、舌、面、颌及直立性震颤。患者 T₃、T₄、TSH、K-F 环及铜蓝蛋白测定结果均为阴性，头部 CT 或 MRI、EMG、EEG 检查均正常。

（四）诊断及鉴别诊断

1. 诊断 患者具有上述临床表现，并符合以下特点即可做出 ET 诊断：按 Bain 及 Peter 等提出的 ET 诊断标准，分为核心和非核心标准。核心标准：①双侧手和前臂非静止性震颤；②没有其他神经系统症状体征；③出现单独头部震颤但无肌张力障碍。非核心标准：①病程＞3 年；②有家族史；③酒精可能缓解症状。符合 3 项核心标准可确诊为 ET；符合非核心标准，具有辅助诊断意义。

2. 鉴别诊断

（1）生理性震颤及生理亢进性震颤：生理性震颤较常见，通常不对称地出现在四肢，以手部明显，震颤频率为 4～6Hz，生理亢进性震颤频率较生理性震颤大，出现在甲状腺功能亢进、低血糖、寒冷、焦虑、疲劳、极度体力活动后及服用某些药物后，与躯体肾上腺能神经元功能亢进有关。

（2）帕金森病及帕金森综合征：此类震颤主要是静止性震颤，多由一侧上肢远端开始，逐渐扩展到同侧下肢及对侧肢体，表现为前臂、拇指和其余手指呈明显的"搓丸样"动作；其震颤频率为 4～6Hz，轻微活动或动作时震颤可变弱或消失。查体可见运动减少、肌张力增高、前倾姿势及前冲步态。

（3）小脑性震颤：小脑病变时的运动性震颤可限于一个肢体或肢体的某部分，越接近目标时震颤越明显，此称为意向性震颤。小脑性震颤属运动性震颤，伴有协调不良，无规律性，同时有小脑疾病的其他症状和体征。ET 中的位置性震颤与小脑疾病和帕金森病不同，前者手臂在不同位置时（如水平伸展或肘部伸直等）出现的震颤振幅无变化，而后者则震颤振幅变化明显。

（4）精神性震颤：具有下列特点：①震颤突然发生。②震颤振幅和频率在不同时间、不同情况变异大。③注意力集中时震颤明显，注意力分散时震颤不明显。④震颤分类困难，静止性、位置性和动作性震颤均可出现在精神性震颤中，而且不断变化和转换。⑤患者无神经系统体征。⑥可以自发缓解。⑦抗震颤药物治疗无效，精神治疗和安慰剂有效。⑧有一定的诱因。

（5）肌张力障碍性震颤：多为局限性肌张力障碍，累及躯体某一部分，如眼睑、下面部、咽喉部、颈部、躯干、肢体的一部分，与 ET 震颤不同。

（6）中脑性震颤：也称红核性震颤，多于中脑、红核及其附近小脑传出部位损害时出现。一般认为是一侧齿状核-红核-丘脑径路和黑质损害所致。震颤常出现在损害对侧的肢体。静止性、位置性和动作性震颤可同时存在。可见于中风、肿瘤、脱髓鞘、外伤等引起的中脑损害。

（五）治疗及预后

大多数 ET 患者因症状轻微无需治疗，只有 0.5%～11.1%的患者需要治疗，其中不足50%的患者用药物能很好地控制症状，其余患者对药物不敏感，治疗效果不佳，需要肉毒毒素注射或立体定向治疗。

1. 药物治疗

（1）治疗原则：ET 的治疗分为药物（口服药物及 A 型肉毒毒素）和手术治疗。其治疗原则为：①轻度震颤无需治疗；②轻至中度患者由于工作或社交需要，可选择事前半小时服药以间歇性减轻症状；③影响日常生活和工作的中到重度震颤，需要药物治疗；④药物难治性重症患者可考虑手术治疗；⑤头部或声音震颤患者可选择 A 型肉毒毒素注射治疗。

（2）治疗用药：根据循证医学的 A、B、C 级推荐水平，结合我国的实际情况，将治疗ET 的药物分为一线、二线和三线用药。其中一线药物有普萘洛尔、扑米酮、阿罗洛尔；二线药物有加巴喷丁、托吡酯、阿普唑仑、阿替洛尔、索他洛尔、氯硝西泮；三线用药有氯氮平、纳多洛尔、尼莫地平、A 型肉毒毒素。普萘洛尔、阿罗洛尔和扑米酮是治疗 ET 的首选初始用药，当单药治疗无效时可联合应用；A 型肉毒毒素多点肌肉注射可能对头部或声音震颤患者有效。

1）一线推荐用药

a. 普萘洛尔（propranolol）：是非选择性肾上腺素 β 受体阻滞剂，为经典的一线治疗药物。普萘洛尔是经美国食品和药物管理局（FDA）批准的唯一用于治疗 ET 的药物。其对肢体震颤的效果较好（A 级证据）、疗效相当（B 级证据），且在大部分患者中疗效可维持1 年以上，1 年后视疗效情况可适当增加剂量（C 级证据）；普萘洛尔与扑米酮也可同时使用，对肢体震颤的疗效好于单药治疗，且不良反应无明显叠加（B 级证据）；普萘洛尔对头部震颤可能也有改善作用（B 级证据）。①用法：从小剂量开始（每次 10mg，每日 2 次），逐渐加量（每次 5mg）至 30～60mg/d 即可有症状改善，一般不超过 90mg/d；标准片每日口服 3 次，控释片每日 1 次，早晨服药。②疗效：能有效减小 50%的肢体震颤幅度（频率并不降低），但对轴性震颤（如头部、声音等）的疗效欠佳。③不良反应：大多数副作用是相应的肾上腺素 β 受体阻滞作用，常见的有脉率降低和血压下降，但 60 次/分以上的心率基本都能耐受，用药期间应密切观察心率和血压变化，如心率小于 60 次/分可考虑减量，小于 55 次/分则停药；其他少见副反应包括疲乏、恶心、腹泻、皮疹、阳痿和抑郁等。④不稳定性心功能不全、高度房室传导阻滞、哮喘、胰岛素依赖型糖尿病等相对禁忌。

b. 扑米酮（primidone）：是常用的抗癫痫药物。①用法：一般每晚 25mg 开始，逐渐每次 25mg 加量，有效剂量在 50～500mg/d，一般 250mg/d 疗效佳且耐受性好。为了减少嗜睡副作用，建议晚上睡前服药。②疗效：对于手部震颤疗效显著，可减小 50%的震颤幅度。③不良反应：在用药早期，急性副作用（包括眩晕、恶心、呕吐、行走不稳、嗜睡、急性毒性反应等）的发生率相对较高，大部分不良反应几天后会逐渐减弱或达到耐受。

c. 阿罗洛尔（arotinolol）：具有 α 受体及 β 受体阻断作用（其作用比大致为 1∶8）。①用法：口服剂量从 10mg，每日 1 次开始，如疗效不充分，可加量至每日 2 次，每次 10mg，最高剂量不超过 30mg/d。②疗效：可减少姿势性震颤和动作性震颤的幅度，疗效与普萘洛尔相似。与普萘洛尔相比，阿罗洛尔的 β 受体阻滞活性是其 4～5 倍，且不易通过血脑屏障，不会像普萘洛尔那样产生中枢神经系统副作用。因此对于无法耐受普萘洛尔的患者可考虑给予该药治疗。③不良反应：心动过缓、眩晕、低血压等。用药期间应密切观察心率和血压变化，如 60 次/分以下或有明显低血压应减量或停药。

2）二线推荐药物

a. 加巴喷丁（gabapentin）：是 γ-氨基丁酸的衍生物，属于新型的抗癫痫及抗神经痛药物。①用法：起始剂量 300mg/d，有效剂量为 1200～3600mg/d，分 3 次服用。②疗效：单药治疗可缓解症状，疗效可能与普萘洛尔相似，作为其他药物的添加治疗，并不能进一步改善症状。③不良反应：困倦、恶心、头晕、行走不稳等。

b. 托吡酯（topiramate）：是新型抗癫痫药物，具有阻滞钠通道、增强 γ-氨基丁酸活性的作用。①用法：起始剂量为 25mg/d，以每周 25mg 的递增速度缓慢加量，分 2 次口服，常规治疗剂量为 100～400mg/d。②疗效：疗效略逊于前 4 种药物，但在一定程度上能改善各类震颤。③不良反应：食欲减退、体重减轻、恶心、感觉异常、认知功能损害（尤其是语言智商）等。

c. 阿普唑仑（alprazolam）：是短效的苯二氮䓬类制剂。①用法：起始剂量为 0.6mg/d，多数每日 3 次给药，有效治疗剂量为 0.6～2.4mg/d。②疗效：减少 25%～34% 的震颤幅度，可用于不能耐受普萘洛尔、阿罗洛尔和扑米酮的老年患者。③不良反应：过度镇静、疲劳、反应迟钝等，长期使用可出现药物依赖性。

d. 阿替洛尔（atenolol）：是选择性 β_1 受体阻滞剂。①用法：50～150mg/d 可以缓解症状。适用于不能使用 β_2 及非选择性受体阻滞剂的哮喘患者。②疗效：该类选择性 β_1 受体阻滞剂的疗效逊于非选择性受体阻滞剂。③不良反应：头晕、恶心、咳嗽、口干、困倦等。

e. 索他洛尔（sotalol）：是非选择性 β 受体阻滞剂。①用法：80～240mg/d 可以缓解症状。②疗效：在肾上腺素能 β 受体阻滞剂中其疗效仅次于普萘洛尔和阿罗洛尔。

f. 氯硝西泮（clonazepam）：是苯二氮䓬类制剂。①用法：起始剂量为 0.5mg/d，有效治疗剂量为 1～6mg/d。②疗效：能有效减小动作性震颤幅度。③不良反应：头晕、行走不稳、过度镇静等，长期使用可出现药物依赖性。

3）三线推荐药物：非选择性 β 受体阻滞剂纳多洛尔（nadolol）120～240mg/d 或钙离子拮抗剂尼莫地平（nimodipine）120mg/d 或非经典抗精神病药物氯氮平（clozapine）25～75mg/d，对改善肢体震颤可能有效。氯氮平有致粒细胞减少和心律失常的副作用，仅在其他药物治疗无效的情况下才考虑应用，且使用期间要监测血常规和心电图。相比口服药，A 型肉毒毒素在治疗头部、声音震颤方面更具优势，且同样可用于肢体震颤的治疗。单剂量 40～400IU 可改善头部震颤；选择尺、桡侧腕伸屈肌多点注射 50～100IU 药物可减小上肢的震颤幅度，手指无力、肢体僵硬感是最常见的副作用；0.6IU 的软腭注射可治疗声音震颤，但可能出现声音嘶哑和吞咽困难等副作用。A 型肉毒毒素治疗难治性震颤属对症治疗措施，通常 1 次注射疗效持续 3～6 个月，需重复注射以维持疗效。

4）药物治疗存在的问题

a. ET 治疗药物的安全性、耐受性和疗效：普萘洛尔、长效普萘洛尔和扑米酮可减轻肢体震颤，普萘洛尔和扑米酮的疗效大致相似；有关资料表明，长效普萘洛尔的疗效与普通普萘洛尔相似。建议：普萘洛尔、长效普萘洛尔或扑米酮可用于治疗肢体震颤（A 级）。肢体震颤开始治疗用普萘洛尔和扑米酮的疗效相似。建议：普萘洛尔或扑米酮都可用作肢体震颤的开始治疗（B 级）。阿普唑仑、阿替洛尔、加巴喷丁（单药）、索他洛尔和托吡酯很有可能减轻肢体震颤，有关资料提示，普萘洛尔可减轻头震颤。建议：阿替洛尔、加巴喷丁（单药）、索他洛尔和托吡酯可用于治疗肢体震颤（B 级）；阿普唑仑使用要谨慎，因为有滥用危险（B 级）。普萘洛尔可用于治疗头震颤（B 级）。氯硝西泮、氯氮平、纳多洛尔和尼莫地平或许可减轻肢体震颤。建议：可以考虑用纳多洛尔和尼莫地平治疗肢体震颤（C 级）；使用氯硝西泮要谨慎，因为它有滥用危险，并可出现戒断综合征（C 级）。顽固肢体震颤患者才建议用氯氮平，因为它可导致粒细胞缺乏症（C 级）。曲唑酮不能减轻肢体震颤。建议：不推荐用曲唑酮治疗肢体震颤（A 级）。乙酰唑胺、异烟肼和吲哚洛尔大概不能减轻肢体震颤。建议：不推荐用乙酰唑胺、异烟肼和吲哚洛尔治疗肢体震颤（B 级）。醋甲唑胺、米氮平、硝苯地平和维拉帕米大概不能减轻肢体震颤。建议：不推荐用醋甲唑胺、米氮平、硝苯地平和维拉帕米治疗肢体震颤（C 级）。

b. 联合应用扑米酮和普萘洛尔的疗效是否比单独应用好：联合应用扑米酮和普萘洛尔减轻肢体震颤的效果或许比单药治疗好，且不良反应并不增加。建议：如单用扑米酮和普萘洛尔治疗肢体震颤疗效不满意，可将两药联合应用（B 级）。

c. ET 药物治疗的疗效是否持久：半数以上的患者，扑米酮和普萘洛尔的抗震颤效果至少可保持 1 年。建议：用扑米酮和普萘洛尔治疗肢体震颤达 12 个月时，剂量可能需增加（C 级）。

d. 肉毒杆菌毒素（BTX）化学去神经对患者是否有好处？研究表明，BTX 可减轻肢体震颤，但效果不大，又有手无力不良反应，并随剂量增加而加重。BTX 亦可减轻头震颤和声音震颤，但资料不多。BTX 治疗声音震颤有喘息声、声音嘶哑和吞咽困难等不良反应。建议：内科治疗无效的患者可考虑注射 BTX 治疗肢体、头和声音震颤（C 级）。

2. 外科治疗　20 世纪初，已经有人尝试用外科方法治疗运动障碍病，最初的治疗是破坏运动区皮质，这必然带来对侧肢体偏瘫。最初的问题在于适应证的选择和手术靶点的确定。1952 年，Cooper 做中脑切开术时无意间损伤了脉络膜前动脉，结果发现患者对侧肢体震颤明显改善。所以，后来 Cooper 推荐用结扎脉络膜前动脉治疗帕金森病。但是，这种手术的疗效并不肯定，而且经常有偏瘫的发生。随后，Cooper 选择苍白球作为手术靶点，并用酒精注射其中 1 例手术成功的患者，对其死后做了尸检，结果发现毁损的靶点在丘脑。因此，Cooper 等人认为丘脑腹外侧核是最适宜的靶点。Hassler 和 Kiechert 也提出把丘脑作为毁损的靶点，他们认为丘脑腹嘴后核（Vop）对震颤有效，而丘脑腹嘴前核（Voa）对强直有效。最后，治疗震颤的最佳靶点被认为是丘脑的腹中间核（Vim）。

随着立体定向技术和神经影像学水平的提高，定位更加准确，并发症更少，外科治疗更容易被接受。有接近 50%的患者在接受了合理的药物治疗后，仍然有非常严重的震颤。因此，一部分患者选择了安全有效的立体定向手术（丘脑靶点毁损术和丘脑刺激术）。

（1）解剖及生理学基础：解剖学与临床的核团划分和命名尚未完全一致。根据解剖学的划分，丘脑腹侧核包括腹前核（VA）、腹外侧核（VL）、腹后侧核（VP），而根据 Hassler 的临床功能命名，这一核团被分为腹嘴前核（Voa）、腹嘴后核（Vop）、腹中间核（Vim）、腹尾外侧核（Vce）、腹尾内侧核（Vci）。正如前面所提到的，对于治疗震颤最适合的核团是 Vim 核。Vim 核是一组深染的神经元。

基底节内部的纤维联系，纹状体和 GPi-SNr 复合体之间有直接通路和间接通路。前者从纹状体（主要是壳核）直接至 GPi-SNr 复合体，后者从纹状体经苍白球外侧部和底丘脑核至 GPi-SNr 复合体，亦有部分纤维不经底丘脑核直接从苍白球外侧部到 GPi-SNr 复合体。直接通路传出神经元是 GABA/SP/DYN 能的，分布着兴奋性 D_1 型多巴胺受体。间接通路传出神经元是 GABA/ENK 能的，分布着抑制性 D_2 型多巴胺受体。

1）丘脑靶点毁损术：最初报道认为丘脑靶点毁损术可以大大提高 ET 患者的生活质量。因为没有标准评分法，所以更多是定性，而没有量化。尽管如此，大量的报道和临床经验证实，单侧丘脑靶点毁损术对于 ET 患者是非常有效的。

1962 年，Cooper 报道了在立体定向下用化学的方法毁损丘脑，成功地治疗了 3 例震颤患者，其头部震颤均得到改善。Laitinen 报道了 9 例丘脑内靶点术后的 ET 患者，其中 7 例得到改善。Obrador 和 Dierssen 报道了经治的 15 例患者其中包括 8 例 ET 患者。他们的靶点包括苍白球、丘脑 VL 核、底丘脑核、丘脑 VPL 核以及红核和未定带。这些作者虽然都报道了患者的改善情况，但并没有按患者的症状进行分类统计。大家一致认为，治疗震颤最佳靶点是 Vim 核和底丘脑核。1968 年，Blacker 等报道了 15 例 Vim 核和底丘脑核毁损术后的 ET 患者，其中 14 例症状得到明显改善。但后来发现其中 3 例患者的诊断不一定是 ET。Bertrand 等报道了 25 例 ET，30 个靶点的手术结果，其中包括 4 例双靶点和 1 例震颤复发再次手术的病例。这些手术中，震颤明确停止的有 26 次。Van Manen 报道 23 例 Vim 核毁损术后震颤完全消失的病例。

Ohye 等报道了 15 例接受了丘脑内靶点毁损术的患者，其中 2 例为双侧，1 例为同侧二次手术。结果非常满意。永久并发症包括感觉异常、力弱和构音障碍，但发生率很低。北京功能神经外科研究所采用国际通用 Fahn 评分法，对 21 例 ET 进行单侧丘脑术前术后的评分。所有患者手术对侧肢体的震颤完全消失；震颤的整体改善率为 52%，特殊动作和功能改善率为 54%，功能残疾改善率为 77%；10 例头部震颤患者 7 例有改善；4 例声音震颤患者 2 例有改善。

长期随访表明，大多数患者手术疗效稳定。Nagaseki 等报道了丘脑 Vim 核毁损术后长期随访的结果：16 例共进行了 19 次手术，其中包括 2 例双侧手术和 1 例同侧二次手术。随访期限为 3.25～10 年（平均 6.58 年）。在 18 次手术中，有 15 次震颤完全消失，3 次还留有轻微震颤。术后并发症包括力弱、永久性感觉异常、小脑症状和构音障碍。Mohadjer 等采用丘脑内靶点术治疗了 104 例 ET 患者。其中 65 例进行了平均 8.6 年的随访，69%的患者的震颤症状得到完全改善，11%的患者震颤减轻。永久并发症包括构音障碍、平衡障碍和步态不稳。Goldman 等报道了 8 例丘脑内靶点毁损术后的 ET 患者，平均随访期限为

17.3 个月。随访患者采用改良 Fahn 评分法。致残评分平均降低 82%；声音震颤改善 71.4%。没有严重的永久性并发症：2 例患者有轻度的构音障碍，1 例患者有轻微的认知功能障碍。发生功能障碍的患者年龄都大于 65 岁或因行双侧丘脑切开术。Jankovic 等对 6 例丘脑手术后的患者进行了回顾性的分析，平均随访期限为 53.4 个月。其中 5 例患者对侧肢体震颤完全停止或减轻，伴随功能改善。62 例丘脑手术后患者（另组资料）资料统计表明，近期并发症达到 58%，虽然大多数并发症在术后 2～3 天内消失，但仍有 13 例患者存在轻度的永久并发症。这些并发症包括对侧肢体力弱（9 例），构音障碍（6 例），同侧震颤加重（1 例）和面肌痉挛（1 例）。1 例帕金森病患者术后 1 周死于肺栓塞。还有 1 例帕金森病患者双侧丘脑切开术后发生音调降低。

　　虽然，以上研究中没有死亡病例的报道，但其他的文献中曾有过死亡的记录。Tasker 报道的死亡率小于 0.5%。并发症发生率和死亡率与技术水平、诊断、医疗水平的差异和靶点数的多少密切相关。Stellar 和 Cooper 认为同一患者多次手术、高血压和双侧丘脑同时毁损术都会增加死亡率。一般来说，各医疗中心死亡率均小于 1%。

　　2）双侧丘脑靶点毁损术：双侧丘脑同期手术的主要风险之一就是言语功能障碍，双侧丘脑术治疗 ET 的统计资料甚少。不过，有双侧丘脑手术治疗帕金森病的资料统计可以借鉴。Sel 报道了 84 例双侧丘脑手术后的帕金森病患者，一过性认知功能障碍发生率达到 64%；59 例中只有 3 例发生了记忆功能障碍；29 例术前说话正常的患者发生永久构音障碍；语调降低的有 28%。而术前就存在构音障碍的 30 例患者中有 23% 的患者症状加重。Matsumoto 等报道了 30 例双侧丘脑手术后患者中，有 6 例发生了轻度构音障碍，但都不会影响日常生活。Miyamoto 等有过 5 例双侧丘脑切开术后发生轻度构音功能障碍的报道。根据 Kelly 等对 24 例双侧丘脑手术的报道，患者发生语言障碍的概率很高，尤其是术前就有语言障碍的患者。其中的 21 例患者在一侧术后就有音调降低，9 例患者在对侧术后音调进一步降低。Giuffre 和 Gambacorta 报道了他们治疗的 24 例帕金森病患者，所有这些患者接受了分期的双侧丘脑手术。其中的 21 例出现了构音障碍，16 例的症状比较显著。很难在第二次手术前确定患者是否会发生这种并发症；13 例患者出现了认知功能的障碍，6 例是在第二次术后。以上这些研究表明，双侧丘脑手术并发症的发生概率很高，应尽量避免。

　　3）丘脑刺激术：20 世纪 60 年代，丘脑毁损术广泛应用于治疗震颤，人们发现术中用高频（>100Hz）电刺激也可以消除震颤。于是刺激器被植入丘脑 Vim 核以避免双侧丘脑毁损术所带来的并发症。80 年代后期开始有人报道慢性刺激术治疗 ET 患者的有效性及安全性。美国 FDA 批准使用 Activa 公司生产的刺激器（deep brain stimulation，DBS）控制震颤。刺激器分两部分：一部分植入脑组织内，尖端有 4 个裸区，每个裸区长 1.5mm，间隔 1.5mm，用来发放刺激；另一部分，脉冲发生器（implantable pulse generator，IPG）通过导线和刺激部分相连，IPG 被植入锁骨处的皮下组织。DBS 可以连接一个或两个电极，两个电极可以植入双侧。DBS 开启通常在术后 2 周左右，刺激程序的设定通过 IPG 完成。设定内容包括波宽、刺激强度、刺激频率和刺激的发放位置。患者可以通过手中磁铁控制开关。通常的刺激参数为刺激频率 135～195Hz，波宽 60～120μs，刺激电压 1～3V。Benabid 等报道了 6 例丘脑 Vim 核电极埋植术后的患者，其中 3 例接受了双侧手术。4 例术后震颤完全消失；2 例手术后震颤大部分改善；2 例手术后中度改善；1 例轻度改善。研究表明，静止性和体位性震颤比动作性震颤容易控制；肢体远端的震颤比近端和躯干震颤容易控制。1993 年，Benabid 等报道了 13 例 ET 患者接受了 DBS 手术后的结果（包括先前提到的 6 例患者）。他们研究的结果发现，68%的患者手术后症状得到明显改善。患者并发症包括：2 例发生皮肤溃疡，其中 1 例手术拆除了脉冲发生器，另 1 例手术拆除了整个 DBS 装置；2 例通过术后常规的 CT 检查发现了颅内的少量出血，但没有症状。因为刺激带来的一过性并发症包括：对侧的感觉异常（9%）；肢体肌张力障碍（9%）；平衡障碍（7.6%）；构音障碍（15%）。到 1996 年为止，Benabid 治疗的 ET 患者的总数已经达到 20 例，其中 13 例接受了双侧丘脑刺激术，2 例对侧实施了丘脑切开术。虽然总体效果仍然满意，但有 18.5%的患者震颤加重，尤其是动作性震颤。Blond 等报道 4 例接受了单侧丘脑刺激术的 ET 患者，2 例震颤完全消失；1 例震颤中度改善和 1 例震颤轻微改善。没有并发症的报道。在他报道的 14 例各种类型震颤的 DBS 治疗中，有 1 例出现肌强直；1 例出现永久性感觉障碍。Koller 等报道了多中心单侧埋植 DBS 治疗 ET 和帕金森病的震颤症状的统计结果。术后 3 个月，29 例 ET 患者中，23 例有明显改善（50%～100%）；3 例中度改善（25%～50%）；1 例轻度改善和 2 例没有改善。统计资料表明，患者的日常生活明显改善，例如写字、画螺旋线、画直线、倒水、喝水等。作者没有区分永久性和一过性并发症。6 例（包括 ET 和帕金森病）DBS 没有安置成功，其中 2 例因为术中发现对震颤无效；1 例颅内出血；2 例因为钻孔和撤导针出现硬膜下出血。因刺激而引起的一过性并发症比较轻微，包括感觉障碍、头痛、平衡障碍、轻瘫、步调紊乱、肌张力障碍、构音障碍和局灶性疼痛。术后其他并发症还包括：1 例导联移位；1 例出现心电图缺血性改变以及 1 例癫痫发作。术后第一年和 DBS 装置有关的并发症包括：2 例发生皮肤感染，后经抗生素治愈；1 例 IPG 失效，后手术取出；1 例因皮肤溃疡，也手术取出装置。Ondo 等报道了 14 例经单侧丘脑 DBS 治疗的 ET 患者。此类患者手术对侧上肢震颤减轻 83%。所有震颤评分包括写字、倒水、主观感觉调查和致残评分，都得到明显改善。因为刺激带来的一过性并发症轻微，经调整后消失。没有严重的手术并发症。2 例患者因导联断路而重置。Pahwa 等报道了 9 例分期双侧丘脑 DBS 治疗后的 ET 患者。术前 9 例患者中，6 例和正常人相比有中度残疾（51%～75%），3 例有重度残疾（76%～100%）。第一次术后 1 年，3 例完全正常，4 例患者有轻度残疾（1%～25%），1 例有中度残疾。患者第一次术后 1 年总体震颤评分改善 35%，第二次术后 1 年又改善 34%。体位性和动作性震颤是致残的主要因素，以上两种震颤的总体评分在第一次术后改善 68%，对侧术后改善 75%。5 例患者术前有头部震颤，第一次术后，只有 2 例还有头部震颤；第二次术后只剩下 1 例仍存在头部震颤。5 例患者出现了手术并发症，其中 1 例出现无症状性颅内血肿；1 例出现 IPG；植入部位血肿；1 例术后癫痫发作；1 例导联移位；1 例 IPG 失效需要重植。4 例患者出现（IPG 开状态下）构音障碍，此症状为一过性，没有临床意义。其他和刺激器有关的一过性并发症包括 9 例均出现感觉障碍；3 例出现平衡障碍；2 例出现头痛；1 例出现运动障碍；1 例出现运动性失语。

Carpenter 等报道了 DBS 治疗声音震颤的结果。7 例声音震颤的患者，5 例接受单侧 DBS 手术，2 例接受了双侧 DBS 手术。其中 4 例声音震颤有改善，但声音震颤的改善显然不如肢体震颤改善显著。Pahwa 等报道了单侧 DBS 对头部震颤的治疗结果。38 例均有头部震颤的 ET 患者，术后 3 个月，患者头部震颤的改善率为 52%；术后 6 个月改善率为

35%；术后 12 个月的改善率 50%。Ondo 等作了类似的报道，14 例有头部震颤的 ET 患者在接受了单侧 DBS 手术后 3 个月头部震颤的改善率为 55%。

　　DBS 的明确机制还没有定论。Benabid 等认为，震颤减弱是因为从脊髓到皮质本体感觉通路的传导被抑制，以致反馈性传导到脊髓前角细胞的刺激通过电极反馈这个环路，导致震颤减弱。Deiber 等用 PET 检测了 6 例 DBS 术后的帕金森病患者，结果发现小脑信号降低，说明小脑功能活跃性降低和刺激器抑制震颤的机制有关。

　　丘脑刺激的时效仍然没有统一的认识，但有个别报道。Benabid 认为时效性和动作性震颤密切相关。而且，为了很好地控制震颤，刺激强度在数天或数周后需要增加。如果术后早期就需要很大的刺激强度，通常说明刺激电极的位置不理想。睡觉前关闭刺激器可以延长刺激器时效。另外，"假日疗法"也可以延长时效。对于位置不理想的电极可以重新植入，或行丘脑切开术。

　　4）丘脑内靶点毁损术和刺激术的比较：临床医生经常要面对的问题就是对于一个药物疗效欠佳的震颤患者，该选择哪种手术方式。Koller 等认为丘脑刺激术相对于毁损术来说有以下几个优点，即可逆行（对脑组织的最小破坏）、可调性（根据患者情况调整刺激参数以提高疗效减少副作用）和双侧手术的可行性。而其缺点也一目了然，即费用昂贵；增加异物感染及炎症反应的概率；将来需要更换电池或是因装置失效需要更换；需要时间和人力进行术后追踪。Tasked 对 19 例（16 例帕金森病和 3 例 ET 患者）DBS 术后和 26 例（23 例帕金森病和 3 例 ET 患者）丘脑毁损术后患者做了回顾性对比研究。两组震颤完全消失的概率均为 42%；震颤绝大部分消失的 DBS 组为 79%，而丘脑毁损组为 69%；震颤复发的 DBS 组为 5%，而丘脑毁损组为 15%；共济失调、构音障碍、慌张步态等并发症发生率丘脑切开组（42%）明显高于 DBS 组（26%）。不过上述研究有一定缺陷，比如回顾性研究缺乏随机性、对照组、诊断差异和两组随访时间的不同。两种术式的优劣需要进一步评估。

　　（2）患者的筛选：ET 患者药物疗效不佳，且生活难以自理的患者可作为立体定向手术的治疗对象。禁忌证包括明显的智能障碍或者诊断不明确的患者，有可能增加手术风险。一些患者因为精神紧张不能耐受手术。γ 刀丘脑毁损术后的患者，再行立体定向手术效果不佳。

　　（3）手术治疗

　　1）丘脑切开术治疗对侧肢体震颤的效果：单侧丘脑切开术可有效治疗对侧肢体震颤，双侧丘脑切开术不良反应发生率增加，而且往往是严重不良反应。建议：单侧丘脑切开术可用于治疗药物治疗无效的肢体震颤（C 级），由于不良反应严重不推荐使用双侧丘脑切开术。

　　2）丘脑深部脑刺激（DBS）对顽固 ET 患者的疗效：在药物治疗无效的 ET 患者，腹中间内侧核（VIM）丘脑核 DBS 可有效减轻对侧肢体震颤。建议：可用 VIM 丘脑核 DBS 治疗药物治疗无效的肢体震颤（C 级）。

　　关于 DBS 治疗头震颤和声音震颤的资料是互相矛盾的。建议：没有足够的证据建议应用丘脑 DBS 治疗头震颤和声音震颤（U 级）。

　　3）药物治疗无效的 ET 患者应选用丘脑切开术或丘脑 DBS：DBS 和丘脑切开术都可有效抑制 ET 患者的震颤。建议：DBS 的不良反应比丘脑切开术少（B 级），但是否采用

DBS或丘脑切开术取决于每例患者的具体情况，如术中并发症发生危险以及是否能够对刺激器进行监督及调节。

4）双侧或单侧手术的适应证：丘脑DBS可抑制对侧肢体震颤，所以双侧上肢震颤者需做双侧DBS。但没有证据表明，双侧DBS对抑制肢体震颤有协同作用。另外，单侧DBS对双侧DBS的危险或效益比资料也不充足。同样，双侧DBS治疗头震颤和声音震颤也没有充足资料。建议：抑制双上肢震颤需采用双侧DBS，但单侧DBS对双侧DBS治疗肢体震颤的危险或效益比缺少充分资料（U级）。同样，没有充分资料推荐单侧或双侧DBS治疗头震颤和声音震颤。双侧DBS的不良反应较多，不建议做双侧丘脑切开术。

长期应用DBS（C级）、丘脑切开术（C级）减轻震颤高度有效，但都有较严重的并发症，尽管发生率不高。DBS的某些不良反应可随时间推移而消失，或通过调节刺激器的设置而消失。

美国神经病学学会质量标准小组委员会认为，尽管ET是最常见的成人运动性疾病之一，但关于ET治疗的研究并不多。还需进一步做前瞻性双盲安慰剂对照研究，以便更好地确定内外科治疗ET的疗效和不良反应。质量标准小组委员提出了今后研究的具体建议：①努力统一评估震颤的标准；②确定ET的临床和病理学亚组及其与药物疗效的关系，以帮助医生为患者选择合适的治疗用药；③研究各种ET治疗方法的成本-效益；④进一步研究头震颤和声音震颤的内外科治疗方法；⑤进一步做前瞻性随机双盲安慰剂对照研究以确定ET内外科治疗方法的疗效和不良反应。

参 考 文 献

蔡定芳, 2009. 帕金森病的中医治疗[J]. 中国现代神经疾病杂志, 9（3）：233-234.

陈敏敏, 李娟, 欧阳建, 2012. Na$^+$/K$^+$-ATP酶α亚基表达改变对细胞生长的影响[J]. 医学综述, 18: 641-643.

陈薇, 谢惠君, 汪剑, 2004. 磁共振波谱分析在帕金森病早期诊断应用中的价值[J]. 中国临床康复, 8（1）：34-35.

辜静农, 1981. 抗精神病药物的锥体外系副反应与多巴胺系统[J]. 神经精神疾病杂志, 7（5）：315.

李鹏, 王伟, 古燕, 等, 2006. 改良质子波谱技术观察帕金森患者黑质内神经代谢的改变[J]. 中国临床康复, 10（34）：112-114.

李学文, 2000. 中医辨证分型治疗震颤麻痹临床体会[J]. 包头医学, 24（3）：28.

李燕, 1995. 胃复安致迟发性运动障碍和帕金森综合征1例报告[J]. 中华神经精神科杂志, 28（3）：189.

李郁欣, 耿道颖, 蒋雨平, 等, 2006. 基底节、黑质的MRI体积测量在帕金森病中的应用研究[J]. 中国医学计算机成像杂志, 12（1）：6-10.

刘道宽, 2000. 锥体外系疾病[M]. 上海: 上海科学技术出版社.

刘军, 2016. 中国帕金森病的诊断标准（2016版）[J]. 中华神经科杂志, 49（4）：268-271.

刘希涛, 李美清, 1996. 氟桂嗪致锥体外系反应11例报告[J]. 中华神经科杂志, 29（5）：319.

隆呈祥, 1992. 中医老年颤证诊断和疗效评定标准[J]. 北京中医学院学报, 15（4）：39-41.

潘岳清, 1998. 胃复安出现副作用22例临床分析[J]. 综合临床医学, 14（3）：268.

施建安, 王焕林, 1993. 西比灵致锥体外系反应伴抑郁2例[J]. 中国新药杂志, 2（4）：246.

宋秋云, 2003. 帕金森病中医证治体会[J]. 河南中医, 23（3）：471.

唐北沙, 柳四新, 严新翔, 等, 2001. 帕金森病Parkin基因的突变分析[J]. 中华内科杂志, 40（12）：799-801.

童启进, 秦彬, 1988. 不同病因的帕金林病或综合征七例报告[J]. 中华神经精神科杂志, 21（2）：110.

王文武, 何建成, 2008. 帕金森病的中医文献研究[J]. 新中医, 40（1）：118-120.

魏岗之, 1994. 血管性帕金森综合征临床病理报告[J]. 中华内科杂志, 33（7）：474-476.

吴燕, 1982. 灭吐灵的临床药理[J]. 新药与临床, 3: 45.

肖勤, 陈生弟, 2001. 原发性震颤的研究现状[J]. 国外医学老年医学分册, 22（2）：81-84.

邢永红, 张本恕, 张云亭, 等, 2007. 帕金森病患者额叶质子磁共振波谱研究[J]. 天津医科大学学报, 13（2）: 240-243.

邢永红, 张本恕, 张云亭, 等, 2007. 帕金森病患者壳核质子磁共振波谱研究[J]. 天津医药, 35（8）: 581-584.

徐严明, 刘焯霖, 王玉凯, 等, 2002. parkin 基因的一个新的点突变[J]. 中华医学遗传学杂志, 19（5）: 409-411.

许律西, 翟书清, 1992. 钙通道阻滞剂在精神科临床应用的估价[J]. 中华神经精神科杂志, 25（4）: 246-248.

姚乃礼, 2016. 中医症状鉴别诊断学[M]. 北京: 人民卫生出版社.

张立明, 1996. 维拉帕米引起帕金森氏病[J]. 国外医学: 内科分册, 23（12）: 536.

赵薛旭, 李作汉, 陈月琴, 等, 1993. 血管性帕金森综合征血液流变学: CT 与临床[J]. 临床神经病学杂志, 6（1）: 26.

郑恬, 1989. 甲氰咪胍引起帕金森氏病表现 1 例[J]. 实用内科杂志, 9（5）: 255.

郑旭宁, 朱雄超, 阮凌翔, 等, 2004. 原发单侧症状帕金森病双侧壳核磁共振波谱研究[J]. 中华神经科杂志, 37（1）: 37-40.

周俊山, 张复兵, 1998. 血管性帕金森综合征的 TCD, 血液流变学与临床表现[J]. 天津医药, 26（5）: 262-264.

朱珍, 耿道颖, 沈黎玮, 等, 2005. 帕金森病 MRI 白质高信号研究[J]. 中国康复理论与实践, 11（10）: 834-837.

第三章

帕金森病的中西医治疗

第一节　颤证的中医治疗

一、辨 证 论 治

（一）辨证要点

颤证首先要辨清标本虚实。肝肾阴虚、气血不足、脾胃虚弱为病之本，属虚，故为本虚；风、火、痰、瘀等病理因素多为病之标，属实，故其标为实。因此颤证属本虚标实。

一般震颤较剧，病程相对较短，肢体僵硬，烦躁不宁，胸闷体胖者，多为实证；若颤抖无力，缠绵难愈，腰膝酸软，体瘦眩晕，遇劳烦加重者，多为虚证。而病久则多虚实夹杂。

（二）辨证分型

1. 风阳内动证

证候：肢体颤动粗大，程度较重，不能自制，眩晕耳鸣，面赤烦躁，易激动，心情紧张或激动时震颤加重，伴有肢体麻木，口苦而干，言语迟缓不清，流涎，尿赤，大便干结。舌质红，苔黄，脉弦。

证机概要：肝郁阳亢，化火生风，扰动筋脉。

治法：镇肝息风，舒筋止颤。

方药：天麻钩藤饮合镇肝熄风汤加减。天麻 15g，钩藤 20g，石决明 20g，代赭石 15g，生龙骨 15g，生牡蛎 15g，生地黄 15g，白芍 20g，玄参 25g，龟板 15g，怀牛膝 20g，杜仲 10g，桑寄生 15g，黄芩 15g，山栀 15g，夜交藤 15g，茯神 15g，陈皮 10g。

常用药解析：天麻、钩藤、石决明、代赭石、生龙骨、生牡蛎镇肝息风止颤；生地黄、白芍、玄参、龟板育阴清热，潜阳息风；怀牛膝、杜仲、桑寄生滋补肝肾；黄芩、山栀清热泻火；夜交藤、茯神宁心安神。

加减：肝火偏盛，焦虑心烦，加龙胆草、夏枯草；痰多者加竹沥、天竺黄以清热化痰；肾阴不足，虚火上扰、眩晕耳鸣者，加知母、黄柏、牡丹皮；心烦失眠，加炒枣仁、柏子仁、丹参养血补心安神；颤动不止，加僵蚕、全蝎，增强息风活络止颤之功。

2. 痰热动风证

证候：头摇不止，肢麻震颤，重则手不能提物，头晕目眩，胸脘痞闷，口苦口黏，甚者吐痰涎。舌体胖大，有齿痕，舌质红，舌苔黄腻，脉弦滑数。

证机概要：痰热内蕴，热极生风，筋脉失约。

治法：清热化痰，平肝息风。

方药：导痰汤合羚角钩藤汤加减。胆南星 15g，竹茹 10g，法半夏 20g，黄芩 10g，羚羊角 15g，桑叶 10g，天麻 15g，钩藤 10g，生白术 20g，橘红 10g，茯苓 25g，枳实 10g，栀子 10g，全蝎 10g，甘草 6g。

常用药解析：胆南星、竹茹、半夏、黄芩清热化痰；羚羊角、桑叶、钩藤、菊花平肝息风止颤；生地、白芍、甘草育阴清热，缓急止颤；橘红、茯苓、枳实健脾理气。

加减：痰湿内聚，胸闷恶心，咯吐痰涎，苔厚腻，脉滑者，加煨皂角、白芥子以燥湿豁痰；震颤较重，加珍珠母、生石决明；心烦易怒者，加天竺黄、牡丹皮、郁金；胸闷脘痞，加瓜蒌、厚朴、苍术；肌肤麻木不仁，加地龙、丝瓜络、竹沥；神情呆滞，加石菖蒲、远志。

3. 风痰阻络证

证候：神呆懒动，形体偏胖，活动缓慢，头胸前倾，肢颤头摇，头痛头晕，痰多色白易咯，恶心欲呕，纳差腹胀，肢体困重强直。舌质淡，苔白滑，脉弦滑。

证机概要：肝郁脾虚，痰浊内生，壅阻筋脉，筋脉不舒。

治法：燥湿化痰，理气除烦。

方药：导痰汤加减。胆南星 15g，枳实 10g，法半夏 20g，陈皮 10g，茯苓 30g，白花蛇 8g，蝉蜕 8g，僵蚕 10g，地龙 10g，钩藤 15g。

常用药解析：半夏、陈皮、枳实燥湿化痰理气；胆南星善走经络，能祛经络之痰而止痉缓急；茯苓健脾渗湿则痰无由生；佐以白花蛇、蝉蜕、僵蚕、地龙、钩藤搜风通络，共奏化痰息风止痉之功。

加减：肝郁较重，善叹息者，加薄荷、柴胡、白芍等。肝郁脾虚血瘀者加当归、白术以养血活血，运脾化湿；痰蕴生热者，加竹沥、天竺黄、黄芪清热化痰。

4. 气滞血瘀证

证候：肢体震颤，麻木不仁，强直刺痛，头晕，急躁易怒，纳差口干，夜寐欠佳，舌质多紫暗或见瘀斑，苔薄腻，脉涩。

证机概要：肝郁不舒，气滞血瘀，筋脉失养。

治法：理气活血，化瘀通络。

方药：复元活血汤加减。柴胡 15g，瓜蒌根 15g，当归 20g，穿山甲 6g，桃仁 10g，红花 10g，大黄 9g（酒制），僵蚕 12g，威灵仙 10g，徐长卿 9g，甘草 6g。

常用药解析：柴胡疏肝理气；大黄活血逐瘀，尤其是用酒炮制，活血逐瘀之力更强；穿山甲破血通络，搜风止痛；当归、桃仁、红花活血祛瘀；瓜蒌根清热润燥，消瘀散结；佐以僵蚕、威灵仙、徐长卿搜风通络，舒筋止痛，共创理气活血，化瘀止痛之效。

加减：若气滞血瘀日久，易生热证，故加玄参、黄芩、薄荷等清热之品；若肢体震颤，麻木不仁较重，加入活血养血之品丹参、川芎、鸡血藤等。

5. 气血亏虚证

证候：头摇肢颤，面色㿠白，表情淡漠，神疲乏力，动则气短，神呆懒言，行走不稳，头晕，自汗，心悸健忘，纳呆，或口角流涎。舌体胖大，舌质淡红，舌苔薄白滑，脉沉濡无力或沉细弱。

证机概要：气血两虚，筋脉失养，虚风内动。

治法：益气养血，濡养筋脉。

方药：人参养荣汤加减。熟地黄 20g，当归 20g，白芍 15g，人参 15g，炒白术 20g，黄芪 30g，茯苓 10g，肉桂 10g，天麻 10g，钩藤 15g，珍珠母 15g，五味子 10g，远志 12g，砂仁 10g，炙甘草 10g。

常用药解析：熟地黄、当归、白芍、人参、白术、黄芪、茯苓、炙甘草健脾益气养血；肉桂助阳，鼓舞气血生长；天麻、钩藤、珍珠母平肝息风止颤；五味子、远志养心安神。

加减：气虚运化无力，湿聚成痰，应化痰通络止颤，加半夏、白芥子、胆南星；血虚心神失养，心悸，失眠，健忘，加炒枣仁、柏子仁；气虚血滞，肢体颤抖，疼痛麻木，加鸡血藤、丹参、桃仁、红花。

6. 髓海不足证

证候：头摇肢颤，持物不稳，腰膝酸软，失眠心烦，头晕耳鸣，常伴有记忆力下降，白昼嗜睡多梦，夜间易醒，常兼有神呆，痴傻，啼笑无常，言语失序，甚至幻听幻嗅，纳差，舌质红，舌苔薄白，或红绛无苔，脉细数。

证机概要：髓海不足，神机失用，肢体筋脉失用。

治法：填精补髓，育阴息风。

方药：龟灵二仙膏合大定风珠加减。龟板20g，鳖甲20g，生牡蛎20g，钩藤20g，阿胶10g，枸杞12g，鹿角胶12g，熟地黄20g，白芍15g，麦冬12g，麻仁15g，人参10g，山药20g，茯苓15g，五味子15g，甘草10g。

常用药解析：龟板、鳖甲、生牡蛎、钩藤、阿胶育阴潜阳，平肝息风；枸杞、鹿角胶、熟地黄、白芍、麦冬、麻仁补益肝肾，滋阴养血润燥；人参、山药、茯苓健脾益气，化生气血；五味子、甘草酸甘化阴以安神。

加减：若肝风甚，肢体颤抖、眩晕较重，加天麻、全蝎、石决明；阴虚火旺，兼见五心烦热，躁动失眠，便秘溲赤，加黄柏、知母、牡丹皮、元参；肢体麻木，拘急强直，加木瓜、僵蚕、地龙，重用白芍、甘草以舒筋缓急。

7. 心脾两虚证

证候：肢体震颤，缠绵不愈，心悸怔忡，多思多虑，眩晕健忘，面色萎黄，腹胀纳差，神疲乏力，舌质淡，苔白，脉细弱。

证机概要：久病失调，心脾两虚，脑髓四肢失养。

治法：补益心脾，养血安神止颤。

方药：归脾汤加减。黄芪30g，人参10g，生白术15g，当归20g，木香10g，炒枣仁12g，龙眼肉10g，远志12g，钩藤20g，茯神10g，甘草8g，生姜8g。

常用药解析：人参、生白术、黄芪、甘草补脾益气；当归养肝生血，炒枣仁、茯神、龙眼肉养心安神，远志定气宁神，木香理气醒脾，钩藤息风止痉。全方共奏益气补血，健脾养心之功。

加减：若失眠梦多，加入合欢皮、夜交藤、五味子、柏子仁、莲子心等养心安神；若心脾两虚日久，导致气血不足，则加重益气养血，息风通络之功。腹胀纳差，不思饮食，合用保和丸。

8. 肝肾亏虚证

证候：神情呆滞，肢体拘急震颤，情绪紧张时易加重，腰酸腿笨，言语迟缓不清，头晕耳鸣，智力减退，小便频数，大便秘结，舌红苔少，脉细弦或细数。

证机概要：肝肾亏虚，精血亏耗，筋脉失养。

治法：滋补肝肾，育阴息风。

方药：大定风珠加减。阿胶 10g，熟地黄 20g，枸杞 20g 麦冬 10g，白芍 15g，麻仁 10g，牡蛎 15g，五味子 15g，鸡子黄 15g，砂仁 10g，炙甘草 8g。

常用药解析：鸡子黄、阿胶滋阴养液以息内风；熟地黄、枸杞、麦冬、白芍以养阴柔肝；麻仁养阴润燥；牡蛎平肝息风；五味子、炙甘草酸甘化阴，加强了息风滋阴之功效；数药同用，共奏滋阴养液，柔肝息风之效。

加减：若肝阴虚较重，虚风内动，头晕目眩甚，加入天麻、钩藤、全蝎、石决明等；若肾阴亏损较重，五心烦热，躁动失眠，便秘溲赤，舌边尖红，脉细数，加黄柏、知母、牡丹皮、元参；若肢体麻木，拘急强直者，加入木瓜、僵蚕、地龙，重用白芍、甘草以舒筋缓急。

9. 阳气虚衰证

证候：头摇肢颤，筋脉拘挛，畏寒肢冷，四肢麻木，心悸懒言，动则气短，自汗，小便清长或自遗，大便溏。舌质淡，苔薄白，脉沉细无力。

证机概要：阳气虚衰，失于温煦，筋脉不用。

治法：补肾助阳，温煦筋脉。

方药：地黄饮子加减。附子 10g，肉桂 10g，巴戟天 15g，山茱萸 20g，熟地黄 10g，党参 10g，白术 12g，茯苓 10g，生姜 15g，白芍 15g，甘草 8g。

常用药解析：附子、肉桂、巴戟天补肾助阳；山茱萸、熟地黄补肾填精；党参、白术、茯苓、生姜补气健脾，祛痰除湿；白芍、甘草缓急止颤。

（三）兼证治疗

1. 便秘 顽固性便秘是帕金森病患者常见症状，病机主要是大肠传导失常。患者多为老年人，气血两亏，气虚则大肠传导无力，血虚则津枯肠燥，或者阴寒内盛，凝滞胃肠，传导失常，大便秘结难行。"神主闭藏，司前后二阴"，年老体衰，肾阳虚弱，患者长期应用苦寒药物，损伤肾阳，水液不得气化，肠道失润，大便秘结，排出困难。阴阳互根，阳虚阴也不足，最后导致阴阳俱虚。便秘临床主要分为阴虚、阳虚二型，阴虚包括血虚与津液不足；阳虚包括气虚与阳虚。但无论治疗何种证型的便秘均应顾护人体肾阳，因为肾阳为人体真阳，只可顾护，不能损伤。若为津血不足型，表现为大便干结，状如羊屎，形体消瘦，两颧红赤，头晕耳鸣，心烦失眠，腰膝酸软，舌红少苔，脉细数，则治以滋阴润肠，增液行舟为法，方选增液汤或增液承气汤等；若血虚便秘，表现为大便干结，面色无华，心悸气短，头晕目眩，健忘，舌淡苔白，脉细，治疗则以养血润燥为法，用润肠丸或五仁丸加减；如果大便并不干硬，虽有便意，但排便困难，用力怒挣则汗出短气，便后乏力，舌淡苔白，脉弱等，则属气虚证型便秘，治疗以益气润肠为主，方选黄芪汤或大补元煎加减；若表现为大便干或软便，仍排出困难，小便清长，四肢不温，腰膝酸冷，舌淡苔白，脉沉迟等属阳虚证型者，则治疗以温阳通便为主，方选济川煎加减。另外，治疗颤证的同时可以经常用些麻子仁丸口服以润肠通便，尽量少用大黄、番泻叶等寒凉之品，否则损伤肾阳则难以恢复。

2. 抑郁症 患者因长期患病，心情抑郁不畅，大多数患者除颤证运动症状外还伴有焦虑、忧愁、情绪不宁，甚至兼有梅核气等症状，病情严重时有自杀倾向。因此治疗本病应加强心理疏导与情志护理，帮助患者树立生活信心。同时给予理气开郁、调畅气机的中药口服。中药以疏肝解郁、化痰散结、健脾养心、滋养心肾等为主，用药方面，适当注意辛散而不伤阴，补虚而不滋腻。可选用逍遥散、柴胡疏肝散、半夏厚朴汤、归脾汤、甘麦大枣汤等。

3. 睡眠障碍　大多数颤证患者伴有失眠或多寐，主要是患者阴阳不调所致。因此治疗本病应调节阴阳，使患者达到"阴平阳秘，精神乃治"的状态。治疗当以补虚泻实，调整脏腑阴阳为原则，失眠主要以疏肝泻火、清热化痰、养血安神、滋阴降火为主，方药以龙胆泻肝汤、黄连温胆汤、归脾汤、酸枣仁汤加减。

多寐主要因患者久病损伤脾肾之阳，李东垣在《脾胃论》中指出："脾胃之虚，怠惰嗜卧。"汉代张仲景的《伤寒论·辨少阴病脉证并治》云："少阴之为病，脉微细，但欲寐也。"因此阳虚阴盛是多寐的主要病机。因此治疗时应以补阳益阴为原则。方药以四逆汤、附子理中汤、金匮肾气丸等为主，可以少量应用淡渗利湿的药物，健脾化湿。

4. 健忘　颤证患者多为中老年人，均有记忆力减退、遇事善忘的特点。本病主要因思虑过度，劳伤心脾，阴血暗耗，生化乏源，脑失濡养所致；或者年迈体虚，耗伤气血阴精，致肾精亏虚，不能主骨生髓通脑而成健忘。治疗颤证同时要兼顾补益心脾、填精补髓、化痰宁心，以归脾汤、河车大造丸、温胆汤加减。

二、中药制剂、经方、名方、验方及单味药的应用

（一）中药注射剂

2004 年《国家基本药物》中"抗震颤麻痹"（二级类别）的化学药品仅有 10 多种，且专用于"抗震颤麻痹"的中成药为数不多，但很多临床医家根据帕金森病辨证分型，以下几种常用于治疗帕金森病。

1. 葛根素注射液　本品主要成分为葛根素，是中药葛根的有效成分之一，为无色至微黄色的澄明液体。现代药理研究该药具有扩张血管、解痉、降血糖等作用。可用于治疗冠心病，心绞痛，心肌梗死，视网膜动、静脉阻塞，突发性耳聋等，也常常用于帕金森病证属阴虚风动者，症见拘挛少动，肌张力明显增高等。李雪莉等通过实验研究证明葛根素对帕金森病具有保护作用，并与凋亡有关。汤湘江等通过运用葛根素注射液联合中药汤剂治疗临床辨证属肝肾不足证 16 例，痰热动风证 6 例，血瘀动风证 4 例，气血不足证 3 例，阴阳两虚证 2 例帕金森病患者，通过与美多巴对照结果证明，葛根素结合西药治疗帕金森病可明显提高临床疗效。

用法用量：静脉滴注。每次 200～400mg，加入 5% 葡萄糖注射液 500ml 中静脉滴注，每日 1 次，10～20 天为 1 个疗程，可连续使用 2～3 个疗程。超过 65 岁的老年人连续使用总剂量不超过 5g。

2. 脉络宁注射液　该药主要由石斛、金银花、玄参和牛膝几味药物组成，具有养阴清

热、补益肝肾、活血化瘀的功效，临床多用于治疗血脉瘀阻所致的脱疽，症见红肿热痛、破溃，夜间为甚，兼见腰膝酸软、口干欲饮；也可用于闭塞性脉管炎、动脉硬化性闭塞等疾病。临床常将此药用于帕金森病、脑梗死、脑出血证属阴虚血瘀的患者。

用量用法：静脉滴注，每次 20ml，每日 1 次。使用时加入 10%葡萄糖注射液 500ml 后静脉滴注，以 10～14 天为 1 个疗程，每个疗程间隔 5～7 天。最少 1 个疗程，最多 4 个疗程。

3. 川芎嗪注射液 本品活性成分为盐酸川芎嗪。具有活血行气，祛风止痛的功效。现代药理研究表明该药有抗血小板凝集作用，并对已凝集的血小板有降解作用，能扩张小动脉，改善微循环和脑血流，有抗血栓形成和溶血栓作用。常用于闭塞性脑血管疾病如脑供血不足、脑栓塞及其他缺血性血管疾病如冠心病、脉管炎等，临床可用于帕金森病血瘀证候明显的患者。王丹巧等通过实验研究证实，川芎嗪与左旋多巴在治疗帕金森病时具有协同作用，可降低细胞外液的羟自由基水平，减少氧化应激损伤。文敏等也进行类似的实验研究证实，川芎嗪治疗可上调 Bcl-2 的表达，增加黑质 TH 阳性神经元数量，有明显的神经保护作用。

用法用量：以本品 40～80mg(1～2 支)，稀释于 5%葡萄糖注射液或氯化钠注射液 250～500ml 中静脉点滴。速度不宜过快，一日 1 次，10 日为 1 个疗程，一般使用 1～2 个疗程。

4. 血栓通注射液 本品主要成分是三七总皂苷。具有活血祛瘀，扩张血管，改善血液循环的作用。常用于脑血管病后遗症、内眼病、眼前房出血等。研究表明，三七总皂苷可以通过改善和修复受损神经元，提高细胞存活的数量和质量，以及乙酰胆碱转移酶（ChAT）和突触的含量和活性，从而起到抗衰老、抗痴呆的作用。所以，临床血栓通注射液常被用于治疗帕金森病血瘀证候明显者，特别是帕金森病合并痴呆的患者。

用法用量：静脉注射，一次 2～5ml，以氯化钠注射液 20～40ml 稀释后使用，一日 1～2 次。静脉滴注，一次 2～5ml，用 10%葡萄糖注射液 250～500ml 稀释后使用，一日 1～2 次。肌内注射，一次 2～5ml，一日 1～2 次。理疗，一次 2ml，加注射用水 3ml，从负极导入。

5. 疏血通注射液 本品是由水蛭、地龙两种虫类中药精制而成，内含水蛭素及水蛭素样物质、蚓激酶及蚓激酶样物质等多种抗血栓物质。该药具有活血化瘀，通经活络的功效。目前主要用于瘀血阻络所致的中风中经络急性期，症见半身不遂、口舌㖞斜、言语謇涩等，也可用于帕金森病属血瘀生风证型者。

用法用量：静脉滴注，每日 6ml 或遵医嘱，加于 5%葡萄糖注射液（或 0.9%氯化钠注射液）250～500ml 中，缓慢滴入。

6. 天麻素注射液 本品是采用现代制药技术研制而成的单体制剂，其成分为名贵药材天麻的有效单体天麻素，化学名称为 4-羟甲基苯-*β-D*-吡喃葡萄糖苷半水合物。该药具有镇静、镇痛、降压等作用，还能扩张血管、改善心肌微循环，增加心肌营养性血流量，提高供氧能力等。适用于神经衰弱、神经衰弱综合征及血管神经性头痛、眩晕症等。近年来，随着天麻素注射液研究的不断深入，其临床应用也日益广泛，常常被用于治疗帕金森病以震颤为主者。实验研究证明，天麻素能明显改善帕金森病大鼠旋转行为，增加帕金森病大鼠 VTA 区 TH 表达，对 TH 阳性神经元有保护作用，天麻素和左旋多巴联用可使这种作用增强。郝晋东等通过实验研究证明，天麻素可以抑制多巴胺的代谢率，使多巴胺含量升高，从而保护神经元功能。

用法用量：静脉滴注，每次 0.6g（3 支），一日 1 次，用 5%葡萄糖注射液或 0.9%氯化钠注射液 250～500ml 稀释后使用。

7. 醒脑静注射液　本品由麝香、冰片、栀子、郁金组成，是在经典镇惊开窍药物安宫牛黄丸的基础上研制而成，具有较好的清热解毒、凉血活血、开窍醒脑的作用。用于气血逆乱，脑脉瘀阻所致中风昏迷，偏瘫口㖞；外伤头痛，神志昏迷；酒毒攻心，头痛呕恶，昏迷抽搐；脑栓塞、脑出血急性期、颅脑外伤、急性酒精中毒见上述证候者。现代药理研究证明，醒脑静注射液可保护脑细胞超微结构，兴奋大脑皮质，改善脑细胞代谢，增加脑细胞功能。吴睿等通过临床观察发现醒脑静注射液能明显改善帕金森病患者的抑郁症状。目前，该药临床常被用于治疗帕金森病属痰蒙清窍型，或帕金森病合并痴呆，伴有健忘，呆傻愚笨，头晕不适，头重如裹，全身乏力，舌苔黄厚腻，脉弦数者。

用法用量：静脉滴注，一次 10～20ml，用 5%～10%葡萄糖注射液或氯化钠注射液 250～500ml 稀释后滴注。

8. 刺五加注射液　本品由刺五加的茎叶制成，其主要成分为刺五加叶皂苷（acanthopanax senticosus saponins，ASS），具有平补肝肾，益精壮骨的作用。临床常用于肝肾不足所致的短暂性脑缺血发作、脑动脉硬化、脑血栓形成、脑栓塞等。亦用于冠心病、心绞痛合并神经衰弱和更年期综合征等。最近研究发现刺五加有明显的预防和治疗帕金森病的作用。实验证明，刺五加可能通过抗氧化应激，抗细胞凋亡，减轻谷氨酸毒性，抗炎及免疫调节作用，抵抗环境毒素，而起到 MAO-BI 样作用，发挥治疗帕金森病的作用。本品临床主要用于以虚证为主的帕金森病。

用量用法：静脉点滴，每次 300～500mg，每日 1～2 次，20ml 规格的注射液可按每千克体重 7mg，加入生理盐水或 5%～10%葡萄糖注射中。

9. 生脉注射液　本品由中医经典古方生脉散经剂型加工提取而成，由红参、麦冬、五味子 3 味药物组成。具有益气养阴，复脉固脱功能。动物实验发现生脉注射液具有广泛的药理活性，如强心、扩张冠脉血管、抗氧化损伤、免疫增强及调节等作用，现已普遍地被应用于心肌梗死、心源性休克、感染性休克、脑梗死后遗症、手术后等属气阴两亏，脉虚欲脱证，可见心悸、气短、四肢厥冷、汗出、脉欲绝等证候；帕金森病气血亏虚型，也可配合给予此药。

用量用法：肌内注射，每次 2～4ml，每日 1～2 次。静脉注射，每次 20～60ml，用 5%葡萄糖注射液 250～500ml 稀释后使用，或遵医嘱。本品大剂量高浓度对心脏表现先抑制后兴奋作用。故用药宜慢，并适量稀释。因含皂苷及挥发油，最好不与其他药合用。

（二）中成药制剂

中成药是指中药材以中医理论为基础按一定理法方药原则组成，治疗某种疾病，经制剂加工制成各种不同剂型的中药制品，包括丸、散、膏、丹各种剂型。因本类制剂不用煎煮，携带方便，便于口服，提高了患者的依从性。临床常用治疗帕金森病的中成药有以下数种。

1. 全天麻胶囊　主要成分为天麻。该药具有平肝息风的功效，适用于肝风上扰所致的眩晕、头痛、肢体麻木。也可用于以震颤为主伴有头晕、头痛的帕金森病患者。

用法：每次 3~6 粒，每日 3 次，口服。

2. 羚羊角胶囊　主要成分为羚羊角粉。该药具有平肝息风，清肝明目，散血解毒的功效。临床用于肝风内动，肝火上扰，血热毒盛所致的高热惊痫、神昏痉厥、子痫抽搐、癫痫发狂、头痛眩晕、目赤、翳障、温毒发斑等。也可用于帕金森病证属心肝火旺，热极生风者，主要表现有肢体震颤明显，失眠多梦，心烦易怒，咽干口苦，舌红苔黄等。

用法：每次 2~4 粒，每日 1 次，口服。

3. 强力天麻杜仲胶囊　主要成分为天麻、杜仲、制草乌、附子（制）、独活、当归、地黄、川牛膝、槲寄生等。该药具有散风活血，舒筋止痛之功效。多用于中风引起的筋脉疼痛，肢体麻木，行走不便，腰腿酸痛，头痛头昏等。临床也可用于治疗肝肾亏虚型帕金森病兼有肢体关节疼痛，活动受限者。

用法：每次 2~3 粒，每日 3 次，口服。

4. 血府逐瘀胶囊　主要由桃仁（炒）、红花、赤芍、川芎、枳壳（麸炒）、柴胡、桔梗、当归、地黄、牛膝、甘草等组成。具有活血祛瘀、行气止痛的功效。本品用于冠心病心绞痛、血管及外伤性头痛等疾病证属瘀血内阻者，以胸痛或头痛，内热瞀闷，失眠多梦，心悸怔忡，急躁易怒等证候为主，也可用于帕金森病气滞血瘀型伴有心慌胸闷不适的患者。

用法：每次 6 粒，每日 2 次，口服。

5. 杞菊地黄丸　主要由枸杞、菊花、熟地黄、山茱萸（制）、牡丹皮、山药、茯苓、泽泻等几味药物组成。具有补益肝肾，滋阴降火之功。可用于肝肾阴虚兼有内热型帕金森病，症见肢体细微震颤，头晕耳鸣，腰膝酸软，二目干涩，咽干口苦，潮热盗汗，小便短赤等。

用法：每次 8~10 丸，每日 2 次，口服。

6. 六味地黄丸　方药出自宋代名医钱乙所著《小儿药证直诀》，该药由熟地黄、山茱萸（制）、牡丹皮、山药、茯苓、泽泻六味药物组成。辅料为黄酒。可以滋补肝肾。主要用于治疗阴虚风动型帕金森病。

用法：每次 8~10 粒，每日 2 次，口服。

7. 金匮肾气丸　组方出自汉代张仲景的《金匮要略》，该药主要由地黄、茯苓、山药、山茱萸（酒炙）、牡丹皮、泽泻、桂枝、牛膝（去头）、车前子（盐炙）、附子（炙）等几味药物组成。辅料为蜂蜜。具有温补肾阳，化气行水的作用。用于阴虚及阳，肾阳虚明显的患者，伴见水肿，畏寒肢冷，腰膝酸软，小便清长，大便溏泄等证候。

用法：每次 8~10 粒，每日 2 次，口服。

8. 人参养荣丸　组方源自宋代的《太平惠民和剂局方》，该药由人参、白术（炒）、茯苓、炙黄芪、当归、熟地黄、白芍（麸炒）、陈皮、远志（制）、肉桂、五味子（酒蒸）、炙甘草等药物组成。具有温补气血的功效。适用于心脾两虚，气血不足的帕金森病患者，伴有形瘦神疲，身困乏力，少气懒言，食少便溏等。

用法：每次 8~10 粒，每日 2 次，口服。

9. 补中益气丸　组方源于金元四大家之一李东垣的《脾胃论》，该药由炙黄芪、党参、白术（炒）、当归、升麻、柴胡、陈皮、炙甘草组成。以调补脾胃、升阳益气为功。临床适用于气血两虚，虚风内动型帕金森病，伴有体倦乏力，食少腹胀，便溏久泻，肛门下坠等症。

用法：每次 8～10 粒，每日 3 次，口服。

10. 薯蓣丸　组方源自汉代张仲景的《金匮要略·血痹虚劳病脉证并治》，该药由山药、人参、白术（炒）、茯苓、当归、白芍、川芎、阿胶、大枣、柴胡、桂枝等药物组成。具有调理脾胃，益气和营之功。临床适用于虚劳诸证，用于帕金森病则以气血亏虚型为主。

用法：每丸重 3g，每次 10～20 丸，每日 3 次，口服。

11. 天王补心丹　组方来源于明代洪基有的《摄生秘剖》，该药由生地黄、人参、元参、天冬、麦冬、丹参等十四味中药配伍而成，具有滋阴养血，补心安神的功效。适用于治疗肝肾阴虚、心火独亢型帕金森病伴有失眠多梦，虚烦心悸，焦躁不安，大便干燥或口舌生疮等症。

用法：每次 1 丸，每日 2 次，口服。

12. 消栓口服液　组方来源于清代王清任《医林改错》中的补阳还五汤，该药由黄芪、当归、赤芍、地龙、川芎、桃仁、红花几味药物组成，辅料为蔗糖。具有补气，活血，通络的功效。主要用于中风引起的半身不遂，口舌㖞斜，语言謇涩，口角流涎，小便频数，也用于帕金森病气虚血瘀风动型患者。凡阴虚阳亢、风火上扰、痰浊蒙蔽者禁用。

用法：每次 1 支（10ml），每日 3 次，口服。

13. 小活络丸（原名白龙丸）　药物组成主要有胆南星、制川乌、制草乌、地龙、乳香（制）、没药（制）。该药具有祛风散寒，化痰除湿，活血止痛的功效。主治帕金森病以肢体僵硬、麻木不仁，或关节疼痛等为主者。

用法：每次 6 丸，每日 1～2 次，用黄酒或温开水送服。

14. 右归丸　组方来源于名医张景岳的《景岳全书》，药物组成有熟地黄、附子（炮）、肉桂、山药、山茱萸（酒炙）、菟丝子、鹿角胶、枸杞、当归、杜仲（盐炒）几味药物。该药具有温补肾阳，填精止遗之功。主要用于肾阳不足型帕金森病，伴有腰膝酸冷，精神不振，怯寒畏冷，阳痿遗精，大便溏薄，尿频而清等症。

用法：每次 1 丸（9g），每日 3 次，口服。

15. 六君子丸　该药主要由党参、茯苓、白术（麸炒）、甘草（蜜炙）、半夏（制）、陈皮、生姜、大枣等药物组成。具有补脾益气，燥湿化痰之功。可用于脾虚湿盛型帕金森病患者，伴有头重昏蒙，身困乏力，怠惰思卧，舌体胖大，舌苔厚腻等。

用法：每次 9g，每日 2 次，口服。

16. 左归丸　组方来源于张景岳的《景岳全书》，由熟地黄、菟丝子、牛膝、龟板胶、鹿角胶、山药、山茱萸、枸杞几味药物组成，辅料为蜂蜜。具有滋补肾阴之功。临床多用于治疗肾精亏虚型帕金森病。

用法：每次 9g，每日 2 次，口服。

17. 舒肝解郁胶囊　主要由贯叶金丝桃、刺五加两味中药加工研制而成。具有舒肝解郁，健脾安神的作用。临床可用于肝郁气滞型帕金森病，特别是帕金森病合并焦虑抑郁症的患者，伴有失眠多梦，胸胁乳房胀痛，善太息等。

用法：每次 4 片，每日 2 次，口服。

18. 龙胆泻肝片、丸剂　主要由柴胡、车前子、当归、地黄、关木通、黄芩、龙胆、泽泻、栀子、炙甘草十味药物组成。具有清肝胆，利湿热的功效。临床可用于肝郁化火动风型帕金森病，伴心烦易怒，耳部轰鸣，咽干口苦，大便秘结，小便短赤等。大便溏软、年老体弱者以及孕妇禁服。患有心律失常、高血压、心脏病、肾脏病、糖尿病等慢性严重性疾病者应在医生指导下服用。本品不宜长期服用。

用法：每次 4～6 片，每日 2～3 次；丸剂，每次 3～6g，每日 2 次，口服。

19. 独活寄生丸、合剂、丸剂　组方来源于唐代孙思邈的《备急千金要方》，该药由白芍、川芎、当归、党参、独活、杜仲、防风、茯苓、甘草、牛膝、秦艽、肉桂、桑寄生、熟地黄、细辛十余味药物组成。可祛风湿，散寒邪，养肝肾，补气血，止痹痛。临床可用来治疗肝肾亏虚、气血不足型帕金森病，以肢体僵硬、活动不灵、关节疼痛等症为主者。

用法：每次 9g，每日 2 次。合剂：每次 15～20ml，每日 3 次，用时摇匀，黄酒送服。

（三）经方

历代医家不断探索，积累了许多经方、名方和验方，丰富和发展了颤证的理法方药，为现代治疗颤证奠定了坚实的基础，至今仍有许多方剂为我们所用，现就治疗颤证方药简要列举如下。

（1）汉代张仲景《金匮要略》记载："侯氏黑散，治大风，四肢烦重，心中恶寒不足者。"其侯氏黑散方药有菊花四十分、白术十分、细辛三分、茯苓三分、牡蛎三分、桔梗八分、防风十分、人参三分、矾石三分、黄芩三分、当归三分、干姜三分、川芎三分、桂枝三分，上十四味，杵为散，酒服方寸匕，日一服，初服二十日，温酒调服，禁一切鱼肉大蒜。亦有"风引汤"及"薯蓣丸"等经方均可治疗颤振之证。

（2）汉代华佗《中藏经》记载验方"举卿古拜散"（亦即荆芥散之意，因举卿切音为荆，古拜切音为芥，这是用切音隐语来为药方名），其药有荆芥穗一斤、干菊花半斤、炒白术二两、川芎四两共研细末，饭后茶调二钱内服。此方亦可治疗产后中风，症见手足抽筋，角弓反张，不省人事，用荆芥穗子，微焙为末，每服三钱，酒或童便送下。本方又名"华佗愈风散""如圣散"等。

（3）唐代孙思邈《千金方》记载有"石膏汤""大竹沥汤"和"石南汤"等，各方对不同证型的颤证均有一定疗效。"石膏汤"组成有石膏、升麻、龙胆草、芍药、贝齿、羚羊角、制鳖甲、黄芩、陈皮、甘草、当归，本方主治伤寒未解，里热炽盛，壮热无汗，手足缓纵，肢体拘急或颤掉；"大竹沥汤"中有黄芩、鲜竹沥、独活、炒白术、石膏、防风、山药、甘草、葛根、细辛、白芍、乌头、肉桂、防己、人参、麻黄、生姜，主治五脏大虚，风气入腹，四肢缓纵，偏痹拘急，手足不遂等证；"石南汤"组成有石南、干姜、细辛、黄芩、桂心、人参、麻黄、当归、白芍、生地黄、甘草、吴萸子，主治六十四种风，注走入皮肤中，如虫行，腰脊强直，手足拘挛，五缓六急。

（4）宋代严用和《重订严氏济生方》记载"导痰汤"。其方组成为半夏、橘红、甘草、生姜、枳实、天南星、茯苓，方中南星燥湿化痰，祛风散结，枳实下气行痰，共为君药；

半夏功专燥湿祛痰，橘红下气消痰，均为臣药，辅佐君药加强豁痰顺气之力；茯苓渗湿；甘草和中，为佐药。全方共奏燥湿化痰，行气开郁之效，气顺则痰自消。此方主要用于风痰入络，痰涎壅盛之颤证，症见手足颤抖，肢体困重，肌肉僵硬，面容呆板，思维迟钝等。

（5）宋《太平惠民和剂局方》中收方有"乌荆丸"，组成川乌、荆芥穗二味，研末制丸如梧桐子大，每服二十丸，温酒或热水送服，主治病风挛抽，颐颔宽弹不收，诸风缓纵，筋脉挛急，不得屈伸。"活络丹"组成有川乌、草乌、地龙、天南星、乳香、没药，上药为末，入药研和匀，酒面糊为圆，如梧桐子大，主治诸般风邪湿毒之气，留滞经络，流注脚手、筋脉疼挛等证。"黑神丸"组成有牡丹皮、白芍、川芎、麻黄、赤芍、荆芥、草乌、乌豆、何首乌、甘草，上药为末，水糊为丸，如芡实大，主治一切风疾及瘫痪之风，手足震掉，肩背拘急，头昏眼晕等症。

（6）《三因极一病证方论》曰："独活散治男子妇人气虚感风，或惊恐相乘，肝胆受邪，使上气不守正位，致头招摇，手足颤掉，渐成目昏。"其药物组成有独活、细辛、地骨皮、防风、川芎、菊花、甘草，上作一服，水二盏，生姜五片，煎至一盏，不拘时服，主治气虚感风，或惊恐相乘，肝胆受邪，使上气不守正位，致头招摇，手足颤掉，渐成目昏。

（7）《仁斋直指方》以"乌龙丹"论治本病，药物组成为川乌（生，去皮、脐）60g、五灵脂60g、龙脑1.5g、麝香1.5g，上药研末，入脑、麝1.5g同研，滴水为丸，如小弹子大，阴干，每服1丸，先用姜汁研开，次用好酒调下，空腹时服，一日2次。主治诸风瘫痪，口眼㖞斜，语言謇涩，肢体震颤等症。本方现多用于缺血性脑血管疾病，如脑梗死、脑栓塞、短暂性脑缺血发作及脑动脉硬化等。

（8）宋代许叔微《普济本事方》用"钩藤散""加味四白丸"治疗肝肾俱虚、精血不足、步履不随之颤证。钩藤散组成有钩藤、陈皮、半夏、麦冬、茯苓、人参、菊花、防风、石膏、甘草；加味四白丸组成有肉苁蓉（酒浸）、乳香、没药、虎骨、川乌、木瓜、天麻、牛膝；另用虎骨酒，虎骨、淫羊藿、萆薢、薏苡仁、熟地黄、牛膝，上药各二两，研成细末，布袋包裹泡酒二斗，每饮一盏，每日两次，连用百日，以补血益气、壮筋骨、强气力。

（9）金代刘完素《河间六书》创立"祛风丸"，其药物组成有豆粉、草乌、川乌、半夏、天南星、甘草、川芎、藿香、零陵香、地黄、白僵蚕、蝎梢，上十二味，为细末，再和匀，用醇酒熬成膏，为丸如鸡头子大，主治风疾，身体疼痛，手足颤掉。

（10）元代朱丹溪《丹溪心法》中记载治疗颤证的代表方为"犀角防风汤"，其组成有犀角、天麻、防风、滑石、石膏、羌活、炙甘草、麻黄、荆芥、细辛、连翘、独活、山栀子、当归、全蝎、薄荷、大黄、桔梗、白术，如病人脏气虚，则全去大黄，上咀，每服5钱，水2盏，加生姜10片，煎至1盏，去滓，稍热服，未汗，再1服，主治一切诸风，口眼㖞斜，手足弹曳，语言謇涩，四肢麻木。

（11）明代董宿《奇效良方》创立"麻黄散"治虚寒颤掉诸症，其药物组成有麻黄、白术、防风、防己、桂心、羌活、白芍、当归、炙甘草、人参、远志、云苓、升麻、生姜，上作一服，水二盏，生姜五片，煎至一盏，入竹沥半盏，再煎一二沸，不拘时服，主治心脏中风，虚寒颤，心惊掣悸，语声混浊，口歪冒昧，好笑，并宜服之。

（12）明代徐春甫《古今医统大全·颤振候》治震颤多以人参、白术益气补虚，茯苓、半夏健脾化痰为主，如肾虚则辅以青监丸，若实热积滞则以张子和之吐法配合，若手足弹曳，脉虚浮而数则辅以星附散，若手足颤掉，渐成目昏者则配以愈风汤。

（13）明代楼英《医学纲目》认为震颤多由风热相合，也有中风寒者，亦有风夹湿痰者，所以治法也各不相同，常用独活散、星附散、千金金牙酒三方辨证论治。如星附散药物组成：半夏、天南星、僵蚕、川乌、附子、人参、茯苓、没药，每服二钱，水、酒各一盏，同煎至八分，去滓热服，二至三服，汗出愈，主治中风入腑，虽能言，口不㖞斜，而手足𤺺曳，脉虚浮而数者。

（14）明代孙一奎《赤水玄珠·颤振门》认为颤证的病因病机乃"木火太盛，肾阴不充，下虚上实，实为痰火，虚为肾亏"，属本虚标实、虚实夹杂之证。故治疗以"扶正祛邪、清上补下、标本兼顾"为主。其方有参术汤、摧肝丸、钩藤散等。

（15）明代叶文龄《医学统旨》有载"秘方补心丸""秘方定心丸"治疗颤证。前方药物有当归、白芍、生地黄、人参、甘草、柏子仁、胆南星、酸枣仁、远志、朱砂、金箔、石菖蒲、麝香、琥珀、茯苓，上研为细末，蒸饼糊丸，绿豆大，辰砂为衣，每服 70～90丸，津唾咽下，或姜汤下，以养血补心、安神镇惊，主治心虚手振；后方药物有生地黄、熟地黄、当归、白芍、天麻、秦艽、细辛、防风、荆芥、黄芪、白术、威灵仙、全蝎，上药为末，酒糊丸，梧桐子大，每服 70～80 丸，空腹时用白汤或酒送下，以益气养血、祛风定振，主治老人颤振，因气血两虚，风气外袭所致者。

（16）明代薛己《正体类要》用八珍汤治疗颤证，组成有人参、白术、白茯苓、当归、川芎、白芍药、熟地黄、炙甘草，用于气血两虚、四肢困倦之颤证，主症为面色苍白或萎黄，头晕目眩，四肢倦怠，气短懒言，心悸怔忡，饮食减少，舌淡苔薄白，脉细弱或虚大无力。

（17）明代王肯堂《证治准绳·杂病》认为震颤："病之轻者，或可用补金平木清痰调气之法，在人自斟酌之，中风手足神曳，星附散、独活散、金牙酒，无热者宜之，摧肝丸镇火平肝消痰定颤，有热者宜之；气虚而振，参术汤补之；心虚而振，补心丸养之；挟痰，导痰汤加竹沥；老人振战宜定振丸。"书中列举方药颇效，其中定振丸、摧肝丸作为治疗颤证效方，至今一直在临床应用。

（18）明代李梴《医学入门》记载"活血通经汤"治风盛手足挛急之颤证，药物组成有葛根、升麻、人参、炙甘草、当归、桂枝、酒黄柏，作一服，水二大盏，煎至一盏，热服，不拘时候，令暖房中近火摩搓其手，主治风气暴至，六脉俱弦甚，按之洪实有力，挛急，大便秘涩，面赤热者。

（19）清代张璐《张氏医通·诸风门·颤振》曰"振乃阴气争胜，故为战，栗则阳气不复，故为颤，骨者髓之府，不能久立，行则振掉。盖木盛则生风生火，上冲于头，故头为颤振。若散于四末，则手足动而头不动也。若肝木实热，泻青丸；肝木虚热，六味丸；肝木虚弱，逍遥散加参、术、钩藤；夹痰，导痰汤加竹沥；脾胃虚弱，六君子汤加芎、归、钩藤；卫虚多汗恶寒，加黄芪二钱，附子五分；脾虚，补中益气加钩藤；心血虚少而振，平补正心丹；心气虚热而振，本方去肉桂、山药、麦冬、五味，加琥珀、牛黄、黄连，名琥珀养心丹。"其张氏治疗颤振按脾胃虚弱、心气虚热、实热积滞、心虚夹痰、肾虚而辨证立方，主张久病脉虚时，用温补之品；暴病脉实时，用峻补之品。

（20）清代唐容川《血证论》曰："治风先治血，血行风自灭。无论热风寒风，风总属阳。天地之噫气，常以肃杀而为心，犯人血分，则为痛为肿，为强硬，血行，则风在血分者，随之而行，故治风先治血也，方取四物汤，补血以为去邪之本，而加祛风之药，以令邪外出，法浅而易效，头目顶脊诸风，可以治之。"故唐氏治疗颤证以滋阴补血、平肝息风为治疗原则，常以四物汤加酸枣仁、羚羊角、木瓜为用。

（21）清代何梦瑶《医碥·颤振》曰："颤，摇也；振，战动也。亦风火摇撼之象，由水虚而然。风木盛则脾土虚，脾为四肢之本，四肢乃脾之末，故曰风淫末疾。子和治马曳，风搐三年，掉颤抖搜之甚，如线引傀儡，以防风通圣散汗之，继服涌剂吐痰一二升，又下行五七次，数日又再涌去痰三四升，又下数行乃愈。但觉极寒，盖卫气未复也，以散风导气药调之。不用温热，恐又动火故也。风火交盛者，摧肝丸。气虚者，参术汤。心血虚者，补心丸。挟痰，导痰汤加竹沥。老人战振，定振丸。"故何氏治疗震颤中多方兼顾，风火交盛证用参术汤治疗；心血虚证以补心丸治疗；夹痰者以导痰汤加竹沥治疗。

（22）清代俞根初《通俗伤寒论》主张以经方"羚角钩藤汤"论治本病，药用羚羊角、钩藤、淡竹茹、生地黄、桑叶、川贝母、茯苓、菊花、白芍、甘草，以凉肝息风，增液舒筋，主治肝热生风证，高热不退，烦闷躁扰，手足抽搐，发为痉厥，甚则神昏，舌绛而干，或舌焦起刺，脉弦而数。何秀山《重订通俗伤寒论》按：以羚、藤、桑、菊息风定痉为君；臣以川贝善治风痉，茯神木专平肝风；但火旺生风，风助火势，最易劫伤血液，尤必佐以芍药、甘草、鲜生地酸甘化阴，滋血液以缓肝急；使以竹茹，不过以竹之脉络通人之脉络耳。

（23）清代叶天士《临证指南医案·肝胆病证·肝风门》记载："内风，乃身中阳气之动变，甘酸之属宜之；交节病变，总是虚症，目泛舌强，脊背不舒，溲淋便涩，皆肾液不营，肝风乃张，当宗河间浊药轻服，名曰饮子；神呆不语，心热烦躁，因惊而后，经水即下，肉膶刺痛，时微痉，头即摇，肝风内动，变痉厥之象；缓肝润血熄风。"叶氏有类似于本病之病案共计37则，用药83味之多（成药不计），甘味药十居其七。

（24）清代吴鞠通《温病条辨》以"大定风珠"为主方治疗本病，药物组成有生地黄、阿胶、白芍、龟板、生鸡子黄、麻子仁、麦冬、五味子、炙甘草、鳖甲、生牡蛎，水八杯，煮取三杯，去滓，再入鸡子黄，搅令相得，分三次服，主治阴虚动风证，温病后期，神倦瘛疭，脉气虚弱，舌绛苔少，有时时欲脱之势者。

（四）名方

颤证病在筋脉，与肝、肾、脾等脏休戚相关，多属本虚标实，虚实夹杂，其中肝肾亏虚、气血不足是其本，风、火、痰、瘀为其标。肝主身之筋膜，为风木之脏，肝肾阴亏，筋脉失养，不能任持自主，随肝风而动，牵动肢体而颤振摇动；肾主一身之阴阳，乙癸同源，肾阴不足，水不涵木，肝阳偏亢，阳亢化风，风摇肢颤；肾主骨生髓，脑为髓海，肾虚髓减，脑髓不充，下虚则高摇；脾主运化，气血生化之源，中焦受损，筋脉失养，或痰湿内生，阻滞筋脉，亦可致肢体拘急颤振。历代医家根据颤证的不同病因病机，辨证论治，遣方施药，分别采用补益肝肾息风、益气养血息风、活血化瘀息风、健脾益肾息风、化痰通络息风及疏肝健脾息风等治则，创立和总结了许多针对颤证不同证型的有效方药，并经过几千年的临证实践，疗效显著，广为盛传，现将治疗震颤的各家名方介绍如下。

1. 补益肝肾，息风止颤 经历代医家临床实践发现，帕金森病者以肝肾阴虚者多见，余证型多以肝肾阴虚为本，故论治颤振常以滋补肝肾、平肝潜阳、息风止颤为法，其此类方药主要有大定风珠、天麻钩藤饮、镇肝熄风汤、珍珠母丸、平肝熄风豁痰汤、三甲复脉汤、杞菊地黄汤、一贯煎合羚羊钩藤汤、一贯煎合大补阴丸、自拟除颤汤、自拟定振丸、自拟健肾荣脑汤、定风胶囊、自拟益肾消颤汤、培补肝肾1号方、育阴活络汤、滋肾熄风汤、益髓舒筋汤及六味地黄丸合万氏牛黄清心丸等。

（1）大定风珠：《温病条辨》曰："邪热久羁，吸烁真阴，或因误表，或因误攻，神疲瘈疭，脉气虚弱，舌绛苔少，时时欲脱者，大定风珠主之。"

方药：生白芍六钱，阿胶三钱，干地黄六钱，生龟板四钱，鳖甲（生）四钱，麻仁二钱，生牡蛎四钱，五味子二钱，麦冬（连心）六钱，炙甘草四钱，鸡子黄（生）二枚。

功效：补液息风，育阴潜阳。

主治：阴虚风动，症见神倦瘈疭，时时欲脱，脉气虚弱，舌绛苔少。

现代本方常用于帕金森病、帕金森综合征、乙型脑炎后遗症、甲状腺功能亢进术后手足搐搦症等属阴虚风动证。

（2）镇肝熄风汤：《医学衷中参西录》载："风名内中，言风自内生，非风自外来也。内经谓'诸风掉眩，皆属于肝。'盖肝为木脏，于卦为巽，巽原主风。且中寄相火，征之事实，木火炽盛，亦自有风。此因肝木失和，风自肝气。又加以肺气不降，肾气不摄，冲气、胃气又复上逆。于斯，脏腑之气化皆上升太过，而血之上注于脑者，亦因之太过。"

方药：生龟板五钱（15g），怀牛膝一两（30g），生龙骨五钱（15g），生赭石一两（30g），生牡蛎五钱（15g），天冬五钱（15g），生杭芍五钱（15g），玄参五钱（15g），茵陈二钱（6g），川楝子二钱（6g），生麦芽二钱（6g），甘草钱半（4.5g）。

功效：镇肝息风，滋阴潜阳。

主治：类中风，症见头目时常眩晕，或脑中时常作疼发热，或目胀耳鸣，或心中烦热，或时常噫气；或肢体渐觉不利，或口眼渐形歪斜，或面色如醉；甚或眩晕，至于颠仆，昏不知人，移时始醒，或醒后不能复元，精神短少，或肢体痿废，或成偏枯。脉弦长有力。

本方常用于高血压、脑出血、脑血栓形成、帕金森病等属肝肾阴虚、肝风内动者。

（3）天麻钩藤饮：《中医内科杂病证治新义》曰："治高血压头痛、眩晕、失眠……本方为平肝降逆之剂。以天麻、钩藤、生决明平肝祛风降逆为主，辅以清降之山栀、黄芩，活血之牛膝、茺蔚，滋补肝肾之桑寄生、杜仲等，滋肾以平肝之逆；并辅以夜交藤、朱茯神以镇静安神，缓其失眠，故为用于肝厥头痛、眩晕、失眠之良剂。"

方药：天麻18g，钩藤（后下）12g，石决明（先煎）30g，山栀、黄芩各9g，川牛膝12g，杜仲、益母草、桑寄生、夜交藤、朱茯神各9g。

功效：补益肝肾，平肝息风，清热活血。

主治：肝阳偏亢、肝风上扰之头痛，眩晕，失眠，肢颤头摇，舌红脉弦（或数）者。肢颤头摇者，加龙骨、牡蛎等，以增强平肝潜阳、息风止颤之力。

（4）羚角钩藤汤：《通俗伤寒论》称此方为"凉肝息风法"。《重订通俗伤论》记载："肝藏血而主筋，凡肝风上翔，症必头晕胀痛，耳鸣心悸，手足躁扰，甚则狂乱痉厥，与夫妇子痫，产后惊风，病皆危险。故以羚、藤、桑、菊息风定痉为君。臣以川贝善治风痉，茯神木专平肝风。但火旺生风，风助火势，最易劫伤血液，尤必佐芍、甘、鲜地酸甘化阴，滋血液以缓肝急。使以竹茹，不过以竹之脉络通人身之脉络耳。此为凉肝熄风，增液舒筋之良方。"

方药：羚角片（先煎）4.5g，双钩藤（后下）9g，滁菊花、生白芍、茯神木各9g，霜桑叶6g，鲜生地15g，川贝母（去心）12g，淡竹茹（鲜刮）15g，生甘草3g。

功效：凉肝息风，舒筋增液。

主治：高热不退，躁扰烦闷，甚则神昏痉厥，手足抽搐，舌质红绛而干或焦起刺，脉弦而数。

（5）一贯煎：《续名医类案》称本方主治"胁痛，吞酸，吐酸，疝瘕，一切肝病"。

方药：北麦冬、沙参、当归身各三钱（各9g），枸杞三六钱（9～18g），生地黄六钱至一两五钱（18～30g），川楝子一钱半（4.5g）。

功效：滋阴疏肝。

主治：阴虚肝郁，症见胁痛，呕吐吞酸，口燥咽干，舌嫩红少津，花剥苔或镜面舌，脉细弱或虚弦。

本方在大队滋阴养血药中，少佐一味川楝子疏肝理气，补肝与疏肝相结合，以补为主，使肝体得养，而无滋腻碍胃遏制气机之虞，且无伤及阴血之弊。全方组方严谨，配伍得当，照顾到"肝体阴而用阳"的生理特点，诚为滋阴疏肝之名也。

（6）三甲复脉汤：《温病条辨》载："下焦温病，热深厥甚，脉细促，心中大动，甚则心中痛者，三甲复脉汤主之。兹又加龟板名三甲者，以心中大动，甚则痛而然也。心中动者，火以水为体，肝风鸱张，立刻有吸尽西江之势，肾水本虚，不能济肝而后发痉；既痉而水难猝补，心之本体欲失，故然而大动也。甚则痛者，'阴维为病主心痛'，此证热久伤阴，八脉丽于肝肾，肝肾虚而累及阴维故心痛，非如寒气客于心胸之心痛，可用温通。故以镇肾气补任脉通阴维之龟板止心痛，合入肝搜邪之二甲，相济成功也。"

方药：炙甘草18g，干地黄18g，生鳖甲（先煎）24g，生龟板（先煎）30g，生牡蛎（先煎）15g，生白芍18g，麦冬（不去心）15g，阿胶9g，麻仁9g。

功效：滋阴潜阳，复脉息风。

主治：温邪后期，深入下焦，热深厥甚，虚风内动，心中憺憺大动，甚或心胸疼痛，脉细促。

（7）大补阴丸：《丹溪心法》记载："大补阴丸降阴火，补肾水。"《医宗金鉴·删补名医方论》曰："是方能骤补真阴，承制相火，较之六味功用尤捷。盖因此时以六味补水，水不能遂生；以生脉保金，金不免犹燥；惟急以黄柏之苦以坚肾，则能制龙家之火，继以知母之清以凉肺，则能全破伤金。若不顾其本，即使病去犹恐复来，故又以熟地、龟板大补其阴，是谓培其本，清其源矣。"

方药：龟板（酥炙）180g，熟地黄（酒蒸）180g，知母（酒浸，炒）120g，黄柏（炒褐色）120g，猪脊髓、蜂蜜、盐适量。

功效：滋阴降火。

主治：阴虚火旺，症见骨蒸潮热，遗精盗汗，心烦易怒，咳嗽咯血伴腰酸腿软或足膝疼热。

本方特点为滋阴与清热降火药相配，培土清源，两相兼顾。其中龟板、熟地黄用量较重，与知、柏的比例为3∶2，表明本方以滋阴培土为主，降火清源为辅。现代常用于帕金森病、甲状腺功能亢进引起的进手足震颤、肾结核及糖尿病等属阴虚火旺证者。

（8）六味地黄丸：《小儿药证直诀》记载："地黄丸，治肾怯失音，囟开不合，神不足，目中白睛多，面色㿠白等症。"《小儿药证直诀笺正》曰："仲阳意中，谓小儿阳气甚盛，因去桂附而创立此丸，以为幼科补肾专药。"《医方论》谓："此方非但治肝肾不足，实三阴并治之剂……药止六味，而大开大合，三阴并治，洵补方之正鹄也。"

方药：熟地黄240g，山药120g，山茱萸120g，茯苓90g，泽泻90g，牡丹皮90g。

功效：滋肝补肾。

主治：肝肾阴虚证，症见腰膝酸软，头目眩晕，咽干口燥，耳聋耳鸣，牙齿动摇，遗精盗汗，或消渴，手足心热，或小儿囟门不合，舌红少苔，脉细数。

2. 补气养血，滋阴息风　气血亏虚，血不养筋，则虚风内动。此法适用于血虚生风之颤证，此类患者多因劳倦思虑过度，日久心脾俱伤，气血亏虚，四末失养，症见头摇肢颤，故补气养血、滋阴息风类方药也有较多应用，如八珍汤、八珍汤合天麻钩藤饮、四物汤合人参养荣汤、人参养荣丸合天麻钩藤饮、归脾汤合补阳还五汤、四物汤合黄芪赤风汤、补阳还五汤、愈风胶囊加地黄饮子、舒筋熄风汤、柔肝养血熄风汤、自拟脑通胶囊、自拟停颤汤、定振丸、自拟定震汤及自拟通督除颤汤等。

（1）四物汤：唐代蔺道人《仙授理伤续断秘方》曰："凡伤重，肠内有瘀血者用此，白芍药、当归、熟地黄、川芎各等分，每服三钱，水一盏半。"后在宋代《太平惠民和剂局方》以及明清等医书中均有记载和评述，被后世医家称为"妇科第一方""血证立法""调理一切血证是其所长"和"妇女之圣药"等。

方药：当归10g，熟地黄12g，白芍5g，川芎5g。

功效：补血，和血，活血，调经。

主治：冲任虚损证，症见月经不调、崩中漏下、产后恶露不下、脐腹疼痛、癥瘕积聚，妊娠胎动不安，血下不止，及产后恶露不下，少腹坚痛，时作寒热；或心悸失眠，头晕目眩，面色无华，舌淡，唇爪色淡，脉细弦或细涩。

（2）八珍汤：《瑞竹堂经验方》载："脐腹疼痛，全不思食，脏腑怯弱，泄泻，小腹坚痛，时作寒热。"《沈氏女科辑要笺正》曰："四君、四物合为八珍，按之药理功能，可谓四君气药，能助脾阳；四物血药，能助脾阴。一属于气，一属于血。只可专主脾胃讲，决不能泛泛然谓四君补气，四物补血。"《医方考》谓："气血俱虚者，此方主之。人之身，气血而已。气者百骸之父，血者百骸之母，不可使其失养者也。"

方药：当归（酒拌）10g，川芎5g，白芍药8g，熟地黄（酒拌）15g，人参3g，白术（炒）10g，茯苓8g，炙甘草5g，煎加生姜3片、大枣3枚。

功效：益气补血。

主治：气血两虚证，症见心悸怔忡，面色萎黄或苍白，头晕眼花，倦怠乏力，气短懒言，食欲减退，舌质淡，苔薄白，脉细弱或虚大。

（3）补阳还五汤：《医林改错》记载："此方治半身不遂，口眼㖞斜，语言謇涩，口角流涎，下肢痿废，小便频数，遗尿不禁。"《医学衷中参西录》曰："气虚者，经络必虚，有时气从经络虚处透过，并于一边，彼无气之边，即成偏枯。爰立补阳还五汤，方中重用黄芪四两，以峻补气分，此即东垣主气之说也。"

方药：生黄芪120g，当归尾6g，桃仁3g，红花3g，川芎3g，赤芍6g，地龙3g。

功效：补气，活血，通络。

主治：气虚血瘀证者，症见半身不遂，口舌㖞斜，舌强语謇，口角流涎，小便频数或不禁，苔白，脉缓。现代常用于脑血管病后遗症、小儿麻痹后遗症及帕金森病并发肢体活动不遂等属气虚血瘀者。

（4）归脾汤：《正体类要》对归脾汤载有："跌扑等症，气血损伤；或思虑伤脾，血虚火动，寤而不寐；或心脾作痛，怠惰嗜卧，怔忡惊悸，自汗，大便不调；或血上下妄行。"《医方集解·补养之剂》谓："此手少阴、足太阴药也。血不归脾则妄行，参、术、黄芪、甘草之甘温，所以补脾；茯神、远志、枣仁、龙眼之甘温酸苦，所以补心，心者，脾之母也。当归滋阴而养血，木香行气而舒脾，既以行血中之滞，又以助参、芪而补气。气壮则能摄血，血自归经，而诸症悉除矣。"

方药：白术一钱，白茯苓一钱，当归一钱，人参一钱，黄芪（炒）一钱，龙眼肉一钱，远志一钱，酸枣仁（炒）一钱，木香五分，甘草（炙）三分。

功效：健脾益气，补血养心。

主治：①心脾两虚证：面色萎黄，心悸怔忡，失眠健忘，体倦食少，盗汗，舌质淡，苔薄白，脉细缓。②脾不统血证：便血，崩漏，月经前期，量多色淡，或淋漓不止，舌质淡，苔薄白，脉细弱。

3. 活血化瘀，息风止颤　帕金森病多为中老年罹患，沉疴痼疾，久病入络，多兼血瘀，故有"治风先治血，血行风自灭"之说，不少学者认为重用活血化瘀药对减轻震颤疗有显著疗效。因此，活血化瘀类方药在临床上也较为常用，如血府逐瘀汤、身痛逐瘀汤、通窍活血汤、桃红四物汤、通络活血汤合逍遥散、自拟桃红三虫汤、颤振平胶囊及乐脉颗粒等。

（1）血府逐瘀汤：《医林改错》载："头痛，胸痛，胸不任物，胸任重物，天凉出汗，食自胸右下，心里热（名曰灯笼病），瞀闷，急躁，夜睡梦多，呃逆，饮水即呛，不眠，小儿夜啼，心跳心忙，夜不安，俗言肝气病，干呕，晚发一阵热。"

方药：桃仁12g，红花9g，当归9g，生地9g，川芎4.5g，枳壳6g，赤芍6g，柴胡3g，甘草3g，桔梗4.5g，牛膝10g。

功效：活血祛瘀，行气止痛。

主治：血瘀诸证，症见胸痛、头痛诸痛症经久不愈，痛如针刺、固定不移，舌质暗红，或舌有瘀斑、瘀点，唇暗或面色黧黑，脉涩或弦紧。本方现代常应用于冠心病、帕金森综合征、脑血管病、神经官能症、血栓闭塞性脉管炎及脑震荡后遗症等属气滞血瘀者。

（2）通窍活血汤：《医林改错》载："初病四肢酸软无力，渐渐肌肉消瘦，饮食减少，面色黄白，咳嗽吐沫，心烦急躁，午后潮热，天亮汗多。延医调治，始而滋阴，继而补阳，补之不效，则云虚不受补，无可如何。可笑著书者，不分别因弱致病，因病致弱，果系伤寒、瘟疫大病后，气血虚弱，因虚弱而病，自当补弱而病可痊；本不弱而生病，因病久致身弱，自当去病，病去而元气自复。查外无表症，内无里症，所见之症，皆是血瘀之症。常治此症，轻者九付可愈，重者十八付可愈。吃三付后，如果气弱，每日煎黄芪八钱，徐徐服之，一日服完，此攻补兼施之法；若气不甚弱，黄芪不必用，以待病去，元气自复。"

方药：桃仁（研泥）9g，红花9g，川芎3g，赤芍3g，麝香（绢包）0.15g，鲜姜（切碎）9g，红枣（去核）7个，老葱（切碎）3根，用黄酒半斤，将前七味煎一钟，去渣，将麝香入酒内，再煎二沸，临卧服。

功效：活血通窍。

主治：瘀阻头面，症见头痛头晕，或脱发，耳聋，面色青紫者，舌质暗红，或舌有瘀斑、瘀点，脉涩。亦治白癜风、酒渣鼻以及小儿疳积、妇女干血痨等属血瘀者。

（3）身痛逐瘀汤：《医林改错》载："凡肩痛、臂痛、腰疼、腿疼，或周身疼痛，总名曰痹症。明知受风寒，用温热发散药不愈；明知有湿热，用利湿降火药无功。久而肌肉消瘦，议论阴亏，随用滋阴药，又不放。至此便云病在皮脉，易于为功；病在筋骨，实难见效。因不思风寒湿热入皮肤，何处作痛。入于气管，痛必流走；入于血管，痛不移处。无论虚弱，是因病而致虚，非因虚而致病。总滋阴，外受之邪，归于何处？总逐风寒、去湿热，已凝之血。更不能活。如水遇风寒，凝结成冰，冰成风寒已散。明此义，治痹症何难？古方颇多，如古方治之不效，用：身痛逐瘀汤。"

方药：桃仁9g，红花9g，川芎6g，甘草6g，地龙（去土）6g，羌活3g，秦艽3g，没药6g，五灵脂（炒）6g，香附3g，牛膝9g，当归9g。

功效：祛风除湿，行气活血，通痹止痛。

主治：经络瘀痹，症见颈肩痛，臂痛，腰腿痛或周身疼痛经久不愈者。

（4）复元活血汤：《医学发明》记载："治从高坠下，恶血留于胁下，及疼痛不可忍者。"《医略六书》曰："血瘀内蓄，经络不能通畅，故胁痛，环脐腹胀，便闭焉。大黄荡涤瘀热以通肠，桃仁消破瘀血以润肠，柴胡散清阳之抑遏，蒌根清浊火之内蕴，甲片通经络破结，当归养血脉荣经，红花活血破血，甘草泻火缓中。水煎温服，使瘀行热化，则肠胃廓清而经络通畅，腹胀自退，何胁痛便闭之不瘳哉？此破瘀通闭之剂，为瘀热胁痛胀闭之专方。"

方药：柴胡半两（9g），酒大黄一两（12g），桃仁（酒浸去皮尖）五十个（9g），瓜蒌根、当归各三钱（各9g），红花、炮山甲、甘草各二钱（6g）。

功效：疏肝通络，行血祛瘀。

主治：跌打损伤，症见外伤损络，瘀血停于胁下，疼痛难忍，呼吸不能。本方多用于肋间神经痛、肋软骨炎及乳腺增生症属瘀血内停者。

（5）桃红四物汤：桃红四物汤为调经要方之一，是《玉机微义》转引《医垒元戎》中的一个方子，也成加味四物汤，桃红四物汤这一方名始见于《医宗金鉴·妇科心法要诀》。

方药：桃仁9g，红花6g，川芎8g，当归15g，白芍10g，熟地黄15g。

功效：养血活血。

主治：血虚兼血瘀，被医家推崇为妇科调经要药，症见经期超前或不定期，血量或多或少，色紫黏稠或暗红有块，腹痛固定，舌有瘀斑瘀点，脉涩。亦有用于皮肤科疑难杂病者。

4. 健脾益肾，息风止颤　健脾益肾法可益肾生髓荣脑，温阳法则可温中散寒、补虚除湿，此类方剂主要有六君子汤、人参养荣汤、济生肾气丸、杞菊地黄汤合香砂六君子汤或三仁汤、金匮肾气丸合香砂六君子丸、真武汤、阳和汤、地黄饮子、八味地黄丸及当归四逆汤等。

（1）六君子汤：《世医得效方》记载："六君子汤治脏腑虚怯，心腹胀满，呕哕不食，肠鸣泄泻。"《嵩崖尊生》《医门八法》和《回春》等古籍中载有运用六君子汤化裁加减亦可治疗脾虚唇动、痰饮及胃虚呕吐等症。

方药：陈皮 3g，半夏 4.5g，白术 9g，炙甘草 6g，人参 9g，茯苓 9g。

功效：健脾益气，燥湿化痰。

主治：脾胃气虚兼痰湿中阻，症见胸脘痞闷，纳呆呕逆，食少便溏，舌淡苔白等。

（2）真武汤：《伤寒论》载："太阳病，发汗，汗出不解，其人仍发热，心下悸，头眩，身 动，振振欲擗地者，真武汤主之……少阴病，二三日不已，至四五日，腹痛，小便不利，四肢沉重疼痛，自下利者，此为有水气。其人或咳，或小便利，或下利，或呕者，真武汤主之。"《古今名医方论》曰："真武一方，为北方行水而设。用三白者，以其燥能治水，淡能伐肾邪而利水，酸能泄肝木以疏水故也。附子辛热，必用为佐者何居？盖水之所制者脾，水之所行者肾也，肾为胃关，聚水而从其类。倘肾中无阳，则脾之枢机虽运，而肾之关门不开，水虽欲行，孰为之王？故脾家得附子，则火能生土，而水有所归矣；肾中得附子，则坎阳鼓动，而水有所摄矣。更得芍药之酸，以收肝而敛阴气，阴平阳秘矣。若生姜者，并用以散四肢之水而和胃也。"

方药：炮附子一枚（去皮，破八片）（7g），白术二两 10g，芍药、茯苓、生姜（切）各三两（15g）。

功效：温阳利水。

主治：阳虚水泛，症见腹痛下利，小便不利，四肢重胀疼痛，口干不渴，或呕或咳，苔白，脉沉。本方常用于帕金森病并发二便失调、慢性肾小球肾炎、心源性水肿、肺水肿、甲状腺功能减低及慢性支气管炎等属脾肾阳虚，水湿内停者。

（3）肾气丸：《金匮要略》记载："男子消渴，小便反多，以饮一斗，小便一斗，肾气丸主之……虚劳腰痛，少腹拘急，小便不利者，八味肾气丸主之。"《医宗金鉴·删补名医方论》曰："命门之火，乃水中之阳。夫水体本静，而川流不息者，气之动，火之用也，非之有形者言也。然少火则生气，火壮则食气，故火不过亢，亦不可衰。所云火生土者，即肾家之少火游行其间，以息相吹耳。若命门火衰，少火几于熄矣。欲暖脾胃之阳，必先温命门之火，此肾气丸纳桂、附于滋阴剂中十倍之一，意不在补火，而在微微生火，即生肾气也。故不曰温肾，而名肾气，斯知肾以气为主，肾得气而土自生也。且形不足者，温之以气，则脾胃因虚寒而致病者固痊，即虚火不归其原者，亦纳之而归封蛰之本矣。"

方药：肉桂心四两，干地黄一斤，泽泻八两，薯蓣八两，茯苓八两，牡丹皮六两，半夏二两。

功效：补肾助阳。

主治：肾阳不足，症见腰部酸痛，脚膝酸软，少腹拘急，下半身常有冷感，小便不利或反多，入夜尤甚，或早泄阳痿，舌胖质淡，脉虚弱，尺部沉细。本方亦可用于帕金森病并发自主神经功能紊乱证属肾阳不足者。

（4）地黄饮子：《圣济总录》载："肾气虚厥，语声不出，足废不用。"《成方便读》曰："此方所云少阴气厥不至，气者，阳也，其为肾脏阳虚无疑矣。故方中熟地、巴戟、山萸、苁蓉之类，大补肾脏之不足，而以桂、附之辛热，协四味以温养真阳；但真阳下虚，必有浮阳上僭，故以石斛、麦冬清之；火载痰升，故以茯苓渗之；然痰火上浮，必多堵塞窍道，菖蒲、远志能交通上下而宣窍辟邪；五味以收其耗散之气，使正有攸归；薄荷以搜其不尽之邪，使风无留着；用姜、枣者，和其营卫，匡正除邪耳。"

方药：熟地黄12g，巴戟天（去心）、山茱萸（炒）、石斛（去根）、肉苁蓉（酒浸，切焙）、附子（炮裂，去皮脐）、五味子（炒）、官桂（去粗皮）、白茯苓（去黑皮）、麦冬（去心，焙）、菖蒲、远志（去心）各15g。

功效：滋肾阴，补肾阳，化痰开窍。

主治：喑痱证之下元虚衰，痰浊上泛，症见口干不欲饮，舌强不能言，足废不能用，面赤足冷，脉沉细弱。本方现代多用于脑动脉硬化、帕金森病、血管性痴呆、中风后遗症及脊髓痨等慢性疾病属阴阳两虚者。

（5）三仁汤：《温病条辨》记载："湿为阴邪，自长夏而来，其来有渐，且其性氤氲粘腻，非若寒邪之一汗解，温凉之一凉则退，故难速已。世医不知其为湿温，见其头痛恶寒、身重疼痛也，以为伤寒而汗之，汗伤心阳，湿随辛温发表之药蒸腾上逆，内蒙心窍则神昏，上蒙清窍则耳聋目瞑不言。见其不满不饥，以为停滞而大下之，误下伤阴，而重抑脾阳不升，脾气转陷，湿邪乘势内渍，故洞泄。见其午后身热，以为阴虚而用柔药润之，湿为胶滞阴邪，再加柔润阴药，二阴相合，同气相求，遂有锢结而不可解之势。惟以三仁汤轻开上焦肺气，盖肺主一身之气，气化则湿亦化也。"

方药：杏仁五钱，生薏仁六钱，白蔻仁二钱，竹叶二钱，飞滑石六钱，白通草二钱，半夏五钱，厚朴二钱。

功效：宣畅气机，通阳利湿，清利湿热。

主治：气分湿热证及暑温夹湿之湿重于热证，症见面色淡黄，头身重痛，恶寒发热，身热不扬，午后热甚，痞塞不饥，舌白不渴，脉弦细而濡。本方亦可用于肠胃炎、肾盂肾炎、肾小球肾炎及风湿性关节炎等属湿重于热者。

（6）当归四逆汤：《伤寒论》载："手足厥寒，脉细欲绝者，当归四逆汤主之。"《金镜内台方议》曰："阴血内虚，则不能荣于脉；阳气外虚，则不能温于四末，故手足厥寒、脉细欲绝也。故用当归为君，以补血；以芍药为臣，辅之而养营气；以桂枝、细辛之苦，以散寒温气为佐；以大枣、甘草之甘为使，而益其中，补其不足；以通草之淡，而通行其脉道与厥也。"

方药：当归12g，芍药9g，桂枝9g，通草6g，细辛3g，炙甘草6g，大枣8枚。

功效：养血散寒，温经通脉。

主治：血虚寒厥，症见手足厥冷，舌淡苔白，脉沉细或细微欲绝。也可治疗寒入经络之腰、腿、足疼痛，和血虚受寒之月经不调、经前腹痛诸证等。本方可用于帕金森病、帕金森综合征、血栓闭塞性脉管炎、雷诺病及风湿性关节炎等属血虚寒凝者。

5. 化痰通络，息风止颤　痰为本病发病的重要因素之一，古有"百病皆由痰作祟""怪病多痰""治风不治痰，事倍功半"之说，故化痰通络、息风止颤方药在临床治理上应用也较多，文献中治疗帕金森病出现频率较高的方药有礞石滚痰丸、涤痰汤化裁、导痰汤、化痰透脑丸、黄连温胆汤、大活络丹及揩肝丸等。

（1）滚痰丸（礞石滚痰丸）：《泰定养生主论》记载滚痰丸可疗"千般怪证"。《成方便读》谓："通治实热老痰，怪证百病。夫痰之清者为饮，饮之浊者为痰，故痰者皆因火灼而成，而老痰一证，为其火之尤盛者也，变幻诸病多端，难以枚举。然治病者求其本，芟草者必除其根。故方中以黄芩之苦寒，以清上焦之火；大黄之苦寒，以开下行之路，故二味分两为独多。但既成之痰，亦不能随火俱去，特以礞石禀剽悍之性，而能攻陈积之痰者，以硝石同煅，使其自上焦行散而下。然一身之主宰者，惟气而已，倘或因痰因火，病则气不能调，故以沉香升降诸气，上至天而下至泉，以导诸药为之使耳。"

方药：礞石（捶碎，火煅）40g，沉香 20g，大黄（酒蒸）320g，黄芩（酒洗净）320g。

功效：泻火逐痰。

主治：实热老痰、顽痰，症见或昏迷，或癫狂，或惊悸怔忡，或不寐多梦，或胸脘痞闷，或咳喘痰稠，或耳鸣眩晕，大便秘结，苔黄而厚，脉滑数有力。本方亦可用于中风、精神分裂症、癫痫等属实火顽痰胶固者。

（2）导痰汤：《重订严氏济生方》记载本方："治一切痰厥，头目旋运，或痰饮留积不散，胸膈痞塞，胁肋胀满，头痛吐逆，喘急，涕唾稠粘，坐卧不安，饮食可思。"

方药：制半夏二钱（6g），天南星、枳实（麸炒）、赤茯苓（去皮）、橘红各一钱（各3g），甘草五分（1.5g），生姜十片。

功效：豁痰利湿，开郁行气。

主治：痰涎壅盛，症见头目眩晕，坐卧不安，胸膈痞塞，不思饮食，胁肋胀满，头痛吐逆，喘急痰嗽，涕唾稠黏。

（3）黄连温胆汤：《六因条辨》载："伤暑汗出，身不大热，而舌黄腻，烦闷欲呕，此邪踞肺胃，留恋不解。宜用黄连温胆汤，苦降辛通，为流动之品，仍冀汗解也。此条汗出而不大热，是卫分之邪既解，但舌黄欲呕，又为邪阻肺胃，气分未清。用温胆汤辛以通阳，加黄连苦以降逆。不用甘酸腻浊，恐留连不楚耳。"

方药：川黄连 6g，枳实 6g，茯苓 10g，竹茹 12g，橘红 6g，半夏 6g，甘草 3g，生姜 6g。

功效：燥湿化痰，清热除烦。

主治：伤暑，症见汗出而黏，身不大热，心烦胸闷欲呕，舌苔黄腻。

6. 疏肝健脾，息风止颤　帕金森病中医辨证病位主要在肝，震颤属风，风应于肝，疏肝健脾就成为主要的治疗方法，本类方剂主要有逍遥散、黑逍遥散及半夏厚朴汤等。

（1）逍遥散：《太平惠民和剂局方》记载本方："治血虚劳倦，五心烦热，肢体疼痛，头目昏重，心悸颊赤，口燥咽干，发热盗汗，减食嗜卧，及血热相搏，月水不调，脐腹胀痛，寒热如疟，又疗室女血弱阴虚，荣卫不和，痰嗽潮热，肌体羸瘦，渐成骨蒸。"《医宗金鉴·删补名医方论》曰："五脏若欲补泻云：肝苦急，急食甘以缓之。盖肝性急善怒，其气上行则顺，下行则郁，郁则火动而诸病生矣。故发于上则头眩耳鸣，而或为目赤；发于中则胸满胁痛，而或作吞酸；发于下则少腹疼疝，而或溲溺不利；发于外则寒热往来，似疟非疟。凡此诸症，何莫非肝郁之象乎？而肝木之所以郁，其说有二；一为土虚不能升木也，一为血少不能养肝也。盖肝为木气，全赖土以滋培，水以灌溉。若中土虚，则木不升而郁；阴血少，则肝不滋而枯。方用白术、茯苓者，助土得以升木也；当归、芍药者，益荣血以养肝也；薄荷解热，甘草和中。独柴胡一味，一以为厥阴之报使，一以升发诸阳。经曰：木郁则达之，遂其曲直之性，故名曰逍遥散。若内热、外热盛者，加丹皮解肌热，炒栀清内热，此加味逍遥散之义也。"

方药：柴胡 15g，白芍 15g，薄荷 6g，当归 15g，茯苓 15g，白术 15g，炙甘草 6g，生姜 3 片。

功效：疏肝健脾，解郁和营。

主治：肝郁脾弱，症见神疲食少，头痛目眩，两胁胀痛，寒热往来，口燥咽干，乳房作胀，月经不调，脉弦而虚。现代常用于慢性肝炎、肝硬化、胆石症、更年期综合征及神经官能症等属肝郁血虚脾弱者。

（2）黑逍遥散：《医宗己任编》记载："风以散之，此方是也。柴胡、白芍、归身、白术、茯苓、甘草、姜枣引。上方加熟地名黑逍遥散。"《医略六书》曰："任劳多郁，亏损肝脾，致经气不调，经行失其常度而崩漏不已焉。生地壮水滋阴，兼能凉血止血；白术健脾燥湿，即可止漏定崩；白芍敛阴和血；当归养血归经；柴胡升阳解郁；茯苓渗湿和脾；甘草缓中和胃也。"

方药：柴胡（盐水炒）五钱，牡丹皮（炒黑）一两半，生地黄五两，白芍（醋炒）一两半，山药（炒）三两，茯苓（入乳拌蒸）一两半，阿胶（蒲灰炒）三两，地榆（炒炭）三两，荆芥灰一两半。

功效：疏肝健脾，和中养血。

主治：肝郁血虚，头眩胁痛，或胃脘痛，或肩胛绊痛，或眼睛赤痛，连及太阳；也可治疗妇人郁怒伤肝，血液妄行，赤白带下。

（3）半夏厚朴汤：《金匮要略》载："妇人咽中，如有炙脔，半夏厚朴汤主之。"《医宗金鉴·订正仲景全书·金匮要略注》曰："咽中如有炙脔谓咽中有痰涎，如同炙肉，咯之不出，咽之不下者，即今之梅核气病也。此病得于七情郁气，凝涎而生。故用半夏、厚朴、生姜，辛以散结，苦以降逆；茯苓佐半夏，以利饮行涎；紫苏芳香，以宣通郁气，俾气舒涎去，病自愈矣。此证男子亦有，不独妇人也。"

方药：半夏一升（130g），厚朴三两（45g），生姜五两（75g），苏叶二两（30g），茯苓四两（60g）。

功效：行气散结，降逆化痰。

主治：梅核气或郁证之痰气互结，症见咽中如有物阻，吐之不出，吞之不下，或咳或呕，胸胁满闷不舒，舌苔白润或白滑，脉弦滑。本方常用于癔病、神经官能症及慢性咽炎等属气滞痰阻者。

（五）验方

临床对于颤证的治疗，现代医家依据个人经验总结出许多有效方剂，丰富和发展了颤证治疗方法，对于颤证的治疗具有指导意义，临床应用效果显著。

1. 止颤汤　是李如奎教授将传统中医理论与其多年临床经验相结合而研制成的治疗帕金森病的经验方。该方由炙黄芪、丹参、知母、白芍、钩藤、制大黄、升麻等七味中药组成，其中黄芪、升麻、丹参益气活血，知母、钩藤养阴平肝息风，再配白芍养血柔筋，制大黄清热泻浊。全方共奏益气活血，柔肝息风之功，对帕金森病震颤、肢体僵硬等运动症状及便秘、失眠、抑郁等非运动症状有明显的改善作用，同时也可推迟服用西药左旋多巴的时间，减少服药剂量和副作用。

2. 摧肝丸 出自孙一奎的《赤水玄珠》，全方包括胆南星、黄连、铁华粉、滑石、青黛、天麻、朱砂、炒僵蚕及炙甘草等八味中药，该方以化痰镇惊为功效，适用于痰瘀阻络型帕金森病。临床根据症状可适当加减，当痰湿内盛，症见胸痞脘闷，痰多流涎时，重用半夏、白术；痰热明显，症见胸闷，口干，面赤，大便不爽或黏腻时，加黄连、全瓜蒌；若胸闷、纳呆则加苍术、佩兰、焦三仙；乏力气短加用党参、黄芪、山药、炒白术；肌肤麻木不仁加地龙、丝瓜络、鸡血藤。

3. 加味阳和汤 是由《外科证治全生集》中记载的阳和汤化裁而来。主要适用于阳虚血滞型帕金森病。全方由熟地黄、生甘草、肉桂、麻黄、鹿角胶、炮姜、白芥子、附子、当归、全蝎、地龙及防风等药物组成。方中熟地黄滋补阴血；鹿角胶生精补髓，养血助阳；麻黄、白芥子、肉桂辛温散寒，温通血脉，兼以化痰，协同炮姜以宣通气血，熟地黄、鹿角胶得之则补而不滞；全蝎、地龙祛风通络，生甘草解毒，调和诸药。本方合用共奏温补和阳、散寒通滞、活血通络之功。

4. 乌龙汤 是治疗痰瘀阻络型帕金森病的经验方，全方以活血化瘀，祛痰通络为功效，选用龙骨、乌梢蛇、白芍、当归、天麻、钩藤、川芎、熟地黄、蜈蚣及甘草等合方而成。临床应用时可随症加减，兼有血瘀者加桃仁、丹参，兼阴虚者加女贞子、桑椹子，兼阳虚者加补骨脂、肉苁蓉，兼痰热者加胆南星、浙贝母。

5. 龙牡镇肝汤 是治疗肝阳上亢型帕金森病的经验方，由镇肝熄风汤加减化裁而来。方中有生龙骨、生牡蛎、龟板、玄参、天冬、麦芽、怀牛膝、代赭石、川楝子和生白芍等数十味中药，总起平肝潜阳，息风止痉之功，适用于肢体震颤伴情绪不稳、头晕头痛、失眠等症的帕金森病患者。

6. 滋阴熄风活血汤 是王文同等人通过精心配伍和临床应用而研究出来用于治疗早期帕金森病的自拟方。全方共由熟地黄、山茱萸、白芍、天麻、川芎等五味中药组成，其中熟地黄甘寒多汁、主清主润，《本草经疏》曰："干地黄为补肾家之要药，益阴血之品，血补则阴气得和，而无枯燥拘挛之疾矣。"山茱萸滋阴补肾，川芎上行巅顶，行气活血，白芍养血柔筋，天麻息风通络，诸药合用共奏滋阴息风，活血止颤之功。适用于治疗震颤、动摇，伴头昏神疲、痴呆健忘、迟钝少欲、腰酸腿软、夜卧多尿等为主要表现的帕金森病患者。

7. 补肾活血汤 是雒晓东教授经多年临床潜心研究而创制的治疗肾虚血瘀型帕金森病的经验方，该方由熟附子、熟地黄、枸杞、何首乌、山茱萸、石菖蒲、丹参、白芍、天麻、蜈蚣及甘草等十余味中药组成，方中以附子、熟地黄共为君药，附子回阳救逆、散寒止痛，熟地黄补精益髓，阴中求阳；何首乌入肝肾，益精气，养血滋阴；枸杞补肾益精；山茱萸补益肝肾、收敛固涩、固精缩尿；丹参活血调经、祛瘀止痛、养神定志、通利关脉；天麻平肝息风、解痉补虚；白芍养血柔肝、敛阴收汗；蜈蚣息风解痉、走窜通络；石菖蒲芳香开窍、化湿开胃、开窍豁痰、醒神益智；甘草健脾和胃、调和药性。诸药合用，共奏补肾活血之功。

8. 滋阴活血汤　是治疗阴血亏虚型帕金森病的自拟经验方，该方主要由熟地黄、阿胶、天麻、钩藤、知母、黄柏、白芍、当归、丹参、川芎、羚羊角粉及陈皮等多味中药组成。临床应用可视证型而适当加减，如兼肝肾阴虚者加生牡蛎、龙骨、龟板、鳖甲；兼气血两虚者加人参、黄芪、白术、五味子；兼血瘀风动者加赤芍、红花、桃仁、牛膝。

9. 补血除颤汤　是由白芍、首乌、钩藤、丹参、桑寄生、生龙骨、生牡蛎、龟板、天麻、黄芪、砂仁、甘草及阿胶等十余味药物组成的经验方，全方合奏益气养血，健脾补肾，镇潜息风之功，主要用于治疗阴虚风动型帕金森病患者。

10. 补督舒经汤　是用治气虚血瘀型帕金森病的经验方，该方以益元补肾、舒经息风为功效，主要由山羊角片、生黄芪、干地黄、白芍、鸡血藤、丹参、枸杞、木瓜、粉葛根、生麦芽、天麻、制僵蚕及干地龙等数十味中药构成，适用于临床表现为肢体震颤伴倦怠乏力、腰膝酸软、视物昏花，舌暗紫，苔薄，脉弦细等帕金森病患者。

11. 柔肝熄风汤　是李群伟、江丽平等人的自拟方，全方由白芍、钩藤、枸杞、山茱萸、全蝎、鹿角胶、生地黄、白附子、当归、蜈蚣和甘草等十余味中药组成，方中芍药甘草汤酸甘化阴，柔肝缓痉为君；钩藤甘、微寒，息风止痉，清热平肝，清热力微，息风功强；僵蚕缓痉息风，兼以化痰；葛根解肌舒筋、通络缓急。该方滋阴养血，柔肝息风，对改善阴虚风动型帕金森病患者肢体震颤、僵硬及姿势障碍有较为显著的疗效。

12. 养血熄风汤　乃徐尚华、宋淑卿等人的临床经验方，适用于以肢体震颤为主要症状的血虚风动型帕金森病。方中白芍、山萸肉、枸杞、鹿角胶、生地黄、当归滋阴柔肝养血，全蝎、蛤蟆、白附子、钩藤息风止痉。

13. 通窍活血汤　乃清代王清任《医林改错》治疗瘀血证类方之一，方药主要由桃仁、红花、赤芍、枳壳、柴胡、全蝎、蜈蚣、远志、酸枣仁及老葱白、生姜、大枣等组成，方中赤芍行血活血，桃仁、红花活血通络，葱、姜通阳，佐以大枣缓和芳香辛窜药物之性，二者配伍更能通络开窍，通利气血，从而使赤芍、桃仁、红花更能发挥其活血通络的作用。本方理气解郁，活血化痹，临床主要用于治疗气滞血瘀型帕金森病。此外，通窍活血汤还可治疗头痛、眩晕、胸痹等证见血液淤滞型者。

14. 益肾平肝汤　由天麻钩藤饮化裁而来，是治疗肝肾阴虚型帕金森病的经验方，全方由何首乌、枸杞、川芎、天麻、肉苁蓉、石菖蒲、钩藤等七味药物组成，方中何首乌、枸杞、肉苁蓉、石菖蒲等滋肝补肾填精，天麻、钩藤平抑肝阳，疏通经络；辅以川芎行气活血，方取补益肝肾，活血祛瘀，平肝息风之义。适用于血管性帕金森综合征、帕金森病等症见肌肉强直、失眠多梦者。

15. 益肾消颤汤　是李双蕾等人的自拟方，由何首乌、菟丝子、淫羊藿、山萸肉、枸杞、黄精、肉苁蓉、益智仁、石菖蒲及生地黄等数十味中药组方而成。临床随症加减，当兼瘀血阻络者加全蝎、蜈蚣；兼气血两虚者加黄芪、白芍、当归；兼痰热者加胆南星、竹茹。全方总起补肾益精之功，主要用于治疗肾虚型震颤麻痹，对手部动作迟缓、肢体拘挛、震颤和上肢不协调等有明显的改善作用。

16. 通督除颤汤　是赵永生教授将传统中医理论与其多年临床经验相结合而研制出来的治疗帕金森病的经验方，该方由生地黄、熟地黄、天麻、当归、威灵仙、仙灵脾、白芍、珍珠母、钩藤、鹿角片、川芎、黄芪、秦艽、乌梢蛇、全蝎、白术等十余味中药组成，总起补肾通督、活血通络之功，适用于瘀血阻络型帕金森病患者。

17. 益脑强神丸 是治疗髓海不足型帕金森病的经验方，由鹿角胶、龟板胶、海马、石菖蒲、枸杞、熟地黄、何首乌、黄精、山茱萸、猪苓草、麝香、西红花、桃仁、五味子及生槐米等多味中药组成。不仅用于治疗阿尔茨海默病证属髓海不足者，亦可治疗帕金森病认知功能障碍，临床疗效显著。

18. 疏筋解毒方 是王亚丽等人的自拟经验方，由龟板、鹿角胶、水蛭、白芍、僵蚕、丹参、山楂、粉葛根及生甘草等九味中药组成，方中龟板味甘咸辛寒，具有滋阴潜阳，补肾健骨，养血补心之功；鹿胶甘咸温，入肝肾经，具补肝血益精血之功，二者乃血肉有情之品，重用以补肾填精益髓，滋阴息风止颤。全方合用既能补肾填髓，化痰逐瘀，又能解毒通络，共奏补肾、疏筋、止颤之功。适用于以肢体震颤为主要表现的帕金森病。

19. 龟羚帕安胶囊 源于河南省中医院赵国华老师的经验方，在该方的基础上结合现代医学的研究成果，以滋阴疏肝名方一贯煎为基础随证加减，固定剂型而成。方由龟板、羚羊角粉和厚朴等药物组成，方中龟板为君药，味甘性平，入肝肾经，滋阴潜阳，补肾养血；羚羊角粉味咸性寒，入肝经，辅助君药以达平肝息风之功；厚朴味苦辛，性温，温中燥湿消痰，诸药合用，共奏滋补肝肾、平肝潜阳、息风通络之功。适用于帕金森病证属肝肾阴虚，阳亢化风型者。

20. 施氏验方 是施继宗等人精心配伍合成的治疗颤证的经验方。方药主要由珍珠母、丹参、白芍、茯苓、牡蛎、川芎、菊花、生熟地黄、山药、牡丹皮、泽泻、刺蒺藜、麻仁和地龙等多味药物组成。用于治疗阴虚风动型帕金森病，临床表现为眩晕耳鸣，头摇，两上肢抖动不已，不能持物，肌肉掣动，烦躁易怒，夜寐不安，肢体筋脉拘急，表情呆滞，面色少华，舌红，苔薄，脉弦数或细数等。如伴有咳喘，加杏仁、紫菀、款冬花；伴纳差加砂仁、麦芽和神曲等。

21. 赵氏验方 主要用于治疗肝阴不足，虚风内动型的颤证。该方是赵益仁等人治疗震颤麻痹的自拟经验方。方药由鸡血藤、当归、茯苓、防风、蝉衣、葛根、怀山药、夜交藤、地龙、僵蚕及星蜈片组成，方中夜交藤祛风通络，养血安神，鸡血藤、当归活血舒筋，防风、蝉衣解表之药，偏于走表走上，祛风通络，加用虫类药物增强搜风剔络之力。全方合奏滋补阴血，祛风通络之效。对于缓解肢摇头颤，肌肉强直等症状颇有疗效。

22. 张氏验方 是名老中医张羹梅多年潜心配伍并经临床验证疗效卓然的经验方，方由生地黄、熟地黄、当归、赤芍、白芍、生龙牡、珍珠母、生黄芪、党参、川石斛、制首乌、枸杞、玄精石、淫羊藿、怀牛膝、桃仁和杜红花等十余味中药组成，主要用于治疗证属肝阴不足，虚风内动型的震颤麻痹。

23. 周氏验方 是首批国家级非物质文化遗产代表性传人周仲瑛老先生治疗震颤麻痹的经验方，由白芍、煅龙牡、石决明（先煎）、炮山甲（先煎）、石斛、地黄、肉苁蓉、续断、海藻、僵蚕、刺蒺藜及炙鳖甲（先煎）等数十味中药配伍组成。该方加减化裁灵活，临证选药，当震颤显著时，加强重镇息风之力，重用鳖甲、龙骨、牡蛎、石决明，也可加珍珠母、天麻，此类药品能镇惊、宁心、止汗，对兼有心悸、失眠、多汗之症者尤为适宜；反应迟钝，记忆力减退时，可重用石菖蒲、远志、首乌、续断以补肾荣脑，化痰开窍；肌张力较高、筋僵、拘挛者，可重用白芍、甘草柔肝解痉，也可加木瓜、地龙、全蝎息风通络解痉；如兼胸痹心痛，可加入桂枝、丹参、赤芍；如颈僵肩臂疼痛，宜入葛根、姜黄；面色晦滞，舌质紫暗，脉涩者，应重用化瘀药，或加当归、鸡血藤、水蛭、路路通。

24. 多味地黄汤　是全国名老中医岳美中老先生治疗颤证的经验方，该方融杞菊地黄汤和麦味地黄汤于一体，再加补骨脂温肾固阳，胡桃肉补肾固精，全方配伍灵活，加减合宜，不仅用于治疗临床表现为手颤动不止，平举更甚，头晕，后脑尤甚，视物模糊，腿萎软，走路易跌倒，舌红无苔，两尺脉虚、左关弦细等证属肝肾阴虚型的帕金森病，还可以治疗同证之特发性震颤和帕金森病综合征等。

25. 紫石汤　是董建华教授多年临床经验积累下来治疗震颤麻痹的有效方剂，该方主要由紫石英、生牡蛎、生石决明、龟甲、鳖甲、天麻、钩藤、僵蚕、白芍、首乌和生地等十余味中药组成。用于治疗头摇手颤，不能自主，头晕，视物模糊，下肢痿软，舌质嫩红少苔，肝脉弦而尺脉弱等辨证属肾阴不足，肝风内动型的帕金森病。

26. 化痰透脑丸　是任继学治疗颤证的经验方，方药由制胆星、清半夏、天竺黄、石花菜、郁金、陈皮、珍珠、沉香、海胆、琥珀、远志肉、煨皂角及麝香等配伍组成，有理气解郁，豁痰开窍之功效。临床主要用治帕金森病证属痰涎壅滞者，表现为肢麻震颤，手不能持物，甚则四肢不知痛痒，胸闷昏眩，恶心，呕吐痰涎，咳喘，痰涎多，舌体肥大有齿痕，舌红，苔厚腻或白或黄，脉沉滑或沉濡等证候的帕金森病患者。

27. 脑康泰胶囊　源于曹子成等人的自拟方，全方由龟甲、海马、白芍、何首乌、丹参、三七、天麻、羚羊角、珍珠、龙骨等药物组成，方中龟板、首乌、海马补肾填髓，白芍、天麻、羚羊角、珍珠、龙骨平肝潜阳息风，丹参、三七活血生新。诸药合用，标本同治，共起滋肾填髓，柔肝息风之功。对改善帕金森病患者的肢体震颤、慌张步态、面具脸、行走时上肢摆动减少等症状有较为显著的疗效。

28. 定颤汤　是由滕书文等经多年临床验证，疗效确切的自拟经验方，全方以活血、息风、止颤为治则，包括地龙、全蝎、僵蚕、天麻、钩藤、丹参、当归、川芎、白芍等多味中药，对以震颤为主要临床表现的震颤麻痹疗效俱佳。本方可随证加减，对肝肾阴虚者加山茱萸、生熟地黄、制首乌、枸杞；气血两虚者加黄芪、党参；痰热生风者加胆南星、石菖蒲、郁金、竹茹。

29. 定震饮　乃顾锡镇等人的临床经验方，方中选用制首乌、桑寄生、川芎、生牡蛎、胆南星、鬼箭羽、炒白芍、钩藤、炙全蝎等九味中药，共起滋肾养肝、化痰祛瘀、息风通络之效。制首乌、桑寄生、炒白芍滋养肝肾之阴；川芎、鬼箭羽理气活血化瘀；胆南星清化痰热；钩藤平肝潜阳，息风通络，生牡蛎镇肝息风，炙全蝎息风止痉。此治疗方法，可以用于不同时期的帕金森病患者，改善其眩晕、震颤、失眠、腰酸、耳鸣及视物模糊等多种临床证候。

30. 熄风定颤合剂　是葛邦雨等人根据中医理论和多年来对帕金森病的研究而总结出来的经验方，由当归、川芎、益母草、生麦芽、洋金花、桑叶、白蒺藜等七味中药组成，方中当归养血活血；川芎、益母草活血化瘀；生麦芽消食回乳；洋金花止痛止痉，止咳平喘；桑叶清肝明目；白蒺藜平肝祛风，行血明目。本方具有平肝息风、活血化瘀之功，用于治疗帕金森病和帕金森综合征，对静止性震颤、上肢运动障碍、肌肉强直、起坐困难等症状改善较为显著。

31. 镇颤舒胶囊 取自丰广魁等人的临床经验方，原方经过严格的质量控制，制成胶囊制剂。该方由芍药甘草汤加减化裁而来，主要包括生白芍、炙甘草、钩藤、当归、珍珠母、僵蚕、黄芪、川芎、葛根、厚朴等多味中药，方中芍药、甘草柔肝缓痉为君药；配合钩藤、珍珠母以加强平肝息风之力，加僵蚕止痉息风共为臣药；黄芪益气，当归补血，川芎、葛根助当归活血行瘀通络；厚朴和中理气，合甘草防重坠阴柔之品伤脾。诸药合用共奏柔肝缓痉、化瘀通络之功。用治帕金森病肢体震颤、强直和失眠等为主症者疗效佳。

32. 震颤宁 是祝维峰等人的自拟经验方，该方由熟地黄、何首乌、枸杞、白芍、钩藤、全蝎、三七、石菖蒲、胆南星等九味中药组成。方中加用熟地黄、何首乌、枸杞滋补肝肾；白芍、钩藤、全蝎育阴敛阳，清热息风；三七活血祛瘀，胆南星、石菖蒲祛湿化痰。全方合用共起滋补肝肾，祛痰化瘀，清热息风之效，主治帕金森病的肢体震颤、肌肉强直等运动症状。

33. 抗帕颗粒 是黄怀宇等人经多年潜心研究和临床配伍的自拟经验方，由丹参、水蛭、僵蚕、全蝎等八味中药组成，方中丹参味苦，性微寒，入心、心包、肝经，具有活血祛瘀，凉血消痈，除烦安神之功；配伍水蛭以增强活血破瘀力度，善能破脏腑经脉之一切瘀血；全蝎味辛、性平、入肝经，息风止痉，解毒散结，通络止痛；与僵蚕相配，平肝息风，通络止痉力强。余四味中药与之合方，发挥了滋阴补肾，益气活血，息风通络的综合作用。用于治疗血管性帕金森综合征，同时该药与西药多巴丝肼合用，可降低多巴丝肼的用量，减少了其治疗过程中的毒副作用，延缓疾病进程，减轻症状。

（六）单味药物的应用

常用于治疗颤证的药物有百余种，经检索有关文献总结，临床药物出现的频率从高到低依次为白芍 57 次（2.9%）、山茱萸 56 次（2.8%）、熟地黄 51 次（2.6%）、川芎 47 次（2.4%）、肉苁蓉 47 次（2.4%）、枸杞 47 次（2.4%）、白术 47 次（2.4%）、黄芪 45 次（2.3%）、天麻 39 次（2.0%）、龟甲 38 次（1.9%）、当归 36 次（1.8%）、党参 36 次（1.8%）、钩藤 32 次（1.6%）、生地黄 31 次（1.5%）、僵蚕 31 次（1.5%）、蜈蚣 31 次（1.5%）、茯苓 29 次（1.5%）、柴胡 30 次（1.5%）、龙骨 29 次（1.5%）、水蛭 27 次（1.4%）、地龙 27 次（1.4%）、全蝎 27 次（1.4%）、牛膝 28 次（1.4%）、山药 27 次（1.4%）、牡丹皮 23 次（1.2%）、石菖蒲 23 次（1.2%）、珍珠母 18 次（0.9%）、牡蛎 17 次（0.9%）、葛根 17 次（0.9%）、丹参 17 次（0.9%）、何首乌 17 次（0.9%）、枳实 16 次（0.8%）、杜仲 16 次（0.8%）。

1. 白芍 本品味苦酸甘，性微寒。归肝、脾经。具有养血敛阴，柔肝止痛，平抑肝阳之功。据《本草备要》记载该药苦酸微寒，入肝脾血分，为手、足太阴行经药，可泻肝火，安脾肺，固腠理，和血脉，收阴气，缓中止痛，补劳退热。白芍收敛肝阴以养血，常与熟地黄、当归和川芎等同用，如四物汤，临床常治疗肝血亏虚之颤证，症见面色苍白，眩晕心悸。若与川芎、柴胡、枳实等药配伍，如柴胡疏肝散，以疏肝解郁，调畅情志，常用于帕金森病合并焦虑抑郁症患者。颤证之阴血亏虚，筋脉失养而致手足挛急作痛者，常配伍甘草、木瓜等药，以缓急止痛，滋阴舒筋。

2. 山茱萸 本品味酸涩，性微温。归肝、肾经。具有补益肝肾，收敛固涩之功。《本草备要》称该药可补肾温肝，固精秘气，强阴助阳，安五脏，通九窍，暖腰膝，缩小便。

山茱萸味酸微温质润，其性温而不燥，补而不峻，补益肝肾，既能益精，又可助阳，为平补阴阳之要药，常与熟地黄、山药、茯苓等配伍，如六味地黄丸，故此药多配伍治疗肾虚髓亏之颤证，为治病求本之法。山茱萸既能补肾益精，又能固精缩尿，于益精之中又具封藏之功，为固精止遗之要药，与覆盆子、金樱子、桑螵蛸等药同用，临床常治疗帕金森病非运动症状，症见遗尿、尿频等属肾虚膀胱失约之证。

3. 熟地黄　本品味甘，性微温。归肝、肾经。具有补血养阴，填精益髓之功。据《本草备要》记载该药入手足少阴、厥阴经，滋肾水，补真阴，填骨髓，生精血，聪耳明目，黑发乌髭。本品甘温质润，补阴益精以生血，为养血补虚之要药，常与当归、白芍、白术、川芎、茯苓等同用，如四物汤、八珍汤、十全大补汤等，常治疗气血亏虚之颤证。古人称其为"大补五脏真阴""大补真水"之品，为补肾阴之要药，常与龟甲、知母、黄柏等同用治疗阴虚骨蒸潮热，如大补阴丸，临床常治疗帕金森病症见五心烦热，夜睡汗出等。亦可与何首乌、牛膝、菟丝子等配伍，以益精血，乌须发，如七宝美髯丹，常用于帕金森病症见精血亏虚，毛发花白稀疏，颜面散在老年斑者。

4. 川芎　本品味辛，性温。归肝、胆、心包经。具有活血行气，祛风止痛之功。《本草备要》记载，川芎为少阳引经药，入手足厥阴气分，乃血中气药，助清阳而开诸郁，润肝燥而补肝虚，上行头目，下行血海，搜风散瘀。本品辛散温通，能祛风通络止痛，又可治风湿痹痛，常与独活、桑寄生、秦艽、防风、桂枝、杜仲、牛膝等药同用，如独活寄生汤，临床常用于肝肾亏虚、风寒痹痛之颤证，症见腰膝酸软，肢体僵硬，身困乏力，转侧困难，指（趾）端发凉等症。该药既能活血，又能行气，故有"血中之气药"之称，多与赤芍、桃仁、柴胡、生地黄、枳壳、牛膝等药物配伍应用，如血府逐瘀汤，临床常治疗中风、颤证、血管性痴呆等病，症见痰瘀互阻之象。

5. 肉苁蓉　本品性温，味甘咸，甘能补，咸入肾，甘温助阳，为补肾阳，益精血之良药；甘咸质润入于大肠经，可润肠通便。临床配伍杜仲、巴戟天、菟丝子等治疗肾虚精亏型颤证、中风、痿证等疾病，症见肢体活动不遂、头摇肢颤、行动困难、反应迟钝、腰膝酸软、小便失禁等；与麻子仁、郁李仁等同用，治疗帕金森病顽固性便秘证属津亏肠燥者。

6. 枸杞　本品性平，味甘，入肝、肾经。可滋补肝肾，益精明目。用于虚劳精亏，腰膝酸痛，眩晕耳鸣，内热消渴，血虚萎黄，目昏不明。临床配伍桑叶、菊花、牡蛎，治肝肾阴亏，虚阳上僭，头晕目眩者；与清肝滋肾之菊花、地黄等同用，治疗肝肾阴虚，目失所养所致两目干涩疼痛，羞明流泪，视物不清；与滋阴养血之沙参、麦冬、当归以及疏肝止痛之川楝子同用，治肝肾阴亏，肝体失养，疏泄失常所致的胁肋隐痛，咽干口燥，舌红少津；与补肝肾，强筋骨之杜仲、续断、桑寄生、金毛狗脊、补骨脂、川牛膝等同用，治疗肝肾两亏，筋骨失养，腰膝酸软无力；与附子、肉桂、肉苁蓉、阳起石及熟地黄、菟丝子、蛇床子等同用；治疗肾阳不足，阳痿遗精等证。

7. 白术　本品味甘苦，性温。归脾、胃经。具有健脾益气，燥湿利水，止汗安胎之功。《本草备要》载：白术苦燥湿，甘补脾，温和中，在血补血，在气补气，无汗能发，有汗能止，燥湿则能利小便，生津液，止泄泻，消痰水肿满，黄疸湿痹；补脾则能进饮食，祛劳倦，止肌热，化癥癖；和中则能已呕吐，定痛安胎；血燥无湿者禁用；能生脓作痛，溃疡忌之。该药既长于补气以复脾运，又能燥湿、利尿以除湿邪，被前人誉为"脾脏补气健脾第一要药"，常与党参、茯苓、砂仁、薏苡仁、桔梗等药同用，如参苓白术散，临床常用于治疗脾虚湿盛之颤证，以健脾渗湿。

8. 黄芪　本品味甘，性微温。归脾、肺经。具有健脾补中，升阳举陷，益卫固表，利尿托毒，敛疮生肌之功。《本草汇言》记载该药为补肺健脾，实卫敛汗，祛风运毒之药也。该药善入脾胃，为补中益气要药，又能升阳举陷，常与人参、升麻、柴胡等同用，如补中益气汤，长于治疗脾虚中气下陷之久泻脱肛，内脏下垂，并常用于帕金森病，症见气短懒言，身困乏力。可加防风、白术、牡蛎等药治疗颤证汗出过多。亦可加大黄芪用量，治疗帕金森病血压偏低者。对脾虚不能布津，本品能补气生津，促进津液的生成与输布而有止渴之效，常与天花粉、葛根等品同用，如玉液汤，治疗帕金森病阴虚燥热之证，亦为消渴之常用药。

9. 天麻　本品味甘，性平。归肝经。具有息风止痉，平抑肝阳，祛风通络之功。《本草备要》称天麻，祛风，入肝经气分，益气强阴，通血脉，强筋力，疏痰气，治诸风眩掉，头旋眼黑，言语不遂，风湿顽痹，小儿惊风。天麻祛风通络，为治疗颤证之要药，临床常与钩藤、川芎、牛膝、牡蛎、珍珠母等药配伍应用，治疗肢颤头摇，筋脉拘挛等症。该药既息肝风，又平肝阳，亦为治眩晕之要药，常与半夏、陈皮、茯苓、白术等同用，如半夏白术天麻汤，用治颤证见眩晕，痰多胸闷者。若与秦艽、羌活、桑枝等药同用，可治疗颤证见风湿痹痛，关节屈伸不利者。

10. 龟甲　本品味甘，性寒。入肾、肝、心经。具有滋阴潜阳，益肾健骨，养血补心之功。《本草纲目》记载龟甲可补心、补肾、补血，皆以养阴也……观龟甲所主诸病，皆属阴虚血弱。本品性寒，兼退虚热，宜与阿胶、鳖甲、生地黄等品同用，如大定风珠，临床常治疗颤证之阴虚风动，神倦瘛疭者。该药长于滋肾养肝，又能健骨，故多与熟地黄、知母、黄柏、锁阳等品同用，如虎潜丸，多用于颤证之筋骨不健，腰膝酸软，步履乏力，亦可治疗小儿鸡胸、龟背、囟门不合等诸症。

11. 当归　本品味甘辛，性温。归肝、心、脾经。具有补血调经、活血止痛、润肠通便之功。《医学启源》记载，当归气温味甘，能和血补血，尾破血，身和血。本品甘温质润，长于补血，为补血之圣药，若配黄芪、人参补气生血，如当归补血汤、人参养荣汤等，临床常治疗气血两虚，筋脉失养之颤证。亦可配黄芪、赤芍、川芎、地龙、桃仁、红花等，如补阳还五汤，以益气，活血，通络，常治疗中风后遗症和帕金森病属气虚血瘀之证者。该药补血以润肠通便，可与肉苁蓉、牛膝、升麻等药配伍应用，如济川煎，临床多用于帕金森病并发便秘证属血虚肠燥者。

12. 党参　本品味甘，性平。归脾、肺经。具有补中益气，健脾益肺，补血生津之功。《本草正义》称该药力能补脾养胃，润肺生津，健运中气，本与人参不甚相远，其尤可贵者，则健脾运而不燥，滋胃阴而不湿，润肺而不犯寒凉，养血而不偏滋腻，鼓舞清阳，振动中气，而无刚燥之弊。该药既能补气，又能补血，常与黄芪、白术、当归、熟地黄等配伍，用于气虚不能生血，或血虚无以化气，临床常治疗帕金森病并发嗅觉减退、吞咽困难等症所致气血两虚，症见面色苍白或萎黄、食欲减退、乏力头晕者，亦可加麦冬、五味子等养肺阴，敛肺气之品同用，以治颤证气津两伤之证。

13. 钩藤　本品味甘，性凉。归肝、心包经。具有清热平肝，息风止痉之功。《本草纲目》称，钩藤，手、足厥阴药也，足厥阴主风，手厥阴主火，惊痫眩晕，皆肝风相火之病，钩藤通心包于肝木，风静火息，则诸证自除。该药既能清肝热，又能平肝阳，为治疗阳亢风动之要药，常与天麻、石决明、牛膝、杜仲、茯神、益母草、夜交藤等同用，临床常用于治疗帕金森病症见肢体震颤，手足麻木，头晕头痛等症，如天麻钩藤饮。该药亦常与天麻、全蝎、僵蚕等药配伍应用，临床常治疗颤证以颜面部肌肉震颤为主者，如下颌不自主抽动，亦可治疗小儿急惊风，症见牙关紧闭，手足抽搐者。

14. 生地黄 本品味甘苦，性凉。归心、肝、脾、肺四经。具有清热生津滋阴，养血之功。临床生地黄最常配伍补益药，主要是发挥并增强其滋阴养血生津之功，临证需要发挥生地黄养血功效可重点选配当归、白芍、熟地黄，发挥养阴生津功效时可重点选配麦冬、天冬，因气虚而致津血不足之证或气血两虚、气阴两虚之证可重点选配人参、黄芪、白术。生地黄配伍补益药主要用于治疗阴血津液不足之证，往往需要服用较长时间，要注意其性寒易伤阳气和脾胃之弊，避免过用或可配伍益气护胃之品。

15. 僵蚕 本品性平，味辛咸，入肝、肺经，善祛头面之风，而且具有止痉，化痰散结的作用。现代药理研究显示，该药具有抗惊厥、抗凝的作用。临床僵蚕与天麻钩藤饮同用可息风定痉，治疗肝风内动所致的颤证，症状以震颤为主，伴有头晕耳鸣的患者，也可治疗痫证、痉证、眩晕等疾病，如定痫丸；与白附子、全蝎配伍可祛外风，治疗面瘫、头风等疾病，如牵正散。

16. 蜈蚣 本品性温，味辛，入肝经，性善走窜，通达内外，搜风定痉力强，为息风要药，临床可配伍用于颤证、痫证、痉证、中风等疾病的各种证型。蜈蚣能攻毒散结、通络止痛，搜剔脉络之浊毒瘀血，实验研究显示，它能改善微循环，延长凝血时间，降低血黏度，并有镇痛、抗炎的作用，所以临床常配伍乌梢蛇等治疗脉络痹阻脉络型颤证、中风、痴呆等疾病。

17. 茯苓 本品味甘淡，性平。入心、脾、肾经。具有利水消肿，渗湿，健脾，宁心之功。《世补斋医书》记载茯苓一味，为治痰主药，痰之本，水也，茯苓可以行水；痰之动，湿也，茯苓又可行湿。该药味甘而淡，甘则能补，淡则能渗，药性平和，既可祛邪，又可扶正，利水而不伤正，实为利水消肿之要药，常与泽泻、猪苓、白术、桂枝等药同用，如五苓散，治疗颤证之水湿内停所致小便不利。该药益心脾而宁心安神，常与黄芪、当归、远志等同用，如归脾汤，常治疗颤证之心脾两虚，气血不足之心悸怔忡、失眠健忘等，若颤证并发惊恐而不安卧者，可与人参、龙齿、远志等配伍，如安神定志丸。亦可配伍巴戟天、肉苁蓉、麦冬、五味子、石菖蒲、远志等药，如地黄饮子，临床常用于治疗帕金森病见构音障碍，脚软无力，行走不稳等症。

18. 柴胡 本品性微寒，味辛苦，归肝、胆、肺经，具有解表退热、疏肝解郁、升举阳气的作用。《神农本草经》注："柴胡，主心腹肠胃中结气，饮食积聚，寒热邪气，推陈致新。久服轻身、明目、益精。"临床常配伍香附、枳壳等治疗帕金森病叠加抑郁焦虑的患者，如柴胡疏肝散、逍遥散等；配伍川芎、桃仁、红花等活血之品，治疗气血瘀滞型帕金森病、中风、眩晕、胸痹等疾病，如血府逐瘀汤；配伍黄芩、半夏、人参等，如小柴胡汤，治疗帕金森病见少阳证者，伴有胸胁苦满，默默不欲饮食，心烦喜呕，口苦，咽干，目眩等。

19. 龙骨 本品性平，味甘涩，归心、肝、肾、大肠经，具有镇惊安神，敛汗固精，止血涩肠，生肌敛疮的作用。《日华子本草》关于本品的记载为"健脾，涩肠胃，止泻痢，渴疾，怀孕漏胎，肠风下血，崩中带下，鼻洪，吐血，止汗"。临床常配牡蛎相须合用，起养阴潜阳、镇静安神、软坚散结、涩精、止血、止带之功；配麻黄根有敛津液、止汗之功，凡营卫不和、气血失调、脏腑功能紊乱所致的盗汗、自汗，均可用之；配桑螵蛸相使合用，适宜于肾阳虚衰、肾气不固之遗精、早泄、遗尿、白浊、小便频数等证；与桂枝两者相配，使上下阴阳之气交通于中土，而补心阳、镇潜安神；配远志具交通心肾、镇心安神之效。

20. 水蛭 本品性平，味咸苦，入肝、膀胱经。具有破血通经、逐瘀消癥的功效。实验研究水蛭中的有效成分水蛭素能抑制凝血酶同血小板的结合及血小板受凝血酶刺激的释放，具有显著抑制血小板聚集，减少血管阻力的作用，水蛭素作用在血液凝固的初始阶段，阻止凝血酶对纤维蛋白的聚合，能有效地抑制游离的和凝血块上的凝血酶，可防止各类血栓的形成及延伸。临床可配伍用于颤证、中风、眩晕、痴呆等疾病证属瘀血阻络的患者。

21. 地龙 本品性寒，味咸，归肝脾肺经。具有清热定惊、通络、平喘、利尿的功效。《本草拾遗》中记载其"疗温病大热，狂言，主天行赤热，小儿热病癫痫"。地龙含有蚓激酶，实验研究发现，蚓激酶延长体外血栓形成的时间但不影响正常的止血，从而可以起到防治血栓的作用，另外还表明地龙提取物可增强红细胞的变形能力、扩张微血管、加快血流从而起到改善微循环的作用。临床地龙配伍黄芪、川芎等治疗气虚血瘀型颤证、中风等疾病，如补阳还五汤；配伍白果、麻黄治疗喘证，症见咳嗽气喘，黄色黏稠痰，舌苔黄腻，脉滑数等，如定喘汤。

22. 全蝎 本品味辛，性平，有毒，归肝经。具有祛风止痉、攻毒散结、通络止痛的功效。《本草求真》："全蝎（专入肝）。味辛而甘。气温有毒。色青属木。故专入肝祛风。"可用于小儿惊风，抽搐痉挛，中风口㖞，半身不遂，破伤风，风湿顽痹，偏正头痛，牙痛，耳聋，疮疡，瘰疬等。临床上各种风动抽搐之证均可应用，以加强祛风止痛之力，如《经验方》中的止痉散。热病热极生风，四肢抽搐，角弓反张，与羚羊角、钩藤、地龙等同用，以清热息风止痉；若脾虚慢惊，须与党参、白术、半夏、天麻等同用，以补虚健脾，祛风定惊。言语不清者，与茯苓、薄荷同用，如《普济方》正舌散。

23. 牛膝 本品性平，味苦甘酸，入肝、肾经。有补肝肾、强筋骨、祛风活血的作用，《神农本草经》关于此药的论述为"主寒热痿痹，四肢拘挛，膝痛不可屈伸"。是临床治疗颤证、痹证、痿证、中风等证属肝肾不足、脉络瘀阻型的常用药。与代赭石、生牡蛎等配伍，如镇肝熄风汤、天麻钩藤饮，可用于治疗阳亢化风型颤证、头痛、眩晕等疾病，症见肢麻震颤、不能自制、头晕目眩、耳鸣等；与桃仁、红花等配伍，如血府逐瘀汤，治疗瘀血阻络型帕金森病合并脑梗死或冠心病的患者；与桑寄生、杜仲等配伍应用，既可补益肝肾，又能起到引药下行的作用，如独活寄生汤，治疗肝肾亏虚型颤证、痹证、痿证等，症见腰膝酸软、关节疼痛者。

24. 山药 本品性平，味甘，归脾、肺、肾经。具有益气养阴、补脾肺肾的作用，为平补三焦之品。《神农本草经》中云："山药能补中、益气力、长肌肉。"临床常配伍人参、地黄等治疗气血亏虚型颤证，伴有头晕乏力、心悸气短等，如薯蓣丸；若脾胃虚弱明显，症见腹胀纳差、大便溏泄，舌体胖大，齿痕舌者，可配伍党参、茯苓等健脾化湿，如参苓白术散；配伍熟地黄、山萸肉治疗肝肾阴虚，虚风内动的颤证，如六味地黄丸、左归丸、杞菊地黄汤等。

25. 牡丹皮　本品性寒，味苦辛。归心、肝、肾经。具有清热凉血，活血化瘀的功效。药理研究发现，牡丹皮含有的有效成分丹皮酚可使血细胞比容、全血表观黏度、红细胞聚集性和血小板黏附性降低，改变红细胞变形性，抑制血小板聚集和释放反应，具有抑制粥样硬化斑块的形成的作用。临床常配伍栀子、柴胡等治疗肝郁化火型帕金森病叠加焦虑抑郁症者，如丹栀逍遥散；配伍山药、熟地黄、山茱萸等治疗肾阴不足型颤证，伴有头晕耳鸣、腰膝酸软、骨蒸潮热汗出等症，如六味地黄汤。

26. 石菖蒲　本品性温，味辛苦，归心、胃经，具有化痰开窍、化湿和胃、醒神益智之功效。研究表明石菖蒲对中枢神经系统有双向调节作用，既镇静安神（镇静、抗惊厥），又醒脑开窍（兴奋、抗抑郁），对脑组织和神经元有很好的保护作用。临床可配伍远志、薄荷等治疗肾虚髓亏、痰蒙清窍型痴呆、中风、颤证等疾病，症见言语不利、反应迟钝、健忘等，如地黄饮子；与茯苓、龙骨、牡蛎等治疗帕金森病叠加焦虑症，伴有失眠多梦、心慌不适、胆怯等，如安神定志丸。

27. 珍珠母　本品味咸，性寒。归肝、心经。具有平肝潜阳，安神，定惊明目之功。《饮片新参》称该药平肝潜阳，安神魂，定惊痫，消热痞、眼翳。此药咸寒入肝，与石决明相似，有平肝潜阳，清泻肝火作用，常与白芍、生地黄、龙齿等药同用，如甲乙归藏汤，用于帕金森病之肝阴不足，肝阳上亢所致的头痛眩晕，耳鸣，心悸失眠等症。若配天麻、钩藤、天南星等息风止惊药，可用于颤证、癫痫、小儿惊风抽搐等病。

28. 牡蛎　本品味咸，性微寒。入肝胆肾经。具有重镇安神，潜阳补阴，软坚散结之功。《本草备要》记载该药咸以软坚化痰，消瘰疬结核，老血疝瘕，涩以收脱，治遗精崩带，止咳敛汗，固大小肠。该药常与龙骨相须为用，如桂枝甘草龙骨牡蛎汤，用治帕金森病，症见失眠多梦，自汗过多等。咸寒质重，入肝经，有平肝潜阳，益阴之功，常与龙骨、龟甲、白芍等药同用，如镇肝熄风汤，用治帕金森病，症见肢体震颤，眩晕耳鸣者。此外，煅牡蛎有制酸止痛作用，可治胃痛反酸，与乌贼骨、浙贝母共为细末，内服取效。

29. 葛根　本品性凉，味甘辛，入脾、胃经，可解肌退热，发表透疹，升阳止泻，生津止渴，临床多配伍桂枝、川木瓜等治疗高血压病引起的头痛项强；配伍天花粉用来治疗消渴病。而且，实验研究发现该药具有扩张血管、保护神经作用；帕金森病细胞模型研究显示，葛根素能大大减弱 MPP$^+$诱导的多巴胺能神经元损伤。近年来，葛根已被广泛运用到脑血管病的治疗中，特别是适用于帕金森病、脑梗死及脑出血后遗症期肌张力增高的患者，可适量配伍应用。

30. 丹参　本品味苦，性微寒。归心、肝经。具有活血调经，祛瘀止痛，凉血消痈，除烦安神之功。《本草备要》记载该药入心与包络，破宿血，生新血，安生胎，堕死胎，调经脉，除烦热，功兼四物。该药入心经，既能清热凉血，又能除烦安神，既可活血又可养血以安神定志，常与生地黄、玄参、黄连、竹叶等配伍，以治热病邪入心营之烦躁不寐，亦可与生地黄、酸枣仁、柏子仁等同用，治疗血不养心之失眠，如天王补心丹，故临床常运用该药配伍治疗帕金森病并发睡眠障碍等非运动症状。该药善能通行血脉，祛瘀止痛，故常与砂仁、檀香等药配伍，治疗胸痹、中风、颤证等病，症见兼有瘀血闭阻心脉，心胸脘腹疼痛者。

31. 何首乌 本品性微温，味甘苦涩，归肝、肾经。具有补益精血，解毒消痈，润肠通便的作用。《本草纲目》中记载："能养血益肝，固精益肾，健筋骨，乌髭发，为滋补良药，不寒不燥。"实验研究何首乌能显著降低血清 TC、LDL-C 和动脉粥样硬化指数，增加 LDL-C 受体表达的作用。何首乌所含的卵磷脂是构成脑髓的主要成分，能拮抗胆碱能神经元损伤，降血脂及抗动脉粥样硬化。临床常配伍当归、枸杞、菟丝子治疗精血亏虚型颤证、眩晕、痿证等疾病，症见头晕眼花、须发早白、腰酸腿软等，如七宝美髯丹。

32. 枳实 本品性温，味辛苦酸，归脾、胃、大肠经。具有破气消痞，化痰消积的功效。临床常与半夏、陈皮等配伍以理气化痰，治疗舌苔黄厚腻的痰热动风型颤证，如温胆汤；与大黄、芒硝等配伍治疗帕金森病顽固性便秘，如大承气汤；与柴胡、白芍配伍可疏肝解郁，调和肝脾，用于治疗帕金森病合并抑郁焦虑的患者，如四逆散、柴胡疏肝散等。现代药理研究证实，枳实能够促进胃肠道平滑肌的蠕动，所以对于帕金森病顽固性便秘的患者可加用本品，临床常用量为 3～9g，重者可用至 30g。

33. 杜仲 本品性温，味甘，主归肝、肾经，为补肝肾，强筋骨之要药。《神农本草经》中曾记载该药"主腰脊痛，补中，益精气，坚筋骨，强志"。而且现代药理研究表明，杜仲能够促进骨细胞增殖。临床常配伍牛膝、桑寄生等治疗肝肾亏虚型颤证、痿证、痹证，如独活寄生汤；偏于肾阳虚者，伴有畏寒怕冷、四肢冰凉、小便清长、大便泄泻等，可配伍附子、肉桂等以温补肾阳，如右归丸。

三、针灸推拿疗法

针灸疗法是中医传统特色疗法，经过多年的临床及实验研究，其治疗帕金森病的疗效得到肯定。该方法具有疗效可靠、症状改善明显、减缓病程进展、遣方用药灵活、个体针对性强、毒复作用小等优点，特别是对于帕金森病肌张力高以及非运动症状等疗效显著。但由于本病症状众多，机制复杂，故针灸治疗至今尚未发现特效穴位。

（一）头针疗法

头针是在头部进行针刺以治疗各种疾病的一种方法。它是以大脑皮质功能定位为理论依据，以针刺为手段治疗各种疾病的一种方法。该法始见于《黄帝内经》，《素问·脉要精微论》曰："头者精明之府。"《灵枢·邪气脏腑病形》曰："十二经脉，三百六十五络，其血气皆上于面而走空窍。"张介宾注说："五脏六腑之精气，皆上升于头。"头为元神之府，脑为髓海，所以头部与人体各脏腑器官的功能关系密切。针刺头部穴位不仅可以激发头部经气，调整头部阴阳，而且因为十四经脉直接或间接通向头部，所以针刺头部还可调整全身气血和阴阳，改善全身症状。一般取舞蹈震颤区、运动区、感觉区，运用透针针刺方法进行治疗，双侧交替使用，具有息风止颤、疏通经络、平衡阴阳的作用，临床上获得了显著的疗效。

取穴：顶旁1线、顶颞后斜线、顶旁2线、顶中线。

方法：用1.5~2寸毫针按头针操作常规针刺，留针30分钟，加用电针，以连续波，每日1次或2日1次。20次为1个疗程。

（二）体针疗法

体针是临床上针灸治疗帕金森病运用最多的方法。《行针指要赋》曰："或针风，先向风府，百会中。"针刺治疗多选太冲、风府穴相配，太冲穴有通达三焦元气、柔肝舒筋之功；风府穴为督脉经的腧穴，为治风之要穴，有散风息风、通关开窍之功。《难经·二十八难》曰："督脉者，起于下极之输，并于脊里，上至风府，入属于脑。"督脉循行于背部，为阳脉之海，统摄一身阳气，上至风府入脑，既可通络开窍止颤，又可补下元亏虚，疏泄肝风，所以治疗脑病时可以选取督脉上的穴位。

1. 方法一

（1）主穴：第1组为四神聪、阳陵泉、外关、足三里、曲池、丰隆；第2组为百会、风池、三阴交、本神、合谷、太冲；第3组为华佗夹脊穴胸11到腰2。

（2）配穴：气血虚弱加气海、公孙；肝肾阴虚加肝俞、肾俞；痰浊中阻加膻中、阴陵泉、中脘；皮脂溢出加曲池、内庭；脘胀加梁门、中脘；便秘加支沟、天枢、气海；颤抖甚加少海、三间、后溪、大椎；汗多加脾俞、肺俞、气海；口干舌麻加廉泉、承浆。

（3）操作：上述3组穴位交替使用。每天或2天治疗1次，1个疗程为30次。针刺四神聪时4个穴点的针尖均朝向百会穴。针刺头部穴位后加用电针，选用疏波，通电20~30分钟。针刺用平针针刺手法或根据病情施用补泻。震颤甚者用大椎深刺，选用2寸毫针，刺入1.5寸左右，患者产生向四肢或全身放射触电感觉时则迅速出针，不捻转，不提插，不留针。或在治疗中加刺少海、三间等穴。适用于治疗帕金森病。

2. 方法二

（1）主穴：外关、风池、阳陵泉、曲池、太冲。

（2）配穴：气血不足者加足三里、合谷；肝肾阴虚者加复溜、三阴交；有瘀象者加血海、地机；风痰阻络者加丰隆穴。

（3）操作：常规消毒后，将1.5寸不锈钢针，沿头皮斜向捻转进针，达到该穴深度后，快速捻针，每分钟120~200次，其间捻针2次，每天1次，每次治疗时间约30分钟，每周治疗6天，休息1天。适用于治疗帕金森病。

3. 方法三

（1）主穴：神庭、百会、合谷、风池、太冲。

（2）配穴：气血不足，加足三里、胃俞、脾俞、三阴交；肝肾不足，加肝俞、神门、肾俞、太溪；痰热动风，加阴陵泉、丰隆、曲池。

（3）操作：每次选用4~6个穴位，以中等度刺激，每次留针30分钟，中间可间歇行针。痰热动风者，刺激可稍强，并可在曲池、大椎点刺放血，虚寒者可加用温针灸；每天1次或隔2天1次。20次为1个疗程。适用于治疗帕金森病。

4. 方法四

（1）主穴：足三里、风池、三阴交、阳陵泉、四神聪、本神、外关、曲池、合谷、丰隆、太冲。

（2）配穴：气血虚弱加气海、公孙；肾阴虚加肝俞、肾俞；痰浊中阻加中脘、膻中、阴陵泉；汗多加脾俞、肺俞、气海；颤抖甚加三间、后溪、少海、大椎；强直甚加期门、大包、大椎（刺血）；脘胀加梁门、中脘；皮脂溢出加内庭；口干舌麻加承浆、廉泉。便秘加天枢、气海；

（3）操作：将上述处方分成两组交替使用。每天或2天治疗1次，30次为1个疗程。针刺四神聪时四个穴点的针尖都朝向百会。针刺头部穴位时加用电针，选用疏波，通电20~30分钟。针刺用平补平泻法或根据病情施用补泻。震颤严重者需要用大椎深刺，选用2.5~3寸毫针；刺入深约0.9~2.5寸，患者产生向四肢或全身放射触电感觉时则迅速出针，不捻转，不提插，不留针。或在治疗中加刺少海、三间等穴位。强直严重加灸期门、大包，每穴灸10分钟左右。或用三棱针刺大椎出血，再加拔大玻璃火罐，使之出血，1周或2周放血1次。适用于治疗帕金森病。

（三）耳针治疗

根据患者病情及症状，可以选用不同的耳穴治疗，以下2种耳穴治疗供参考。

（1）取神门、心、肝、脑、肾、皮质下、相应肢体等穴位。

治疗方法：每次选用4~5穴，每天1次，用轻或中等度刺激，间歇行针，留针30~60分钟，后加用电针；亦可用王不留行籽按压两耳以上耳穴，交替进行，每天按压数次。20天为1个疗程。

（2）取神门、膝、肝、皮质下、内分泌、肘、肾、腕、指等穴位。

治疗方法：以上穴位用2.5寸毫针，按顺时针方向小幅度来回捻转1~2分钟，20分钟重复捻转一次，留针20~30分钟。

（四）穴位注射

可选用阳陵泉、合谷、太冲、三阴交、足三里、曲池等穴位，使用复方丹参注射液进行局部穴位注射，每穴用药2ml，隔日注射1次，5次为1个疗程。

（五）刺络放血

对于帕金森病实证患者，如风阳内动、痰热动风等证型，可以采用刺络放血的治疗方法，如可以选用曲泽、委中、大椎、太阳等穴位，用三棱针迅速刺入约1cm，任其自然流血，每2周刺血1次。

（六）梅花针叩刺疗法

梅花针叩刺疗法是以经络学说之皮部理论为依据，通过孙脉-络脉-经脉而作用于脏腑，以达到治病的目的的一种疗法。

（七）艾灸

取神庭、百会、风池、命门、脾俞、大椎、筋缩、肾俞、足三里等穴位。

操作：每次选用 4～6 穴，用艾条悬灸以上穴位，灸每穴 5 分钟左右，每天或 2 天 1 次。20 次为 1 个疗程。适用于有虚寒征象者。

（八）推拿疗法

1. 推拿疗法一

（1）取穴：风府、天柱、脾俞、哑门、肾俞、膈俞、肝俞、风池、胃俞、血海、曲池、悬钟等。

（2）主要手法：叩法、按法、一指禅法、揉法、推法、擦法等。

（3）操作顺序：①患者取坐位，以指推法施术，分别沿膀胱经、督脉、胆经，由前发际推至后发际，再推头针疗法中的舞蹈震颤控制区，反复推数次，最后用食指尖叩击整个头部 5 分钟。②推桥弓，左右交替施术，每侧推 10～20 次。③拿揉颈后肌肉，再以一指禅法、指揉法施术，然后点揉天柱、风府、风池、哑门等穴及压痛点。④拿肩井穴，然后掌击大椎穴、百会穴数次。⑤患者俯卧位，先以掌推法、揉按法、按法施术于腰背部，然后点揉局部反应点及膈俞、胃俞、脾俞、肝俞、心俞、肾俞，最后以推法，分别沿膀胱经及夹脊穴自上而下施术。⑥自下而上直擦督脉，再横擦肾俞部，以透热为度。最后掌击腰阳关穴，然后以拍法施术于骶部，使全身产生震颤感，以透热为度。⑦以指揉、指推法施术于手足三阴经肘膝以下段，并点揉血海、曲池、悬钟等穴位。或者以循经抹法、颜面部肌肉鱼际揉法、头面部腧穴揉法及点按法调理头面部任督二脉为主的经气，引虚风之阳入阴，掌颤关元穴以培补肝肾，滋水涵木。可作为一种有效的辅助治疗帕金森病的手法。

2. 推拿疗法二

（1）取穴：五经、风池、风府、前胸、百会、腰阳关、掌根、太阳、坎宫、大椎、头维、腰部、四神聪、百会、三阴交、肩背、天门、血海、太冲等。

（2）主要手法：揉法、击法、按法、擦法、推法、掐法等。

（3）操作程序：依次按揉风池、风府，拿五经、掌根击百会，拳背击腰阳关、大椎。自上而下单手拇指推桥弓穴，再揉太阳，分推坎宫，开天门，掐揉四神聪、头维、百会，梳理舞蹈震颤控制区。横擦前胸、肩背、腰部，再拿捏肩井，按揉极泉。由腋至腕直擦手三阴经线，并予拿捏上肢，搓手指，掐揉甲根，摇肩抖肘时按揉三阴交、血海，掐揉太冲，屈伸髋膝。10 天为 1 个疗程。适用于治疗帕金森病。

3. 推拿疗法三

（1）取穴：肝俞、脾俞、肾俞、阳陵泉、委中、环跳、足三里、曲池、外关、手三里、肩髎、合谷、印堂、颊车、颧髎、四白、地仓、廉泉、天枢、面部、背部、四肢部。

（2）主要手法：点按法、拿法、一指禅推法、擦法、滚法、搓法等。

（3）操作程序：①患者取俯卧位，先在背部从上至下以滚法放松背部肌肉，接着自上而下沿足太阳膀胱经施以擦法，以透热为度，同时配合点按肝俞、脾俞、肾俞各 1 分钟。②患者仍为俯卧位，用滚法自臀部向下治疗，来回 3～5 遍，接着重力点按阳陵泉、委中、环跳、足三里等穴各 1 分钟,最后用搓法自上而下结束治疗。③患者取坐位,先以滚法或拿法从两侧肩部操作至腕部,来回 3～5 遍;接着点按曲池、外关、手三里、肩髃、合谷等穴,以酸胀为度;后从肩至腕施以搓法 5 分钟;最后从前发际至后发际施以五指拿法 3～5 遍。④若出现面具脸,以一指禅推法自印堂穴开始,向上沿前额发际至头维、太阳、鱼腰、攒竹,再回至印堂穴,往返 3～5 遍。然后按揉颊车、颧髎、四白、地仓各 1 分钟,并在颧部、颊部施以搓法 10～15 次,或用掌根揉法揉 5 分钟;流涎者可点按廉泉、颊车;便秘者可点按足三里、天枢。

四、历代名家治疗经验

中医治疗帕金森病已有几千年的历史,百花齐放,百家争鸣,不少名医大家总结出了治疗本病的一套行之有效的方法,留于后人参考学习,为中医事业做出巨大贡献。

1. 张璐治疗颤证的经验　清朝医家张璐主张延续《黄帝内经》所述颤证病因,在治疗上提出治疗本病应分清肝脏的虚实来辨证论治。他在《张氏医通·颤振》中指出:"若肝木实热,泻青丸;肝木虚热,六味丸;肝木虚弱,逍遥散加参、术、钩藤;挟痰,导痰汤加竹沥;脾胃虚弱,六君子汤加芎、归、钩藤;卫虚多汗恶寒,加黄芪二钱,附子五分;脾虚,补中益气加钩藤;心血虚少而振,平补正心丹;心气虚热而振,本方去肉桂、山药、麦冬、五味,加琥珀、牛黄、黄连,名琥珀养心丹。"注:平补正心丹组成为龙齿、远志、酸枣仁、柏子仁、人参、茯苓、山药、当归身、肉桂、五味子、生地黄、麦冬、石菖蒲、朱砂。

2. 王怀隐治疗颤证的经验　北宋翰林医官王怀隐在《太平圣惠方·辨伤寒脉候》中对于伤寒病"有颤而汗出因得解者何谓也?"的原文解释是:"凡脉浮而紧,按之反芤,为本虚,故当颤而汗出也。以本虚是以发颤。"他以此得出结论,伤寒病后期出现振颤,多是本虚。文中还提出伤寒病有不颤而汗出解者。王氏在解释病机时论述曰:"凡脉浮大而数,故自汗出而解。又病有不颤不汗而解者何也。凡脉自微。此已曾发汗,或吐下,或亡血,内无津液,阴阳自和,必自愈也,故不颤不汗而解。"

3. 王肯堂治疗颤证的经验　明代名医王肯堂在《证治准绳》中记载,治疗颤证的主要治法是滋阴养血,平肝息风。在治疗颤证的轻证时可用"补金平木"的方法,使肝气条达,肺气调畅,筋脉得以濡养,达到平颤的目的。提出治疗方剂有:①"老人颤振,宜定振丸",方剂组成为天麻、全蝎、秦艽、细辛、白术、黄芪、熟地黄、生地黄、当归、川芎、芍药、防风、荆芥、威灵仙;②治疗肝热痰盛所致震颤方剂:"摧肝丸",方剂组成为钩藤、胆南星、黄连、滑石、僵蚕、天麻、甘草、竹沥、辰砂、铁华粉、青黛;③治疗气虚者所致者方剂:"参术汤",方剂组成为人参、白术、黄芪、白茯苓、炙甘草、陈皮;④"老人振颤,由于气血两虚、风邪外袭所致者"治疗用"定心丸",定心丸的组成为熟地黄、生地黄、当归、川芎、芍药各二两,天麻(蒸熟)、全蝎(去头、尾)、白术、黄芪各一两五钱,秦艽(去芦)、细辛各一两,防风、荆芥各七钱,威灵仙(酒洗)五钱。

4. 张仲景治疗颤证的经验　东汉名家医圣张仲景的《伤寒论》中记载其用"真武汤"

治"太阳病发汗，汗出不解，其人仍发热，心下悸，头眩，身 动，振振欲擗地"，方药组成为附子一枚，白术二两，茯苓、芍药、生姜各三两。另外，用"茯苓汤"治"伤寒发汗吐下后，心下逆满，气上冲胸，起即头眩，其脉沉紧，发汗则动经，身为振摇者方"，方药组成为茯苓四两，桂心、白术各三两，甘草二两。用"桂枝汤"治疗"太阳病未解，其脉阴阳俱停，必先振栗，汗出而解，但阳微者"，方药组成是桂枝（去皮）三两，芍药三两，甘草（炙）二两，生姜（切）三两，大枣（擘）十二枚。

5.《御药院方》中有多个治疗颤证方剂 著名宫廷医家许国祯所著中医古籍《御药院方》中治疗颤证的方剂有多个，组方主要是以祛风邪为主，辅以清心、补虚。例如生犀丸治疗"心虚喜忘，烦悸，风涎不利"，也可用于治疗诸风颤掉等三十六种风，文中在论述生犀丸功效时提到：生犀丸可以"益精神，壮心气，或多健忘，寝寐之惊心，常似忧，或忪，或动，往往欲倒状，类暗风，四肢颤掉，多生怯怕，每起烦躁，悲涕愁煎，并皆属心脏气亏，宜颤动，顽麻疼痛，上攻头目，下注腰脚。"

6. 孙思邈治疗颤证的经验 唐代药王孙思邈所著《备急千金要方》中记载"金牙酒"可治疗"积年八风五痉，举身弹曳，不得转侧，行步跛蹙，不能收摄"等病，这些特征与帕金森病的步态障碍和动作迟缓颇为相似。金牙酒组成：金牙（碎如米粒，用小绢袋盛）、熟地黄、地肤子（无子，用茎叶，一方用蛇床子）、附子、防风、细辛、莽藋根、莽草各四两，川椒四合，羌活一斤（一方用独活）。上十味粉碎，以绢袋盛，用酒四斗，于瓷器中浸泡，密封，春夏三四天，秋冬六七天，酒成，去渣，日服一合，不尽一剂，病无不愈。

7. 高鼓峰治疗颤证的经验 清代著名医家高鼓峰在《医宗己任编·颤振》中记载："大抵气血俱虚，不能荣养筋骨，故为之振摇，而不能主持也。"明确气血亏虚是颤证的主要原因，还创造了大补气血法治疗颤证，指出："需大补气血，人参养荣汤或加味人参养荣汤主之。"

8. 孙一奎辨证治疗颤证的经验 明代著名医家孙一奎在《赤水玄珠·颤振门》中指出气虚、血虚均可引起颤证，并且提出"气虚颤振，用参术汤""血虚而振，用秘方定心丸"。孙氏又进一步提出颤证病机为"木火上盛，肾阴不充，下虚上实，实为痰火，虚则肾亏"。治法宜"清上补下"，此理论至今仍有临床参考价值。

9. 李梴治疗颤证的经验 明代医家李梴的《医学入门》卷四中有"头摇"一病证名，是指头部摇颤不能自制，与颤证的症状相类似。李氏论述"头摇"病机：实证多属阳明腑实或风火相煽，引动肝风所致，症见突然头摇，耳聋目眩，颈强项痛，或伴高热、烦躁、便秘等，治疗用平肝息风，泻火清热为主；虚证多因病后虚弱或年老肝肾不足，虚风内动所致，症见头部颤摇日久，腰膝酸软，头昏健忘，耳聋眼花等，治疗用补肝肾、益气血、扶正息风为法。

10. 王永炎治疗颤证经验 王永炎教授认为平肝息风是治疗本病的主法，具体可施以镇肝息风、滋阴潜阳息风、养血柔肝息风等方法，临床辨证论治，但无论何证，都可以应用息风药物羚羊角，以平肝息风。如阳亢明显者应重用金石类重镇息风药物，如生龙骨、生牡蛎、珍珠母、生石决明等；肝阴虚者可用养血柔肝息风药物，如当归、白芍等；痰热中阻者可加入化痰通络法息风药物，如天麻、钩藤、白蒺藜、薏苡仁、白蔻仁等，以上诸药，均可作为治疗颤证常用之药；瘀血阻滞者，可加入破血逐瘀，搜风通络药物，如水蛭、虻虫、蜈蚣等，但虫类药物作用峻猛，耗气伤阴，不宜单独使用，应配以补气养血、滋补肝肾之法，攻补兼施。王氏还提出治疗颤证的根本在固本培元以充先天，调理脾胃以助后天。补气以调补、清补为主，药物选择太子参、西洋参、怀山药、黄芪、茯苓、白术等。滋阴药物可选用制首乌、山茱萸、生地黄、熟地黄、川续断、杜仲、枸杞等。若阴损及阳者，可加肉苁蓉、肉桂。或在脾胃功能尚可时，选用鹿角胶、阿胶、紫河车等血肉有情之品以填精补髓。颤证病程绵延，虚实夹杂，治疗难取速效，当攻则攻，当补则补，或重攻轻补，或重补轻攻，待邪去之时最终应归到以补为主，扶正培本，长期坚持治疗，缓缓图之。

11. 郑绍周辨治震颤麻痹的经验　河南名老中医郑绍周对本病有独到的见解，他认为颤证主要见于以下三种原因：肝肾亏虚，风动振摇；气血虚弱，筋脉失养；痰浊阻络，经脉失约。

肝肾亏虚，风动振摇者治疗重滋养肝肾，息风镇痉，选用大定风珠加减。药物组成为天麻、钩藤、全蝎、蜈蚣、生鳖甲、生龟板、生牡蛎、羚羊角、生地黄、麦冬、白芍、鸡子黄、阿胶。方中天麻、钩藤、全蝎、蜈蚣镇肝潜阳，息风止痉；白芍、生地黄、麦冬滋补肝肾，柔肝舒筋；阿胶、鸡子黄滋阴养液；牡蛎、龟板、鳖甲生用补肾强骨，滋肝荣筋；羚羊角清泻肝火，平肝息风。全方可平肝息风、滋阴潜阳，风息则振摇自止。

气血虚弱，筋脉失养者治疗用大补气血，养筋定颤之法，选用十全大补汤加减。药物组成为人参、黄芪、白术、茯苓、炙甘草、全当归、白芍、熟地黄、鸡血藤、天麻、钩藤、全蝎、桂心、羚羊角、丹参。方中人参、黄芪、白术、茯苓、炙甘草大补元气；熟地黄、全当归、白芍滋阴补血而活血；丹参、鸡血藤养血活血，且可通经络，则气血得补而不壅滞；天麻、钩藤、全蝎、羚羊角镇痉息风，风止则震颤麻痹自除。

痰浊阻络，经脉失约者治疗以豁痰通络，息风定颤为法。选用导痰汤加减，药物组成为半夏、南星、枳实、橘红、竹沥、茯苓、甘草、钩藤、天麻、丹参、赤芍、郁金等。方中半夏、南星、枳实、钩藤、天麻燥湿化痰，平肝息风；竹沥清痰热；橘红、茯苓健脾运湿；丹参、赤芍、郁金活血化瘀。

12. 颜德馨治疗颤证经验　颜德馨教授治疗颤证推崇气血学说。遵循"疏其血气，令其条达而致和平"的治疗原则，根据"血虚生风"的理论创立"血瘀生风"的观点，主张治疗颤证应该运用活血化瘀，祛风通络之剂，喜用王清任的血府逐瘀汤、通窍活血汤加减。血府逐瘀汤疏肝解郁而不耗气，活血化瘀而不伤血，诸药配合使气行血活，瘀化热消而肝郁亦解，诸症自愈。常用药物如枳壳、当归、桃仁、赤芍、红花、生蒲黄、川芎、柴胡、桔梗、熟大黄等，若肝阳偏亢，则加龙骨、磁石、牡蛎以潜阳息风。阴虚阳亢则予鳖甲、龟甲等滋阴潜阳之品。瘀血日久可加用搜剔脉络瘀血之水蛭、蜈蚣、土鳖虫、全蝎等虫类药物。

13. 马云枝治疗颤证经验　马云枝教授根据长期的临床经验提出帕金森病的治疗应分期论治，因人制宜，从脾论治，以后天养先天，重视内风，兼顾活血。她把本病分为稳定期、进展期、波动期三期治疗。病情稳定期，虽然有痰浊、瘀血等病理因素，但正气胜邪，治疗以培补脾肾为主，补脾肾，燥湿化痰兼活血化瘀，应注意燥湿同时防止血热而动血，加重病情。因此治疗应以健脾化痰为主。宜健脾化痰。"脾宜升则健"故应用轻灵之剂以恢复脾的升散传输水谷精微之职而健脾。病情波动时，善动之内风、善变之顽痰为其主要的病机。因肝为刚脏，体阴而用阳，肝风内动，扰乱气机，气血逆乱，易致痰浊、瘀血，痰瘀互结，肝风夹痰瘀上扰清窍，神机失用，导致病情波动，故以平肝息风、化痰通络为主，可根据病情酌情配伍育阴潜阳、养血柔肝药品。进展期时，皆因肝脾肾三脏虚损导致病情进展，故治疗时宜三脏并治。本病以肾为根，以脾为本，以肝为标。又因"脾阳根于肾阳""肝肾同源"，故应重视肾精的盈亏。后期调补贵在守方，切忌因病情好转而更方换药，使病情反复而前功尽弃。

五、饮 食 疗 法

中医有"药食同源""食补重于药补"之说。饮食疗法对于帕金森病的康复具有一定的辅助治疗作用，并且副作用小，容易操作，颇受广大患者欢迎。但是，饮食治疗不是对于临床各型帕金森患者均有效，也应该辨证施膳，需要长期应用，一般都能控制病情，缓解症状。

（1）龟甲牡蛎饮：将龟甲、牡蛎各200g，鳖甲100g洗净、打碎，放入锅中，加水煮开约30分钟后，加入知母100g，再煮30~40分钟即可。可以多次饮用，再煮再饮，直至味淡。功能滋阴潜阳，平肝息风。适用于治疗肝肾不足，阴虚阳亢所致的帕金森病。

（2）天麻茶：将天麻300g切成薄片，干燥贮存，备用。每次取天麻片3g与绿茶1g放入杯中，用沸水冲泡大半杯，立即加盖，5分钟后可以饮用。用法同喝茶一样，直至冲淡，弃渣。适用于治疗帕金森病引起的四肢麻木、手足不遂、震颤。

（3）山萸肉鸽蛋汤：先将山萸肉30g，钩藤10g，牡丹皮10g，白芍15g用清水洗净，加水约500ml，煮沸20分钟后去渣取汁。将冰糖50g放入药汁中煮沸，如果为糖尿病患者则无需应用冰糖，把鸽蛋5个打破逐个下入锅内，鸽蛋煮熟，可以喝汤吃蛋。适用于治疗肝肾不足动风所致的帕金森病。

（4）麻鸭汤：将老母鸭1只去内脏，放入大瓷盆内，天麻干品30~40g蒸软切片，放入鸭肚内，淋上黄酒2匙，再将鸭头弯入肚内，用白线在鸭身上扎牢。用不锈钢锅隔水蒸3~4小时，至鸭肉酥烂离火。每天吃2次，先喝汤，后吃肉，天麻可分数次与鸭同吃，2~3天吃完，不宜过量。用以治疗肝肾不足引起的帕金森病。

（5）天麻黄芪鱼头汤：先将鲜鲤鱼1条去鳞、腮和内脏，洗净，再将川芎40g、黄芪100g、天麻25g放入米泔水中浸泡4~6小时，捞出天麻置米饭上蒸透，切片，放入鱼腹内，置盆内，然后放入葱、生姜、绍酒、适量清水，蒸约30分钟。另用淀粉、清汤、糖、盐、味精、胡椒面、麻油烧开勾芡，浇在鱼上即成。本方适用于气血两虚，筋脉失养，或血瘀气滞，不能荣于四末所致的帕金森病。

（6）归芪蒸鸡汤：将嫩母鸡1只（约1500g）洗净，炙黄芪100g、当归20g装入鸡腹内，放入砂锅，摆上葱、姜，注入清汤，加入食盐、绍酒、胡椒粉，用湿绵纸将砂锅口封严，沸水旺火上煮2小时，取出加味精即成。本方对于气血亏虚，筋脉失养所致的帕金森病有效。

（7）天麻蛋羹：将菊花、天麻、橘红各 2g，生姜 1g，研成细末，与打在碗内的 2 枚鸡蛋共调匀，加适量水，蒸 10～15 分钟即可，酌加调味品。每日 2 次。本方用以治疗痰热内蕴，阳盛风动引起的帕金森病。

（8）天麻半夏粥：将天麻 10g，法半夏 5g，陈皮 5g，丝瓜 50g 洗净放入锅内，加清水 600ml，开锅后小火煎约 20 分钟，去渣取汁。把薏苡仁 150g、大枣 5 枚洗净倒入药汁内，置火上煮至薏苡仁开裂酥烂即可，食用时酌加白糖。本方用于痰热互结或阳盛动风所致的帕金森病。

（9）天麻蛋黄汤：将瓜蒌仁、天麻、陈皮各 10g 及白术 2g 放入锅中，水煎煮，开锅后小火煎煮 10 分钟后去渣，取汁，加生姜 1 片、大枣 3 枚与芹菜 30g 切成小段，水沸后，将蛋黄 5 个搅匀与冰糖适量一起放入汤中，5 分钟后加味精。用于痰热动风引起的帕金森病。

（10）乌梢蛇金钱龟汤：乌梢蛇 250g，金钱龟 250g，洗净，乌梢蛇去骨，金钱龟去壳，加水文火炖烂，放入调料，分 2 次食用，吃肉喝汤，2 天 1 剂。适用于治疗瘀血阻络引起的帕金森病。

（11）枸杞肝膏汤：猪肝 250g，鸡蛋清 2 个，车前子 6g，熟地黄 10g，菟丝子 6g，桑椹 10g，苁蓉 6g，枸杞 10g，酒炒女贞子 10g，精盐 5g，胡椒面 1g，味精 1g，绍酒 2g，葱节 15g，熟鸡油 8g，鸡汤 700g，姜片 10g。烹制方法：将熟地黄、桑椹、女贞子、苁蓉、菟丝子、车前子烘干研成细末。枸杞用温开水泡胀，猪肝除去白筋，用刀背捶成茸，盛入碗内，加清水 150g 调匀，用筛子滤去肝渣不用。姜片、葱节放入肝汁浸泡 10 分钟后，拣去不用。加入鸡蛋清、精盐 2g、胡椒粉 1g、绍酒 1g 及中药粉末，在汤碗内调拌均匀，入笼用旺火蒸 15 分钟左右，使药汁、肝汁互相结合成膏至熟。炒锅置于旺火上，倒入清汤，加胡椒面、盐、绍酒后，烧开，入味精，并取出肝膏，用竹片沿着蒸肝膏的碗边划一圈，注入清汤，撒上枸杞，滴上鸡油即成。本品具滋补肝肾之功，适用于肝肾不足，精血亏虚所致的颤证。

（12）二黄蒸牛肉：黄牛肉 400g，当归 10g，黄芪 20g，嫩豌豆 100g，花椒面 2g，熟地黄 15g，酱油 50g，米粉 100g，大枣 5 个，胡椒面 1g，姜米 10g，辣椒面 4g，麻油 15g，葱花 8g，香菜 15g。烹制方法：将黄芪、熟地黄、当归去净灰渣，烘干加工成粉末。大枣去核剁成茸泥，牛肉、豌豆、香菜洗净，牛肉切成片，香菜切成短节。将酱油 40g、胡椒面、中药末与牛肉片拌匀，加入米粉、枣泥、鲜汤少量调拌均匀，豌豆垫底，牛肉放面上，入笼蒸粑，取出，酱油、香油兑成汁，先撒上花椒面、辣椒面、葱花，淋上味汁上桌。本品具补脾胃、益气养血之功。对因气血两虚致颤者，可常食之。

六、验案选读

1. 张从正《儒门事亲》卷六记载其治颤证医案　新寨马叟，年五十九。因秋欠税，官杖六十，得惊气，成风搐已三年矣。病大发，则手足颤掉，不得持物，食则令人代哺。口目张眨，唇舌嚼烂，抖擞之状，如线引傀儡。夜卧发热，衣被尽去，遍身燥痒，中热而反外寒，久欲自尽，手不能缢……戴人曰：此病甚易治。若隆暑时，不过一涌、再涌，夺则愈矣。今已秋寒，可三之。如未，更刺腧穴必愈。先以通圣散固汗之，继服涌剂，出痰一二升，至晚又下五七行，其疾小愈。待五日，再一涌，出痰三四升，如鸡黄成块，状如汤热。曳以手颤不能自探，妻与代探，咽嗌肿伤，昏聩如醉，约一二时许稍稍省，又下数行，立觉足轻颤减，热亦不作，是亦能步，手能巾栉，自持匙筋。未至三涌，病去如濯。后但觉极寒。戴人曰：当以食补之，久则自退。盖大疾之去，卫气未复，故宜以散风导气之药，切不可以热剂温之，恐反成他病也。

按语：本病因惊所致，《黄帝内经》云："惊则气乱。"气机逆乱，升降乖戾，气血运行失常，气滞痰凝，痰气郁结，日久化热，痰热扰动心神，神机失用，发为颤证；或惊则扰动心神，心神失养，子病及母，日久传肝，肝病则乘其所胜，肝风内动，夹痰上扰心神则为瘛疭。因此张从正运用涌吐之剂祛除痰热之邪达到治病目的。

2. 蒲辅周治疗痰湿型颤证案例 李某，男，85 岁。形体胖甚，四肢失灵活，震颤，右侧重，颜面青黄微浮，饮食尚可，二便调和。壮年饮酒过多，损伤脾胃，聚湿生痰，痰凝隧道，痹阻不通，筋失濡养，以致手足运动失灵，震颤。六脉皆沉，为六阴之脉，俗称寒湿之体。舌淡，苔白而滑腻，乃属痰湿之征。治宜温补中焦，化痰柔筋，用导痰汤加减。初冬之时合苓桂术甘汤、四斤丸加减，使痰消筋柔，营卫调和，隧道通畅，震颤减轻。

处方：化橘红 4.5g，法半夏 6g，姜南星 4.5g，明天麻 6g，钩藤 6g，茯苓 6g，炙甘草 3g，炒白芥子 6g，远志 3g，生姜 3 片。丸药方：川牛膝 120g，明天麻 120g，香木瓜 120g，淡苁蓉 120g，前四味用米醋半斤浸一宿晾干，化橘红 30g，法半夏 60g，云茯苓 60g，姜南星 30g，白术 30g，桂枝（去皮）30g，甘草 15g。白芥子（炒香，研细）30g，虎胫骨（另为细末）15g，沉香（另为细末，勿用火烘）15g，共研为细末，和匀，炼蜜为丸，每丸重 6g，早、晚各服 1 丸。

按语：患者年老体衰，阳气不足，脾阳虚则运化失司，水谷不化精微反而聚湿生痰，气血生化乏源，筋脉失于濡养；加之壮年饮酒过多，损伤脾胃，聚湿生痰，痰凝隧道，痹阻不通，筋失濡养，以致手足运动失灵，发生震颤。故《素问·至真要大论》说："筋骨掉眩清厥，甚则如脾。"因此治疗时以导痰汤温中健脾，燥湿化痰，稍加钩藤、天麻息风止痉。后期则以苓桂术甘汤温阳健脾，燥湿化痰，辅以四斤丸补肾活血息风，共奏消筋柔肝，营卫调和，隧道通畅之功效。

3. 王永炎运用清热化痰、养血活血法治疗颤证案例 赵某，男，59 岁，3 年前发现双手震颤，逐年加重，写字可见明显震颤线条。入院时查双手震颤呈静止型，振幅小，双手震颤始动时间 2.5 秒，拐弯时间 2.5 秒。严重影响工作、生活，生活难以自理。兼有头晕眠差，心胸闷痛，汗多。舌质暗有瘀点，舌苔根部黄腻，脉细弦滑。患者年老体虚，肾精不足，精不化气，元气虚血液运行无力，聚湿生痰，阴虚而生热，痰热互结，痰热内盛而生风，证属痰热动风。舌苔根部黄腻，脉细弦滑也属痰热之象。故治疗以清热化痰，养血活血为法。

处方：胆南星 10g，竹沥 30g，珍珠母（先煎）30g，全瓜蒌 30g，天麻 10g，钩藤 15g，赤芍 10g，丹参 15g，羚羊粉 1.5g。

按语：病人年过半百，气阴自半，阳气虚则运化差，痰湿聚，阴液亏则虚热生，内风起。痰热互结，内风动越，致震颤不定。内风夹痰热上扰心神，蒙蔽清窍故见头晕眠差，汗多，苔黄腻；痰阻气机，胸阳不展，气滞血瘀，故心胸闷痛，舌暗有瘀斑。本病本为气阴不足，标为痰热生风，治疗应标本兼顾。方中羚羊角清肝息风，南星、瓜蒌清化痰热，天麻、钩藤平肝息风，赤芍、丹参活血通络。全方共奏清化痰热、养血活血之功。

4. 潘澄濂治疗颤证病案 朱某，男，69 岁。患震颤麻痹病将近 2 年，一直服用西药。近来发现步履不稳，偶尔跌倒，甚至伴有大小便失禁。因此要求中药治疗。诊其舌质红，苔花剥，脉弦细数，辨证属营阴不足，肝风煽动，中气虚弱，收摄无权，治宜补中固肾，滋阴息风。

处方：生地黄、知母、黄柏、龟甲、当归、川芎、益智仁、怀山药、山茱萸、淫羊藿、全蝎、僵蚕、陈皮、独活、炙甘草等随证加减。服药 3 个月后，步履稍稳，跌跤减少，大小便能控制。

按语：患者年已半百，肾精不足，加之久病及肾，肾气亏虚。《素问·痿论》说："肾主身之骨髓。"《灵枢·海论》说："脑为髓之海。"因此肾主骨生髓通脑。脑为髓海，主神志思维，司机体运动。肾精不足，化髓不足，髓海空虚，脑窍失养而致脑失其用而发本病。肾藏精，肝藏血，肝肾相互资生，故有肝肾同源之说。肾精不足，肝血虚少，血不养筋，筋脉失养，故生震颤；肾司二便，肾精不足，二便失司，因此大小便失禁。本方用生地黄、知母、黄柏、龟甲、益智仁、怀山药、山茱萸、淫羊藿滋补肾精以固本，陈皮、炙甘草、独活等健脾，使后天滋养先天，辅以全虫、僵蚕等药物以活血息风，全方共奏健脾益肾，滋阴息风，标本兼治的功效。

5. 颜德馨治疗颤证病案 韩某，女，71 岁。患帕金森病 7 月余，时感舌、下巴、双下肢震颤。

初诊：2 月开始出现乏力、纳呆，两腿无力，左腿尤甚，4 月开始舌、下巴、双下肢震颤，左腿尤甚，到 8 月因不能确诊，诊断后试用盐酸舒必利，症状不轻反而加重，9 月在北京宣武医院神经内科确诊为"帕金森病伴抑郁症"，同时在东直门医院服中药，服药后舌、下巴震颤稍微减轻。患者仍乏力嗜卧，难以入睡，每晚需要口服镇静剂才能入睡，伴双下肢震颤，左下肢较重，左下肢有拖步现象，动作迟缓，饮食一般，大便多日一解，便秘，口服芦荟粉，尿频尿少，查尿常规正常。头晕，无视物旋转，无恶心及呕吐。面色不华。舌胖苔白，脉弦细。11 年前行乳癌根治术，有腔隙性脑梗死病史。诊断为血瘀动风型颤证，患者为乳腺癌术后，耗伤气血，气虚血瘀，久病入络，痰瘀阻滞，故见上下肢震颤，劳累或紧张后发作或加重，头晕，神怯，面色微黄，常多日不更衣，乃津液不足之象。治以柔肝息风，活血通络为法。

处方：当归 15g，白芍 15g，川桂枝 4.5g，锻龙牡各 30g，苍白术各 9g，白蒺藜 15g，千年健 9g，葛根 15g，伸筋草 30g，地龙 9g，木瓜 9g，生紫菀 9g，升麻 10g，火麻仁 9g，肉苁蓉 9g。14 剂，水煎服，每日 1 剂。

按语：帕金森病之病机特点是本虚标实，虚多实少，多由肝肾不足，气虚血少，筋脉失养，虚风内动所致。该患者双下肢震颤，头晕，面色不华，神怯，舌胖苔白，脉弦细，常常多天不解大便，津液虚少，筋脉失养。肝为刚脏，体阴而用阳，非柔润不能调和；肝主筋，肝血不足则筋失所养。故初诊先取育阴柔肝，活血通络之法。药取当归、木瓜、白芍等酸甘之药物，酸能柔筋，甘能缓急。配伍千年健、伸筋草、葛根、地龙等药物舒筋活络，配伍紫菀、肉苁蓉、火麻仁润肠通便，尤妙在柔润剂中加入桂枝，辛通经络，群阴药中得此则有阴阳互根之妙，且配白芍，有调和阴阳之效，切中病机，药后震颤减轻，精神好转，腹气通畅，唯尿路感染症复发，导致内脏失衡，前症又复小作。故复诊时仍以前法，酌加通关散清湿热，助气化，取知母滋肾阴而清热，黄柏泻相火而坚阴，用桂枝代肉桂通阳化气利关窍。药后诸症改善。

6. 郭子光治疗颤证医案 徐某，男，68 岁。2005 年 9 月 6 日就诊。

患帕金森病 5 年，逐渐发展致双足僵硬疼痛，按压后疼痛明显。1 个月前就诊，辨为肝阴不足，肝血失养，兼寒湿痹阻脉络，治法：柔肝养血，祛风通络。处方：桑枝 30g，鸡血藤 30g，炙甘草 10g，谷芽 30g，白芍 50g，全蝎 10g，僵蚕 15g，蜈蚣 2 条，当归 15g，川牛膝 15g，延胡索 20g，瓜蒌仁 30g，海桐皮 20g，羌活 15g。服药后患者自觉疼痛稍减轻，诸症明显减轻，故前来继续治疗。目前患者双下肢僵硬疼痛明显，压之肌肉僵硬，痛感加重，四肢有轻微震颤。大便干燥，头晕腰痛，夜尿增多。查体形体适中，走路缓慢，略呈碎步，言语流畅。舌质红，苔少，脉沉滑。仍为肝阴不足，肠道失养，郁久化热。治宜养血柔肝，祛风通络，以芍药甘草汤加味。方药如下：白芍 50g，全蝎 12g，没药 15g，僵蚕 15g，千年健 20g，蜈蚣 2 条，丹参 20g，鸡血藤 30g，延胡索 20g，火麻仁 30g，赤芍 15g，生地黄 15g，银花 30g，谷芽 30g，炙甘草 10g。4 剂，水煎服，每日 1 剂，分 2 次口服。

服药后患者病情减轻，下肢肌肉僵硬感觉减轻，仍有头昏，双下肢肌肉僵硬疼痛，大便仍干，喜暖怕凉。仍属肝阴不足，水不涵木，肝风内动，胃肠失润。仍以芍药甘草汤加味，旨在养血柔肝，祛风通络基础上加用补肾润肠的方药。方药如下：瓜蒌仁 30g，当归 15g，白芍 50g，生地黄 129，生首乌 30g，蜈蚣 3 条，丹参 20g，川牛膝 15g，海桐皮 20g，桑枝 30g，僵蚕 15g，全蝎 10g，谷芽 30g，鸡血藤 30g，延胡索 20g，炙甘草 10g。10 剂，水煎服，分 2 次口服。

又服 10 余剂，病情较前减轻，震颤明显减轻，下肢肌肉僵硬疼痛较前缓解。大便虽干，但能解出。行走困难、碎步等明显减轻，基本能够自主行走。舌质淡红，舌苔少，脉弱滑。以上治疗说明沿用肝肾阴亏，水不涵木的思路辨证论治已经收到明显的效果，效不更方，仍以前方加减，加用滋补肝肾的药物。

方药：虎杖 15g，鸡血藤 30g，白芍 50g，石斛 20g，枸杞 15g，山茱萸 15g，牡丹皮 15g，泽泻 10g，生地黄 15g，山药 20g，茯苓 15g，菊花 20g，蜈蚣 3 条，炙甘草 10g，谷芽 30g。7 剂，煎服同前。

上方又服 10 余剂，震颤基本停止，按压双腿肌肉已不太硬，仍有轻微疼痛感，现在自己每天都能坚持走一段路。稍感头晕，大便仍干。舌质略红，中有裂纹，少苔。脉沉弦细。继续养血柔肝，祛风通络，滋养肝肾。

处方：枸杞 15g，山药 20g，白芍 50g，蜈蚣 3 条，海桐皮 20g，鸡血藤 30g，山茱萸 15g，黄柏 15g，千年健 20g，苍术 15g，生地黄 15g，苡仁 30g，茯苓 15g，炙甘草 10g，谷芽 30g，瓜蒌仁 30g。煎服同前。

前方再巩固治疗 10 余剂后，震颤消失未反复，且病情较为稳定。按压后双腿僵硬感消失，自觉柔软、无疼痛感，碎步状等消失，已能正常行走。患者精神佳，面色淡红。舌质正常，苔薄润。脉沉缓。效不更方，继续按照前法调治。经过 1 个月治疗后患者感觉完全正常。

按语：本病以气血不足、肝肾亏损为本，风痰瘀阻为标。基本病机为肝肾阴虚，肝血不足，血不养肝则肝风内动；本病病程较长，虚、风、痰、瘀、气郁交织，使络道瘀阻，从而使气血不能濡养筋脉，筋脉失荣而拘急不能行走；风痰上扰则肌肉震颤而行走慌张碎步。先以治标为主，用芍药甘草汤加桑枝、全蝎、僵蚕、海桐皮、当归、鸡血藤、蜈蚣、羌活等养血柔肝、祛风通络，收效后逐步转向标本同治，故后期治疗中常加入山药、生地黄、山茱萸、枸杞、茯苓等以治本。因为本病病程较长，肝肾阴虚，水不涵木，不能濡润筋脉，脉络不通则痛，引动肝风则震颤，肠道失润则大便干，瘀久化热可见舌红等热象，故治疗中又常加入牡丹皮、虎杖、黄柏、瓜蒌仁等。所有临床症状皆反映本虚不足为主的表现，故治疗上始终坚持养血柔肝，祛风通络，标本同治。经过近半年的不懈治疗，疗效满意。虽病情已较为稳定，尚需坚持滋补肝肾之阴以善后。

7. 马云枝治疗帕金森病验案 李某，男，70岁，体弱多病，自2000年起头部不自主晃动后又出现肢体僵硬震颤，面容板滞等症状，以致生活不能自理。经外院神经科诊断为"帕金森病"。多年来虽坚持服用多巴丝肼并配合中药治疗，但疗效不佳，且症状逐步加重。2005年3月5日首次来本院就诊，患者情绪低落，面容板滞，双手颤抖，舌颤，行走困难，头昏乏力，语声低微不利，口角流涎，大便偏干，小便正常，舌体胖大、暗红，苔白厚腻，脉沉细无力。辨证为气虚血瘀痰阻，治法以健脾益气，化痰通络，息风止颤为主。

处方：党参30g，白术15g，茯苓15g，半夏15g，陈皮15g，白僵蚕15g，全虫10g，红花10g，全瓜蒌20g，麻子仁12g，炙甘草6g。共10剂，每日1剂。

2005年3月15日复诊口角流涎、双手震颤减轻，患者精神较佳，药既见效。按上方继续服用10剂后复诊，患者症状继续缓解，遂以上方为基础加减治疗并配合功能锻炼半年，患者手颤已明显减少，口角流涎消失，苔腻变为薄白苔，已能够独立吃饭、系扣子、穿衣，生活基本自理。

按语："脾胃后天之本，气血生化之源"，患者久病体虚，年老体衰，脾胃虚弱，气血生化乏源，气血虚则四肢百骸失于濡养发为颤证；气为血之帅，气行则血行，气滞则血停，气虚血液运行瘀滞，血脉瘀阻；同时久病入络，脉络瘀阻，导致筋脉失养，拘急而颤动。脾虚不能固摄津液表现为流涎；血虚不能濡养头目则头昏乏力，肺气虚则语声低微不利；舌体暗红，脉沉细无力均为气虚血瘀之象；脾胃阳虚则表现为舌体胖大，苔白厚腻。故方中运用六君子汤以燥湿化痰通络，配伍白僵蚕、全虫以息风止颤，使风平颤止，少佐红花活血通络，同时加用全瓜蒌、麻子仁以润肠通便。全方共奏益气健脾，化痰通络，息风止颤的功效。本例患者脾虚为本，痰瘀为标，治疗始终坚持标本兼治，益气健脾治本，活血化瘀治标，服药后效果显著，效不更方以求培元固本之效。

第二节　帕金森病的西医治疗

一、药　物　治　疗

帕金森病是常见的神经系统退行性疾病，是一种慢性进展性疾病。现有的医疗技术虽不能治愈帕金森病，但能较好地改善临床症状，控制和延缓疾病的发展速度。因此，治疗的重点之一就是合理选用药物，减轻患者痛苦，维持或提高日常生活活动能力，提高患者的生活质量。

帕金森病治疗药物较多。何时开始药物治疗、药物的选择及治疗原则，是患者能较长时间维持高水平的运动功能和生活质量的关键。因为患者病情的轻重、年龄、经济条件以及对药物出现的反应不尽相同，所以选择药物前，首先需要对患者的病情进行评估，包括病史、症状、体征、实验室检查及常用量表的评分及患者的合并症等。临床应用时应把握以下原则。

（一）用药原则

疾病的运动症状和非运动症状都会影响患者的工作和日常生活能力，因此用药的原则以达到有效改善症状、避免或降低不良反应、提高工作能力和生活质量为目标。提倡早期诊断、早期治疗，不仅可以更好地改善症状，而且可能达到延缓疾病的进展的目的。应坚持"剂量滴定"以避免产生药物急性不良反应，力求实现"尽可能以小剂量达到满意临床效果"的用药原则，可避免或降低运动并发症尤其是异动症的发生率。事实证明我国帕金森病患者的异动症发生率明显低于国外的帕金森病患者。治疗应遵循循证医学证据，也应强调个体化特点，不同患者的用药选择需要综合考虑患者的疾病特点（是以震颤为主，还是以强直少动为主）和疾病严重度、发病年龄、就业状况、有无认知障碍、有无共病、药物可能的不良反应、患者的意愿、经济承受能力等因素。尽可能避免、推迟或减少药物的不良反应和运动并发症。抗帕金森病药物治疗时不能突然停药，特别是使用左旋多巴及大剂量多巴胺受体激动剂时，以免发生撤药恶性综合征。

（二）早期帕金森病的药物治疗

根据临床症状严重度的不同，将 Hoehn-Yahr 分级 1.0～2.5 级定义为早期。疾病一旦发生便会随时间推移而渐进性加重，有证据提示在疾病早期阶段的病程进展较后期阶段进展快。因此一旦早期诊断，即应开始早期治疗，争取掌握疾病修饰时机，对于疾病治疗的长程管理有重要作用。早期治疗可以分为非药物治疗（包括认识和了解疾病，补充营养、加强运动康复、坚定战胜疾病的信心，以及社会和家人对患者的理解、关心与支持）和药物治疗。一般开始多以单药治疗，但也可采用两种不同作用机制（针对多靶点）的药物小剂量联合应用，力求疗效最佳，维持时间更长，而急性不良反应和运动并发症发生率更低。

1. 早期帕金森病的疾病修饰疗法　疾病修饰治疗药物除有可能的疾病修饰作用外，也具有改善症状的作用；症状性治疗药物除能够明显改善症状外，其中部分也可能兼有一定的疾病修饰作用。疾病修饰治疗的目的是既能延缓疾病的进展，又能改善患者的症状。目前临床上尚缺乏具有循证医学证据的疾病修饰作用的药物，可能有疾病修饰作用的药物主要包括单胺氧化酶 B 抑制剂（monoamine oxidase type B inhibitor，MAO-BI）和多巴胺受体激动剂（dopamine receptor agonists，DAs）。MAO-BI 中的雷沙吉兰和司来吉兰可能具有疾病修饰的作用；REAL-PET 研究提示 DAs 中的罗匹尼罗可能有疾病修饰作用。非药物运动疗法证据不足，待进一步研究。

2. 早期帕金森病的症状治疗 目前临床上有多种可以有效改善帕金森病的药物。每一类药物都有各自的优势和劣势，在临床选择药物时应充分考虑到以患者为中心，根据患者的个人情况，如年龄、症状表现、疾病严重程度、共患病、工作和生活环境等进行药物选择和调整。

（1）复方左旋多巴（多巴丝肼、卡比双多巴）：左旋多巴治疗是治疗帕金森病的标准疗法，左旋多巴是帕金森病药物治疗中最有效的对症治疗药物。然而，在大多数患者中，随着疾病进展和左旋多巴长期使用会产生运动并发症，包括症状波动和异动症。需要指出的是，现有证据提示早期应用小剂量左旋多巴（400mg/d 以内）并不增加异动症的产生；与左旋多巴的治疗时间相比，高剂量的左旋多巴和长病程对异动症的发生风险影响更大。因此，早期并不建议刻意推迟使用左旋多巴，特别对于晚发型帕金森病患者或者运动功能改善需求高的较年轻患者，复方左旋多巴可以作为首选，但应维持满足症状控制前提下尽可能低的有效剂量。复方左旋多巴常释剂具有起效快之特点，而缓释片具有维持时间相对长，但起效慢、生物利用度低的特点，在使用时，尤其是两种不同剂型转换时需加以注意。

（2）DR 激动剂：有两种类型，即麦角类 DR 激动剂和非麦角类 DR 激动剂，其中麦角类 DR 激动剂会导致心脏瓣膜病变和肺胸膜纤维化，现已不主张使用，而主要推崇采用非麦角类 DR 激动剂，并作为早发型患者病程初期的首选药物，包括普拉克索（pramipexole）、罗匹尼罗（ropinirole）、吡贝地尔（piribedil）、罗替高汀（rotigotine）和阿扑吗啡（apomorphine）[前 4 种药物被 2018 国际运动障碍协会（MDS）循证评估为有效，临床有用]。需要指出的是 DR 激动剂大多有嗜睡和精神不良反应发生的风险，需从小剂量滴定逐渐递增剂量。在疾病早期左旋多巴和 DR 激动剂均小剂量联合使用，充分利用两种药物的协同效应和延迟剂量依赖性不良反应，临床上现很常用，早期添加 DR 激动剂可能推迟异动症的发生。上述 5 种非麦角类 DR 激动剂之间的剂量转换为普拉克索：罗匹尼罗：罗替高汀：吡贝地尔：阿扑吗啡=1：5：3.3：100：10，因个体差异仅作参考。

（3）MAO-BI：包括第一代 MAO-BI 司来吉兰常释片和口崩片（国内未上市）及第二代 MAO-BI 雷沙吉兰，以及国内尚未上市的双通道阻滞剂沙芬酰胺、唑尼沙胺。对于帕金森病患者的运动症状有改善作用，同时在目前所有抗帕金森病药物中可能相对有疾病修饰作用的证据，主要推荐用于治疗早期帕金森病患者，特别是早发型或者初治的帕金森病患者，也可用于进展期的帕金森病患者的添加治疗。在改善运动并发症方面，雷沙吉兰相对于司来吉兰证据更充分。使用司来吉兰时勿在傍晚或晚上应用，以免引起失眠。

（4）儿茶酚-*O*-甲基转移酶抑制剂（catechol-*O*-methyltransferase inhibitor，COMTI）：主要有恩他卡朋（entacapone）、托卡朋（tolcapone）和奥匹卡朋（opicapone）以及与复方左旋多巴组合的恩他卡朋双多巴片（为恩他卡朋、左旋多巴、卡比多巴复合制剂，按左旋多巴剂量不同分成 4 种剂型）。在疾病早期首选恩他卡朋双多巴片治疗可以改善症状，但是否能预防或延迟运动并发症的发生，目前尚存争议，在疾病中晚期添加 COMTI 治疗可以进一步改善症状。需指出的是恩他卡朋须与复方左旋多巴同服，单用无效，托卡朋每日首剂与复方左旋多巴同服，此后可以单用，一般每间隔 6 小时服用，但需严密监测肝功能。

（5）抗胆碱能药：国内有苯海索（benzhexol），主要适用于有震颤的患者，而对无震颤的患者不推荐应用。对 60 岁以下的患者，需告知长期应用可能会导致认知功能下降，所以要定期筛查认知功能，一旦发现认知功能下降则应停用；对 60 岁以上的患者尽可能不用或少用；若必须应用则应控制剂量。

（6）金刚烷胺：有两种剂型：常释片和缓释片，国内目前仅有前者，对少动、强直、震颤均有改善作用，对改善异动症有效（MDS 循证：有效，临床有用）。

推荐意见：

1）早发型帕金森病患者：不伴智能减退，可有如下选择：①非麦角类 DAs；②MAO-BI；③复方左旋多巴；④恩他卡朋双多巴片；⑤金刚烷胺；⑥抗胆碱能药。伴智能减退，应选择复方左旋多巴。首选药物并非按照以上顺序，需根据不同患者的具体情况，而选择不同方案。若顺应欧美治疗指南首选①方案，也可首选②方案，或可首选③方；若因特殊工作之需，力求显著改善运动症状，则可首选③或④方案；也可小剂量应用①或②方案，同时小剂量合用③方案；若考虑药物经济因素，对强直少动型患者可首选⑤方案，对震颤型患者也可首选⑥方案。

2）晚发型帕金森病患者，或伴智能减退的早发型患者：一般首选复方左旋多巴治疗。随症状加重、疗效减退时可添加 DAs、MAO-BI 或 COMTI 治疗。抗胆碱能药尽可能不用，尤其老年男性患者，因有较多不良反应。

图 3-2-1 是主要依据临床症状和不同年龄以及病情发展情况推荐如何选择用药的详细流程图，以供参考。

（三）中晚期帕金森病的药物治疗

根据临床症状严重度的不同，将 Hoehn-Yahr 分级 3～5 级定义为中晚期帕金森病，尤其是晚期帕金森病的临床表现极其复杂，其中有疾病本身的进展，也有药物不良反应或运动并发症的因素参与。对中晚期帕金森病患者的治疗，既要继续力求改善运动症状，又要妥善处理一些运动并发症和非运动症状。

1. 运动症状及姿势平衡障碍的治疗　疾病进入中晚期阶段，运动症状进一步加重，行动迟缓更加严重，日常生活能力明显降低，出现姿势平衡障碍、冻结步态，容易跌倒。力求改善上述症状则需增加在用药物的剂量或添加尚未使用的不同作用机制的抗帕金森病药物，可以根据临床症状学（震颤还是强直少动为突出），以及对在用多种药物中哪一药物剂量相对偏低或治疗反应相对更敏感的药物而增加剂量或添加药物。冻结步态是帕金森病患者摔跤的最常见原因，易在变换体位如起身、开步和转身时发生，目前尚缺乏有效的治疗措施，调整药物剂量或添加药物偶尔奏效，部分患者对增加复方左旋多巴剂量或添加 MAO-BI 和金刚烷胺可能奏效。此外，适应性运动康复、暗示治疗，例如步态和平衡训练、主动调整身体重心、踏步走、大步走、视觉提示（地面线条，规则图案或激光束）、听口令、听音乐或拍拍子行走或跨越物体（真实的或假想的）等可能有益。必要时使用助行器甚至轮椅，做好防护。随着人工智能技术的发展，智能穿戴设备以及虚拟现实技术在改善姿势平衡障碍、冻结步态方面带来益处。

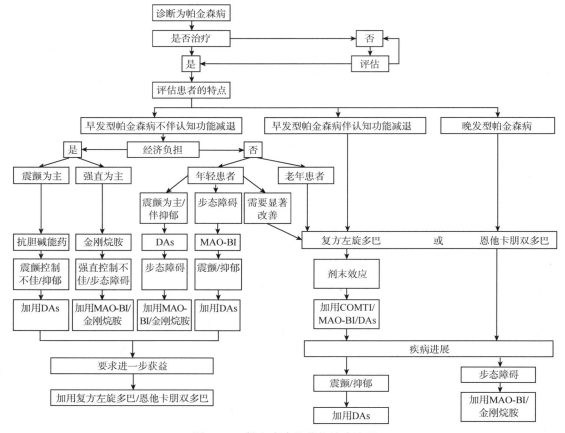

图 3-2-1　帕金森病的药物治疗流程

2. 运动并发症的治疗　运动并发症（症状波动和异动症）是帕金森病中晚期阶段的常见症状，严重影响患者的生活质量，给临床治疗带来较棘手的难题。通过提供持续性多巴胺能刺激（continuous dopaminergic stimulation，CDS）的药物或手段可以对运动并发症起到延缓和治疗的作用，调整服药次数、剂量或添加药物可能改善症状，以及手术治疗如脑深部电刺激（DBS）亦有效。

（1）症状波动的治疗（图 3-2-2）：症状波动主要有剂末恶化、"开-关"现象等。对剂末恶化的处理方法有：①避免饮食（含蛋白质）对左旋多巴吸收及通过血脑屏障的影响，需在餐前 1 小时或餐后 1.5 小时服用复方左旋多巴，调整蛋白饮食可能有效。②不增加服用复方左旋多巴的每日总剂量，而适当增加每日服药次数，减少每次服药剂量（以仍能有效改善运动症状为前提）。③复方左旋多巴由常释剂换用缓释片以延长作用时间，更适宜在早期出现的剂末恶化，尤其发生在夜间时为较佳选择，但剂量需增加 20%～30%（美国指南不认为能缩短"关"期，是 C 级证据，而英国 NICE 指南推荐可在晚期患者中应用，但不作为首选，是 B 级证据）。新型的左旋多巴/卡比多巴缓释胶囊（Rytary）可以快速到达并较长时间维持血多巴浓度，减少给药次数，缩短"关"期，减少症状波动，因此左旋多巴/卡比多巴缓释胶囊对症状波动的治疗被评估为有效、临床有用。④加用对纹状体产生 CDS 的长半衰期 Das（美国指南中普拉克索、罗匹尼罗为 B 级证据；NICE 指南中为 A 级证据；普拉克索和罗匹尼罗的常释片及缓释片、罗替高汀贴片及阿扑吗啡间断皮下输注对症状波动的治疗均被 MDS 循证评估为有效，临床有用，阿扑吗啡持续输注对症状波动的治疗被评估为可能有效，临床可能有用。若已用 DAs 中的一种而出现不良反应或疗效减退可试换用另一种。另外，2017 年 NICE 指南指出 DAs 减少"关"期时间相对于 MAO-BI 和 COMTI 更多，但是幻觉的风险相对更高）。⑤加用对纹状体产生 CDS 的 COMTI（美国指南中恩他卡朋为 A 级证据，托卡朋为 B 级证据；英国 NICE 指南为 A 级，恩他卡朋作为首选；恩他卡朋和奥匹卡朋对症状波动的治疗被评估为有效，临床有用，托卡朋被评估为有效，临床可能有用）。⑥加用 MAO-BI（美国指南中雷沙吉兰为 A 级证据，司来吉兰为 C 级证据；NICE 指南中是 A 级；雷沙吉兰、沙芬酰胺和唑尼沙胺对症状波动的治疗被评估为有效，临床有用）。⑦腺苷 A_2 受体拮抗剂伊曲茶碱对症状波动的治疗被评估为可能有效，临床可能有用。⑧双侧底丘脑核-DBS 和苍白球内侧部（globus pallidus internus，GPi）-DBS 对症状波动的治疗均被评估为有效，临床有用。单侧苍白球毁损术相对于单侧丘脑和底丘脑核毁损术以及单侧丘脑刺激术，对于改善症状波动的证据更为充分，因此单侧苍白球毁损术对症状波动的治疗被评估为有效，临床有用。对"开-关"现象的处理较为困难，方法有：①选用长半衰期的非麦角类 DAs，其中普拉克索、罗匹尼罗、罗替高汀证据较为充分，吡贝地尔证据不充分。每日 1 次的 DAs 缓释片较常释片的血药浓度更平稳，可能改善"开-关"现象的作用更满意，以及依从性更高。如罗匹尼罗的 PREPARED 研究表明缓释片相对于常释片能够带来更长"关"期时间的减少。②对于口服药物无法改善的严重"关"期患者，可考虑采用持续皮下注射阿扑吗啡（continuous subcutaneous apomorphine infusion）或左旋多巴肠凝胶灌注（levodopa-carbidopa intestinal gel perfusion）。③手术治疗（STN-DBS 或 GPi-DBS）。

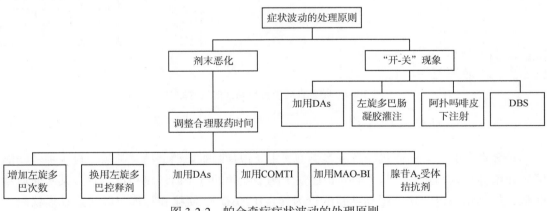

图 3-2-2　帕金森病症状波动的处理原则

（2）异动症的治疗（图 3-2-3）：异动症包括剂峰异动症（peak-dose dyskinesia）、双相异动症（biphasic dyskinesia）和肌张力障碍（dystonia）。对剂峰异动症的处理方法：①减少每次复方左旋多巴的剂量，若伴有剂末恶化可增加每日次数。②若患者是单用复方左旋多巴，可适当减少剂量，同时加用 DAs，或加用 COMTI。③加用金刚烷胺或金刚烷胺缓释片（MDS 循证："有效""临床有用"），后一剂型是目前唯一获批用于治疗左旋多巴相关异动症的口服药物。④加用非经典型抗精神病药如氯氮平（MDS 循证：有效，临床有用）。⑤若在使用复方左旋多巴缓释片，则应换用常释剂，避免缓释片的累积效应。对双相异动症（包括剂初异动症和剂末异动症）的处理方法：①若在使用复方左旋多巴缓释片应换用常释剂，最好换用水溶剂，可以有效缓解剂初异动症。②加用长半衰期的 DAs 或加用延长左旋多巴血浆清除半衰期、增加曲线下面积（AUC）的 COMTI，可以缓解剂末异动症，也可能有助于改善剂初异动症。目前的 MDS 循证提示普拉克索被评估为证据不足，待进一步研究。肌张力障碍包括清晨肌张力障碍、"关"期肌张力障碍和"开"期肌张力障碍。对清晨肌张力障碍的处理方法：①睡前加用复方左旋多巴缓释片或 DAs。②也可在起床前服用复方左旋多巴水溶剂或常释剂。对"关"期肌张力障碍的处理方法：①增加复方左旋多巴的剂量或次数。②加用 DAs、COMTI 或 MAO-BI。对"开"期肌张力障碍的处理方法：①与剂峰异动症的处理方法基本相同。②若调整药物治疗无效时，可在肌电图引导下行肉毒毒素注射治疗。对于某些药物难治性异动症的处理方法：可以使用左旋多巴/卡比多巴肠凝胶制剂、STN-DBS 和 GPi-DBS 手术治疗可获裨益（MDS 循证有效，临床有用），也可使用阿扑吗啡皮下注射。其他正在进行临床研究的治疗异动症的药物主要作用于 5-羟色胺能、谷氨酸能、γ-氨基丁酸能和去甲肾上腺素能等非多巴胺通路途径。

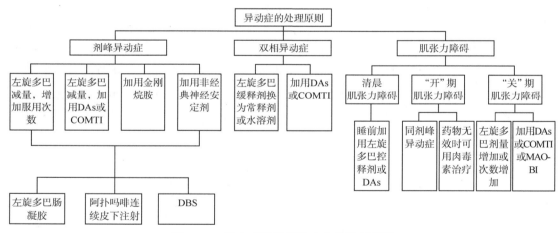

图 3-2-3　帕金森病患者异动症的处理原则

（四）非运动症状的治疗

帕金森病的非运动症状涉及许多类型，主要包括睡眠障碍、感觉障碍、自主神经功能障碍和精神及认知障碍。非运动症状在整个帕金森病的各个阶段都可能出现，某些非运动症状，如嗅觉减退、快速眼动期睡眠行为异常（RBD）、便秘和抑郁可以比运动症状出现得更早。非运动症状也可以随着运动波动而波动。非运动症状严重影响患者的生活质量，因此在管理帕金森病患者的运动症状的同时也需要管理患者的非运动症状。

1. 睡眠障碍的治疗　60%～90%的患者伴有睡眠障碍，睡眠障碍是最常见的非运动症状，也是常见的帕金森病夜间症状之一。睡眠障碍主要包括失眠、RBD、白天过度嗜睡（excessive daytime sleepiness，EDS）和不宁腿综合征（restless legs syndrome，RLS）；其中约 50%或以上的患者伴有 RBD，伴 RBD 患者的处理首先是防护，发作频繁可在睡前给予氯硝西泮或褪黑素，氯硝西泮有增加跌倒的风险，一般不作为首选。失眠和睡眠片段化是最常见的睡眠障碍，首先要排除可能影响夜间睡眠的抗帕金森病药物，如司来吉兰和金刚烷胺都可能导致失眠，尤其在傍晚服用者，首先需纠正服药时间，司来吉兰需在早上、中午服用，金刚烷胺需在下午 4 时前服用，若无改善，则需减量甚至停药。若与药物无关则多数与帕金森病夜间运动症状有关，也可能是原发性疾病所致。若与患者的夜间运动症状有关，主要是多巴胺能药物的夜间血药浓度过低，因此加用 DAs（尤其是缓释片）、复方左旋多巴缓释片、COMTI 能够改善患者的睡眠质量。若是 EDS 要考虑是否存在夜间的睡眠障碍，RBD、失眠患者常常合并 EDS，此外也与抗帕金森病药物 DAs 或左旋多巴应用有关。如果患者在每次服药后出现嗜睡，提示药物过量，适当减小剂量有助于改善 EDS；如果不能改善，可以换用另一种 DAs 或者可将左旋多巴缓释片替代常释剂，可能得到改善；也可尝试使用司来吉兰。对顽固性 EDS 患者可以使用精神兴奋剂莫达非尼。帕金森病患者也常伴有 RLS，治疗优先推荐 DAs，在入睡前 2 小时内选用 DAs 如普拉克索、罗匹尼罗和罗替高汀治疗十分有效，或用复方左旋多巴也可奏效。

2. 感觉障碍的治疗 最常见的感觉障碍主要包括嗅觉减退、疼痛或麻木。90%以上的患者存在嗅觉减退，且多发生在运动症状之前多年，可是目前尚缺乏有效措施能够改善嗅觉障碍。40%～85%的帕金森病患者伴随疼痛，疼痛的临床表现和潜在病因各不相同，其中肌肉骨骼疼痛被认为是最常见的，疼痛可以是疾病本身引起，也可以是伴随骨关节病变所致。疼痛治疗的第一步是优化多巴胺能药物。特别是症状波动性的疼痛，如果抗帕金森病药物治疗"开"期疼痛或麻木减轻或消失，"关"期复现，则提示由帕金森病所致，可以调整多巴胺能药物治疗以延长"开"期，约 30%患者经多巴胺能药物治疗后可缓解疼痛。反之则由其他共病或原因引起，可以予以相应的治疗，如非阿片类（多乙酰氨基酚和非甾体抗炎药）和阿片类镇痛剂（羟考酮）、抗惊厥药（普瑞巴林和加巴喷丁）和抗抑郁药（度洛西汀）。通常采用非阿片类和阿片类镇痛剂治疗肌肉骨骼疼痛，抗惊厥药和抗抑郁药治疗神经痛。

3. 自主神经功能障碍的治疗 最常见的自主神经功能障碍包括便秘、泌尿障碍和直立性低血压等。对于便秘，摄入足够的液体、水果、蔬菜、纤维素或其他温和的导泻药，如乳果糖（lactulose）、龙荟丸、大黄片等能改善便秘；也可加用胃蠕动药，如多潘立酮、莫沙必利等；以及增加运动。需要停用抗胆碱能药。对泌尿障碍中的尿频、尿急和急迫性尿失禁的治疗，可采用外周抗胆碱能药，如奥昔布宁（oxybutynin）、溴丙胺太林（propantheline）、托特罗定（tolterodine）和莨菪碱（hyoscyamine）等；而对逼尿肌无反射者则给予胆碱能制剂（但需慎用，因会加重帕金森病的运动症状）；若出现尿潴留，应采取间歇性清洁导尿，若由前列腺增生引起，严重者必要时可行手术治疗。直立性低血压患者应增加盐和水的摄入量；睡眠时抬高头位，不要平卧；可穿弹力裤；不要快速地从卧位或坐位起立；首选 α-肾上腺素能激动剂米多君（midodrine）治疗，且最有效；也可使用屈昔多巴和选择性外周多巴胺受体拮抗剂多潘立酮。

4. 精神及认知障碍的治疗 最常见的精神及认知障碍包括抑郁和（或）焦虑、幻觉和妄想、冲动强迫行为和认知减退及痴呆。首先需要甄别是由抗帕金森病药物诱发，还是由疾病本身导致。若是前者因素则需根据最易诱发的概率而依次逐减或停用如下抗帕金森病药物：抗胆碱能药、金刚烷胺、MAO-BI、DAs；若仍有必要，最后减少复方左旋多巴剂量，但要警惕可能带来加重帕金森病运动症状的后果。如果药物调整效果不理想，则提示可能是后者因素，就要考虑对症用药。

（1）抑郁、焦虑和淡漠：约35%的患者伴随抑郁，31%的患者伴随焦虑，其中抑郁伴焦虑的类型居多。抑郁可以表现为"关"期抑郁，也可与运动症状无明确相关性，治疗策略包括心理咨询、药物干预和重复经颅磁刺激（repetitive transcranial magnetic stimulation，rTMS）。当抑郁影响生活质量和日常生活时，可加用DAs、抗抑郁药物包括5-羟色胺再摄取抑制剂（selective serotonin reuptake inhibitors，SSRIs）、5-羟色胺去甲肾上腺素再摄取抑制剂（serotonin and noradrenaline reuptake inhibitors，SNRIs）或三环类抗抑郁药（tricyclic antidepressants，TCAs）。中国抑郁障碍防治指南中，SSRIs和SNRIs可有效治疗抑郁（A级）。目前，DAs类中的普拉克索和SNRIs药物文拉法辛证据较充分（MDS指南：证据有效，临床有用）；TCAs药物中的去甲替林和地昔帕明改善抑郁症状证据其次（MDS指南：证据可能有效，临床可能有用），但需要注意的是TCAs药物存在胆碱能不良反应和心律失常的不良反应，不建议用于认知受损的老年患者；其他SSRIs和SNRIs类药物如西酞普兰、帕罗西汀、舍曲林、氟西汀和TCAs药物阿米替尼临床疗效结果不一（MDS循证：证据不充分，临床可能有用）。但需注意，SSRIs在某些患者中偶尔会加重运动症状；西酞普兰日剂量20mg以上可能在老年人中引起长QT间歇，需谨慎使用。目前关于帕金森病伴焦虑的研究较少，常见的治疗方式包括抗抑郁药物、心理治疗等；对于帕金森病伴淡漠的治疗也缺乏证据充分的药物，DAs类药物吡贝地尔、胆碱酯酶抑制剂利伐斯的明可能有用。

（2）幻觉和妄想：帕金森病患者的精神症状，如幻觉和妄想等的发生率为13%～60%，其中视幻觉是最常见症状。首先要排除可能诱发精神症状的抗帕金森病药物，尤其是抗胆碱能药、金刚烷胺和DAs。若排除了药物诱发因素，可能是疾病本身导致，则可给予对症治疗，多推荐选用氯氮平或喹硫平，前者的作用稍强于后者，证据更加充分，但是氯氮平会有1%～2%的概率导致粒细胞缺乏症，故需监测血细胞计数，因此临床常用喹硫平。另外，选择性5-羟色胺2A受体反向激动剂匹莫范色林（MDS循证：证据有效，临床有用）的临床证据也较充分，由于不加重运动症状在国外被批准用于治疗帕金森病相关的精神症状。其他抗精神病药由于可加重运动症状，不建议使用；对于易激惹状态，劳拉西泮（lorazepam）和地西泮很有效。所有的精神类药物都不推荐用于伴随痴呆的帕金森病患者。

（3）冲动强迫行为（impulse compulsive behavior，ICB）：是困扰帕金森病患者的精神性非运动症状之一，主要包括：冲动控制障碍（impulse control disorder，ICD）、多巴胺失调综合征（dopamine dysregulation syndrome，DDS）和刻板行为（punding），后两种也称为ICD的相关疾病。3种类型在帕金森病中的发生率分别为13.7%、0.6%～7.7%和0.34%～14.00%。亚洲人群较西方人群低，可能与使用抗帕金森病药物剂量偏低有关。ICD包括病理性赌博、强迫性购物、性欲亢进、强迫性进食等；DDS是一种与多巴胺能药物滥用或成瘾有关的神经精神障碍，患者出现严重的但可耐受的异动症、"关"期的焦虑以及与多巴胺药物成瘾性相关的周期性情绪改变；刻板行为是一种重复、无目的、无意义的类似于强迫症的刻板运动行为，如漫无目的地开车或走路、反复打扫卫生或清理东西等，并且这种刻板行为通常与先前所从事的职业或爱好有关。ICB 发病机制尚不明确，认为 ICD 可能与多巴胺能神经元缺失和多巴胺能药物的使用有关，尤其是 DAs，多巴胺能药物异常激活突触后 D_3 受体，引起异常兴奋；DDS 可能与左旋多巴或者短效的 DAs（如阿扑吗啡）滥用有关；刻板行为通常与长期过量服用左旋多巴或 DAs 有关，且常伴随严重异动症，同时与睡眠障碍、ICD 以及 DDS 有关。对 ICDs 的治疗可减少 DAs 的用量或停用，若 DAs 必须使用，则可尝试换用缓释剂型；托吡酯、唑尼沙胺、抗精神病药物（喹硫平、氯氮平），以及金刚烷胺治疗可能有效（MDS 循证：证据不充分，待进一步研究）；阿片类拮抗剂（纳曲酮和纳美芬）治疗可能有用，但尚需进一步研究。认知行为疗法（cognitive-behavioral therapy，CBT）也可以尝试（MDS 循证：可能有效，临床可能有用）。对 DDS 的治疗可减少或停用多巴胺能药物，可以改善症状，短期小剂量氯氮平和喹硫平可能对某些病例有帮助，持续的左旋多巴灌注和 STN-DBS 可以改善某些患者的症状。严重的异动症和"关"期情绪问题可以通过皮下注射阿扑吗啡得到改善。对刻板行为的治疗，减少或停用多巴胺能药物也许有效，但需要平衡刻板行为的控制和运动症状的恶化；氯氮平和喹硫平、金刚烷胺以及 rTMS 可能改善症状，但需进一步验证。以上 3 种 ICB 的治疗尚缺乏有效的循证干预手段，临床处理比较棘手，因此重在预防。

（4）认知障碍和痴呆：25%～30%的帕金森病患者伴有痴呆或认知障碍。临床上首先需排除可能影响认知的抗帕金森病药物，如抗胆碱能药物苯海索。若排除了药物诱发因素后可应用胆碱酯酶抑制剂，其中利伐斯的明（rivastigmine）证据充分，临床有用；多奈哌齐（donepezil）和加兰他敏（galantamine）由于证据有限，被认为临床可能有用（MDS 循证），目前还没有充分的证据证明美金刚有效。除此之外，对于帕金森病伴轻度认知障碍的患者也缺乏有效的药物证据，可以应用胆碱酯酶抑制剂治疗。

附：抗帕金森病药物的应用及注意事项（表 3-2-1）

目前国内外已上市的抗帕金森病药物主要包括多巴胺能药物以及非多巴胺能药物。多巴胺能药物包括复方左旋多巴、DAs、MAO-BI、COMTI，非多巴胺能药物包括抗胆碱能药物、抗谷氨酸能药物和腺苷 A_2 受体拮抗剂。

在抗帕金森病药物的使用过程中，均需要平衡疗效与不良反应。原则上应从小剂量开始，逐渐递增剂量至获得满意疗效而不出现不良反应为止；每位患者对药物治疗的敏感性不尽相同，应注意剂量和反应的个体化。

表 3-2-1　抗帕金森病药物的应用及注意事项

药物种类	药物名称	用法用量	不良反应	注意事项
复方左旋多巴	常用：左旋多巴/苄丝肼、左旋多巴/卡比多巴缓释片	起始剂量：125.0～187.5mg/d；有效剂量：375～750mg/d；最大剂量：1000mg/d；服药次数：3～4 次/日	运动并发症、恶心、呕吐、食欲减退、直立性低血压、心律失常、精神障碍	餐前 1 小时或餐后 1.5 小时服用，避免突然停药；对左旋多巴过敏、消化道溃疡、严重心律失常及心力衰竭、严重精神疾病、惊厥史、闭角型青光眼、孕妇及哺乳期妇女禁用

续表

药物种类	药物名称	用法用量	不良反应	注意事项
	其他：左旋多巴液体剂、左旋多巴/卡比多巴口崩片、左旋多巴/苄丝肼缓释胶囊[a]、左旋多巴/卡比多巴[a]、左旋多巴/卡比多巴缓释胶囊[a]、左旋多巴/卡比多巴肠凝胶、左旋多巴吸入粉[a]			
DAs[b]	普拉克索片	起始剂量：0.375mg/d；有效剂量：1.50～2.25mg/d；最大剂量：4.5mg/d；服药次数：3次/日	恶心、呕吐、便秘、低血压、外周水肿、眩晕、嗜睡、失眠幻觉、精神错乱、冲动控制障碍	小剂量开始，逐渐增加剂量。与左旋多巴联用时，应根据运动症状控制效果，调整左旋多巴剂量。避免突然撤药，与抗精神病药物合用易引起帕金森综合征，抗高血压药利血平、H_2受体拮抗剂以及三环和四环类抗抑郁药联用会降低疗效
	普拉克索缓释片	起始剂量：0.375mg/d；有效剂量：1.50～2.25mg/d；最大剂量：4.5mg/d；服药次数：1次/日		
	罗匹尼罗片	起始剂量：0.75mg/d；有效剂量：3～9mg/d；最大剂量：24mg/d；服药次数：3次/日	恶心、呕吐、便秘、嗜睡、低血压、外周水肿、幻觉、意识模糊、冲动控制障碍	
	罗匹尼罗缓释片	起始剂量：2mg/d；有效剂量：6～12mg/d；最大剂量：24mg/d；服药次数：1次/日		
	吡贝地尔缓释片	起始剂量：50mg/d；有效剂量：150mg/d；最大剂量：250mg/d；服药次数：3次/日	恶心、呕吐、头晕、睡眠障碍、幻觉，冲动控制障碍等精神障碍	
	罗替高汀透皮贴片	起始剂量：2mg/d；有效剂量：早期6～8mg/d，中晚期6～8mg/d，最大剂量：24mg/d；服药次数：1次/日	给药部位反应、恶心、呕吐、便秘、嗜睡、低血压、外周水肿、头晕、幻觉和冲动控制障碍	
	其他：罗匹尼罗贴片[a]、阿扑吗啡皮下间歇注射[a]、阿扑吗啡皮下连续注射[a]			

续表

药物种类	药物名称	用法用量	不良反应	注意事项
MAO-BI	雷沙吉兰	起始剂量：1mg/d；有效剂量：1mg/d；最大剂量：1mg/d；服药次数：1次/日	异动症、恶心、口干、呕吐、幻觉、直立性低血压、肌肉骨骼疼痛、皮疹	禁止与MAO抑制剂联用；避免与氟西汀或氟伏沙明联用；停用氟西汀与开始服用雷沙吉兰应至少间隔5周；停用雷沙吉兰与开始氟西汀或氟伏沙明应至少间隔14天
	司来吉兰	起始剂量：5mg/d；有效剂量：5～10mg/d；最大剂量：10mg/d；服药次数：2次/日	恶心、肝酶升高、意识模糊、运动异常、心动过缓、与左旋多巴联用可能会增强左旋多巴不良反应	胃及十二指肠溃疡、不稳定高血压、心律失常、心绞痛或精神病患者慎用；禁止与MAO抑制剂联用；禁止与SSRIs、SNRIs以及三环类抗抑郁药联用
	其他：司来吉兰口崩片[a]、沙芬酰胺[a]、唑尼沙胺[a]			
COMTI	恩他卡朋	100～200mg/次，需与左旋多巴同服，次数与复方左旋多巴次数相同	异动症、恶心、腹泻、头痛、多汗、口干、转氨酶升高、腹痛、尿色变黄、直立性低血压、睡眠障碍和幻觉	肝功能异常者慎用或不用，不可与非选择性MAO抑制剂联用
	其他：托卡朋、奥匹卡朋[a]			
复方左旋多巴+COMTI	恩他卡朋双多巴	根据左旋多巴的含量，滴定相应剂量	同恩他卡朋片及复方左旋多巴	同恩他卡朋片及复方左旋多巴
抗胆碱药能药物	苯海索	1～2mg/次，3次/日	头晕、记忆力下降、意识模糊、嗜睡、幻觉、口干、恶心、视物模糊	长期使用，认知功能下降。闭角型青光眼、心动过速及前列腺增生患者禁用
	其他：苯扎托品			
抗谷氨酸能药物	金刚烷胺	1～2mg/次，2～3次/日	头昏、恶心、食欲减退、失眠、噩梦、白细胞减少、体位性低血压、下肢网状青斑和踝部水肿	肾功能不全、癫痫、严重胃溃疡、肝病患者慎用，哺乳期妇女禁用
	其他：金刚烷胺缓释胶囊[a]、金刚烷胺缓释片[a]			
其他	腺苷A₂受体拮抗剂：伊曲茶碱[a]			

注：a：国内尚未上市；b：此表中仅列出非麦角类DAs，麦角类DAs会导致心脏瓣膜病变和肺胸膜纤维化，现临床上已不主张使用，其中培高利特国内已停用。DAs：多巴胺受体激动剂；MAO-BI：单胺氧化酶B型抑制剂；COMTI：儿茶酚-O-甲基转移酶抑制剂；MAO：单胺氧化酶；SSRIs：选择性5-羟色胺再摄取抑制剂；SNRIs：5-羟色胺去甲肾上腺素再摄取抑制剂。

二、外科治疗

　　帕金森病的外科治疗在过去近一个多世纪曾尝试了许多种治疗方法。皮质脊髓运动通路的多位点损伤术虽然明显改善了帕金森病症状，但同时也引起新的运动功能损害，这些技术不久就被淘汰了。20 世纪 40 年代末，豆状核和苍白球的损伤手术被发现有利于帕金森病的治疗，但是因为苍白球邻近内囊和视束，而且双侧损伤可增加发生语言障碍、构音障碍以及认知障碍的危险，所以其手术并发症及后遗症也令人担忧。20 世纪 50 年代，Cooper在结扎脉络膜前动脉制造丘脑梗死的过程中，偶然发现帕金森病震颤明显好转，而且由于该手术副作用相对较少，不久丘脑切开术代替了苍白球切开术作为治疗帕金森病患者震颤症状的可选择方法之一。20 世纪 60 年代末左旋多巴问世，外科手术治疗帕金森病几乎被淘汰。数年以后，左旋多巴的缺点逐渐暴露出来：疗效随病情的发展逐渐降低，可引起严重的副作用（各种不随意运动、"开-关"现象、运动障碍等），常使患者难以忍受。近年来，神经生理学和解剖学对基底节组成结构和功能的新发现，为外科手术治疗帕金森病提供了科学的依据。而神经影像学技术、电生理技术、立体定向外科技术的发展进步，使靶点定位更加准确，手术并发症明显减少，外科手术治疗帕金森病日益广泛。目前用于临床帕金森病治疗的外科手术方法主要有苍白球毁损术、丘脑毁损术、脑深部电刺激（DBS）、胎脑黑质移植（FNT）等。

　　在大脑皮质、基底节、丘脑之间存在多个环路调节肢体的协调运动，其中基底节-丘脑-皮质运动环路尤为重要。大脑皮质的运动区、运动前区、躯体感觉区均参与这一环路。参与这一环路的基底节结构包括壳核（Put）、苍白球内侧部（GPi）、苍白球外侧部（GPe）、底丘脑核（STN）、黑质网状部（SNr）和黑质致密部（SNc）。在运动环路中，皮质运动神经元的输出纤维束通过壳核投射到基底节。基底节主要输出核团是苍白球内侧部和黑质网状部，苍白球内侧部和黑质网状部发出纤维投射到丘脑运动区。基底节区运动功能主要接受直接通路和间接通路的调节，两者均与纹状体的多巴胺水平有关。直接通路属于单突触投射，它是指从壳核发出纤维投射到苍白球内侧部和黑质网状部的通路；而间接通路是指从壳核投射到苍白球外侧部和底丘脑核后，再从苍白球外侧部和底丘脑核发出纤维投射到苍白球内侧部和黑质网状部的通路。直接通路具有正反馈作用，而间接通路具有负反馈作用。直接通路和间接通路之间的相互平衡对于维持肢体的正常运动起着至关重要的作用。与直接通路相比，间接通路对基底节输出功能异常改变的影响占优势。由黑质致密部发出的多巴胺能纤维束，通过直接通路中的多巴胺能 D_1 受体对纹状体苍白球神经元起兴奋作用，通过间接通路中的多巴胺能 D_2 受体抑制纹状体苍白球神经元功能。在基底节各神经核团之间，除了底丘脑核投射到苍白球内侧部/黑质网状部系统的递质是兴奋性神经递质谷氨酸，其余非多巴胺能投射系统的递质均为抑制性神经递质 γ-氨基丁酸。帕金森病特征性病理改变是黑质致密部多巴胺能神经元的变性、退化及丢失，致使多巴胺缺乏，使壳核神经元所受到的正常抑制减弱，引起壳核投射于外侧苍白球的抑制性冲动过度增强，从而使外侧苍白球对底丘脑核的抑制减弱，引起底丘脑核及其纤维投射靶点苍白球内侧部的过度兴奋，内侧苍白球过度兴奋的结果是使得受其投射纤维支配的丘脑腹外侧部受到过度抑制，从而减弱丘脑大脑皮质通路的活动，引起帕金森病症状。因此，阻断上述病理环路成为治疗帕金森病合理、有效的方法。一般认为内侧苍白球腹后部毁损术正是通过减弱苍白球内侧部的过度兴奋或阻断到达丘脑腹外侧部的抑制性冲动而实现抗帕金森病作用的。底丘脑核和苍白球内侧部的过度兴奋被认为是帕金森病的重要病理生理学特征，这已被MPTP 所建立的猴帕金森病模型上的微电极记录和 2-脱氧葡萄糖摄取等代谢研究所证实。

（一）立体定向技术与帕金森病的外科治疗

立体定向神经外科（stereotactic neurosurgery）系采用空间定位装置（立体定向仪）上的导向系统和固定系统，将手术器械或特殊装置送入脑内预先确定的靶点进行毁损、慢性电刺激、脑组织移植、活检或异物摘除的一种手术方法。Stereotactic 一词源于希腊语，stereo- 的含义是三维立体、tactic 意为定向。真正的立体定向技术必须采用笛卡儿三维立体坐标系统确定空间某一点的位置，即在前后、左右和上下三个互相垂直的平面上确定脑内某一点的位置。立体定向技术是由 Horsley 和 Clarke 开创的，1908 年他们设计出用于动物手术的立体定向设备。1918 年 Mussen 设计出第一个用于人脑的立体定向仪，这实际上是 Horsley-Clarke 动物定向仪的放大。为了能确定脑内某一点的位置，必须做出立体定向脑图谱，同时将坐标系的尺寸与之相对，以利于精确的定位。人脑立体定向图谱最初的制作工作是由 Spiegel 和 Wycis 完成的，1947 年他们发明了一种利用术中 X 线片找出头颅骨性标志的定向仪，同时发表了用于这种方法的脑立体定向图谱。最初 Spiegel 和 Wycis 使用的定位标志是钙化的松果体和室间孔，后来 Talairach 建议使用前后联合间线，并且被普遍接受。定向仪的出现使立体定向神经外科得到进一步的发展，随后一批设计不同的定向仪也相继出现：1948 年 Leksell 设计出了第一种以球坐标为中心的 Leksell 定向仪，1951 年 Riechert 设计出配有独立的验证系统的以球坐标为中心的定向仪，1951 年 Bailey 在美国设计出固定在颅骨钻孔上的定向仪，Narabayashi 在日本也设计出了自己的定向仪，以及目前常用的 CRW 定向仪。

运动障碍性疾病的神经外科治疗历史远比立体定向神经外科长，实际上立体定向神经外科正是在试图运用外科手术方法治疗运动障碍性疾病的基础上发展起来的。运动障碍性疾病一直是立体定向神经外科手术的主要手术禁忌证。1952 年，Cooper 经历了一次"手术意外"，当他进行大脑脚切断术时，无意中损伤并夹闭了一位年轻脑炎后帕金森病患者的脉络膜前动脉，尽管手术没有成功，原定的大脑脚切断术被迫中断，但是术后患者清醒后发现对侧肢体的震颤、强直等帕金森病症状明显好转，也没有留下任何运动和感觉障碍等神经损伤症状。这种意外的结果提示脉络膜前动脉的供血范围——苍白球内侧部、豆状核纤维以及丘脑腹外侧核区域与震颤强直的发生有关。自此，Cooper 认为切断脉络膜前动脉将是治疗帕金森病的一个好办法，在此后的 3 年内，Cooper 继续采用脉络膜前动脉夹闭术治疗了 50 余例帕金森病患者，但结果变化不定，多数患者留有偏瘫，主要原因是脉络膜前动脉供血范围变化不定，还包括内囊和苍白球腹侧部的一部分。后来 Cooper 认为苍白球应该是手术破坏的靶点，他用酒精注射的方法破坏苍白球，当时他并没有采用立体定向的方法，而是采用套管针的方法，其中他认为最成功的 1 例病人后来死于其他疾病，尸检发现破坏的靶点并不位于苍白球，而是位于丘脑，于是 Cooper 认为丘脑腹后内侧核应该是正确的靶点，实际上这一结论与当时其他学者所得出的结论是一致的。1947 年，Spiegel 和 Wycis 为了减少手术对大脑的创伤而采用立体定向技术治疗帕金森病，他们做的第一例立体定向神经外科手术是治疗一位舞蹈症患者，他们将酒精注射到两侧的苍白球和内侧丘脑。Spiegel 和 Wycis 起初并不同意破坏苍白球治疗帕金森病，因为他们在动物实验中发现破坏苍白球可以引起肌张力下降，后来 Hassler 和 Riechert 报告他们成功地采用破坏丘脑腹后内侧核的方法治疗帕金森病，Spiegel 和 Wycis 才在 1952 年报告，他们用苍白球前背侧核毁损术治疗了 1 例 Huntington 舞蹈症患者和 1 例帕金森震颤患者。1954 年，Hassler 和 Riechert 最早报告采用丘脑毁损术治疗帕金森病，结果显示丘脑毁损术较苍白球毁损术对震颤的控制效果更好，Hassler 还将丘脑腹侧核靶点划出更详细的分区。20 世纪 50 年代中期，大多数立体定向神经外科医生跟随 Hassler 和 Riechert 将治疗帕金森病震颤的靶点定位在丘脑，后来丘脑腹后内侧核一度成为公认的靶点，到 20 世纪 60 年代，苍白球靶点逐渐被放弃。丘脑毁损术仅对震颤和强直有效，对运动迟缓不但无效，有时反而可使症状加重，而且此部位手术有时对语言、记忆、认知等功能有一定影响。因此，对于理想的毁损靶点究竟位于哪个部位的探索一直没有停止。1960 年，Svennilson 等报告了 Leksell 的经验，即：传统的苍白球毁损术大都以内侧苍白球前背部为靶点，而 Leksell 将靶点往腹侧和后方移动，即所谓的腹后苍白球切开术（posteroventral pallidotomy，PVP），治疗 20 例帕金森病患者，19 例（95%）患者强直、震颤、运动迟缓均获长期良好疗效，遗憾的是当时这一报告没有引起人们的重视。1992 年，Laitinen 等报告了 PVP 治疗 38 例药物难治性帕金森病的结果，35 例（92%）患者的强直、运动迟缓和左旋多巴引起的运动障碍几乎完全缓解，这一结果令人惊喜。此后，PVP 逐渐受到了重视。

　　靶点定位的精确度和准确度是影响立体定向手术疗效的至关重要的因素，CT、MRI 成功地引入立体定向外科手术后，神经外科医生可通过影像学技术手段提供精确靶点的影像学三维空间坐标数据并且极易转换为立体定位仪上的靶点三维坐标。然而，即使目前最为先进的神经影像学技术也只是在解剖定位达到了极高的精确度，还难以精确地确定出"理想的生理靶点"，因而就难以达到最少的并发症和最佳的治疗效果的要求。所以，在过去的几十年里，电生理定位技术得以迅速发展，应用较多的是普通电极刺激定位技术，而目前应用较多的是微电极定位技术。1940 年，Renshaw 首次将微电极记录技术用于动物实验中，并对脑内不同核团的电生理特性进行了深入的研究。20 世纪 60 年代，Wetzd 和 Snider 首先将该技术应用于临床。Albe-Fessard 及其同事于 1962 年最早将微电极记录技术常规用于治疗帕金森病的定向手术中。当时的微电极制作精度还不高，但足以记录到神经元放电活动，并能提供足够的证据以确定靶点位置。近年来，大部分苍白球毁损术均采用微电极导向的功能定位的方法。利用微电极单细胞记录的方法先后在猴子和人身上证实苍白球内、外侧核团的放电特征不同，并发现帕金森病患者通常在苍白球腹内侧核放电活动明显增加。因此，通过记录和分析单细胞放电特征、主动和被动关节运动、光刺激对细胞放电影响以及电刺激诱发的肢体运动和感觉反应，可以确定电极与苍白球内部各结构、苍白球各边界、苍白球相邻的视束和内囊的关系及其准确部位。

在手术中应用电生理技术（如 DBS）的过程中，法国的 Benabid 等发现高频电刺激丘脑 Vim 核可以立刻完全抑制帕金森病的静止性和姿势性震颤，且这种作用是可逆性的，随电刺激的停止而消失。1987 年，Benabid 等发表了长期电刺激丘脑 Vim 核成功控制帕金森病的首篇报告。由于长期 DBS 具有的可逆性、可调控性、精确性及安全有效性等优点是以往帕金森病手术疗法所没有的，因而获得了快速发展。

（二）手术适应证与禁忌证

要确定一名帕金森病患者是否适宜行立体定向外科手术治疗，主要应该从以下几个方面考虑：患者临床诊断是否已明确，是否属于原发性帕金森病；病情的严重程度，进展状况，运动功能障碍给患者的职业、生活、家庭乃至对社会带来的不便有多少；是否曾经接受过药物治疗及疗效；患者的帕金森病症状是独立的神经系统症状还是继发于其他更严重的疾病；患者目前的身体状况，包括精神状况，认知能力，生活自理程度；外科手术治疗后能达到什么样的预期效果，是否能通过手术改善其肢体运动障碍，从而达到全面提高其生活自理能力，提高生活质量的目的，抑或仅仅减轻震颤，肌张力增高等，而对患者的生活自理能力无明显提高；可能出现哪些并发症；患者及其家属对病情的认识程度，对手术治疗的期望值，是否了解手术可能带来的不良后果等。多方面综合考虑后得出结论：该患者是否适合接受立体定向手术治疗，最佳的手术时机是什么时候，应该采用哪种手术方式，该手术的最佳毁损或刺激靶点应该位于哪里。

需要明确的概念是：不管是内科治疗还是外科手术，都是控制、缓解症状，延迟左旋多巴类药物治疗的副作用的发生，而不能根除病因，不能阻止病情的进行性发展、恶化，且病程超过 10 年的患者约 40% 可出现精神障碍、抑郁、痴呆或球麻痹等症状，因此，在治疗概念的理解上不能简单地理解为"药物代替手术"或"手术代替药物"，最新公认的观点认为，帕金森病的最佳治疗是药物治疗结合手术治疗，能够比较充分地改善临床症状，提高患者日常生活能力。治疗机制是应用充分剂量的外源性左旋多巴，进入脑内后作用于纹状体区不同的多巴胺受体，兴奋纹状体的 γ-氨基丁酸/P 物质/脑啡肽能神经元而抑制 γ-氨基丁酸/脑啡肽能神经元，即促进直接通路的作用而抑制间接通路的作用，对运动功能起易化作用，使在帕金森病病理状态下因苍白球内侧部的过量输出所引起的运动功能"失衡"重新获得纠正，从而改善运动障碍症状。在开始治疗帕金森病时首先应用药物治疗，左旋多巴类药物的平均有效期为 5 年，而随着病程的进展，药效逐渐减弱或出现严重的副作用，使患者不能耐受，用药 8～10 年后出现左旋多巴衰竭综合征（L-Dopa failure syndrome，LDFS），由此诱发异动症或交替出现的"开"与"关"现象，常使患者丧失劳动和生活能力。临床症状以肢体运动障碍为主，还未明显影响到患者的精神状态和独立生活能力，且无严重的其他全身疾病，此时是手术治疗的最佳时机。当然，手术适应证的选择应该遵循个体化原则，综合地、灵活地对具体病例进行具体分析，而不能机械地照搬条例。例如，一个以单纯震颤为主要症状的新发病的年轻患者，其工作中用手的机会较多，由于疾病对患者造成了严重的社会交际障碍及工作困难，甚至可能因病失去工作，而目前的丘脑 Vim 核手术（毁损或电刺激）对帕金森病或原发性震颤导致的震颤症状具有十分肯定的疗效，因此，对于这样的患者，可以考虑使用或首先使用立体定向手术治疗，可能获得优于其他任何治疗方案的最佳疗效。丘脑腹外侧核群中的 Vim 核或 Vop 核都是用来消除震颤的脑内靶点，以 Vim 核控制震颤效果最佳。

长期以来，帕金森病外科治疗适应证的选择受到两种传统观点的影响：一是过分依赖左旋多巴类药物的疗效而忽视外科治疗的价值，二是将药物治疗和手术治疗相互对立，互相排斥。因而目前临床上经常出现这样一种现象：求助于外科治疗的患者多是药物治疗完全失效或者是出现严重并发症、已经完全丧失独立生活能力的患者，这在很大程度上影响了外科手术的疗效。许多临床医师和患者存在这样一种观念：认为立体定向外科手术是帕金森病所有治疗方案中的最后选择。事实证明，将药物与手术对立的观点是十分错误的，现代治疗帕金森病的根本策略是将药物和手术相互结合，以获得最好的治疗效果。

1. 手术适应证　符合原发性帕金森病的诊断，在静止性震颤、强直、运动迟缓、姿势平衡障碍 4 个主要症状中必须具备 2 个，而且静止性震颤和运动迟缓必须具备一项；曾经过全面系统的药物治疗，左旋多巴类药物治疗有效，但随着病程的进展，药物疗效明显减退，并且出现了药物副作用引发的"开""关"波动或运动障碍；病情严重程度主要属于 Hoehn-Yahr 分级 II～IV 级；无明显痴呆、认知障碍或精神症状，手术中能配合手术者的指令，基本生活尚能自理，能独立站立、行走或在他人搀扶下可站立、行走，CT 或 MRI 显示无严重的脑萎缩，无脑干、丘脑、基底节等重要功能区的脑梗死。双侧症状者分期手术的适应证：双侧症状在一侧手术后，手术对侧症状改善满意，而手术同侧症状缓解不满意者；双侧症状单侧手术后无并发症，且疗效至少持续保持 1 年以上者；双侧症状单侧手术后未手术侧病情 Hoehn-Yahr 分级在 III～IV 级；无精神智力障碍及声音嘶哑、吞咽困难、流涎等球麻痹症状。

2. 手术禁忌证　非典型帕金森病或帕金森综合征；伴有帕金森病叠加症状如进行性核上性麻痹及多系统萎缩；有明显智能障碍或精神症状，手术中不能与医生合作或因其他疾病不能耐受手术；有直立性低血压和药物难以控制的高血压；CT 或 MRI 发现有严重脑萎缩或其他脑内器质性病变；近半年内用过多巴胺受体阻滞剂；另外，年龄超过 75 岁的患者，但身体状况良好者可视为非手术禁忌。

（三）靶点的选择与定位

在立体定向手术治疗帕金森病的历史中，苍白球丘脑路径上的许多位置都曾被选为靶点进行毁损，如苍白球前背部、豆状核、丘脑腹外侧核、苍白球的中间部、未定带、福雷尔区等，由于毁损上述靶点的临床效果不确定，加之极易造成毗邻重要结构如内囊、视束等的损伤而被逐渐放弃。目前对靶点的手术处理有两种方法：一种方法是靶点的射频毁损，另一种方法是通过置入电极进行内侧部，后者的作用是可调节性的。目前，用于帕金森病手术治疗（毁损或刺激）的常用靶点有：苍白球内侧部腹后部、丘脑腹外侧核的腹中间核（Vim）及底丘脑核，其中，用于射频毁损手术治疗帕金森病的脑内靶点有苍白球内侧部腹后部及丘脑 Vim 核，而底丘脑核近年来主要用于内侧部。

苍白球内侧部腹后部（包括豆核襻）和丘脑 Vim 核两者在改善帕金森病主要症状方面有其各自的特点。毁损苍白球内侧部腹后部（包括豆核襻）的优点在于疗效全面，对震颤、强直、运动迟缓（运动困难、运动减少和运动不能）等帕金森病主要症状均有改善作用，特别对因药物的副作用诱发的异动症、改善"关"期的运动障碍更为明显，运动障碍和肌强直的改善为全身性的，但以手术对侧肢体更为明显，同侧肢体改善率接近30%。神经系统特异性并发症发生率低，但对重度震颤疗效差，有效率约为83.3%，且对非帕金森病震颤无效。毁损丘脑Vim核控制震颤效果好，但可使运动迟缓加重，并且神经系统特异性并发症（如认知障碍、构音障碍）的发生率相对较高。因此，靶点的选择，主要取决于将要治疗的主要临床症状，应该根据患者的临床症状，灵活地选择靶点。一般来说，以肢体震颤为主者可以选用丘脑Vim核为靶点；以运动迟缓、肌强直，"开-关"现象或异动症为主者应该选用苍白球内侧部腹后部为靶点。由于帕金森病临床症状的复杂性和多样性，有时仅靠单一靶点的毁损术难以全面改善症状，尤其是混合型帕金森病合并重度静止性震颤或非帕金森病震颤者，通过一次性单侧双靶点（苍白球内侧部腹后部加丘脑Vim核）毁损术则有可能全面改善主要症状。而合理运用双靶点手术的关键在于严格掌握手术适应证，熟练掌握靶点定位技术，谨慎应用各毁损参数。对于双侧症状均严重者，有学者主张一起施行双侧苍白球毁损手术，认为一起施行双侧手术的风险并不是进行分次手术的风险之和，而且术中一侧靶点的确定对于对侧靶点定位有重要参考价值，只要注意预防术中脑脊液大量丢失而造成的脑内靶点移位，就可以同时进行两侧手术。但亦有学者认为一起施行双侧苍白球毁损术时神经系统特异性并发症的发生率明显增高，如意识障碍、认知障碍、平衡障碍、后组脑神经麻痹等，因此，对于双侧症状严重者，主张采用两侧分期手术，两次手术的间隔期以半年以上为宜。而丘脑Vim核毁损术仅能施行单侧手术，双侧丘脑Vim核毁损术因可能出现严重的并发症而被视为禁忌，必要时可施行双侧丘脑Vim核电刺激术。

　　如前所述，在帕金森病状态下，基底节丘脑皮质环路中的底丘脑核过度活跃，由于底丘脑核至苍白球内侧部的投射纤维为兴奋性纤维，毁损底丘脑核，阻断底丘脑核至苍白球内侧部的纤维投射，可纠正苍白球内侧部的过度活跃，产生与苍白球内侧部毁损术相同的结果。从理论上讲，对于缓解帕金森病症状，底丘脑核靶点可能比苍白球内侧部靶点更有可开发利用的价值和潜力，因为底丘脑核对基底节的两个传出核（苍白球内侧部和黑质网状部）均有影响，阻断底丘脑核的活动比单纯阻断苍白球内侧部能更多地改善运动异常。在猴帕金森病模型上已经证实毁损底丘脑核可减少苍白球内侧部神经元自发及运动诱发的放电，并减轻帕金森病症状。在有些病例，不仅震颤、强直及运动不能等症状能够明显减轻，全身僵硬、姿势异常、弯腰驼背等中轴症状也可得到改善。而且有证据表明，在大鼠帕金森病模型上，阻断底丘脑核的活动，可保护黑质致密部免于发生进一步变性，推测可能与减少了黑质网质部兴奋性氨基酸的释放有关，而黑质网状部是底丘脑核谷氨酸能神经纤维投射的主要靶点。但也必须考虑到毁损底丘脑核潜在的危险性。众所周知，在非帕金森病患者，底丘脑核及其周围结构的自发性损害（通常由梗死或出血所致）可引起偏侧投掷。在正常猴底丘脑核毁损实验中，虽然将毁损范围限制在底丘脑核的运动区，似乎很少有可能发生永久性的偏侧投掷/舞蹈症，但其结果与人体表现相同。有数例帕金森病患者发生自发性底丘脑核损害使其症状明显缓解的报告，虽然其中部分患者出现了永久性偏侧投掷/舞蹈症，但有些患者仅表现轻度的或一过性的偏侧投掷/舞蹈症。以往在毁损丘脑运动核治疗帕金森病时，有时毁损范围向下扩展，包括了部分底丘脑核，偶尔亦可见到发生于该类手术后的偏侧投掷/舞蹈症的报告。毁损底丘脑核潜在的危险性降低了毁损该结构治疗帕金森病的热情，目前仍不清楚毁损底丘脑核后，是否能达到既减轻了帕金森病症状，又不至于引起严重的永久性偏侧投掷/舞蹈症的效果。而刺激底丘脑核似乎可获得与毁损底丘脑核相同的运动功能方面的效应，并且增加了可调节性这一安全因素。刺激底丘脑核产生作用的确切机制尚不清楚，一种可能是对底丘脑核神经元的直接抑制，此外，由于苍白球丘脑束和黑质丘脑束靠近底丘脑核，刺激底丘脑核所在区域可对这两个传导束产生直接作用。内侧苍白球腹后部、丘脑 Vim 核及底丘脑核的定位方法进展较快，可用于确定靶点位置的方法有三种：影像学引导的立体定向定位法、微电极针道图和电极刺激法。前一种方法属解剖学定位，后两种方法属生理学定位。经典的影像学定位法的基础是对颅内解剖结构的识别，通常为前联合（AC）与后联合（PC），通过脑室造影、CT、MRI 可观察到 AC、PC，再通过测量与 AC、PC 的距离，可间接确定苍白球内侧部腹后部、丘脑 Vim 核及底丘脑核的位置，但是在 AC、PC 坐标系中，这些靶点的空间坐标存在着明显的个体变异。MRI 定位的优点是至少可以看清楚这些核团的某些边界，进行直接定位。其缺点在于空间漂移。不论影像学方法如何，任何立体定向系统的精确度受定向仪框架机械特性的限制，CT 或 MRI 定向系统的精确度还受扫描层厚的限制，当 CT 扫描层厚为 1mm 时，标准的立体定向系统的最大理论精确度可达 1.5mm，其可信限度为 95%，即单纯应用影像学方法引导的立体定向法可将电极放置在数毫米范围内的靶点，因此，电生理学对整理和最后确认靶点是十分重要的，而且，由于电生理方法是在手术过程中应用的，所以它可以调整因头位变动或打开硬脑膜使脑移位而发生的靶点位置变化。苍白球内侧部腹后部的靶点坐标范围一般为 AC-PC 中点前方 2～3mm，AC、PC 线下方 3～8mm，三脑室正中线旁开 17～25mm；丘脑 Vim 核的靶点坐标范围一般为大脑原点后 4mm（或自 PC 向前 AC-PC 全长的 1/3），AC-PC 平面或此平面上 1mm，旁开中线 8～14mm；底丘脑核的靶点坐标范围一般为大脑原点，AC-PC 线下 6mm，中线旁开 12mm。

（四）微电极记录技术

帕金森病立体定向手术的定位技术在近 10 多年来有了飞速发展，高清晰的影像学定位技术是主要的进步，CT 和 MRI 技术应用于定位技术中，突破性地提高了影像解剖定位水平。另一个重要进步则是微电极技术的应用。微电极导向立体定向手术中微电极导向作用的实现依靠两个手段：一是微电极电刺激；二是微电极记录。前者是利用微电极产生的局部电流刺激内囊或视束结构，引起相应反应，对这些反应阈值进行判别，来确定毁损靶区的位置，后者则是通过识别不同核团内的电信号来进行毁损靶区位置的判别，两者在术中定位中可以相互辅助，比单一方法对靶区周围结构了解得更为翔实。

微电极记录技术（microelectrode recording）是神经电生理学的基本组成部分，用来记录神经元和纤维的电生理活动，揭示神经系统电生理的特性，将它用于帕金森病定向手术治疗，通过对靶区及其周围结构的神经元特殊电活动的识别，对靶点的准确判别有重要意义。自从 Spiegel 第一次采用定向仪，通过三维坐标确定脑内手术靶点以来，靶点定位的解剖图谱应运而生，然而研究表明，具体的脑内靶点与脑正中矢状面的距离因人而异。为了提高解剖定位的精确度，研究人脑核团的神经元电生理特性，Guiot 等于 1962 年首次将微电极记录技术应用于立体定向手术，从那时起，通过立体定向手术术中微电极记录，人们渐渐揭示了人的丘脑、苍白球等核团内部的电生理特性，通过获得的电生理信息在相关结构上进行图谱重建，从而得到相关的电生理信号的分布图，进一步指导术中的定位。Albe-fessand 和 Guiot 等当时使用的电极，尖端直径为 50μm，记录到的主要是多细胞活动的场电位波形。Bertrand 和 Jasper 等使用尖端直径为 2～3μm 的电极第一次记录到单细胞电活动的波形，记录是在人丘脑中进行的。与众多的丘脑微电极记录研究形成对比，Umbach 和 Ehrhard 在 1965 年利用尖端直径为 1～2μm 或 20μm 的微电极对苍白球进行了单细胞和多细胞细胞外放电记录。他们同时进行了深部的脑电图记录和对侧肢体肌电图记录。Rveva 首次发现在苍白球外侧部存在对运动口令起反应的细胞和在苍白球内侧部与肢体震颤同步的震颤细胞。Jasper 等也记录到苍白球与关节活动相关的细胞群和震颤细胞。

20 世纪 70 年代以后，微电极记录这一技术在欧美及日本的帕金森病手术中得到了广泛应用。多数的应用是对苍白球及丘脑进行电生理学的研究。20 世纪 90 年代以后"微电极引导的立体定向手术"这一名词渐渐流行起来。功能神经外科界对微电极在帕金森病的立体定向手术中的地位的争论也从此开始。一部分学者认为：微电极的应用对于帕金森病的疗效的提高没有可靠依据，没有足够的证据证实微电极的应用可以提高疗效。另外，由于微电极的应用，脑内穿刺针道的增加会增加脑出血的风险。微电极的临床实用性也存在较大的问题，应用微电极技术会使手术时间延长，微电极针道可多达 9 道，自然手术时间大大延长，这也是国内外有些单位不愿采用这项技术的原因。国内一些功能神经外科医师将最后的电刺激靶点作为主要的靶点验证手段，他们担心手术时间的延长，患者在接受电刺激验证时，可能已经比较疲劳，会影响刺激测试结果。然而另一部分学者认为：微电极的应用可以获取影像定位无法获得的实时定位信息和更为详尽的亚核团解剖结构信息，可以更为有效地了解靶区的周围解剖结构，避免周围神经结构的损伤，降低电刺激靶点验证的必要性，由于定位的准确性的提高，手术疗效也会相应得到提高。

客观来说，从理论上讲，由于多针道微电极的脑组织穿刺，微电极的应用无疑会提高脑出血的风险，这是微电极技术应用于手术中的主要缺点。文献报道应用微电极的出血发生率大多小于 3%，不使用微电极的出血率为 0.5%～0.6%，使用微电极的较大病例组的报道出血率大多不超过 2%，说明正确、熟练使用微电极对防止脑出血的发生有一定的影响。尽管增加了出血风险，然而微电极的应用可以获取影像定位无法获得的实时定位信息和更为详尽的亚核团解剖结构信息，可以更为有效地了解靶区的周围解剖结构，避免周围神经结构的损伤，在这一点上从理论上讲也是合理的，多数文献报道都支持这一结论，作者单位的大宗病例手术结果也支持这一点。多数报道认为从手术全面考虑，使用微电极是利大于弊的，是值得在手术中应用的。根据我们的体会，微电极技术对于降低定位相关的并发症（偏瘫、视野缺损等）有很好的帮助作用，是影像定位方法所不及的。至于手术疗效，由于各家的报道都是在作者单位进行评估，评估的标准尺度不一，同一患者的疗效在不同医生的评估下，疗效必然有一定的差别；更为重要的是不同的单位对手术适应证的把握也是无法统一的，因此，文献的疗效对比很难得到客观的结论。因此，我们认为虽然没有强有力的证据证明微电极技术的应用可以提高手术疗效，但是，无论是否应用微电极，手术疗效都不受影响的观点同样缺乏强有力的证据。微电极技术经过多年应用，优缺点已经较为明确,片面夸大微电极的作用不是一种科学的态度,微电极技术是一种十分有用的定位辅助工具,在目前的微电极定位技术研究水平下,微电极的定位作用还仅限于核团的轮廓勾画及对核团周围结构的确认,尽管这对靶点的设置和避免靶点周围的神经结构损伤有很大作用,但仍然属于解剖定位,没有达到真正的功能定位,真正的功能定位可能在未来会通过微电极技术得到解决,但是现有的微电极技术还没有达到这一目标。与片面夸大微电极技术的作用形成对比,一味地排斥和批评微电极技术的观点也不利于定位技术的提高,事实上,除了由于多次穿刺引起的 1%~2%的脑出血发生率的增高外,很难再找出其他的缺点。从理论上讲,微电极引导的立体定向手术要比单纯影像定位的立体定向手术更科学、更合理。

以下将对微电极的定位机制和手术中的应用方法进行一些介绍。

1. 微电极记录的定位机制　不同类型神经元的自发放电活动是不相同的,表现在自发放电的频率及放电方式等的不同,在脑内核团中,不同亚群由不同类型神经元组成,它们的电活动自然有着差别,而一个核团内亚核的分布是相对稳定的,所以通过这种电活动的差别就可以判定记录电在核团内的位置。帕金森病患者由于病理机制导致苍白球内侧部电活动增加,背景放电增强,所以容易识别,这些异常细胞电活动正是导致帕金森病症状的来源,在丘脑外侧核中,可以记录到特异的震颤细胞,有文献推测这些细胞的异常活动与帕金森病的临床症状发生是一致的。运用微电极对这些细胞群进行记录和识别,可以判断微电极的位置,实时矫正核团的位置坐标。各核团的放电频率和放电方式会有一定的差别,微电极在进出核团时,信号多有明显变化,利用这个特点,通过微电极记录可以勾画核团的轮廓,较精确设置核团内靶区的位置。核团内神经元放电方式与患者症状的关系以及与靶点的设置的关系,文献中目前没有明确定论,功能定位尚未实现,因此对于临床意义不明的各核团内放电方式,本文不再多述。有文献报道,苍白球内存在感觉运动区患者被动或主动活动身体的某一部分,会引起区内神经元放电方式的改变,部分医师认为这个区域与帕金森病症状有关,可作为靶区,实际上,这种观点并无太大的可行性,因为该区的范围很广,全部毁损是无法实现的,临床结果也没有支持的证据,这种感觉运动区的定位方法仍然是对功能定位的探索。

2. 微电极记录技术在帕金森病定向手术中的应用　进行微电极记录时用微推进器将微电极送入脑内相关结构,测量电极阻值,确定滤波范围,调整放大倍数,沿针道记录神经元电生理信号,此时记录的是神经元细胞外电信号活动,如果该针道记录与预想结果不一致,则应分析相应原因,调整记录针道,术中针道数可做到数道,做完一个针道记录,相关信息应标示在图谱上,以便分析和判断电极的位置,通常 2~3 个针道的记录便可以较好地判断电极的位置,若针道数增加,则位置判断更佳,但脑出血的概率会同时增加。

微电极记录技术在帕金森病定向手术的定位方法目前主要有三种。

第一种方法是边界法。就是通过对核团的神经元信号测定,勾画出靶区核团的边界,也就是轮廓勾画,勾画出核团轮廓后,设定毁损靶区在核团内的位置。这种方法优点是毁损靶区设定十分精确,缺点是需要的微电极记录针道多,至少 3 道以上,针道越多,位置判断越好;该方法的缺点是明显增加了出血风险,这也是微电极的主要缺点。

第二种方法是对感觉运动区的测定,通过对患者的肢体的主动和被动活动,探测有反应的神经元的位置并标记该神经元在核团内的位置，探测数个针道后，对存在有反应的神经元区（感觉运动区）进行毁损，这种方法是对功能定位的探索，其机制仍存在争议。这种方法要求的记录针道也较多，因此出血的风险会增加。

第三种方法是核团长度测定法，选择标准人脑图谱的相关层面的矢状位层面，在上面标出预定靶点和拟行的核团穿刺针道，测量出针道在靶区核团内的长度；微电极按预定针道穿入后，将记录到靶区核团的神经元信号，测量微电极记录到靶区核团信号的长度，与标准图谱上的长度对比，如果基本一致，则定位满意，如果不一致，差别较大，适当调整针道，再记录一次，对比长度，确定定位是否满意。这种方法需要的穿刺针道少，在好的影像定位的支持下，多数患者 1～2 个针道就可以满足需要，出血概率小。该方法的准确性比第一种方法差，但是出血风险下降，同时可以实时矫正影像定位的偏差，因此是实用性很好的一种定位方法。如果结合电刺激的技术，定位准确性和安全性还会进一步提高。以下以笔者单位应用较多的第一种微电极定位方法为例，描述微电极记录定位的大致过程。

（1）微电极在苍白球毁损术中的应用：苍白球从解剖上分为苍白球外侧部（GPe）和苍白球内侧部（GPi），这两部分在结构和功能上存在差异，两者间有髓板结构，其内亦有神经元存在，GPi 内部也存在一较小的髓板结构，有时并不明显，将 GPi 分为内侧（GPii）和外侧（GPie）两部分，术中微电极由外向内、向下推进，依次通过 GPe、GPi，朝向苍白球底部的视束。在这个过程中，Dogail 和 Steno 等发现，在 GPe 可以记录到典型的不规则的或短暂爆发式的放电，而在 GPi 则可以记录到典型的持续高频放电，当电极通过髓板结构时，则可以记录到典型的低频、相对紧张的放电。在 GPi 与 GPe 中还可以发现运动相关细胞和震颤细胞，运动相关细胞的电活动特点是同侧和对侧肢体被动或主动活动时其电信号的频率会发生相应的改变，而震颤细胞的放电特性是与肢体震颤同步放电，Jamal 等认为对它的破坏对于震颤的消除有肯定意义。Dogail 等认为如果这些相关细胞群与帕金森病相关，那么这些细胞的确定就是靶点的确定。在 GPi 底部时 GPi 放电特性突然消失，只能记录到个别低频细胞电信号，再向其下则接近视束。通过以上特征性放电分析，对微电极的路径分析判断，对苍白球的边界加以确定。当初始针道记录完毕后，标记本针道的核团边界点位置，然后在矢状位方向间隔 2～3mm 平行移动记录针道，分别重复记录过程，标记各记录针道的苍白球边界点位置，完成矢状位方向记录后，可勾画该矢状位层面核团的后界轮廓。同理可以通过冠状位的数个针道做出冠状位的核团内界轮廓，完成轮廓勾画后，在核团内设置相应的靶区。如果应用第三种微电极记录定位方法（核团长度测定法），则初始针道记录完毕，就可以比较核团记录长度，推测微电极位置，如果满意，进行微刺激验证，就可以设置靶区了。

（2）微电极在丘脑腹外侧核的应用：丘脑腹外侧核分为 Voa、Vop 及 Vim 三个亚核，Narabayashi 等发现 Vop 对强直效果好，Vim 对震颤效果好，Vop 及 Vim 内有与震颤同步的细胞电活动，这些细胞称为震颤细胞，Vop、Vim 及紧邻 Vim 的 Vc 核三者放电特性有显著差别，Vim 核厚约 3mm，其后紧邻 Vc 核，Vim 核对深感觉刺激有电生理反应，对轻触觉则无反应，而 Vc 核则对轻触觉有明显反应，Vim 核与 Vc 核放电背景有明显差别，因此术中通过对患者对侧肢体及口周的轻触觉刺激，可引起 Vc 核神经元放电信号的改变，利用这一特性可以定出 Vim 核的后界，定位十分准确，在 Vc 核相关体感区前，对应有 Vim 核中上下肢的相应分布区，因此可以通过微电极找出上下肢在 Vim 核中的分布区，定位精确性比较可靠，确定靶点后，即可行射频毁损治疗术。

（五）微电极刺激技术

帕金森病立体定向手术中的微电极技术可分为两类：一类是微电极记录技术，另一类是微电极刺激技术（微刺激）。它们使得定向手术的术中定位手段大为丰富，为精确定位提供了可靠的理论依据。微电极电刺激术作为微电极导向立体定向手术治疗帕金森病中的重要定位手段，是微电极记录技术的重要补充。

微刺激的过程大致如下：患者安装 CRW 颅环，行头颅 CT 扫描，CT 扫描层厚 1.5mm，影像重建后确定手术靶点，靶点坐标取常规坐标，在手术室颅骨钻孔后，安装微电极，进行苍白球细胞外放电记录和微电极电刺激。微电极路径为矢状位 500～600Hz（角），冠状位为 50～100Hz（角）。苍白球毁损术术中微电极电刺激从 CT 靶点 10mm 开始记录，每隔 1mm 长度进行微刺激，记录该点电刺激阈值，再将针道分别内外移动或前后移动，重复上述过程，根据情况探测 3～4 个针道。刺激参数可以参照别的作者，也可以自己摸索，笔者单位电刺激采用 1000Hz，脉宽 0.2ms，微电极阻值为 20～100kΩ。微刺激可引起内囊反应及视束反应，内囊反应观察患者手术侧肢体及口唇的肌肉抽动，视束反应为在暗室条件下，患者出现视觉光亮感、闪烁感，两者的记录阈值均为最低程度的反应。微电极记录则在同一过程中进行。信号分析采用相关软件分析。根据微电极记录及刺激得到的数据进行微电极制图，最终确定毁损区域，并以此为最终毁损区域。通过微电极记录和刺激两种方式最后确定靶点位置后，采用射频仪进行毁损治疗。微电极电刺激在苍白球内靶点区及其周围区域引起内囊及视束的反应阈值变化很大，针尖越抵近内囊及视束，电流值越低，电流值的下降不是线性的，在抵近视束的 2～3mm 内迅速降至最低值，内囊反应亦迅速下降到低值，随后趋于稳定。

传统术中使用射频电极（粗电极）进行电刺激，电极直径多在 1.0mm 以上，粗电极刺激对判断拟定靶区的位置具有重要的作用，在长期的临床实践工作中，对粗电极在苍白球或丘脑等帕金森病治疗的靶点刺激阈值进行了深入研究和调查，对最佳阈值进行了总结，然而，由于个体阈值的差异，临床中对最佳阈值判断产生困难，并且对于最佳的刺激阈值认识亦有悬殊分歧，再者粗刺激阈值测定的准确性难以保证，因为随着第一针道测试的结束，靶区的脑组织已经受损，紧邻的第二针道阈值的准确性亦会受到影响。微电极刺激术在许多方面克服了粗电极刺激的弊端，它的优点体现在：由于微电极直径很小，针道微损伤，可以保证相邻针道的阈值测量值的准确性；结合微记录技术可以清晰测出苍白球点距视束的距离；微电极尖端锐利，尖端直径为数微米，可直接刺入内囊及视束而无临床损伤症状。

评价定位技术的一个重要标准是定位特异性并发症发生的多少，在苍白球毁损术中偏瘫及视野缺损是主要的定位特异性并发症，它们的发生基本决定于定位准确性，因此它是评价定位技术的主要标准。与粗电极刺激手术相比，在并发症发生的控制方面，微电极刺激技术无疑有了明显提高，这也说明了其具有较好的临床应用价值。

Tasker 在丘脑 Vim 核毁损术中，从预定靶点上方 10～15mm 开始，每 1.0mm 进行一次微刺激，观察患者的运动及感觉等反应，同时用观察来辅助微电极记录判断最终靶点位置。Tasker 认为微电极记录技术与微电极刺激技术相结合，可以降低并发症的发生率和使小的射频毁损成为可能。Starr 应用微电极刺激技术在苍白球毁损术中辅助微电极记录技术确定内囊和视束的位置。在丘脑 Vim 核毁损术中可以利用微刺激确定 Vim 核的后界和外界，后界是利用微刺激诱发的肢体异常感觉来确定，外界则由微刺激诱发的肢体运动来确定。微刺激在底丘脑核手术中同样可以诱发感觉和运动，从而辅助定位。Kirschman 应用 333Hz、脉宽 0.3ms、刺激值 50μA 以下的微刺激脉冲刺激诱发视束反应。Guridi 采用 10～100μA、300Hz、0.2～0.5ms 参数的微刺激确定视束和内囊。Tetsuo 认为微电极刺激内囊及视束需要在其结构中或很近，才能够低阈值诱发，在他的一组患者中仅有 23% 的患者诱发出了视束反应，诱发率很低，可能是刺激阈值较低的缘故。

关于苍白球毁损术微刺激的研究侧重于阈值本身。由于个体阈值上的差异，阈值本身的定位价值远远小于阈值变化趋势的定位价值。我们认为在微电极逼近内囊及视束的 2～3mm 中，阈值下降幅度陡峭，位置判断意义大，其术中定位的准确性和可靠性远较传统粗电极的刺激好，事实上，通过微电极确定的手术靶点区，在其后的毁损过程中，可以省略射频电极的电刺激和术中对患者肢体肌力和视野测试的过程，而且同时降低术后偏瘫及视野缺损的发生率。

三、帕金森病的脑深部电刺激治疗

近十年来，脑深部电刺激（DBS）作为神经系统疾病外科治疗中发展最迅速的方法之一，已被广泛地运用于帕金森病、特发性震颤、肌张力障碍等运动障碍疾病（movement disorder），同时在治疗强迫症、抑郁症、顽固性神经痛、顽固性癫痫、神经性厌食、药物依赖方面也显示出很好的前景。其实早在 1874 年，人们就已经发现电脉冲刺激可以使大脑产生兴奋，但应用于临床治疗是在 1948 年，Pool 将银电极植入患者的尾状核治疗抑郁症及焦虑症。随后在 20 世纪 50 年代及 60 年代，脑、脊髓和周围神经电刺激分别被用于顽固性疼痛的治疗。直到 70 年代，DBS 才被用于治疗运动障碍疾病。1987 年，Benabid 开创了 DBS 的新纪元，他使用丘脑腹中间核（Vim）的慢性高频（130Hz）电刺激治疗震颤，并认为可以替代 Vim 的毁损治疗。他们发现 DBS 的长期随访结果令人振奋，而且 Vim 的慢性刺激不仅对帕金森病的震颤有效，对其他震颤如特发性震颤、外伤性和多发性硬化所致震颤以及其他不自主运动如偏侧投掷症同样有良好效果。

随着 20 世纪 90 年代初 Laitinen 等对苍白球内侧部（GPi）毁损的再度兴起，人们发现 GPi 毁损能改善所有帕金森病的三主症：震颤、强直和运动迟缓。于是 Benabid 等将 DBS 植入 GPi，发现能很好地控制帕金森病的症状以及左旋多巴所致的异动症，而且可以避免双侧手术常见的并发症。随后人们根据动物实验的结果，又将 DBS 的刺激核团改至底丘脑核（STN），发现 STN 的刺激除了具有 GPi 刺激的所有作用，还有一些 GPi 刺激所没有的作用，如可以改善帕金森病患者的中轴症状，如翻身、姿势及步态障碍。欧美国家自 20 世纪 90 年代中期广泛使用 Vim-DBS 治疗震颤，90 年代末已用 GPi 或 STN 的慢性电刺激全面替代毁损手术治疗帕金森病。

现代 DBS 技术的特点是可调节性，它可以随着时间的推移进行许多不同的刺激组合（选择作用电极触点、脉宽、频率及刺激强度）来适应患者的症状变化；另外它具有可逆性，只要停止电刺激，患者即可完全恢复到术前状况，这就可以避免许多永久性的并发症。

（一）DBS 的作用机制

尽管 DBS 正在被越来越多地用于临床治疗，但它的作用机制尚不十分清楚，最简单的解释是根据最基本的电生理原理，DBS 通过刺激兴奋电极触点周围的神经突触或细胞体，增加刺激部位的突触投射，如最初人们刺激脑室周围灰质中的下行痛觉抑制通路来治疗顽固性疼痛。

随着 DBS 在外科治疗中的广泛应用，人们对其作用机制研究的兴趣不断增加。目前对 DBS 作用机制的研究主要集中在兴奋和抑制的双向作用。由于 Vim、GPi 及 STN 核团电刺激产生的治疗结果与射频毁损手术或显微注射利多卡因或 $GABA_A$ 激动剂所产生的破坏结果相类似，一种观点认为 DBS 抑制了刺激部位的神经元活动，导致刺激结构的输出减少；在人和动物 GPi 电刺激的研究中也发现了刺激对神经核团神经元的抑制作用，有证据表明刺激 GPi 和 STN 的确导致了神经元放电的减少，如 Boraud 等发现给猴子的 GPi 高频刺激导致 GPi 的放电减少。Benazzouz 等给大鼠的 STN 一段高频刺激后，放电频率被抑制数秒钟。手术患者的术中微电极记录在 Vim、GPi 和 STN 中都能记录到与震颤同步的神经元，DBS 通过刺激这些核团可抑制这些与震颤同步的细胞放电来控制震颤，另外 PET 研究也证实了 GPi-DBS 引起的皮质脑代谢变化与苍白球毁损术相同；但这种观点很难解释 DBS 对肌张力障碍、偏侧投掷症及左旋多巴所致的异动症的作用，因为术中电生理的结果显示这些患者 GPi 的活动减少，而且 DBS 刺激 GPi 和 STN 控制异动症的机制显然是不同的，因为刺激 GPi 的效果与苍白球毁损相似，可以立即控制"开"期的异动症及"关"期的肌张力障碍；而刺激 STN 后首先是激活左旋多巴产生的异动症，然后随着慢性刺激症状才得以控制，但 STN-DBS 对"关"期的肌张力障碍的控制作用似乎是相同的。由此产生另一种观点，认为 DBS 兴奋了刺激电极周围结构的神经元（轴突、细胞体），并导致来自被刺激部位轴突的兴奋性输出增加。在临床上高频电刺激确实引起正向感觉（如感觉异常、声音、闪光）和运动（如高频刺激内囊运动区会导致强直性收缩）。微透析研究发现，在 STN 电刺激时 GPi 的谷氨酸递质水平增加，说明刺激激活了 STN 至 GPi 的兴奋性输出；另外，对帕金森病猴模型的研究表明，STN 的慢性刺激可以在改善帕金森病运动症状的同时使 GPi 神经元的平均放电率显著增加，当刺激参数不能有效改善运动迟缓和强直时，平均放电率增加、减少和不变的神经元数目大致相等。

对 DBS 刺激前后氟脱氧葡萄糖（FDG）/PET 的比较研究结果表明，双侧 STN-DBS 在明显改善晚期帕金森病患者临床症状的同时，基底节及其远隔区域的脑代谢发生了与 GPi-DBS 明显不同的变化：豆状核的代谢不但没有减低，反而增加了，中脑的代谢也增加了；远处皮质的运动前区（BA6）、顶枕部代谢增加以外，还伴随着扣带回代谢的增加；前额叶底部以及海马的代谢减低。由于 FDG/PET 研究突触局部的糖代谢率，反映了神经网络传入突触的活动，代谢增加说明该区域的局部突触活动增强，代谢减低说明该区域的局部突触活动减低。说明在 DBS 对基底节环路和大脑皮质的影响既有兴奋作用也有抑制作用，即刺激局部为抑制作用而远端为兴奋作用。

（二）患者的选择

1. 患者的选择标准 在越来越多的帕金森病患者接受了 DBS 治疗后，我们观察了这些患者的手术效果，可以发现：在排除了 DBS 刺激电极植入手术时靶点定位的误差、电极放置的误差以及术后不恰当的刺激参数等原因后，最能影响手术效果的应该是术前患者的选择。当我们评价一个帕金森病患者是否应该接受 DBS 治疗时首先应该考虑：①患者是否能最大程度地从手术中获益；②这种获益是否持久及花费是否值得；③患者是否从生理上、心理上及情感上能耐受 DBS 植入手术及术后的处理。

一般来说诊断明确的原发性帕金森病是最佳的适应证，而对左旋多巴反应良好可预示 DBS 治疗将能获得理想的手术效果。所以不少中心在术前做左旋多巴试验来评价可能产生的手术效果，这对患者及其家属也很重要，因为这关系到他们对手术的期望值。但是有些症状是例外的，如左旋多巴不能很好控制的严重的震颤，DBS 术后可能完全控制。

虽然 DBS 植入手术的创伤并不大，对患者的身体状况要求不是太高，但严重的心肺疾病、糖尿病仍为手术的禁忌证，患有严重精神疾病或情绪障碍，因不能配合手术及术后处理等，也被视为需要慎重考虑的情况。高血压虽不是手术禁忌证，但术中的严重高血压是脑内出血的重要因素，需要在术中很好地控制血压。由于 DBS 植入术的过程相对漫长，患者要经历安装立体定向头架、神经影像定位、术中电生理记录、术中刺激测试、刺激电极植入等，而且为了术中更好地观察刺激效果，往往要求患者从术前 1～2 天开始停抗帕金森病药物，让一个老年帕金森病患者在停药、禁食的状态下还要在术中很好地配合，这对患者从生理上、精神上的确都是一个挑战。而患者术中能否与手术医生配合直接影响手术效果，也关乎是否可有效避免刺激的副作用及并发症。最近国外研究的无框架和导航引导下的立体定向手术，可以免去安装立体定向仪的痛苦，把影像定位放在手术前一天，这样可以使患者在手术时保持最佳状态，更好地与术者配合，获得最佳手术效果。

左旋多巴试验不能判断 DBS 疗效的持久性，如有些多系统萎缩患者对左旋多巴很敏感，甚至也可出现左旋多巴所致的并发症，但多系统萎缩的疾病进程要比帕金森病快得多，所以即便短时间 DBS 有效，效果也不会长久。一般来说年轻的帕金森病患者对 DBS 治疗的效果要好于年老者，这与对左旋多巴的反应一致，因为老年帕金森病患者更常见左旋多巴无效。另外，术前的左旋多巴产生的运动并发症也是理想的 DBS 适应证，因为 DBS 将有效地减少"关"期及改善各种形式的异动症。

一般认为 DBS 治疗可以全面控制帕金森病的主要症状，如震颤、强直、运动迟缓或不能、平衡障碍等，明显减少抗帕金森病药物的剂量，消除或减轻药物引起的副作用，长期有效控制症状。可双侧植入控制双侧症状，尤其是起立、开步、转身及翻身等中线症状。成倍增加"开"期时间，改善"关"期运动功能，从而恢复患者的独立生活能力，使帕金森病患者重新获得工作能力。

另外，DBS 还对以下帕金森病运动症状有较好的疗效：剂末运动不能、剂末恶化；对左旋多巴治疗有反应的冻结现象；药物峰值浓度药效理想，但药效很快消退及药物峰值浓度药效理想，但出现不能预料的"关"期的"开-关"现象及"关"期异动症、双相异动症；药物达到峰值浓度时出现的舞蹈样异动症。值得注意的是，DBS对以下症状改善不明显：药物达峰值浓度时出现的肌张力障碍；对左旋多巴没有反应的吞咽困难及构音困难；性欲低下、便秘、尿失禁；认知障碍、睡眠障碍及抑郁症状等。

2. 帕金森病患者什么时候应考虑接受DBS 在选择DBS患者时应考虑的一个重要因素是在帕金森病的过程中，什么阶段是最佳的，这个问题的答案在变化并且存在着很大的争议。当然，一个刚刚出现帕金森病症状、对小剂量的抗帕金森病药物即可完全控制症状的患者无需DBS治疗。但现在已不主张在帕金森病的晚期、患者对左旋多巴类药物完全无效时才接受DBS治疗，因为晚期对左旋多巴的反应很差或完全没有反应的帕金森病患者，对DBS效果也很差，特别是如果患者在"开"期已完全不能行走、长期左旋多巴产生的肌张力障碍已导致关节变形，DBS也不能恢复行走及活动。多数学者认为在患者的左旋多巴疗效开始下降或出现左旋多巴产生的运动并发症时，患者在失去工作、社交、生活自理能力之前应接受DBS治疗，因为此时的DBS治疗不仅改善了运动症状，而且能保持患者的生活质量、欣赏生活的乐趣。

对于早期帕金森病患者的DBS介入目前还有争议，主要焦点在于DBS是否有神经保护作用而可以延缓疾病的进展。虽然有研究证实STN手术可以减少SNc的谷氨酸释放从而减少STN过度活跃引起的SNc毒性作用，初步动物实验的结果也支持STN干预所产生的黑质神经保护作用。但近来有的研究显示STN-DBS实际上是增加了黑质谷氨酸的释放而不是减少。更为重要的是目前还没有数据来证实DBS具有神经保护作用。虽然GPi-DBS和STN-DBS都能很好地控制左旋多巴引起的运动并发症，但目前还没有证据证实DBS可以预防左旋多巴引起的运动并发症，不过STN-DBS对左旋多巴量的明显减少作用为延缓或不出现左旋多巴引起的运动并发症提供了可能。

（三）DBS系统的构成及手术过程

1. DBS系统 埋藏在患者体内的DBS系统包括一根直径为1.27mm的深部刺激电极，一个电刺激发生器以及连接刺激电极与刺激发生器的导线。目前使用的刺激电极有4个长度为1.5mm的触点，两个触点间的距离有0.5mm及1.5mm两种。电刺激发生器中的锂碳电池可维持若干年，其使用寿命取决于应用的刺激参数。刺激参数可用程序控制仪在体外遥控来设置刺激参数，如刺激电脉冲的强度、脉宽、频率，刺激方式可选择任一触点或几个触点为正、负极或"关"状态，也可选择导联的方式（单极或双极）。通常对帕金森病患者设置的刺激强度为0~4V，脉宽60~90ms，频率150~185Hz。

2. 手术过程 为了更好地观察术中患者的手术效果，通常所有手术患者在术前一天晚上停用所有抗帕金森病药物。安装立体定向头架后行CT或MRI扫描，在CT或MRI工作站或手术计划系统上定出手术靶点并计算出对应的立体定向仪的框架三维坐标。患者在局麻下于冠状缝前头皮上作一3~5cm长的切口，在颅骨上钻一直径为14mm的圆孔。在使用微电极或非微电极电生理验证靶点后，将DBS的刺激电极插入靶点，用一体外临时刺激器分别刺激每一个触点，观察患者的震颤、肌张力、肢体活动等症状的变化，同时给予较高的刺激以观察是否出现构音障碍、对侧麻木或肌肉抽搐、眼球的异常活动等副作用，若低于5～6V即出现副作用则考虑电极位置偏离靶点，须调整电极的位置。当确认电极位于正确位置后，将电极固定在颅骨上。

我们通常采用同期植入刺激器的方法，即在植入刺激电极后立即植入电刺激发生器：局麻下在锁骨下作一6～8cm长的直切口，在皮肤下植入刺激发生器，并在头皮下及颈部皮下通一隧道，将导线通过隧道连接刺激电极与刺激发生器。对于一些术中不能确定刺激对某些症状是否有效的患者，如术中难以观察的步态、翻身、特殊感觉障碍及一些阵发性症状，我们采用分期植入刺激器，即用外接式临时刺激器与脑内刺激电极相连，刺激数日至2周，在确定刺激能够改善这些症状后，再植入刺激器。

3. 术后患者的刺激程序及抗帕金森病药物的调整　当DBS植入后，症状控制的关键就取决于刺激程序的调整。通常DBS电极植入后1周开启刺激器，先用单极刺激方式逐个测试找出最佳刺激点，然后采用单极或双极刺激形式，脉宽90ms，频率180Hz，从最低的电压逐渐增加刺激强度，以达到最佳症状控制而不出现副作用。刚打开刺激器或快速增加刺激强度可产生轻度的对侧运动抽搐、肢体麻木、眼球凝视，通常数秒钟内消失，产生这些情况的阈值在最初几天或几周不断增加。在部分STN-DBS的患者，初次打开刺激器时产生剧烈的类似于左旋多巴的异动症，这可能是由于初次刺激引起大量的多巴胺能神经元释放，所以非常类似于帕金森病患者服用左旋多巴达到峰值时所产生的异动症。通常这种异动症可通过降低刺激参数、减少左旋多巴的用量，或适应几天后自动消失。而GPi-DBS的程控就复杂得多，GPi的体积比STN大得多，究竟GPi的哪一个部分为最佳刺激部位尚不清楚，有时刺激GPi 4个不同的位点可产生完全相反的作用。对于许多症状，GPi的起效时间比STN慢得多，如肌强直和左旋多巴产生的肌张力障碍。GPi-DBS通常不能减少左旋多巴的用量，所以服药仍同手术前。STN-DBS术后服药同术前，根据症状的改善情况，几个月后可酌情逐渐减少左旋多巴的用量，同时需要与DBS程控配合以达到最佳控制效果。经过1年以上的刺激，多数STN-DBS患者左旋多巴的用量可减少1/3或1/2，有作者报告有部分患者甚至可以完全停用左旋多巴，其原因还不清楚，可能与刺激产生的神经元再生有关。

（四）DBS治疗帕金森病的疗效及并发症

1. DBS的疗效　1987年开始应用丘脑Vim的慢性电刺激治疗特发性震颤及帕金森病的震颤，但90年代后，人们将兴趣转向GPi及STN的慢性电刺激。1987开始，Benabid等用Vim慢性电刺激治疗了81例以震颤为主的帕金森病患者，结果85%的对侧震颤完全消除，特别是上肢静止性震颤。除各种类型的震颤外，Vim-DBS还可部分改善对侧的强直及左旋多巴所产生的异动症，但不能改善"关"期的肌张力障碍及运动不能。Vim-DBS不能改善步态，但可改善姿势障碍。相对丘脑毁损而言，Vim慢性电刺激的并发症要轻得多，所以不少70多岁的患者仍可耐受Vim慢性电刺激。构音障碍是常见的并发症，特别在双侧Vim慢性电刺激患者中，约占20%，其他10%的患者产生站立不稳，6%出现肢体麻木，所有以上并发症都可通过停止刺激或调整刺激参数来消除或减轻。在Vim慢性电刺激的患者中尚无神经心理及认知功能的改变的报告。

目前已不主张将Vim作为治疗帕金森病的靶点，即使是以震颤为主的帕金森病，因为随着疾病的进展，运动不能、强直及左旋多巴所致的异动症可能出现，而这些症状对患者的生活质量影响更大。STN 是帕金森病手术更理想的靶点，即使是以震颤为主的帕金森病，STN 刺激同样可以很好地控制震颤。STN 刺激治疗帕金森病是一个突破，它能明显改善几乎所有的帕金森病症状"关"期的运动不能、强直、震颤、步态与平衡障碍及肌张力障碍，目前一致认为双侧 STN-DBS 改善帕金森病症状明显好于单侧，并能改善多数中轴症状如翻身困难等，一些患者的言语及书写也有轻度改善，SACCADE UPDRS 评分能下降 60% 左右，"关"期趋于消失，"关"期的肌张力障碍立即消失，"开"期的异动症也明显减少。长期 STN 刺激可明显减少左旋多巴用量，Benabid 的一组 STN-DBS 患者术后 12 个月 30% 的患者停用左旋多巴，10%的患者停用左旋多巴及多巴胺受体激动剂，术后 3 年 25 例患者中的 2 例停用所有抗帕金森药物，其余大多数患者仅服用少量的左旋多巴（50～300mg/d）。通常连续 STN 刺激 3 个月后才能减少左旋多巴的用量。

STN-DBS 常见的副作用有对侧肢体或面部抽搐、肢体麻木、凝视异动，其他还有轻度的眼睑睁开困难及语言障碍，这是由于 DBS 电极刺激扩散到周围神经结构，往往停止刺激副作用即消失。即使是双侧 STN-DBS 也不会产生神经心理或认知方面的改变，除非术前存在这方面的问题。但有人报道在一些 69 岁以上、术前即有神经心理问题的患者，STN-DBS 会影响额叶的操作功能。在 STN 刺激的开始，一些患者出现短暂的欣快或抑郁情绪变化，通常数小时或数天后自动消失，这可能是因为刺激了黑质的网状部。

由于 1992 年苍白球腹后部毁损被发现能有效改善运动障碍，特别是改善左旋多巴所致的异动症，1994 年 GPi-DBS 被用于帕金森病患者。许多作者报告了 GPi-DBS 的结果：对控制左旋多巴所致的异动症效果明显，但对其他帕金森病症状的改善差异较大，有作者认为 GPi 慢性电刺激只能轻度改善运动不能症状，或仅仅改善"关"期的运动不能，但可能加重僵住步态，但多数作者认为双侧 GPi-DBS 能使"关"期的 UPDRS 运动评分改善 40%～50%，而且对步态及姿势障碍具有明显的改善作用。而对于单侧 GPi-DBS 的患者，左旋多巴所致的异动症改善远差于双侧刺激，而且患者自我感觉的生活质量改善要高于实际的运动评分。

2. STN-DBS 还是 GPi-DBS DBS 的长期随访结果显示，GPi 及 STN 都能明显改善抗帕金森病药物"关"期的运动评分，如总的运动分数、异动症、日常生活及所有帕金森病主症。家庭日常评分显示"开"期延长而无异动症，同时"关"期明显减少，而且刺激后"关"期的 UPDRS 分数接近药物治疗产生的"开"期。因此，患者在"关"期症状减少，严重程度降低，致残率下降。GPi-DBS 和 STN-DBS 都可明显改善左旋多巴所致的异动症，但由于 STN-DBS 能减少左旋多巴的用量，所以对异动症的长期控制效果要优于 GPi。虽然缺少成组对照研究，但近来的研究表明 STN 慢性电刺激对改善"关"期的运动症状优于 GPi 慢性电刺激，术后左旋多巴的用量明显减少，而 GPi-DBS 的患者术后左旋多巴用量比较一定。另外，STN 的刺激参数要明显低于 GPi，这样长期刺激较 GPi 刺激经济许多。一个非随机的多中心研究包括 96 例 STN-DBS 和 38 例 GPi-DBS 治疗帕金森病，结果显示对左旋多巴所致的异动症两组都有很好的改善作用，其余所有症状 STN-DBS 组均好于 GPi-DBS 组。不少研究还显示 STN-DBS 对额叶辅助运动区的功能活动、操作功能的改善明显优于 GPi-DBS。

3. DBS 的并发症及副作用　DBS 最严重的并发症是电极植入过程中的颅内出血，大宗病例报告发生率约为 2%。在少数年龄偏大的双侧 STN-DBS 的手术患者，特别是术中多次穿刺 STN 术后有轻度意识障碍，往往数日后即可恢复。其他常见的并发症有癫痫、伤口感染等，发生率都很低。与硬件有关的罕见的并发症有刺激电极折断及刺激器排斥反应，通常需要更换电极或刺激器。与刺激有关的副作用根据电极所放置的不同核团常见有头晕、对侧面部或肢体抽搐、麻木、眼球凝视、构音障碍。因 DBS 刺激所产生的副作用不是永久性的，一般停止刺激后数秒钟内消失。但有些双侧 STN-DBS 的患者自觉双腿无力，有进行性的说话声音低。

（五）DBS 与毁损术的比较

虽然目前尚缺乏成组的对照研究来比较 Vim、GPi 及 STN 的刺激与毁损，但越来越多的病例及长时间的随访均表明刺激手术远远优于毁损手术。相对而言，毁损术的优点是治疗费用低，患者可省去反复回访医生作刺激参数调整的麻烦。Vim 的毁损在控制震颤症状方面与 Vim 刺激相似，但毁损所产生的副作用及并发症却远远大于 DBS，如构音障碍、平衡障碍及认知障碍，特别是见于双侧 Vim 毁损，而双侧 Vim-DBS 很少产生明显的并发症，即使出现副作用，停止刺激或降低刺激参数即可消失。所以目前在欧美国家 Vim 毁损仅用于单侧特发性震颤，而一侧已行 Vim 毁损而须作另一侧手术的，DBS 是唯一的选择。又如在苍白球毁损术中常见的象限性视野缺损，在 GPi-DBS 的患者就可以通过变换刺激位点来避免，双侧 GPi 毁损术常产生构音障碍、音量降低、流涎、吞咽困难、不同程度的认知功能损害等并发症，这些并发症在双侧 GPi-DBS 患者中却不会永久存在。目前的资料表明 STN 是理想的靶点，它能控制帕金森病的强直、运动不能，双侧手术更能有效改善中轴症状如步态、翻身困难等，但 STN 毁损如今已不在患者常规使用之列，所以 STN-DBS 目前被认为是治疗帕金森病的重要选择之一。

四、帕金森病的立体定向核团毁损术

（一）概况

帕金森病的手术治疗起源于 20 世纪初，曾经采用的术式有皮质切除、锥体束破坏、锥体外系毁损等。基底节核团毁损术的报道最早见于 20 世纪 40 年代。当时采用的传统神经外科手术方式要经过皮质手术才能到达基底节区，创伤大，并发症多，致残率高。20 世纪 40 年代末，两位美国医生 Spiegel 和 Wycis 设计出用于人类脑部手术的立体定向仪，采用的脑深部穿刺针直径为 1～2mm，最大程度地减轻了脑组织损伤，为立体定向神经外科技术奠定了基础。其立体定位依据主要是 X 线脑室造影，靶点位置基本上集中在丘脑腹外侧核（ventral lateral nucleus of thalamus，VL）。此后 Hassler、Riechert、Cooper 和 Bravo 都曾采用 VL 核毁损术治疗帕金森病，对于震颤的改善率可达 80%～90%，引起了人们的极大兴趣，并逐渐为多数外科医生所接受。但当时的核团毁损术也存在一些问题，如：影像技术相对落后，靶点位置准确性只能依赖尸检验证；很少进行严格的长期随访；没有标准的帕金森病量表，手术疗效缺少统一的评价方法等。20世纪60年代以后，随着左旋多巴的应用及其取得的惊人疗效，手术治疗走入低谷。

20世纪70年代后期，立体定向核团毁损术进入"复兴"阶段，主要原因在于：①左旋多巴治疗的局限性和副作用暴露出来，如长期使用导致的异动症和"开-关"现象。②影像与电生理技术的发展极大地提高了靶点的定位精度，手术更加安全可靠。③核团毁损术的靶点有了新的改进。大量病例分析证明苍白球毁损术对帕金森病的所有主症均有明显的改善作用。④统一帕金森病评分量表（UPDRS）被广泛采用。

核团毁损术成功的关键在于靶点定位的准确性。CT与MRI的出现极大地推动了核团毁损术影像定位技术的进步。高场强的MRI较传统的X线脑室造影具有无创伤、组织分辨率高等优越性，MRI脑正中矢状位上可以清楚地显示脑内标志性结构——前连合（anterior commissure，AC）与后连合（posterior commissure，PC）。以AC-PC的连线为基准定位VL核、苍白球腹后内侧核与底丘脑核等核团的三维坐标，是目前较广泛采用的解剖定位技术。北京功能神经外科研究所使用MRI容积扫描与多层重建技术，可以根据手术需要沿任何方向重建任意层次的影像，能够很方便地在最理想的层面上获取靶点坐标数据。随着更高场强的MRI设备的开发，其组织分辨率在不断提高，过去认为不可视的某些靶点及周围组织结构，已经或将被显示出来，手术靶点的直接测量和个体化将成为大势所趋。但是无论影像技术如何进步，立体定向系统的精确性都会受到一些因素的制约，例如框架的机械精度、CT或MRI的扫描层厚等。以1mm层厚的CT扫描为例，其定位精度的理论极限是1.5mm（95%置信区间），出现几个毫米的误差是有可能的，必须依靠电生理定位来进行调整。当出现脑脊液丢失较多、脑组织移位的情况时尤其需要术中校正。相对于解剖水平的影像定位，微电极记录是生理水平的定位。自20世纪60年代Albe-Fessard等采用微电极记录以来，该技术已被应用于治疗包括帕金森病在内的许多运动障碍病。有经验的医生没有微电极记录也可以完成手术，但有了它可以显著增加手术的有效率、安全性和术者的信心。微电极细胞外动作电位记录是最常用的电生理定位技术。采用尖端直径20～30μm，阻抗100～500kΩ的微电极将靶点及周围结构的细胞外放电信号引出，经信号收集软件处理，根据靶点及周围组织放电特点的不同，从百微米数量级上对靶点进行功能定位。影像学解剖定位与电生理功能定位的结合，使核团毁损术靶点定位精度有了很大的提高，这也是帕金森病核团毁损术得以复兴的一个重要因素。

目前最常用的核团毁损术是射频热凝技术，即利用高频电流通过脑组织，产生高热破坏神经元和神经纤维。它根据射频电极裸露部分的长短和粗细，通过调节毁损时间和温度，使凝固坏死灶的大小和范围达到可控的要求。也可以在一个或多个针道上制造多个毁损灶来合成靶点的形状。射频毁损电极粗细、长短不一，直径为0.7～2.1mm，尖端暴露2～10mm。毁损温度为65～90℃，时间60～90秒。临床上一般首先以40℃的温度试毁损60秒，在此期间观测患者对侧肢体感觉、运动及语言的情况，明确无误时，逐步增加到80～90℃毁损60s左右，并同时密切关注对侧肢体和语言的变化。其他的毁损技术也在探索之中，例如采用神经放射技术制造放射性组织坏死，其理论上的优势是不损害靶点周围白质，但临床疗效有一个滞后的过程，而且无法在术中利用电生理技术确认靶点。

神经核团毁损术经历了半个多世纪的兴衰起伏，技术保障手段日臻完善，人们对其认识也更加深入，但在基因治疗或多巴胺能神经元干细胞移植成功之前，帕金森病的外科治疗都是症状学治疗。帕金森病脑部病变的基础是黑质多巴胺能细胞的减少，导致基底节与丘脑某些核团的电生理活动异常。无论外科手术或药物治疗都不能弥补多巴胺能细胞的丢失，但二者结合可以达到缓解症状的目的。核团毁损术的部位基本上定型在丘脑 VL、GPi 和 STN。毁损术与 DBS 在靶点选择及定位方法上是类似的。DBS 的最大优点是不毁损靶点的神经元，通过刺激参数的调节，达到改善帕金森病症状的效果，体现了可逆性和可调节性。DBS 与切开术相比，技术上并不存在更大的难度，关键问题仍然是定位的准确。毁损造成的功能缺失是不可逆的，是"一锤定音"的事情，几分钟之内，良好的疗效或严重的并发症即见分晓。因此，从技术上讲，毁损术对手术医生的压力更大。准确的 DBS 位置，可以较低强度的脉冲刺激获得较好的疗效。植入位置的偏差，可在相当程度上通过改变电极的刺激点和刺激强度而弥补定位技术的不足。

（二）苍白球毁损术

苍白球毁损术最早用于治疗帕金森病，始于 20 世纪 40 年代末 50 年代初，传统的苍白球毁损术将靶点定在内侧苍白球的前、背部，这种手术方式虽然能降低患者肌张力，但对运动迟缓、姿势障碍、步态障碍等的改善效果较差，以后 Leksell 将靶点移到内侧苍白球的腹后部，使患者的运动障碍及其他症状明显改善。然而，Hassler 等倡导的 Vim 丘脑毁损术，由于消除震颤的疗效明显占优，很快压倒了苍白球毁损术。而苍白球毁损术的复苏则是在 1987 年以来，特别是 1992 年 Laitinen 介绍了内侧苍白球腹后部毁损术（PVP）的效果以及药物治疗帕金森病的长期效果失败之后，这一手术逐渐为全世界大多数神经外科医生接受。

帕金森病可根据其症状分为以震颤为主型和以肌强直、运动障碍为主型。以震颤为主的患者起病多较年轻，进展缓慢，多具有良好认知功能，这种类型比较适合行丘脑 Vim 核毁损术。而以肌强直，运动迟缓，姿势不稳及步态障碍为主的患者，发病年龄多较大，许多患者伴有痴呆，病情进展较快，适于行苍白球毁损术。手术适应证及禁忌证只是一个指导性原则。有些患者并非完全符合上述标准，但由于帕金森病症状明显影响其日常生活，而药物又难以控制，此时也可考虑行苍白球毁损术。苍白球毁损术对帕金森综合征、帕金森叠加综合征（如 Shy-Drager 综合征、进行性核上性麻痹、橄榄体脑桥小脑萎缩等）无效。应该指出的是，对原发性帕金森病的诊断应慎重，因为帕金森病患者没有特殊的生物学指标，诊断多为临床诊断，应排除其他原因引起的帕金森综合征，大约有 30 余种其他疾病可以引起帕金森病的症状，尸检发现大约 24%被诊断为原发性帕金森病的患者，并不具备原发性帕金森病所具有的病理解剖学特征，如黑质神经元变性及出现路易体等，因此原发性帕金森病的诊断需要由功能神经外科医师、神经内科医师、运动障碍疾病的专家共同进行。

患者术前应进行全面的术前检查，常规行血常规、尿常规、便常规、心电图、胸部 X 线片等检查，注意有无心血管疾病，高血压患者应给予足量抗高血压药物，使血压降至正常范围。所有患者术前应客观地进行 UPDRS、SCHWAB 和 England 评分、Hoehn-Yahr 评分。有"开-关"现象（on-off）者应分别评估在"开"和"关"两种状态下的评分，注意观察服药后药物产生作用和停药两种情况下患者的症状、病情变化、疗效、达到药物血浆峰值浓度时的最佳效果和药物作用的持续时间及剂末恶化现象等，可用录像记录便于术前、术后对比。术前1天停用抗帕金森病药物，以便使患者的症状能在手术中表现出来，这有利于术中检查治疗效果。让患者清楚手术的大致过程及如何配合，这对减轻术中患者焦虑及取得配合至关重要，整个手术过程中患者必须保持清醒，因此，应慎用镇静药物。

手术步骤包括靶点选择、靶点定位和靶点毁损。在苍白球的具体毁损部位上存在着分歧。有些学者认为苍白球腹后外侧部为最佳毁损部位，有些学者认为毁损苍白球腹后内侧部对帕金森病最有效，还有学者认为应根据患者症状及苍白球的躯体定位特性实施精细毁损，这在理论上是正确的，但在目前很难达到。一般认为，下肢代表区偏上偏内，而上肢代表区偏下偏外，在内侧苍白球腹后部偏外侧制造的毁损灶，上肢功能改善程度高于下肢，而在偏内侧制造毁损灶则相反。亦有作者对毁损部位与术后疗效和并发症之间的相关性进行研究发现：毁损部位越靠后，对运动不能的疗效越好。而对震颤和运动迟缓，毁损部位与疗效之间没有相关性，并且出现并发症的患者多因毁损灶过于靠近内侧，累及内囊与视束而致。1992年Laitinen等就毁损部位与疗效的关系研究表明：为了获得良好效果，毁损范围似乎应足够大，并尽可能靠近视束，术后复发的病例均显示毁损范围不够大，且过于靠近背侧。目前所用的内侧苍白球腹后部靶点定在GPi和豆核袢之间。

患者取坐位，将立体定向仪基环固定于颅骨上，固定针处头皮常规消毒，2%利多卡因+布比卡因+生理盐水局部浸润麻醉，从对角线方向均匀用力拧紧固定螺丝，使其尖端刺入颅骨外板，定向仪基环固定平面应避开AC-PC平面，以防产生伪影。安装时应使基环左右方向与双眼眶平面保持平行，前后方向与AC-PC的头皮表面投影线平行，尽可能防止头架旋转和倾斜，因头架的旋转和倾斜将反映在CT、MRI影像学扫描上，因而需在CT、MRI重建图像上调整角度，容易使定位误差值人为地增大。前后方向的基线为外眦上2mm，外耳孔上3.5mm的连线，这一连线与听眦线保持10°～15°向后开口的夹角，大致与AC-PC平面平行，在AC-PC连线上约10～15mm。

可用CT或MRI进行影像学定位。患者仰卧于CT扫描床，头部通过适配器固定于扫描床上。在矢状位定位像上，扫描起始线与定向仪基环尽可能平行，一般从鞍底下方开始扫描，螺旋CT层厚3mm，层距2mm薄层扫描，大小350mm×350mm的胶片层面，计算机工作站行头颅影像三维重建，获得最佳苍白球和第三脑室的层面位置标志，确定出第三脑室连合间线平面，初步确定靶点坐标。内侧苍白球腹后部影像学定位的常用参考点为AC、PC、内囊、视束、三脑室底、乳头体，调节CT窗宽、窗位在轴位、矢状位及冠状位可较清楚地显示这些结构。靶点位于三脑室底下方1mm，乳头体后上方，视束外侧的上方，坐标为前后连合间线中点前方2～3mm，连合间线外侧17～23mm，连合间线下4～7mm处，因个体解剖上的差异而有轻度差别。有时应用阳性对比剂三碘三酰苯（omnipaque）3ml进行脑室造影显示的前后连合间线和第三脑室底与靶点位置相对照以校正和确认靶点位置。

将患者送回手术室，患者仰卧于手术床上，定向仪基环通过适配器固定于手术床头以保持稳定。常规消毒全头皮肤，铺无菌巾单。头皮切口位于眉间上方12cm，中线旁开4cm，冠状缝前，长约3～4cm，局部2%利多卡因浸润麻醉，一次切开头皮，局部钻孔，电灼并

"十"字剪开硬脑膜，避开血管，电灼脑表面软脑膜，形成直径约 2mm 软膜缺损。将立体定向仪坐标调整至靶点位置，并在校准仪上进行校准。安装并固定立体定向仪于基环上，并将微推进器固定于定向仪弓形架上，将带有针芯的微电极套管置于推进器上，指向脑皮质软脑膜开口处，缓慢旋转刺入皮质，将导针套管插入到靶点以上 15mm 处固定；拔除针芯，将微电极针插入到导针套管中，用微推进器以微米级的数量级进针。目前多使用 FHC 公司生产的微电极及电生理记录系统，距 CT 靶点上方 10mm 开始记录，通常记录 2～3 个针道。电信号通过微电极被采集、接受，传入计算机软件系统，再被过滤、放大、显示在显示屏上并通过外接音箱听到背景噪声。微电极由浅入深，依次穿过的结构分别是壳核、苍白球外侧部（GPe）、外髓板、内侧苍白球外侧部（GPie）、内髓板、内侧苍白球内侧部（GPii）、豆状束、豆状襻、视束、内囊。根据微电极所记录到的上述各部位神经元的不同放电形式和频率，可以确定不同的神经核团和结构（如内、外侧苍白球），根据由外周刺激和自主运动所引起的放电活动，可以确定 GPi 感觉运动区的分布，可以确定靶点所在区域神经元电活动最异常的部位，微电极还可以被用于微刺激以确定视束和内囊的位置。在 GPe 可记录到低或高频（10～60Hz）自发放电，间或有短暂快速的簇发放电（爆发式放电）或较长时间的停顿（间歇期），随意运动一般引起放电频率的增加，偶可见抑制放电；在 GPi 可记录到高频基础放电（20～200Hz），极少放电停顿现象，对侧肢体随意运动可引发放电频率增加，并可见部分放电与震颤同步，微刺激极少诱发运动或感觉反应，但可减轻肢体震颤；边界细胞呈中频（30～40Hz）规则放电，随意运动对放电无影响。视束呈静止或无放电现象，偶可见轴突动作电位，光刺激可记录到视感诱发电位，低电流（2～20μA）刺激视束可引发见到光、星或云的光幻觉；在内囊处极少见树突和轴突动作电位。通常毁损电极到达靶点时可摄 X 线片或透视以确认靶点位置。毁损电极刺激是用于确定电极与内囊、视束相对位置的电生理学指标，可用低频和高频进行刺激，确认电极前端是否与内囊区或视束靠近，以免毁损后引起偏瘫或视野缺损等并发症。当低电量（<3V）、低频（2Hz）电刺激可诱发出同步运动反应（面、舌、手）时，提示电极前端已临近内囊；高频（2V、100Hz）电刺激诱发视觉反应（闪光或色觉），眼前闪光或中心视野出现颜色提示已临近视束。所能诱发出运动或视觉反应的电压值为阈值（threshold value）。随进针深度不断增加，电极所测阻值不断增高，而运动、视觉阈值逐渐降低。各个治疗中心认可的合适的阈值并不完全一致，每个神经外科医生都有自己的经验，并且与所用电极的型号有关。一般认为在靶点位置的运动、视觉阈值为（2.0±0.5）V 较合适。阈值过高表明电极尖端位置太高，需要继续进针；阈值太低，表明电极尖端位置太低，距视束、内囊太近，应当适当退针，或改变靶点位置。在临近内侧苍白球腹后部（其上方 1～4mm 处）用粗电极进行高频（100Hz）刺激时，常能有效地减轻运动不能和肌强直，而当到达靶点进行刺激时反而可使肌强直和震颤加重。目前应用最广泛的核团毁损方法是射频热凝毁损术，先应用较小的毁损参数（45℃，45s）进行可逆性检验性毁损，加热过程中控制温度，首先使细胞失活，但不造成永久性损伤，如果未出现不良反应，再提高温度，行最终毁损。毁损灶的大小，原则上应以最小的毁损灶获得最佳治疗效果为宜，而不是越大越好。根据术后 CT/MRI 扫描所见应在 3～5mm 之间，毁损体积过小时效果可能不能持久，过大时并发症发生的可能性增加，通常使用射频热凝方法运用温度和时间参数可以获得理想大小的毁损灶，毁损参

数：直径为 1mm 的毁损电极，70～85℃，60s；直径为 1.8mm 的毁损电极，65～80℃，60s。

手术结束后即可将患者直接送回病房。最初 24～72 小时内，注意观察患者的意识及肢体活动情况。术后反应较重，出现意识模糊，嗜睡，肢体运动障碍较术前明显加重者，可行颅脑 CT 扫描，以排除颅内血肿。应尽量避免患者剧烈咳嗽、喷嚏、憋气、肢体用力活动等，对于高血压患者，应将血压控制在正常范围，以防颅内出血。手术当日即可进食，有呕吐反应者给予适当处理并暂禁食。部分患者术后可有发热，可给予物理降温。运动障碍较重的患者每 2 小时协助翻身一次。血压升高及有其他神经系统症状时，可适量应用甘露醇或呋塞米脱水，以减轻脑水肿，必要时为减轻术后反应，可少量给予糖皮质激素；根据病情可适当应用抗生素预防感染。切口 5～7 天拆线，患者一般术后 7～10 天出院。

关于抗帕金森病药物的应用问题，目前尚无一致的观点。许多作者指出，成功的内侧苍白球腹后部毁损术术后患者用药量平均可减少至术前的 50% 以下，但是，由于手术并不能解决脑内多巴胺的缺乏问题，术后还需要继续服用左旋多巴类药物，用药原则是以最小的剂量达到最佳的效果。一般认为内侧苍白球腹后部毁损术能够改善帕金森病的所有症状如强直、运动迟缓、药物所致的运动障碍、静止性震颤，以及步态、姿势、平衡、吞咽和言语障碍等。其中对左旋多巴类药物所致的运动障碍的疗效最被肯定。除了手术对侧的肢体的症状得到改善外，有些患者也可观察到手术同侧肢体的症状也得到不同程度的改善。虽然不同的医疗单位由于靶点定位、手术经验、评价标准等方面的不同，造成手术结果相差甚远，但普遍认为内侧苍白球腹后部毁损术对帕金森病的强直和运动迟缓疗效较好，1992 年 Laitinen 等报道，对强直、运动迟缓缓解率可达 91%。对震颤的疗效各家报道不一，最低的改善率仅为 30%，较高的可达 80%～85%，一般认为内侧苍白球腹后部毁损术对震颤的疗效不如丘脑毁损术，有作者认为该手术只能控制轻度和中度震颤，而对严重震颤疗效不充分，应加做丘脑毁损术。较常见的并发症有暂时性的面瘫和偏瘫，损伤视束引起的部分视野缺损，少见的有颅内血肿、癫痫、感染等，1992 年 Laitinen 等对 46 例患者行 65 次内侧苍白球腹后部毁损术，出现并发症 7 人次，发生率为 15%。同传统的苍白球毁损术相比，当前的内侧苍白球腹后部毁损术的并发症已减少到了安全的地步。

术后 2～3 天患者可下床活动时，应立即进行一次帕金森病病情及神经系统功能的检查和评估，并至少分别于术后 1 周、1 个月、3 个月和 6 个月按术前同一标准进行检查、评估并对比，记录随访情况并录像，作为观察长期效果的档案资料。亦可行 MRI 检查确定毁损灶的位置和体积，为观察分析毁损灶与疗效之间的关系提供重要依据。

手术疗效的预测依据有以下几个方面：术前临床观察服用左旋多巴的疗效，药物疗效好且能有效改善"关"期症状者，有望术后疗效明显，反之则差；利用 PET 等方法，测定苍白球的高代谢和功能过度状态，如果应用左旋多巴能抑制纹状体-苍白球-丘脑-皮质环路的葡萄糖代谢，表明苍白球功能可被抑制，从而客观反映患者对左旋多巴药物反应性的敏感程度，预测手术效果的好坏；通过影像学（CT 和 MRI）观察基底节，尤其是苍白球的结构是否完整，有无缺血、梗死、钙化及脱髓鞘或其他病变，结构完整者预示手术将取得良好疗效。

术后出现较严重的手术并发症的原因：针道或靶区的毁损灶血管损伤出血；由于靶点定位误差导致毁损灶位置不当或毁损参数运用不当伤及邻近重要结构；术前手术适应证选

择不当。

　　血管损伤出血是造成术后病情恶化致残的重要原因，因脑内出血严重可引起死亡、昏迷、偏瘫和偏身感觉障碍等。出血可见于电极穿刺进针时操作粗暴、急躁，或手术医师不等电极裸露的前端温度下降、冷却，急于将电极拔出，此类情况下易导致毁损灶区或针道壁小血管损伤；射频热凝毁损本身有时也能引起出血，特别是患者有出、凝血功能障碍或高血压时较无上述疾病者更易于出血，因此，手术前应常规检查出、凝血功能，术前连续3天早、晚各测血压一次，有出、凝血功能障碍或血压异常时，术前必须先给予纠正后再择期施行手术，手术中操作应仔细、轻柔，手术中和手术后1周内均需严密观察血压变化并随时给予纠正。

　　靶点定位不当，毁损灶偏离正确的靶点位置亦是手术后出现神经系统功能障碍的重要原因之一，内侧苍白球腹后部位置狭小，且豆核襟毗邻视束，过低则易伤及视束出现视野缺损，偏内易伤及内囊，偏外、偏前或偏背侧常常无效。正确的毁损灶位置较正确的靶点的偏离度不应大于2mm，否则就易引起并发症，并发症的发生大部分多归咎于毁损灶的定位不当，术中实际制造的毁损灶偏离正确、理想的靶点过远或由于毁损灶体积过大损伤到周围重要结构，因此，用扩大毁损灶体积的办法来弥补靶点定位的误差是不可取的。由于人脑皮质下核团存在个体解剖差异，术中脑脊液流失，引起脑移位，偏离定位靶点，活体脑内点与点之间的空间距离与以影像学手段显示的脑内解剖靶点定位标志之间的空间距离，并不一定完全符合，从而不可避免地产生三维空间位置偏移，由此定出的毁损灶位置必然会偏离真正的理想靶点产生误差。为尽可能地减少由于这类原因而产生误差，引起并发症，除使用近代立体定向技术中先进的CT/MRI影像空间定位手段外，使用微电极、粗电极刺激和记录手段，对靶点定位再确认，在靶点毁损前可以进一步提高毁损灶解剖定位和功能定位的准确度和精确度，从而最大限度地减少定位误差，并以体积最小的毁损灶获得最佳临床治疗效果。有些继发于毁损灶周围组织水肿而发生的一过性、暂时性功能障碍，持续时间较短暂，随着时间的推移，脑水肿逐步消退，并发症也将逐步恢复。

　　特别应当指出的是对于病情在短期内进行性快速发展，且合并多种器官损害、全身衰竭的患者手术必须持谨慎态度。因为这类患者手术后并发症的发生率极高。在手术前已出现语音低下者，手术后语言障碍更明显加重。手术前已因运动困难而有明显步态不稳、易于摔跤者手术后步态障碍将更加重。于术前已有明显的脑萎缩、帕金森叠加综合征或脑多系统变性（如橄榄体脑桥小脑变性、纹状体黑质变性等），年龄超过70岁者，手术后不但认知障碍和其他精神障碍可能加重，而且原有帕金森病症状也很难得到改善。

　　该手术仍存在许多问题值得进一步研究探讨。手术的毁损部位和手术具体操作过程还不够规范，因此对手术疗效难以全面评价；对手术的远期疗效还有待于进一步加强观察评估；关于术后患者改善情况的报道还不够完善精确；仍有一部分患者术后疗效不佳，其原因尚待积累更多经验进一步分析。

（三）丘脑毁损术

　　早期的丘脑毁损术是丘脑腹外侧核毁损术。立体定向丘脑腹外侧核毁损术始于20世纪60年代，历史上曾经占据了帕金森病手术治疗的主流，尤其是它对震颤的治疗效果更是给功能神经外科医师留下了深刻的印象，它对震颤的改善率较高，而且多为持续改善，除了帕金森病震颤，对于特发性震颤也有良好疗效。一般认为，只要能够准确毁损 Vim 核，震颤的疗效是肯定的，因此，对于单纯震颤的治疗，首选丘脑腹外侧核毁损术。

近些年来，通过研究发现丘脑腹外侧核的震颤治疗效果主要来自于其后部的 Vim 核，单纯 Vim 核毁损术就可以可靠持久地缓解震颤。复发病例多数 Vim 核破坏不全。Vim 核在解剖上前后厚度仅为 3mm，因此前后位的判断极为重要，稍有偏差，向前则毁损不及 Vim 核，震颤疗效差，向后则会伤及 Vc 核，产生感觉异常并发症，在左右位上，上肢位于内侧，下肢位于外侧，分别与 Vc 核口区、拇指区和无名指区相对应，若有偏差，则可发生内囊并发症或下肢震颤无效。传统影像定位方法无法区分 Vim-Vc 核边界，加之术中各种因素引起靶点移位，容易错过厚度仅为 3mm 的 Vim 核，要达到控制震颤的目的，势必要加大毁损范围，使得毁损波及 Vim 核而达到目的。然而，这就有可能给患者带来神经功能损害。Kelly 提出通过确定 Vim-Vc 核边界来确定 Vim 核的位置，这些精确判断，从理论上讲，必须有电生理定位手段的参与。如果将丘脑 Vim 核的毁损扩大到其前部的 Vop 核，将会对左旋多巴诱导的异动症有疗效。丘脑的手术对帕金森病的运动不能症状没有改善作用。双侧丘脑毁损手术会使超过 20% 的患者出现明显语言、吞咽和平衡的恶化，因此双侧丘脑毁损手术应该避免。目前由于苍白球和丘脑底部核团靶点的应用，丘脑治疗帕金森病的靶点基本只选择治疗震颤的 Vim 核，其他丘脑内靶点极少使用。因此，我们将就丘脑 Vim 核毁损术作为丘脑毁损术的重点加以描述。丘脑 Vim 核毁损术的手术对象术前应严格选择，患者的基本症状应为震颤，而且对药物治疗效果差。丘脑 Vim 核毁损术后，对于运动迟缓改善不明显，一般认为苍白球毁损术对这一症状的改善有较好的疗效。运动迟缓和强直症状具有较强的致残性，而震颤对运动功能的影响在相比之下，则要小得多，因此，如果患者除震颤外，还具有运动迟缓和强直症状，手术的靶点一般选择在苍白球。另外一个慎重的原因是，患者往往震颤并非局限于单侧肢体，一侧丘脑手术后，另一侧的丘脑手术是危险的，这种情况下，DBS 则是理想的选择。

丘脑 Vim 核的手术的大致过程：第一步，常规安装颅环，行头颅 CT 或 MRI 扫描，常规确定 Vim 核的原始坐标值，丘脑 Vim 核的靶点坐标范围一般为大脑原点后 4mm（或 PC 向前 AC-PC 全长的 1/3），AC-PC 平面或此平面上 1mm，旁开中线 8~14mm（有待微电极技术术中更正）。第二步，进行微电极术中定位，电极行进过程中，神经元的电信号通过实时示波器显示。微电极采集电信号时，间断给予微刺激，观察患者内囊及感觉核团的反应。①首先以原始靶点行首道微电极记录，观察微电极的电信号，更为重要的是间断给予口周及上肢、手部轻触觉 brushing 的刺激，出现明显相关信号，即代表微电极进入丘脑腹后核团（Vc 核），因为 Vim 核紧邻 Vc 核，其厚度在前后径约 3mm，确定 Vc-Vim 边界后，通过简单的计算，就可以定出 Vim 核的位置。②如果首道微电极记录没有记录到轻触觉的相关电信号，那么可以将微电极针道在前后方向间隔 2mm 移动，寻找 Vim 和 Vc 核的边界，直到找到为止。③寻找到 Vim-Vc 边界后，进一步需要明确的是什么部位引起轻触觉反应，口周和拇指区微刺激引起的反应区前方是 Vim 上肢震颤治疗区，无名指引起的反应区前方对应 Vim 下肢治疗区，临床上可以根据这一对应关系判断左右方向的距离。因此，对于上、下肢的治疗是通过 X 轴方向上的移动来实现的。④将上述微电极不同探测针道的信息加以分析，进行微电极制图，描绘出靶区位置，设计毁损针道。第三步是射频毁损，最终微电极制图确定手术靶区后，从 Vim 底部开始向上毁损 4～6mm，温度 85℃，时间 60s，各点毁损间隔 1～2mm。

丘脑毁损术对四肢震颤的疗效可以达到 94%～100%的清除率；对于外伤和中风后的震颤虽然缺少统计学的数据，但是其疗效不佳，对于中线症状的震颤，如头震颤和声音震颤效果也不理想；丘脑毁损术对于强直有一定的疗效，但是对运动迟缓和运动不能则无疗效。有学者进行过 10 年的随访，52%的患者仍然存在改善。丘脑毁损术的手术并发症有偏瘫、失语、感觉障碍、肌张力过低等。由于双侧丘脑毁损术的手术并发症显著增高，因此多数学者不赞同。1991 年，Fox 分析了他的 1984～1989 年的 36 例患者的丘脑腹外侧核毁损术的手术并发症情况，其中 11 例术中发生一过性语言障碍，术后 24 例患者有面瘫、语言障碍、麻木、定向力障碍、一侧肢体无力等一过性症状，5 例发展为永久并发症。

DBS 的出现，由于它的可反复性和可调节性，使得丘脑手术变得更为安全。由于 DBS 的可反复性，毁损术的一些严重并发症，如靶点不准确和毁损灶过大造成的偏瘫、感觉障碍，DBS 都可加以避免。另外，其他一些严重的永久性并发症，如迟发脑梗死和脑出血，DBS 都比毁损术的发生率要低。DBS 也并非没有并发症，3%～4%的患者 DBS 后可以发生感染、植入电极头破损和植入电极移位。但是这些并发症通过一些相关措施的处理，很少能发展为永久并发症。除了这些较为严重的并发症，DBS 由于刺激诱发产生的并发症大多比较轻，患者基本都能够耐受。丘脑 DBS 同丘脑毁损术比较，最大的优点是可以同时进行双侧 DBS。双侧 DBS 术后极少发生流涎、发音困难和吞咽困难，而双侧毁损术后这些并发症的发生率可以超过 20%。DBS 的手术技术和手术设备要求与毁损术基本相同，但是由于深部脑电刺激器的昂贵费用，限制了这一技术在我国的使用和推广，由于这一原因，我国在很长时期内还会把毁损术作为主要的外科治疗手段，该技术还远远没有过时。

五、帕金森病的放射外科治疗

放射外科概念是在 1951 年由 Lars Leksell 教授首先提出的。放射外科是一种采用立体定向导向，使用单次高剂量聚焦电离辐射损毁颅内靶点的方法。当今放射外科恰当的定义是在准确限定的靶点容积内，单次剂量治疗所产生的特殊放射生物学效应，从而起到手术目的的治疗技术。放射外科自 20 世纪 50 年代开始临床应用以来，已有 60 年的发展经历。近十年放射外科的迅速发展，归因于医学影像学和计算机科学等高科技的融入。自 1992 年以来苍白球内侧损毁治疗帕金森病引起神经外科医师的重视。目前，临床主要采用伽玛刀（γ-刀）毁损 Vim，通常用 MRI 直接定位，应用 4mm 准直器，剂量为 130～160Gy。由于放射外科不能得到电生理学信息来证实靶点位置的准确性，部分外科医生将适应证的选择仅限于患者合并内科病（如凝血障碍病）、手术风险很大时。

γ-刀与重粒子束、等中心直线加速器，均属于立体定向放射外科临床治疗的设备或放射源系统。立体定向放射外科是立体定向技术与放射治疗学相结合而形成的一门新兴学科，属于立体定向外科学范畴。立体定向放射外科的概念最早由瑞典神经外科学家 Leksell

于 1951 年提出，是指利用立体定向技术对颅内靶点精确定位，单次大剂量放射线集中照射于靶组织，使之产生局灶性坏死，从而达到类似手术治疗的效果。立体定向放射外科是以其精确的立体定位和靶结构与周围组织之间受照射剂量陡峭的梯度变化，在几乎不损伤周围组织的情况下摧毁靶组织。

在治疗功能神经外科疾病时，靶组织可以是脑内正常组织如神经纤维传导束或脑深部灰质核团。利用立体定向放射外科治疗帕金森病，早在 20 世纪 60 年代末国外已开始进行，1968～1970 年，Leksell 等应用第一代 γ-刀为 5 例帕金森病患者施行了 γ-刀丘脑毁损术。由于当时影像学技术的限制，靶点的确定只能依靠气脑造影来间接定位，加之第一代 γ-刀的准直器头盔直径太大，无良好的固定方法，这些影响因素使得早期治疗患者的临床效果均不令人满意。近年来，随着采用 CT 及 MRI 定位，尤其 MRI 能清晰地三维显示前联合、后联合、苍白球、丘脑、内囊等结构，使手术精度大为提高。国内外对于 γ-刀治疗帕金森病的报道也逐渐增多。与神经外科手术相比，立体定向放射外科治疗有以下优点：治疗无创伤，无出血，无感染；不需全麻，患者痛苦小；治疗时间短，治疗精确，对颅内重要功能结构损伤小，术后并发症少。靶点选择的机制与立体定向颅内靶点射频毁损的机制相同，是基于阻断两个神经环路的原理：一是苍白球传出环路，由于帕金森病时该环路活动增强，通过锥体束直接对脊髓前角 γ 运动神经元发放冲动增多，引起肌张力增高，破坏苍白球，阻断这一环路，可抑制其冲动发放，解除肌强直作用；二是对侧小脑经丘脑与皮质的环路，静止性震颤的产生与丘脑腹外侧核的异常活动有关，由于纹状体缺乏抑制性冲动，使丘脑腹外侧核-皮质运动区-纹状体-丘脑腹外侧核这条环路中的反馈作用增强，破坏丘脑腹外侧核，阻断这一环路，可抑制反馈，使震颤消失。这两个系统到丘脑的传入纤维都进入丘脑腹外侧核的下部，再向上稍稍散开，此区域为手术治疗运动障碍的有效区域。1991 年，Lindquist 等首先报道了采用改进后的第三代 γ-刀对 2 例帕金森病患者进行了 γ-刀丘脑毁损术，2 例患者均采用立体定向 MRI 扫描定位，并用定向 CT 扫描进行核对。第一例患者选用一个 8mm 准直器，中心剂量为 180Gy，治疗后 2 个月，患者的震颤症状明显好转，运动功能增强。3 个月后，震颤完全消失。但自 4～6 个月以后，患者逐渐出现对侧肢体无力，继之出现不全偏瘫。MRI 显示治疗侧丘脑及内囊后肢大面积水肿，毁损灶范围较预计范围大数倍。经激素及脱水治疗后，偏瘫有明显恢复。随访 4 年，震颤未复发。第二例患者改用一个 4mm 准直器，中心剂量为 200Gy，术后半年，震颤症状有轻微改善，但 1 年后又恢复到术前水平，MRI 检查显示水肿范围较小，故再次用两个 4mm 准直器部分重叠覆盖后对原靶点进行照射，1 年后 MRI 检查仍然显示毁损灶范围无增大，患者症状无明显改善。Ronald 等报道应用 γ-刀治疗帕金森病 55 例，其中 27 例靶点为丘脑腹外侧核（治疗震颤），有效率为 88%；28 例靶点为苍白球内侧部（治疗强直及运动减少），有效率为 85.7%，除 1 例出现偏盲外，未见其他并发症。梁军朝等报道治疗 73 例帕金森病，总有效率为 85.7%，吴锡标等报道治疗 60 例，随访时间 3～24 个月，总有效率为 73.7%。适应证的选择基本上与常规立体定向手术相同，包括：药物治疗 2 年或 2 年以上，临床症状以震颤或强直为主，或混合型帕金森病患者；药物治疗有严重副作用或不能耐受药物治疗者；以单侧肢体症状为主者，治疗仅限于患侧即可，若双侧肢体症状均较严重，通常需分期行双侧治疗；两次治疗间隔时间最好在 1 年以上；高龄、有主要脏器功能障碍不能接受钻孔立体定向术者可

考虑行 γ-刀治疗。

γ-刀治疗的主要技术要点如下：

（1）靶点的无创性磁共振定位技术：①术前模拟定出 AC-PC 线在头颅表面的投影位置，目前帕金森病 γ-刀治疗所用毁损灶为苍白球或丘脑腹外侧核，这些核团在现有的 MRI 图像上尚不能精确显示，仍需借助颅内其他标志结构进行推算。由于标准人脑切面图谱均以 AC-PC 线作为参照基准面，并以 AC-PC 线中点即大脑原点作为描述颅内其他核团位置的参照点，因此，要求 MRI 定位扫描时，所有轴位图像均与 AC-PC 平面平行，只要参照核团在标准人脑图谱中的相对位置，即可顺利将该核团在定位 MRI 图像中的位置标出。要达到此要求，首先要求扫描面必须与头架的基环平面平行，而安装头架时则设法使头架基环平面与 AC-PC 平面平行，因此，需要在安装头架前模拟定出 AC-PC 平面在头颅表面的投影位置。方法有带有定位标记的磁共振矢状位扫描方法、利用 Twening 线接模拟、利用颅骨标志近似模拟。②安装定位头架：尽可能使头架基环与事先在头颅表面标出的 AC-PC 平面相平行，且左右高度对称，头架正中线与头颅正中矢状线重合，前后方向上应使头颅位于头架中心位置。③磁共振定位扫描：先行正中线矢状位 Tj 加权扫描，初步确定 AC-PC 线位置，以此线为中心，将上、下 20mm 范围作为轴位定位扫描范围，冠状位扫描范围是以 AC-PC 线中点为中心前后 20mm 所包括的范围，确定扫描范围后，需行 Tj 加权和质子密度轴位及冠状位扫描，层厚 1～3mm。④标定靶点：通过简单的测量和运算，将靶点在磁共振成像系统中的三维空间位置转换到立体定向仪坐标系统中去。

（2）剂量计划：在 Leksell Gamma Plan 计算机工作站内完成。剂量的选择大多根据患者的年龄、症状、全身情况、是否存在脑萎缩、选择多少个等中心照射点、拟制作的毁损灶的位置、大小以及邻近重要结果的关系等因素综合考虑。多数中心最大剂量的选择范围在 140～180Gy。验证靶点位置是否正确、确定邻近靶点的重要结构是否暴露于高剂量辐射区是剂量计划工作的重要内容之一，所用方法有利用标准和实测的 AC-PC 线长度及丘脑比例进行矫正，利用脑内其他标志性参考结构进行矫正，确定拟选靶点是否累及重要结构，测定靶点周围重要结构所接受的辐射剂量进一步调整靶点位置。

但 γ-刀治疗帕金森病仍存在一些局限性，如术中不能应用电生理方法进一步验证靶点的准确性，只能达到解剖学定位，尚不能达到生理学定位，因此，难以克服个体在解剖和功能上的变异；治疗后显效较慢，术后临床效果达不到立竿见影；由于照射剂量掌握不当，照射剂量较大，术后靶点周围水肿可能会引起患者肢体运动障碍。因此，多数学者认为，在尚未取得明显疗效和足够的经验之前，对帕金森病的立体定向放射外科治疗应持谨慎态度。

六、干细胞移植治疗帕金森病

自从 1998 年多能干细胞首次被分离到目前为止，关于干细胞的研究得到了广泛的关注。目前，干细胞的研究几乎涉及了所有生命科学和生物医药领域，在细胞治疗、组织器官移植、基因治疗中有重要意义。干细胞至今没有可被广泛接受的概念，一般认为干细胞是一类具有自我更新能力并可分化为至少一代种子细胞的原始祖细胞。干细胞的概念是 19

世纪提出来的，1896 年，Wilson E.B.在他的细胞生物学著作中用该术语描述线虫生殖系的祖细胞。干细胞可来自胚胎、胎儿或成体，在某些条件下能长期自我复制，对成体干细胞来说在整个生命过程中都有这种能力。它能分化成身体组织和器官的特化细胞。无疑，就是干细胞的这种潜在价值引起了研究者的广泛兴趣。使用干细胞替换组织治疗神经疾病，尤其帕金森病，是研究的主要焦点。

（一）胚胎干细胞

胚胎干细胞（embryonic stem cell，ESC）是一种能够自我更新且高度未分化的全能干细胞，具有向各种组织细胞分化转变的能力。主要来源于着床前（受孕 3～5 天）的囊胚的内细胞团和着床后胚胎原始生殖嵴细胞，经体外分化抑制培养所得。ESC 显著的生物学特性包括：①具有分化的多潜能性，在特定的条件下可分化成机体三个胚层来源的各种细胞。这是与其他干细胞最显著的区别。②具有无限的增殖能力，可以在多次传代后仍具有同样的多分化潜能。为 ESC 的研究和应用提供可靠的细胞来源。③易于进行基因改造操作。④具有早期胚胎细胞的结构特征，如较高的核质比、稳定的整倍体核型、碱性磷酸酶阳性和高度的端粒酶活性等。

1. ESC 向神经元分化的体外研究　到目前为止，ESC 的研究已取得了较大的进展，鼠、猪、牛、兔、绵羊、恒河猴及人的 ESC 系均已建成。1981 年，英国 Ewans 和 Kaufman 从鼠囊胚中分离出 ESC，首次建立了小鼠 ESC 系。此后，科学家们一直致力于各种哺乳动物及人类的 ES（human embryonic stem，hES）细胞系的建立。直至 1998 年，Thomson 等报道在体外受精 5 天的人囊胚中成功分离出 hES 细胞，体外培养维持不分化状态均传代30 代以上，首次建立了 hES 细胞系。hES 细胞系的建立为 ESC 发育和体外培养人体细胞和组织的研究，以及利用 ESC 进行临床治疗提供了广阔的前景。

ESC 一个最重要的特点就是其分化的全能性，可以在体外经过前体细胞最终分化成所有组织的体细胞。由 ESC 诱导分化的多巴胺能神经元或其前体细胞已成为细胞移植治疗帕金森病研究的重点。目前体外诱导 ESC 产生神经元的方法大致有两大类：基因外诱导和基因修饰诱导。

（1）基因外诱导：主要是在细胞水平对 ESC 施加各种特异性的诱导剂，如维甲酸（retinoic acid，RA）、细胞因子、神经生长因子等。①RA 是目前最常用的诱导神经元分化的诱导剂，Park 等在 hES 细胞系中加入 RA 作用后再用转化生长因子进一步处理，即可诱导分化产生大量多巴胺能神经元。RA 属于促神经生长因子，它促神经元分化的机制可能是结合 RA 受体（CRAR，RXR），而后者可以和目的基因的 DNA 结合域结合，激活神经元特异的基因表达。②外源性神经营养因子：成纤维细胞生长因子（fibroblast growth factor-8，FGF-8）、SHH（sonic hedgehog）和抗坏血酸（维生素 C）和双丁酰基环腺苷单磷酸等对胚胎干细胞向神经元定向分化也有重要的促进作用。Kim 等在实验中发现，通过转基因技术使 ESC 过表达 *Nurr1* 基因，可以使其诱导分化成酪氨酸羟化酶（tyrosine hydrox，TH）阳性的神经元，阳性比率由 5%提高到 50%；当加入 FGF-8 和 SHH，分化成多巴胺能神经元的比率可高达 78%。添加生长因子、神经营养因子的目的是模拟体内胚胎细胞生长的微环境，诱导胚胎干细胞向神经元分化。FGF-8 和 SHH 都是体内多巴胺能神经元分化所依赖的重要的信号分子。生长因子 bFGF、表皮生长因子（EGF），神经营养因子、胰岛素、转铁蛋白等是神经发育所必需的元素，可以促进神经分化。经过了这些生长因子和神经营养因子的作用，ESC 可以向神经元分化。但到目前为止，具体的机制还不十分清楚，有可能是通过抑制其他胚层细胞的生长来促进 ESC 向神经元分化。③基质细胞诱导法（stromal cellderived inducing activity，SDIA），研究者将 ESC 与各种基质细胞共培养，来诱导 ESC 向特定的细胞类型分化。Kawassaki 等用基质细胞诱导法诱导小鼠 ESC 向神经元分化，用 PA6 基质细胞与 ESC 共同培养，再添加骨形成蛋白（bone morphogenetic protein，BMP），在无血清的条件下，能有效地诱导 ESC 向神经元分化，并获得高比率的 TH 阳性多巴胺能神经元。

（2）基因修饰诱导：细胞分化是基因选择性表达各自特有的专一性蛋白质的结果，取决于特异基因的激活以及激活的时间性和空间性。基因修饰已被用于 ESC 的定向诱导，是研究干细胞分化的重要手段。Nurr1（nuclear receptor related-1）是孤儿核受体家族中的一员，在中枢多巴胺能神经系统中高度表达，是中脑多巴胺能神经元发育的一个关键转录因子。Kim 通过质粒稳定将 Nurr1 基因转入 ESC 中，建立 Nurr1 ESC 系，再经过相应的诱导培养，可以得到 50% 的多巴胺能神经元。为了获得大量可以合成分泌多巴胺的神经元，研究者们不断地改善诱导方法。2005 年，Kim 等将表达 Nurr1 的 ESC 和 PA6 基质细胞共培养。加入神经营养因子 SHH、FGF-8 辅助诱导，明显提高了多巴胺能神经元的诱导效率，可高达 90%，其表达中脑多巴胺能神经元的表面标志物，分泌多巴胺，并有多巴胺能神经元特有的电生理特性。体外大量多巴胺能神经元的获得大大增加了细胞移植治疗帕金森病的可能性。

2. ESC 临床应用的研究　ESC 临床应用的研究较多，ESC 移植到脑的特定部位，在合适的生理条件下，可以部分分化成相应的神经元。但也有一定数目的 ESC 会过度增生形成致死性的畸胎瘤。所以，体外使 ESC 分化成有用的细胞，而避免过度增生，是 ESC 用于临床治疗必须解决的关键问题。Reubinoff 等将 hES 细胞，体外诱导分化成神经前体细胞移植到新生鼠的脑室，发现这些细胞能发生区域性特异的分化，分化成神经元、星形胶质和少突胶质细胞，参与脑发育。Bjorklund 等将少量已经部分分化的小鼠 ESC 移植到帕金森病模型大鼠纹状体内，发现至少有部分移植细胞分化为多巴胺能神经元，能够改善帕金森病动物模型行为。Tnihiko Nishimura 等使用鼠 ESC 来源的 TH 阳性细胞注射到帕金森病模型小鼠，2 周后发现小鼠的运动功能改善。2006 年，Kim 等报道将由 ESC 诱导分化成的多巴胺能神经元植入到帕金森病模型大鼠脑内，2 周后即可出现明显的运动障碍改善，脑内多巴胺能神经元数量明显增多，并能有效分泌多巴胺，帕金森病动物模型行为明显改善。以上动物实验的研究证明 ESC 移植治疗帕金森病的可行性。

神经系统疾病一直是医学界治疗的难点，主要是因为神经系统的再生能力和自我修复的能力有限，尤其是成熟神经元的不可再生性。ESC 具备了细胞移植治疗所需供体细胞的条件：来源丰富，能诱导产生所需的神经元，也是基因治疗的较理想的靶细胞，可以自我复制更新，持久地发挥作用。ESC 的这些特性都决定了它可作为细胞移植治疗的细胞来源，所以，如果能够成功地诱导和调控体外培养的 ESC 正常地分化为多巴胺能神经元，对帕金森病的治疗将产生重大的影响。

ESC 移植治疗帕金森病的研究发展迅猛，但目前仍处于实验的初级阶段，还存在许多悬而未决的问题。①体外调控 ESC 向特定细胞类型分化的具体机制还不清楚，因此，要稳定获得大量的特定分化细胞还很困难。②虽然现有的很多方法可以部分诱导 ESC 分化成多巴胺能神经元，但还没有一种公认稳定的最佳诱导方案。③分化的神经元进行移植治疗，对于相应的最佳移植方法、移植位点和移植的细胞数都有待于进一步探讨。④如何保证移植的神经元有较高的存活率，并且能够完全表现成熟中脑多巴胺能神经元的功能以及与宿主神经元形成有效的突触联系。⑤ESC 移植后极易产生的致死性畸胎瘤和围绕 ESC 研究出现的伦理问题等，都使得临床应用 ESC 疗法还会有很长的路要走。但目前的研究已显示，ESC 用于治疗帕金森病等神经系统疾病的巨大潜能和广阔的应用前景。

（二）神经干细胞

Lindvall 等首次将含多巴胺能神经元的胚胎脑组织移植入帕金森病患者的纹状体，结果发现能部分改善患者的临床症状。但胚胎脑移植存在许多问题：如个体与个体之间治疗效果差异很大；胎儿组织存在伦理学、宗教及法律等一系列问题而难以获得足够数量的供体组织等。为解决这些问题，研究者将目光转移到神经干细胞（neural stem cell，NSC）。Reynolds 等于 1992 年首先从成年小鼠脑纹状体分离出能在体外不断分裂增殖、具有多种分化潜能的细胞群，正式提出了 NSC 的概念。Mckay 于 1997 年又概括了 NSC 的特点，即具有分化为神经元、星形胶质细胞、少突胶质细胞的能力，能自我更新并足以提供大量脑组织的细胞。2000 年 Gag 又进一步将 NSC 的特性描述为：可生成神经组织；具有自我更新能力；可通过不对称细胞分裂产生新的细胞。

1. NSC 的诱导分化及帕金森病模型移植治疗　NSC 具有极大的可塑性，它可以替代丢失的神经元，在神经发育及神经损伤中发挥作用。将 NSC 在体外进行培养、扩增，再植入脑内后确定其转归和分化，在分化过程中出现的标志蛋白有：Nestin、Musashi 和 Vimentin 等为神经干细胞标志蛋白；β-tubulin-Ⅲ（TUJ1）为早期神经元标志蛋白；NFs（NF68、NF150、NF200）、MAP2、MAP5、NeuN、Taul、NSE 等为分化成熟神经元标志蛋白；GFAP、S-100 为星形胶质细胞标志蛋白；O4、A2B5 为早期少突胶质细胞标志蛋白；GC、MBP 为分化成熟少突胶质细胞标志蛋白；OX42 为小胶质细胞标志蛋白。

Carpenter 等将 5～11 周的人胚胎中脑组织在含有表皮生长因子（EGF）、碱性成纤维细胞生长因子（bFGF）和白血病抑制因子（LIF）的培养基中培养，5～10 天后细胞扩增并形成漂浮的神经球，经 Nestin 检测证实为 NSC。此细胞的特点是离体培养时间长，可达 4 年，能大量增殖，冻存后仍保留增殖分化活性。研究表明，移植的 NSC 与移植部位的微环境相互作用可确定其分化方向。Yang 等将 v-myc 癌基因永生化的新生小鼠小脑 NSC 系 C17-2 植入 6-OHDA 毁损后的大鼠纹状体，细胞可在动物脑内迁移，并分化为表达 TH 的细胞，并整合于宿主脑组织；移植细胞表现为神经样细胞，其中 70%细胞表达 TH。Gage 等将成年大鼠海马前体细胞移植到成年大鼠海马，观察到 NeuN 阳性神经元和 GFAP 阳性星形胶质细胞。尤其是移植在海马齿状回部位上的前体细胞约 64%分化为神经元，而移植到脑的其余部位却未见到分化的神经元。体外培养 NSC 时，细胞生长聚集率达到 50%时，传代和保存更有利于细胞核受体 Nurr1 的表达。而 Nurr1 的过表达可以提高 NSC 向多巴胺能神经元的分化。将 *Nurr1* 基因转染给 NSC 系 Cl72 永生化细胞与胎鼠 CE16 中脑腹侧原代神经元共培养时，80%的细胞呈现 TH 阳性。

2. 帕金森病模型神经干细胞移植研究　在帕金森病动物模型中的应用可分为以下两种途径。

（1）内源性途径：通过激活内源性 NSC，使其再进入细胞循环；并诱导其增殖、分化，产生各种神经元代替缺损的细胞，是目前修复神经元损伤研究的热点。但目前仍在积极的探索之中，尚无成功的报道。目前研究发现，中枢神经系统损伤导致内源性 NSC 增殖，产生的几乎全是胶质细胞，这就限制了内源性 NSC 的临床应用。

（2）外源性途径：将体外培养的 NSC 作为治疗细胞移植于脑内观察治疗效应。

目前主要采用三种策略：①NSC 体外培养、诱导分化为多巴胺能神经元，再进行移植；②永生化 NSC 导入调节分化的基因而使之能分化成多巴胺能神经元再进行移植；③将 NSC 直接移植至纹状体。Svendsen 等从发育中的人胚胎分离出 NSC，用 EGF 和 bFGF 联合培养，移植到单侧纹状体损伤的帕金森病大鼠脑内。2 周后发现大量未分化的细胞存活，并在纹状体内迁移，分化后表达 TH，能部分改善鼠的行为功能缺陷。Bjorklund 等将在体外培养的大鼠胚胎 NSC 低密度异体移植到帕金森病鼠的纹状体。7～9 周后用免疫荧光显像技术在移植侧检测到 TH 阳性神经元，与成人中脑腹侧多巴胺能神经元具有相同表型，大部分鼠的旋转症状逐渐改善。Corti 等将 TH 基因导入 NSC，为保证其在体内不至于过高表达，将 TH 基因置于一个四环素的负调控系统中。将这种基因修饰的 NSC 移植到帕金森病动物模型中，使其症状得到缓解。Nishino 将大鼠胚胎中脑和皮质来源的 NSC 分别植入单侧黑质毁损后的大鼠纹状体，发现中脑来源的 NSC 能使动物的旋转行为改善，但皮质来源的 NSC 不能改善动物的旋转行为。Dziewczapolski 等将成年大鼠海马来源的神经前体细胞移植于 6-OHDA 毁损的成年大鼠纹状体中，细胞移植前在培养基中加入 RA，移植后继续腹腔注射 RA。结果显示移植后 5 周，可以观察到大约有 60% 的移植细胞在宿主脑内存活，并在移植部位呈广泛的放射样分布，细胞形态与周围宿主细胞形态相似并形成整合。其中 18% 的 BrdU 阳性细胞表达胶质前体细胞特异性标志 NG2，少数细胞（<0.1%）表达神经元特异性标志 TuJ1。RA 组细胞分化率与对照组并未有显著性差异，故 RA 对神经前体细胞的分化作用尚需进一步研究。

NSC 的体外培养成功为研究中枢神经系统发育、分化及治疗帕金森病提供了新的思路。目前这些研究大多以动物为对象，由于与人类疾病的差异，NSC 的移植应用到临床仍有相当距离。成年与胚胎来源的神经干细胞的存在有哪些不同尚不清楚，但从移植实验的结果来看，神经干细胞在脑内的分化主要取决于移植部位的微环境；而细胞在体外的培养条件也能决定这些前体细胞在移植后的分化能力。

尽管 NSC 脑内移植治疗帕金森病取得了一些进展，但仍面临若干问题：①移植前神经前体细胞处于哪种阶段才能使它们在移植局部成熟；②NSC 和前体细胞有能力分化和迁移到神经损害部位，如何引导干细胞（无论是内源性的还是外源性的）到达靶目标产生正确的细胞类型及正确的细胞数量、比例以及在正确的位置、与正确的靶组织建立正确的联系而无任何错误连接；③NSC 的抗原性及移植后长期存活的免疫反应问题；④大量的 NSC 移植到脑内，可以分化为任何一种细胞，因此，在宿主脑内有形成瘤样团块的风险；⑤NSC 发育和分化中，基因表达变化和信号传导的调节机制。因此，如何提高多巴胺能神经元的存活率，降低移植后免疫排斥反应，控制 NSC 定向分化，避免瘤样团块的形成，都将是未来 NSC 移植研究要面临的问题。从目前的情况来看，NSC 移植治疗帕金森病前景广阔，但距临床应用尚有较远的距离。因此，仍然需要进行包括动物实验在内的大量基础研究。

（三）骨髓基质细胞

在人体的骨髓中，主要存在两种干细胞，造血干细胞（hematopoietic stem cell，HSC）和骨髓基质细胞（bone marrow stromal cell，BMSC）。与造血干细胞不同，人们对于 BMSC 的深入认识开始较晚。BMSC 最初被认为是造血微环境的重要组成成分。人们认为该种细胞可以通过分泌多种与造血有关的正负调控因子，发挥造血作用。但近年来的研究发现 BMSC 不论是在体外培养，还是移植入体内后，都能分化成各胚层的多种细胞，这其中包括成骨细胞、软骨细胞、脂肪细胞和肌原细胞（成肌细胞）等中胚层来源的细胞以及星型胶质细胞、少突胶质细胞乃至神经元等外胚层来源的细胞，因此，也有人称之为间充质干细胞（mesenchymal stem cell，MSC）或骨髓基质干细胞。这一发现意味着多年来人们对于成体干细胞定向分化认识的根本动摇。同时也意味着 BMSC 在医学应用的价值将得到新的认识与发展。

1. BMSC 的特点及诱导分化　目前人们已经能够成功地在体外培养 BMSC，通常情况下将 BMSC 在体外培养 3～4 天后形成的数个纤维细胞集落，称为成纤维细胞集落形成单位（CFU-F）。这些细胞可以在较短的时间内传代并继续生长数十代。原代培养的 BMSC，经过纯化主要含有 3 种细胞，即小梭形细胞、大的扁平细胞和极小的圆形细胞。后者自我更新速度快，也与其他细胞有着不同的细胞表面抗原决定簇。由于 BMSC 是由一个相对复杂的细胞群体所组成，所以显示该类细胞的特异性表面标志物有一些争议。目前研究主要认为，BMSC 表达 CD44、CD90 和 STRO-18，也有人认为即使在胎儿和成人之间，BMSC 的表型特征也存在差异。

近年来的大量实验证实中胚层来源的 BMSC 具有多向分化潜能，它们不但可以分化为成骨细胞、软骨细胞等中胚层来源的细胞，更可以分化为外胚层来源的成神经细胞。在体外培养中人们发现，在体外诱导分化实验中最引人注目的是看到该种细胞在体的分化迁移效果，这些数据是 BMSC 向外胚层来源的神经元样细胞分化的证据。Gyukuermo 等人在实验中加入一系列诱导因子，将细胞孵育在 31℃，可诱导 BMSC 分化成为神经元样细胞。这些细胞表达神经元特异性基因产物，且约有 60% 的细胞表现出神经元的表型特征。在进行了大量的体外分化实验的同时，人们也将 BMSC 移植入不同的动物体内，BMSC 今后的临床应用更有意义。

因此目前有更多的研究者热衷于研究 BMSC 在体分化成神经元。大量实验结果显示，在静脉注射 BMSC 进入脑损伤大鼠模型后，可以观察到少量细胞进入脑内，并在其中进行了广泛的迁移。细胞可以到达损伤侧半球的病变部位、皮质、纹状体和胼胝体，另有少数细胞进入对侧半球。在局部定位注射时，BMSC 被注入大鼠纹状体后，观察到有 BMSC 沿针道向患侧迁移。当把 BMSC 注入新生鼠侧脑室，发现 BMSC 分布在各脑室的室管膜上，提示细胞可能在室管膜上顺着不同的神经轴索进入不同的结构。在这些实验中，位于中枢神经系统的 BMSC，约有不到 3% 表达神经元表面标志物（NeuN）或胶质细胞标志物

（GFAP）。同时还有人观察到在患者体内有来自供体骨髓来源的细胞分化成为 Purkinje 神经元。Mari Dezawa 等人在研究中发现，经过处理的 BMSC，可以在体外诱导分化成为具有神经元样电生理等特征的细胞，在移植入帕金森病大鼠脑内后，动物的行为明显改善。因此，使用 BMSC 治疗帕金森病的前景较好。BMSC 除具有自身分化的潜能外，BMSC 也可以作为一种携带外源基因的运载细胞，用于基因治疗。由于 BMSC 具有内在的组织相容性，可以自体移植，消除了异体移植的复杂性和免疫原性，并且能够广泛迁移，易于与周围组织整合而发挥功能，所以是基因治疗中非常有价值的运载细胞。有人利用逆转录病毒载体将多巴胺合成的关键酶 TH 和 GTP 环化水解酶（GCH-1）的基因成功地转入小鼠的 BMSC 中，使得细胞可以在体外合成左旋多巴。将该种细胞移植到帕金森病鼠模型的纹状体内，能够检测到左旋多巴以及多巴胺，阿扑吗啡诱导的旋转行为也有所减少。将携带胶质细胞源性神经营养因子（GDNF）基因的 BMSC 移植给帕金森病小鼠，发现脑内黑质 TH 阳性神经元的数量以及纹状体末梢 TH 浓度均有增加，动物行为学也有明显改善。

2. BMSC 分化成神经元的可能机制　关于 BMSC 分化成神经系统细胞的机制虽然有很多猜想，但确切的机制目前尚不清楚。相关的观点有如下几方面：①BMSC 在脑内主要是通过分泌各种细胞因子来促进损伤修复并减少细胞凋亡。Dunyue 等人认为 BMSC 本身可以耐受缺氧，所以在损伤的早期，它们就可以在脑中保护损伤的脑组织和减少组织细胞丢失。也有人认为 BMSC 可能刺激胶质细胞分泌神经营养因子，来促进缺血组织的修复间接减少凋亡。另外有人发现 BMSC 可通过分泌克隆刺激因子，IL-6、IL-7、IL-8、IL-11，干细胞因子及其他血液调控分子来促进神经前体细胞的分化增生。②BMSC 是损伤部位新生血管的主要组成细胞。Hess 等人认为 BMSC 是损伤处新生血管内皮细胞的主要来源。即 BMSC 促进并分化成脑内的血管内皮细胞，增加脑内血氧供应。③BMSC 在中枢神经系统的微环境下，可以分化成神经元或神经胶质细胞。Mezey 等人认为，在正常情况下，除 NSC 外，本来就有少量 BMSC 持续进入脑室膜和室膜下区，以分化成不同的中枢神经系统的细胞。而且，这个入脑途径，也许与一些血液病性脑病所用的途径相同。Martin 等人则认为，可能 BMSC 进入脑后，先进入作为神经元和胶质细胞前体细胞的重要来源的室管膜下区，在这里它们接受向神经元分化的信号，以启动它们分化成神经系统细胞。④BMSC 可以通过融合实现分化。当BMSC 融合后，细胞内部将发生改变，进而取代损伤组织的细胞。Manue 等发现 BMSC 在体内可自发地与神经前体细胞发生融合；而在体内，也观察到了与中枢神经系统的 Purkinje 神经元发生了融合并形成了新的神经元。⑤也有人认为 BMSC 不可能直接分化为神经元，可能是在骨髓内存在有沉默的 NSC，此类细胞与 BMSC 类似，不易区分。因此，骨髓来源的非造血干细胞可能分化为神经元，这对神经损伤修复的细胞替代疗法有重要意义。

（四）其他干细胞

1. 脐带血来源的间充质干细胞（umbilical cord mesenchymal stem cells，UCMSCs）　脐带血来源于中胚层，是靠近新生儿一侧胎盘和脐带内的血液。脐带血造血干细胞的移植已用于多种造血系统疾病的治疗，并取得了巨大的成功。目前许多研究者们认为脐带血中不仅含有丰富的造血干细胞，而且同骨髓一样也存在一种非造血干细胞，即间充质干细胞。

2000 年，Erices 等证实大约有 25% 脐带血标本可以鉴定出间充质干细胞。这些细胞表达 CD13、CD29、CD44、CD90、SH2、SH3、SH4 等间充质干细胞表面标志物，不表达 CD14、CD31、CD34、CD45、CD51/61、CD64、CD106 和 HLA-DR 等造血干细胞表面标志物。这类干细胞在特定条件下可以分化为成骨细胞、软骨细胞、脂肪细胞，甚至可以跨胚层分化为外胚层来源的神经前体细胞。脐带血来源的间充质干细胞有明显的特征：①来源广泛，采集简便，对供者（产妇和新生儿）无不良影响；②免疫原性弱，淋巴细胞毒性低，容易克服组织相容性障碍；③干细胞丰富，更原始、更幼稚、增殖能力较强；④相对无菌，脐带血受外源性感染的机会相对较少。因此，UCMSCs，成为细胞替代疗法不可忽视的重要来源。对 UCMSCs 的不断研究，将为神经系统退行性疾病和损伤修复的细胞替代疗法带来更广阔的前景。

2001 年 Sanchez 等用维甲酸（RA）和神经生长因子（NGF）诱导脐带血单个核细胞，使其表达 Muasahi1、Nestin、β-tubulin-Ⅲ、NueN 等神经元表面特异性标志蛋白。2005 年 Yan 等用含有 bFGF 和 EGF 的培养基，培养脐带血单个核细胞，可使脐带血单个核细胞 MAP-2 阳性率，由 58.27% 增加到 89.15%；tau 蛋白阳性神经元达到 83.24%。随后人们开始关注单一表型的细胞群，2004 年 Jang 等分离纯化脐带血中 CD133$^+$ 和 CD133$^-$ 细胞，分别用 RA 进行诱导，CD133$^+$ 细胞在诱导后，可以获得的 Nestin 阳性细胞，并表达神经纤维丝-H（CNF-H）、MAP-2、NueN、GFAP 和 CNPase 等神经细胞表面标志蛋白，而 CD133$^-$ 细胞则只表达干细胞的标志物。2004 年 Gesine 等用 NGF、bFGF、联丁酰基环腺苷酸、异丁基甲基黄嘌呤、RA 诱导脐血干细胞，NF 阳性细胞的比例，从诱导 1 周时的 30% 增加到诱导 4 周时的 70%，并且在 4 周时出现突触体，此时大约有 30% 的细胞表达 TH。

Zigova 等研究了脐带血单个核细胞移植到新生小鼠脑内的生存及细胞表型特性。移植前用含 RA 和 NGF 的培养基进行诱导，将此细胞悬液移植入新生小鼠大脑的室管膜下区。1 个月后约 20% 的移植细胞在新生鼠脑内存活，大多分布在室管膜下区，也有部分存活在邻近皮质及胼胝体，部分细胞表达 GFAP，少数表达 β-tubulin-Ⅲ。2002 年 Lu 等在实验鼠经静脉应用脐带血干细胞，来减轻由脑创伤造成的神经功能障碍，注射 1 个月后，发现部分供体细胞迁移到脑，并表达 NeuN、MAP-2、GFAP，治疗后与对照组相比运动功能明显改善。2004 年 Xu 等将 UCMSCs 移植入帕金森病模型大鼠右侧纹状体，明显改善帕金森病模型大鼠的行为。这些数据表明：UCMSCs 有希望作为帕金森病细胞及基因治疗的种子细胞，为 UCMSCs 用于神经系统疾病的替代治疗提供了新的思路。

2. 羊膜上皮细胞　羊膜形成于胚胎发育早期的内细胞团分裂时期，由胚外外胚层和胚外中胚层组成。羊膜上皮细胞（amniotic epithelial cells，AEC）来源于内细胞团，因而很多研究者认为 AEC 具有多能性，属于间充质干细胞。研究者在 AEC 上检测到间充质干细胞表面蛋白。尽管目前对 AEC 界定并不十分明确，但事实上大量的研究证实，AEC 表达神经前体细胞（Nestin、Vimentin）、神经元（NF、MAP-2）和神经胶质细胞（GFAP）的表面蛋白。近半个世纪的实验研究表明，AEC 可合成、分泌很多营养成分，分泌的营养因子具有神经营养作用，如 NGF、BDNF 等。1987 年 Davis 等发现 AEC 在体内和体外条件下都可以促进轴突的生长。1998 年 Mohamed 证实体外培养的 AEC 可以将左旋多巴转化为多巴胺，并且实验证明羊膜细胞条件培养基，能保持 TH 阳性细胞的形态完整性，从而抵抗 6-OHDA 的毒性作用。

2004 年 Bailo 等通过静脉注射的方法，移植 AEC 到新生猪体内，不同时间点观察发现，在新生猪的骨髓、脑、肺和胸腺检测到 AEC。Koji 等实验中发现，用 6-OHDA 制备的帕金森病动物模型，AEC 细胞移植后，多巴胺能神经元及 TH 阳性细胞数较对照组明显增多，这些实验结果提示移植的 AEC 能分泌可溶性分子，这些分子促进多巴胺能神经元的存活。AEC 不表达 MHC-Ⅱ类抗原，因此，具有较低的免疫原性。1995 年 Sakuragawa 等研究了 AEC 可作为转基因运载细胞，用于新生儿代谢障碍的基因治疗，因此，AEC 细胞移植可能促进脑内残存多巴胺能神经元的生长，有望用于帕金森病的细胞及基因治疗。

3. 脂肪组织及皮肤来源的干细胞　脂肪组织来源于中胚层，研究者发现了脂肪组织来源的间充质干细胞（mesenchymal stem cell derived from adipose tissue，ATMSC）。实验证实这种细胞表达骨髓间充质干细胞表面的多种蛋白，如 CD13、CD29、CD44、CD90、CDI05、SH-3 和 STRO-l。这些细胞具有自我增殖能力和多向分化潜能，可以分化为成脂细胞、成软骨细胞、成肌细胞（肌原细胞）和成骨细胞。ATMSC 在一定体外培养条件的诱导下，可分化成神经样细胞并表达神经表面标志物。虽然 Kang 等证明 ATMSC 移植帕金森病鼠，可以很大程度上改善脑细胞的缺失情况，但作者在实验中，未发现 ATMSC 分化为神经元，移植的 ATMSC 在脑内仍保持未分化状态。随后作者将 NSC 与 ATMSC 共培养，结果表明 ATMSC 可以促进 NSC 的分化，因此，ATMSC 移植损伤脑，为 NSC 提供了支持作用。

皮肤直接暴露于外界环境中，皮肤是再生能力极强的组织。表皮基底部的干细胞不断增殖分化，以维持表皮细胞的不断更新。这种干细胞被称为表皮干细胞，一般认为表皮干细胞存在于无毛发皮肤的内囊表皮及毛囊中。最近研究表明，虽然表皮干细胞随年龄的增长会逐渐减少，但在 TGF-β 作用下，可以使不同年龄个体的表皮干细胞保持球形成单位及增殖特性。Toma 等从哺乳动物的皮肤上，分离得到了具有多向分化潜能的成体干细胞。这种干细胞可以分化为神经元、胶质细胞、平滑肌和脂肪细胞。但目前对于皮肤干细胞分化为神经元的研究处于较初级的阶段。

目前研究表明，多种组织内都含有可以自我更新，并具多向分化潜能的干细胞，这些细胞是否具有神经元分化潜能，是否适用于帕金森病的细胞治疗，有待于进一步研究。然而干细胞移植治疗帕金森病已经显示出较广阔的前景。

七、帕金森病的基因治疗

（一）概述

人类全身基因估计为 50 000～100 000 个，所有基因均由脱氧核糖核酸（DNA）分子组成，它们携带着令我们身体内的细胞生产各种特定蛋白（如酶）的指令。细胞在特定时间里只有部分基因活动；随着身体的生长发育，许多基因会永远失去其功能。细胞这种有的基因活动、有的基因不活动的特点决定着该细胞属于什么类型，具有什么功能。基因缺陷即会致病，各种脑、脊髓疾病，不论病因是否清楚，除有些属单基因遗传病外，其发生都是由各种环境因素（物理的、化学的、生物的）和人体自身因素（精神的、代谢的、发育的）共同作用于人体，改变了细胞基因而引起的结果（外源性致病因素，如细菌、病毒还可将外源基因带入体内，作用到人体基因上）。因此，随着分子生命科学技术的进步，人们就有可能通过生物高技术手段而不是通过吃药，从结构或功能上来纠正自身细胞内基因的错乱，补充失去的基因或抑制外源性致病基因的影响，达到治病的目的，这就是基因治疗（gene therapy）。也就是说，基因治疗是指专门用转基因的方法来治疗疾病或防止疾病，即设法通过某种特定的载体系统将某种外源性基因导入患病的组织内来实现治疗目的。这种治疗方法的特点是能够针对疾病的病因、有很明确的靶向性和较长期的持续治疗作用。不仅如此，基因治疗本身涵盖了一整套高技术方法（如获得目的基因、选择靶细胞、转入目的基因并使之高水平表达等），是一个宽阔的技术平台，可应用于多种疾病。

众所周知，脑在发育期或处于老年状态时一般都能够看到属于正常范围的神经元变性现象。所谓神经变性疾病，如帕金森病、阿尔茨海默病、肌萎缩侧索硬化、亨廷顿病，是指在某种致病因素的作用下，神经元加速死亡进度的病理过程。这些疾病往往严重波及患者健康状况和生活质量。长期以来，对神经变性疾病的通常治疗措施一般只能是对症治疗，几乎没有痊愈的希望。从 20 世纪后期开始，鉴于神经科学研究的进步，人们逐渐发现了一些涉及神经元分化、生长、存活的基因以及与这些疾病相关的遗传基因。这一进步极大地激发了各国科学家研究将基因治疗用于神经变性疾病的热情，即希望通过向中枢神经系统内转入有很强针对性的目的基因这样一种新型途径，来达到延缓甚至逆转疾病过程的目的。

然而，在中枢神经系统中进行基因治疗有其独特的复杂性。我们知道，脑和脊髓是全身最特殊的器官。每个神经元表达的基因超过 75 000 个，产生着最大量的 mRNA；全身有多达 $10^{11}\sim10^{12}$ 个神经元，每个神经元又有 103～105 个突触，巨大数量的神经纤维纵横交错构成了神经系统特有的复杂环路；脑的正常功能和病理表现都涉及全身各部脏器；作为基因治疗的靶器官，脑为颅腔所包绕，自身又受血脑屏障保护；不仅如此，神经元属于分化完善且不能分裂的终末细胞，这类细胞难以转入外源性基因；向脑内转入基因又难以覆盖有一定范围甚至涉及多个位点的病灶；目前还缺少特异的启动子将治疗基因带入黑质-纹状体这样特殊的靶细胞内。因此不难理解，对中枢神经系统疾病进行基因治疗尚具有相当难度。在上述神经变性疾病中，人们对帕金森病的病理表现了解得相对比较清楚，知道其病变相对局限（与中脑的多巴胺能神经元相关），也掌握了一些选择性毒害多巴胺能神经元的毒性物质，已经获得了较为理想的动物模型。因此，研究对帕金森病的基因治疗就成了研究基因治疗神经变性疾病的切入点。十几年来，对帕金森病基因治疗的实验研究甚为活跃。研究包括使用导入的基因来增加多巴胺或多巴胺受体的合成、纠正疾病情况下基底节内不同部位的递质释放失衡以及转入那些能够编码保护或刺激神经元生存、生长分子的基因等策略。这些研究均已显示有良好的应用前景，除已有少数临床试验外，迄今还未能达到临床广泛应用的程度。

将外源性治疗基因导入动物脑内的途径有两种方式，称为 ex vivo 方式和 in vivo 方式。ex vivo 方式即在体外进行转基因的方式，指将携带外源性治疗基因的载体在体外转入接受治疗动物（或患者）自身或异体（包括异种异体）的细胞，使这些细胞成为能够表达治疗基因的"基因修饰细胞"。然后，将这些基因修饰细胞（或称为运载细胞）再植入脑的特定部位，通过表达治疗基因达到治疗目的。用于转入基因的这类运载细胞有多种，包括永生型神经前体细胞和其他脑源性细胞，方法安全可靠；但需要进行外科移植手术，植入的细胞对脑的病变部位缺少特异性，基因表达不够稳定，还有能影响脑组织的纤维环路、易受免疫排斥的缺点。in vivo 方式为在体内直接转基因的方式，是将外源性治疗基因重组于特定的载体后，直接导入到动物脑内，使脑细胞直接表达外源性基因。一般常与高渗甘露醇液体一同注入，用这种方式表达的基因相对局限；也可将载体注入到脑室中，以达到更加广泛表达的目的。很明显，这种方式比较简便，易于大面积应用；但对脑内转基因的情况难以掌握，对载体的安全性要求很高，风险似更大些。目前，在对帕金森病的基因治疗研究中，多使用 ex vivo 的转基因途径。

可用于帕金森病基因治疗的载体有病毒性和非病毒性两类，它们有各自的优点和缺点。当前常用的病毒性载体有腺病毒、腺相关病毒、逆转录病毒和慢病毒载体；常用的非病毒性载体则有裸露 DNA、阳离子脂质体或多聚乙基甘醇相关的脂质体载体等。然而，将病毒载体和非病毒载体复合在一起使用似乎更有优势。例如，已有用腺相关病毒与阳离子脂质体复合载体（AAV plasmid-polymer-cationic liposome complex）来治疗神经系统疾病的试验，效果甚佳。无论如何，发展任何一种有实用意义的载体系统都必须达到如下 7 项标准：①易于制作、产量高；②能使其所携带的基因在靶细胞中得到一定程度和一定时间的表达，能够驾驭；③不会引起宿主对其发生免疫排斥；④对所治疗的组织有特异性；⑤能够根据需要携带分子量足够大的基因；⑥能够整合到染色体的一定部位或即使游离在核内也能随细胞分裂而延续；⑦能够感染分裂和不能分裂的细胞（如处于有丝分裂后的神经元）。

概括来说，可将一些常用的转基因载体的优缺点归纳于表 3-2-2。

表 3-2-2　中枢神经系统基因治疗载体的优缺点比较

	载体	优点	缺点
病毒载体	腺病毒载体	感染范围广，对人致病性低，高滴度下（>10^{12}）产生高转染率，靶组织或细胞范围大，不与染色体整合，插入 DNA 片段大（≤30kb）	由于有低度病毒蛋白表达并有抗原性而引起细胞炎性免疫反应，对靶细胞有损伤、表达时间短，对第 1 和第 2 代载体来说插入 DNA 片段有限（≤8kb），对神经元无特殊亲和作用
	腺相关病毒载体	对细胞无毒、不引起免疫反应，表达稳定、时间长，可能在原位整合于染色体，在脑内分布广，靶组织和细胞范围广	在高滴度下包装困难，可能与染色体整合，插入 DNA 片段短（≤5kb），需要合成第 2 链而使在神经元内转移效率低
	单纯疱疹病毒载体	以环状分子结构在细胞质内潜伏时间很长，对神经元有很强的趋向性，转染范围广，容纳 DNA 的片段大	有低度起抗原作用的蛋白表达而有细胞毒性和免疫原性作用，有 1 型病毒的潜伏活性，回复到野生型则有引发病毒 1 型脑炎并有致人死亡的危险
	逆转录病毒载体	对人的致病性低，长时稳定表达，对 ex vivo 基因治疗有用，对分裂细胞有效而适用于脑瘤，中度插入能力，转染范围广	有引起插入突变和致瘤的潜在危险（能够整合到基因组内），滴度低，对能分裂的细胞才具有整合和稳定表达能力从而限制了在中枢神经系统中的运用
	慢病毒载体	能对分裂后细胞转染，假型病毒载体对神经元有趋向性，转染效率高且表达时间长，中度插入能力	对来自 HIV 的慢病毒载体使人担心其安全性，因能整合入基因组而有插入突变和致瘤可能性，能够回复到野生型，滴度低
非病毒载体	裸露 DNA	安全，简单且便宜	能引起免疫反应，转移效率低，表达时间短
	阳离子脂质体	安全，无致敏性	转染效率低

（二）中枢神经系统转基因与血脑屏障

对帕金森病进行基因治疗所涉及的是向中枢神经系统转入目的基因，因此会遇到血脑屏障问题。血脑屏障是由血管内皮通过紧密联结连在一起所形成的毛细管屏障，正常情况下分子量大于 180 的分子就不能通过，诸如抗体、病毒和其他大分子就不能通过血脑屏障。系统性地给予各种酶、产生酶的细胞、基因载体来治疗帕金森病也就遇到困难。以往野生型 HSV-1 病毒之所以会引发病毒性脑炎（在美国每年每百万人口有 3 人发病）主要是经过嗅球扩散的；在动物实验中，利用角膜接种野生型 HSV-1 可在中枢神经系统特定部位造成潜伏感染，在此期间转基因即能够得到表达。这种体内传播机制属于产毒性感染，经过 2 次或 3 次扩散后到达最终栖息的神经元。这种机制不适用于复制缺陷型病毒载体。无论如何，用野生型病毒经周围向中枢扩散的方法有较大风险。

有许多实验采用将突变型 HSV-1、腺病毒或其他类型载体直接注入脑实质内来达到局部治疗神经变性疾病的目的 C in vivo 方法。小量直接向脑实质注射复制缺陷型 HSV-1（1～2μl）只能在脑内扩散很小的范围，注射同量的腺病毒造成的扩散范围要大些，可到距离注射针头 1mm 之远；大剂量注射（10～20μl）则可引起靶组织的病理变化。目前，有人设法采用慢扩散方法（对流法，convection）增加病毒在脑内的分布量。通过脑内间隙的宏观流动（bulk flow）一般是其在脑组织间隙内扩散时产生的压力梯度造成的，但脑内缺少所接种病毒通往其他广泛部位的通道，因此用局部注射的方法并不适用于治疗涉及范围很广的神经变性疾病或缺乏某种酶所造成的神经系统疾病（如代谢酶缺乏疾病）。

通过向脑内植入能够表达某种病毒的重组细胞往往能够克服血脑屏障。治疗脑肿瘤的研究证明，植入能够包装和释放逆转录病毒（作为标记基因）的细胞系可使 C6 胶质瘤的 10% 的细胞得到标记、使 9L 胶质肉瘤的 10%～70% 的细胞转入了基因，都比局部接种的转染率要高得多。向脑肿瘤转入逆转录病毒包装细胞系看来有治疗应用价值，但小动物的肿瘤对治疗的反应可能与大动物患的大肿瘤或浸润性肿瘤有所不同；如上所述，逆转录病毒载体不大适用于中枢神经系统的基因治疗，因此，如果将所设计为包装逆转录病毒的系统改装为嗜神经病毒，如 HSV-1、扩增子（amplicon）、腺病毒或腺相关病毒，那么植入病毒包装细胞就可能用作神经系统的基因治疗。

将蛋白质、粒子或病毒跨越血脑屏障送入脑内可以采用给予高渗甘露醇的方法来达到，这在实验室中已经完成。利用此法对血脑屏障的破坏是可逆性的，因为其原理是脑血管内皮在高渗甘露醇作用下会发生皱缩，从而使得紧密联结处的通透性增加。在经颈动脉灌注高渗甘露醇 15 分钟后，血管对小分子物质包括糖、氨基酸、化学治疗药物如甲氨蝶呤（methotrexate）等的通透性大增，对大分子物质（如抗体）的通透性也明显增加。15 分钟后血脑屏障的血管通透性就会很快减弱，在 2 小时后恢复正常。本方法无论在动物实验还是在临床向人的脑内肿瘤输送化学药物的实践中都得到了肯定效果。在大鼠实验中，也有人用此法将氨基己糖苷酶 A（hexosaminidase A）通过血脑屏障并由神经元摄取。尽管此法很有效，但鉴于蛋白补充甚为短暂的特点，往往需要多次破坏血脑屏障以达到治疗效果。

也有研究使用本法来试验将病毒粒子通过大鼠血脑屏障。做法就是在颈动脉内注入 25% 的甘露醇后立即注入（团注）0.5ml 纯化的、经紫外线灭活的 HSV-1 病毒 KOS 株（经

^{35}S-甲硫氨酸标记），剂量为 $2.0×10^6$cpm，大致为每毫升 $5×10^8$ 斑块形成单位。结果显示，在血脑屏障损坏一侧半球的放射性比用盐水注入的对照高出 4 倍，说明 HSV-1 通过了血脑屏障。病毒在血脑屏障损伤一侧半球的分布情况还难以估价，需要用带有报告基因的突变体来检测病毒的分布，对此目前尚未见研究报告。实际上，对于病毒粒子是否能够通过血管内皮或者穿过基膜这一点仍有争议。为证明这一点，有人在用高张溶液打开血脑屏障后向脑实质导入与病毒大小一致的氧化铁粒子（流体直径为 20nm×4nm），然后用磁共振成像、组织化学（检测铁）和电镜来鉴定这些粒子通过脑组织间隙的范围和神经元摄取的程度。结果显示重组病毒或其他基因载体（如脂质体）能够通过改变血脑屏障渗透性的办法到达神经元上。但此法是否能提高基因治疗帕金森病的效果，尚需进一步证实。

已经知道某些内源性大分子神经肽诸如胰岛素或转铁蛋白（transferrin）从血管进入脑组织要经过跨血脑屏障的受体介导的传输模式，即脑毛细血管内皮细胞高表达这些分子的受体，它们与这些蛋白的特异性结合可以使这些大分子通过血脑屏障。这样，人们可以用能够与这些受体一部分相结合的特异性单克隆抗体将治疗基因带过血脑屏障。根据这种原理，有人试验用能与转铁蛋白受体相结合的小鼠单克隆抗体（OX26），将含有大鼠酪氨酸羟化酶（TH）基因的非病毒质粒（pegylated immunoliposome，PIL）通过静脉注射，使其穿过血脑屏障而进入脑组织内，使帕金森病模型大鼠得到有效治疗。

（三）帕金森病的动物模型

目前对帕金森病的基因治疗尚未达到临床广泛应用阶段，令人感到颇有前景的治疗结果均在动物模型身上获得。因此，在讨论基因治疗帕金森病战略、方法和疗效的时候，应该对目前常用的帕金森病动物模型有一定的了解。

帕金森病发现早期，由于对该病的病因、发病机制等知之甚少，帕金森病的动物模型研究一直滞后。从 1817 年直到 20 世纪 50 年代，Carlsson 等研究才发现啮齿类动物在给予腹腔内注射利血平后，表现出了类似人类帕金森病的症状。1968 年 Ungerstedt 等首先报道了利用 6-OHDA 成功制作了帕金森病动物模型。1982 年，美国加州吸毒青年静脉注射海洛因毒品后意外地出现了类似帕金森病的典型症状，经证实是由海洛因副产品 MPTP 引起。美国学者 Bums、Langston 等于 1983 年利用 MPTP 成功地建立了类似于人类中晚期帕金森病行为和病理的大鼠模型，且对左旋多巴制剂有效。以后又有人陆续报道了基因工程模型、免疫损伤模型、除草剂模型、鱼藤酮模型、利用立体定向技术脑内毁损以及 NO、Fe^{3+} 和机械损伤等帕金森病动物模型。从此，关于帕金森病的研究进入了一个新的阶段。

1. 药物诱发的帕金森病大鼠模型

（1）拟胆碱制剂：目前，诱导帕金森病大鼠模型常用的拟胆碱制剂有槟榔碱、氧化震颤素、震颤素、烟碱、新斯的明、匹罗卡品等，其作用机制主要是通过抑制胆碱酯酶的活性，减少乙酰胆碱（Ach）的正常水解代谢，使得神经系统 Ach 水平升高，或者作为受体激动剂直接兴奋 Ach 受体，增强基底节 Ach 系统功能，造成纹状体多巴胺与胆碱能系统的 Ach 神经递质失衡，制备出以静止性震颤为主要临床症状的帕金森病大鼠模型。这类模型利用药物对 Ach 和多巴胺的平衡进行干扰，模拟了帕金森病生化递质改变，但该模型缺少帕金森病的病变基础，不具代表性且缺乏模型的稳定性，目前已基本淘汰。

（2）抗多巴胺制剂：早在 20 世纪 50 年代就用于制作帕金森病大鼠模型，抗多巴胺制剂与拟胆碱制剂作用机制恰恰相反，拟胆碱制剂对 Ach 系统的功能有增进作用，常用的药物有利血平、2-甲基-酪氨酸、氯丙嗪等。利血平主要通过耗竭多巴胺能神经末梢的神经递质，使得多巴胺系统的功能减弱；2-甲基-酪氨酸通过干扰多巴胺合成、氯丙嗪、氟哌啶醇等则是阻断了多巴胺的受体，从而削弱了基底节多巴胺系统功能，使得 Ach 功能亢进，这种不平衡致使产生帕金森病临床症状。抗多巴胺制剂诱导的帕金森病大鼠模型取得了比拟胆碱药制备的帕金森病大鼠模型更明显的进步，但是在病理特征方面仍差距甚远，且临床症状的维持时间过短，不具备模型的稳定性等问题，在研究中使用甚少。

2. 化学诱导的帕金森病大鼠模型

（1）6-OHDA 模型：6-OHDA 作为多巴胺的羟基化衍生物，其结构与多巴胺神经递质结构相似，其不能通过血脑屏障，需要借助大鼠脑立体定向仪，将药物微量定向注射到内侧前脑束、黑质或纹状体等部位，破坏黑质-纹状体多巴胺通路。研究表明，经典的单侧黑质注射 6-OHDA 制作的帕金森病大鼠模型，损伤部位紧临黑质神经元胞体，神经元的毁损出现早，该模型所致使的是多巴胺能神经元的急性死亡，似乎与临床帕金森病细胞的进行性变性病理不符。另有研究显示，纹状体内双针道、四点定位同时注射，可降低机械损伤，使 6-OHDA 在纹状体内广泛浸润，从而模拟帕金森病的病理变化，获得渐进性的早、中、晚期的动物模型。该模型在大鼠的临床表现、病理特征、生化指标方面，都很接近人类帕金森病，但该模型也属于急性损伤，不能像临床帕金森病一样，未能从发病机制来模拟帕金森病病程特点，同时，胞质内无路易体，由此模型获得的研究数据不十分令人信服。

（2）甲基苯丙胺（methamphetamine）模型：甲基苯丙胺或甲基安非他命是神经系统的兴奋剂，其盐酸盐或硫酸盐又称"冰毒"，具有潜在成瘾性。目前多采用皮下注射的方式制备帕金森病大鼠模型。研究表明，甲基苯丙胺是通过多巴胺转运体（DAT）转运到细胞内的，MK-801（兴奋性氨基酸受体拮抗）对它的毒性有阻断作用，体外研究结果表明氧化应激和能量代谢障碍都与它的毒性作用有关。该模型制作方法简单，主要研究帕金森病多巴胺耗竭后的纹状体尾壳核（CPu）生理、生化学改变，也可用于神经保护方面的研究。但也是一个急性损伤模型，症状的持续时间及稳定性方面尚不够理想，也无帕金森病的特征性组织病理学改变。

（3）鱼藤酮（Rotenon）模型：鱼藤酮为有机磷杀虫剂，广泛地存在于植物的根皮部，具有亲脂性，较容易穿过血脑屏障，能够降低脑组织线粒体复合酶-I 的活性。目前，制备帕金森病大鼠模型的方法：通过皮下渗透型真空泵与咽喉静脉插管连接，静脉灌注鱼藤酮。鱼藤酮可选择性引起黑质-纹状体多巴胺通路的病变和 CPu 应激损伤，黑质神经元中出现与帕金森病中路易体相似的泛素及 α-synuclein 染色阳性包涵体。暴露于鱼藤酮的大鼠表现为与帕金森病患者相似的临床症状，如屈曲姿势、运动障碍等，有些可发生严重的肌肉强直，且少数存在爪子的自发性摆动，类似帕金森病中的静止性震颤。鱼藤酮模型可以复制出帕金森病多巴胺能神经元中的路易体和氧应激损伤，是一个复合酶-I 功能受到系统性抑制、黑质纹状体多巴胺通路渐进性退行性变的良好模型，与人类帕金森病类似，但这种模型与 6-OHDA 模型一样仍属于双侧损伤模型，复制方法复杂，重复性差，且效果不稳定，故不宜在实验研究中的推广。

（4）蛋白酶体抑制剂：是近年来用于制作帕金森病模型研究的新药物，其主要通过抑制泛素蛋白酶体系统的功能，在细胞上发生特异性影响，使蛋白质代谢发生异常，导致蛋白质的异常聚集，尤其是 α-synuclein 的聚集而制作帕金森病大鼠模型。目前常用的药物主要有三种：天然的蛋白酶抑制因子、人工合成的蛋白酶抑制因子及蛋白酶体抑制剂乳胞素。通过对散发性的和家族性的帕金森病进行研究发现，患者黑质神经元细胞中，蛋白酶体活性有明显降低，蛋白酶体 α 亚单位丧失、蛋白水解活性减弱，但其他脑区该情况正常，认为蛋白酶体介导的蛋白水解作用降低，减轻了黑质细胞对 α-synuclein、泛素、神经丝、硝酸蛋白的降解与清除。研究者通过注射蛋白酶体抑制剂到大鼠黑质部位，制备出具有帕金森病临床症状且具有路易体病理特征的帕金森病大鼠模型。该模型的特点是从帕金森病可能的发病机制出发，模拟了该病的机制与发病过程。研究的结果显示，蛋白酶体抑制剂模型是一个慢性损伤动物模型，具有帕金森病渐进性退行性的特点，且模型具有一定的稳定性与重复性，制备方法简单可行，是目前认为最先进、最接近帕金森病的动物模型，适合用于帕金森病发病机制、神经系统保护研究，也同样适合探索新的治疗方法与细胞移植治疗的研究。但是，这一模型制备方法在可行性与用药方式、剂量等方面还存在分歧，有待于进一步研究。

3. 机械损伤大鼠帕金森病模型　研究者发现，对前脑内侧束进行机械损伤，能够渐进性造成黑质多巴胺能神经元变性、坏死，可制备大鼠帕金森病模型。这种方法的优点是定位准确、降低了对其他脑区的损伤，同时造成多巴胺能神经元损伤与临床相似，是一个渐进性过程，该模型有一定的摸索价值。因此，该模型可用于各种预防或延缓多巴胺能神经元变性方法和多巴胺能神经元再生的研究，而该模型的主要缺点是早期损伤程度不稳定、不易控制、术后死亡率极高等。

4. 黑质免疫炎性模型　临床研究发现，长期服用非类固醇抗炎药物，可以预防阿尔茨海默病的发生，这使人们怀疑免疫炎性机制可能参与神经元变性疾病的发病。研究发现，帕金森病大鼠模型损伤侧黑质多巴胺区 TNF-α 和 IL-1 水平较对照组明显升高。研究表明，立体定向注射帕金森病患者的血清 IgG 到大鼠的黑质部位，黑质部位的多巴胺能神经元明显减少。另有研究用脑炎病毒感染出生 13 天的 Fischer 大鼠，感染后的大鼠有明显的运动能力减弱，用左旋多巴治疗后，症状明显改善，12 周后的病理检查及免疫组化结果显示，Fischer 大鼠的某些病理特征与人类的帕金森病类似，且黑质内 TH 免疫阳性多巴胺能神经元数目明显降低。该种方法复制帕金森病大鼠模型的报道尚少，其可行性需要学者进一步验证。如若验证成功，则有可能成为帕金森病的感染致病学说的依据。该模型可用于帕金森病的发病机制研究。

5. 基因模型

（1）转基因模型：Scherzer 通过转基因技术制作了表达人 α-synuclein 的果蝇帕金森病模型，模拟多巴胺能神经元的丧失、路易体形成以及局部运动功能改变，用于神经保护性药物临床前研究。另有学者利用腺病毒相关病毒载体介导 *α-synuclein* 基因转染，建立灵长类绒猴帕金森病模型，模拟原发性帕金森病，用于研究帕金森病病理机制以及新治疗方法。Legare 等制作了携带神经突变体 NM3 的小鼠模型，发现小鼠的行为学变化类似帕金森病症状。Karpinar 等建立了一种新的帕金森病模型，在果蝇上表达突变型和野生型 α-synuclein，此模型可观察到与年龄相关的 TH 神经元缺失和与年龄相关的运动功能障碍,神经细胞内出现类路易体的包涵体等很多类似帕金森病的重要特征。这一模型可用来研究某些未知蛋白在帕金森病发病机制中的作用。与人类帕金森病不同的是,黑质内多巴胺能神经元无变性缺失,野生型和突变型 *α-synuclein* 转基因小鼠具有相似的病理改变。

（2）基因剔除模型:Verleger 等建立的 *Parkin* 基因剔除小鼠模型未出现明显的帕金森病临床和病理表现,可能是由于成长过程中因 *Parkin* 基因缺失而引起适应性改变,或许在胚胎发育成熟后再剔除 *Parkin* 基因能够导致更严重的帕金森病表型。Batelli 等建立了 *DJ-1* 基因剔除小鼠模型,*DJ-1* 基因已被证明其基因上位点突变可引起早期常染色体隐性遗传帕金森病,此模型小鼠上已具有与 MPTP 介导的纹状体去神经化和多巴胺能神经元损失相似的特征。

目前,根据需要制备的各种类型的帕金森病大鼠模型,为神经系统的保护策略方面的研究带来了诸多的便利,也对帕金森病病因和发病机制的研究做出了巨大贡献,然而根据综述显示,诸多模型距离理想帕金森病大鼠模型标准还有较大差距,尚无一种模型完全符合条件,有待进一步进行研究。

（四）神经递质替代基因治疗

由于在患有帕金森病时,多巴胺能神经元变性死亡,这些神经元合成多巴胺就必然减少。在合成反应程序中,酪氨酸羟化酶（tyrosine hydroxylase,TH）是多巴胺生物合成的限速酶,它将氨基酸左旋酪氨酸催化生成左旋多巴。这一反应过程需要辅助因子四氢蝶呤（BH_4）的参与;合成又靠 GTP 环化水解酶Ⅰ（GTP-cyclohydrolase Ⅰ,GCH-Ⅰ）来限速。左旋多巴则由芳香氨基酸脱羧酶（AAOC）催化而很快生成为多巴胺。随后,多巴胺由囊泡胺类转运子集中到突触囊泡中。多巴胺因同 BH_4 竞争辅助因子结合位点而成为 TH 的抑制因素。在患帕金森病时,为治疗疾病口服左旋多巴吸收进血液,可穿过血脑屏障,由脑内残存的多巴胺能神经末梢或存在于其他神经元及神经胶质内的 AAOC 催化生成多巴胺。临床上常见的现象是当患者口服左旋多巴一定时期后会出现所谓"开-关"现象,这是由于左旋多巴不规则地进入纹状体、产生的多巴胺也因此不够规则所致。所以,采用基因治疗的策略,将 *TH* 基因（或同时将其他一些与多巴胺合成有关的酶一起）送入脑内（酶替代战略）,使其在脑内能够持续地生成多巴胺,应该是克服因口服左旋多巴而产生包括"开-关"现象在内的药物副作用的有效手段。

1. 酶替代的 ex vivo 方式基因治疗　目前已有各种各样的细胞系和原代培养细胞（包括成纤维细胞、成肌细胞和星形胶质细胞）可用于体外的基因改造,即通过各种载体系统被转入外源性治疗基因。有不少研究报告说,可以将 *TH* 基因成功转入很多种类的细胞,诸如成纤维细胞系 208F、NRK-49F、NIH3T3 和 CV1,大鼠内分泌细胞系,大鼠、猕猴及人的原代成纤维细胞和成肌细胞,大鼠的原代星形胶质细胞,人的永生化胚胎星形胶质细胞系 SVG,取自大鼠中脑腹侧部分、用一种温度敏感的癌基因使之永生化的神经细胞系等。最近,有研究发现各种来源不同的神经干细胞可以用来转入 *TH* 基因。对上述培养细胞进行转 *TH* 基因多用的是逆转录病毒载体,载体中的 TH cDNA 由巨细胞病毒（cytomegaloviral,CMV）启动子或一种病毒的长末端重复（LTR）启动子所驱动;其他各种载体也用得不少,包括用去势的单纯疱疹病毒 1 型（HSV-1）载体；磷酸钙转染法亦可使用。实验证明，能够表达 TH 的成纤维细胞在体外培养情况下，只有在向培养基内加入 BH_4 的条件下才能产生并释放左旋多巴，这说明成纤维细胞本身并不表达 GCH-I。如果将 *TH* 基因和 *GCH-I* 基因一同用逆转录病毒转入成纤维细胞就可以使之合成 BH_4 和左旋多巴。与成纤维细胞不同，能够表达 TH 的原代培养星形胶质细胞就可以在不加入外源性 BH_4 的情况下释放左旋多巴。在体外培养条件下，成纤维细胞释放到培养基中的左旋多巴量要比在细胞内的量多得多，说明细胞释放左旋多巴能力较强。把表达 TH 的成纤维细胞和表达左旋氨基酸脱羧酶（AADC）的成纤维细胞一同培养，在有 BH_4 参与的条件下，就能生产和释放多巴胺，这说明左旋多巴和多巴胺能够很容易从成纤维细胞出入。

对于由脑内注射 6-OHDA 所造成的纹状体失去多巴胺能神经传入的帕金森病大鼠模型来说，把能够表达 TH 的基因工程细胞移植到纹状体确实可以减少由阿扑吗啡诱发的旋转圈数。这看来确实是表达出来的 TH 在起作用，因为如果移植的是没有转基因的运载细胞或是仅表达报告基因的工程细胞，就没有上述的治疗作用。这也说明移植之后，在宿主自身 BH_4 的参与下（也可以由植入的工程细胞来表达 BH_4），表达 TH 的细胞可以产生左旋多巴，继而在自身存在的 AADC 作用下，左旋多巴进一步合成多巴胺。多巴胺水平的增高降低了损伤侧多巴胺受体的敏感性，从而减缓了由阿扑吗啡诱发的旋转行为。在植入表达 TH 的某些工程细胞后，通过活体微透析或脑匀浆生化检测，可以看到有脑内左旋多巴和多巴胺及其多巴胺的代谢产物二羟基苯乙酸（DOPAC）和高香草酸（HVA）水平的增高。但是，许多表达 TH 的细胞在植入脑内后，并不能检测到左旋多巴合成增多；如果同时给予 BH_4（将之注入纹状体内），则可能会出现增加现象。因此，许多人认为在失去多巴胺能纤维的投射以后，纹状体自身原有的 BH_4 不足以活化新引入的 TH。有研究证明，植入同时表达 *TH* 和 *GCH-I* 基因的成纤维细胞可以提高脑内左旋多巴和多巴胺的含量；然而，他们又发现，无论植入单独表达 TH 的成纤维细胞还是普通的成纤维细胞都能使旋转行为有一定程度的好转。植入能够表达 TH 的细胞以后，TH 在脑内表达的时间随不同研究和不同运载细胞而有很大差别。有的持续时间只有几周，有的可以超过半年。同时，有研究表明，植入表达囊泡单胺转运子-2（vesicular monoamine transporter 2，VMAT-2）的成纤维细胞可以促进多巴胺在细胞内的储存，对帕金森病动物模型的治疗效果比单独应用表达 AADC 的细胞还要好。

ex vivo 途径的基因治疗同样在猴模型上进行了实验。在 1994 年就有报道说，使用 4352 只用单侧颈内动脉注射 MPTP 所制成的半身猴帕金森病模型，在其纹状体内植入表达 TH 的工程细胞。这种细胞取自 14 天胎龄的胚胎大鼠中脑，使之成为温控敏感性的永生化神经细胞系，再用逆转录病毒载体将 *TH* 基因转入其内。因为是属于异种异体的移植，作者还用了免疫抑制剂环孢素。结果是植入细胞存活良好，免疫细胞化学检测可见有 TH 的表达，观察由阿扑吗啡引发的旋转行为，则有明显改善。也有的用自体原代成纤维细胞作为运载细胞，用从 Moloney 小鼠白血病病毒（Moloney murine leukemia virus，MMLV）改造而来的逆转录病毒载体来对其转染 *TH* 基因，使用的也是 MPTP 制备的猴模型；免疫组化和原位杂交显示 TH 在脑内可持续 4 个月之久。此外，还有研究使用了同体和异体的原代培养肌细胞，异体肌细胞用的是人胚胎肌细胞。将这些细胞转入 *TH* 基因后植入纹状体，也能看到明显的症状改善，改善的程度随个体差异有所不同。笔者的研究观察到，在经过3～4个月的症状改善后，再行同样细胞的移植可以继续延长对猴模型的治疗效果。

为了减少宿主脑对植入工程细胞的免疫排斥反应，我国学者还设法对植入前的工程细胞采取一种人工微囊包裹的办法。这种微囊由藻酸盐-多聚赖氨酸-藻酸盐（alginate-poly-lysine-alginate，APA）材料制成，具有半通透性，允许较小分子的神经递质或营养因子通过，分子较大的如免疫球蛋白等抗体成分则不能通过。在用带有人类 TH 的质粒 pCMV-TH和逆转录病毒载体 pLhTHSN 分别转染人的成纤维细胞和成肌细胞后，再用 APA 微囊将这些工程细胞包裹，包裹后的细胞被植入到帕金森病模型大鼠纹状体内，经过超过 16 周的观察，发现包有 APA 微囊的工程细胞能够很好地向囊外表达 TH 活性；对于这样的异种异体移植来说，没有见到有明显的免疫排斥和炎症反应。这就为 ex vivo 途径基因治疗拓宽了临床应用前景。

2. 酶替代的 in vivo 方式基因治疗　本方法是用向中枢神经系统内注射转基因载体而使宿主脑组织直接获得基因工程改造。有研究报告提到用一种携带 TH 的单纯疱疹病毒 1型扩增子（HSV-1 amplicon）载体以及一种带有 TH 的腺相关病毒（AAV）载体注射到经6-OHDA 毁损的模型大鼠脑内，可以得到长时程的旋转行为改善，即这种 HSV-TH 载体脑内注射后 2 周到 1 年内能够使旋转减少 65%；而实验的对照组，即用 HSV-LacZ 载体（只表达 β 乳糖苷酶而不表达 TH）注射就无此效应。如果在注射后 4～6 个月内做脑内微透析检查，实验组（HSV-TH）的多巴胺含量要比对照组（HSV-LacZ）多 300%。然而，无论行为改善多么明显，直接注射载体造成的转基因表达并不高。在注射 HSV-TH 6～16 个月内，在宿主纹状体内只能看到 5～300 个 TH 免疫阳性细胞；在注射 HSV-TH 后 1 个月，用 RT-PCR 检测 TH mRNA 的情况，在 10 只大鼠中只有 3 只有增强表现。向脑内分别注射AAV-LacZ 和 AAV-TH 载体，分别经过 X-gal 和 TH 免疫组化检测，可以看到转入的基因至少能够表达 3～4 个月。如果针对 6-OHDA 毁损的模型大鼠，注射 AAV-TH 后 5～10 周内的旋转行为比注射 AAV-LacZ 的减少 35%。也有研究发现，用腺病毒（adenovirus，Ad）载体携带 *TH* 基因可以使模型大鼠的旋转行为得到改善。有的研究用带有 *TH* 的 DNA 质粒（在 SV40 病毒的启动子作用下）与脂质体（lipofectin）一起注射到 6-OHDA 毁损的大鼠纹状体内，注射后 3～15 天中有旋转行为的改善（达 46%）；单纯注射质粒或单纯注射脂质体均无此效应。只有当二者一同注射后，RTPCR 方法才能检测到在纹状体内 TH mRNA 含量以及 TH 免疫阳性细胞数量的增加。如果用灵长类动物做实验，有报告认为向猴脑内注射 AAV-TH 或 AAV-LacZ 载体都会在脑内表达这两种基因至少 3 个月。在这一时期的初始阶段，可以在猴脑内的一个注射点上见到 14 000 到 31 000 个表达 β-半乳糖苷酶的细胞。还必须考虑的是，在人们使用 HSV-1 扩增子把 *TH* 基因转到 6-OHDA 毁损的大鼠纹状体内时，尽管症状和纹状体内多巴胺浓度都有显著改善，但是围绕注射部位可以看到有坏死区，这可能是野生型 HSV-1 病毒感染所引起的。这就有必要考虑是否存在纹状体自身损伤所造成的模型动物旋转行为减少的可能性。有一种扩增子编码大鼠蛋白激酶 CβⅡ（pkc△）的催化核心（在 *TH* 启动子控制下）能够对培养的交感神经元增加其神经递质的释放。如果将其注射到大鼠的黑质致密部（SNc）：则可以单独引起该部位的多巴胺能神经元合成pkc△。倘若 pkc△ 能够像体外实验一样也在体内促进 SNc 神经递质的释放，那么，纹状体多巴胺释放能够增加，从而引起该部位的神经元功能改变（包括多巴胺受体密度改变和旋转行为变化）。实际上，在给予 pTHpkc△后，仅在 0.1%～0.2% 的 SNc 细胞中合成的 pkc△ 的量就足以使动物产生长时间的单侧旋转行为，即出现了帕金森病的症状。近来，Azzouz 等利用来自马传染性贫血病毒（equine infectious anemia virus）的慢病毒构建了同时携带有 *AADC*、*TH* 和 *GCH- I* 基因的载体，对 6-OHDA 造成的大鼠帕金森病模型进行了基因治疗，即把载体定位注入模型动物的纹状体，发现可以很好地改善动物的行为障碍；AADC、TH 和 GCH-I 三种蛋白在纹状体内表达的细胞多，表达量大，观察到术后 5 个月仍有很好表达。除 TH 外，还有人用多巴胺受体来进行基因治疗。目前已知在帕金森病后期能够观察到多巴胺受体 D_2（D_2R）数目有所减少，因此可以将 D_2R 补充到模型动物的纹状体内来达到治疗目的。有报告说，用 Ad 载体携带的受体基因（由 CMV 作为启动子）注入正常的纹状体之后，围绕注射局部可以见到有 D_2R 密度的增加，检测的方法是用 ^3H 标记的胡椒醛配体（3HJ-spiperone ligand）的放射自显影来显示 D_2R。

（五）神经营养因子基因治疗

以往对体外培养的多巴胺能神经元的研究显示，位于神经元靶区的胶质细胞发出的有关信号对神经元的生长和形态分化有重要影响。后来通过对神经元损伤和移植的研究了解到，成年动物脑内的多巴胺能神经元具有一定的可塑性，即具有再生的潜在可能性。这些认识也就进一步诱使人们去寻求多巴胺能神经元的特殊营养因子。到目前为止，已经研究到 20 多种神经营养因子与多巴胺能神经元有关。这些因子属于生长因子家族的成员（表 3-2-3），具有不同的细胞内信号转导机制。它们包括 TGF-β 超家族、神经营养因子（neurotrophine）、细胞因子（cytokine）、有丝分裂生长因子（mitogenic growth factor）。还有一些因子，诸如胶质细胞源性神经营养因子（glial cell line-derived neurotrophic factor，GDNF）和脑源性神经营养因子（brain-derived neurotrophic factor，BDNF）在体外培养中直接看到它们能够对多巴胺能神经元起作用；而其他的因子，包括成纤维细胞生长因子（fibroblast growth factor，FGF）在内，则是通过胶质细胞间接地对多巴胺能神经元起作用。

表 3-2-3　与帕金森病有关的神经营养因子

TGF-β 超家族成员	神经营养因子	细胞因子	有丝分裂生长因子
胶质细胞源性神经营养因子（GDNF）	脑源性神经营养因子（BDNF）	心肌营养因子 1（cardiotrophine-l）	酸性成纤维细胞生长因子和碱性成纤维细胞生长因子（aFGF 和 bFGF）
生长分化因子 5（GDF-5）	神经营养因子 3（NT-3）	睫状神经营养因子（CNTF）	血管内皮生长因子（VEGF）
TGF-β$_1$	神经营养因子 4/5（NT-4/5）	白细胞介素-b（IL-b）	胰岛素（insulin）
TGF-β$_2$、TGF-β$_3$		白细胞介素-6、白细胞介素-7（IL-6，7）（作用较小）	胰岛素样生长因子-I（IGF-I）
活化素 A（activin A）			胰岛素样生长因子-II（IGF-II）
			中期因子（midkine）
			血小板衍生生长因子（PDGF）
			转化生长因子-α（TGF-α）

1. 脑内直接使用营养因子蛋白　自从发现某些因子能对体外培养的多巴胺能神经元有营养作用之后，许多学者试图用这些因子对帕金森病进行治疗。研究使用的模型动物包括大鼠、小鼠和猕猴，不少研究用的是直接注射这些因子的蛋白，而研究证明这些营养因子确有作用。其中，对多巴胺能神经元起专门作用的 GDNF 作用尤其明显，它能够有效地防止多巴胺能神经元在各种帕金森病模型动物中的变性和死亡，也能够改善动物的异常运动行为。例如，对用 MPTP 制备的模型小鼠，GDNF 可以部分阻遏由于 MPTP 毒性造成的纹状体多巴胺水平、黑质的多巴胺能神经元和 TH 阳性纤维密度的下降。在大鼠，GDNF 同样可以维持多巴胺能神经元不遭受 6-OHDA 的损害；将 GDNF 导入 6-OHDA 毁损大鼠的黑质 5 周后，可以完全纠正旋转行为、增加 TH 阳性神经元的数量，并且使黑质的多巴胺水平趋于正常。针对 6-OHDA 毁损并有多巴胺能神经元进行性减少表现的模型大鼠，向其靠近黑质上方的脑部重复注射 GDNF，也可以起到防止多巴胺能神经元进一步变性的作用。对于半侧帕金森病猴模型来说，无论是将 GDNF 注射到黑质、尾状核，还是注射到侧脑室，都能改善相关的运动减少、强直和震颤等症状。不仅如此，单侧注射 GDNF 可以增加 MPTP 模型猴的双侧黑质多巴胺能神经元胞体的大小和 TH 阳性纤维的密度等。在侧脑室注射 GDNF 后，半侧帕金森病模型猴的黑质多巴胺递质水平也有提高。此外，向正常猴脑的尾状核内注射 GDNF 可以上调多巴胺系统的功能。在机械损伤内侧前脑束的大鼠黑质附近反复注射 GDNF，其黑质多巴胺能细胞的存活数量（达到正常的 85%）比对照组（只有正常的 53%）有明显增加。除了 GDNF 以外，其他对多巴胺能神经元有营养作用的因子诸如 BDNF、FGF 和 NT-3 都能使在体的多巴胺能神经元获得保护作用。BDNF 可以增加多巴胺的含量和多巴胺能神经元的活性；BDNF 以及 NT-3 都能改善帕金森病大鼠的异常运动症状。一些促有丝分裂因子，包括 EGF、aFGF 和 bFGF 也能够改善 6-OHDA 毁损的模型大鼠和 MPTP 毁损的模型小鼠的帕金森病症状。

2. 营养因子的 ex vivo 方式基因治疗　已经有许多研究用了 ex vivo 方式来将营养因子基因先在体外用逆转录病毒载体转入各种运载细胞以后再植入到纹状体，以达到基因治疗的目的。所用的运载细胞种类很多，既有细胞系，又有原代成纤维细胞、成肌细胞和星形胶质细胞（包括人的星形胶质细胞），这些细胞都能在逆转录病毒载体介导下转染营养因子基因。如同体外培养的多巴胺能神经元一样，大鼠的 Rat-1 型成纤维细胞和原代星形胶质细胞在经过逆转录病毒转染后，能够分泌有生物活性的 BDNF。将这种能够表达 BDNF 的工程细胞植入帕金森病模型动物可以减轻由于过度氧化或线粒体毒性所造成的神经毒性反应。例如，MPP^+ 注入纹状体后动物的黑质细胞发生变性脱失，将分泌 BDNF 的成纤维细胞植入该大鼠脑内邻近黑质区域，可以使黑质 80% 的多巴胺能神经元继续存活，而对照组只能存活 35%，同时，降低了的黑质多巴胺递质水平也能有所增加。如果将能够分泌 BDNF 的成纤维细胞在用 6-OHDA 制作大鼠模型前 1 周植入脑内，它可以在 3 周内完全保护模型大鼠的黑质多巴胺能神经元胞体不发生变性和减少，并且能够部分保护纹状体的多巴胺能神经末梢。但是，如果大鼠模型是由将 6-OHDA 注入内侧前脑束所制成，则将表达 BDNF 的成纤维细胞无论是植入到纹状体还是植入到黑质，都不能对多巴胺能神经元起到明显的保护作用。星形胶质细胞也曾被用作携带 BDNF 的工程细胞，在体外培养情况下，这种能够分泌 BDNF 的星形胶质细胞的分泌量为 100pg/（hr·10^5）细胞；把它们植入用单侧 6-OHDA

毁损黑质 1 周后的模型大鼠纹状体，可以明显改善大鼠的旋转行为，但对多巴胺能神经元的存活及其在纹状体内的末梢密度没有影响。

　　使用 ex vivo 方式进行基因治疗也将 GDNF 作为治疗基因，运载细胞用大鼠成纤维细胞和经过微囊包裹的仓鼠肾（BHK）细胞。BHK 细胞可以通过磷酸钙法将携带 GDNF 基因的质粒载体转染，之后还可以用多聚体制成的微囊包裹起来。GDNF 可以通过微囊壁从包裹的 BHK 细胞释放出来。将这种包囊细胞植入由 6-OHDA 部分毁损制成的模型大鼠纹状体后，可以观察到多巴胺纤维长入囊内；但行为改善不明显。在另外的实验中，有人用人的 GDNF 基因转到大鼠的成纤维细胞中，将此细胞植入大鼠脑内邻近黑质区域可以保护其多巴胺能神经元免受内侧前脑注射 6-OHDA 的毁损作用。

　　另一类 ex vivo 基因治疗是将基因工程细胞与其他细胞相结合植入脑内。例如，肾上腺髓质嗜铬细胞在没有糖皮质激素的参与下能够分泌很多的多巴胺，故以往一些研究曾将此细胞植入帕金森病患者脑内来达到治疗目的。然而，这些细胞在脑内很难存活，单独使用则效果不佳。但是，如果与产生神经生长因子（NGF）的细胞合用，嗜铬细胞在脑内的存活率就会大大增加。因此如果将嗜铬细胞与能够表达 NGF 的星形胶质细胞或成纤维细胞联合移植，就会促进嗜铬细胞的存活并促进其向神经元方向分化。此外，将表达 NGF 的星形胶质细胞和嗜铬细胞一起植入 6-OHDA 毁损的大鼠后，可以观察到旋转行为的改善。使用转有 NGF 基因并包有多聚体微囊的 BHK 细胞，将其植入大鼠纹状体后，可以提高（无论是年幼的还是年老的）嗜铬细胞在脑内的存活 20 倍左右，还可以改善模型大鼠的旋转行为。如果将 PC12 细胞转入 NGF 基因后再植入 6-OHDA 毁损大鼠的纹状体内，细胞在脑内存活以及向神经元分化的能力大大提高。

　　目前，已经将人的胚胎中脑细胞进行脑内移植作为治疗帕金森病的临床实践，但报告认为，尽管患者的症状改善明显，植入的多巴胺细胞仅能存活 5%～6%。在大鼠，移植胚胎中脑细胞的同时，给予外源性的 BDNF 可以提高多巴胺能神经元的存活率并促进其突起的伸展。同样，向中脑移植物邻近部位每隔 3 天注射 4.7μg 的 GDNF，连续 3 周后能观察到多巴胺能神经元存活增加 2 倍。TH 阳性纤维密度增加 50%～100%。移植物的功能也明显加强，旋转行为得到进一步改善。但这类基因治疗尚未用于临床。

　　我国科技工作者进行了将分别表达 TH 和 GDNF 基因的工程细胞联合移植到帕金森病大鼠的纹状体内的研究。使用带有治疗基因的表达质粒 pCMVTH 和 pCI-neo-GDNF，经脂质体介导在体外转入原代培养的成纤维细胞，以同种异体模式植入大鼠脑内。结果表明，联合两种基因治疗战略能够明显提高疗效，即治疗后模型动物的旋转行为明显低于单独使用 TH 或 GDNF 基因的治疗，脑内多巴胺及其代谢产物二羟苯乙酸（DOPAC）和高香草酸（HVA）水平也比单独使用 TH 或 GDNF 基因有显著升高。

　　3. 营养因子的 in vivo 方式基因治疗　对帕金森病的营养因子 in vivo 方式基因治疗已有一定研究。已经有若干种病毒被用作携带营养因子基因进入多巴胺能神经元的载体，包括腺相关病毒（AAV）、腺病毒（Ad）和 HSV-1 病毒，但发表的文章还不多。有研究报告用腺病毒载体携带人的 GDNF 基因对防止多巴胺能神经元变性有明显作用。Ad-GDNF 可以直接注射到大鼠黑质或纹状体内，注射时间可以在进行 6-OHDA 毁损 1 周以前；在损伤后 6 周，用 Ad-GDNF 注射大鼠的多巴胺能神经元存活数量比对照组［包括用 Ad-LacZ 注射的大鼠、用不能表达 GDNF 生物活性腺病毒突变体（Ad-mutant）载体注射的大鼠或未经任何处理的大鼠〕要多 3 倍。这些研究还证明，当用到 3×10^7pfu 量的 Ad-GDNF 注射时，在注射部位可以测到有纳克量级的 GDNF，这种量级的 GDNF 已足够激活 GDNF 受体的需要。把 Ad-GDNF 注射到模型大鼠的纹状体可以使 6-OHDA 毁损 12 天后的旋转行为得到改善。使用各种 6-OHDA 双侧毁损所致的动物模型，如果用带有大鼠 GDNF 的 AAV 载体单侧注射到纹状体内，大鼠在苯丙胺或阿扑吗啡诱导下可以产生旋转症状，并且能够使一些行为症状得到改善，而注射 AAV-LacZ 则不能改善症状；此外，在注射 AAV-GDNF 后 12 周进行在体微透析，在钾和诺米芬辛（nomifensine）诱导下，可见多巴胺水平提高，这可能是促进了残存多巴胺能末梢所致。也有的实验使用了由 MPTP 部分损伤的非洲绿猴，将 AAV-GDNF 注射到尾状核内，再用 β-CIT 光谱方法显示多巴胺转运体（DAT）。可见 DAT 的量比治疗前增加 9%～19%。也说明对多巴胺末梢起到了保护作用。HSV 载体在营养因子基因治疗方面用得还不多，有人把带有 LacZ 报告基因的 HSV（在 *TH* 启动子得到控制下）注入纹状体内，可以观察到载体会逆行输送到黑质，并在多巴胺能神经元中特异表达转入的基因。这一途径很适合将营养因子通过自分泌和旁分泌的方式提供给脑内的多巴胺能神经元。

（六）作用于基底节特定核团的基因治疗

1. 针对黑质神经元凋亡机制的基因治疗 已有研究证明帕金森病患者的黑质致密部存在细胞凋亡现象。这种凋亡现象在上述动物模型（特别是用 MPTP 造成的非急性的啮齿类或灵长类动物模型）中还不够恒定。前面的章节中已经提到过，帕金森病的发病机制中可能有黑质神经元在多巴胺代谢产物和铁离子毒性作用下由氧化应激和自由基造成的损伤，而超氧化物歧化酶（SOD）是主要解除超氧化物毒性的活性物质。因此，用腺病毒载体构建的 AdV-Cu/Zn SOD 可以防止 6-OHDA 对体外培养中脑神经元的毒性，转 Cu/Zn SOD 基因的小鼠则对脑室内注射 6-OHDA 有明显的保护作用。

人们已经知道，Bcl-2 蛋白家族由致凋亡和抗凋亡两类成员组成，其功能包括控制细胞色素 c 的释放而形成细胞色素 c、Apaf-1 和 caspase-9 的复合体，进一步启动 caspase 的活性。转 Bcl-2 基因的小鼠有抗 MPTP 的毒性；用单纯疱疹病毒载体携带 Bcl-2 基因（HSV-Bcl-2）在注入 6-OHDA 前注入大鼠纹状体可以减少 TH 阳性神经元的丢失。如果将 HSV-Bcl-2 与 HSV-GDNF 在纹状体内共表达，则效果更好。预先用腺相关病毒携带 Apaf-1，激活 caspase 的主要成分，可以减少 MPTP 对实验动物的毒性，TH 阳性细胞数量减少程度降低、症状改善。

c-Jun N 末端激酶（JNK）对细胞死亡起重要调节作用，用 MPTP 处理黑质致密部会造成 JNK 的活性增加或 c-Jun 磷酸化的增加。在纹状体内放置表达 JNK 相互作用蛋白-1（JIP-1）结合区的腺病毒载体可以防止 JNK 磷酸化并激活 c-Jun 和 caspase-3。这样，无论脑内儿茶酚胺水平还是 TH 阳性神经元水平、动物行为障碍都会有改变。就 caspase-3 来说，如果其受到抑制则也可起到保护多巴胺能神经元，使之少受神经毒剂伤害的作用。用所谓凋亡蛋白抑制子家族（inhibitor of apoptosis protein，IAP）来抑制 caspase 的活性，可延缓由 6-OHDA 造成的细胞死亡；把表达该家族成员蛋白的腺病毒置入背侧纹状体可以减少由 6-OHDA 所致大鼠帕金森病模型黑质神经元的变性死亡（减少约 40%）。此外，已知钙蛋白酶（calpain）属于一种钙依赖的蛋白酶，它也参与细胞死亡。在帕金森病的黑质组织中，calpain 裂解增加。因此，有人用其抑制物钙蛋白酶抑制蛋白（calpastatin）重组人腺病毒载体，放入 MPTP 小鼠纹状体背外侧部，可以减少黑质 TH 阳性细胞的丢失（减少 20%）。还有研究证明，在细胞周期中起调节作用的周期蛋白依赖性激酶 5（cyclin-dependent kinase 5，CDK5）在帕金森病脑中是减少的。因此用腺病毒载体携带 CDK5 可以预防小鼠 TH 阳性神经元受到 MPTP 毒性的损伤。

2. 在底丘脑核中转换神经递质的基因治疗　现已很清楚，帕金森病患者基底节功能障碍的原理主要是因为黑质纹状体纤维变性引起的底丘脑核（STN）向黑质网状部和苍白球内侧部的兴奋性发放增加。这样，可以通过向 STN 转入谷氨酸脱羧酶（GAD）将 STN 原本产生兴奋性的谷氨酸递质转化为 γ-氨基丁酸（GABA），达到消除帕金森病症状的目的。根据这种假设，Luo 等用腺相关病毒载体携带 GAD 基因（AAV-GAD65/67）注入 6-OHDA 大鼠帕金森病模型的 STN 中，达到明显治疗效果。其中，GAD65 的有效性明显强于 GAD67。为此，美国用这种方法进行过一些 I 期临床试验，试图减少一些患者应用 STN-DBS 后产生的副作用，收到了一定的效果。

3. 针对疾病相关基因的基因治疗　有研究表明，用慢病毒载体（SIN-W-PGK）分别携带人 *A30P α-synuclein* 和大鼠 *Parkin*，将两者混合后注入大鼠黑质（in vivo 转基因途径），发现超过 70% 的黑质神经元可以获得双标记、多巴胺能神经元受到 *Parkin* 基因过表达的保护，这一方面证明了慢病毒载体有较高的转染效率，另一方面也证明了 *Parkin* 可以在某种情况下用于基因治疗。

（七）神经干细胞和骨髓基质细胞的应用

根据以上内容可以设想到，对于帕金森病基因治疗的临床应用前景来说，使用 ex vivo 方式由于风险较小而似乎更加为人们所青睐。然而，使用 ex vivo 方式十分重要的问题是选择适宜的携带治疗基因的运载细胞。理想的运载细胞除了应能够易于转入并高效表达外源基因外，应该能够在宿主脑内长期存活、良好地与之脑组织整合甚至重建神经环路。以往研究所使用的培养纤维细胞和肌细胞尽管能够在脑内获得较长的存活期并表达治疗基因，但终究因其不属于神经细胞而较难与宿主的脑组织融合，它们在宿主脑内的归宿还有待于进一步研究。令人颇感兴奋的是，从 19 世纪最后十几年以来，人们能够从胚胎或成年脑组织中，甚至从其他易于获得的组织中培养到神经干细胞，为神经组织损伤的再生修复研究注入了崭新的活力，也为帕金森病基因治疗研究提供了新的机遇。

现在知道，无论在胚胎还是成年哺乳动物脑内，都存在着一种细胞更新的机制，即存在着所谓的 "干细胞"（stem cell）。干细胞一般处于静止或缓慢生长的状态，随时准备应付正常损耗或伤害后的需要，即如遇损伤，干细胞会很快增殖分化以取代失去的细胞；同时仍保留一定数量的干细胞于原处以备下次之用。一般认为，干细胞如果在发育中已经具有了明确的方向，譬如将成为神经元或神经胶质，则可称之为 "先祖细胞"（progenitor cell）；而所谓 "前体细胞"（precursor cell）是一个不甚严格的称谓，一般指处于发育早期的细胞。无论如何，人们现在可以从胎脑或成年脑中分离出有繁殖能力的 "神经干细胞"，即如果给予某些有丝分裂因子，诸如表皮生长因子（epidermal growth factor，EGF）、碱性成纤维细胞生长因子（basic fibroblast growth factor，bFGF）或白血病抑制因子（leukemia inhibitory factor，LIF）等，就可以在体外培养出神经干细胞。经过一段时间的细胞增殖，可以通过撤除上述有丝分裂因子或给予其他有关营养因子等条件，使这些干细胞向不同类型的细胞方向分化。在某种情况下，人们还可以使用诸如 SV40 T-antigen 或 v-myc 等原癌基因来转染细胞，使这些细胞长期停留在某一发育阶段而使神经干细胞永生化。这就为将来临床上使用干细胞作为治疗用提供了相对稳定的来源。不难理解，神经干细胞易于获得，能够在体外得到大量增殖；到体内后，可以按照损伤的部位和损伤的程度分化成相应的神经细胞类型并产生适宜的数量；这些新分化的细胞还能与宿主损伤部位的脑组织良好整合。因此，神经干细胞应该说是一种理想的修复神经组织损伤包括帕金森病的治疗工具。

实际上，已有许多研究将神经干细胞应用到了对帕金森病动物模型的细胞治疗上。Svendsen 等（1977）将人的神经前体细胞移植到单侧损伤的帕金森病大鼠模型纹状体内，经 20 周后仍可见移植细胞存活，症状明显改善，未见明显的免疫排斥现象。不仅如此，它们在纹状体内还进行迁移、分化，其中多数细胞演变成为胶质细胞，但仍有许多细胞变成了神经元，而且能够表达多巴胺能神经元的特征性标志物 TH。之后的研究表明，体外培养的人神经干细胞在早期端粒酶有低水平的表达，经过反复传代或植入体内后，端粒酶的表达逐渐减少直至消失。Wagner 通过对 Nurr1 和 Ⅰ 型星形胶质细胞源性因子的过表达使80%永生化的神经干细胞分化成多巴胺能神经元。Arnhold 等则将绿色荧光蛋白标记的胚胎干细胞来源的神经前体细胞移植到成年大鼠纹状体内，从而证实细胞可以分化成为神经元和胶质细胞；它们在纹状体内能够广泛迁移且与周边组织有良好的整合。

神经干细胞因此也成为对帕金森病动物模型基因治疗的良好运载细胞。早在 1997 年 Gage 就提出可以应用神经前体细胞进行 ex vivo 途径的基因治疗。Sawamoto 等制备了由 Nestin 启动子调控绿色荧光蛋白的转基因大鼠，用流式细胞仪分离出绿色荧光蛋白阳性的多巴胺能神经前体细胞并将之再植入帕金森病大鼠模型纹状体内，观察到这些绿色荧光蛋白细胞能够演化成为多巴胺能神经元，动物症状也有改善。Akerud 等用转入 GDNF 基因的神经干细胞植入帕金森病小鼠模型纹状体，发现移植细胞与宿主脑细胞整合良好并能分化成为神经元和胶质细胞，同时纹状体内的 GDNF 含量增高，动物行为明显改善。20 世纪末 Bjöklund 较系统总结了神经干细胞在中枢神经系统疾病基因治疗中的实验成果，指出其对帕金森病基因治疗具有明确的应用前景。

近来，人们发现，哺乳动物骨髓中除了存在有造血干细胞外，还存在着非造血组织的前体细胞，即骨髓基质细胞（marrow stromal cell，MSC）。研究发现，这些 MSC 在体外培养条件下不仅可以分化为成骨细胞、软骨细胞和脂肪细胞等间充质细胞，在特定情况下能够被诱导分化成为神经元或神经胶质。Sanchez-Ramos 等的研究发现，MSC 在 EGF 或 GDNF 的诱导下，可以显现 nestm 的蛋白及 mRNA 阳性；将细胞与胎鼠中脑或纹状体细胞共培养，MSC 就可以分化为神经元或胶质细胞，即分别表现有 NeuN 及 GFAP 免疫组化染色阳性。人们曾试验将 MSC 植入到大脑中动脉闭塞的大鼠模型脑内，可使动物的运动和躯体感觉明显改善；不仅如此，在上述模型动物中，即使将 MSC 进行静脉注射，细胞也能到达大脑皮质，演化成为神经元及星形胶质，起到明显治疗效果。最近，Li 等将预先经过 BrdU

标记的 MSC 植入 MPTP 损伤的帕金森病小鼠模型纹状体内，结果观察到这些 BrdU 标记细胞能够长期存活，并能分化成为 TH 阳性神经元，使动物症状改善。Schwarz 等用逆转录病毒载体将 TH 和 GTP 环化水解酶基因转入到 MSC，将之植入 6-OHDA 毁损的大鼠模型纹状体内，结果可使纹状体内多巴胺及其代谢产物含量增高，行为改善明显。另外，Park 等在最近还将 GDNF 基因转入到 MSC 中后植入到 MPT 毁损小鼠纹状体内，可以使模型鼠的黑质 TH 阳性神经元明显增加，行为得到改善。这些都说明，MSC 能够很好地表达外源性基因，能够在脑内分化为神经元或胶质细胞，是相当理想的用于帕金森病基因治疗的运载细胞。

无论如何，神经干细胞和 MSC 的研究目前还处于初期，对这些细胞的分离、诱导、分化和保存还存在许多有待解决的问题，特别是将它们植入到脑后，它们的增殖、分化的方向、归宿及是否致瘤等问题都还有待进行深入的研究。因此，尽管已经显示出良好的应用前景，神经干细胞和 MSC 在基因治疗帕金森病的临床实践方面还需要做更深入的研究。

上述两种战略在动物实验中均有明显效果，但目前认为它们对帕金森病的治疗尚有明显的局限性。首先，上述各种转入的基因在理论上均须在体内得到进一步的调节才能够正确发挥它们的生物学功能；另外，目前多采用的 ex vivo 方法尚属非特异性，理论上有致瘤可能性，与宿主脑组织融合困难并存在一定免疫排斥现象；比起 in vivo 方法来，这种方法表达范围还相对局限。因此，使用神经干细胞和胚胎细胞作为转基因运载细胞进行 ex vivo 基因治疗已成为对帕金森病治疗的研究热点，原因是采用这类运载细胞可以加强对脑组织的修复和再生，能够很好地与宿主神经环路整合并能够对转入的基因表达起到有效的调控作用。

第三节　帕金森病的中西医结合治疗研究

现代医学治疗帕金森病目前以药物与手术治疗为主，运动疗法与物理治疗为辅。长期以来，许多临床医家在临床实践中发现，应用中医药疗法治疗帕金森病有较好的疗效，并具有毒副作用小的优点，日益引起众多研究者的重视。现代中医治疗本病总的治疗原则仍是基于中医基本理论以辨证论治为指导，采用攻补兼施，标本兼顾，因人因时，灵活施药的方法，同时，或者采用国际通用的量表对中药及中西医药物联用的临床疗效进行评价，或者通过现代分子生物学、神经免疫学、神经生化学等前沿科学技术研究中医药治病机制，极大推动了中西医结合防治本病的研究深度和广度，进行了诸多有意义的尝试。从文献报道来看，主要包括辨证分型论治、单味药治疗、专方治疗、自拟验方、针灸治疗以及针药结合的综合疗法等多个方面的研究，主要涉及实验，药理分析，个案、验案报道，临床病例观察等。现将近年来帕金森病的中西医治疗现状综述如下。

一、中医治法的研究

1. 滋补肝肾止颤法　陆征宇等采用补肾疏肝方治疗肝肾阴虚型帕金森患者，将 109 例肝肾阴虚型帕金森病患者随机分为治疗组和对照组。对照组根据国际帕金森病治疗指南用药原则进行治疗，治疗组在此基础上加用补肾疏肝方，连续服用9个月，在治疗前、入组后每隔3个月及试验终点时间分别对统一帕金森病评定量表（UPDRS）、Hamilton抑郁量表（HAMD）、日常生活能力量表（ADL）、中医肝肾阴虚症状评分并进行比较，治疗后发现，两组UPDRS总分及ADL评分均有升高趋势，但治疗组较对照组评分上升缓慢。而且治疗组中医肝肾阴虚症状评分显著低于对照组。谭文澜等采用镇肝熄风汤配合多巴丝肼治疗肝肾阴虚型帕金森病，并以单纯西药组为对照，发现联合使用镇肝熄风汤可以明显改善帕金森病患者运动功能，并且在中医证候评分改善方面优于对照组，此外出现便秘、恶心、剂末恶化现象、异动症、"开-关"现象、精神障碍等副作用优于对照组。赵国华研究龟羚帕安颗粒对肝肾阴虚型帕金森病患者非运动症状的影响，采用多中心、第三方中央在线网络随机、双盲双模拟、安慰剂对照设计的研究方法，121例西医确诊为帕金森病、中医辨证为肝肾不足证的受试者被随机分为对照组和治疗组，对照组给予同剂量的安慰剂颗粒，治疗组给予龟羚帕安颗粒口服，治疗6个月后，结果发现治疗组表情呆板、皮脂外溢、口角流涎、智力减退、便秘、汗出、失眠多梦、精神障碍等8个指标相对于基线指标改善明显。

2. 补肾活血止颤法　仲诚等将120例帕金森病患者随机分为治疗组（补肾活血通络胶囊+西药组）与对照组（西药组）各60例，疗程3个月。治疗前、治疗后1个月、治疗后2个月和治疗后3个月采用UPDRS和帕金森病生活质量评分量表（PDQ）进行评分，评价治疗的有效率、运动功能的改善等情况。研究结果发现联合使用补肾活血通络胶囊具有增效减毒作用，可降低帕金森病致残率，促进患者综合功能的改善，提高生存质量。王亚丽采用自拟止颤疏毒汤（龟板、鹿角胶、白芍、粉葛根、僵蚕等）治疗帕金森病患者20例，总有效率为80%。

张朝贵等采用补肾通络胶囊治疗帕金森病，将43例有"开-关"现象的证属肾虚血瘀的帕金森病患者，随机分为对照组21例（多巴丝肼及安慰剂治疗）和治疗组22例（补肾通络胶囊联合多巴丝肼治疗），并于治疗的第0周、第4周、第8周、第12周记录患者服药后"开""关"时间以及治疗的第12周观察Webster临床症状评分变化。结果发现治疗组较对照组在第4、8、12周"开"的时间均显著延长，"关"的时间均明显缩短；在Webster评分方面治疗组症状改善明显优于对照组。提示疾病后期给予补肾通络胶囊可以有效改善帕金森病患者的"开-关"现象。

3. 健脾祛痰止颤法　王汝铎等采用自拟的清心化痰汤治疗帕金森病30例，并与采用多巴丝肼治疗的30例患者做对照研究，发现配合使用清心化痰汤可以明显改善帕金森病患者临床症状，提高生存质量。贾玉勤等采用熄风止颤丸（由姜半夏、茯苓、陈皮、胆南星、珍珠母、天麻、钩藤、羚羊角粉、丹参、蜈蚣、全蝎、当归、白芍、葛根、甘草等组成）治疗痰瘀风动型帕金森病70例，发现配合使用熄风止颤丸可以更为有效地改善患者的精神行为和情绪症状，提高日常活动和生活能力，减少并发症的发生。陈军等使用停颤颗粒治疗风痰瘀阻型帕金森综合征患者，将98例脑梗死合并风痰瘀阻型帕金森综合征患者随机分为观察组和对照组各49例，对照组给予常规西医治疗，观察组在对照组基础上加服停颤颗粒，治疗1个月后Webster评分显示观察组总有效率为85.71%，对照组总有效率为59.18%。

4. 益气养血止颤法 罗海龙等使用止颤平郁汤联合多巴丝肼治疗帕金森患者 33 例，选用炙黄芪、丹参、当归、白芍、生地黄、熟地黄、钩藤（后下）、升麻、川芎、防风、全蝎、细辛、威灵仙、甘草、茯苓等药物治疗 3 个月，疗程开始与结束前采用 UPDRS 量表评定疗效，发现有效率为 87.9%。温秀新采用人参养荣汤治疗气血亏虚型颤证 68 例，并以 67 例西药治疗组为对照，治疗 1 个月后结果发现人参养荣汤治疗总有效率为 70.6%，而西药治疗组有效率仅为 47.8%。闫登俊等采用人参归脾汤治疗气血亏虚型老年颤证的非运动症状，并与多巴丝肼治疗组相对照，在治疗前、治疗后分别对患者进行帕金森病非运动症状问卷（NMS Quest）和非运动症状评价量表（NMss）调查，并参照《中医老年颤证诊断和疗效评定标准（试行）》进行疗效评定，发现服用人参归脾汤可以改善患者的睡眠障碍、情绪和认知、心血管症状、胃肠道症状等非运动症状。

二、分期论治研究

帕金森病具有隐匿起病，缓慢发展，逐渐加重的特点，根据帕金森病的发病规律及病情进展情况，许多医家结合临床实践，对疾病进行分期并确立了相应的治疗法则，如马云枝按患者的病情将帕金森病分为稳定期、波动期、进展期 3 期，治则也随之而制定。认为稳定期痰浊瘀血虽在，但血脉尚未阻滞，其本为脾肾亏虚难以荡涤痰浊，因此治疗时注重脾肾，治痰瘀以健脾化痰为首；认为波动期有内风之善动、顽痰之善变的特点，治应平肝息风、化痰通络，依病情配伍滋阴潜阳、养血柔肝之品；进展期时常因肝脾肾三脏相互关联而皆有所累，因此常肝脾肾三脏并治，尤重视补益肾精，多选用益智仁、菟丝子、炒杜仲、桑寄生等补肾之品。赵国华以疾病的发病时间制定分期，认为 1 年之内为初期，多因感受不正之气，或起居、情志因素而出现肝郁脾滞之候，复因年事已高，肝脾肾诸脏渐虚，出现精血不足，筋脉失其濡养而发病。因此治宜平肝息风、健脾益气；发病 2～3 年为中期，诸脏进一步亏虚，精血乏源，运化失常，出现风火痰瘀等病理改变，这又进一步加重诸脏亏虚，导致后期出现以虚损为主的病机和证候。因此治宜豁痰化瘀、滋补肝肾；发病 3 年以上为后期，诸脏精血虚损，虚损互为因果。因此治宜补益精血，按照此方法治疗，临床疗效满意。李如奎对该病也采用分期论治，将该病分为早期、中期、晚期，早期临证从本虚标实的基本病机出发，以"止颤汤"为主方随证化裁。中晚期则采用中西医结合治疗方法，达到减毒增效的目的。徐良洲等认为帕金森病初期证候类型多表现为痰浊阻滞型，中期多表现为瘀血阻络型，晚期多表现为肝肾阴虚型，病情早期治宜祛风化痰，疏经通络。方选导痰汤加味。病情进展至中期，治宜活血化瘀，益气通络。方选血府逐瘀汤加味。晚期治宜滋补肝肾，养阴通络，方选芍药甘草汤或镇肝熄风汤加味。谭文澜认为帕金森病的病程进展与功能障碍严重程度成正比，故按其功能障碍轻中重度分别将病程分为早期、中期、晚期。早期以痰热动风、血瘀动风为主，中期以气血两虚、肝肾不足为主，晚期以阴阳两虚为主。因此根据各病程中的证候特点，可以给予相应的治法。裘昌林认为疾病早期治疗当以清热化痰息风为主，提倡此期单用中药治疗；疾病中期提倡中西医结合治疗，处方选药时加入健脾化湿之品，以固后天之本。疾病后期气血亏虚，肝肾亏虚，甚至阴阳两虚，治疗当重视补益肝肾，治病求本，多以补益肝肾、益气养血、调补阴阳为法。

三、专方专药治疗

临床医家遵从患者病因病机治疗，目前多从培补肝肾、活血祛瘀、滋阴息风、化痰通络、益气养血等方面立法遣方治疗本病，并发明了一些专方专药，疗效确切。如马云枝等采用具有滋补肝肾作用的熄风定颤丸治疗帕金森病 30 例，疗效显著，熄风定颤丸可明显减低帕金森病患者 UPDRS 评分，改善症状。与多巴丝肼等配合运用，具有减毒增效的作用，可明显提高患者的生存质量。另外一项熄风定颤丸的临床研究将符合纳入标准的 60 例帕金森病患者随机分为治疗组、对照组各 30 例，两组均以多巴丝肼为基础治疗药，治疗组加服中药熄风定颤丸。评估不同时点 Webster 总评分、帕金森病主症单因子评分的变化。数据显示，治疗组总有效率为 76.67%，对照组为 53.33%，治疗组优于对照组（$P < 0.05$）；治疗组治疗后 4、8、12 周 Webster 总评分均较治疗前明显下降，且随疗程延长，降低更加明显；治疗组对静止性震颤、强直、双手动作减少 Webster 单因子评分的改善明显优于对照组（$P < 0.05$）。结果熄风定颤丸可有效降低帕金森病患者 Webster 评分，显著改善帕金森病患者的临床症状。赵国华等采用龟羚帕安胶囊（龟板、羚羊角等）治疗帕金森病，采用多中心、随机、双盲、对照临床研究，数据显示改良 Hoehn-Yahr 分级 1.5～3 级患者采用龟羚帕安胶囊加左旋多巴，总体疗效明显优于采用安慰剂加左旋多巴组；另外它还能够改善运动症状和患者生活质量，与左旋多巴制剂合用可减少左旋多巴制剂用量。张颖等选用生、熟地黄、当归、白芍、川芎、天麻等药物，将古方定振丸化裁为定振汤，应用于临床，临床治疗效果明显。王惠民等采用滋肾养肝，息风通络为功效的震颤汤为主方（熟地黄、山药、茯苓、天麻、雷公藤、补骨脂、益智仁等）治疗帕金森病 30 例，结果总有效率为 86.3%。提示滋肾养肝，息风通络功效类中药，在治疗帕金森病中确有疗效。刘勇用生地黄、白芍、牡丹皮、麦冬、石斛、天麻、全蝎、蜈蚣等药物组成的止颤定震汤治疗帕金森病 21 例，总有效率为 76.2%。鲍晓东运用自拟的平帕汤（雷公藤、刺五加、银杏叶、罗布麻等）治疗帕金森病 86 例，总有效率达 88.33%。隆呈祥等应用生大黄、水蛭、土鳖、羚羊角粉等药物自拟颤振平胶囊治疗帕金森病 30 例，结果显示总有效率为 80%。海静如等认为帕金森病合并睡眠障碍的病机为气血不足，经络空虚，血脉痹阻，肝肾阴虚，风阳上亢，因此选用帕宁方（天麻、钩藤、桑枝、杜仲、白芍、龙骨）治疗帕金森病合并睡眠障碍，研究结果显示帕宁方联合多巴丝肼可以明显改善帕金森病患者的睡眠质量，提高生活质量。陈路等观察补肾益髓方对帕金森病患者运动症状与非运动症状的改善作用，60 例患者被随机分为补肾益髓方组与对照组各 30 例，治疗 3 个月后，采用 UPDRS、帕金森病运动功能评定量表（MDRSPD）及 30 项非运动症状筛查问卷（NMS30 题）评定疗效，结果显示补肾益髓方可以有效改善帕金森患者的运动症状及非运动症状。

刘英斌等观察以养血柔肝，舒筋止颤为治则的归芍柔筋汤治疗帕金森病的临床疗效，将 60 例患者分为 2 组，对照组 30 例给予左旋多巴治疗，观察组予左旋多巴加归芍柔筋汤治疗，疗程为 4 周。结果发现，归芍柔筋汤联合多巴丝肼治疗帕金森病临床疗效肯定，能够提高患者生存质量。余成林等认为帕金森病的基本病机为肾精亏虚、风寒袭络，肾精亏虚为本，风寒袭络为标，贯穿其发展的全过程，喜用温肾祛风散寒汤治疗，临床观察温肾祛风散寒汤治疗帕金森病的临床疗效。将 53 例帕金森病患者分为治疗组 28 例和对照组 25 例，对照组予多巴丝肼治疗，治疗组在对照组治疗的基础上加服温肾祛风散寒汤。疗程为 12 周。依据改良 Webster 量表评估治疗效果。结果提示治疗组总有效率为 75%，对照组仅为 56%，治疗组疗效优于对照组（$P<0.05$）；且治疗组在静止性震颤、强直、双手动作减少等因子改善方面均明显优于对照组（$P<0.05$）。从而得出结论，温肾祛风散寒汤能有效降低帕金森病患者 Webster 评分，显著改善帕金森病患者的症状。

四、针灸治疗研究

针刺治疗帕金森病可头针与体针并施。《灵枢·邪气脏腑病形》曰："十二经脉，三百六十五络，其血气皆上于面而走空窍。"说明头部与人体各脏腑器官功能有密切关系。针刺头部经穴不仅可以激发头部经气，调整头部阴阳；并因十四经脉直接或间接通向头部，使其还可调整全身气血和阴阳，改善全身症状；体针通常指分布于躯干四肢的经络腧穴，内联脏腑，外络肢节，具有疏通经络，调整脏腑，调和阴阳，扶正祛邪的作用。因此头针、体针配合使用能收到更显著的临床效果。

针灸疗法应用可明显缓解患者的运动症状如肢体震颤、肌肉强直、转侧困难等。循证医学研究显示针灸疗法治疗帕金森病安全、有效，而且配合西药治疗疗效优于单独的西药治疗。陈枫等观察针刺"颅底七穴"（双侧风池、完骨、天柱以及哑门七穴）治疗帕金森病的临床疗效，80 例患者被随机分为治疗组与对照组各 40 例，治疗 3 个疗程后采用 Webster 评分评价疗效，结果显示针刺"颅底七穴"治疗帕金森病临床疗效优于常规口服西药多巴丝肼，且其复发率低，副作用少，依从性好。从患者 Webster 评分改善情况看，针刺治疗组对帕金森病患者强直、震颤、姿势、言语、面容及自理能力均有明显改善。侯宏等观察粗针针刺身柱穴治疗帕金森病肌强直的临床疗效，将符合纳入与排除标准的 61 例帕金森病患者随机分为治疗组 31 例，对照组 30 例，分别于治疗前、治疗后 1 个月、治疗后 3 个月、治疗后 6 个月进行 UPDRS 量表评分，评价其肌强直改善状况，结果显示治疗组对肌强直评分的改善情况优于对照组。符冰等对头针及督脉穴位治疗帕金森病进行研究，对照组 28 例单纯用多巴丝肼治疗，治疗组在对照组基础上采用电针头部穴位和督脉穴疗法，治疗 60 天后进行 Webster 评分，治疗后疗效比较显示治疗组疗效优于对照组。两组继发损害例数均减少。进而认为配合使用电针头穴、督脉穴可有效改善帕金森病继发性损伤障碍。胡玉英等采用埋针结合补肾止颤方治疗帕金森，埋针穴位选取百会、四神聪、风池、合谷、太冲、阳陵泉、三阴交、肝俞、肾俞、舞蹈震颤区，结果发现埋针结合中药治疗可以有效地改善帕金森病患者的运动能力，使其生活质量进一步提高。钟平等研究灸法对肝肾不足型帕金森病的疗效，穴位选取中脘、下脘、气海、关元、命门、绝骨，结果显示药物治疗过程中配合使用灸法可有效改善患者的运动功能，而对精神、行为和情绪、日常活动、并发症积分等方面改善则不明显。邢航等认为帕金森病冻结步态的病理环节为瘀血阻络，因此采用刺络放血的方法治疗帕金森病患者的冻结步态，1 年后随访发现冻结步态症状部分消失，肌强直等帕金森症状明显改善，收到了良好效果。周蕾等观察针刺结合针刀、常规针刺治疗、多巴丝肼治疗帕金森病的疗效差异，治疗前及治疗 2 个月后均用 Webster 量表评定疗效。结果分析显示综合治疗组的显效率高于常规针刺组，与多巴丝肼组无差异，综合组的总有效率高于多巴丝肼组，并且综合治疗组治疗过程中未见明显不良反应。

大量的研究还发现，针刺还可显著改善帕金森病患者的非运动症状。研究发现，针刺百会、风池、阳池、太溪调补肝肾，息风止痉，天枢、上巨虚、大肠俞、次髎、会阴以润肠通便，调理胃肠功能，根据患者的辨证分型结合帕金森病类型选取。临床观察表明，针灸治疗帕金森病便秘效果明显，特别是对帕金森病早期，便秘初发者效果尤佳。

针灸对帕金森病合并抑郁状态亦有确切的疗效。雷俊收集武汉市中医院的帕金森病患者共 42 例，并随机分为治疗组和对照组，每组 21 例，治疗组患者予以针刺治疗 14 天，观察针灸治疗帕金森病抑郁临床疗效及安全性。结果发现应用针灸治疗前后的 HAMD 评分及 UPDRSⅢ 评分有显著性差异（$P<0.05$）。治疗组的有效率为 80.9%，对照组为 28.6%，两组比较差异有统计学意义（$P<0.05$）。

失眠也是常见帕金森病合并症，临床发生率较高，严重影响帕金森病患者的身心健康。研究发现针刺可改善脑部血液循环，疏通营卫，调和阴阳，使患者安卧入眠。

五、中西医结合治疗研究

诸多医家在临床观察中发现，中西医结合治疗帕金森病可充分发挥二者之长处，临床治疗中使用中医药疗法，既可改善患者运动症状、减轻西药的副作用，又可对自主神经系统紊乱及精神症状等非运动症状产生积极影响，显著改善中医证候表现，达到更稳定持久的疗效。马云枝认为肝肾阴虚是帕金森病最根本的病理基础，因此在临床中使用滋补肝肾、平肝潜阳的熄风定颤丸联用多巴丝肼治疗帕金森病，临床研究结果显示配合使用熄风定颤丸的治疗组疗效显著优于单用多巴丝肼的对照组，且治疗组多巴丝肼的用量较对照组显著减少，证实了中西药结合可以改善肝肾阴虚型帕金森病患者的临床症状，提高患者生活能力，具有增效减毒作用。白清林研究中西医结合治疗对帕金森病患者生活质量的影响，选择肝肾不足型帕金森病患者 30 例，给予熄风定颤丸联合多巴丝肼治疗，服药 12 周后对患者的握力体重指数、健康状况调查问卷（SF-36）进行评分，结果表明治疗后握力体重指数及健康状况各维度评分均有显著改善。胡玉英认为帕金森病本质为肝肾亏损，脏腑功能失调，其病理过程中"瘀"也参与了疾病的发生，多由帅血无力，而血行迟滞所致。并选取 64 例患者为观察对象，随机分为对照组与治疗组各 32 例，对照组单服用多巴丝肼，治疗组采用多巴丝肼+左归丸加减+中药熏洗的综合疗法。连续治疗 84 天后分别进行 UPDRS 评分、多巴丝肼用量、中医症状积分的评定，数据显示治疗组总有效率达 93.75%，且便秘、焦虑、低血压等副反应明显少于对照组。赵虹、李文伟等予以补肾养肝方药（肉苁蓉、熟地黄、山茱萸、当归等组成）配合左旋多巴治疗 121 例帕金森病患者，结果发现治疗组可减慢肝肾阴虚型帕金森病患者 UPDRS 评分的上升速度，改善肝肾阴虚症状，同时还可减少每日左旋多巴用量。临床中应用具有滋补肝肾、平肝息风作用的经方如天麻钩藤饮、镇肝熄风汤等配合西药进行治疗，收效满意。张永全等观察天麻钩藤饮对帕金森病的作用效果，对照组单纯西药治疗，治疗组在对照组基础上加服天麻钩藤饮加减，3 个月后对临床疗效及副作用进行评定。结果显示治疗组总有效率为 95.16%，副作用也明显少于对照组。张利平则针对镇肝熄风汤进行观察，治疗组给予镇肝熄风汤联合多巴丝肼片，对照组仅给予多巴丝肼片。数据显示，治疗组临床疗效及中医证候评分均优于对照组，可见镇肝熄风汤联用多巴丝肼能明显改善肝肾阴虚型帕金森病患者的临床症状，提高患者生活能力，与单用多巴丝肼治疗相比具有增效作用。周洋等用补肾养肝息风法治疗肝肾阴虚型帕金森病患者可改善其运动功能，同时减少患者多巴制剂服用量，可相对提高患者生活质量。吴之煌等观察中西医结合治疗肝肾阴虚、虚风内动型帕金森病的临床疗效。结果与对照组相比，治疗后治疗组的 UPDRS 评分、中医症状积分均明显低于对照组，临床疗效明显优于对照组，差异均有统计学意义（$P<0.05$）。结论：中西医结合治疗帕金森病效果明显且安全可靠。郑春叶等对 66 例合格受试者评价以乌梅丸加减的帕病 1 号方、帕病 2 号方对帕金森病的疗效，结果显示治疗组比对照组单纯给予多巴丝肼治疗帕金森病具有更好的临床疗效，可在一定程度上达到改善患者生存质量的目的。

六、中医实验室研究

中医实验室研究主要是中医药治疗帕金森病的作用机制研究。为进一步探讨中药治疗帕金森病的作用机制，许多医家对中医药也进行了相关实验室研究，研究发现中医药尤其是滋补肝肾类方药多通过改善大鼠旋转行为、改善氧化应激、调节免疫异常、抗兴奋性毒性作用、调节线粒体功能紊乱、抑制细胞凋亡等途径发挥治疗作用，为中医药疗法更为广泛地应用于帕金森病的临床治疗提供了可靠的依据。

1. 单味药物及中药提取物研究 近年来对单味中药治疗帕金森病的研究成果丰硕。如针对补益肝肾药物的研究发现，中药龟板可以营养多巴胺能神经元，并能部分恢复多巴胺合成及代谢从而改善帕金森病大鼠旋转行为，此外还可以抑制 $CD3^+$、$CD4^+$、$CD8^+$ 淋巴细胞的浸润和趋化因子受体 CCR3 的表达，减轻免疫炎症反应，从而发挥神经保护作用。卢芳等结合自身已有的研究并查阅国内外最新关于刺五加的研究资料，提出刺五加可能通过抗氧化应激、抗细胞凋亡、减轻谷氨酸毒性、抗炎及免疫调节、抵抗环境毒素等多种途径，发挥抗帕金森病的作用。而常用的淫羊藿、女贞子、黄精等补肾药物均可不同程度地增加帕金森病模型小鼠黑质-纹状体中多巴胺的含量，其中又以淫羊藿的作用更佳。息风类药物研究显示，天麻可改善帕金森病大鼠的行为表现，提高纹状体多巴胺及其代谢产物含量，下调 TNF-α 的表达和上调 GDNF 的表达，通过抑制免疫炎症、拮抗细胞凋亡、提高神经生长因子的表达等途径，而不同程度地保护多巴胺能神经元，减缓帕金森病病程的进展。也有研究表明经过超微粉碎技术处理后的天麻最细粉药效要好于天麻普通粉药效。针对活血化瘀类药物的研究发现，银杏叶、大叶红景天等具有明显抗氧化应激作用，能降低自由基和过氧化脂质水平，从而发挥抗帕金森病作用。关于补气类药物的研究提示，人参皂苷 Rg_1 可保护大鼠大脑皮质神经元及多巴胺能神经元、防止细胞凋亡的发生。灵芝孢子粉具有保护黑质神经元、改善黑质神经元线粒体功能障碍、减轻神经元的损害、抑制神经元凋亡的作用。止咳平喘类药物洋金花则可以降低帕金森病模型大鼠纹状体 MDA 含量，提高 GSH、GSH-Px、SOD 的含量，通过减轻脂质过氧化反应，发挥其抗氧化防御机制，进而保护多巴胺能神经元，起到抗帕金森病的目的。补肾类药物何首乌，以往的研究证明何首乌有延缓衰老、抗氧化、抑制脑内 MAO-B 等作用，最近文献显示何首乌还能促进细胞代谢、防止纹状体中间神经元数量减少、提高 D_2 受体水平。Sheng 等发现肉苁蓉提取物 tubuloside B 可以减弱 MPP^+ 诱导的 PC12 细胞毒性，削弱细胞内 ROS 的积聚，对 MPP^+ 诱导的凋亡和氧化应激有对抗的作用。黄芩苷是黄芩中的黄酮类有效成分，实验研究表明黄芩苷具有显著的抗氧化性，可改善鱼藤酮所致帕金森病模型大鼠的神经行为学指标，保护黑质多巴胺能神经元，减少黑质 TH 细胞丢失，黄芩苷可调节铁转运蛋白 DMT1、FP1 表达，减少黑质铁积聚，还能阻止纹状体多巴胺水平降低。但是不能抑制帕金森病模型大鼠增加的脂质过氧化反应。有研究显示，帕金森病患者脑内黑质区存在明显的炎症反应，持续的慢性炎症反应可能是导致多巴胺能神经元变性丢失的诱发因素，给予红景天苷干预后可使帕金森病模型大鼠黑质区 TNF-α 表达下调，多巴胺能神经元丢失减少。钩藤作为平肝息风药物，其提取物也是近年来研究的对象，有研究者首先从中药钩藤中分离提取出钩藤碱。随后观察了其在帕金森病大鼠模型中对纹状体多巴胺、SOD、MDA 水平表达的调节作用。钩藤碱可以使帕金森病模型大鼠脑中多巴胺含量升高，SOD 升高，MDA 含量降低。银杏叶提取物（EGb）能防止线粒体 DNA 损伤和线粒体功能形态改变，抑制黑质多巴胺能神经元的数量减少，对帕金森病模型大鼠多巴胺能神经元具有保护作用。川芎嗪可减轻左旋多巴引起的帕金森病大鼠脑氧化损伤，而赤芍中的芍药醇可抑制吗啡诱导的快速移动行为和条件型位置偏爱行为，抑制突触后多巴胺受体的超敏性，推断这可能是潜在调节吗啡诱导的多巴胺能行为的作用机制。黎荣研究发现葛根素可以有效地增加帕金森病大鼠黑质组织中 γ-谷氨酰半胱氨酸合成酶（γ-GCS）、GSH、CAT 活性，显著增加 Nrf2、Keap1 蛋白表达，上调黑质组织中 BDNF、TrkB、环磷酸腺苷（cAMP）反应元件结合蛋白（cREB）蛋白表达，下调诱导型一氧化氮合酶（iNOS）蛋白的表达。从而起到减少氧化应激损伤，逆转细胞凋亡进程而保护神经的作用。甘草黄酮和苁蓉总苷作用于帕金森病模型大鼠可使黑质致密部多巴胺能神经元的丢失减少，腹侧中脑以及纹状体 TH 含量提高，从而发挥其神经保护作用。也有研究者对阿扑吗啡诱导的大鼠旋转及转棒实验进行行为学观察，TH 免疫组化检测大鼠黑质中 TH 阳性细胞数及纹状体中 TH 阳性纤维密度，用分光光度法检测大鼠黑质及纹状体内 SOD、GSH-Px、GSH、CAT、MDA、一氧化氮（NO）及一氧化氮合酶（NOS）的含量，以探索莘萘总生物碱（PLA）对 6-OHDA 致帕金森病大鼠多巴胺能神经元损伤的保护作用及其可能的机制。实验结果显示，帕金森病大鼠在阿扑吗啡诱导后出现明显的旋转行为，且在转棒上的滞留时间缩短，黑质区 TH 阳性细胞数及纹状体 TH 阳性纤维密度明显减少，组织内 SOD、GSH-Px、CAT 的活力降低，NOS 的活力升高，MDA、NO 含量升高，GSH 含量降低，总抗氧化能力明显降低。PLA 能明显改善帕金森病大鼠的行为学异常，增加黑质区 TH 阳性细胞数及纹状体 TH 阳性纤维密度，提高组织内 SOD、GSH-Px、CAT 的活力，降低 NOS 的活力，降低 MDA 和 NO 含量，提高 GSH 含量，总抗氧化能力明显提高。从而得出结论，莘萘总生物碱对 6-OHDA 致帕金森病模型大鼠的黑质细胞具有保护作用，而机制可能与抗氧化活性有关。另外一项研究观察了独活香豆素对帕金森病模型大鼠抗氧化功能及兴奋性氨基酸谷氨酸（Glu）含量的影响。实验中研究者采用蛋白酶体抑制剂乳胞素脑定位注射制备帕金森病大鼠模型，测定模型大鼠血清、脑组织中 MDA、Glu 水平，血清中总超氧化物歧化酶（T-SOD）活性。检测得出的结果显示，独活香豆素能明显降低帕金森病模型大鼠血清、脑组织中 MDA、Glu 的含量，提高血清中 T-SOD 的活性。从而发现独活香豆素可抑制血清和脑组织脂质过氧化反应、提高抗氧化酶活性、降低血清和脑组织兴奋性氨基酸 Glu 含量，以上可能是该药对抗帕金森病的作用机制。

2. 中药复方实验研究　中药复方制剂在体内发生作用是一个多层次、多环节、多靶点的过程，中药复方是在中医药理论的指导下，遵从"君臣佐使""药物七情"等配伍方法所采用的方药，但中药复方成分复杂，难以逐一分离成单体，若分离成单体研究也难以体现中医的辨证论治，因此针对中药复方的研究应该立足于中医原创思维，从方剂的配伍规律、患者的临床证候入手进行现代化研究。

近年来，中药复方制剂对帕金森病相关的实验研究也取得一定的成果。徐立等观察息风止痉胶囊（当归、白芍、蜈蚣、全蝎等组成）治疗气血不足型实验性帕金森病小鼠所产生的变化，发现其可显著增加实验小鼠脑内多巴胺、双羟苯乙酸（DOPAC）、高香草酸（HVA）的含量，并可降低小鼠肢体震颤强度，缩短震颤持续时间。汪瀚等观察抗震止痉胶囊对帕金森病模型大鼠纹状体中儿茶酚胺类神经递质的影响，发现其能部分改善帕金森病大鼠旋转行为，提高纹状体多巴胺含量和 DA/HVA 比值，因此推测使用该药可减轻自由基损害，减少多巴胺分解代谢。孙红梅等通过建立小鼠帕金森病模型，以其自拟的银杏平颤方给予治疗，结果显示该药可抑制细胞凋亡，减少多巴胺能神经元的丢失，并且能够显著降低脑纹状体、黑质中的 nNOS mRNA 的表达，拮抗 NO 神经毒性作用，达到抗氧化损伤效应，进而起到防治帕金森病的作用。六味地黄丸具有滋补肝肾的作用，可用于肝肾阴虚型帕金森病的治疗。有研究表明六味地黄丸、复方地黄方可以明显改善帕金森病模型小鼠的运动功能状态，降低 MDA 水平，提高 SOD、GSH-Px 活性，增加机体的抗氧化能力，减轻机体的氧化应激损伤。文晓东等研究发现帕病 2 号方可以增加多巴胺能神经元内 TH 的表达，抑制多巴胺能神经元的凋亡，从而起到保护黑质多巴胺能神经元的作用。梁艳等研究发现抗帕丸（蕲蛇、全蝎、地龙、僵蚕、天麻、茯苓、红花、血竭、地黄、何首乌）可以改善帕金森病模型动物的学习记忆能力，拮抗其震颤强直行为，增加损伤侧纹状体内多巴胺及高香草酸（HVA）的含量，从而起到治疗帕金森病的作用。王冬梅等观察帕宁方对帕金森病大鼠行为和氧化应激反应的影响，发现帕宁方能改善帕金森病大鼠的行为，降低帕金森病大鼠中脑黑质纹状体 ROS、MDA 含量，提升 GSH、GSH-Px、SOD 的活性，进而减轻黑质纹状体的氧化应激损伤。惠凯等研究发现中药补髓健脑方（首乌、黄精、天麻、葛根、元胡、当归和石斛）可以改善帕金森病模型小鼠的协调行为能力，减少小鼠内神经元型一氧化氮合酶（nNOS）含量，进而改善自由基代谢，修复帕金森病小鼠黑质神经元的损伤。左旋多巴的血药浓度，特别是在脑内浓度的不稳定，是引起纹状体多巴胺受体"脉冲"样刺激，诱发运动障碍、症状波动等不良反应的重要因素。孙晓芳等采用首乌方（何首乌、鹿茸、天麻、钩藤、厚朴）联合左旋多巴治疗帕金森病模型大鼠，研究发现使用首乌方可减慢左旋多巴消除，增加血液左旋多巴的吸收，减少纹状体左旋多巴药物浓度波动。施慧芬等研究中药止颤汤对神经干细胞移植后帕金森病大鼠脑黑质内多巴胺及其代谢产物的影响，发现止颤汤可以提高移植后多巴胺及其代谢产物双羟苯乙酸的含量，促进神经干细胞的成活，并使之定向分化为多巴胺能神经元并分泌多巴胺，从而起到治疗帕金森病的效果。天麻钩藤饮是临床治疗帕金森病的常用方药，该药对帕金森病的神经保护学作用研究发现，采用 6-OHDA 注射于脑右侧黑质造成单侧帕金森病毁损模型，并用中药天麻钩藤饮（浓度为 5.13g/ml）给药 14 天，同时设立正常对照组、假手术组，观察各组大鼠神经行为学的变化，同时运用化学比色法测定大鼠中脑黑质、纹状体部位 ROS、GSH、GSH-Px、SOD、MDA 的活性。结果显示，帕金森病模型组大鼠治疗前后旋转圈数无显著差异；天麻钩藤饮组大鼠旋转圈数较模型组显著减少（$P<0.05$），且治疗前后比较差异显著（$P<0.05$）；模型组 ROS、MDA 明显升高，GSH、GSH-Px、SOD 明显降低，与正常对照组、假手术组比较，差异显著（$P<0.05$ 或 $P<0.01$）；而天麻钩藤饮对其均有明显的改善作用（$P<0.05$）。综合提示，天麻钩藤饮可以明显改善帕金森病大鼠的神经行为学变化，并可提高帕金森病大鼠的抗氧化和清除自由基的能力。

3. 针灸实验研究　针灸疗法对帕金森病患者的运动及非运动症状均有明确的改善作用，但其相关机制的深入研究尚未完全清楚。学者们从帕金森发病的不同角度探讨针刺治疗帕金森病的相关机制。例如黄泳等对帕金森病患者采用头部电针法进行治疗，观察发现头部电针疗法可改善患者基底节区 DAT 的活性，同时减少基底节区 DAT 的丢失，而发挥保护多巴胺能神经元的作用。指出该疗法可减轻临床症状，延缓病情的发展。杨丹红研究发现头穴电针可明显改善帕金森病大鼠的旋转行为，增加黑质中 BDNF、TrkB 和 CREB 的阳性细胞数。其机制可能为通过增加黑质中 BDNF 和 TrkB 含量，激活神经元信号保护通路从而使 CREB 活化，促进了 BDNF 在黑质内的自分泌，保护多巴胺能神经元。冯婧等发现针刺舞蹈震颤控制区治疗可通过增加脑 BDNF 的表达，减少帕金森病小鼠黑质多巴胺能神经元的缺失，从而达到治疗帕金森病的目的，联合应用多巴丝肼则效果更为理想。尹海燕等研究发现电针"合谷""太冲"可促进 MPTP 诱导的帕金森模型小鼠黑质致密部 Nestin 表达；进一步研究还发现电针不仅可促进生理条件下黑质致密部 Nestin 表达，也可促进帕金森病病理条件下 Nestin 表达。王顺等应用头部电针透刺法治疗帕金森病患者，发现该疗法可升高 SOD 活性、降低脂质过氧化物（LPO）含量，利于清除儿茶酚胺能神经元周围的自由基，而起到保护儿茶酚胺能神经元的作用。针刺筋会阳陵泉穴可增加帕金森病模型大鼠黑质内 TH 的表达，促进内源性多巴胺的合成。马骏等研究发现电针"风府""太冲"两穴可以减轻鱼藤酮所致帕金森病大鼠的行为学异常，促进 GDNF 蛋白的表达，起到修复营养多巴胺能神经元的作用。线粒体酶复合体功能障碍在帕金森病的发病中起到重要作用，孙红梅等发现针刺百会、大椎穴可以抑制帕金森病小鼠线粒体复合物活性的下降，起到保护线粒体功能的作用，此外还可以增加前脑多巴胺代谢产物二羟基苯乙酸（DOPAC）的含量，使黑质 TH 阳性细胞的计数明显增加，促进黑质神经元超微结构的修复。倪进忠研究不同频率电针对帕金森病模型大鼠腹侧被盖区（VTA）酪氨酸羟化酶（TH）和 nNOS 表达的影响，发现高频电针可增加 TH 表达和减少 nNOS 表达，而低频电针则无此作用。一项旨在探讨 p38 丝裂原活化蛋白激酶（MAPK）信号通路介导的炎性反应在电针防治帕金森病模型大鼠中作用的研究发现，电针"风府""太冲"治疗可明显降低帕金森病大鼠炎性介质 COX-2 的表达，抑制 p38MAPK 磷酸化，减轻帕金森病大鼠多巴胺能神经元的损伤，这一作用可能与其影响 p38MAPK 信号通路有关。上海交通大学附属第一人民医院神经科为进一步研究电针治疗对帕金森病模型大鼠认知功能的影响开展了相应的研究，结果提示，与帕金森病模型组大鼠相比，经电针治疗的大鼠学习记忆能力明显改善（$P<0.05$），脑部乙酰胆碱转移酶（ChAT）活性升高（$P<0.01$），光镜下可见海马区及纹状体区的 ChAT 阳性表达细胞数显著增加（$P<0.01$）；电针治疗组与多巴丝肼治疗组相比，大鼠的学习记忆能力及脑部 ChAT 表达差异无统计学差异（$P>0.05$）。电针治疗能明显改善帕金森病大鼠认知功能，其机制可能与保护中枢乙酰胆碱能神经元及提高 ChAT 表达有关。

七、展　　望

帕金森病起病隐匿，发病缓慢，具有严重的致残性，严重影响了患者的生活质量，给社会和家庭带来了沉重的负担。实验研究表明中药可通过保护神经元、抑制氧化应激、抗兴奋性毒性、抑制细胞凋亡等多途径、多靶点、多环节发挥治疗作用。临床观察中也发现单用中药治疗帕金森病疗效确切，联合西药治疗又可减轻西药的副作用，减少其用量，延缓疾病的进展，改善患者的非运动症状。中药在治疗帕金森病方面具有极大的优势和潜力，然而目前中医药研究及治疗方面，也存在着诸多问题，如临床辨证论治、疗效评价、中西医结合诊疗方案均无统一标准；市场上治疗帕金森病的中成药品寥寥无几，且作用疗效尚待进一步研究；临床观察多以小样本、短期疗效评定为主，缺乏大样本、随机双盲对照研究。合理筛选出疗效好副作用少的有效方药，制成合适的剂型以方便患者长期服用；开展更加深入的实验室研究，探索帕金森病的发病机制，为临床治疗方案的确立提供依据；规范中西药联合应用的标准将是今后研究课题的重要方向。

第四节　帕金森病的护理

一、帕金森病护理的意义

帕金森病作为一种神经内科常见的慢性进展性疾病，目前尚无根治的方法。本病自身并不对生命构成威胁，多数患者在疾病的前几年尚可继续工作，数年后逐渐丧失工作能力，至疾病晚期，由于全身僵硬、活动困难，乃至于不能起床、转侧、刷牙、吃饭等，最终完全丧失自理能力，常死于骨折、肺部感染、败血症等各种并发症。由于帕金森病患者个体差异性很大，这除了与其本身病理特征有关以外，很大程度上还取决于医疗条件、患者的心理素质和家庭的关怀。意志坚强、心情乐观、家庭关系和谐、受到良好护理和及时合理治疗的患者，大多能较长时间、较大程度地保持生活自理能力，病情发展相对较慢。故在应用药物及手术等治疗措施的同时，还需要配合有效的护理来延缓病情的进展，同时预防并发症的发生。因此，在临床护理工作中，及时地发现病情变化，了解患者的心理动态、需求，妥善处理存在的各种问题，采取正确及时有效的治疗护理、心理护理、饮食护理、安全护理及采取相应的康复训练措施等，有助于减少各种并发症的发生，延缓病程的进展，提高患者的生活质量。尤其是早期采取护理干预措施，及时给予科学、有效、全方位的护理干预及治疗，才能使病情稳定，延缓病情的发展。

帕金森病的致残率较高，疾病给患者及其家庭带来巨大的痛苦和经济负担，也给社会造成巨大的医疗支出。帕金森病患者家属往往是最了解患者身心需求的人，同时又是患者的主要照顾者、保护者、关爱者和支持者，承担多重角色功能。在对患者的社会和家庭支持中，患者家属的支持最为重要。患者罹患帕金森病后往往给其家庭带来各种沉重的打击和压力，而这直接影响到对患者的治疗支持，甚至会产生诸如厌恶、歧视、逃避、虐待或遗弃患者等不负责的行为，也直接影响患者的身心康复，使得帕金森病患者无法履行其角色责任，因此，关注患者家属的心理健康就显得尤为重要。

心理护理是根据医学心理学的理论，在护理过程中，通过人际交流，影响和改变患者的心理状态和行为，促使疾病的康复或向健康方向发展。主要优势如下：①医院的护理人员在对患者的护理过程中，要通过有效地人际交流来改善患者的心理状态及日常行为，促进帕金森病患者的康复，不断提高自身的心理学修养，运用良好的语言艺术，向患者传递爱心。②在护理过程中要充分地尊重患者，耐心倾听患者的抱怨及述说，了解患者的疾病情况和患者担心的问题。在掌握患者心理动态的基础上，给予最为适当的鼓励与指导，逐步放松患者的情绪，缓解对疾病的恐惧和紧张。③组织患者进行适当、文明的娱乐消遣活动，通过阅读、下棋、聊天等活动，分散患者的注意力，提高日常活动能力。④护理人员要从各个环节提高对帕金森病患者的关心及服务。比如，房间设施、窗帘及生活用品的安排都要能够为帕金森病患者创造一个良好的治疗及休息的环境，促进患者睡眠状况的改善，调整帕金森病患者的身心状态，促进疾病的治疗。⑤心理护理干预还能减轻患者的抑郁程度，对促进患者的康复、生活质量的提升都具有十分重要的临床意义，可调动患者的主观能动性，促进身心健康。因此值得在临床推广。

随着卫生部在全国卫生系统"优质护理服务示范工程"活动的展开，护理工作越来越受重视。护理是一项特殊人类服务，在多数情况下，对患者进行自我帮助或者提供护理方面的照顾。通过主动、真诚、耐心的沟通和关注，指导患者进行有效自我照顾。让患者知道行为干预的目的在于防止并推迟肢体挛缩和关节强直的发生，同时与患者及其家属一同制订出切实可行的护理计划，从而有效延缓肢体挛缩、关节强直和功能减退的发生。

总之，目前对于帕金森病尚没有根治办法，主要是给予全方位、科学的治疗及护理，并配合有效的功能锻炼，使患者病情稳定，延缓病情的发展。作为护理人员要有高度的责任心和爱心，帮助患者在生理、心理等方面达到最大限度的恢复，使患者能够重新回归家庭及社会。

二、帕金森病护理的理论基础

帕金森病患者的康复是一个长期、复杂的过程，其运动症状和非运动症状的恢复过程受多种因素的影响，据此，有学者提出劳顿模式理论（Lawton model）用于指导帕金森病的康复护理。

劳顿模式理论认为人的行为是人与环境之间相互作用产生的一种可以被观察和改变的外表运动行为和内在的情感反应，是一种在外部刺激（压力）及个人感觉认知能力之间的平衡状态，用生态学方程式表示为：$B=f(P \times E)$。此方程式显示了行为是人、环境以及人与环境之间相互作用的一个函数，"P"代表个人感觉认知能力，由5个成分组成，每个成分代表能力的一个方面，和体外因素无关（表 3-4-1），但只有前4个成分可予以测量；"E"指环境压力，指一个外部的刺激或一个环境对个人的要求；"B"指行为，可以是外在运动行为、内在情感反映或二者兼之。在外部环境刺激及个人认知能力之间处于平衡状态时，行为是适应性的、常规性的和自主性的，个人能力可部分决定之。当特定压力水平与特定能力水平相互作用时，可出现某一行为，这一行为可以是适应性的，也可能是非适应性的。高能力者可适应广泛的压力，低能力者只能适应低水平的压力。如环境过分要求、压力太高时，其相互作用可产生适应不良的行为和感情，此即"环境服从假说"。

表 3-4-1　个人感觉认知能力的成分及定义

成分	定义	成分	定义
生物学健康	没有疾病	认知能力	内在的理解、加工及处理外部世界信息的能力
感觉和知觉能力	视、听、嗅、味、触及体位等一级功能	自我力量	心理学力量
运动技能	身体运动所需的能力，包括平衡、协调及力量		

　　劳顿模式理论可以如图 3-4-1 所示，其中纵轴表示全部能力，横轴表示环境压力。图中 A、B 和 C 点代表三个能力相同但处于不同环境压力时表现出不同行为的人，当压力太高或太低，环境刺激过高或过低时，压力环境和能力交互作用能产生行为适应不良或不良情感。因此，对于中晚期帕金森病患者而言，能力水平越低则压力水平应该相应降低，以保持一个合理的行为和感情水平。

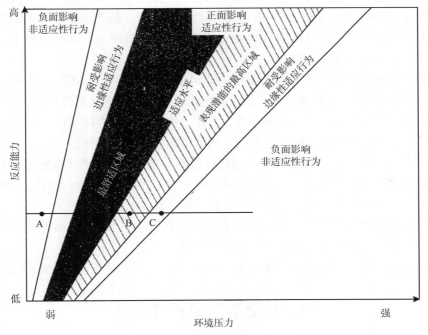

图 3-4-1　劳顿环境和适应模式图

劳顿模式理论推动了临床帕金森病护理模式的进步。它将环境因素作为重要的干扰目标，认为帕金森病患者的行为会变得越来越依赖于环境，环境因素相对于个人因素对患者的康复预后起更大的作用。由于护理人员对帕金森病患者神经功能缺损症状的缺陷无法直接处理，所以改变环境可能是最好的途径，应力求寻找改善二者之间关系的措施来改善患者临床症状，最终达到提高患者生活质量的目的。

三、帕金森病的护理评估

护理评估是指通过相应的方法，了解患者的相关信息如疾病的发生、发展和变化过程，以及伴随产生的身体不适、功能障碍、心理反应，既往健康情况、生活习惯、职业和文化背景等，为制定护理方案提供依据。评估的对象包括患者本人、陪护人员、亲戚、朋友和同事等。评估的方法有直接询问、查阅病历、体格检查、量表评定等。由于帕金森病患者症状随着病程的延长而逐渐加重，最终常导致患者肌肉严重强直，生活难以自理，给广大患者晚年生活带来了无尽的痛苦。在治疗疾病的过程中，若能正确地评估由疾病所引起的危险因素，并及时采取恰当的护理干预措施，就可以使患者的消极功能结果转化为积极功能结果，从而提高患者生活质量。

1. 安全评估　由于帕金森病患者往往伴随运动与平衡障碍的相关症状，这就使其生活自理能力随病情的进展而逐渐下降，因此，患者同时存在完成日常生活的困难与跌倒的风险。所以，尽早地安全评估，及时采取防范措施显得十分必要。安全评估主要包括对环境安全、自身活动及姿势的安全危险因素进行评估，特别是针对跌倒风险的评估等。

2. 日常生活能力评估　主要包括穿脱衣物、进食、行走、上下楼、个人卫生等方面。这些都是患者最基本的生活需要，如果这些能力出现问题，将严重影响患者的生活质量。使用的量表主要有评估基本自理能力的 Kaze ADL 量表以及评价更高级生理或认知能力的功能性日常生活能力量表（IADL）。

3. 非运动症状的评估　帕金森病常见的非运动症状包括嗅觉障碍、认知能力下降、抑郁、自主神经功能障碍、睡眠障碍等。非运动症状在疾病晚期给患者带来更为严重的影响，加重运动障碍，降低生活质量，缩短寿命。因此，加强对帕金森病非运动症状的评估及适当干预，对帕金森病患者的治疗和改善患者的远期生活质量有重要意义。

4. 营养风险评估　营养状态对身心健康有重要的意义。只有维持良好的营养，机体才能维持正常的功能，确保生活质量。帕金森病患者由于吞咽困难、行动迟缓、并发痴呆等原因，容易发生营养风险。因此，营养评估也是不可缺少的。

5. 心理及社会功能评估　帕金森病患者由于行动、语言不便，沟通能力下降，很容易损伤其社会功能，并发抑郁、寡言等社会心理问题。

6. 疾病认识评估　让患者更多地了解疾病本身，有助于提高患者治疗的依从性。

四、帕金森病的护理原则

随着帕金森病患者病情逐渐加重，患者眼中的外界环境会变得越来越陌生，但智能和意识存在，仍然存在对自身情感的体验。对外界环境变化较为依赖，渴望得到别人的关心和尊重。对此，有学者根据帕金森病患者的发病特点提出两个护理目标，一是要维持患者的适应水平，二是要调整环境压力以适应患者，并依此提出了帕金森病护理总原则。

1. 维持适应环境能力　帕金森病患者的病程较长，少则 5 年，多则可达 20 余年。在相对稳定期，患者能力行为需要达到一定的适应性水平，才能完成一定的日常生活行为，因此，对该类患者护理要遵循以下原则。

（1）维持环境原有结构、秩序和模式：尽量维持安静舒适的护理环境，室温维持在 20～24℃，湿度在 5%～6% 之间，噪声量控制在 50dB 以下。注意将帕金森病患者的衣物放在平时习惯的位置，不随意更换物品摆放地点。他可能会自己穿衣，但如挪动存放衣物的地方，这对患者是新增加的压力，不能完成将加重其心理压力，诱发焦虑抑郁情绪。避免特定环境条件的变化，如果需要则应以小量渐进方法进行。当必须对患者日常生活进行改变时，应有计划地小心进行，应在不影响患者适应水平的前提下逐步进行。

（2）发挥潜在自理能力：增强或至少是维持帕金森病患者的能力将有助于维持患者适应环境的能力。为了能最大限度地发挥其能力，应仔细审察每种成分并给予相应的处理。因而，需要尽量明确并发症的诊断和治疗，这对维持其能力极为重要。视听感觉能力及活动技巧均是能力的重要组成部分，废用可导致功能减弱，应尽量使帕金森病患者坚持活动，以延缓活动能力的减退速度。经常提供超过实际需要的帮助，反而会造成活动能力的减退，使患者产生不必要的依赖性。应努力让患者做一定的脑力结合体力活动，尽量减少废用性的能力减退，特别建议让其做一些既往较为喜欢的活动，并应避免患者活动失败时的负面情感变化。

2. 调节环境压力

（1）缓解环境压力：可适当减轻患者承担任务的负担，同时平衡护理工作，使患者得到相对的平衡状态。例如尽量让患者自己选衣穿衣，但不要提出过高的要求等。对患者的要求降低，只给他们较小的工作负荷。

（2）日常生活的灵活调整，合理安排：可根据患者的情绪和能力，灵活地满足其要求，同时给予一定的较能适应的刺激，可避免生活能力的减退。在进行常规护理之前，估计患者的情绪和能力也许更为有效。如能掌握最容易获得合作的时间和地点，有关人员可列出最适合某个患者的时间安排，但不应使之太过固定化，否则，时间本身对患者就会形成无形的压力。

（3）保持乐观态度和人生观：护理人员的乐观态度和人生观对患者影响很大。帕金森病患者的护理工作非常富有挑战性，要求很高，研究发现帕金森病患者的护理目标和原则只是为制订更具体的护理计划提供一个参考框架，具体护理计划应根据特定的患者而制订。很多具体问题和行为如情绪低落、烦躁、幻觉和错觉等问题不可能用上述原则完全解决，还需通过具体的护理工作进行更深入更具体的研究，以便更好地解决这些问题。

3. 重视心理护理　帕金森病患者虽然因临床症状不断进展致使各方面功能在逐渐减退，但患者的意识一直存在，因此，护理不当可致使患者的焦虑、抑郁、烦躁不安等不良情绪加重，往往成为病情恶化的主要原因。所以，要重视患者日常生活中的心理护理，促使其以积极的心态接受康复。

4. 注重二便护理　中晚期帕金森病患者的大小便，均需要他人的帮助和照料。轻者可以协助到厕所大小便，生活不能自理者，男性可用集尿器，使用尿壶或塑料小袋系于外生殖器上等；女性患者可用塑料便盆帮助其完成大小便。要注意会阴部护理，保持会阴部干燥，二便后用手纸擦拭的方向要由前向后，以免将细菌带入阴道。由于用力大便有加重病情可能，要让患者养成定时排便的习惯。对便秘或排便不畅者可给予缓泻剂或开塞露、甘油灌肠剂等，严重者可用低压肥皂水灌肠。

5. 提高沟通技巧　帕金森病患者如伴有语言功能障碍，交流时要注意耐心倾听患者说话，由于患者难以清楚地描述自己的病痛感受和要求，照料者应细心观察，通过患者的表情和动作来分析，做到及早发现问题，及早解决。

6. 加强功能训练，保证行动安全　帕金森病患者常有肌肉强直、行动迟缓等临床表现，护理人员要注意引导患者加强功能训练，延缓其衰退速度。如随着病情进展，应注意保证行动安全，预防走失、跌倒、碰撞、扭伤、触电等事故的发生。

五、帕金森病的专科护理计划

帕金森病患者的护理模式近年来受到国内外医学界的广泛关注，提倡针对患者进行专科护理和治疗，已成为广为医、护、患三方所接受的一种新理念。

（一）护理沟通技巧

帕金森病患者由于患病后语言能力不断下降，在理解他人语言和表达自身想法时都存在一定的困难，易产生急躁、焦虑和沮丧的情绪，因此，施护者与患者交流时应具备一定的沟通技巧与讲话艺术，缓解患者的不良情绪。

1. 语言具体、意图直接　由于患者有不同程度的智能障碍，因此护理人员在与患者交流时，尽量使用简单易懂的话语，避免应用抽象的词语或修饰词，交谈内容要正面而直接。如说"你妻子"，而不要用"她"来代替；要求医务人员一次仅讲一件事情，而患者只需简单回答"是"或"不是"；若要患者对某问题做出选择，选择项不宜超过 2 个。

2. 预留反应时间　由于认知功能障碍患者反应迟钝，护理者应耐心给患者足够的时间做出反应，不要急于让患者回答。如果患者不理解，可耐心重复，并给出一些提示，否则会增加其挫败感。

3. 配合非语言沟通　医护人员可配合使用图片、照片、手势、眼神交流及情感性触摸等方式与患者沟通。眼神交流可使患者将注意力专注在谈话中，并表示出对患者的关注和肯定。在交谈过程中，可根据双方之间关系的亲密程度，握着对方的手或手臂，以增加安全感。

4. 重视思想疏导　医护人员与患者交谈时语调要求做到语调平和、友好，如果患者说的事情是错的，并坚持己见时，不要与他们争论或试图纠正，应注重思想疏导，针对问题给予适当安慰或解释。尽量要使患者感到是在一种平静的环境中安心听你讲话，使其心态逐渐放松。如患者诉说东西被人偷了并坚信此事时，可以对他说"我知道您不高兴了"等，使患者感到被理解，从而避免情绪激动，诱发中风。

5. 避免环境刺激　由于中风后认知功能障碍患者注意力往往不集中，因此在交流过程中应尽可能降低周围环境的干扰，如将电视和收音机的声音调至最低，并注意患者的舒适程度。若患者不愿交谈或不耐烦时，可暂时离开或换另外一个人，等患者愿意合作时再谈，不可勉强患者做他不愿意做的事。

6. 注重明确意图　随着疾病进展，认知功能障碍患者不能用语言清晰表达自己的需求和感受，护理人员与其沟通交流会越来越困难，如果不予重视，将可能加重患者的失落、自闭、抑郁或焦虑情绪，导致病情加重。另外，当护理人员不能理解患者所说的话时，不要假装听懂，一定要耐心明确患者意图，通过观察患者的肢体语言、眼神交流、重复问话等，来确认患者要表达的情感内容，加强护患双方的信息，双向交流。

（二）用药护理

帕金森病患者用药有明显的个体差异，药物次数及剂量不一定按常规，医生会根据患者的具体情况，如年龄、病情、症状给予不同药物，要严格遵医嘱服药，护理人员要详细交代服药的时间、剂量及副反应，并为患者准备一份服用药物清单，一方面指导患者正确服药，一方面有助于医生了解病情及调整用药作参考。要提醒患者坚持定时服药，不能擅自停药。常用药物有安坦（苯海索）、金刚烷胺、息宁（卡比多巴左旋多巴控释片），美多巴（多巴丝肼）、泰舒达（吡贝地尔）等，其中安坦为抗胆碱能药物，每次 1～2mg，每日 3 次，口服。不良反应有口干、唾液和汗液分泌减少、瞳孔扩大、便秘、尿潴留等，青光眼和前列腺增生者禁用。金刚烷胺可促进神经末梢释放多巴胺和减少多巴胺再摄取，常规剂量每次 100mg，每日 2 次，每日不宜超过 300mg，副反应较少见，有失眠、头痛、头晕、恶心、足踝水肿、下肢网状青斑等，肾功能不全、癫痫、严重胃溃疡和肝病患者慎用，哺乳期妇女禁用。美多巴、息宁为复方左旋多巴制剂，美多巴每次 1/4 片（62.5mg），每日 2 次或 3 次，可视症状控制情况逐渐增量至 1/2 片（125mg），每日 2 次或 3 次，最大量不应超过每次 250mg，每日 3 次或 4 次，空腹用药疗效较好，一般在餐前 1 小时或餐后 2 小时服用。息宁控释剂（左旋多巴+卡比多巴），起始剂量为 100mg 左旋多巴+25mg 卡比多巴，每日 2 次或 3 次，逐渐增至 200mg 左旋多巴+50mg 卡比多巴，每日 2～4 次。单用左旋多巴时禁止与维生素 B_6 同时服用，因后者是脱羧过程的辅酶，可增加脑外的左旋多巴脱羧合成多巴胺，使进入脑内的左旋多巴减少，左旋多巴的急性副反应有恶心、呕吐、低血压和意识模糊等，偶尔出现心律失常。长期（5～12 年）服用左旋多巴出现的主要并发症有症状波动、运动障碍（异动症）及精神障碍等。吡贝地尔是多巴胺受体激动剂，初始剂量为每次 25mg，每日 2 次口服，逐渐增至每日 150～250mg，副反应仍以恶心、呕吐最为常见。护士应督促患者按时服药，指导患者每日在同一时间服药，可用闹钟、计时器提醒服药。嘱患者外出时记得带药。服用左旋多巴类制剂者，还要注意有无"开-关"现象和剂末恶化现象。对"开-关"现象应记录每周发生的次数，"关"现象所持续的时间；对剂末恶化现象也要观察记录症状加重和持续的时间，以指导用药剂量和次数。

为了防止患者漏服药物，我们可采取如下措施：①借助外来工具提醒服药时间：口服药放在固定、显眼、小孩拿不到的地方，服药的时间用手机或闹钟定时提醒。当天的口服药事先按服药时间顺序摆放在不同颜色、有标记的小药盒里，当闹钟或手机响起时，患者可按顺序服药，每天服完最后一次药，及时按顺序摆好第2天的药，放在不同颜色的小药盒里，这样可以确定空药盒里的药是否服用。这种方法可提醒经常忘记服药的老年患者。②设立床边特殊服药卡：建立床边服药卡：使患者从床边的卡片上知道自己服药的时间、方法及服用的药物与有哪些饮食禁忌等，能很好地管理自己及不断增长药物知识。平时可以反复阅读服药卡，不断增加记忆，这便于提醒患者服药。另外，也可建立服药登记本，患者每次服药后及时记录服药情况。

同时，服药后应密切观察服药后患者有无肌强直、静止性震颤、运动减少、体位不稳等症状，定期复查肝肾功能、血常规，定期监测血压变化。

（三）心理护理

心理护理是根据医学心理学的理论，在护理过程中，通过人际交流，影响和改变患者的心理状态和行为，促进疾病的康复并向健康方向发展，护士针对不同的文化层次、社会背景、性格特点评估、分析患者的心理活动，找出存在的心理问题，有针对性地指导患者和家属配合。讲解疾病的发展预后，使患者保持稳定的情绪，对疾病康复具有重要意义。心理护理干预方法：①入院时护理：患者入院时，向患者介绍医院环境、科室主要负责人、主管医生和护士，通过与患者交谈，收集资料，了解患者的需要，对患者的心理状况作出评估，与患者建立良好的护患关系。同时做好患者饮食、睡眠、卫生等日常护理，使患者感到舒适、满意，消除紧张、焦虑心理。②建立良好的社会支持：帕金森病患者的病程是一个漫长的过程，家属的支持至关重要。根据疾病的发生、发展、演变过程，用通俗易懂的语言向患者及家属讲解并列举好转的病例，帮助其正确认识疾病，使家属能够主动关心帮助患者，从而减轻患者的孤独感和空虚感，增强战胜疾病的信心。③个体化心理护理：针对患者性格特点、文化程度及存在的心理问题，有区别地与患者交谈。耐心倾听患者心声，理解患者疾苦，协助他们表达自己的心理感受，了解问题所在，然后通过良好的沟通技巧，有目的地与患者交流，共同分析造成各种烦恼的原因，指导患者冷静客观地分析问题。如当患者处于低落迟缓状态时，护理人员应多用激励性语言提出一些简短的问题，语气要坚定，并以实际行动使患者感到有人在关心照顾他，增强生活信心。当面对烦躁焦虑患者时，应积极帮助患者稳定情绪，有效地处理问题；对康复期患者，要多给予鼓励和支持，使患者对未来产生美好憧憬，重建良好生活态度和行为方式，消除不良情绪困扰，积极参与到康复活动中来。④药物治疗的心理护理：药物治疗是帕金森病最基本、最重要的手段，所以要做好患者用药过程中的心理护理，以达到良好的效果。我们首先向患者介绍药物的名称、作用、副作用，用药方法及注意事项等特点，让患者了解此类药物宜从小剂量开始，逐渐递增、不可盲目追求临床疗效，而影响长期治疗计划的实施，使患者服从医嘱。同时要关心患者躯体情况，及时解决身体不适，如心悸、便秘、睡眠差等情况，在用药过程中，还要认真观察患者的情绪反应。如有无焦虑、沮丧、绝望等心理，了解其心理阻抗的原因，及时给予解决，并注意观察用药疗效及毒副作用，防止意外事故发生。

（四）饮食护理

饮食治疗是帕金森病的辅助治疗方法之一，目的在于维持患者较佳的营养和身体状况，并通过调节饮食，使药物治疗达到更好的效果。

（1）以低盐、低脂、适量蛋白质、易消化、富含多种维生素及纤维素的膳食为主，避免进食高胆固醇、辛辣、刺激的食物。

（2）以优质蛋白为主，适量吃奶类和豆类。每日蛋白质摄入量应为 0.8g/kg 体重。可选择蛋、鱼、虾、瘦猪肉等优质蛋白，由于高蛋白不利于左旋多巴药物吸收，且不利其透过血脑屏障，因此高蛋白的食用建议放在晚餐。

（3）多吃富含酪氨酸和硒的食物。瓜子、杏仁、黑芝麻等富含酪氨酸，能促进多巴合成；富含硒的食物能降低帕金森综合征的危险性，硒含量较高的食物有鱼类、虾等水产品，素菜中含量高的为荠菜、大蒜、蘑菇等。

（4）注意热能和水分的补充。帕金森病患者，由于肌张力增加能量消耗增加，因此，所需的热能常稍高于同等年龄段的正常人，热能的主要来源为糖类。充足的水分能减少膀胱和尿道细菌感染的机会，也能使粪便软化、易于排泄，防止便秘的发生。

（5）注意饮食方法。中晚期患者通常会出现吞咽困难、饮水呛咳，因此进食时应以坐位为宜，略向前倾，进食时动作要轻柔缓慢，进食的次序为软食、半固体、固体，最后是液体。

（6）如患者同时患有其他疾病，还要兼顾这些疾病的特殊饮食要求。

1）菊花白芷鱼头汤：原料：白芷、川芎、夏枯草、葛根、菊花、鲤鱼头、豆腐、酒、姜、葱、盐、料酒。做法：将白芷、川芎、夏枯草、葛根、菊花装入一个纱布袋内，扎紧口，放入锅中。将洗净的鲤鱼头和豆腐放入锅内，加入适量的料酒和盐，根据个人口味加入葱和姜，大火煮沸，待鱼头熟烂后关火即可。菊花白芷鱼头汤适用于有震颤、麻痹、头痛、头晕的帕金森病患者，可经常食用。

2）二豆白粥：原料：扁豆、蚕豆、大米。做法：将扁豆、蚕豆炒香，研成粉末状备用。将大米放入锅中煮熟后加入豆粉，搅拌煮沸后即可食用。二豆白粥具有健脾、疏肝、宁络功效，适宜有震颤、麻痹、食欲不振、四肢麻木的帕金森病患者，可经常食用。

3）鹌鹑天麻汤：原料：鹌鹑、天麻、食盐、味精。做法：将鹌鹑处理洗净，去除内脏，将天麻填入肚内，用线固定后放入锅中，加入适量水炖煮，待熟烂后去除天麻，加入适量食盐和味精调味后即可喝汤食肉。鹌鹑天麻汤具有养阴柔肝功效，适用于有震颤、麻痹的帕金森病患者。

（五）康复锻炼护理

帕金森病可表现为肌强直、运动迟缓、姿势步态异常等症状，运动减少，久之则会使肌肉、关节僵硬，肢体挛缩畸形，丧失运动功能，因而坚持身体运动非常重要。肢体功能锻炼要有计划有目的，在疾病早期，患者主要表现为震颤，鼓励患者维持正常的生活习惯，适当增加业余爱好，坚持适当的运动锻炼，保持各关节的活动强度和最大的活动范围。在疾病中期，由于疾病的发展，肌强直的症状逐渐加重，折刀样肌强直、铅管样肌强直、齿轮样肌强直相继出现，告知患者知难而退只会加速病情的发展，与患者及家属根据患者的病情和运动情况，制订适宜患者且行之有效的锻炼计划，对上肢、下肢及躯干分别进行功能锻炼，循序渐进，防止或推迟关节强直和肌肉挛缩，在实施过程中及时评价和修改，调动患者的积极性，变被动为主动，保持身体和各关节的活动强度和最大的活动范围，耐心鼓励患者，使功能锻炼达到最佳状态。在疾病晚期，大部分患者出现严重的功能障碍，生活无法自理，应积极主动帮助患者取舒适位，给予被动活动关节，按摩肌肉，避免疼痛影响患者情绪，加重心理负担。运动训练时要注意以下几点：

（1）起步困难与步行中的突然中止很常见，步行时要思想放松，尽量增大步幅。可让患者尝试想象正在跨域一连串障碍物。

（2）家人协助行走时，只需牵扶一只手伴行，让患者自己掌握平衡。

（3）要注意安全，预防伤害事故发生。

（4）掌握患者活动量的适宜强度。

（六）日常生活护理

（1）鼓励和指导患者进行自我护理，做自己力所能及的事情，如进食、穿衣、适当活动等，增加独立性，每天活动关节2～3次，加强主动运动。

（2）对于出汗多、皮脂腺分泌亢进的患者，要指导其穿柔软、宽松的棉布衣服，经常保持皮肤清洁、干爽，勤换被褥衣服，勤洗澡。

（3）对震颤、动作笨拙者应防止进餐时烫伤，并选用不易打碎的餐具，避免玻璃和陶瓷制品，可用长柄勺或提供适合用手拿取的食物，以方便就餐。

（4）对于行动不便、起坐困难者，应配备高位坐厕、高脚椅、手杖、床铺护栏、室内或走道扶手等必要的辅助设施，选用高度适宜的床，日常生活用品固定放置于患者伸手可及的地方，以保障患者的安全。

（5）在进行起居、饮食和排泄护理时，需提供必要的隐蔽环境，能活动的患者指导其保持着装整洁和自我形象的完美，卧床患者应训练其学会配合和使用便器，习惯床上大小便。

（6）居家环境要求避免室内楼梯、上下有一定落差的门槛，移开环境中障碍物，指导并协助患者移动，克服胆怯心理，行走时起动和终止应给予协助，防止跌倒。

（7）患上帕金森病后，患者应注意日常的饮食调养，以达到良好的辅助治疗效果。

（七）安全护理

（1）安全配备：由于患者行动不便，在病房楼梯两旁、楼道、门把附近的墙上，增设沙发或木制的扶手，以增加患者开、关门的安全性；配置牢固且高度适中的坐厕、沙发或椅，以利于患者坐下或站起，并在厕所、浴室增设可供扶持之物，使患者排便及穿脱衣服方便；应给患者配置助行器辅助设备；呼叫器置于患者床旁，日常生活用品放在患者伸手可及处。

（2）定时巡视：主动了解患者的需要，既要指导和鼓励患者增强自我照顾能力，做力所能及的事情，又要适当协助患者洗漱、进食、沐浴、如厕等。

（3）防止患者自伤：患者动作笨拙，常有失误，应谨防其进食时烫伤。端碗持筷困难者尽量选择不易打碎的不锈钢餐具，避免使用玻璃和陶瓷制品。

（八）睡眠异常的护理

（1）创造良好的睡眠环境：建议帕金森病患者要有舒适的睡眠环境，如室温和光线适宜；床褥不宜太软，以免翻身困难；为运动过缓和强直较重的患者提供方便上下床的设施；卧室内放尿壶及便器，有利于患者夜间如厕等。避免在有限的睡眠时间内实施影响患者睡眠的医疗护理操作，必须进行的治疗和护理操作应穿插于患者的自然觉醒时，以减少被动觉醒次数。

（2）睡眠卫生教育：指导患者养成良好的睡眠习惯和方式，建立比较规律的活动和休息时间表。

（3）睡眠行为干预

1）刺激控制疗法：①只在有睡意时才上床；②床及卧室只用于睡眠，不能在床上阅读、看电视或工作；③若上床 15～20 分钟后不能入睡，则应考虑换别的房间，仅在又有睡意时才上床（目的是重建卧室与睡眠间的关系）；④无论夜间睡多久，清晨应准时起床；⑤白天不打瞌睡。

2）睡眠限制疗法：教导患者缩短在床上的时间及实际的睡眠时间，直到允许躺在床上的时间与期望维持的有效睡眠时间一样长。当睡眠效率超过 90% 时，允许增加 15～20 分钟卧床时间，睡眠效率低于 80%，应减少 15～20 分钟卧床时间，睡眠效率为 80%～90% 时则保持卧床时间不变。最终，通过周期性调整卧床时间直至达到适度的睡眠时间。

3）依据睡眠障碍的不同类型和药物的半衰期遵医嘱有的放矢地选择镇静催眠药物，并主动告知患者及家属使用镇静催眠药的原则，即最小剂量、间断、短期用药，注意停药反弹、规律停药等。

（九）合并症的预防

帕金森病是一种慢性进展性变性疾病，疾病晚期由于严重肌强直、全身僵硬终至卧床不起。本病本身并不危及生命，但肺炎、骨折等各种并发症是常见死因。因此，做好基础护理工作，积极预防并发症不容忽视。对于长期卧床的患者要保持肢体处于功能位，按时翻身、叩背并进行肢体的被动活动，做好口腔护理和皮肤护理，防止压疮、坠积性肺炎和吸入性肺炎的发生。

（1）口腔炎及吸入性肺炎：患者的咀嚼功能下降，食物容易存留在口腔，食物误吸，易形成吸入性肺炎，长期卧床易形成坠积性肺炎，所以要保持口腔卫生，经常翻身叩背，保持空气新鲜。

（2）压疮预防：保持床单位整洁干净，大小便后要清洗局部，防止尿液对局部的刺激，2 小时翻身一次，有条件的可以使用预防压疮的气垫床，注意背部护理，经常按摩受压部位。

（3）吞咽困难护理：中晚期的帕金森病患者常出现咀嚼、吞咽困难。由于患者口唇、口腔及喉部的肌肉失控，出现咀嚼、吞咽困难，并易发生呛咳而导致窒息或吸入性肺炎。

目前，没有专门针对吞咽困难的药物，主要通过特殊的吞咽训练以减轻患者的吞咽困难。护理方法：①对食物要采取切碎、煮烂的方法，或用家用小型搅拌机将食物搅拌成匀浆状，尽量采用流食或半流食。对药片（控释片等禁用）用温开水溶化后服用，饮食不宜过烫，谨防烫伤。进餐时宜采取竖直坐位，头略向前倾，每次进食不宜过多，每口食物宜少量，宜细嚼慢咽，每口食物吞咽2次，喝水时每口水量宜少，缓慢饮水，为了防止水吸入气管，喝水时不宜仰头、不宜说话、看电视等。端碗或持筷困难者应备金属餐具，帮助患者喂食。②晚期患者出现严重吞咽困难者，宜尽早采用留置胃管或进行胃造瘘术进行胃肠道营养，以保证患者日常的营养供应和药物给予。

（4）恶心、呕吐护理：帕金森病本身一般不会引起患者恶心、呕吐，但治疗帕金森病的药物基本上都有引起恶心、呕吐的副作用。由于帕金森病的治疗是终身治疗，因此不能采取停药或换药的方式，只能在服药时间和服药方式上采取措施。对左旋多巴制剂，如多巴丝肼，宜在餐后2小时服用为宜，苯海索等抗胆碱能药物宜在餐后及进餐时服用。多巴胺受体激动剂，如培高利特、吡贝地尔、溴隐亭等，由于有明显的胃肠道反应，宜采取小剂量逐渐增加的给药方式，并与食物同服。新鲜生姜汁可预防及治疗恶心呕吐，患者服药前口服少量新鲜生姜汁，常可明显减轻恶心、呕吐的发生。

（5）肺炎的预防：帕金森病患者可导致肺功能低、肺活量低。因此要教会患者深呼吸训练方法，增大胸的移动和改善肺活量，强调用胸式呼吸。

（十）痴呆的护理

每个患者的病程长短、智能障碍差别很大。早期表现为糊涂和健忘，中期日常生活越来越需要别人的帮助。患者可能不认识家庭成员，在熟悉的地方迷路，甚至忘记怎样做一些简单的事情，如穿衣、系扣等。此外表现烦躁不安、易怒和做事难以预料。晚期完全丧失记忆力、判断力和推理能力，日常生活都需要别人来照顾。治疗的目标是控制症状加重，使患者生活舒适一些。根据医嘱选用最适合的药物，为患者创造良好的睡眠环境，保持病室内空气新鲜，温湿度适宜，周围环境安静。夜班工作人员做到"四轻"，并做好患者睡前的心理护理，必要时酌情陪伴于患者身旁让其有安全感。病情允许时教会患者利于睡眠的方法：用温水泡脚、依次计数等，需要时遵医嘱给地西泮适量口服。制订照顾和指导患者的护理计划，且出院后定期复诊让医生了解病情的发展变化，及早发现和治疗伴发的其他疾病。

（十一）抑郁症护理对策

（1）重视患者心理变化，加强心理护理：本病病程较长，若得不到及时的治疗与护理，少数患者可能终身残疾，患者易产生恐惧心理，尤其当治疗效果不明显时，患者极易产生悲观、绝望心理，对治疗失去信心，甚至有的患者表现出自杀倾向。因此，应主动和患者沟通交流，准确评估患者的心理状态，实施个体化心理护理。

（2）加强基础护理，防止并发症：帕金森病患者常行动不便，生活不能自理，部分患者还同时合并有吞咽困难、语言障碍、流涎或不同程度的痴呆，因此，要给予患者耐心细致的基础生活护理，如翻身、拍背、皮肤及口腔护理，防止并发症的发生。

（3）进行康复指导：康复训练可明显提高帕金森病患者的生活质量，降低抑郁症的发生率。症状较轻的患者，应指导其主动进行肢体功能锻炼及四肢各关节做最大范围的屈伸、旋转等活动，以预防肢体挛缩、关节强直的发生。症状较重的患者，应协助患者进行被动的肢体功能锻炼，如肌肉、关节的按摩等，同时可根据病情配合康复理疗。

（4）建立良好的家庭、社会支持：该病病程长，需长期服药，疾病的痛苦加上经济的支出使患者一方面容易产生无助、活着无价值等不良情绪反应，另一方面对家庭和社会的依赖感加强。因此应鼓励患者的家属、朋友多与患者交流，关心鼓励患者，使患者得到情感上的安慰和支持。

（十二）便秘护理

便秘是帕金森病患者特别是中晚期患者中很常见而且非常痛苦的症状。引起便秘的原因有：①疾病本身致运动迟缓，患者活动减少，缺乏足够的锻炼，肠蠕动减少；②本病常伴有胃肠道自主神经紊乱，导致胃肠蠕动变慢；③患者常服用的药物，如苯海索、左旋多巴制剂、多巴胺受体激动剂等，常可加重便秘。长时间的便秘不但使患者腹胀难忍，食欲减退，而且影响药物从胃排空至小肠，影响药物吸收入血，使药物疗效下降。对帕金森病患者的便秘，不能长期服用刺激性泻药，否则不仅会加重便秘，而且刺激性泻药服用半年以上常可出现"结肠黏膜黑变"等病变。护理方法：①饮食疗法：提倡高纤维素饮食，多吃水果、蔬菜、豆类和谷类食物。对咀嚼及吞咽困难的患者，可多饮含高纤维素成分的饮料，要求患者每日至少饮白开水6～8杯（250ml/杯）。患者多做腹部运动，每日睡前围绕肚脐顺时针按摩腹部50圈以上，接着做腹式呼吸10次以上。也可按摩足三里、天枢、支沟等穴位，特别是在排大便过程中，稍用力点按支沟穴（前臂、腕背横纹上3寸，尺桡骨之间），常可通畅排便。当饮食及按摩的方法不能取效时，可采用药物疗法，胃肠动力药西沙必利即可改善肠蠕动，又可促进左旋多巴的吸收，对部分便秘患者有效，但国外报道可能引起心脏传导阻滞，不宜长期服用，对有心脏疾病的患者慎用或禁用。②中医药疗法：枳术汤（白术和枳实两味药）治血虚症状，加当归30～60g；兼肾阳虚症状，加肉苁蓉30～40g；兼肾阴虚症状加生地黄30～40g；兼头晕者，加决明子3～6g。对于粪便嵌塞直肠的患者，可使用开塞露栓剂或用肥皂水灌肠。曾遇个别患者，因长期便秘，腹胀难忍，多方治疗无效，肛门指诊发现有硬粪团填塞，这时小心缓慢掏出硬粪团，方可解除患者痛苦。

（十三）鼓励自我护理和协助护理相结合

①根据患者的震颤、肌强直、肢体运动减少、体位不稳的程度，如患者可以尽量鼓励其自行进食、穿衣、锻炼和提高平衡协调能力，做力所能及的事情，减少依赖性，同时增强自信心。②患者动作缓慢时要有耐心，不催促，更不能因动作变形而嘲笑，以免使其产生自卑感而失去信心。③加强主动运动，每天活动各关节3～4次，如患者完成困难，护士应协助完成。④因患者在慌张步态中转弯避让较困难，要移开环境中障碍物，教给其有利于移动身体的方法。⑤行走起动和终止给予协助，防止跌倒。

（十四）家庭护理

目前对帕金森病尚没有根治方法，只有给予科学、有效、全方位的护理支持及生活训练指导，才能稳定病情，延缓疾病发展。护士应以高度的责任心做好护理工作，帮助患者在生理、心理及各方面最大限度地恢复健康，回归社会。专家指出，除了需要医生的治疗外，帕金森病患者家庭康复也非常重要。

（1）坚持锻炼和日常活动：在治疗期间，患者不要分场合，一定要调动自己的积极性，坚持自主运动。运动可以多种多样，可以散步，也可以拉划船器、玩球，以活动自己的双手或双臂，或踩脚踏运动器，做伸背活动。每天进行适量运动，以拉直弯曲的脊柱及放松双肩。如果整天坐在家中，反而会限制自己的活动而加速肌肉强直、僵硬的发生。

（2）节食：体重过重会使患者身体活动更困难，因此应节食。由于维生素 B_6 拮抗左旋多巴的疗效，因此治疗期间应每天限制摄入维生素 B_6。预防过热，帕金森病引起的震颤增加了身体活动和产热，所以患者对热天特别敏感，故而热天应停留在室内，户外活动要尽量选择在清晨或傍晚。

（3）穿着要舒适方便：选择容易穿脱的拉链衣服及开襟在前、不必套头的衣服。拉链与纽扣可用尼龙粘链代替。尽量穿不用系鞋带的鞋子，不要穿橡胶或生胶底的鞋子，因为鞋子抓地过牢时，可能会使患者向前倾倒。

（4）进餐不要着急：因为患者肌肉不协调，家人不要催患者快吃快喝。喝冷饮可选用有弹性的塑料吸管，喝热饮要用宽把手且质轻的杯子。

（5）预防感染：由于帕金森病患者容易患支气管炎或肺炎，因此，在出现咳嗽或发热时要马上处理，免得严重感染随之而来。

（6）居室环境

1）帕金森病老年患者常免疫功能低下，对环境适应能力差，宜注意居室的温度、湿度、通风及采光等。

2）加强居室环境的安全措施，如日常生活用品应放于易取的地方；患者活动的范围应排除障碍物；厕所应使用防滑地砖、坐厕、墙壁设扶手，防止意外发生。

3）患者起床或躺下时应扶床沿，动作缓慢进行，避免直立性低血压发生。

4）创造良好的睡眠环境。有调查显示约有 60%～98%的患者伴有睡眠障碍，建议卧室光线柔和，床褥不宜太软，以免翻身困难；卧室内放尿壶和便器，有利于患者夜间如厕；可采用催眠音乐助眠，指导患者放松，如在催眠音乐中加入催眠暗示性的词语，既可放松心身又可帮助患者进入较佳的催眠状态。

（十五）创造良好的就医环境

研究报道帕金森病患者中 40%～50%出现抑郁、焦虑等情感障碍，加之陌生的环境，会增加患者的焦虑，所以良好的就医环境会使患者放松心情，配合治疗。病区设有温馨标志，走廊上有健康教育宣传图片，时刻保持地面干燥清洁无障碍物防止跌倒，房间及走廊有扶手，房间不为患者准备拖鞋，指导患者穿合脚布鞋。护士根据患者的实际情况安排娱乐活动，如阅读、听音乐、散步等，分散患者对疾病的注意力。

（十六）日常生活功能训练

帕金森病患者的日常生活动作要比正常人花费更多的额外时间，能量消耗也较正常人大。因此需对日常生活活动作修改。如穿宽松易脱的衣服，提高穿、脱能力，为提高起床能力，可把床头提高 10cm，使头位置提高，或在床尾结一个绳子便于患者牵拉起床，要避免坐软的沙发及深凹下去的椅子，应坐两侧有扶手的沙发及椅子后方提高，使之有一定的倾斜度，便于起立。一些患者可用手杖帮助，限制前冲步态及帮助平衡，但对于平衡很差的或有后冲步态的患者不适用。为提高进食能力，患者的坐姿一定要正确，有一很好姿势，器皿要牢固，食物要保持温度及可口。

（十七）中医辨证施护

中医辨证施护是中医护理的特色。在中医学整体观念和辨证论治思想指导下，通过望、闻、问、切四诊手段获取患者病情、个体状况、心理、社会环境等信息，应用中医八纲辨证的方法加以分析、归纳，确立患者的证型及存在或潜在的健康问题，应用"扶正祛邪""标本缓急""同病异护""异病同护""正护反护""因人、因时、因地制宜"及"预防为主"等护理原则，为患者制定生活起居、饮食调理、心理调节、环境设置等多方面的综合护理方案。通过对中风后认知功能障碍患者进行中医辨证施护，可显著提高其生存质量，延缓疾病进程，减轻致残程度。

1. 辨证分型　中医辨证分型标准参照《中医内科学·颤证》及《中医脑病学·帕金森病》中的颤证辨证分型标准拟定，分为风阳内动、痰热动风、气血亏虚、肝肾阴虚及血瘀风动等五型。

（1）风阳内动型：患者症见肢体颤动粗大，程度较重，不能自制，眩晕耳鸣，面赤烦躁，易激动，心情紧张时颤动加重，伴有肢体麻木，口苦而干，语言迟缓不清，流涎，尿赤，大便干，舌红苔黄，脉弦。

（2）痰热动风型：患者症见头摇不止，肢麻震颤，重则手不能持物，头晕目眩，胸脘痞闷，口苦口黏，甚则口吐痰涎，舌体胖大，有齿痕，舌红苔黄腻，脉弦滑数。

（3）气血亏虚型：患者症见头摇肢颤，面色㿠白，表情淡漠，神疲乏力，动则气短，心悸健忘，眩晕，纳呆，舌体胖大，舌淡红苔薄白滑，脉沉濡无力或沉细弱。

（4）肝肾阴虚型：患者多见头摇肢颤，日久不愈，持物不稳，耳鸣，失眠多梦，腰酸脚软，肢体麻木，呆傻健忘，筋脉拘紧，动作笨拙，五心烦热，夜间盗汗，口干欲饮，舌红苔薄白或红绛无苔，脉细数。

（5）血瘀风动型：患者多手足震颤日久，肢体强直，屈伸不利，表情呆板，面色晦暗，局部刺痛，固定不移，肌肤甲错，口干不欲饮，伴肩背疼痛，言语謇涩，舌紫暗或有瘀斑，脉弦涩。

2. 辨证施护

（1）风阳内动型：此型患者病情易受情志激惹、环境变化等因素影响而出现反复，所以，护理环境的设置及心理护理显得尤为重要。护理措施：①病室保持安静、凉爽、通风，避免噪声、强光刺激。②心理护理过程中应耐心安慰患者激动情绪，保持情绪稳定，适时通过户外活动和散步转移其注意力。③饮食增加新鲜水果和蔬菜，保证维生素的需要，忌肥甘厚味食物，多饮水，保持大便通畅。④由于突然的情志变化易诱发心脑血管疾病，所以应注意观察性情、性格改变及生命体征变化。

（2）痰热动风型：患者多因久病体虚或年老脏腑亏虚，久嗜肥甘或长期服药致脾胃运化不足，水谷不化精微，痰浊渐生，聚久生热，痰热内蕴，热极生风，虚风夹痰热上扰清窍，横窜经脉，筋脉失约乃发病，所以，应注重饮食护理及心理护理，避免饮食不节或肝郁侮脾致痰热加重。护理措施：①病室环境宜整洁，注意调节室温，避免感受病邪，按时起卧，安排户外活动。②生活中关心患者，耐心诱导，多与之交流说话，给予适当的听觉、视觉刺激。③饮食忌烧烤、肥甘厚味之物，忌食生冷食物，腹胀者少进食牛奶、糖类，可予腹部按摩。④中药宜温服。⑤腹胀者可艾灸中脘、脾俞，或在脾经穴位上拔罐。

（3）气血亏虚型：该型患者多体质较弱，易因感冒、腹泻、劳累等诱因致病情反复，所以为患者营造温暖舒适的环境尤为重要。护理措施：①病室安排应尽量向阳温暖，夏季室温也不宜过低，多照阳光，按时起卧，多下床活动。②多与患者交流，给予关心安慰，帮助谈论往日快乐的事。③及时擦干口边痰涎，保持口腔清洁；食物宜温热，饮食宜清淡、低盐，注意食物多样化，保证蛋白质的需要，可食石膏竹叶粥、西洋参麦冬粥等，忌油腻、生冷食物。④中药温服。⑤可用平补平泻法针刺合谷、曲池、血海、三阴交、足三里等。

（4）肝肾阴虚型：患者多因腰酸脚软，肢体麻木，呆傻健忘而懒动少言，久卧伤气致病情加重，所以应合理安排康复锻炼方案，饮食合理搭配保证营养全面而能量充足。护理措施：①病室环境保持安静，避免噪声，避免强光刺激，尽量保持室内恒温，保证充足睡眠和休息。②心理护理过程中多陪伴患者，耐心安慰，注意经常梳洗。③饮食宜清淡，营养丰富，多食高蛋白质、多维生素食物。④中药宜温服。⑤鼓励患者加强肢体功能锻炼。⑥可用平补平泻法、补泻配合法针刺百会、风池、合谷、阳陵泉、三阴交、太冲、肾俞、肝俞等。

（5）血瘀风动型：此型患者多因久病多虚多瘀，气虚推动无力，血瘀营运不足，瘀血内停，筋脉失养而发病，肢体局部瘀血内停引起症状是患者痛苦的主因，所以，护理过程中应以动克静为原则。护理措施：①护理过程中注意让患者保持舒适的体位，帮助肢体功能锻炼。②心理护理重视语言和情感交流，多陪伴患者，耐心启发、诱导，帮助诱导回忆生活中的趣事，多安慰患者，避免精神刺激。③饮食做到膳食平衡，补充适当的蛋白质及维生素，可食活血化瘀之品，如丹参、田七煲瘦肉等。

（十八）出院随访

①开通帕金森康复热线，定期电话回访。第1个月每周1次。第2、3个月第2、4周各1次，以后每月1次。②成立帕金森病患者俱乐部。提供平台让患者互相交流，如鼓励患者参与讨论自己面对的问题，包括功能锻炼、服药知识、心理问题、如何提高生活质量等，由课题组成员主持并进行知识小讲座，解答患者及家属的疑问。

六、帕金森病的手术护理

早期药物治疗有效，而长期治疗则疗效明显减退，若同时出现异动症可考虑手术治疗。

需强调的是手术仅改善症状，而不能根治疾病，术后仍需应用药物治疗，但可减少剂量。手术须严格掌握适应证，帕金森叠加综合征是手术的禁忌证。对处于早期帕金森病、药物治疗显效的患者，不推荐手术治疗。手术对肢体震颤和（或）肌强直有较好疗效，但对躯体性中轴症状如姿势步态障碍无明显疗效。手术方法主要有神经核毁损术和 DBS，DBS 因其相对微创、安全和可调控性而作为主要选择。手术靶点包括苍白球内侧部、丘脑腹中间核和底丘脑核。

有临床试验显示将异体胚胎中脑黑质细胞移植到患者的纹状体，可纠正多巴胺递质缺乏，改善帕金森病的运动症状，但此项技术存在供体来源有限及伦理问题。正在兴起的干细胞（包括诱导型多能干细胞、胚胎干细胞、神经干细胞、骨髓基质干细胞）移植结合神经营养因子基因治疗等有望克服这一障碍，是正在探索中的一种较有前景的新疗法。

长期药物治疗效果不稳定，而手术治疗见效快，但术后功能康复极为重要。在帕金森病住院治疗期间除给予正确有效的治疗措施外，适当的护理配合也是十分重要的。

（一）术前护理

1. 一般护理

（1）术前营养支持：帕金森病患者症状主要为震颤、强直，身体能量消耗相对增大。根据患者的年龄、症状、活动量指导患者进食足够的热量，糖及蛋白质，食物宜清淡、少盐、易消化、便于咀嚼和吞咽。禁烟酒及刺激性食品，如咖啡、辣椒、芥末、咖喱等。服用多巴胺治疗者限制蛋白质摄入，以免影响多巴胺的吸收，降低疗效。

（2）便秘的护理措施：帕金森病患者便秘是很常见的，国外报道发生率约为 73.0%。原因是患者多为老年人，活动量少、胃肠功能减退、肠蠕动减慢、饮水量少等。护士应指导患者每日按摩腹部 2 次，每次顺时针按摩 5 分钟再逆时针按摩 5 分钟，手法由轻到重。养成每日定时排便的习惯，指导患者多吃新鲜蔬菜和水果，以便提供多种维生素，膳食纤维促进肠蠕动，防治大便秘结。对出汗多的患者，注意补充水分。

（3）安全措施及生活护理：帕金森病患者均存在不同程度的肌张力增强，导致不同程度的运动迟缓、肌肉强直、姿势步态的异常，同时结合老年患者的记忆力和反应能力都有不同程度的减退，此时宜注意患者的安全问题，患者入院后护士将床头桌上暖水瓶放在患者不易触及之处，并嘱患者不可自行打水倒水。走路时穿防滑鞋，使用拐杖或助行器。若患者如厕蹲下起立困难时，可置高凳坐位排便。对关节僵硬生活不能自理的患者，应每日对其进行肢体被动活动和肌肉、关节的按摩，以促进肢体血液循环。对无法进食者，需有人喂饭；穿脱衣服、扣纽扣、结腰带等均需给予帮助。对于卧床患者做好晨晚间护理，按时给予翻身、叩背，做好肺部及皮肤的护理，防止坠积性肺炎和压疮的发生。

（4）术前指导及健康教育：根据医生指导，一般在术前 12 小时停服抗震颤麻痹药物，术前禁食 4 小时，不能入眠者服用适量镇静剂；除按颅脑手术常规准备外，还应仔细向患者介绍手术过程及术中如何配合以及认真配合的重要性；对老年患者应进行具体指导和术前训练，以防术中由于患者紧张急躁，配合不好而影响手术进程。手术前对患者进行预训练，使之能在手术中准确回答相关问题，能有效提高手术精确度。对于有言语障碍的患者，更应训练其以手势及眼神等表达意图。

2. 心理护理 帕金森病患者由于疾病的长期折磨，生活不能自理，心理负担很重，相当一部分患者对手术的期望值非常高。同时因对手术过程的不了解而产生一种恐惧感，怕疼痛、怕留后遗症、怕手术效果不理想，越临近手术心理负担越重。根据患者的心理状态，用良好的服务态度同情关心患者，与患者及家属作充分的交谈，详细介绍手术目的、手术过程及如何配合手术。这些措施能有效地解除患者的心理压力，增加战胜疾病的勇气，使患者感到被关心和被理解，以最佳的心理状态配合手术。

（二）术中护理

严密监测生命体征和运动、感觉等状况。如有异常，如疼痛、运动异常和血压变化等，立即报告，根据医生的医嘱采取相应的措施；和患者进行言语交流，分散注意力，可给予按摩，解除体位不适以及口渴等不适，保证患者轻松舒适地接受手术，术后护送患者回病房，途中严密观察一般情况。

（三）术后护理

1. 一般护理 全麻术后常规护理，24 小时内卧床休息，减少活动，密切观察有无活动性出血，以及生命体征、瞳孔、伤口敷料及皮下情况、肢体活动、语言和吞咽功能的改变，有问题及时汇报医生。常规给予止血药，以防颅内出血，同时应用抗生素，预防感染。术后 6 小时持续低流量吸氧，以预防脑组织水肿。术后 6 小时禁食，后根据患者的咀嚼能力及吞咽功能为患者选择适合的饮食，并注意食品搭配、提高患者的食欲，保证其营养摄入。

2. 手术切口护理 保持病室环境清洁，温度适宜，手术后 3 日内每日更换头枕小巾一次，每日更换病号服，保持局部皮肤清洁干燥。避免局部皮肤抓挠，造成局部破溃、感染。严密观察切口部位渗血渗液情况。

3. 并发症观察与护理 术后出现 1～3 天持续嗜睡、欣快、烦躁、言语增多等精神症状。其中，嗜睡是由于手术引起脑脊液流失过多和颅内积气，行 CT 检查排除颅内出血后，向家属解释以消除顾虑，遵医嘱给予间断低流量吸氧。护士加强巡视，至少每小时唤醒患者 1 次，观察意识变化。每 4～6 小时协助患者进食 1 次，以保证术后所必需的营养；把呼叫器放在患者手边，嘱患者不要自行下地行走，要由护士搀扶；其他精神症状是由患者颅内积气导致的，表现为烦躁不安、多语、昼睡夜醒等。护士加床档保护患者，遵医嘱给予保护性约束，必要时给予镇静药物。术后 7～10 天患者出院时其症状消失。

4. 功能锻炼 术后患者症状改善多不明显，应先逐步进行肢体功能锻炼，再独立活动。术后 1～3 天卧床期间先从床上训练开始，每日 3～5 次，每次 15～20 分钟，肢体配合在床上随意活动，从小关节到大关节逐渐活动，对关节僵硬患者护士需为患者做被动运动，并遵医嘱为患者穿抗血栓压力带，防止静脉血栓的形成。术后 3 天鼓励患者先在床上坐起，无不适后，在护士陪同下下床锻炼，逐渐增加锻炼次数、延长锻炼时间，不可做剧烈运动，以防跌倒。术后第 3～7 天是病灶周围水肿高发期，水肿严重时，可导致一侧肢体肌力下降，走路出现偏斜，遇上述情况发生时向患者解释原因，并协助行走，注意运动的强度和幅度循序渐进。护理的重点是指导患者四肢运动的整体配合。

5. 心理护理　术后因病痛解除，患者情绪处于兴奋状态，此时应抓住时机与其交谈，多谈其感兴趣的事，谈美好的未来并鼓励患者多与周围人交流，积极参加喜欢的娱乐活动，保持生活规律，不能凡事都靠家属照顾，要保持乐观情绪，做力所能及的事，帮助其树立自信心，提高术后生活质量。

（四）出院指导

因患者术后症状明显减轻或消失，易使患者淡化服药的作用。应强化手术治疗与药物治疗协同作用的概念，嘱患者坚持服药，多做运动，经常进行肢体的功能锻炼，保持良好的心态，有利于疾病的尽快康复。指导患者饮食结构合理及合理用药，忌食高蛋白食品如乳制品，以免影响药物的有效利用。如果患者服药后没有胃肠反应，则应在饭前空腹时服药以增强药物的有效吸收率。

七、帕金森病健康教育

健康教育是通过信息传播和行为干预，帮助个人和群体掌握卫生保健知识，树立健康观念、自愿采取有利于健康行为和生活方式的教育活动与过程。对患者的教育是针对某种具体疾病的治疗、护理、康复等知识的宣教。患者教育工作在各家医院得到了重视，并不断在实践中积累经验。国外已把患者教育作为整体护理的重要组成部分而纳入了护理规程，国内亦在逐步推行。为了提高患者教育效果，许多研究者从护士身上寻找影响患者教育工作的因素和对策，但是患者教育工作是一项多部门合作才能完成的工作，不能只督促和培训护士，而忽视了医疗队伍中其他成员的作用。

护理健康教育是一个完整的教育系统，虽然护理健康教育计划可由护士来制订，但在实施护理健康教育计划的过程中，需要各类人员的密切配合。护士在与各类人员的组织协调中处于十分重要的位置，扮演着举足轻重的角色。护士作为联络者应担负起与医生、专职教育人员、营养师、物理治疗师等相关人员的协调作用，以满足不同教育对象对护理健康教育的需求。如物理治疗师可帮助指导患者日常生活活动及功能锻炼，护士可协助教育患者及家属多参与家务活动，通过护士的指导、监督、教育，把护士或家属对患者的帮助降到最低限度，从而充分挖掘患者的潜能，防止"废用综合征"的发生，使患者生活尽量能自理。并通过家务劳动使患者认为自己对家庭还是有用的，而不是家庭的负担。

帕金森病患者不仅表现功能障碍，而且常表现有神经心理的障碍。有研究发现，帕金森病可并发智能（认知功能）障碍、情绪障碍和人格改变，其中情绪抑郁是常见的症状。帕金森病伴发抑郁症状是影响患者生活质量的首要因素。心理治疗师通过讲解疾病知识及心理对疾病的影响，使患者以积极的心态对待疾病，走出家庭，多参与户外活动，多与人沟通,而护士组织的每月1次的帕金森病患者俱乐部也正是为给患者提供互相沟通的场所。

1. 开展系统的健康教育　运用护理程序这一科学的方法，针对不同年龄、职业文化水平和心理需求，因人施教。责任护士经常深入病房与患者交流沟通，了解评估患者对疾病的了解程度及求知欲望，引导患者说出问题并表示理解，然后针对患者的具体问题进行个别讲解，用通俗易懂的语言讲解。除了做好患者的宣教外，还针对性地做好家属的宣教，使患者在心理上能充分得到家庭的激励，在信念上由悲观变为有信心。治疗上由被动变为主动，最终使患者安全度过心理矛盾冲突期。嘱患者保持情绪稳定、乐观向上的态度，帮助其制订详细的锻炼计划。鼓励患者坚持工作，在居所周围活动、消遣、娱乐和访视亲友。

2. 强化相应的健康教育 健康教育患者需要，大众也应了解。对于帕金森病来说，大多数人还不熟悉，是什么？为什么？怎么办？在大众心里印象不深，所以我们要搞好健康教育和宣传，充分利用宣传手段，以科普的形式让社区群众了解，知道它是一种什么病、有什么临床表现、它的危害是什么，让大家重视起来，尤其对患者来说，更应该明白，虽然目前还没有比较好的治疗方法，但医学科技的发展日新月异，今天的不能明天就可能成为现实，况且，治疗本病的干细胞移植已经有了可喜的成果，只要医患双方携起手来，攻克帕金森病就有了希望，只要患者的主观能动性得到了调动，把不想动变成我要动，把不愿动变成必须动，就能延缓病情的发展，提高患者的生活质量，减轻社会和家庭的压力。

主要内容如下：

（1）将疾病的特点、治疗、护理措施详细、全面、以各种形式传授给患者及家属：如常用药物的效果、副反应；与进食有关的服药仅指左旋多巴类药物，需饭后服药；高脂、高蛋白饮食可降低左旋多巴类药物的效果；注意应用左旋多巴服用过程中的"开-关"现象和剂末恶化现象。发现上述情况应与医生商量后再决定停药或调整药物。

（2）饮食指导：鼓励患者主要进食高热量、高纤维素、高维生素、低脂、低盐、适量的优质蛋白食物，切勿饮酒；取坐位或者半坐位饮水；对于有吞咽功能障碍的患者可以选择面、稀饭、蒸蛋等不易出现反流的食物。安全指导：有动作迟缓等运动障碍者，要避免跌倒、烫伤、自伤等，避免食用骨刺食物。

（3）皮肤护理：告知患者及家属衣服和床单被罩等要勤洗勤换，保持皮肤清洁干燥，晚期患者因运动障碍而卧床不起时，应勤翻身、勤擦洗、勤按摩，防止局部皮肤受压，改善全身血液循环，预防压疮。

（4）安全指导：不要单独外出，防止跌倒损伤；外出时需要有人陪伴，尤其是精神智能障碍者，衣服口袋内要放置写有患者姓名、住址、联系电话的卡片。

（5）就诊指导：遵医嘱服药，定期复查，告知患者为了避免等待，可以采用多种方式预约挂号，服药期间如有特殊不适，及时就诊。

（6）康复训练：加强日常生活动作训练，进食、洗漱、穿脱衣服等应尽量自理，坚持适当的运动和体育锻炼，完成简单的家务劳动；卧床患者应协助被动活动关节和按摩肢体。

（7）饮食指导：告知患者及家属正常及规律饮食的重要性，定期监测患者的营养状况，给予高热量、高维生素、低盐、低脂、含优质蛋白的易消化饮食，多食新鲜蔬菜和水果，避免食用高蛋白食品及槟榔，以免影响药物作用。如果患者有吞咽功能障碍，可根据患者病情给予流质饮食或半流质饮食，注意保证营养物质的供给，进食时尽量采取坐位或半卧位，遵循"慢""少"的原则，饭后给予少量温水，防止发生呛咳或坠积性肺炎，对进食困难的患者遵医嘱给予鼻饲或静脉供给营养。

（8）预防并发症：患者长期卧床，容易发生压疮，及时做好患者的皮肤护理，定时给予翻身，加强对受压部位皮肤及骨隆突处的按摩，增强营养，防止压疮的发生；做好口腔、会阴护理，定时翻身拍背，增强基础护理，防止坠积性肺炎、吸入性肺炎、尿路感染等并发症的发生。

（9）睡眠卫生教育：教育患者及家属正确的睡眠观念，解释睡眠机制、梦境的产生过程。督促患者增加白天活动量，但不要在睡前 2 小时内进行，白天尽量不睡觉或少睡。晚餐后不饮酒、咖啡、浓茶，不吸烟，不进食油腻食物，晚餐不要过饱，不要在床上阅读和看电视。睡前排尽小便，入睡前可饮热牛奶，但不要与多巴丝肼同时服用，要做到按时睡眠。

（10）对家属健康教育：对患者家属健康教育越早越好，内容包括老年帕金森病的基本概念、药物知识、危险因素、康复锻炼的程序、日常生活自理能力的培养，有效沟通、情感支持、解决问题的技巧等。健康教育能够帮助患者家属正确认识疾病，协助患者配合护理治疗。此病是锥体外系疾病，是由黑质变性、多巴胺分泌减少引起的，患者必须终身服用多巴胺类及其受体激动剂等药。因此家属明确用药意义后能指导患者坚持长期合理用药，做好其思想工作，从而树立患者战胜疾病的信心。

第五节　帕金森病的预防与预后

一、识别帕金森病亚临床期的非运动症状的异常

（1）睡眠障碍。针对帕金森病患者而言，其患病前期往往会出现睡眠障碍症状，这也是该病最为常见的症状，主要临床表现为失眠、白天嗜睡、睡眠片断等。

（2）感觉功能异常。感觉功能异常主要包括嗅觉异常、疼痛。

（3）神经精神症状、认知障碍。针对帕金森病患者而言，其患病前期往往会出现抑郁、焦虑等不良心理，这是引发该病出现的重要因素；帕金森病患者在视空间能力、语言、注意力及执行功能方面均有不同程度的受累，伴 RBD 的帕金森病患者的认知功能受损集中体现在注意力及执行功能，在认知障碍早期可表现为轻度认知障碍，随着病情进展，80%的患者发展为痴呆。

（4）自主神经功能障碍。针对帕金森病患者而言，大部分患者通常都伴有胃肠功能障碍、体温调节障碍等症状。

二、帕金森病的预防

帕金森病是一种慢性进展性疾病，患者的病情会随着时间的推移逐渐恶化，需要及早进行神经保护，故早期识别很重要，可通过合理的综合治疗延缓病情的发展，提高患者的生活质量，当身体一旦出现慢、僵、颤，就等于敲响警钟，发现有手抖、运动迟缓、姿势、步态异常等症状要及时到正规医院就诊，做到早诊早治。

（1）做好日常饮食卫生。在日常生活中，要做好帕金森疾病的预防，避免与一氧化碳、锰等化学物的接触，如无必要尽可能不要使用哌替啶药物。此外，饮食宜清淡，少食油腻，如限制猪油、牛油、奶油等可引起胆固醇升高的动物脂肪。

（2）关键是早期诊断，早期治疗。本病有着较长的代偿期，脑内纹状体区多巴胺含量严重降低时，才会引发帕金森疾病典型临床症状，对老年人进行健康体检，特别是存在动脉硬化、家族史等人群，要积极给予随访，及时发现异常及时处理，以实现早诊断、早治疗，避免病情的加重。

（3）在帕金森疾病的预防过程中，针对中、晚期患者而言，主要是以延长患者的生命、控制并发症为主，如患者存在运动功能、语言障碍，抑或是生活中无法自理等，医务人员和家属要不断鼓励、安慰患者，根据患者的实际情况，指导其尽早开展适当的主动锻炼，包括吃饭、洗脸、穿衣等，从而可有效预防抑或延迟患者出现肢体挛缩等现象。另外，针对长时间卧床的患者，要做好患者的日常护理，保持患者个人卫生，定时帮助患者翻身、拍背，以避免压疮、肺炎等的出现。有相关研究指出，帕金森患者的主要死亡原因为感染，故做好患者的饮食营养就显得尤为重要，如患者无法自主饮食，可对其实施鼻饲，以满足患者机体营养需要，食物要以清淡、易消化为主，避免便秘等现象的出现，增强患者的免疫力，改善患者的生活质量，避免死亡或降低死亡出现的风险。

（4）不可使用刺激性药物。在日常生活中要注意药物的使用，在用药前需进一步对该药物进行了解、掌握，尽可能不要使用碱性及刺激性较强的药物，严格遵医嘱用药，确保药物使用的合理性，以避免或降低帕金森病的出现。

（5）日常生活中，可适当多饮茶。有相关研究指出，茶水中含较多的茶碱，有利于改善人体血脂及血液的黏稠度，维持人体血压的稳定，故在日常生活中要限制进食高脂肪食物，适当多饮茶，以避免高血压的出现，有利于帕金森病的预防。

（6）注意环境。针对帕金森病而言，其致病因素包括环境、遗传等，故要做好生活环境卫生工作，不要去有气体污染的地方，不可接触一氧化碳等有害物质，以避免对人体的脑功能造成影响，从根本上屏蔽诱发帕金森病的因素。

（7）定期检查。针对帕金森病而言，定期检查是预防其出现的有效手段之一，尤其是有家族遗传史的患者，要定期到医院予以相关检查，及时发现异常及时处理，以预防此病的出现。

（8）适当地进行体力、脑力锻炼。针对帕金森病患者而言，其患病后大脑出现不同程度的损伤，从而引发脑神经的不正常运转，引发衰老现象的出现，与青壮年人群相比，老年人群患病的概率更大，故日常要做好保健措施，适当地进行体力、脑力锻炼，多去户外散步、打太极拳、看书和读报等，在强健机体的同时，让大脑保持思维的敏捷，有助于锻炼大脑的神经，避免劳累衰退。

（9）远离高危发病因素。虽然帕金森病的发病机制目前尚不明确，但是有研究表明，农药和工业化学品以及遗传因素都是帕金森病的高危因素，长期接触农药、工业化学品以及有帕金森病家族史的人群是帕金森病的高危人群，前两类人应做好自我防护，尽量避免接触对人体神经系统有害的物质，而有帕金森病家族史的人群，则应定期体检，密切监护。

参 考 文 献

安红梅, 胡兵, 张学文, 2004. 从肾阴虚入手证病结合治疗帕金森病思路探讨[J]. 中国中医急症, 13（12）: 818-819.

白清林, 封臻, 2009. 熄风定颤丸对帕金森病患者生存质量的影响[J]. 中医研究, 22（6）: 30-31.

白清林, 马云枝, 2008. 古代中医对帕金森病的认识[J]. 北京中医药大学学报（中医临床版）, 15（1）: 34-35.

白清林, 马云枝, 2010. 熄风定颤丸治疗肝肾不足型帕金森病患者 30 例临床观察[J]. 中医杂志, 51（2）: 125-127, 131.

鲍琛, 2014. 灵芝孢子粉对帕金森病大鼠氧化应激反应和神经炎症反应的影响[J]. 实用药物与临床, 17（4）: 402-404.

鲍晓东, 赵金平, 连胜利, 2013. 正交试验法分析平颤汤治疗帕金森病的最佳配伍比例[J]. 中医杂志, 54（20）: 1774-1777.

鲍远程, 汪瀚, 张波, 等, 2001. 抗震止痉胶囊对帕金森病作用机制的实验研究[J]. 中国中西医结合杂志, 21（3）: 193-195.

鲍远程, 周厚广, 汪瀚, 等, 2001. 抗震止痉胶囊合谷胱甘肽对帕金森病患者血抗氧化酶影响[J]. 安徽中医学院学报, 20（4）: 11-14.

蔡定芳, 陈锡群, 高颖, 等, 2002. 补肾养肝方药对长期服用左旋多巴帕金森病大鼠黑质纹状体功能的影响[J]. 中国中西医结合杂志, 22（1）: 43-46.

蔡跃波, 2009. 龟龙灵健汤治疗帕金森病合并抑郁 31 例临床观察[J]. 湖南中医杂志, 25（2）: 13-14.

曹非, 孙圣刚, 王涛, 等, 2002. 银杏叶提取物抑制左旋多巴神经毒性作用实验研究[J]. 华中科技大学学报（医学版）, 31（2）: 174-177.

常学辉, 张良芝, 李彦杰, 2008. 针药结合治疗帕金森病疗效观察[J]. 中国针灸, 28（9）: 645-647.

陈炳桓, 1988. 功能性及立体定向神经外科学[M]. 呼和浩特: 内蒙古人民出版社: 65-72.

陈枫, 袁盈, 蔡向红, 2008. "颅底七穴"治疗帕金森病 80 例临床疗效观察[J]. 中国中医基础医学杂志, 14（9）: 680-682.

陈浩, 师亮, 王燕宏, 等, 2013. 甘草黄酮对 MPTP 帕金森病小鼠多巴胺能神经元的影响[J]. 山西医科大学学报, 44（10）: 755-757, 831.

陈慧, 艾国, 黄正明, 2014. 天麻最细粉和普通粉对帕金森病大鼠神经行为学、氧化应激反应和神经炎症反应的对比研究[J]. 中国实验方剂学杂志, 20（3）: 144-148.

陈建宗, 陈晓莉, 李军昌, 等, 1998. 培补肝肾法治疗帕金森病 40 例临床观察[J]. 中医药研究, 14（3）: 10-12.

陈建宗, 李晓苗, 吴宝仁, 1999. 平颤 1 号口服液治疗帕金森病伴抑郁状态 42 例[J]. 安徽中医学院学报, 18（6）: 25-26.

陈建宗, 谢永宏, 江文, 等, 2003. 平颤 1 号口服液对大鼠多巴胺能神经元的保护作用[J]. 成都中医药大学学报, 26（4）: 23-24.

陈军, 刘春甦, 2011. 中西医结合治疗脑梗死合并风痰瘀阻型帕金森综合征[J]. 中国医药导报, 8（24）: 86-87.

陈利国, 1996. 针刺治疗震颤麻痹 40 例临床观察[J]. 中医杂志, 37（4）: 216-217.

陈伶利, 李杰, 李新华, 等, 2010. 针刺筋会穴阳陵泉对帕金森模型小鼠黑质 TH 表达的影响研究[J]. 中医药导报, 16（11）: 67-69.

陈路, 陈志刚, 侯月, 2014. 滋肾益髓方治疗帕金森病运动及非运动症状的疗效观察[J]. 北京中医药大学学报, 37（3）: 209-212.

陈生弟, 2006. 帕金森病[M]. 北京: 人民卫生出版社: 382-385.

陈武善, 潘江, 石文英, 等, 2011. 腹部按摩结合耳穴点按法治疗帕金森病患者便秘症状的体会[J]. 中医药导报, 17（1）: 77-78.

陈忻, 张楠, 赵晖, 等, 2008. 黄芩苷对鱼藤酮致帕金森大鼠黑质多巴胺能神经的保护作用[J]. 中风与神经疾病杂志, 25（2）: 174-177.

陈秀华, 李漾, 奎瑜, 2007. 腹针配合美多巴治疗帕金森氏病临床观察[J]. 中国针灸, 27（8）: 562-564.

陈琰, 夏莹, 2008. 床边服药卡在临床护理中的应用[J]. 实用临床医药杂志, 4（6）: 70.

陈滢, 陈晓春, 2002. Bcl-2 家族是人参皂苷 Rg_1 抗黑质神经元凋亡的重要调控蛋白[J]. 解剖学报, 33（5）: 496-500.

程冠生, 刘理, 彭培国, 1996. 何首乌对老年大鼠纹状体神经细胞 D2 受体的影响[J]. 中华老年医学杂志,（2）: 80-82.

崔玲, 于向东, 崔军, 2003. 自拟补肾平颤方配合美多巴片治疗帕金森病的临床疗效观察[J]. 中国中西医结合杂志, 23（7）: 504-507.

崔悦, 付丽丽, 1993. 解郁法为主治疗震颤性麻痹 12 例[J]. 国医论坛, 8（5）: 37.

戴晓玲, 张进禄, 徐群渊, 等, 2000. 微囊化转 TH 基因人成纤维细胞脑内移植治疗帕金森病大鼠模型的研究[J]. 解剖学报, 31（4）: 317-321.

董梦久, 钱红雨, 周素方, 等, 2009. 六味地黄丸对帕金森小鼠氧化应激反应的影响[J]. 浙江中医药大学学报, 33（6）: 756-757.

董梦久, 吴中兵, 刘文武, 等, 2010. 六味地黄丸治疗帕金森病[J]. 湖北中医杂志, 32（1）: 60-61.

窦永起, 杨明会, 刘毅, 等, 2004. 抑颤汤治疗帕金森病的作用机制研究[J]. 解放军医学杂志, 29（8）: 674-676.

杜欣帅, 张作凤, 魏子峰, 等, 2012. 红景天甙通过抑制肿瘤坏死因子-α 表达对帕金森模型小鼠多巴胺能神经元的保护作用[J]. 解剖学杂志, 35（3）: 332-335.

段凯, 唐瑛, 2012. 半夏总生物碱对帕金森病大鼠的学习记忆及氧化应激反应的影响[J]. 中国实验动物学报, 20（2）: 49-53.

樊鉴, 1996. 周仲瑛治疗震颤麻痹的经验[J]. 中医杂志, 37（1）: 63-64.

冯婧, 孙红梅, 王媛媛, 等, 2014. 针刺舞蹈震颤控制区对帕金森病小鼠脑内黑质多巴胺能神经元及 BDNF 表达的影响[J]. 北京中医药大学学报, 37（1）: 53-57, 封 3.

符冰, 伦新, 荣莉, 等, 2004. 电针头穴及督脉穴治疗帕金森病: 随机对照观察[J]. 中国临床康复, 8（22）: 4524-4525.

高国栋, 2004. 帕金森病诊疗关键[M]. 南京: 江苏科学技术出版社.

高国栋, 张华, 张宝国, 1998. 微电极记录技术在手术治疗帕金森病中的作用[J]. 中华神经外科杂志, 14（4）: 202.

高国栋, 张华, 张宝国, 等, 1999. 帕金森病手术中苍白球电生理特性及临床应用研究[J]. 立体定向和功能性神经外科杂志, 12（2）: 12-15.

高国栋, 赵亚群, 王学廉, 等, 2000. CT 定位微电极引导选择性丘脑腹中间核毁损术治疗震颤型帕金森病（附 33 例报告）[J]. 中国神经精神疾病杂志, 26（6）: 353-354.

高学敏, 2007. 中药学[M]. 北京: 中国中医药出版社.

呙登俊, 王浩, 胡智伟, 等, 2012. 人参归脾汤治疗气血亏虚型老年颤证非运动症状 50 例观察[J]. 浙江中医杂志, 47（3）: 175-176.

郭根平, 沈丰庆, 王珏, 等, 2005. 帕金森病患者的康复治疗[J]. 中国全科医学, 8（14）: 1197-1198.

海静如, 王冬梅, 莫遗盛, 等, 2012. 帕宁方对早期帕金森病睡眠障碍的疗效评价[J]. 中西医结合心脑血管病杂志, 10（7）: 818-819.

韩露, 谢元鸿, 陈晨, 等, 2014. 电针治疗对帕金森病大鼠认知功能的保护作用[J]. 中国神经免疫学和神经病学杂志, 21（5）: 323-327.

何建成, 王振华, 袁灿兴, 等, 2009. 复方地黄方对帕金森病大鼠神经行为学及氧化应激的影响[J]. 中国康复医学杂志, 24（7）: 590-592.

何建成, 袁灿兴, 卫洪昌, 等, 2003. 滋补肝肾通络解毒中药对帕金森病大鼠细胞凋亡的影响[J]. 中国老年学杂志, 23（2）: 114-116.

贺世明, 高国栋, 2001. 微电极引导苍白球腹后侧毁损术治疗帕金森病震颤[J]. 现代康复, 5（5）: 18-19.

侯宏, 张海峰, 周世江, 等, 2013. 粗针治疗帕金森病肌僵直 31 例[J]. 浙江中医药大学学报, （9）: 1113-1116.

胡龙涛, 王亚丽, 2013. 试论肾虚与帕金森病的关系[J]. 陕西中医学院学报, 36（4）20-21.

胡玉英, 2008. 综合疗法治疗帕金森病的临床研究[J]. 辽宁中医杂志, 35（1）: 65-67.

胡玉英, 胡跃强, 薇陈, 等, 2014. 补肾止颤方联合埋针治疗帕金森病的疗效[J]. 中国老年医学杂志, 34（12）: 3249-3251.

黄怀宇, 黄志东, 喜新, 等, 2000. 人参再造丸联合美多巴治疗帕金森病的疗效观察[J]. 实用老年医学, 14（4）: 215-216.

黄怀宇, 赵晓晖, 黄志东, 等, 2004. 人参再造丸联合美多巴对帕金森病模型大鼠黑质纹状体 TH 阳性神经元的影响[J]. 中西医结合心脑血管病杂志, 2（1）: 35-37.

黄俊山, 1996. 震颤麻痹辨证体会[J]. 实用中西医结合杂志, 9（1）: 8.

黄明珍, 2008. 帕金森病患者安全问题及护理[J]. 齐鲁护理杂志, 14（17）: 34.

黄娜, 黄琳娜, 安军明, 2014. 方氏头针治疗帕金森病失眠症临床疗效观察[J]. 陕西中医, （3）: 348-349.

黄文燕, 2000. 眼针结合中药治疗帕金森病 45 例[J]. 上海针灸杂志, 19（4）: 20.

黄泳, 姜雪梅, 李东江, 等, 2006. 头部电针对帕金森病患者脑多巴胺转运体的影响[J]. 中国中西医结合杂志, 26（4）: 303-307.

黄月芳, 1997. 中西医结合治疗震颤麻痹 32 例[J]. 江苏中医, 18（9）: 16.

惠凯, 程为平, 马莉, 等, 2009. 中药补髓健脑方对帕金森小鼠脑内神经型一氧化氮合酶的影响[J]. 中医临床研究, 1（3）: 69-70, 72.

姬秋风, 2013. 浅谈老年帕金森病患者的饮食及康复护理[J]. 中国保健营养（上旬刊）, 23（2）: 687.

冀兰鑫, 黄浩, 李长志, 等, 2010. 赤芍药理作用的研究进展[J]. 药物评价研究, 33（3）: 233-236.

贾玉勤, 张伦忠, 邹云涛, 等, 2012. 熄风止颤丸治疗痰瘀风动型帕金森病 70 例临床观察[J]. 中国中医药科技, 19（3）: 253-254.

蒋大介, 杨国源, 1990. 实用神经外科手术学[J]. 上海: 上海科学技术出版社.

金雪红, 包仕尧, 2010. 粉防己碱联合还原型谷胱甘肽对帕金森病大鼠纹状体兴奋性氨基酸的影响[J]. 中国实用神经疾病杂志, 13（7）: 1-4.

金泽, 王玉琳, 姜珊珊, 等, 2013. 洋金花对帕金森病大鼠脑纹状体组织 SOD、GSH-Px 影响的研究[J]. 中医药信息, 30（2）:

87-90.

雷俊, 2012. 针灸治疗帕金森病抑郁的临床观察[J]. 求医问药, 10（4）: 76-77.

李爱宁, 侯芳, 1999. 帕金森病手术病人的健康教育初探[J]. 护士进修杂志, 14（11）, 47.

李彬, 冯毅, 2006. 真武汤加减治疗帕金森病 32 例临床观察[J]. 中国中医药信息杂志, 13（11）: 73-74.

李庚和, 1992. 中医为主治疗震颤麻痹症 50 例临床分析[J]. 上海中医药杂志, （2）: 12-14.

李军艳, 杨明会, 赵冠英, 2008. 试论肾虚血瘀是帕金森病的基本病机[J]. 中华中医药杂志, 23（9）: 768-771.

李立宏, 高国栋, 王学廉, 等, 2000. 微电极导向多靶点毁损术治疗帕金森病[J]. 中国神经精神疾病杂志, 26（1）: 27-29.

李立宏, 高国栋, 王学廉, 等, 2000. 微电极引导同侧双靶点毁损术治疗 24 例帕金森病的临床分析[J]. 中华神经外科杂志, 16（4）: 260-261.

李娜, 杨慧, 2004. 骨髓基质干细胞多向分化的可能机制[J]. 中国生物工程杂志, 24（7）: 17-22.

李双蕾, 1997. 中西医结合治疗震颤麻痹临床观察[J]. 广西中医药, 20（3）: 9-10.

李文伟, 蔡定芳, 陈锡群, 等, 2000. 养肝熄风方药对帕金森病模型大鼠神经行为的影响[J]. 中国中西医结合杂志, 20（12）: 920.

李文伟, 杨茹, 蔡定芳, 等, 2008. 苁蓉总苷对 MPTP 帕金森病模型小鼠脑黑质多巴胺能神经元保护作用的研究[J]. 中国中西医结合杂志, 28（3）: 248-251.

李汶霞, 孙圣刚, 袁慧, 等, 2006. 黄芪多糖对星形胶质细胞培养液中自由基系统损伤保护作用的时间依赖性[J]. 中国临床康复, 10（11）: 59-61.

李学新, 2008. 熄风定颤汤联用美多巴治疗帕金森病 27 例[J]. 中医研究, 21（2）: 232-233.

李彦杰, 李社宣, 2004. 赵国华治疗帕金森病经验[J]. 光明中医, 19（4）: 42-43.

李业申, 崔文艺, 李国臣, 2012. 试析帕金森病的中医病机[J]. 中医临床研究, 4（17）: 42-43.

李伊为, 周健洪, 陈东风, 等, 2004. 龟板对帕金森病大鼠行为和脑内多巴胺水平的影响[J]. 解剖学研究, 26（1）: 17-18, 21.

李勇杰, 2001. 运动障碍病 1135 例手术治疗报告[J]. 中华神经外科杂志, 17（6）: 350-353.

李勇杰, 段安安, 赵国光, 1999. 帕金森病的协同治疗[J]. 中国新药杂志, 8（3）: 150-153.

李勇杰, 庄平, 张宇清, 等, 2005. 帕金森病患者丘脑腹外侧核的微电极定位技术[J]. 中华神经外科杂志, 21（1）: 25-29.

李勇杰, 庄平, 赵国光, 等, 2002. 内苍白球震颤细胞的电活动与帕金森性震颤[J]. 中华神经外科杂志, 18（1）: 18-21.

李种泰, 杨文波, 2006. 滋补肝肾填精益髓法治疗帕金森病临床观察[J]. 时珍国医国药, 17（2）: 258-259.

廉全荣, 2006. 帕金森病的中医辨证论治[J]. 河北中医, 28（1）: 39-40.

梁燕, 阚红卫, 徐鹏夫, 等, 2010. 抗帕丸对帕金森病模型小鼠行为及纹状体内多巴胺水平的影响[J]. 中华行为医学与脑科学杂志, 19（7）: 628-631.

刘华, 1993. 中西医结合治疗帕金森氏病 45 例[J]. 浙江中医杂志, 28（6）: 47.

刘明武, 1997. 震颤麻痹辨治探幽[J]. 辽宁中医杂志, 24（11）: 490-491.

刘庆宪, 2012. 帕金森病发生的藏象学基础[J]. 中华中医药学刊, 30（12）: 2609-2611.

刘洋, 伍艺灵, 曹佳会, 等, 2011. 龟板提取物对 PC12 细胞凋亡的影响及其机制[J]. 中药材, 34（3）: 400-403.

刘毅, 李如奎, 2002. 止颤汤治疗帕金森病 31 例临床观察[J]. 山西中医, 18（3）: 16-17.

刘英斌, 申罗英, 2012. 归芍柔筋汤配合美多巴治疗帕金森氏病 30 例临床观察[J]. 浙江中医杂志, 47（10）: 748-749.

刘勇, 徐乃斌, 2006. 止颤定震汤治疗帕金森病 21 例[J]. 实用中医药杂志, 22（11）: 676.

隆呈祥, 1992. 中医老年颤证诊断和疗效评定标准[J]. 北京中医学院学报, 15（4）: 39-41.

隆呈祥, 2000. 老年颤证的中医研究回顾及展望[J]. 中国中医药信息杂志, 7（10）: 10-12.

隆呈祥, 邹忆怀, 韩晓军, 等, 1999. 中药颤振平治疗老年颤证临床和实验研究[J]. 北京中医药大学学报, 22（6）: 57-60.

卢芳, 刘树民, 杨婷婷, 等, 2008. 刺五加防治帕金森病的作用机制探讨[J]. 中医药信息, 25（2）: 21-23.

鲁玲玲, 杨慧, 徐群渊, 2002. 骨髓基质细胞及其在神经损伤修复中的作用[J]. 解剖科学进展, 8（4）: 319-323.

陆征宇, 赵虹, 汪涛, 等, 2013. 补肾疏肝方药治疗肝肾阴虚型帕金森病伴发轻中度抑郁障碍[J]. 中国实验方剂学杂志, 19（24）: 324-328.

栾德远, 栾树永, 1993. 老年颤证治疗四法[J]. 山东中医杂志, 12（4）: 12-13.

罗海龙, 尹昌浩, 姜爱英, 2011. 止颤平郁汤配合美多巴治疗帕金森病 33 例[J]. 中国实验方剂学杂志, 17（11）: 294-295.

马汉明, 1994. 辨证分型选方加五虫散治疗老年性震颤麻痹[J]. 南通医学院学报, 14（4）: 550.

马骏, 梁少荣, 王述菊, 等, 2011. 电针对鱼藤酮诱导的帕金森病模型大鼠黑质 GDNF mRNA 表达的影响[J]. 中国老年学杂志, 31（20）: 3946-3948.

马龙, 2008. 熄风定颤丸治疗帕金森病 40 例[J]. 中医研究, 21（3）: 39-42.

马启明, 杜连平, 2003. 中西医结合治疗帕金森氏病 42 例临床观察[J]. 中西医结合心脑血管病杂志, 1（10）: 614-615.

马石楠, 李东升, 2015. 帕金森动物模型的研究进展[J]. 科技风, 6（3）: 84-85.

马云枝, 李社芳, 沈晓明, 等, 2005. 中西医结合治疗帕金森病 30 例疗效观察[J]. 新中医, 37（10）: 55-56.

马云枝, 武继涛, 2004. 帕金森病从脾论治[J]. 新中医, 36（1）: 3-4.

缪鸿石, 2000. 康复医学理论与实践[M]. 上海: 上海科学技术出版社: 1310.

倪进忠, 丁艳霞, 熊克仁, 2013. 电针对帕金森病模型大鼠腹侧被盖区 TH 和 nNOS 表达的影响[J]. 中国组织化学与细胞化学杂志, 22（1）: 37-41.

牛英才, 潘志, 李晓明, 等, 2009. 葛根异黄酮对 MPP$^+$诱导的 PC12 细胞凋亡的保护作用[J]. 中国药理学通报, 25（1）: 112-115.

潘澄濂, 1990. 震颤麻痹病的证治探讨[J]. 浙江中医杂志, 25（11）: 483-484.

潘文奎, 1995. 小议帕金森氏病的证治思路[J]. 中医药研究, （6）: 9-10.

裴媛, 马贤德, 易杰, 等, 2014. 独活香豆素对帕金森病模型大鼠抗氧化功能及谷氨酸含量的影响[J]. 中国老年学杂志, 34（5）: 1272-1274.

蒲小平, 李晓蓉, 李慧浓, 等, 2001. 肉苁蓉成分 campneosideò 对神经毒素 MPP$^+$诱发细胞凋亡的保护作用[J]. 北京大学学报（医学版）, 33（3）: 217-220.

秦怀洲, 1999. 伽玛刀治疗术后放射性脑水肿的处理[J]. 中国微侵袭神经外科杂志, 5（4）: 13-15.

秦怀洲, 高国栋, 赵振伟, 等, 1999. 伽玛刀术后脑水肿 21 例的治疗[J]. 第四军医大学学报, 20（10）: 891.

秦有学, 1998. 中西医结合治疗震颤麻痹 31 例[J]. 陕西中医, 19（1）: 20.

任光兴, 1990. 熄风汤、安坦治疗帕金森氏病综合征对照观察[J]. 山东中医杂志, 9（2）: 21.

任浩, 方之勇, 佘一明, 2013. 天麻钩藤饮加减治疗帕金森病睡眠障碍 43 例[J]. 光明中医, 28（6）: 1134-1135.

任继学, 1982. 震颤辨治[J]. 江苏中医杂志, （4）: 11.

任晓明, 2007. 针刺疗法配合美多巴治疗帕金森病 50 例[J]. 江西中医药, 38（11）: 49.

沈伟, 袁灿兴, 2006. 滋补肝肾中药治疗帕金森病运动功能波动的临床观察[J]. 黑龙江中医药, （3）: 7-9.

施慧芬, 路煜, 宋杰, 等, 2011. 止颤汤干预神经干细胞移植帕金森病大鼠脑内多巴胺及其代谢产物的变化[J]. 中国组织工程研究与临床康复, 15（36）: 6772-6775.

宋秋云, 2003. 帕金森病中医证治体会[J]. 河南中医, 23（3）: 47-48.

宋扬文, 陈忻, 张楠, 等, 2011. 黄芩苷抑制鱼藤酮帕金森病大鼠黑质铁积聚及作用机制[J]. 中国药理学通报, 27（12）: 1740-1744.

宋宇新, 1998. 中西医结合治疗帕金森病 19 例[J]. 中西医结合杂志, 7（11）: 1086.

苏巧珍, 雒晓, 2007. 当归四逆加吴茱萸生姜汤治疗僵直少动型帕金森病 31 例[J]. 新中医, 39（5）: 60-61.

孙斌, 2005. 帕金森病健康指南[M]. 北京: 北京科学技术出版社.

孙伯民, 刘康永, 郎黎琴, 等, 2002. 双侧 STN 脑深部电刺激治疗帕金森病[J]. 中华神经外科杂志, 18（1）: 8-11.

孙广仁, 2007. 中医基础理论[M]. 新世纪第 2 版. 北京: 中国中医药出版社.

孙红梅, 白丽敏, 张军, 等, 2005. 银杏平颤方及其拆方对帕金森病模型小鼠脑内线粒体酶复合体活性的影响[J]. 中国中西医结合杂志, 25（11）: 1008-1011.

孙红梅, 白丽敏, 张军, 等, 2006. 银杏平颤方对帕金森病鼠多巴胺能神经元丢失和细胞凋亡的影响[J]. 北京中医药大学学报, 29（2）: 110-113.

孙红梅, 和欣, 王媛媛, 等, 2011. 针刺百会、大椎穴对帕金森病小鼠脑线粒体复合物活性的影响[J]. 北京中医药大学学报, 34（4）: 250-253, 262.

孙红梅, 吴海霞, 许红, 等, 2010. 针刺督脉穴对帕金森病小鼠多巴胺能神经元保护及超微结构的影响[J]. 北京中医药大学学报, 33（4）: 257-261, 插 1.

孙红梅, 张军, 白丽敏, 等, 2005. 银杏平颤方对帕金森病鼠黑质半胱氨酸天冬氨酸蛋白酶和 Bcl 1 蛋白表达的影响[J]. 中国临床康复, 9（17）: 136-138.

孙奇, 邵亦莲, 裘昌林, 2010. 裘昌林治疗帕金森病经验[J]. 浙江中医杂志, 45（8）: 552-553.

孙思胜, 杨淑玲, 2001. 玉真散治疗帕金森综合征 77 例[J]. 江苏中医, 22（4）: 2.

孙晓芳, 王丹巧, 吴兆恩, 等, 2011. 首乌方对帕金森病模型大鼠血液和纹状体细胞外液左旋多巴药代动力学影响的研究[J]. 中国实验方剂学杂志, 17（11）: 111-115.

谭文澜, 2005. 帕金森病中医证型与病程各期关系探讨[J]. 湖北中医杂志, 27（9）: 7-8.

谭文澜, 张永全, 陆晖, 2012. 镇肝熄风汤治疗肝肾阴虚型帕金森病的临床研究[J]. 湖北中医药大学学报, 14（3）: 52-53.

汤湘江, 雒晓东, 黄培新, 2005. 从《伤寒论》的六经辨证看帕金森病的中医药治疗[J]. 深圳中西医结合杂志, 15（4）: 214-215.

唐峥华, 2000. 帕金森病的情感问题与心理康复[J]. 现代康复, 4（2）: 188-189.

唐峥华, 梁华忠, 1999. 帕金森病的神经心理学研究[J]. 中华老年医学杂志, 18（4）: 250.

田允, 宋文婷, 徐立, 等, 2011. 补肾中药对帕金森病模型小鼠黑质-纹状体多巴胺的影响[J]. 中国实验方剂学杂志, 17（1）: 134-137, 141.

汪瀚, 鲍远程, 张波, 等, 2007. 抗震止痉胶囊对帕金森大鼠儿茶酚胺类神经递质含量的影响[J]. 中医药临床杂志, 19（2）: 126-128.

王丹巧, 王巍, 景富春, 等, 2007. 川芎嗪对帕金森病大鼠脑内灌流左旋多巴引起的脑氧化损伤的作用[J]. 中国中西医结合杂志, 27（7）: 629-632.

王丹巧, 王巍, 景富春, 等, 2007. 川芎嗪对左旋多巴处理的帕金森病大鼠纹状体细胞外液多巴胺及其代谢产物、羟自由基水平的影响[J]. 中国药学杂志, 42（1）: 28-32.

王冬梅, 海静如, 魏风, 等, 2012. 帕宁方对帕金森病大鼠行为及氧化应激反应的影响[J]. 中国实验方剂学杂志, 18（10）: 199-202.

王恩龙, 王健, 周鸿飞, 2008. 养肝熄风中药治疗帕金森临床研究[J]. 辽宁中医杂志, 35（2）: 227.

王刚, 王亚丽, 2010. 从虚、瘀、毒论帕金森病的病因病机与辨证[J]. 新中医, 42（6）: 1-2.

王海明, 杨明会, 2008. 帕金森病中医药治疗概况[J]. 人民军医, 51（1）: 47-48.

王惠民, 吴定怀, 刘小红, 等, 2007. 滋肾养肝熄风通络法配合美多芭治疗帕金森病30例[J]. 陕西中医, 28（6）: 668-669.

王洁, 袁灿兴, 2008. 中医药治疗帕金森病作用机制研究[J]. 实用中医内科杂志, 22（11）: 81-83.

王克勤, 1991. 震颤麻痹的中医治疗[J]. 中医药研究, 7（2）: 35-37.

王坤山, 王慧艳, 1993. 试谈震颤麻痹辨治体会[J]. 甘肃中医, 6（2）: 9.

王庆丰, 高国栋, 张宝国, 2000. 立体定向苍白球毁损术对难治性帕金森病的疗效观察[J]. 立体定向和功能性神经外科杂志, 13（2）: 67-69.

王汝铎, 安丽芝, 姜华, 2011. 清心化痰汤治疗帕金森病30例[J]. 陕西中医, 32（2）: 163-164.

王瑞海, 1990. 震颤证临床治疗概述[J]. 山东中医杂志, 9（1）: 57-59.

王述菊, 方剑乔, 马骏, 等, 2013. 电针对帕金森病模型大鼠中脑黑质p38丝裂原活化蛋白激酶的影响[J]. 中国针灸, 33（4）: 329-333.

王顺, 蔡玉颖, 尚艳杰, 等, 2006. 头部电针透穴对帕金森病患者SOD及LPO的影响[J]. 中国针灸, 26（4）: 240-242.

王素娥, 瘳新华, 1992. 辨证论治结合五虫散治疗老年性震颤麻痹[J]. 中国医刊, 27（11）: 59.

王炜为, 2012. 李如奎辨治帕金森病的经验[J]. 江苏中医药, 44（4）: 9-10.

王文武, 何建成, 2008. 帕金森病的中医文献研究[J]. 新中医, 40（1）: 118-120.

王文武, 何建成, 丁宏娟, 2010. 天麻钩藤饮对帕金森病大鼠神经行为学及氧化应激反应的影响[J]. 中国老年学杂志, 30（12）: 1657-1659.

王向明, 陆学胜, 2014. 钩藤碱对帕金森大鼠脑内SOD、DA、MDA表达的调节作用[J]. 医药前沿, 14（14）: 28-30.

王学廉, 高国栋, 张宝国, 等, 2001. 帕金森病微电极导向手术后并发症的探讨[J]. 中国神经精神疾病杂志, 27（4）: 276-278.

王学廉, 高国栋, 赵亚群, 等, 2000. 微电极导向颅内同期单侧双靶点毁损术治疗帕金森病的疗效及安全性的分析比较[J]. 中国神经精神疾病杂志, 26（4）: 228-230.

王学廉, 高国栋, 赵亚群, 等, 2001. 微电极导向颅内同期单侧双靶点毁损术治疗帕金森病[J]. 第四军医大学学报, 22（4）: 382-385.

王学廉, 高国栋, 赵亚群, 等, 2002. 微电极导向内侧苍白球腹后部毁损术改善帕金森病合并轻中度抑郁的机制[J]. 中国临床康复, 6（16）: 2367-2368.

王亚丽, 2008. 止颤疏毒汤治疗帕金森病的疗效观察[J]. 现代中医药, 28（4）: 1-3.

王一德, 1997. 帕金森综合征的中医辨治[J]. 安徽中医学院学报, 16（3）: 42-43.

王毅, 姚旎妮, 2006. 周绍华治疗震颤麻痹经验[J]. 中西医结合心脑血管病杂志, 4（11）: 272-281.

王永泉, 2001. 推拿治疗震颤麻痹32例[J]. 中国民间疗法, 9（10）: 24-25.

王永炎, 1997. 中医内科学[M]. 上海: 上海科学技术出版社: 369.

温秀新, 2013. 人参养荣汤治疗气血亏虚型颤证 68 例[J]. 中医临床研究, （3）: 67.

文晓东, 王春玲, 雒晓东, 2013. 帕病 2 号方对帕金森病大鼠多巴胺能神经元的保护作用[J]. 时珍国医国药, 24（3）: 568-571.

闻吾森, 王义强, 赵国秋, 2004. 社会支持、心理控制感和心理健康关系研究[J]. 中国心理卫生杂志, 14（4）: 258-260.

吴声伶, 1995. 立体定向手术治疗 507 例震颤麻痹的经验[J]. 功能性和立体定向神经外科杂志, 8（2）: 7-9.

吴声伶, 易声禹, 袁顺书, 等, 1989. 脑立体定向手术治疗震颤麻痹[J]. 中华神经外科杂志, 5（2）: 111-113.

吴逸突, 张瑶, 干静, 等, 2005. 影响帕金森病患者生活质量的主要因素[J]. 临床神经病学杂志, 18（11）: 16-18.

吴之煌, 张晓霞, 2013. 中西医结合治疗帕金森病肝肾阴虚型 31 例临床观察[J]. 北京中医药, 32（2）: 113-115.

伍艺灵, 刘洋, 曹佳会, 等, 2011. 龟板抑制帕金森病大鼠 T 淋巴细胞的浸润[J]. 解剖学杂志, 34（2）: 191-194.

谢安木, 刘焯霖, 陈玲, 等, 2004. 实验性帕金森病黑质的超微结构变化及灵芝孢子粉的影响研究[J]. 中国神经精神疾病杂志, 30（1）: 11-13.

谢瑶芳, 蒋达树, 1993. 中医药治疗帕金森氏病 56 例临床观察[J]. 中国中西医结合杂志, （8）: 490.

邢航, 鲍丹艳, 周红, 2013. 刺络放血治疗帕金森病冻结步态及其机理探微[J]. 针灸临床杂志, （7）: 6-7.

徐碧姬, 2006. 帕金森病发生抑郁的临床分析及护理对策[J]. 中国实用神经疾病杂志, 9（3）: 168-170.

徐承金, 李军艳, 石桦, 等, 2012. 推拿配合康复训练治疗帕金森病运动障碍[J]. 实用医药杂志, 29（3）: 226-227.

徐良州, 王康平, 唐晓亮, 2011. 帕金森病临床中医证型及证治初探[J]. 河北中医, 33（5）: 689-690.

薛莉, 薛芬, 2010. 帕金森病病人的护理体会[J]. 齐鲁医学杂志, 25（4）: 365-366.

闫川慧, 张俊龙, 郭蕾, 等, 2011. 帕金森病中医病机学说探讨[J]. 中国中医基础医学杂志, 17（9）: 940-942.

杨进平, 吴林, 温慧娟, 等, 2012. 浅议从中医五脏理论调治帕金森病[J]. 广西中医学院学报, 15（2）: 1-2.

杨丽红, 杜元灏, 熊俊, 等, 2010. 针灸治疗帕金森病疗效的系统评价[J]. 中国循证医学杂志, 10（6）: 711-717.

杨丽静, 田军彪, 蔡月花, 等, 2011. 中药抗颤宁治疗帕金森病 60 例临床观察[J]. 世界中西医结合杂志, 6（2）: 125-127.

尹海燕, 唐勇, 陈瑾, 等, 2008. 电针促进 MPTP 帕金森模型小鼠黑质致密部 nestin 表达的研究[J]. 成都中医药大学学报, 31（2）: 21-23, 26.

余成林, 赵拥军, 姚红艳, 2011. 温肾祛风散寒汤治疗帕金森病 28 例总结[J]. 湖南中医杂志, 27（3）: 1-2.

余德生, 汪森, 1997. 脑通防治帕金森氏病 12 例[J]. 辽宁中医杂志, 24（9）: 404-405.

袁灿兴, 胡建华, 2004. 滋补肝肾、通络解毒法治疗帕金森病 30 例[J]. 上海中医药杂志, 38（8）: 8-9.

袁红, 张振文, 梁立武, 等, 2010. 天麻对帕金森病模型鼠肿瘤坏死因子 α 及胶质源性神经营养因子表达的影响[J]. 中华老年心脑血管病杂志, 12（1）: 69-72.

宰春和, 窦林午, 张志雄, 等, 1981. 震颤麻痹的中医辨证和中西医结合治疗[J]. 上海中医药杂志, （5）: 16-17.

曾庆云, 王强, 王永泉, 2008. 通督推拿法辅助治疗帕金森病[J]. 山东医药, 48（44）: 27-29.

曾宪贵, 1990. 育阴活络汤治疗四肢震颤 44 例[J]. 辽宁中医杂志, 17（6）: 16.

曾志芬, 井秀娜, 梁嫣然, 等, 2013. 白果内酯在鱼藤酮处理的 PC12 细胞中抑制 α-突触核蛋白蛋白寡聚体形成的实验研究[J]. 中华脑科疾病与康复杂志（电子版）, 3（1）: 28-33.

张宝国, 高国栋, 王学廉, 等, 1999. 立体定向术中蛛网膜孔封闭 261 例观察[J]. 中国神经精神疾病杂志, 25（5）: 311-313.

张朝贵, 张红, 瞿昌华, 等, 2014. 补肾通络胶囊联合美多芭治疗晚期帕金森病的临床研究[J]. 中成药, 36（2）: 263-265.

张华, 1999. 微电极引导定向手术治疗帕金森病的定位方法（功能与立体定向神经外科）[J]. 中国临床神经外科杂志, 15（6）: 378-381.

张华, 1999. 微电极引导定向手术治疗帕金森病的定位方法[J]. 中国临床神经外科杂志, 15（6）: 378-379.

张华, 高国栋, 2002. 立体定向苍白球毁损术的手术并发症[J]. 中华神经外科杂志, 18（1）: 22-25.

张华, 高国栋, 冯兴军, 2000. 苍白球毁损术后帕金森病病人血浆血管紧张素的变化[J]. 心脏杂志, 121: 69.

张华, 高国栋, 张宝国, 等, 1999. 微电极界法定位方法在苍白球定向手术中的应用[J]. 中华神经外科杂志, 15（6）: 378-379.

张华, 高国栋, 张宝国, 等, 2000. 苍白球毁损术中微刺激的定位作用[J]. 中华神经外科杂志, 16（2）: 75-77.

张华, 高国栋, 张宝国, 等, 2000. 丘脑 Vim 核毁损术中的微电极定位技术[J]. 中华神经外科杂志, 16（6）: 361.

张晶, 刘璇, 刘琛, 等, 2005. 针刺配合中药治疗震颤麻痹 32 例临床观察[J]. 中国民康医学, 17（10）: 624.

张军, 孙红梅, 白丽敏, 等, 2004. 帕金森病小鼠脑内 SOD、MDA 和 GSH-Px 含量的变化和银杏平颤方及其拆方的影响[J]. 中医药学刊, 22（5）: 911-913.

张军, 张红梅, 白丽敏, 等, 2004. 银杏平颤方及其拆方对 MPTP 模型小鼠脑内 DA 及其代谢产物含量的影响[J]. 中国药学报, 32（3）: 12-14.

张凯娜, 2005. 左旋多巴与乌灵胶囊治疗帕金森病伴发抑郁的临床研究[J]. 新医学杂志, 36（3）: 154-156.

张利平., 2010 镇肝熄风汤治疗帕金森病的临床观察[J]. 中医临床研究, 2（6）: 4-5.

张敏, 杨慧, 2003. 骨髓基质细胞在细胞移植与基因治疗中的作用[J]. 中国生物工程杂志, 23（10）: 9-14.

张文杰, 王惠娟, 张晓华, 等, 2005. 立体定向手术治疗 21 例多动秽语综合征患者的护理[J]. 中华护理杂志, 40（2）: 96-97.

张小山, 1997. 震颤麻痹证治[J]. 新中医, 29（6）: 60-61.

张晓霞 吴之煌, 2011. 运用络病理论探讨帕金森病中医病理机制及治疗[J]. 北京中医药, 30（2）, 115-118.

张雪倩, 孙红, 王立安, 等, 2011. 色钉菇粗多糖对小鼠 DA 能神经元 MPTP 损伤的保护作用[J]. 菌物学报, 30（1）: 77-84.

张颖, 梁伟波, 雒晓东, 2008. 中药定振汤治疗帕金森病临床对照研究[J]. 辽宁中医杂志, 35（5）: 728-729.

张永全, 谭文澜, 陆晖, 等, 2008. 天麻钩藤饮合美多巴治疗帕金森病 62 例[J]. 陕西中医, 29（6）: 666-667.

张月红, 陈玉玲, 等, 2010. 立体定向毁损术治疗帕金森病的围手术期护理[J]. 护士进修杂志, 25（14）: 1284-1285.

张振馨, 李辉, 罗毅, 等, 2003. 恩他卡朋治疗帕金森病的多中心、随机、双盲、安慰剂对照临床研究[J]. 中华神经科杂志, 36（6）: 406-410.

赵国华, 1997. 老年颤证分期治疗 3 法[J]. 中医杂志, 38（5）: 294-295.

赵国华, 孟庆刚, 于向东, 等, 2009. 龟羚帕安胶囊治疗帕金森病多中心、随机、双盲、对照临床研究[J]. 中国中西医结合杂志, 29（7）: 590-594.

赵国华, 孙菲, 冯学功, 等, 2013. 龟羚帕安颗粒治疗帕金森病肝肾不足证非运动症状的多中心随机双盲对照研究[J]. 中国中西医结合杂志, 33（4）: 476-479.

赵虹, 李文伟, 高俊鹏, 等, 2007. 补肾养肝方药治疗肝肾阴虚型帕金森病临床研究[J]. 中国中西医结合杂志, 27（9）: 780-784.

赵亚群, 高国栋, 2001. 微刺激在选择性丘脑腹中间核毁损术中的定位作用[J]. 中国神经精神疾病杂志, 27（3）: 209-210.

郑春叶, 连新福, 詹秀菊, 等, 2013. 乌梅丸加减治疗帕金森病疗效评价[J]. 中华中医药杂志, 28（3）: 857-859.

郑国庆, 2008. 论养脾阴法治疗帕金森病[J]. 中国中医基础医学杂志, 14（3）: 216-218.

郑丽, 王浩, 巴寅颖, 等, 2014. 莘茇总生物碱对 6-羟基多巴胺致帕金森病大鼠多巴胺能神经元损伤的保护作用研究[J]. 中国中药杂志, 39（9）: 1660-1665.

中国帕金森病脑深部电刺激疗法专家组, 2012. 中国帕金森病脑深部刺激疗法专家共识[J]. 中华神经科杂志, 45（7）: 541-543.

中华医学会神经外科学分会功能神经外科学组, 中华医学会神经病学分会帕金森病及运动障碍学组, 中国医师协会神经内科医师分会帕金森病及运动障碍学组, 等, 2020. 中国帕金森病脑深部电刺激疗法专家共识（第二版）[J]. 中华神经外科杂志, 36（4）: 325-337.

钟平, 许菲, 侯玉茹, 等, 2012. 灸法配合药物治疗肝肾不足型帕金森病的疗效[J]. 中国老年学杂志, 32（13）: 2720-2721.

仲诚, 黄萍, 孙照国, 等, 2012. 补肾活血通络胶囊治疗原发性帕金森病 120 例[J]. 中国实验方剂学杂志, 18（24）: 343-346.

周瑾, 张进禄, 徐群渊, 等, 2001. 微囊化转基因肌细胞治疗帕金森病大鼠模型的实验研究[J]. 神经解剖学杂志, 17（1）: 29-34.

周蕾, 郑水红, 2014. 针刺结合针刀治疗帕金森病的疗效对照观察[J]. 针灸临床杂志,（5）: 14-17.

周洋, 王德刚, 陆征宇, 2013. 补肾养肝熄风法治疗肝肾阴虚型帕金森病 30 例[J]. 辽宁中医杂志, 40（5）: 929-931.

周宜灿, 陈晓春, 朱元贵, 等, 2003. 人参皂甙 Rg_1 对帕金森病小鼠黑质 JNK 细胞凋亡通路的影响[J]. 解剖学报, 34（5）: 477-481.

周宜灿, 陈晓春, 朱元贵, 等, 2003. 人参皂苷 Rg_1 可能通过抗氧化作用来保护帕金森病鼠黑质神经元[J]. 中国临床药理学与治疗学, 8（3）: 273-277.

周仲瑛, 2007. 中医内科学[M]. 新世纪第 2 版. 北京: 中国中医药出版社.

朱红梅, 2000. 震颤麻痹的病理探析[J]. 厦门大学学报（自然科学版）, 39（4）: 556-559.

朱文峰, 2007. 中医诊断学[M]. 新世纪第 2 版. 北京: 中国中医药出版社.

朱政, 2001. 针灸结合中药对帕金森病康复治疗的疗效观察[J]. 现代康复, 5（21）: 125.

诸剑芳, 金肯青, 俞迈红, 2014. 针刺治疗帕金森病便秘 30 例[J]. 浙江中医杂志, 49（5）: 366.

邹忆怀, 1996. 王永炎教授治疗振颤病（帕金森氏病）经验探讨[J]. 北京中医药大学学报, 19（4）: 15-16.

H. Royden Jones, 2009, 奈特神经系统疾病彩色图谱[M]. 樊东升, 张俊, 译. 北京: 人民卫生出版社.

AKERUD P, CANALS J M, SNYDER E Y, et al, 2001. Neuroprotection through delivery of glial cell line-derived neurotrophic factor by neural stem cells in a mouse model of Parkinson's disease[J]. J Neurosci, 21（20）: 8108-8118.

ALBE-FESSARD D, ARFEL G, GUOIT G, et al, 1967. Thalamic unit activity in man[J]. Electroencephalogr Clin Neurophysiol, 25: 132-137.

ALI SAMII, JOHM G. Nutt, Bruce R, 2004. Ransom. Parkinson's Disease[J]. The Lancet Chinese Edition, 1（4）: 444.

ALKHANI A, LOZANO A M, 2001. Pallidotomy for Parkinson's disease: a review of contemporary literature[J]. J Neurosurg, 94: 43-49.

ALTERMAN R L, STERIO D, BERIC A, et al, 1999. Microelectrode recording during posteroventral pallidotomy: impact on target selection and complications[J]. Neurosurgery, 44（2）: 315-321.

ANDY J, 1983. Thalamic stimulation for control of movement disorders[J]. Appl Neurophysiol, 46: 107-111.

ANTONINI A, MORO E, GODEIRO C, et al, 2018. Medical and surgical management of advanced Parkinson's disease[J]. Mov Disord, 33（6）: 900-908.

ARMSTRONG M J, OKUN M S, 2020. Diagnosis and treatment of parkinson disease: a review[J]. JAMA, 323（6）: 548-560. DOI: 10. 1001/jama. 2019. 22360.

AZZOUZ M, MARTIN-RENDON E, BARBER R D, et al, 2002. Multicistronic lentiviral vector-mediated striatal gene transfer of aromatic L-amino acid decarboxylase, tyrosine hydroxylase, and GTP cyclohydrolase 1 induces sustained transgene expression, dopamine production, and functional improvement in a rat model of Parkinson's disease[J]. J Neurosci, 22（23）: 10302-10312.

BACKLAND E O, 1992. The history and development of radiosurgery, in, Lunsford LD（ED）: Stereotactic Radio surgery Updie. New York: Elsevier. 3-9.

BAILO M, SONCINI M, VERTUA E, et al, 2004. Engraftment Potential of Human Amnion and Chorion Cells Derived from Terlil placenta[J]. Transplantation, 78（10）: 1439-1448.

BAKAY R A, DELONG M R, VITEK J L, 1992. Posteroventral pallidotomy for Parkinson's disease[J]. J Neurosurg, 77: 487-492.

BARCIA-SALORIO J L, BARCIA J A, Roldan p, et al, 1993. Radiosurgery of epilepsy[J]. Acta Neurochir Suppl（Wien）, 58: 195-197.

BARCIA-SALORIO J L, SOLER F, HERNANDEZ G, et al, 1991. Radiosurgical treatment of low flow carotid-cavernous fistulae[J]. Acta Neurochir Suppl（Wien）, 52: 93-95.

BARKATS M, MILLECAMPS S, BILANG-BLEUEL A, et al, 2002. Neuronal transfer of the human Cu/ Zn superoxide dismutase gene increases the resistance of dopaminergic neurons to 6-hydroxydopamine[J]. J Neurochem, 82（1）: 101-109.

BARNETT G H, KOOS D W, STEINER C P, et al, 1993. Intraoperative localization using an armless, frameless stereotactic wand. Technical note[J]. J Neurosurg, 78: 510-514.

BARONE P, AMBONI M, VITALE C, et al, 2004. Treatment of nocturnal disturbances and excessive daytime sleepiness in Parkinson's disease[J]. Neurology, 63（8 Suppl 3）: S35-38.

BENABID A L, POLLAK P, GROSS C, et al, 1994. Acute and long-term effects of subthalamic nucleus stimulation in Parkinson's disease[J]. Stereotact Funct Neurosurg, 62: 76-84.

BENABID A L, POLLAK P, HOMMEL M, et al, 1989. Treatment of Parkinson tremor by chronic stimulation of the ventral intermediate nucleus of the thalamus[J]. Rev Neurol CParis, 145: 320-323.

BENABID A L, POLLAK P, GROSS C, et al, 1994. Acute and long-term effects of subthalamic nucleus stimulation in Parkinson's disease[J]. Stereotact Funct Neurosurg, 62: 76-84.

BENABID A L, POLLAK P, HOMMEL M, et al, 1989. Treatment of Parkinson tremor by chronic stimulation of the ventral intermediate nucleus of the thalamus[J]. Rev Neurol CParis）, 145: 320-323.

BENABID A L, POLLAK P, LOUVEAU A, et al, 1987. Combined（thalamotomy and stimulation）stereotactic surgery of the VIM thalamic nucleus for bilateral Parkinson's disease[J]. Appl Neurophysiol, 50: 344-346.

BENABID A L, POLLAK P, GAO D, et al, 1996. Chronic electrical stimulation of the ventralis intermedius nucleus of the thalamus as a treatment of movement disorder[J]. J Neurosurg, 84: 203-209.

BENABID A L, POLLAK P, LOUVEAU A, et al, 1998. Chronic Vim-thalamic stimulation in movement disorders, in Crossman AR, Sambrook MA（eds）: Current Problems in Neurology. Mol 9: Neural Mechanisms in Disorders of Movement. London: John Libbey, 413-415.

BERGMAN H, WICHMANN T, DELONG, 1990. MR Reversal of experimental parkinsonism by lesions of the subthalamic nucleus[J]. Science, 249: 1436-1438.

BERTRAND G, Jasper H, 1965. Microelectrode recording of unit activity in the human thalamus[J]. Confin Neurol, 26: 205-208.

Betti 0, 1984. Hyperselective encephalic irradiation with a linear accelerator. Acta Neurochir Suppl, 33: 385-390.

BJORKLUND L M, SANCHEZ-PERNAUTE R, CHUNG S, et al, 2002. Embryonic stem cells develop into functional dopaminergic neurons after transplantation in a Parkinson rat model[J]. Proc Natl Acad Sci USA, 99（4）: 2344-2349.

BLACK P M, MORIARTY T, ALEXANDER E, et al, 1997. Development and implementation of imraoperative magnetic resonance imaging and its neurosurgical applications[J]. Neurosurgery, 41（4）: 831-842.

BLOEM B R, DE VRIES N M, EBERSBACH G, 2015. Non-pharmacological treatments for patients with Parkinson's disease[J]. Mov Disord, 30（11）: 1504-1520.

BLOND S, SIEGFRIED J, 1991. Thalamic stimulation for the treatment of tremor and other movement disorders[J]. Acta Neurochir Suppl（Wien）, 52: 109-111.

BORAUD T, BEZARD E., BIOULAC B, et al, 1996. High frequency stimulation of the internal globus pallidus（GPi）simultaneously improves parkinsonian symptoms and reduces the firing frequency of GPi neurons in the MPTP-treated monkey[J]. Neurosci Lett, 215: 17-20.

BRESSMAN S, SAUNDERS-PULLMAN R, 2019. When to start levodopa therapy for Parkinson's disease[J]. N Engl J Med, 380（4）: 389-390.

BROEN M P, NARAYEN N E, KUIJF M L, et al, 2016. Prevalence of anxiety in Parkinson's disease: a systematic review and meta-analysis[J]. Mov Dis, 31（8）: 1125-1133.

CABREIRA V, SOARES-DA-SILVA P, MASSANO J, 2019. Contemporary options for the management of motor complications in Parkinson's disease: updated clinical review[J]. Drugs, 79（6）: 593-608.

CAROL M, GRANT W H, PAVORD D, et al, 1996. Initial clinical experience with the Peacock intensity modulation of a 3-D conformal radiation therapy system[J]. Stereotact Funct Neurosurg, 66: 30-34.

CARROL C B, SCOTT R, DAVIES IRE, et al, 1998. The pallidotomy debate[J]. Br J Neurosur, 12: 146-150.

CHEN W, XIAO Q, SHAO M, et al, 2014. Prevalence of wearing-off and dyskinesia among the patients with Parkinson's disease on levodopa therapy: a multi-center registry survey in mainland China[J]. Transl Neurodegener, 3（1）: 26.

Chinese Expert Group on Deep Brain Stimulation Therapy for Parkinson's Disease, 2012. Consensus of Chinese experts on deep brain stimulation therapy for Parkinson's Disease[J]. Chin J Neurol, 45（7）: 541-543.

Chinese Society of Functional Neurosurgery, Chinese Society of Parkinson's Disease and Movement Disorders, Parkinson's disease and Movement Disorder Section of Neurology branch of Chinese Medical Doctor Association, et al, 2020. Expert consensus on deep brain stimulation therapy for Parkinson's disease in China（second edition）[J]. Chin J Neurosurg, 36（4）: 325-337.

CHO Y H, KIM D S, KIM P G, et a1, 2006. Dopamine neurons derived from embryonic stem cells efficiently induce behavioral recovery in a Parkinsonian rat mode1[J]. Biochem Biophys Res Commun, 341（1）: 6-12.

CILIA R, AKPALU A, SARFO F S, et al, 2014. The modern pre-levodopa era of Parkinson's disease: insights into motor complications from sub-Saharan Africa[J]. Brain, 137（Pt 10）: 2731-2742.

COLOMBO F, BENEDETTI A, POZZA F, et al, 1985. Stereotactic radiosurgery utilizingh a linear accelerator[J]. Appl Neurophysiol, 48: 133-145.

COLTER I, SEKIYA I, PROCKOP D J, 2001. Identification of a subpopulation of rapidly self-renewing and multipotential adult stem cells in colonies of human marrow stromal cells[J]. Proc Natl Acad Sci USA, 98（14）: 7841-7845.

CONNOLLY B S, LANG A E, 2014. Pharmacological treatment of Parkinson disease: a review[J]. JAMA, 311（16）: 1670-1683.

COOPER I S, 1965. Surgical treatment of parkinsonisrn[J]. Ann Rev Med, 16: 309-315.

COOPER I S, UPTON A R M, AMIN 1, 1982. Chronic cerebellar stimulation（CCS）and deep brain stimulation（DBS）in involuntary movement disorders[J]. Appl Neurophysiol, 45: 209-217.

COOPER I S, 1960. Results of l 000 consecutive basal ganglia operations for parkinsonism[J]. Ann Intern Med, 52: 483-499.

COSMAN E, 1998. Radiofrequency lesions. Gildenberg, Tasker RRCed: Textbook of stereotactic and Functional Neurosurgery. New York Z: McGraw-Hill, 973-985.

COUBESP, ECHENNE B, ROUBERTIE A, et al, 1999. Traitement de la dystonie generalisee a debut precoce par stimulation chronique bilaterale des globus pallidus intemes[J]. Neurochirurgie, 45, 139-144.

COUBESP, ROUBERTIE A, VAYSSIERE N, et al, 2000. Treatment of DYTI-generalised dystonia by stimulation of the intemal globus pallidus[J]. Lancet, 355: 2220-2221.

COUBESP, ROUBERTIE A, VAYSSIERES N, et al, 2000. Early onset generalized dystonia: neurosurgical treatment by continuous bilateral stimulation of the internal globus pallidus in sixteen patients[J]. Mov Disord, 15CSupp1. 3: 154-159.

CROCKER S J, SMITH P D, VEMICE J L, et al, 2003. Inhibition of calpains prevents neuronal and behavioral deficits in an MPTP mouse model of Parkinson's disease[J]. J Neurosci, 23（10）4081-4091.

DANIELSON S R, HELD J M, SCHILLING B, et al, 2009. Preferentially increased nitration of alpha-synuclein at tyrosine-39 in a cellular oxidative model of Parkinson's disease[J]. Anal Chem, 81（18）: 7823-7828.

DEBU B, De OLIVEIRA GODEIRO C, LINO J C, et al, 2018. Managing gait, balance, and posture in Parkinson's disease[J]. Curr Neurol Neurosci Rep, 18（5）: 23.

Deep-Brain Stimulation For Parkinson's Disease Study Group, Obeso J A, olanow C M, et al, 2001. Deep-brain stimulation of the subthalamic nucleus or the pars interna of the globus pallidus in Parkinson's disease[J]. N Engl J Med, 345: 956-963.

DEZAWA M, KANNO H, DEZAWA M, et a1, 2004. Specific induction of neuronal cells from bone marrow stromal cells and application for autologous transplantation[J]. J Clin Invest, 113（12）: 1701-1710.

DIAZ PEREZ G, CHIORINO R, DONOSO P, et al, 1968. Posterior hypothalamotomy using the stereotaxic method in the treatment of edrethism and aggressiveness[J]. Neurocirugia. 26: 12-18.

DIEEKMARM G, HASSLER R, 1975. Unilateral hypothalamotomy in sexuM delinquents: Report on six cases[J]. Confin Neur, 37: 177-186.

DIERSSEN G, 1965. Treatment of dystonic and athetoid symptoms by lesions in the sensory portion of the internal capsule[J]. Confin Neurol, 26: 404-406.

DOGALI M, BERIC A, STERIO D, et al, 1994. Anatomic and physiological considerations in pallidotomy for Parkinson's disease[J]. Stereotact Funct Neurosurg, 35: 586-590.

DOSHI P K, LEMMIEUX L, FISH D R, et al, 1995. Frameless stereotaxy and interactive neurosurgery with the ISG viewing wand[J]. Acta Neurochir Suppl, 64: 49-53.

DUBOIS C M, BEACH S R, KASHDAN T B, et. al, 2012. Positive psychological attributes and cardiac outcomes: associations, mechanisms, and interventions[J]. Psychosomatics, 53（4）: 303-318.

DURING M J, KAPLITT M G, STERN M B, et al, 2001. Subthalamic GAD gene transfer in Parkinson disease patients who are candidates for deep brain stimulation[J]. Hum Gene Ther, 12（12）: 1589-1591.

DZIEWCZAPOLSKI G, LIE I X, RAY J, et a1, 2003. Survival and differentiation of adult rat-derived neural progenitor cells transplanted to the striatum of hemiparkinsonian rats[J]. Exp Neurol, 183（2）: 653-664.

EBERHARDT O, SCHULZ J B, 2003. Apoptotic mechanisms and antiapoptotic therapy in the MPTP model of Parkinson's disease[J]. Toxicol Lett, 139（2-3）: 135-151.

FABBRI M, ROSA M M, FERREIRA J J, 2018. Adjunctive therapies in Parkinson's disease: how to choose the best treatment strategy approach[J]. Drugs Aging, 35（12）: 1041-1054.

FABRIKANT J I, LYMAN J T, FRANKEL K A, 1985. Heavy charged-particle Bragg peak radiosurgery for intracranial vascular disorders[J]. Radial Res Suppl, 8: 244-258.

FAZZINI E, DOGALI M, EIDELBERG D, et al, 1993. Long-term follow-up on patients with Parkinson's disease receiving unilateral ventroposterior medial pallidotomy[J]. Neurology, 43（Suppl 3）: 222-226.

FAZZINI E, DOGALI M, 1992. Alle liation of parkinsonism by ventroposterior medial pallidotomy[J]. Neurology, 42（Suppl 3）: 284-287.

FERREIRA J J, KATZENSCHLAGER R, BLOEM B R, et al, 2013. Summary of the recommendations of the EFNS/MDS-ES review on therapeutic management of Parkinson's disease[J]. Eur J Neurol, 20（1）: 5-15.

FILION M, TREMBLAY L, BEDARD P J, 1988. Abnormal influences of passive limb movement on the activity of globus pallidus neurons in parkinsonian monkeys[J]. Brain Res, 444: 165-176.

FOGEL W, KRAUSE M, TRONNIER V, 2000. Globus pallidus stimulation in generalized dystonia: clinical data[J]. Mov Disord, 15（Supp 1. 3）: 144-147.

FOOTE K D. FRIEDMAN W A, BUATTI J M, et al, 1999. Linear accelerator radiosurgery in brain tumor manage ment[J]. Neurosurg Clin N Am, 10: 203-242.

FOX M W, AHLSKOG J E, KELLY P J, 1991. Stereotactic ventrolateralis thalamotomy for medically refractory tremor in post-levodopa era Parkinson's disease patients[J]. J Neurosurg, 75: 723-730.

FOX S H, KATZENSCHLAGER R, LIM S Y, et al, 2018. International Parkinson and movement disorder society evidence-based medicine review: update on treatments for the motor symptoms of Parkinson's disease[J]. Mov Disord, 33（8）: 1248-1266.

FRAIX V, POLLAK P, VAN BLERCOM N, et al, 2000. Effect of subthalamic nucleus stimulation on levodopainduced dyskinesia in Parkinson's disease[J]. Neurology, 55: 1921-1923.

FRIEDMAN W A, BOVA F J, SPIEGELMANN R, 1992. Linear accelerator radiosurgery at the University of Florida[J]. Neurosurg Clin N Am, 3: 141-166.

FRIEDMAN W A, BOVA F J, 1989. The University of Florida radiosurgery system[J]. Surg Neurol, 32（5）: 334-342.

FRIETS E M, STROHBEHN J W, 1995. Curvaturebased nonfiducial registration for the Frameless stereotactic Operating Microscope[J]. IEEE Trans Biomed Eng, 42: 867-878.

FRIETS E M, STROHBEHN J W, ROBERTS D W, 1995. Curvaturebased nonfiducial registration for the Frameless stereotactic Operating Microscope[J]. IEEE Trans Biomed Eng, 42: 867-878.

GAGE F H, COATES P W, PALMER T D, et al, 1995. Survival and differentiation of adult neuronal progenitor cells transplanted to the adult brain[J]. Proc Natl Acad Sci USA, 92（25）: 11879-11883.

GALLOWAY R L, 1998. Orientation and registration of three dimensional images. ln. Gildenberg PL. Tasker RR（ED）: Textbook of Stereotaclic and Functional Neurosurgery[M]. New York: McGraw-Hill, 331-337.

GASH D M, ZHANG Z, OVADIA A, et al, 1996. Functional recovery in parkinsonian monkeys treated with GDNF[J]. Nature, 380（6571）: 252-255.

GENTIL M, GARCIA-RUIZP, POLLAKP, et al, 1999. Effect of stimulation of the subthalamic nucleus on oral control of patients with parkinsonism[J]. J Neurol Neurosurg Psychiatry, 67: 329-333.

GHIKA J, VILLEMURE J G, FANKHAUSER H, et al, 1998. Efficiency and safety of bilateral contemporaneous pallidal stimulation Cdeep brain stimulation in levodopa-responsive patients with Parkinson's disease with severe motor fluctuations: a 2-year follow-up review[J]. J Neurosurg, 89: 713-718.

GILDENBERG P L, 1987. Whatever happened to stereotactic surgery Neurosurgery?[J]. Neurosurger, 20: 983-987.

GILDENBERG P L, 1993. "Stereotaxic" versus "stereotactic"[J]. Neurourgery. 32: 965-966.

GOODARZI Z, MRKLAS K J, ROBERTS D J, et al, 2016. Detecting depression in Parkinson disease: a systematic review and meta-analysis[J]. Neurology, 87（4）: 426-437.

GRUJIC Z, 2007. Cognitive disturbaces in Parkinson's disease [J]. Dis Mon, 53（5）: 302-308.

GURIDI J, LOZANO A, 1997. A brief history of pallidotomy[J]. Neurosurgery, 41（5）: 1169-1180.

HARIZ M I, 2000. Pros and cons of various surgical procedures for Parkinson's disease. Review article[J]. Pan Arab J Neurosurg, 4: 18-24.

HARIZ M I, BERGENHEIM A T, 1990. A comparative study on ventriculographic and computed tomographyguided determinations of brain targets in functional stereotaxis. J Neurosurg, 73: 565-571.

HARIZ M I, BERGENHEIM A T, Fodstad H, 1993. Air-ventriculography provokes an anterior displacement of the third ventricle during functional stereotactic procedures[J]. Acta Neurochir CWie, 123: 147-152.

HARIZ M I, BERGENHEIM A T, 1993. Clinical evaluation of CT-guided versus ventriculography-guided thalamotomy for movement disorders[J]. Acta Neurochir Suppl. （Wien）, 58: 53-55.

HARIZ M I, FODSTAD H, 1999. Do microelectrode techniques increase accuracy or decrease risks in pallidotomy and deep brain stimulation? A critical review of the literature[J]. Stereotact Funct Neurosurg, 72: 157-169.

HARIZ M I, 2000. Pros and cons of various surgical procedures for Parkinson's disease[J]. Pan Arab J Neurosurg, 4: 18-24.

HASSLER R, RIECHERT T, MUNDINGER F, et al, 1960. Physiological observations in stereotaxic operations in extrapyramidal motor disturbances[J]. Brain, 83: 337-350.

HASSLER R, RIECHERT T, 1954. Indications and localizations methode der gezielten hirnoperationen[J]. Nervenarzt, 25: 441-445.

HIRATO M, OHYE C, SHIBAZAKI T, et al, 1995. Gamma Knife thalamotomy for the treatment of functional disorders[J]. Stereotact Funct Neurosurg, 64（Suppl 1）: 164-171.

HOLLOWAY R G, SHOULSON I, FAHN S, et al, 2004. Pramipexole vs levodopa as initial treatment for Parkinson disease: a 4-year randomized controlled trial[J]. Arch Neurol, 61（7）: 1044-1053.

IACONO R P, KUNIYOSHI S, LONSER R R, et al, 1996. Simultaneous bilateral pallidoansotomy for idiopathic dystonia musculoru deformans[J]. Pediatr Neurol, 14: 145-148.

IACONO R P, CARLSON J D, KUNIYOSHI S M, et al, 1997. Electrophysiological target localization in posteroventral pallidotomy[J].

Acta Neurochir Wien, 139: 433-435.

IACONO R P, CARLSON J D, KUNIYOSHI S M, et al, 1997. Electrophysiologic target localization in posteroventral pallidotomy[J]. Acta Neurochir Wien, 139（5）: 433-441.

IACONO R P, SHIMA F, LONSER P R, et al, 1995. The results, indications and physiology of posteroventral pallidomoty for patients with Parkinson's disease[J]. Neurosurgery, 36（6）: 1118-1125.

JACQUES F, KIM J B, JAMAL M T, et al, 2000. Outcome of unilateral and bilateral pallidotomy for Parkinson's disease: patient assessment[J]. Neurosurgery, 46: 344-350.

JAMAL M, JACQUES F, THOMAS K, et al, 1997. Tremor contral after pallidotomy in patients with Parkinson's disease: correlation with microrecording findings[J]. J Neurosurg, 86: 642-647.

JIANG N, 1987. Human foetal brain transplant trails in the treatment of Parkinsonism. Acta Acad Medicin Shanghai, 149: 77-83.

JOST WH, BUHMANN C, 2019. The challenge of pain in the pharmacological management of Parkinson's disease[J]. Expert Opin Pharmacother, 20（13/18）: 1847-1854.

KAKISHITA K, NAKAO N, SAKURAGAWA N, et al, 2003. Implantation of Human Amniotic Epithelial Cells Prevents the Degeneration of Nigral Dopamine Neurons in Rats with 6-Hydroxydopamine Lesions[J]. Brain Research, 980（1）: 48-56.

KANG S K, LEE D H, BAE Y C, et al, 2003. Improvement of Neurological Deficits by Intracerebral Trans-plantation of Human Adipose Tissue-derived Stromal Cells after Cerebral Ischemia in Rats[J]. Exp Neurol, 183（2）: 355-366.

KARPINAR D P, BALIJA M H, KFIGLER S, et al, 2009. Pre-fibrillar alpha-sy-nuclein variants with impaired beta-structure increase neurotoxicity in Parkinson's disease models[J]. EMBO J, 28（20）: 3256-3268.

KAWASE Y, YANAGI Y, TAKATO T, et al, 2004. Characterization of multipotent adult stem cells from theskin: transforming growth factor-beta（TGF-beta）facilitates cell growth[J]. Exp Cell Res, 295（1）: 194-203.

KAWASHIMA Y, CHEN H J, TAKAHAHI A, et al, 1992. Application of magnetic resonance imaging in functional stereotatic thalamotomy for the evaluation individual variations of the thalamus[J]. Stereot Funct Neurosurg, 58: 33-38.

KELLY P J, GILLLINGHAM F J, 1980. The long-term results of stereotaxic surgery and L-dopa therapy in patients with Parkinson's disease: A 10-year follow-up study[J]. J Neurosurg, 53: 332-337.

KELLY P J, 1995. Pallidotomy in Parkinson's disease[J]. Neurosurgery, 36: 1154-1160.

KIM J H, AUERBACH J M, RODRIGUEZ-GOMEZ J A, et al, 2002. Dopamine neurons derived from embryonic stem cells function in an animal model of Parkinson's disease[J]. Nature, 418（6893）: 50-56.

KOGLER G, SENSKEN S, WERNET P, et al, 2004. A new human somatic stem cell from placental cord blood with intrinsic pluripotent differentiation potentia1[J]. J Exp Med, 20Q（2）: 123-135.

KOLLER W, PAHWA R, BUSENBARK K, et al, 1997. High frequency unilateral thalamic stimulation in the treatment of essential and parkinsonian tremor[J]. Ann Neurol, 42: 292-299.

KONDZIOLK A, 1999. Functional radiosurgery[J]. Neurosurgery, 44: 12-20.

KORDOWER J H, FREEMAN T B, SNOW B J, et al, 1995. Neuropathological evidence of graft survival and striatal reinnervation after the transplantation of fetal mesencephalic tissue in a patient with Parkinson's disease[J]. N Engl J Med, 332（17）: 1118-1124.

KOYCHEV I, OKAI D, 2017. Cognitive-behavioural therapy for non-motor symptoms of Parkinson's disease: a clinical review[J]. Evid Based Ment Health, 20（1）: 15-20.

KRACK P, VERCUEIL L, 2001. Review of the functional surgical treatment of dystonia[J]. Eur J Neurol, 8: 389-399.

KRACK P, POLLAK P, LIMOUSIN P, et al, 1998. Subthalamic nucleus or internal pallidal stimulation in young onset Parkinson's disease[J]. Brain, 121: 451-457.

KRAYENBUHL H, WYSS O A, YASARGIL M G, 1961. Bilateral thalamotomy and pallidotomy as treatment for bilateral parkinsonism[J]. J Neurosurg, 18: 429-444.

KRAYENBUHL H, YASARGIL M G, 1961. Ergebnisse der stereotaktischen Operationen beim Parkinsonismus, insbesondere der doppelseitgen Eingriff Dtsch Z Nervenheilk, 182: 530-537.

KUMAR R, DAGHER A, HUTCHINSON W D, et al, 1999. Globus pallidus deep brain stimulation for generalized dystonia: clinical and PET investigation[J]. Neurology, 53: 871-874.

KUMAR R, LOZANO A M, MONTGOMER Y, et al, 1998. Pallidotomy and deep brain stimulation of the pallidum and subthalarnic nucleus in advanced Parkinson's disease[J]. Mov Diso, 13: 73-82.

KURLAN R, 1995. Treatment of Movement Disorders[J]. Philadelphia: Lippincott Co, 59-65.

LAITINEN L V, 1966. Thalamic targets in stereotaxic treatment of Parkinson's disease[J]. J Neurosurg, 24: 82-86.

LAITINEN L V, BERGENHEIM A T, HARIZ M I, 1992. Leksell's posteroventral pallidotomy in the treatment of Parkinson's disease[J]. J Neurosurg, 76: 53-61.

LAITINEN L V, BERGENHEIM A T, HARIZ M I, 1992. Ventroposteral pallidotomy can abolish all Parkinsonian symptoms[J]. Stereotact Funct Neurosurg, 58: 14-21.

LANG A E, LOZANO A M, MONTGOMERY E, et al, 1997. Posteroventral medial pallidotomy in advanced Parkinson's disease[J]. N Eng J Med, 337（15）: 1036-1042.

LEGARE M E, HANNEMAN W H, 2003. Genetic, biochemical, and characterization of neurological mutant 3. a new mouse model for Parkinson's disease[J]. GerietMolRes, 2（3）: 288-294.

LEKSELL L, LEKSELL D, SCHWEBEL J, 1985. Stereotaxis and nuclear magnetic resonance[J]. J Neurol Neurosurg Psychiatry, 48: 14-18.

LEKSELL L, LEKSELL D, SCHWEBEL J, 1985. Stereotaxis and nuclear magnetic resonance[J]. J Neurol Neurosurg Psychiatry, 48: 14-18.

LEKSELL L, 1951. The stereotactic method and radiosurgery of the brain[J]. Acta Chir Scand, 102: 316-319.

LI R, LIANG T, XU L, et al, 2013. Puerarin attenuates neuronal degeneration in the substantia nigra of 6-OHDA-lesioned rats through regulating BDNF expression and activating the Nrf2/ARE signaling pathway[J]. Brain Res, 1523: 1-9.

LI Y, CHEN J, WANG L, et al, 2001. Intracerebral transplantation of bone marrow stromal cells in a 1-methyl-4-phenyl-1, 2, 3, 6-tetrahydropyridine mouse model of Parkinson's disease[J]. Neurosci Lett, 316（2）: 67-70.

LIMOUSIN P, POLLAK P, BENAZZOUZ A, et al, 1995. Effect on parkinsonism signs and symptoms of bilateral subthalamic nucleus stimulation[J]. Lancet, 345: 91-95.

LIMOUSIN P, GREENE J, POLLACK P, et al, 1997. Changes in cerebral activity pattern to subthalamic nucleus or internal pallidum stimulation in Parkinson's disease[J]. Ann Neurol, 42: 283-291.

LINASAZORO G, GURIDI J, GOROSPE A, et al, 1996. Posteroventral pallidotomy in Parkinson's disease: clinical Results in 27 patients Eabstract[J]. Mov Disord, 11（Suppl. 1）: 240.

LINDQUIST C, KIHLSTROM L, Hellstrand E, 1991. Functional neurosurgery: A future for the Gamma Knife? [J]. Stereotact Funct Neurosurg, 57: 72-81.

LINHARES M N, 2000. Tasker RR Microelectrode-guided thalamotomy for Parkinson's disease[J]. Neurosurgery, 46: 390-397.

LINOUSIN P, KRACK P, POLLAK P, et al, 1998. Electrical stimulation of the subthalamic mucleus in advanced Parkinson's disease[J]. N Engl J M, 339（16）: 1105-1111.

LIU C F, WANG T, ZHAN S Q, et al, 2018. Management recommendations on sleep disturbance of patients with Parkinson's disease[J]. Chin Med J, 131（24）: 2976-2985.

LIU G, CHEN H, SU D, et al, 2020. Risk thresholds of levodopa dose for dyskinesia in Chinese patients with Parkinson's disease: a pilot study[J]. Neurol Sci, 41（1）: 111-118.

LIZARRAGA K J, FOX S H, STRAFELLA A P, et al, 2020. Hallucinations, delusions and impulse control disorders in Parkinson disease[J]. Clin Geriatr Med, 36（1）: 105-118.

LO BIANCO C, SCHNEIDER B L, BAUER M, et al, 2004. Lentiviral vector delivery of parkin prevents dopaminergic degeneration in an alpha-synuclein rat model of Parkinson's disease[J]. Proc Natl Acad Sci USA, 101（50）: 17510-17515.

LOZANO A M, KUMAR R, GROSS R E, et al, 1997. Globus pallidus internus pallidotomy for generalized dystonia[J]. Mov Diso, 12（6）: 865-870.

LOZANO A, HUTCHISON W, KISS Z, et al, 1996. Methods for microelectrode-guided posteroventral pallidotomy[J]. J Neurosurg, 84(2): 194-202.

LU D, SANBERG P R, MAHMOOD A, et al, 2002. Intravenous Administration of Human Umbilical Cord Blood Reduces Neurological Deficit in the Rat after Traumatic Brain Injury[J]. Cell Transplant, 11（3）: 275-281.

LUO J, KAPLITT M G, FITZSIMONS H L, et al, 2002. Subthalamic GAD gene therapy in a Parkinson's disease rat model[J]. Science, 298（5592）: 425-429.

MANDEL R J, BURGER C, 2004. Clinical trials in neurological disorders using AA V vectors: promises and challenges[J]. Curr Opin

Mol Ther, 6（5）: 482-490.

MATSUMOTO K, ASANO T, BABA T, et al, 1976. Long-term follow-up results of bilateral thalamotomy for parkinsonism[J]. Appl Neurophysiol, 39: 257-260.

MATSUMOTO K, SHICHIJO F, FUKAMI T, 1984. Long-term follow-up review of cases of Parkinson's disease after unilateral or bilateral thalamotomy[J]. J Neurosurg, 60: 1033-1044.

MEHTA V, SPEARS J, MENDEZ I, 1997. Neural transplantation in Parkinson's disease[J]. Can J Neurol Sci, 24: 292-301.

MILLER W C, DELON G, 1988. MR Parkinsonian symptomatology. An anatomical and physiological analysis[J]. Ann NY AcadSci, 515: 287-302.

MIYAMOTO T, BEKKU H, MORIYAMA E, et al, 1985. Present role of stereotactic thalamotomy for parkinsonism. Retrospective analysis of operative results and thalamic lesions in computed tomograms[J]. Appl Neurophysiol, 48: 294-304.

MOLINUEVO J L, VALLDEORIOLA F, TOLOSA E, et al, 2000. Levodopa withdrawal after bilateral subthalamic nucleus stimulation in advanced Parkinson disease[J]. Arch Neurol, 57: 983-988.

MORO E, SCERRATI M, ROMITO L M, et al, 1999. Chronic subthalamic nucleus stimulation reduced medication requirements in Parkinson's disease[J]. Neurology, 53: 85-90.

MUDINGER F, 1985. Postoperative and long-term results of 1561 stereotactic operations in parkinsonism[J]. Appl Neurophysiol, 48: 293-297.

MUNDINGER F, 1977. Neue stereotaktisch-funktionelle Behandlungsmethode des torticollis spasmodicus mit Himstimulatoren[J]. Med Klin, 72: 1982-1986.

NAGASEKI Y, SHIBAZAKI T, HIRAI T, et al, 1986. Long-term follow-up results of selective VIM-thalamotomy[J]. J Neurosurg, 65: 296-302.

NARABAYASHI H, 1989. Stereotaxic Vim thalamotomy for treatment of tremor[J]. Eur Neurol, 29（Suppl 1）: 29-32.

NARABAYASHI H, MAEDA T, YOKOCHI F, 1987. Long-term follow-up study of nucleus ventralis intermedius and ventrolateralis thalamotomy using a microelectrode technique in parkinsonism[J]. Appl Neurophysiol, 50: 330-337.

National Collaborating Centre for Chronic Conditions, 2006. Parkinson's disease: national clinical guideline for diagnosis and management in primary and secondary care[S]. London: Royal College of Physicians.

National Institute for Health and Care Excellence, 2017. National Institute for Health and Care Excellence: clinical guidelines. Parkinson's disease in adults: diagnosis and management[S]. London: National Institute for Health and Care Excellence.

NATSUME A, MATA M, GOSS J, et al, 2001. Bcl-2 and GDNF delivered by HSV-mediated gene transfer act additively to protect dopaminergic neurons from 6-OHDA-induced degeneration[J]. Exp Neurol, 169（2）: 231-238.

NEHRA A, MORELAND R B, 2001. Neurogic erectile dysfunction. Vro1 Clin North Am, 28（2）: 289-308.

NISHIMURA F, YOSHIKAWA M, KANDA S, et al, 2003. Potential use of embryonic stem cells for the treat ment of mouse parkinsonian models: improved behavior by transplantation of in vitro differentiated dopaminergic neurons from embryonic stem cells[J]. Stem Cells, 21（2）: 171-180.

OBESO J A, GURIDI J, DELONG M R, 1997. Surgery for Parkinson's disease[J]. J Neurol Neurosurg Psychiatry, 62（1）: 2-8.

OHYE C, 1987. Stereotactic surgery in movement disorders: choice of patient. Localization of lesion with microelectrode and long-term results[J]. Neurosurgery, 2: 193-211.

OHYE C, SHIBAZAKI T, HITATO M, et al, 1996. Gamma Knife thalamotomy for parkinsonian and other kinds of tremor[J]. Stereotact Funct Neurosurg, 66（Suppl 1）: 333-342.

OHYE C, SHIBAZAKI T, HIRAI T, et al, 1989. Further physiological observations on the ventralis intermedius neurons in the human thalamus[J]. J Neurophysiol, 61: 488-500.

OHYE H, NARABAYASHI H, 1979. Physiological study of presumed ventralis intermedius neurons in the human thalamus[J]. J Neurosurg, 50: 290-297.

OKUN M S, 2017. Management of Parkinson disease in 2017: personalized approaches for patient-specific needs[J]. JAMA, 318（9）: 791-792.

OLANOW C W, RASCOL O, HAUSER R, et al, 2009. A double-blind, delayed-start trial of rasagiline in Parkinson's disease[J]. N Engl J Med, 361（13）: 1268-1278.

OLANOW C W, STOCCHI F, 2004. COMT inhibitors in Parkinson's disease: can they prevent and/or reverse levodopa-induced motor complications? [J]. Neurology, 62（1 Suppl 1）: S72-81.

PAGE R D, 1992. The use of thalamotomy in the treatment of levodopa-induced dyskiesia[J]. Acta Neurochir, 114: 77-117.

PAHWA R, FACTOR S A, LYONS K E, et al, 2006. Practice Parameter: treatment of Parkinson disease with motor fluctuations and dyskinesia（an evidence-based review）: report of the Quality Standards Subcommittee of the American　Academy of Neurology[J]. Neurology, 66（7）: 983-995.

PAN L, DAI J Z, WANG B J, et al, 1996. Stereotactic Gamma Knife thalamotomy for the treatment of parkinsonism[J]. Stereotact Funct Neurosurg, 66（Suppl 1）: 329-332.

PARK J H, KIM S J, LEE J B, et al, 2004. Establishment of a human embryonic germ cell line and comparison with mouse and human embryonic stem cells[J]. Mol Cells, 17（2）: 309-315.

PARK K W, EGLITIS M A, MOURADIAN M M, 2001. Protection of nigral neurons by GDNF-engineered marrow cell transplantation[J]. Neurosci Res, 40（4）315-323.

PARK S, LEE K S, LIM J, et al, 2004. Generation of dopaminergic neurons in vitro from human embryonic stem cells treated with neurotrophic factors[J]. Neurosci Lett, 359（1-2）: 99-103.

PARKINSO N STUD Y GROU P, 1993. Effects of　tocopherol　and deprenyl on the progression of disability in early Parkinson's disease[J]. N Engl J Med, 328（3）: 176-183.

PIALLAT B, BENAZZOUZ A, BENABID A L, 1999. Neuroprotective effect of chronic inactivation of the subthalamic nucleus in rat model of Parkinson's disease[J]. J Neural Transm Suppl, 55: 71-77.

PILLERI M, ANTONINI A, 2015. Therapeutic strategies to　prevent and manage dyskinesias in Parkinson's disease[J]. Expert Opin Drug Saf, 14（2）: 281-294.

POEWE W, ANTONINI A, ZIJLMANS J C, et al, 2010. Levodopa in the treatment of Parkinson's disease: an old drug still going strong[J]. Clin Interv Aging, 5: 229-238.

Poewe W, Seppi K, Tanner C M, et al, 2017. Parkinson disease[J]. Nat Rev Dis Primers, 3: 17013.

RASCOL O, BROOKS D J, KORCZYN A D, et al, 2000. A five-year study of the incidence of dyskinesia in patients with early Parkinson's disease who were treated with ropinirole or levodopa[J]. N Engl J Med, 342（20）: 1484-1491.

RUKAVINA K, LETA V, SPORTELLI C, et al, 2019. Pain in Parkinson's disease: new concepts in pathogenesis and treatment[J]. Cur Opin Neurol, 32（4）: 579-588.

SAINT-CYR J A, TREPANIER L L, 2000. Neuropsychologic assessment of patients for movement disorder surgery[J]. Mov Disord, 15: 771-783.

SAMUEL M, CAPUTO E, BROOKS D J, et al, 1998. A study of medial pallidotomy for Parkinson's disease: clinical outcome, MRI location and complications[J]. Brain, 121: 59-75.

SARA B, DIEGO A, RAMETTA R, et al, 2008. DJ-1 modulates alpha-synu-clein aggregation state in a cellular model of oxidative stress: relevance for Parkinson's disease and involvement of HSP70[J]. PLOS One, 3（4）: 1884-1889.

SAWAMOTO K, NAKAO N, KAKISHITA K, et al, 2001. Generation of dopaminergic neurons in the adult brain from mesencephalic precursor cells labeled with a nestin-GFP transgene[J]. J Neurosci, 21（11）: 3895-3903.

SCHEMER C R, JENSEN R V, GULLANS S R, et al, 2003. Gene expression changes presage neurode generation in a Drosophila model of Parkinson's disease[J]. Hum Mol Genet, 12（19）: 2457-2466.

SCHNEIDER R B, IOURINETS J, RICHARD I H, 2017. Parkinson's disease psychosis: presentation, diagnosis and management[J]. Neurodegener Dis Manag, 7（6）: 365-376.

SCHWARZ E J, ALEXANDER G M, PROCKOP D J, et al, 1999. Multipotential marrow stromal cells transduced to produce L-OOPA: engraftment in a rat model of Parkinson disease[J]. Hum Gene Ther, 10（15）: 2539-2549.

SELLAL F, HIRSCH E, BARTH P K, et al, 1993. C. A case of symptomatic hemidystonia improved by ventrolateral thalamic stimulation[J]. Mov Diso, 8: 515-518.

SELLAL F, HIRSCH E, LISOUOSKI F, et al, 1992. Contralateral disappearance of parkinsonian signs after subtha lamic hematoma[J]. Neurology, 42: 255-256.

SEPPI K, RAY CHAUDHURI K, COELHO M, et al, 2019. Update on treatments for nonmotor symptoms of Parkinson's disease-an evidence-based medicine review[J]. Mov Disord, 34（2）: 180-198.

SHANNON K M, PENN R D, KROIN J S, et al, 1998. Stereotactic pallidotomy for the treatment of Parkinson's disease. Efficacy and adverse effects at 6 months in 26 patients[J]. Neurology, 50（2）: 434-438.

SHENG G, PU X, LEI L, et al, 2002. Tubuloside B from Cistanche salsa rescues the PC12 neuronal cells from 1-methyl-4-phenylpyridinium ion-induced apoptosis and oxidative stress[J]. Planta Med, 68（11）: 966-970.

SIEGFRIED J, 1986. Effet de la stimulation du noyau sensitive du thalamus sur les dyskinesieset laspasticite[J]. Rev NeuroI（Paris）, 142: 380-383.

SIEGFRIED J, ZUMSTEIN H, 1976. Stereotaxic thalamotomy for functional disorder in the age[J]. Neurochirurgie, 22: 536-539.

SMITH P D, CROCKER S J, JACKSON-LEWIS V, et al, 2003. Cyclin-dependent kinase 5 is a mediator of dopaminergic neuron loss in a mouse model of Parkinson's disease[J]. Proc Natl Acad Sci USA, 100（23）: 13650-13655.

SPIEGEL E A, WYCIS H T, 1962. Stereoencephalotomy. Part 2: Clinical and Physiological Applications[J]. NewYork: Grune and Stratton, 532-570.

SPIEGEL E A, WYCIS H T, Marks M, et al, 1947. Stereotaxic apparatus for operations on the human brain[J]. Science, 106: 349-354.

STARR P A, VITEK J L, BAKAY R A, et al, 1998. Ablative surgery and deep brain stimulation for Parkinson、disease[J]. Neurosurgery, 43: 989-993.

STOCCHI F, GIORGI L, HUNTER B, et al, 2011. PREPARED: comparison of prolonged and immediate release ropinirole in advanced Parkinson's disease[J]. Mov Disord, 26（7）: 1259-1265.

STOCCHI F, OLANOW C W, 2004. Continuous dopaminergic stimulation in early and advanced Parkinson's disease[J]. Neurology, 62（1 Suppl 1）: S56-63.

SUZUKI H, TAGUCHI T, TANAKA H, et al, 2004. Neurospheres induced from bone marrow stromal cells are multipotent for differentiation into neuron, astrocy, and oligodendrocyte phenotypes[J]. Biochem Biophys Res Commun, 322（3）: 918-922.

SVENNILSON E, TORVIK A, LOWE R, et al, 1960. Treatment of parkinsonism by stereotactic thermolesions in the pallidul region. A clinical evaluation of 81 cases[J]. Acta Psychiatr Neurol Scand, 35: 358-362.

SVENNILSON E, TORVIK A, LOWE R, et al, 1960. Treatment of parkinsonism by stereotactic thermolesions in the pallidal region[J]. Acta Psychiat Scand, 35: 358-362.

TAGUCHI A, SOMA T, MATSUYAMA T, et al, 2004. Administration of CD34+cells after stroke enhances neurogenesis via angiogenesis in a mouse model[J]. J Clin Invest, 114（3）: 330-338.

TASKER R R, 1990. Thalamotomy[J]. NeurosuryClin N Am, 1: 841-864.

TASKER R R, LENZ F, YAMASHIRO K, et al, 1987. Microelectrode techniques in localization of stereotactic targets[J]. Neurol Res, 9: 105-112.

TITOVA N, CHAUDHURI K R, 2017. Personalized medicine in Parkinson's disease: time to be precise[J]. Mov Disord, 32（8）: 1147-1154.

TOMLINSON C L, STOWE R, PATEL S, et al, 2010. Systematic review of levodopa dose equivalency reporting in Parkinson's disease[J]. Mov Disord, 25（15）: 2649-2653.

TORTI M, BRAVI D, VACCA L, et al, 2019. Are all dopamine agonists essentially the same?[J]. Drugs, 79（7）: 693-703.

TRONNIER V, FOGEL W, 2000. Pallidal stimulation for generalized dystonia[J]. J Neurosurg, 92: 453-456.

TROTTENBERG T, PAUL G, MEISSNER W, et al, 2001. Pallidal and thalamic neurostimulation in severe tardive dystonia[j]. J Neurol Neurosurg Psychiatry, 70（4）: 557-559.

VERCUEIL L, POLLAK P, FRAIX V, et al, 2001. Deep brain stimulation in the treatment of severe dystonia[J]. J Neurol, 248（8）: 695-700.

VERLEGER R, HAGENAH J, WEISS M, et al, 2010. Responsiveness to distracting stimuli, though increased in Parkinson's disease, is decreased in asymptomarlc PINK1 and Parkin mutation carriem[J]. Neuropsyehologia, 48（2）: 467-476.

VITEK J L, BAKAY R A, HASHIMOTO T, et al, 1998. Microelectrode-guided pallidotomy: technical approach and its application in medically intractable Parkinson's disease[J]. J Neurosurg, 88: 1027-1033.

VITEK J L, BAKAY R A, HASHIMOTO T, et al, 1998. Microelectrode-guided pallidotomy: technical approach and its application in medically intractable Parkinson'S disease[J]. J Neurosur, 88（6）: 1027-1043.

VOLKMANN J, STURM V, WEISS P, et al, 1998. Bilateral high-frequency stimulation of the internal globus pallidus in advanced Parkinson's disease[J]. Ann Neurol, 44（6）: 953-961.

WAGNER J, AKERUD P, CASTRO D S, et al, 1999. lnduction of a midbrain dopaminergic phenotype in Nurr1 overexpressing neural stem cells by type 1 astrocytes[J]. Nat Biotechnol, 17（7）: 653-659.

WARREN OLANOW C, KIEBURTZ K, RASCOL O, et al, 2013. Factors predictive of the development of Levodopa-induced dyskinesia and wearing-off in Parkinson's disease[J]. Mov Disord, 28（8）: 1064-1071.

WEIMANN J M, CHARLTON C A, BLAU H M, et al, 2003. Contribution of transplanted bone marrow cells to Purkinje neurons in human adult brains[J]. Proc Natl Acad Sci USA, 100（4）: 2088-2093.

WHONE A L, WATTS R L, STOESSL A J, et al, 2003. Slower progression of Parkinson's disease with ropinirole versus levodopa: The REAL-PET study[J]. Ann Neurol, 54（1）: 93-101.

WIAS T, KAPHAN E, AZULAY J P, et al, 2001. Effect of subthalamic nucleus（STN）deep brain stimulation（DBS）on nonmotor fluctuations（NMF）in Parkinson's disease [abstract]. Neurology, 56（Suu1. 3）: 274-279.

WINDELS F, BRUET N, POUPARD A, et al, 2000. Effects of high frequency stimulation of subthalamic nucleus on extracellular glutamate and GABA in substantia nigra and globus pallidus in the normal rat[J]. Eur J Neurosci, 12: 4141-4146.

WINKELMANN J, ALLEN R P, HÖGL B, et al, 2018. Treatment of restless legs syndrome: Evidence-based review and implications for clinical practice（Revised 2017）[J]. Mov Disord, 33（7）: 1077-1091.

YAN W H, CAO M D, LIU J R, et al, 2005. Effects of EGF and bFGF on Expression of Microtubule-associated Protein Tau and MAP-2 mRNA in Human Umbilical Cord Mononuclear Cells[J]. Cell Biol Int, 29（2）: 153-157.

YANG S E, HA C W, JUNG M H, et al, 2004. Mesenchymal Stem/ Progenitor Cells Developed in Cultures from UC Blood[J]. Cytotherapy, 6（5）: 476-486.

YI Z, LI C, JIANG X, et al, 2004. Human Placenta-derived Mesenchymal Progenitor Cells Support Culture Expansion of Long-term Culture-initiating Cells from Cord Blood CD34-Cells[J]. Exp Hematol, 32（7）: 657-664.

YOUNG R F, 1996. Functional Neurosurgery with the Leksell Gamma Knife[J]. Stereotact Funct Neurosurg, 66: 19-23.

YOUNG R F, 1997. Function disease of the brain: Treatment by Gamma Knife. Radiosurgery; in De Salles AAF and Lufkin RB（ed）: Minimally invasive therapy of the brain. New York: Thieme. 225-234.

ZESIEWICZ T A, GOLD M, 1999. Current issues in depression in Parkinson'disease. Am J Geriatr Psychiatry, 7（2）: 110.

ZHANG Y, CALON F, ZHU C, et al, 2003. Intravenous nonviral gene therapy causes norrnalization of striatal tyrosine hydroxylase and reversal of motor impairrnent in experimental parkinsonism[J]. Hum Gene Ther, 14（1）: 1-12.

ZHANG Z X, Li H, LUO Y, et al, 2003. A multiple center, randomized, double-blind, placebocontrolled clinical trial of entacapone in Parkinson's disease patients with motor fluctuation[J]. Chin J Neurol, 36（6）: 406-410.

ZHAO Y B, SUN B M, LI D Y, et al, 2004. Effects of bilateral subthalamic nucleus stimulation on resting FDG of the brain[J]. Chin Med J, 9: 1304-1308.

ZURN A D, TSENG J, AEBISCHER P, 1996. Symptomatic cell therapies: cells as biological minipumps. Eur Neurol, 36: 396-408.

第四章

帕金森病临床大数据研究

第一节 大数据时代的医学研究

一、信息时代的骄子——大数据

在过去的数年中，信息技术在社会、经济、生活等各个领域不断渗透和推陈出新。在移动计算、物联网、云计算等一系列新兴技术的支持下，社交媒体、众包、虚拟服务等新型应用模式持续拓展着人类创造和利用信息的范围和形式。当今信息技术的发展及创新正使各个行业发生改变，推动信息时代进入大数据的新纪元。同时也推动了帕金森病临床大数据研究的发展，为帕金森病的临床研究带来了广阔的前景。

2010 年 2 月，*The Economist* 杂志发表了"The Data Deluge"的封面文章。文章指出，当今世界上的信息数量正快速递增，随着这股数据洪流不断增加，存储这些数据，提取并分析有用信息将变得更困难。商业、政府、科学以及人们的日常生活，都已经显现数据泛滥的前兆。处理数据泛滥的最好方法就是让更多数据被用到正确的地方，但这个过程可能会十分漫长。毕竟，人类学习处理数据洪流、找到如何管理它们的过程才刚刚开始。

2011 年 6 月，麦肯锡咨询公司发布了《大数据：下一个竞争、创新和生产力的前沿领域》研究报告。麦肯锡在研究报告中指出，数据正渗透到当今每一个行业和业务职能领域，成为重要的生产因素。各行各业海量数据的挖掘和运用，预示着新一波生产率增长和消费者盈余浪潮的到来，大数据时代已经降临。

2012 年 3 月，美国政府宣布投资 2 亿美元发起"大数据研究和发展倡议"，致力于提高从大型复杂数据集中提取信息和知识的能力，并服务于能源、健康、金融和信息技术等领域的高科技企业。2012 年 4 月，英国、美国、德国、芬兰和澳大利亚研究者联合推出"世界大数据周"活动，旨在促使政府制定战略性的大数据措施。联合国也在 2012 年 5 月发布了《大数据促发展：挑战与机遇》白皮书，指出大数据对于联合国和各国政府来说是一个历史性的机遇，人们如今可以使用极为丰富的数据资源，来对社会经济进行前所未有的实时分析，帮助政府更好地响应社会和经济运行。

越来越多的政府、企业等机构开始意识到数据正在成为最重要的资产，数据分析能力正在成为核心竞争力。大数据时代对政府管理转型来说是一个历史性机遇，对于企业来说，对海量数据的运用将成为未来竞争和增长的基础。同时，大数据也已引起学术界的广泛研究兴趣，2008 年和 2011 年，*Nature* 与 *Science* 杂志分别出版专刊"Big Data：Science in the Petabyte Era"和"Dealing With Data"，从互联网技术、互联网经济学、超级计算、环境科学、生物医药等多个方面讨论大数据处理和应用。

二、信息时代大数据的特点

大数据指的是无法使用传统流程或工具处理或分析的大量数据的集合。大数据既是数据量的激增，同时也是数据复杂性的提升的表现。大数据同过去的海量数据有所区别，其基本特征可以用 3 个 "V" 开头的英文关键词来描述，即体量大（volume）、类型多（variety）、速度快（velocity）。

大数据的第一特征是数据体量巨大。大数据的数据存储量的计量单位从 TB 量级跃升到 PB 量级。当前，典型个人计算机硬盘的容量为 TB 量级，而一些大企业的数据量已经接近 EB 量级。1E 字节=1 152 921 504 606 846 976 字节，约相当于一般个人计算机硬盘容量的 100 万倍。如今，传感器是生成数据的主要来源，2010 年生成了 1250 亿千兆字节的数据，超过了宇宙中所有星星的数量。

大数据的第二特征是数据类型繁多，包括结构化的数据表和半结构化的网页以及非结构化的文本、图像、视频、地理位置等。物联网、云计算、移动互联网、车联网、手机、平板电脑以及遍布地球各个角落的各种各样的传感器，无一不是数据来源或者承载的方式。这些多类型多来源的数据对数据处理能力提出了更高的要求。

大数据的第三个特征是数据增长与处理速度快。数据源增加、数据通信的吞吐量提高、数据生成设备的计算能力提高，使得数据产生和更新的速度非常快。传统数据仓库、商务智能应用都采用的是批处理方式，但对于大数据，必须进行实时数据流处理。

产业界对大数据特征的定义普遍采用上述 "3V" 特征来描述，不过也有人认为除了 "3V" 特征，还应该增加 1 个 "V"，即价值（value），它是大数据处理与分析的最终意义，即获得洞察力和价值。日本野村综合研究所认为，所谓大数据是一个综合型概念，它包括因 "3V"（volume/variety/velocity）特征而难以进行管理的数据，对这些数据进行存储、处理、分析的技术，以及能够通过分析这些数据获得实用意义和观点的人才和组织。这实际是在广义层面上对大数据给出了一个定义，如图 4-1-1 所示。

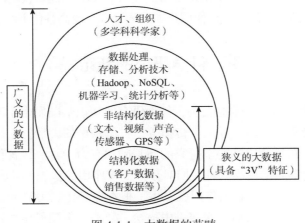

图 4-1-1　大数据的范畴

所谓 "存储、处理、分析的技术"，指的是用于大规模数据分布式处理的框架 Hadoop，具备良好扩展性的 NoSQL 数据库，以及机器学习和统计分析等。所谓 "能够通过分析这些数据获得实用意义和观点的人才和组织"，指的是目前在世界各地十分紧俏的 "数据科学家"，各行各业能与 "数据科学家" 对接的多学科人才，以及能够对大数据进行有效运用的组织。

维克托·迈尔-舍恩伯格认为大数据有三个主要的特点，分别是全体性、混杂性和相关性。第一，是全体性，即收集和分析有关研究问题更多、更全面的数据，数据量的绝对数字并不重要，重要的是有多少数据与研究的现象相关，通过与研究问题有关的更多、更全面的数据可以看到很多细节，这些细节在以前通过随机抽样方式获取少量样本数据的条件下是得不到的。第二，是混杂性，即接受混杂的数据，在小数据时代人们总试图收集一些非常干净的、高质量的数据，花费很多金钱和精力来确定这些数据是好数据、高质量的数据，可是在大数据时代，就不再去追求特别的精确性。当微观上失去了精确性，宏观上却能获得准确性。第三，是相关性，因为大数据的混杂性特点，要求人们从小数据时代寻求因果关系转向大数据时代发现相关关系。

三、信息时代下的大数据与云计算

大数据的爆发性增长和互联网技术的飞速发展催生了云计算。大数据巨大的数据量使得传统的单机运算无法进行，云计算通过将计算分布在大量的分布式计算机而非本地计算机或远程服务器中从而使数据得以利用，这样的服务基于互联网使普通用户受益，使得无法接触高性能计算机的用户也可以享受每秒百万亿次的计算能力。

所谓的云计算，从广义上讲，它是一种动态的、易扩展的，且通常是通过互联网提供虚拟化资源的计算方式。从狭义上讲，它是指信息技术（information technology，IT）基础设施的交付和使用模式，通过网络以按需、易扩展的方式获得所需的资源（硬件、平台、软件）。提供资源的网络被称为"云"。云计算是分布式处理（distributed computing）、并行处理（parallel computing）和网格计算（grid computing）的发展，通过利用非本地或远程服务器（集群）的分布式计算机为互联网用户提供服务（计算、存储、软硬件等服务），从而有效地提高了对软硬件资源的利用效率，使用户通过云计算享受高性能并行计算所带来的便利。

四、科学研究的新范式

随着大数据及相关信息技术的发展，科学研究的知识基础发生了革命性的变化。通过各类观察、感知、计算、仿真、模拟、传播等，科研领域的大数据正迅速产生、广泛传播和有效组织保存，正在逐渐成为科学研究的新基础和有力工具。尽管科学界一直在与数据打交道，但大数据的洪流也在改变着人们对数据及其作用的认识。当数据海量化、泛在化、开放化、网络化和计算化时，它的作用就发生了根本性变化。2007年，已故的图灵奖得主吉姆·格雷（Jim Gray）在他最后一次演讲中描绘了数据密集型科研"第四范式"（the fourth paradigm）的愿景。将大数据科研从第三范式（计算机模拟）中分离出来单独作为一种科研范式，是因为其研究方式不同于基于数学模型的传统研究方式。这为帕金森病的临床研究提供了新的方向。

2009年10月，微软公司发布了《第四范式：数据密集型科学发现》一书的英文版。这是国际上第一本系统描述大数据现象、深刻揭示其对科学研究的革命性影响的著作，对大数据时代如何理解和组织科学研究、科研管理和科研服务具有重要的意义。该书扩展了吉姆·格雷的思想，基于科研信息化（e-Science）提出了科学研究的第四范式，即以大数据为基础的数据密集型科学研究，从地球环境、健康医疗、科学的基础架构以及学术交流等四个方面，对数据密集型科学研究的愿景进行了探讨，就如何充分利用科学发展第四范式提供了深刻见解。2012年11月，《第四范式：数据密集型科学发现》一书的中文版出版。

"e-Science"这一术语最早由英国科学家于2000年提出，用以概括在信息化基础设施支持下所开展的科学研究活动所需要的一系列工具和技术。如今，随着大数据时代的到来，科学发展正在迈入一个新阶段，科研的方法也从之前的实验型科研（experimental science）、理论型科研（theoretical science）、计算型科研（computational science）推进到第四范式——数据密集型科研（data-intensive science）。科学研究第四范式，将带来科学研究的革命。当科研人员可以方便地从宏观到微观、从自然到社会获得海量实时的观察和（或）实验数据，当这些海量数据普遍地可网络获取、可计算、可开放关联，当对这些数据进行分析、更新、扩展的方法和技术成为科学家和公众的普惠性工具，知识成为可以被及时更新、广泛连接、灵活计算的活的生命体，可个性化地、动态地、交互地、智能化地嵌入到人们的研究、学习、管理和生活中，许多激动人心的潜力将被进一步开发，许多未知的领域和方向将呈现在人们面前。第四范式——数据密集型科研将更加有利于临床医学的研究推动和发展。

五、现代医学理念的颠覆者——大数据

（一）群体模式向个体化模式的转变

从某种意义上说包括脑病在内的现代医学体系建立于流行病学基础之上，至少是建立于流行病学理念的基础之上。流行病学是研究特定人群中疾病、健康状况的分布及其决定因素，并研究防治疾病及促进健康的策略和措施的科学。2004年世界卫生组织（WHO）对临床流行病学给予了极高评价，指出这门学科从群体层面和定量研究的方法出发，在推动全球卫生研究、创造最佳的研究成果、推进人类健康事业方面做出了突出贡献，在推动医学领域发展中起到了举足轻重的作用。

帕金森病的流行病学的基础是概率论，关注在人群中占主体地位的人。因此，标准的临床医学试验有严格的纳入和排除标准，将非主体的人群，如老年人、儿童、妊娠或哺乳期妇女、肝肾功能障碍者，以及患有某些疾病的人排除在外，并且在纳入的人群中取95%或99%的置信区间，假设置信区间之外的个体表现出来的差异都是偶然的，可以不予考虑。这种试验简化了临床实际，使得大量脑病临床研究得以方便地开展。毋庸置疑，这种方法对于推动现代医学的发展起到了不可替代的作用，但也抹杀了个体的差异性。毫无疑问，在试验设计和统计检验中被排除的人群，也是需要临床照料的人，但却因为与多数人的某些差异而无法得到应有的医学照料。

建立于流行病学基础之上的现代脑病学体系是一种以群体为基础的研究范式。随着大数据时代的到来，它必然会被以个体为基础的研究范式所取代。1995年波立维（硫酸氢氯吡格雷片）完成19 000例患者参与的代号为CARPIE的临床试验，这是严格遵循流行病学和循证医学原则的临床试验，试验结果表明药物对罹患血管疾病的患者群体具有潜在的好处。于是美国食品药品监督管理局（FDA）联同世界其他一些监管当局批准了该药的使用。

截至 2010 年，波立维以年销售额 90 亿美元成为全球销量第二的处方药。然而随着精准医疗（precision medicine，PM）理念的逐渐崛起，人们开始重新审视这一研究结果，大量的研究证据促使 FDA 给予波立维警示级别最高的黑框警告：在缺少特定基因变异的患者身上，波立维可能无法发挥作用。波立维的代谢决定于功能基因 *CYP2C19*，至少有 30%的人因缺少此基因而无法正常代谢波立维，从而不能产生药效。对波立维的重新认识经历了 20 年的时光，这是以群体为基础的循证医学研究范式向以个体为基础的精准医疗模式转变的过程。

以个体为基础的医疗模式须建立于远多于群体模式的医疗信息之上。因为群体层面的规律是对研究对象理想化、简单化之后的规律，而以个体为基础的医疗则需要充分彰显个体的特性，从而需要对个体进行更加深刻、更加细致的刻画。因此从群体向个体模式的转变，不仅仅是思维模式的变化，也是数据和计算方式的转变。大数据正是促成这一模式转变的关键因素。

（二）大数据是模式转变的关键

今天，医疗行业产生的数据正呈指数级增长。早期的医疗数据大多记录在纸张上，如医院的病例、处方、收费记录、化验检查结果、医学影像等。随着信息技术的发展和医院信息化的快速推进，医疗信息大量电子化。医疗信息记录的成本降低促进了医疗数据的大爆发。有报告显示，2011 年美国的医疗健康系统数据量达到了 150EB。照目前的增长速度，很快会达到 ZB 量级（如果家用电脑的硬盘容量为 1TB，那 1ZB 相当于 10 亿台电脑的容量）。另外，现代社会，医疗健康数据不一定产生于医院，个人健康数据的规模也极为庞大。首先是基因数据，一个人的全基因测序数据大约为 300GB。此外，各种可穿戴设备实现了血压、心率、体重、血糖、心电图等的实时监测，使健康信息的获取方便而廉价。虽然这些数据纷繁复杂，可能来自不同的地区、不同的医疗机构、不同的软件应用等。但毫无疑问，只要能对其有效地整合和分析，医疗大数据将对提高医疗质量、发现医学知识、减少用药风险、降低医疗成本，保障患者权益等发挥巨大作用。

同样，云计算从其诞生之日起就以其在网络时代无与伦比的优势得到迅速发展，其对健康领域的影响也日益巨大。云计算能够提供海量数据存储能力和强大的计算能力，并且提供方便快捷的软件服务，将各医疗机构的远程服务作为云端服务提供，使用户的需求可以得到最好的匹配，使电子健康由以机构为中心的服务模式向以人为中心的服务进行转变，通过在云端数据的分析挖掘将医疗服务变得更加个性化、智能化。在云计算的支持下，医生将更加方便地获得各种医疗健康历史数据、关联知识、诊疗方法信息的支持。数据分析云服务可以将电子病历数据变成知识，以提供和优化医生的临床实践。

医疗数据的电子化、健康管理数据、可穿戴设备产生的数据，以及云存储、云计算等大数据的处理技术，不但为精准医疗的实现，也为帕金森病临床大数据研究奠定了基础。

（三）精准医疗：医学大数据应用的尝试

精准医疗的发展缘于近几年来多项科学技术的突破，尤其是基因测序技术、多水平的组学生物学技术和计算机分析能力的提升，而这些也同样是大数据革命产生的先决条件。美国科学促进会（American Association for the Advancement of Science，AAAS）主席、*Science* 杂志的创办者 Philip Sharp 曾将 DNA 双螺旋结构的发现和人类基因组计划分别称为生命科学的"第一次革命"和"第二次革命"。而加州理工学院的 David Baltimore 近时也对精准医疗作了这样的解读："精准医疗的愿景主要是由两项重要技术——DNA 测序和基因组技术来驱动的"。近年来基因测序成本飞速下降，其下降的幅度甚至远超摩尔定律的预计，目前分析一个人类个体基因组的成本只要 2000 美元，这使得大规模获得基因组学数据成为可能。而大规模多水平组学生物学技术，如蛋白组学、代谢组学、基因组学、转录组学及表型组学等的飞速发展，为精准医疗提供了强有力的技术基础；临床信息学技术的进步如电子医疗病例等，也为获得详细临床数据并对接生物学大数据提供了可能；计算机运算能力的提升与信息技术尤其是大数据处理、云计算等技术的出现使得大量生物学数据的处理成为可能。这一切都催生了精准医疗的出现。

精准医疗的理念可以有效指导临床合理用药，从而达到降低药物不良反应（adverse drug reaction，ADR），提高安全性的目的。王辰院士认为精准医疗可以在有效控制不合理的药费支出、提高疗效、降低药品不良反应等方面带来重大的社会和经济效益。以华法林为例，美国 AEI-BROOKINGS 法规研究中心 2006 年发布的数据显示美国每年新增 200 万患者使用华法林。若为这 200 万新增使用者每人实施一次华法林相关基因检测（约 300 美元/人），然后根据基因检测结果制定个体化给药方案，则每年可在美国减少 85 400 起药物过量导致的出血事件，减少 17 100 起药量不足导致的血栓事件，每年可节约 11.3 亿美元的医疗费用开支。贺林院士认为，精准医疗理念指导下的临床合理用药最终走向个体化医疗。个体化医疗是以个体信息为决定基础的治疗，从基因组成或表达变化的差异来把握治疗效果或毒副作用等应答反应，对每个患者进行最适宜的药物治疗。据统计，我国每年药物所致严重不良反应约 250 万例，药物所致死亡约 20 万例。如果能够推行基于精准医疗的临床合理用药，可能会极大地减少不良反应的损害。同时，推动精准医疗的发展，可以将我国拥有的巨大患者资源优势转化为促进临床诊疗技术进步的战略资源。

精准医疗与中医药个体化治疗的理念相通。大数据的相关技术为现代医学从关注"人的病"向关注"病的人"的转变提供了方法学的支撑。这是现代医学摆脱纯粹的"科学主义"，走向中医学所倡行的科学与人文相结合的新医学的坚实一步。在"生命科学&人文科学"的定位指引下，新医学面对"病的人"这一复杂巨系统，在面对巨系统中生物、社会、心理、环境等诸多元素的复杂关系时，大数据的相关技术提供了处理非线性和关系本体的方法，这为统一新医学的进程扫清了道路。我们可以期望，在大数据的推动下，在不远的未来，中医学和西医学的体系都发生根本性的变化，西医学从理念上向中医学靠近，而中医学从技术上向西医学靠近，最终形成统一的新医学（图 4-1-2）。

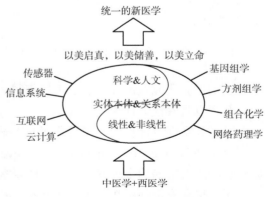

图 4-1-2　大数据与新医学

第二节　真实世界研究的起源与发展

一、真实世界研究的起源

早在殷商甲骨文中，已有关于疾病方面的记载，开始认识"疾首""疾腹""疾言""疟疾""蛊"等疾病，并采用按摩和药物等治疗方法。《黄帝内经》全面地总结了秦汉以前的医学成就，其最显著的特点是体现了整体观念和辨证论治；东汉张仲景总结前人的经验，并结合自己的临床体会，著成《伤寒杂病论》，以六经论伤寒，以脏腑论杂病，提出了包括理、法、方、药比较系统的辨证论治的理论体系，将辨证论治的思维方法与临床实践密切结合起来，为中医临床奠定了理论和方法学基础。辨证论治体系的确立，是中医临床开展真实世界研究的重要基础。

从现代科学发展的角度讲，真实世界起源于实用性随机对照试验（practical randomized control trial，PRCT）。在过去 50 年里，医学领域非常重视随机对照试验（randomized control trial，RCT），特别是解释性随机对照试验（explanatory randomized control trial，ERCT）。ERCT 提供"理想"环境下干预的结果信息，临床医生应用这些研究结果之前还需要进一步的研究。ERCT 往往关注在严格控制医疗环境下治疗措施的效力，研究结果的外推性相对不佳，无法提供足够的证据并充分支持真实临床实践。为了克服 ERCT 的上述缺点，研究人员开始设计和实施 PRCT，目的是获取可直接应用于真实临床实践的证据，PRCT 可提供有关"真实世界"环境下干预的结局信息，其研究结果可以直接拿来应用。这可以说是真实世界的雏形。

二、国际上真实世界研究的发展

自真实世界研究的概念出现以来，在欧洲和北美，研究人员和相关组织陆续开展了一些真实世界研究，进行了大量独立的临床研究实践探索，并逐渐上升至国家宏观政策支持发展的高度。

（一）真实世界研究方法的探索阶段

真实世界研究在设计方法上不尽相同，可以采用观察性设计、横断面设计和队列设计等，其中以观察性设计为主。

（1）观察性设计：由美国马萨诸塞大学医学院于 1999 年发起的急性冠脉事件全球注册研究（global registry of acute coronary event，GRACE）是一个针对所有急性冠脉事件临床管理和患者结局的多国参与、前瞻性观察性研究。由于对胆碱酯酶抑制剂在临床实践中的应用效果和安全性所知甚少，且尚未开展大型的临床试验比较不同胆碱酯酶抑制剂的疗效，Mossello 等组织了一项真实世界研究，以评价胆碱酯酶抑制剂治疗诊断为轻度至中度阿尔茨海默病的中老年门诊患者的有效性和安全性。

（2）横断面设计：Cazzoletti 等根据全球哮喘防治创议（global initiative for asthma，GINA）的指南，在 1999 年至 2002 年期间，针对欧共体呼吸疾病健康调查（European community respiratory health survey，ECRHS）项目第二阶段参与者开展随访性研究，以评价哮喘在数个欧洲治疗中心的控制情况，并调查其决定和影响因素。

（3）队列设计：虽然早期溶栓治疗可以降低 ST 段抬高心肌梗死（ST-elevation myocardial infarction，STEMI）患者死亡的危险，但是该病的死亡率仍然很高。Gale 等开展的研究利用英国心肌梗死国家监测（myocardial infarction national audit project，MINAP）数据库在真实世界人群中评价 STEMI 患者院内死亡率的预测因素，所用数据库覆盖了英格兰和威尔士的所有急症医院。Lasalvia 和其他研究人员花费了 6 年时间，评价在一种现代的、面向社区的精神卫生服务环境下精神疾病患者发生精神病理和社会性失能的纵向变化，并通过使用多次随访设计和一系列综合指标作为假定预测因素来识别在每个临床和社会方面变化的预测因素。

上述真实世界研究的目的主要是为了探究上市后药品或临床干预措施的有效性和安全性。这些研究的结论补充了以往 RCT 或其他研究在有效性和安全性方面的不足，可以为临床医师和患者更合理地使用药物提供有用的信息。真实世界研究是临床研究中的一种新理念，在实际实施中，针对具体的研究目标和内容，可以选择不同的设计方法。

（二）国家宏观政策支持发展阶段

2009 年 8 月，比较效益研究（comparative effectiveness research，CER）正式兴起，当时美国以法案形式将 CER 写入《美国复苏与再投资法案》，并计划投入 11 亿美元开展 CER 研究。在美国总统奥巴马签署法案后，美国相关负责机构，如美国国立卫生研究院（National Institutes of Health，NIH）和美国医疗保健研究与质量局（The Agency for Healthcare Research and Quality，AHRQ）立即着手 CER 的研究计划论证以及实施部署工作。同时，该法案指定美国医学研究所（Institute of Medicine，IOM）设立 CER 有限发展项目。于是在紧锣密鼓的准备后，2010 年年初，《患者保护和可负担医疗法令》指定创立了"可持续 CER 发展项目办公室"，即患者为中心的医疗结局研究所，旨在确立 CER 优先发展项目，并促进 CER 研究方法，强调以患者为中心作为 CER 发起最为主要的目的。

CER 并不是一个完全崭新的概念，它涉及的内容仍然是形成综合证据，为医疗实践服务。CER 涵盖了所有预防、诊断、治疗、监测、医疗保健等领域，并着重在于对不同干预措施的利弊进行比较，直接对真实世界里的各种医疗干预措施进行比较，使用各种各样的数据源和策略方法来发现干预措施针对哪类人群有最大的利或弊。CER 的目的在于为所有医疗相关人员，包括医生、患者、决策者做出明智的决定，从而将医疗水平从个体和群体水平上进行提升。从本质上讲，CER 是真实世界研究的进一步发展，是国家宏观政策支持发展的真实世界研究。

三、真实世界研究在中国的探索和实践

在中国，真实世界研究的概念自从引进以来，极大地引起了研究人员、临床医师和

医药企业的重视，在理论和方法上进行了一些探索，亦开展了基于真实世界理念的临床研究。

有研究者提出建立真实世界的中医临床科研范式，即以人为中心、以数据为导向、以问题为驱动，医疗实践与科学计算交替，从临床中来到临床中去的临床科研一体化的科研范式，认为将临床实践中产生的完整的诊疗信息数据化是开展真实世界临床研究的前提，并提出了一些在真实世界研究过程中保护受试者、进行伦理审查以及提高科学性和伦理性的初步策略。

有研究者通过与随机对照试验对比，总结真实世界研究的特征，讨论运用RCT、真实世界研究开展中医药科研的局限性和优势，总结了真实世界研究与RCT在临床研究目的、纳入和排除标准、样本量、干预情况、评价时间及评价指标、数据采集、管理及统计分析方法等方面存在的差异，认为与RCT比较，真实世界研究更契合中医"整体观念"及"辨证论治"的基本特征，有利于保持中医特色，为中医药科研指明新方向。

例如，研究人员开展的缺血性中风发病、诊治和复发影响因素的随访研究，就是真实世界研究的具体实践，旨在确立复发早期预警的核心要素及参数，明确缺血性中风复发早期预警评价指标，建立具有病证结合特点的缺血性中风复发早期预警模型，最终有望提高中风复发预测的准确性，为降低缺血性中风人群复发率和病死率提供科学理论依据。

有研究者选取10家医院的医院信息系统数据，通过清理、整合形成海量真实世界研究数据仓库。从数据仓库中提取中成药单品种数据，选取理化检查指标中的血、尿、便常规，血生化检查中的血肌酐、血尿素氮、谷丙转氨酶、谷草转氨酶检查项目作为安全性实验室评价指标，比较用药前后上述指标的异常变化，应用数据挖掘的方法，与未应用该中成药的人群进行对比分析，对上市后中成药的安全性做出评价。该研究为基于真实世界研究数据仓库的上市后中成药安全性再评价提供了新的思路与方法。

基于真实世界研究的理念，有研究所开展了参麦注射液、疏血通注射液、苦碟子注射液、灯盏细辛注射液、参附注射液、喜炎平注射液、舒血宁注射液、参芪扶正注射液、注射用丹参多酚酸盐等常用中药的"中药临床安全性监测注册登记研究"，该项目立足国内医疗实际，吸纳国际药物安全性研究的先进设计理念与方法，采取现代化研究技术与先进手段，有望为中药的临床安全合理使用提供依据，并为其深入研究提供方向与指导。亦有学者呼吁在风湿病、帕金森病临床防治领域内推广真实世界研究。

四、中医药领域的真实世界研究

包括中药、针灸、推拿在内的中医药干预措施，来源于有着两千多年历史的丰富临床经验，至今仍在疾病防治中扮演着重要的角色。如何合理地开展临床试验并准确地评价这些中医药干预措施预防和治疗疾病的临床效果和安全性，是一个当前亟待解决的问题，也是中医药自身发展和走向国际所必须解决好的问题。

中医药临床研究主要包括对中医药干预措施（中药、针灸等）有效性和安全性评价两个方面，涉及一系列的关键问题。随机对照试验是评价未上市新药疗效的"金标准"，但在解决基于广泛人群真实医疗实践中的有效性和安全性评价问题上存在不足，这是中医药临床研究所面临的最大困惑。

1. 有效性评价 是中医药临床研究的首要内容，主要包括：

（1）进一步评价中医药干预措施（中药、针灸等）原有的适应证。

（2）在应用中发现中医药干预措施新的适宜病证，淘汰不适宜的病证。

（3）进一步明确并优化中医药干预措施的临床用法、用量和疗程。

（4）研究中医药干预措施和西医治疗措施之间的相互作用，包括相互配伍、合并用药、综合治疗方案等。

此外，由于妊娠或哺乳期妇女、婴幼儿和儿童、老年人及有肝肾疾病患者等人群的特殊性，多数中医药干预措施在上市前的临床研究中将其作为排除病例，使得其在特殊人群中应用的有效性信息严重缺失，临床用药往往根据医生的经验来决定用法、用量和疗程，带有很大的不确定性，无法获得可靠疗效的同时也增大了患者接受治疗的风险。因此，在特殊人群中开展中医药干预措施的有效性评价也是非常重要的。中医药开展 RCT 的局限性在于中医强调个性化治疗，对疗效的评价注重整体性、复杂性和多重影响，强调脏腑经络的相互关联、患者和环境相互依存的关系，目前难以达到 RCT 客观、条件绝对控制等要求，使得中医的特点难以体现于 RCT。

2. 安全性评价 中医药干预措施的临床安全性研究是中医药临床研究的重要环节，尤其是基于 RCT 设计的临床安全性研究很难观察到偶发或罕见的、迟发的以及过量用药、长期用药、合并用药等情况下发生的药品不良反应及其影响因素（机体、药品、给药方法、药物相互作用等），尤其对特殊人群（妊娠和哺乳期妇女、婴幼儿和儿童、老年人、肝肾疾病患者等）应用中医药干预措施所发生不良反应/事件的监测信息基本缺如，不能对中医药干预措施的安全性进行全面的评估。监测中医药干预措施新的或严重的不良反应，以及对上述不良反应/事件相关信息的收集、分析和处理，是中医药干预措施安全性再评价研究需要解决的重要难题。而在中医药干预措施不良反应/事件的因果关系分析中，应充分考虑以下情况：①患者的年龄、体质和生理病理状况；②医生诊断用药时是否正确识别中医证候；③是否存在药品合并使用（包括中药合并使用，中西药合并使用，中药与某些食物、化妆品合并应用等）的情况；④中医药干预措施的使用方法（给药途径、剂量、疗程等）是否符合药品说明书的要求或规范的治疗方案。RCT 往往不能提供阐明这些问题相关的数据和结论，我们只能通过开展基于真实世界研究的再评价研究来解决。

开展真实世界研究是个很好的选择，把真实世界研究应用于中医临床试验是一个很好的思路。我们可以通过 ERCT 来探讨中医药干预措施的效力，并通过 PRCT 来初步研究中医药干预措施的实际临床效果，利用真实世界研究来深入理解其真实临床效果和安全性。随着越来越多中医临床实践问题需要探索和研究，随着对临床医学研究方法的逐渐深入了解和医疗实践的迫切需要，真实世界研究受到越来越多研究人员的关注。相信真实世界研究将会是中医药临床试验尤其是开展上市后中药再评价研究的一大重要理念。

第三节 真实世界研究的理念与思路

一、真实世界研究的理念

在真实医疗环境下，能直接为真实世界的医疗决策提供全面信息的试验是切实可行的。当设计和结局指标的选择与真实患者直接相关，试验在实际医疗服务环境下开展，受试者具有广泛代表性，试验证据与个体患者特征相结合进行有意义的疗效受益和安全风险评估，这时试验所得证据是最适用于临床实践的。通常，当我们想知道干预措施是否有效时，多采取 ERCT 设计；当我们需要进一步研究干预措施在日常医疗实践中的应用效果和安全性时，就需要采取真实世界研究设计。

虽然真实世界研究更加接近患者接受治疗的实际情况，但研究结果可能是接近于毫无意义的。本质上说，这是因为真实世界研究结果（正面的或负面的）可以从多方面加以解释，同时真实世界研究往往忽视治疗措施与任何观察到的临床结局之间的因果关系。精心设计的真实世界研究，可以用来作为对 RCT（特别是 ERCT）研究的补充，去检验一种已经认为有效的治疗措施在真实医疗实践中的有效性和安全性。在实际研究中，由于需要大的样本量且相对较长的随访时期，开展真实世界研究的成本可能是非常昂贵的。真实世界研究的最大优势在于它可以为日常真实临床环境下治疗措施的有效性和安全性提供证据，但其风险可能是在努力确保外推性的同时牺牲了内在有效性。

试验条件控制得越严格，我们越相信其治疗效力，但试验本身离真实医疗实践会越远；效果研究越接近真实医疗实践，它提供的效力系数越小。在平衡临床研究的效力和效果时，必须在利用随机盲法研究同质患者样本的优点和获取更贴近真实临床实践的数据之间有所取舍。我们的最终目标是在保持可接受的内部有效性的同时使外部有效性最大化，即需要在外部有效性和内部有效性之间取得可以接受的平衡。ERCT、PRCT 和真实世界研究在评价医疗干预措施中都占有重要的地位，只有综合考虑来自 ERCT、PRCT 和真实世界研究的结果，才能很好地反映真实临床情况，才能合理制定适用于真实临床环境下的治疗指南和规范，指导日常医疗活动。

二、中医药开展真实世界研究的思路

真实世界研究的最大优势在于它可以为真实临床环境下药品的有效性和安全性提供更多的证据。精心设计的真实世界研究，可以用来作为对上市前 RCT（特别是 ERCT）研究的补充，去检验一种上市药物（已经认为有效的药物）在真实医疗实践中的安全性和有效性，这正是中医药临床研究所迫切需要的。

在广大人群中开展真实世界研究，试验时间较长，观察指标全面，如实记录医生诊断和处方以及患者的用药情况，可以较真实地收集中医药干预措施（中药、针灸等）安全性和有效性相关信息，为评价中医药干预措施的受益-风险及采取相应措施提供可靠依据。基于真实临床环境,真实世界研究可以全面监测药品偶发的、罕见的、迟发的以及过量、长期和合并用药等情况下发生的 ADR 及其影响因素,以及对特殊人群应用中医药干预措施所发生 ADR 的监测。在有效性再评价方面,真实世界研究可以进一步评价中医药干预措施原有的适应证,进一步明确并优化其临床用药剂量和疗程;发现中医药干预措施新的适宜病证,淘汰不适宜的病证;明确药物之间的相互作用,包括相互配伍、合并用药等;获取中医药干预措施在特殊人群中应用的有效性相关信息。RCT 显然是在解决上述问题上存在明显的不足,这也正是中医药临床研究开展真实世界研究的必要性和可行性所在。

辨证论治和综合干预是中医临床用药的基本特征,中医临床医师往往注重中药的实际临床效果,通过严格设计的 RCT 评价中医药干预措施在广大人群中应用的有效性和安全性往往存在不足,无法获得全面真实的中医药干预措施临床应用信息。如何评价中医药干预措施的有效性和安全性呢?在我们看来,开展真实世界研究是一个很好的思路。我们可以通过 RCT 来初步探究中医药干预措施的临床效力(efficacy),从而使有效且相对安全的中医药干预措施及时应用于临床。再通过开展真实世界研究来深入探究其真实临床效果(effectiveness),获得更全面的安全性和有效性信息,在保证患者用药安全、有效的前提下,可能延长中医药干预措施的临床应用价值,也有利于中医药行业的健康发展。随着越来越多的中医药临床研究问题需要探索和研究,研究者们将会越来越注重真实世界研究。我们相信真实世界研究是开展上市后中药临床再评价研究的一种新理念,将会在中药临床评价实践工作中得到充分的应用和检验。

有学者提出真实世界的中医临床科研范式,即以人为中心,以数据为导向,以问题为驱动,医疗实践与科学计算交替,从临床中来到临床中去的临床科研一体化的科研范式。该范式继承了中医药临床研究的基本模式,融合现代临床流行病学、循证医学、统计学和信息科学等概念、理论和技术,以中医临床科研信息共享系统为支撑,在肿瘤、中风、冠心病、糖尿病等重大疾病研究中得到应用,取得了以往难以获得的研究成果。这一范式有望成为中医临床研究的重要模式,把真实世界研究应用于中医药临床研究是一种新的理念。在具体研究过程中,由于需要较大的样本量且相对较长的临床观察期和随访期,开展真实世界研究的成本可能是相对昂贵的,这有待在今后实施过程中具体解决。将真实世界研究引入中医药研究亦是一个崭新的研究方向,在保持中医特色的同时,又不失中医药研究的科学性,取得符合真实临床情况的研究成果,从而推动中医药走向世界。

第四节　基于大数据理念的中医药研究

一、大数据与中医药的理念融合

近代以来,对于中医药科学性的质疑甚嚣尘上。然而随着现代科学领域基础性学科的发展,尤其是物理学和天文学的相互促进,人们对世界的认识更进一步,逐渐摆脱了孤立的、线性的思维惯性,中医药的科学内涵才渐渐得以阐明。中医药是农耕文明的产物,是系统论主导下的,以非线性现象和关系本体为主要研究目标的生命科学和人文科学有机结合的医学科学。中医药学的研究对象始终是"病的人"而非"人的病",因此,其要面对的始终都是一个复杂巨系统,要处理复杂巨系统中诸元素的相关性,中医药构建的是关系本体而非实体本体;中医药研究的对象是活的人,因此,要面对各种非线性的关系,需要将其研究的对象置于自然、社会、心理的高维环境之中,从整体出发去考虑问题,因此发展出非线性的辩证体系;同样,也是因为其研究对象是活的人,所以不仅要"格物",还要"察情",要将生命科学与人文科学有机地结合起来。

维克托·迈尔-舍恩伯格对大数据"全体性""混杂性"和"相关性"的概括成为学术界的共识,毫无疑问,大数据的思维也是非线性的,其关注更多的也是关系本体而非实体本体。同时,医学领域的大数据,由于提供了研究对象人在社会中各个维度的数据,因此,理想的情况下会有一个从社会关系到身体状态,再到心理变化的全方位的刻画,这无疑也是生命科学与人文科学的结合。可见,大数据的理念与中医药学有诸多相通之处,大数据时代的中医药学必然会迎来新的发展契机。

二、中医药研究的传统模式——真实世界研究

传统中医药学的研究从根本上来说就是真实世界研究。传统的中医药很少开展严格限定条件的"理想"情况下的 RCT,而是强调理论从临床中来,到临床中去,更多地应用归纳总结的方法,从实践中发现规律,在实践中验证规律,在实践中改进认识,在实践中提高认识。中医药学的传承也与真实世界的理念相一致,强调在临床中体悟,从医案中学习。真实世界研究起源于 PRCT,强调临床试验要遵从临床医疗的实际,根据患者的实际病情和意愿非随机选择治疗措施,通过长期的、大样本的临床观察,评价诊疗措施的临床价值,发现医学规律,获得新的认识。可见,虽然两者在具体的研究方法上存在诸多不同,但毫无疑问其理念是相通的。

中医辨证论治、综合疗法、个体诊疗的特点,决定了其疗效和优势很难通过严格的 RCT 彰显出来。因为基于临床流行病学思想的 RCT 探究的是群体的规律,因此,严格限定纳入和排除标准,保证仅纳入主流人群,抹杀特殊人群、个体差异以及研究对象的社会、心理及个体价值取向的影响。而中医药学则强调要考虑这些影响,其个体诊疗的特点甚至要求必须全面收集个体的体质、心理、社会地位、宗教信仰、个人意愿等信息,毫无疑问,RCT 无法做到这一点,中医药学的优势只有在真实世界的条件下,才能充分地得到实施和发挥。

然而,真实世界的研究在实施中却存在很多难题。与 RCT 把事件理想化、简单化不同,真实世界研究要还原事件发生的真实场景,这就要求把大量变量纳入研究,并且建立变量之间的关系,重构变量演变的复杂系统。这就要求复杂的数学建模和高性能计算,很大程度上依赖于信息科学的进步。正是受到这一技术方面的制约,中医药的真实世界研究一直没有受到人们的关注。随着大数据时代的来临,医疗大数据对研究对象各个维度的刻画加上大数据管理和处理方法的飞跃,再现和重构临床场景,并从不同维度分析和理解数据已可实现。大数据推动中医药真实世界研究将可预期。

三、中医药临床研究的广阔的时代背景——大数据

真实世界研究影响因素众多，必须通过大量样本来获得准确的结论，大数据的相关方法和技术使这一切简单方便起来。

大数据时代的到来，根源于电子技术的飞速发展，各种传感器的大规模应用和信息传输手段的便利使得获取临床实际的观察性数据十分容易，而基于互联网的数据传输廉价而快速。如前所述，可穿戴设备的发展可以持续不断地获得研究对象的健康数据，这样真实世界研究可以基于一定时段内的全部连续数据；而互联网平台可以在全球范围内同时实时收集大量研究对象的健康数据。而且，真实世界研究强调研究结果的实用性和扩展性，并不执着于因果关系的发现。事实上，真实世界研究更强调对相关关系的发现，以之为线索，通过 RCT 的"金标准"确定两者之间是否存在因果关系，或通过针对性的基础实验发现其机制。同样，与大数据的研究一样，真实世界研究也要面临大量的混杂数据，大数据处理混杂数据的思路和方法为真实世界研究提供了支撑。

大数据时代的到来，是真实世界研究的重大机遇。在大数据时代，真实世界研究的理念可得以充分实现，在关注实际的临床实践、产出更具实用性和推广性的证据、维护患者健康方面跨上新的台阶。

参 考 文 献

城田真琴, 2013. 大数据的冲击[M]. 周自恒, 译. 北京: 人民邮电出版社.

鄂维南, 2013. 数据科学[R]. URL: www. math. pku. cn/teachers/yaoy/Spring2013/weinan. pdf.

弗兰克斯, 2013. 驾驭大数据[M]. 黄海, 车皓阳, 王悦, 译. 北京: 人民邮电出版社.

贺林, 2015. 新医学是解决人类健康问题的真正钥匙——需"精准"理解奥巴马的"精准医学计划"[J]. 遗传, 37（6）: 613-614.

李国杰, 程学旗, 2012. 大数据研究: 科技及经济社会发展的重大战略领域[J]. 中国科学院院刊, 27（6）: 647-657.

梁娜, 曾燕, 2013. 推进数据密集型科学发现, 提升科技创新能力[J]. 中国科学院院刊, 28（1）: 115-121.

刘保延, 2013. 真实世界的中医临床科研范式[J]. 中医杂志, 54（6）: 451-455.

沈浩, 黄晓兰, 2013. 大数据助力社会科学研究: 挑战与创新[J]. 现代传播, （8）: 13-18.

王辰, 2015. 我们很需要精准医学[N]. 健康报, 2015-03-26（008）.

王思成, 刘保延, 熊宁宁, 等, 2013. 真实世界临床研究伦理问题及策略探讨[J]. 中国中西医结合杂志, 33（4）: 437-442.

维克托·迈尔-舍恩伯格, 2013. 删除: 大数据取舍之道[M]. 袁杰, 译. 杭州: 浙江人民出版社.

维克托·迈尔-舍恩伯格, 肯尼思·库克耶, 2012. 大数据时代: 生活、工作与思维的大变革[M]. 盛杨燕, 周涛, 译. 杭州: 浙江人民出版社.

杨焕明, 2015. 奥巴马版"精准医学"的"精准"解读[J]. 中国医药生物技术, （3）: 193-195.

杨薇, 谢雁鸣, 庄严, 2011. 基于 HIS "真实世界"数据仓库探索上市后中成药安全性评价方法[J]. 中国中药杂志, 36（20）: 2779-2782.

周仲瑛, 2003. 中医内科学[M]. 北京: 人民卫生出版社.

BALTIMORE D, BERG P, BOTCHAN M, et al, 2015. A prudent path forward for genomic engineering and germline gene modification[J]. Science, 348（6230）: 36-38.

CONWAY P H, CLANCY C, 2010. Charting a path from comparative effectiveness funding to improved patient-centered health care[J]. Jama, 303（10）: 985-986.

DREYER N A, TUNIS S R, BERGER M, et al, 2010. Why observational studies should be among the tools used in comparative effectiveness research[J]. Health Affairs, 29（10）: 1818-1825.

DUNLEALY K, ROSCHEWSKI M, WILSON W H, 2014. Precision treatment of distinct molecular subtypes of diffuse large B-cell lymphoma: ascribing treatment based on the molecular phenotype[J]. Clinical Cancer Research, 20（20）: 5182-5193.

GARRAWAY L A, Lander E S, 2013. Lessons from the cancer genome[J]. Cell, 153（1）: 17-37.

GARRISON J L P, NEUMANN P J, RADENSKY P, et al, 2010. A flexible approach to evidentiary standards for comparative effectiveness research[J]. Health Affairs, 29（10）: 1812-1817.

SHARP P A, 2014. Meeting global challenges: discovery and innovation through convergence[J]. Science, 346（6216）: 1468-1471.

SOX H C, 2010. Comparative effectiveness research: a progress report[J]. Annals of internal medicine, 153（7）: 469-472.

TSAI H J, SHIH N Y, KUO S H, et al, 2015. AUY922 effectively targets against activated B cell subtype of diffuse large B-cell lymphoma and low-grade lymphoma cells harboring genetic alteration-associated nuclear factor-κB activation[J]. Leukemia & lymphoma, 56（9）: 2674-2682.

第五章

帕金森病临床大数据研究的
选题与设计

临床医学研究是与人关系最为密切的医学研究形式，而帕金森病的临床研究在临床医学当中占据有重要地位，其研究成果可直接改善临床医疗实践。从研究证据来讲，RCT 是评价干预措施的有效设计，但是 RCT 研究对象单一、样本量小、试验条件严格、限制采用合并干预措施、研究时限较短、评价指标较少、研究成本高、研究结果外推性较差，并且受到某些伦理学限制，这决定其只能获得结果为干预措施的内部真实疗效，即效力。但是干预措施需要在临床中推广使用，在真实世界研究中患者情况更加复杂，如年龄范围更广，可能合并多种疾病，可能合并使用多种干预措施，需要的是干预措施的真实效果，由于经典 RCT 存在局限性，需要开展真实世界研究对干预措施进行评价。

真实世界研究有多种研究类型，主要为观察性研究，在回答临床实际疗效时能够发挥重要的作用。医疗大数据大多为观察性数据，可以较方便地应用于观察性研究。其中最为典型的是医疗电子数据，如医院信息系统（hospital information system，HIS）数据。从科研过程来讲，需要提出研究问题，建立科学假说，确立研究目标，进行研究方案设计，收集数据，统计分析，形成研究报告，发布研究结果，指导临床实际。近年来，利用医疗电子数据开展临床评价研究越来越多，但尚缺乏指导性文件，不同研究者实际开展的研究之间差别较大。本章根据医疗电子数据的特点，从基于大数据的医学科研的角度出发，针对帕金森病及其相关临床研究的临床评价研究的目标、设计、方案设计中的关键问题，以及数据源的选择与利用等方面内容进行介绍，期望对利用医疗大数据开展真实世界研究起到一定的指导作用，从而提高研究质量，为帕金森病临床提供更加可靠的研究证据。

第一节　制定研究问题与研究目标

医学科学研究的最终目的是解决临床问题，提出好的研究问题，相当于研究完成了一半。因此开展任何一项研究之前提出好的科学问题是每一位研究者应具备的基本技能。研究问题和研究目标是研究的基础，研究设计和分析等各方面内容都要服务于研究问题和研究目标，因此要使研究产生对医疗决策和行为有价值的新知识，必须详细阐述和精确书写研究问题和研究目标。

形成研究问题需要包含 7 个重要组成部分，分别是确定研究的内容与范围、研究者与受益者、研究背景，整合现有知识了解研究进展，建立科学假说，应用 PICOTS 结构化研究问题，确定研究结局，预估评价效果大小，以及讨论证据局限性。本节分别介绍以上 7 个组成部分的关键内容，同时以 HIS 数据为例，简要介绍利用 HIS 数据可开展的帕金森病及其相关临床评价研究。

一、如何提出研究问题与目标

（一）确定研究的内容与范围、研究者与受益者、研究背景

在确定临床研究问题时，研究者首先要阐明研究的内容和范围是什么，比如针对疾病

开展疗效评价研究、药品的上市后安全性评价或者有效性评价研究，还是开展疾病或药品的经济学研究。确定研究的内容和研究范围是确定研究问题与目标的第一步，也是基本步骤，因此需要在开展研究前加以限定。

医学科学研究的目的是改进临床诊疗水平，在研究开展前还要确定研究者与研究结果的受益者分别是谁，对于研究的结论要有所预测，这样有利于研究者更加明确研究问题与研究目标。如果出于伦理、管理或其他原因需要在某个特定的时间范围内利用研究结果作为临床决策的依据，这将直接影响研究结局与设计类型的选择，那么应对研究的时间范围加以明确说明。如利用医保电子数据开展一定时期内中医药医保目录制定的研究，那么其中研究者为医保政策制定者、医保政策执行者和参加医保的人员，而决策为真实世界研究中的中医药种类、价格及应用范围，在探讨研究问题时应对以上内容加以明确说明。由于医保政策的制定与国家金融政策、中医药研究进展等内容密切相关，在开展此类研究时应明确表明研究的时间范围。

在制定研究问题与目标时，还应对医疗决策制定的背景进行阐明，包括制定医疗决策的理论依据，目前存在的主要问题，科学证据支持决策的途径，利益相关者进行决策的过程，对研究受益者的描述等。通过对以上背景的详细阐释，能够更加明确研究目标与相关指标的制定，明确研究的局限性所在，以便于对研究进行科学的假设，对产生的研究结果进行合理的认识，更有利于研究结果的转化和应用。

（二）整合现有知识了解研究进展

在设计一项新的研究前，研究者需对目前能获取的与研究相关的文献进行综述，或进行系统综述，严格评价文献质量，整合各类研究结果，获得目前关于此类研究的进展，重点对文献中研究的干预措施的已知效力、效果、安全性及相关结局进行总结。同时对于文献中的测量方法、局限性等问题进行评价。除研究者进行文献综述外，还可查找高质量的文献综述或系统综述，参考研究相关的指南或标准，结合疾病的病理生理学知识和专家意见，还可对患者进行访谈，整合各类知识，了解目前研究问题的相关进展，为研究问题及研究目标的设定提供基础。

（三）建立科学假说

在充分了解研究进展基础上建立科学假说。科学假说是指根据已有的科学知识和新的科学事实对所研究的问题作出的一种猜测性陈述。它是将认识从已知推向未知，进而变未知为已知的必不可少的思维方法，是科学发展的一种重要形式。简单来讲，就是人们在探索错综复杂的自然界奥秘的过程中，用已获得的经验材料和已知的事实为根据，用已有的科学理论为指导，对未知自然界事物产生的原因及其运动规律作出推测性的解释。这种假说需要在实践中检验它的科学性，减少它的推测性，以达到理论的认识。

在建立科学假说过程中，可以邀请研究利益相关者以及其他相关专家对干预措施与患者结局之间的关系进行描述，也可以描述可能影响假设建立但是不会在研究中加以验证的混杂，这些内容应该在研究方案和研究报告中进行阐述，以利于评价者对研究结果的正确认识。

以科学的假设为基础，研究者可以利用相应的科学理论来设计研究方案并制订分析计划。建立正确的假说能够使研究获得的结论更加可靠，能够帮助研究者对研究结果提高认识，正确解释研究结果。

从以下几个问题入手能够帮助更好地建立科学假说，包括研究的主要目标是什么，与医疗决策的关系如何，决策者、研究者和相关专家对研究问题的假设是什么，假设的干预与解决可能存在的关系是什么。

（四）应用 PICOTS 结构化研究问题

为使研究方案的读者更好地理解研究问题，可采用临床流行病学的六大基本要素对研究问题进行结构化，即研究人群（patients/population，P）、干预措施（intervention，I）、对照（control，C）、结局（outcomes，O）、时间（timing，T）和场所（setting，S），简称 PICOTS。P 指某一类患者或某一类人群，对于这部分内容主要需要明确研究的患者群体是哪些，干预措施在同种疾病的不同亚组之间是否具有同样的效果，是否需要进行亚组划分等；I 指需要确定的干预措施或干预因素是什么，如药物、针刺等；C 指对照，即与干预措施或干预因素相对比的干预措施是什么；O 为研究所关注的结局或终点是什么；T 为研究的时间范围是什么，最终结局是短期结局还是长期结局；S 指研究的场所，如大型综合医院、社区卫生服务中心或其他场所等。PICOTS 给出了研究问题的关键点，有助于保证在提出研究问题与研究目标时更加明确。

例如基于 HIS 数据开展"中医药治疗肝病"的研究，根据 PICOTS 来结构化研究问题，其中"肝病"应该是指肝病的患者，那么是哪类肝病的患者？什么时期？对患者有什么要求？这就是 PICO 中的"P"。又如"中医药"过于泛化，无明显的目的性，要说明是什么样的中医药，针刺？灸法？中成药？或者方剂？要明确采取何种治疗措施，这是 PICO 中的"I"。PICO 中的"C"在科学假说中可以认为是未使用中医药治疗的患者，或者未使用所需研究的干预措施的同类患者。结局指标的选择需要根据干预措施来确定，比如终点结局指标"死亡""肝癌"等，也可是中间替代指标，比如各类酶学指标的变化等，也就是 PICO 中的"O"。那么根据以上临床问题，研究问题可以表述为"清热解毒类中成药是否能够降低慢性乙型肝炎患者急性期谷丙转氨酶和谷草转氨酶水平？"。

此处需要指出的是，建立假说所选择的 PICOTS 一定为医疗电子数据库中可以获得的指标，比如在以上研究中，清热解毒类中成药、慢性乙型肝炎急性期患者、ALT、AST 均为 HIS 数据库中所记录的信息，如果在以上研究中提出观察清热解毒类中成药对基因或组学的影响，那么这类数据在 HIS 数据库中并未有记载，也就无法进行统计分析，最终基于医疗电子数据建立的科学假说就是失败的。

（五）确定研究结局

临床研究的最终目的是对利益相关者起到积极的保健、预防或治疗作用，在确定研究终点时可通过访问利益相关者获得哪些结局对研究干预措施更加重要。RCT 研究一般使用临床终点和替代指标来衡量效力的大小，而开展真实世界研究，存在多种混杂因素，因此疗效可能需要同时使用多种指标才能度量，其中很多指标并非生物学指标，从医疗电子数据特点来讲，可作为研究终点的测量指标有死亡率、发病率、不良反应、成本以及相关指标降低等多种结局。

（六）预估评价效果大小

在确定研究问题与研究目标时，一项非常重要的内容是如何确定一项干预措施有效，这与评价指标有关，而不能仅仅用统计学的显著性差异代替有意义的临床效果差异，如开展高血压病的研究，采用血压值作为研究指标，当试验组血压降低 5mmHg 时，通过统计学分析两组可能存在显著性差异，但是对于临床实际来讲，人体血压存在一定的波动范围，血压值降低 5mmHg 无太大临床意义，因此不能确认是干预措施的疗效，可见预估评价效果的大小对干预措施的评价有重要的意义。研究者需要正确认识测量工具和统计方法的准确性、局限性，从而确定所需效果的大小，需考虑的问题包括确定不同干预出现什么样的差异是有意义的，目前能获得的研究成果是如何定义有意义的差异的，以及通过研究希望获得优效结果还是非劣效的结果。

（七）讨论证据的局限性

任何一项研究都有其局限性，有的是来自研究设计本身存在的天然缺陷，有些是来自研究实施过程的限制，如数据质量、研究时限、研究者的专业素养、测量差异、分析方法的选择等。因此在制定研究问题与研究目标时要预先对研究的局限性进行说明，这有利于读者对最终研究结果有正确的认识，避免决策者过分依赖研究结果而做出不恰当的决定。

以上步骤为制定研究问题与研究目标的框架，是所有研究的基础。美国卫生健康研究与质量管理署（Agency for Healthcare Research and Quality，AHRQ）提出可以邀请利益相关者共同参与制订，这将有利于获得对于临床更有意义的结果，也更利于研究结果的推广。在制定具体的研究问题时，可列出相应的核查清单进行逐一明确，以确保研究实施过程的透明化和可操作性。

二、中医药研究的得力工具——HIS 数据

HIS 数据是医疗电子数据的典型代表，利用 HIS 数据可开展系列中医药临床评价研究，主要的研究范畴为疾病评价和药品评价。在确定研究主要内容后参照以上框架制定研究问题与研究目标。

（一）疾病评价

利用医疗电子数据开展疾病临床评价研究，可以进行发病规律、诊疗特征、指南评价、经济学评价等研究，具体内容包括如下几方面。

1. 疾病发病规律分析

（1）疾病的发生与年份、性别、年龄、发病节气、入院病情、基础疾病间的关系。

（2）疾病中医证型转化规律。

（3）疾病发生后血常规、尿常规、肝肾功能、血脂、凝血常规等常规安全性检测指标特征。

2. 疾病治疗特征

（1）疾病用药特征分析。

（2）针对某种疾病的常规用药方案特征分析。

（3）特殊人群疾病诊疗特征分析。

（4）中药在疾病治疗中的地位及疗效评价。

3. 疾病中西医指南推广临床评价

（1）疾病临床实践指南推广及依从性评价。

（2）疾病临床实践指南效果评估等。

4. 疾病的经济学评价

（1）疾病负担研究。

（2）最优诊疗方案经济学研究。

（二）药物评价

利用医疗电子数据进行的药物临床评价主要为使用特征分析、安全性评价、有效性评价及经济性评价。

1. 药物临床使用特征分析

（1）药物使用人群特征分析。

（2）药物适应证用药人群特征分析。

（3）药物使用剂量、疗程分析。

（4）药物临床常用联合用药分析。

2. 药物安全性评价

（1）药物对肝肾功能影响性的研究。

（2）药物疑似过敏反应患者特征及影响因素研究。

（3）特殊人群用药安全性评价，如老年患者、儿童、合并肝功能或肾功能障碍患者的用药安全问题等。

3. 药物有效性评价

（1）同类药物对同种疾病治疗的有效性评价。

（2）以实验室指标的变化来评价药物的疗效。

4. 药物经济性评价

（1）同类药物的最小成本分析。

（2）药品的成本效果分析。

（3）药品的成本效用分析。

（4）药品的成本效益分析。

利用医疗电子数据开展中医药研究，首先要从临床实际入手，明确哪些是急需解决的问题，再者从中医药的优势出发，找出与西医的不同之处，"以己之长，补彼之短"，如中医药在慢性疾病治疗方面有所优势，又或者中成药与西药相比较在疾病治疗方面所存在的优势，均为提出好的研究问题的着眼点。还可从医疗电子数据的特点出发，如通过大量医疗电子数据，更能发现中成药小概率的安全性问题，或者发现中医药在特殊人群中应用的特点及安全性问题等。

总之，了解医疗电子数据的特点，从临床需求出发，提出科学合理创新的中医药研究问题是利用医疗电子数据开展中医药研究至关重要的一步。

第二节　研究设计的思路

根据临床研究问题与研究目标，确定正确的设计类型十分关键，而在选择设计类型时，要充分考虑医疗大数据的特点以及设计类型的特点，选择适宜的设计类型，从而获得正确的研究结论。

选择设计类型，最重要的是了解医疗大数据的特点。真实世界研究数据之所以独具特色，是由于其数量大，数据能够真实反映临床实际，更易总结规律，发现发展趋势，节省研究成本，如病例采集时间、临床试验药费、观察费、检测费等。开展多中心研究，反映不同地域和不同类型医院间的诊疗差异，为前瞻性研究提供思路与线索，最终将研究成果反馈于临床，指导临床实践。

真实世界研究也有其自身的缺点，各类医疗电子数据来源多样，多是基于某种目的的专业数据，而非为科学研究而独立设置，数据类型多属于回顾型，利用此类数据开展研究存在局限性，如各家单位数据结构不统一，数据标准不同，如同一检测指标可能有多种名称或正常范围，数据存在缺失，混杂因素较多，缺少某些研究指标，获得的研究结果仅能为临床提供参考，不能做因果判断等。

因此，考虑医疗电子数据的回顾性、观察性、大样本数据特点，参考临床流行病学和药物流行病学的设计类型，优先可选的设计类型主要有队列研究、病例对照研究等，但不能开展 RCT 设计，本节将分别对可选用的设计类型作详细介绍。

一、队 列 研 究

队列研究是将一群研究对象按是否暴露于某因素分成暴露组与非暴露组，随访一段时间，比较两组之间所研究疾病或结局发生率的差异，以研究这个（些）暴露因素与疾病或结局之间的关系。队列研究是观察性研究的经典设计类型，是由"因"到"果"的研究，分为前瞻性队列研究、回顾性队列研究以及双向性队列研究，适用于医疗电子数据研究的主要为回顾性队列研究。

回顾性队列研究的研究对象是根据其在过去某时点的特征或暴露情况而入选并分组的，然后从已有的记录中追溯从那时开始到其后某一时点或直到研究当时为止这一期间内，每一研究对象的死亡或发病情况。

队列研究的优势主要有以下几方面：①时间方向清晰，能够区分暴露和混杂因素，还可以区分暴露和结局的关系；②能够得到各组间的发病率或风险率，可计算组别间比率的差值；③能够获得同一干预措施的多种结局；④证据等级较高，仅低于 RCT，位于证据等级金字塔的第二位。其局限性在于当研究结局发生率较低时，将会非常耗时和耗费人力、物力及财力。

队列研究是医疗电子数据研究的主要设计类型，是根据是否有暴露因素自然形成分组，具有样本量大、研究时间长等特点。医疗电子数据样本量大，由于监测或医院病例连续纳入，研究时限长，有些监测会定期对患者进行随访，符合队列研究的设计需要。根据研究目的，按照研究结局指标分为暴露组与非暴露组。采用队列研究分析方法获得结果，其证据等级仅次于 RCT。

采用队列研究可以进行疾病危险因素分析、病证结合的证候规律探索分析、中西医联合治疗方案有效性评价及安全性评价、药物有效性分析、药物安全性研究等，如扶正类药物对化疗后患者血细胞的影响、清热解毒中药对白细胞的降低作用等。

近年来，注册登记研究（registry study，RS）越来越受到研究者们的重视，RS 的定义为"注册登记是一个有序的系统，该系统使用观察性研究的方法收集统一的数据（临床的或其他）来评估由某种疾病、状况或暴露的人群的特定结果，该系统服务于一个或多个预定的科学、临床或政策的目的"。定义中出现的"暴露"一词是流行病学概念，指接受某种诊疗措施或接触某些致病因子。从本质上来讲，RS 属于队列研究的一种。

在 RS 中，根据研究目的的不同，暴露包括使用药物、医疗器械、疾病与病情、治疗方案及过程、医疗卫生服务等，因此可将 RS 分为医疗产品（包括药品及医疗器械等）登记、健康服务登记、疾病或健康状况登记，也可以根据研究目的结合以上分类，作为综合性注册登记研究出现。换言之，RS 是对处于以上一种或多种暴露因素中的人群进行评价。

在 RS 的定义中，要点内容包含以下几方面：①研究类型为观察性研究；②数据收集由研究目的决定；③收集的数据内容统一；④数据收集方式一致；⑤数据收集内容为来源于患者临床实际的数据；⑥采取主动收集数据的方式。

AHRQ 于 2010 年发布的《评价患者结局注册登记指南（第 2 版）》中，对 RS 研究的目的进行了阐述，主要有：①描述疾病的自然史；②确定临床实际效益或成本效益；③评估医疗产品、医疗服务的安全性或风险；④评价或改善医疗质量；⑤开展公共卫生监测；⑥开展疾病监测。RS 不仅可以作为安全性评估手段，还能够为临床实践、患者转归以及比较效益等方面提供真实世界研究的结果。在研究设计中，RS 可以仅有一种研究目的或同时具有多种目的，以最急需解决的问题作为主要目的，其他作为次要目的，并以主要研究目的设置结局评价指标，研究要紧紧围绕主要研究目的开展。

选择登记病例时，根据研究需要，可以是目标人群中全部或几乎所有的对象，也可以是其中的一个样本（由抽样获得的人群，可代表目标人群特征）。以描述性研究为目的的RS 可不设置对照组。RS 通常具有样本量大、数据收集范围广（许多研究为全球性登记）、研究时限长、收集的信息量大等特点。

医疗电子数据来源中，如传染病监测数据库、慢性疾病监测数据库等，均为针对某类特定人群建立的，同时数据具有连续性、大样本的特点，与 RS 定义相符，因此可采用 RS 设计，开展疾病研究或药品研究。

二、巢式病例对照研究

巢式病例对照研究（nested case control study，NCCS），又称套叠式病例对照研究或队列内病例对照研究，是将病例对照研究和队列研究进行组合后形成的一种新的研究方法，即在对一个事先确定好的队列进行观察的基础上，再应用病例对照研究（主要是匹配病例对照研究）的设计思路进行研究分析。这一设计方案于 1973 年由美国流行病学家 Mantel 最早提出。

其研究对象是在队列研究的基础上确定的，以队列中所有的病例作为病例组，再根据病例发病时间，在研究队列的非病例中随机匹配一个或多个对照，组成对照组，比较两组间的暴露差异。由于 NCCS 是在队列研究的基础上设计和实施的，因此也有前瞻性、回顾性、双向性三类。

NCCS 的主要特点：①暴露资料在疾病诊断前收集，选择偏倚和信息偏倚小；②病例与对照来自同一队列，可比性好；③可计算发病率，统计和检验效率高于病例对照研究；④样本量小于队列研究，节约人力、物力；⑤符合因果推论要求，论证强度高。由于 NCCS 是在队列研究基础上进行的，其证据等级与队列相同，也为二级证据。除此之外，应用于医疗电子数据中还可解决两组之间比例不均衡问题。

应用 NCCS 的首要原因是它只需收集那些被选为研究对象的而不是全队列的完整资料，从而减少了资料收集所花费的人力、物力。队列研究在确定暴露因素与疾病的因果关系上能为人们提供直接的证据，比病例对照研究更具有说服力。其次，随着时间的推移，研究工作的开展和深入，一项队列研究很可能要增加原设计中没有的某一暴露或混杂因素的内容，NCCS 能妥善解决这一问题。最后，应用 NCCS 能避免那些与时间关联自变量的计算问题。

在 NCCS 设计中，病例仍然是全队列中的所有病例，而对照则是在相应时效时间上的危险集内选出的很少一部分非病例。除了这种时间配比外，较常考虑的配比因素是性别、年龄，此外还要根据具体情况对混杂因素进行配比。例如，研究吸烟与肺癌的关系中，除可以选择性别和年龄作为配比因素外，由于癌症可能具有遗传性，因此肺癌家族史可能是一个混杂因素，也可以选择肺癌家族史作为配比因素。

需要注意的是，采用 NCCS 设计对照组时要从同一队列中相同时期的患者中选取，如从队列基线中直接选取，那么可能忽视时间因素对于结局的影响，对干预措施的评价可能产生偏倚。另一方面，虽然采取匹配的方式可控制混杂从而提高统计效率，但是在 NCCS 研究中匹配因素一般应选取对研究结局影响较大的因素，匹配后，对于匹配因素对研究结局的影响将无法评估，如果将与治疗结局关联较强的因素作为匹配因素，有时可能反而降低统计效率。比如探讨降压药对血压的影响，年龄可能是个重要的因素，如以年龄作为匹配因素，则无法评价年龄这一因素对血压的影响。因此在进行匹配时，对于匹配因素要进行评估，权衡利弊后谨慎选择。匹配因素也不适宜选择过多，否则限制过多可能难以获得足够的对照组。

基于 HIS 数据，采用 NCCS 可以进行药物的安全性研究、某些疾病的理化指标变化研究等，如某种中药注射剂疑似过敏反应研究，将使用这种中药注射剂的全部患者作为队列，将发生疑似过敏反应的患者作为病例组，以性别、年龄作为配比条件，以随机抽样的方式在符合条件的未发生过敏反应的患者中按照 1∶4 比例抽取对照组，并采用 Logistic 回归分析获得发生疑似过敏反应的影响因素。

三、处方序列分析

处方序列分析（prescription sequence analysis，PSA）是药物流行病学的设计类型，由 Petri 在文献中加以介绍，是一种依据药品处方记录来检测药品反应的研究方法，主要用于研究药品的不良事件（adverse event，AE）。

PSA 方法的使用要求基于现有的、完备的处方记录数据库来实现，当某些药物的 AE 本身是其他药物使用的指征时可以使用。因为在这种情况下，患者的处方药物记录会显示出某种特定的药物使用先后序列（顺序），在大量的处方记录数据库中表现出特定的频率分布，比如药物 1 和药物 2，其中药物 1 是最初处方的药物，产生了某种 AE，而这种 AE 需要药物 2 来治疗，这样在数据库中两种药物的使用频率分布就会发生变化，根据药物频率的变化确定哪些患者发生 AE，从而对其特征或治疗进行研究。

可利用 HIS 数据采用 PSA 开展某些中成药发生 AE 的研究。药品 AE 属于小概率事件，在药品上市前由于样本量限制而难以发现，因此需要进行上市后的研究。HIS 中记录了大量来源于真实世界研究的临床诊疗数据，完整记录了患者住院期间的所有用药信息，但并未记录患者是否发生了 AE，如当患者使用某种中成药发生过敏反应时，可能使用地塞米松注射液进行治疗，从时间上存在序列关系，符合 PSA 的使用条件，因此适宜采用此种方法进行分析。

PSA 作为 AE 研究的一种类型，较其他药物流行病学研究方法耗时少且经济，研究结果外推性更好。但是本研究结果也存在局限性，由于属于回顾的观察性数据，偏倚与混杂会对结果造成一定影响。

四、其他设计类型

除以上设计类型外，还可采用病例-队列研究、病例-交叉设计、病例-时间-对照设计、自身对照的病例系列设计，各种设计类型分别有其优缺点，可根据研究问题及研究目标选择适宜的设计类型。

利用医疗电子数据开展研究时，针对医疗电子数据的特点，适当选择正确的研究设计类型，能够为临床提供高等级的研究证据。处方序列设计与以上几种设计类型有所不同，是药物流行病学特有的设计类型，实在难以直接获得研究对象，但是有完整的处方记录的情况下产生的一种回顾性设计类型，主要用于药品的 AE 研究，更加适用于利用 HIS 数据开展药品 AE 研究。

总之，无论选择何种设计类型，均应充分考虑数据的特点，根据研究问题和假说，选择适宜的设计类型，从而获得真实准确的研究结论。

第三节　研究方案的制定

开展帕金森病临床大数据真实世界研究，通过结构化研究问题，制定明确的研究目标，选择适宜的设计类型，另一个重要步骤就是制定研究方案，为使方案科学、合理、可行，本节详细介绍研究方案制定的各个关键要素。

一、研究方案题目的确定

研究题目是对一项研究的高度概括，通过研究题目应该能够了解研究的问题、研究对象、研究的设计类型、结局指标等内容，好的研究题目应该使读者在最短的时间内获得研究的主要内容。在制定研究题目时应具有创新性，研究题目不宜过大，以准确、简洁、具体、新颖、生动的表述展示研究的主题，最多不应超过 40 个汉字（包括标点符号）。以"PICO+设计类型"结构化研究题目，如"清热解毒类中成药对慢性乙型肝炎患者 ALT、AST 降低率影响的队列研究""活血化瘀中药注射剂对瘀证与非瘀证冠心病患者凝血指标变化率影响的队列研究"等，而不能单纯用"中药治疗肝炎的研究""中药对冠心病凝血指标影响研究"等内容模糊说明。

二、研究方案背景的分析

研究背景是指一项研究的由来、意义、环境、状态、前人的研究成果，以及研究目前所具有的条件等，此部分内容在确定研究问题与研究目标过程中进行，在研究方案制定中应详细说明，有利于方案制定中保证研究的先进性与可行性，也有利于方案执行者对研究目的与研究内容有更加明确的认识。

研究背景无需长篇大论，需要对前期获得的资料进行概括与总结，选择与本研究有密切关系且有影响力的观点进行说明，重点描述结论性内容，对于有争议的内容进行说明并表明观点。研究背景可从两个方面进行说明：①该项研究的现状及趋势。尽量说明目前的研究水平和存在的问题，揭示研究的方向和突破口。②研究的重要意义和实践价值。对研究的意义说明要具体、客观，不说大话、空话和假话。

三、明确研究方案的目的

研究目的是研究问题的具体体现，是努力的方向与目标，需要直接、明确、具体地表达，希望通过研究获得什么结果或解决什么问题。有时在研究目的中可加入研究的意义，说明为什么开展本研究，努力的价值与作用，可能是潜在的、长远的、影响面较大的，研究完成后有哪些收获与作用。撰写研究目的时，忌讳将研究背景、研究方法等内容写入研究目的，描述冗长，造成研究目的不突出等。

仍以"清热解毒类中成药对慢性乙型肝炎患者 ALT、AST 影响的队列研究"为例，如撰写该研究目的时表达为"乙型肝炎对人类健康有极大的威胁，其中慢性乙型肝炎占据了大部分，中药对乙型肝炎有很好的治疗作用，据报道清热解毒类中成药对慢性乙型肝炎有很好的治疗作用，因此本研究利用医院电子医疗数据，采用队列研究的设计类型，对慢性乙型肝炎住院患者使用清热解毒类中成药前后肝功能检测 ALT、AST 的变化进行分析，从而了解清热解毒类中成药的疗效，为慢性乙型肝炎的中医药治疗提供证据"，在以上研究目的表述中混入了研究背景和研究方法，难以直接了解研究的最主要目的，可修改为"了解清热解毒类中成药对慢性乙型肝炎患者 ALT、AST 的影响"，其他内容可在研究背景或研究方法中详细说明。

四、锁定研究方法

研究方法主要反映一项研究要"怎样做"，是对研究目的的具体化。根据研究目的选择研究方法。列出希望具体解决的问题，主要采用的研究方法，有的课题需要采用几种研究方法，同一课题可以采用不同的研究方法。结合医疗电子数据特点，研究方法主要包括以下几方面。

（一）数据的纳入与排除标准

任何研究都要有明确的纳入和排除标准，同时要说明纳入及排除的研究时段和研究方案的制定日期。研究者要努力确保所有研究对象都采用同一时段的标准。当无法满足同一时段时，需慎重评价不同时段治疗组的差异。需要注意的是，制定纳入和排除标准只能利用基线可获取的信息而不能参考随访时的信息，否则会由于时间差异产生偏倚。另外，纳入、排除标准的严格程度与研究结果的外推性成反比，但与研究的内部真实性成正比。如纳入、排除标准严格，那么研究结果外推性较差而内部真实性较好，反言之，纳入排除标准较宽泛，则研究结果内部真实性较差而外部真实性较好。

研究目的不同，医疗电子数据来源不同，注定对于数据的纳入与排除标准设定方式不同。如研究数据为前瞻性，那么在研究前就应该对于采集的数据设定明确的纳入与排除标准，从而保证研究数据的质量。如采用回顾性数据，如 HIS 数据，由于在分析前未对数据采集进行预先设计，因此需要根据研究目的设立明确的数据纳入与排除标准，如选择的研究对象患者合并疾病及合并用药的限制、患者病情的选择，甚至对于实验室检查结果都要进行限定，从而保证研究人群既具有一定的同质性，又具有真实世界的代表性。因此应结合研究目的，选择适宜的纳入与排除标准，但是需要注意的是，设定纳入与排除标准不宜过于严格，否则将会损失真实世界研究数据的优势。

（二）选择适宜的设计类型

根据研究目的，结合医疗电子数据特点选择适宜的设计类型，如队列研究、NCCS 等，具体设计类型已在第二节中详细说明，此处略。

（三）对照的选择

在真实世界研究中，对照的选择会直接影响研究结果的有效性、临床解释与外推，因此选择恰当的对照十分必要。对照组人群不仅应该反映具有临床意义的治疗决策，还应基于研究问题对其进行选择。为保证研究结果的有效性，需要认识到对照组的影响，以及可能引入的潜在偏倚。

根据研究目的与研究目标，对照组的干预措施可能包括药物、手术、医疗和辅助器械及技术、行为改变策略以及健康服务的提供。在某些特定情况下可以选择不接受干预措施对照、常规治疗对照、历史对照，以及来自其他数据源的人群作为对照组。

在选取对照组时，要明确所研究干预措施的适应证，尤其是干预措施有多种适应证时则需明确选择哪种适应证。确定适应证要明确疾病诊断、排除鉴别诊断，或同时满足两者。还需要确定不同干预措施的暴露时间窗，因为不同的干预措施起效时间往往是不同的，在研究方案制定之初即应加以明确。在确定研究人群、适应证以及对照组后，要考虑对照药物的剂量及强度，研究者需要对各研究组的药物剂量进行描述和评估。

（四）分析方法

依据研究目的以及医疗电子数据特点，可采用统计分析或数据挖掘的方法，此处需对分析方法进行详尽的说明，包括方法来源、采用的公式、分析的步骤等，同时应列出分析采用的软件及版本号。对于具体可采用的分析方法将在第四章第二节中详细介绍，此处不再赘述。

（五）结局指标

在制定研究结局指标时要重点考虑研究结果的适用范围以及采用本研究结果进行决策的人员。研究结局的选择要重点考虑数据来源、样本量大小、结合疾病的自然史、研究条件以及如何获取结局测量所需信息等多方面因素。研究结局主要可分为临床结局、经济学和资源利用结局两大类。

临床结局是真实世界研究最常用的一类结局，如疾病复发间隔时间、肿瘤患者生存期、不良结局发生（如高血压病发生帕金森病、死亡、心肌梗死等），也可采用中间替代指标（如血压值的变化、血脂水平等），还可采用某些主观评价指标（如患者报告结局、临床医生报告结局、观察者报告结局等）。这些结局指标可以单独采用，也可采用多个结局指标，最终形成复合结局。

经济学和资源利用结局是从社会角度来看待医疗问题，可采用的指标包括医疗费用、卫生资源利用、质量调整生命年、伤残调整寿命年等。

在研究方案中明确列出研究的主要结局指标和次要结局指标，对临床结局或经济学和资源利用结局进行明确定义，描述如何使用已验证的患者报告结局测量工具，指出可能产生的偏倚，并提出使偏倚最小化的方法。对于医疗电子数据的利用来讲，所选择的结局指标一定为医疗电子数据中有的指标，或者通过处理能够获得的指标。

（六）亚组分析

RCT 通常会排除那些导致治疗效应异质性的研究对象，降低了人群异质性，减少研究结果的变异，这增加了研究结果的内部真实性，却也限制了研究结果的外推。观察性研究是为了描述干预措施在真实世界研究的疗效，因此纳入标准通常较为宽泛，纳入比 RCT 更为广泛的研究对象。这一方面增加了研究结果的外推性，另一方面也增加了治疗效应异质性的可能性。但是观察性研究存在的各种偏倚与混杂可能导致研究结果偏离干预措施的真实疗效，可采用亚组分析的方式检验质量效应的异质性。

区分亚组的变量必须为真正的协变量，即在研究对象接受干预之前确定好的变量或已知不会受到干预措施影响的变量，那些因干预措施而改变的变量则不是协变量。常见的几种重要的亚组变量包括：①人口学变量（如年龄）；②病理生理学变量（如帕金森病后的病程、稳定或不稳定型心绞痛）；③伴随疾病（如高血压合并肾疾病）；④共同暴露（如同时服用阿司匹林和 P 受体阻滞剂）；⑤遗传标志物（如结直肠癌中 *K-ras* 基因位点突变与西妥昔单抗的交互作用）。一般来说，年龄和性别是必须要考虑的，年龄分组标准较为多样，因此需要事先确定。此外，当有较为合理的流行病学或生物学机制的证据提示其他亚组变量可能与干预措施存在交互作用时，其他亚组变量也应考虑。

在制定研究方案时，研究者需要事先确定好亚组的分组及统计分析方案。若存在显著的交互作用，则研究者应分别报告各亚组的治疗效应，并对其临床意义进行讨论；若无显著交互作用，则研究者应报告平均治疗效应，并结合其他研究对可能的原因进行讨论。解释性亚组分析应在文中明确标明，相应的分析结果不呈现在研究报告的摘要中。鼓励研究者使用森林图来报告描述性亚组分析的研究结果。

五、技术路线图的绘制

技术路线图是一个过程工具，帮助识别研究的关键技术，以及获得执行和发展这些技术所需的项目或步骤，应用简洁的图形、表格、文字等形式描述技术变化的步骤或技术相关环节之间的逻辑关系。

它能够帮助使用者明确研究的方向和实现目标所需的关键点，理清方法和结果之间的关系。它包括最终的结果和制定的过程。技术路线图具有高度概括、高度综合和前瞻性的基本特征。

技术路线图需要以流程图的模式简洁、明了表现研究的全部过程，因此能够清晰地绘制技术路线图也能够表明研究是否能够顺利完成。如图 5-3-1 为利用 HIS 数据开展疾病或药物评价的技术路线图。

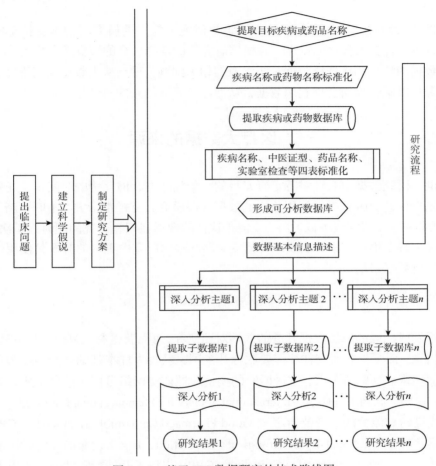

图 5-3-1　基于 HIS 数据研究的技术路线图

六、预期成果的预测

在制定方案时即须对预期达到的目标与成果有明确的认识，预期目标与研究目的须对应，要能够解决研究的临床问题，证实科学假说，首尾相顾，从而完成一份完整的科学研究。预期的成果是疾病和药品在真实世界里的应用情况，可以是疾病发病规律、用药方案、剂量与用法用量、证候分布规律、使用临床实践指南等，以及药品有效性、安全性、经济性、合理用药、联合用药等研究报告。

通过以上研究方案中涉及的题目、背景、目的、研究方法等关键问题的详细说明，对研究方案的制定能够起到一定的指导作用，但是在方案制定中还会有更多具体的问题出现，此时可参考临床流行病学、药物流行病学以及相应的指南，从而设计出符合真实世界研究特征的临床研究方案。

第四节 医疗大数据的来源与特征

利用医疗大数据开展帕金森病的真实世界研究，特定的研究问题需要特定的数据类型。因此，了解各类大数据的特点，并根据研究目的选择适合的数据至关重要。本节简要介绍各类数据的特点和在选择数据时要注意的相关问题，重点从大数据的高维度、大量混杂和缺失等角度阐释如何合理利用数据，从而保证研究结果的科学性。

一、医疗大数据的来源

真实世界研究数据中有针对特定研究目的收集的数据，但耗费的时间长，花费高。也有没有事先设计的 HIS 数据，利用这样的数据开展研究具有样本量大、不断更新、研究时限长、评价指标多、研究成本低的特点，但是这样的数据在回答研究问题时处于次要地位，在某些情况下甚至不适宜进行真实世界研究。因此临床研究中更多的时候是使用两者相结合的办法进行数据采集。

（一）针对特定研究目的收集的数据

基于医院或社区的原始数据开展的病例对照研究，可以获得有关复杂疾病的药物-疾病关联评价信息。而罕见病研究往往需要联合几个国家获得大样本基础人群和临床专家深入评估个案而实现。某些情况下，这种既有的病例对照监测网络可用于信号生成和鉴别的特定研究中。由国际制药工程协会（International Society for Pharmaceutical Engineering，ISPE）发布的《优良药物流行病学规范指南》（Good Pharmaco Epidemiology Practice，GPP）和国际流行病学会（International Epidemiological Association，IEA）发布的《流行病学实践指南》（Good Epidemiological Practice Guideline，GEP）提供了开展前瞻性的基于患者研究的相关指导建议。

监管机构在批准药品上市时有时要求开展患者注册登记研究，以进一步确定临床疗效，并监控其安全性。注册登记是一种可取的设计类型，例如，以某种数据源为结构开展研究，通过某种疾病诊断（疾病注册登记）或某种药物处方（暴露注册登记）的选择，而进入该数据源开始研究。在有关疾病流行病学和风险最小化研究领域，药物流行病学的调查在不断增加。这样的调查需要抽样策略，允许外部有效性和最大化的应答率。当然 RCT 也是原始数据采集的一种形式。

在过去几年，欧盟委员会一直在大力鼓励和资助跨国合作的药品安全性研究。资金支持成为需要克服各国之间数据共享障碍的基础。网络化意味着研究者之间的合作，这是基于信任、与人分享的意愿，并最大限度地发挥专长优势。从方法学角度来看，数据网络有许多优点：①通过研究人群的规模增大，数据网络可以缩短获得所需样本的时间，便于罕见事件研究，加快药品安全性问题的研究；②跨国的药物暴露的异质性可供研究更多的单个药物的效果；③跨国研究可提供一些有关某种药物在一些国家是否存在安全性问题及不同国家存在差异原因的额外信息，从而为监管机构和药品生产企业提供重要信息；④来自不同国家的专家参与数据库中和研究实践中的病例定义、术语、编码，这将有利于增加不同观察性研究结局的一致性；⑤数据的共享要求数据分析的精确性和透明性以及数据管理标准的统一。

ADR 的自发报告仍然是药物警戒的基石，主要从包括医疗人员、医学文献，特别是近来直接从患者收集信息。EudraVigilance 是欧盟可疑 ADR 报告和评价的数据处理网络和管理系统，它处理个案病例安全报告（individual case safety report，ICSR）的电子交换，早期发现可能的安全信号，并持续监测和评价报告 ADR 有关的潜在安全性问题。

随着使用诸如 EudraVigilance 大型电子数据库系统地收集 ICSR 的增加，使得数据挖掘和统计技术在检测安全性信号中得以应用。自发 ADR 报告系统有众所周知的局限性，已知或未知的外部因素可能影响报告率和数据质量。ADR 数据在使用上可能是有限的，由于缺乏对某些事件发生频率的准确量化或对于其发生的危险因素不能明确，ADR 报告在利用上存在局限性。出于这些原因，现在公认，任何源于自发报告数据中的信号在进一步探讨之前需对其进行临床验证。

（二）日常医疗电子数据

HIS 是指"利用电子计算机和通信设备，为医院所属各部门提供病人诊疗信息和行政管理信息的收集、存储、处理、提取和数据交换的能力，并满足所有授权用户的功能需求"的信息系统。HIS 目前应用于我国各级医疗机构中，三级甲等医院基本普及 HIS，县级医院中 HIS 覆盖率也达到 60%。HIS 数据包含医院日常诊疗信息、医疗管理信息等，主要包括门诊记录、急诊记录、住院信息、诊断信息、实验室检查信息、影像信息、药物使用信息、随访信息、手术记录、费用信息等。根据记录的信息量，我国每天产生的 HIS 数据将以 TB 甚至 PB 计算，长年积累的数据量更加庞大，是医疗大数据的典型代表，这些信息是患者就诊过程的全部真实记录，以信息化手段被详细记录下来，是疾病诊疗最真实、最基本的数据，与疾病或治疗关系最为密切，将这些数据进行整合分析，能够发现隐藏其中的大量具有重要医学价值的信息。

（三）医疗保险数据

医疗保险数据是获得保险报销过程中重要的一环，目前医疗保险已经覆盖了我国大部分人口，因此，其中所包含的数据也可以用于真实世界研究。对于医疗保险有不同类型的数据库，如我国的省级医保、市级医保、生育保险、大病保险、个人医保等。医保数据具有覆盖面较广、数据记录详细、数据具有可追踪性、监管力度大、质量较高等优点，但是，缺点在于目前我国各类医保系统独立运行，医保数据还无法实现联通与交换，而将医保数据用于研究目的，尤其将医保数据库进行合并开展研究，编码的正确性就变得十分重要，否则对于某些内容则无法进行合理利用。

（四）医疗卫生服务平台数据

基于医疗电子数据化发展，我国目前已建立了各类医疗卫生服务平台，在建立标准医学数据库基础上，通过互联网传输，分别设立了在线的医学影像中心、电子健康档案中心、远程医疗信息共享系统，通过开展交互式诊断及管理系统，实现多个医疗机构资源互通与共享。其中国家卫生综合管理平台在刚刚开始运营阶段，已经采集并存储了突发公共卫生事件 20 万余条、传染病信息逾 5000 万条，建立了 500 万人的电子健康档案，存储新农合数据近 4000 万条，保存了 1000 万人的医疗数据。医疗卫生服务平台通过整合各类医疗资源，存储了海量医疗电子数据，为临床研究提供了新的数据来源。

（五）大样本临床医学研究或监测大数据的再次利用

医学的发展离不开临床试验，药品上市前有 Ⅰ 期、Ⅱ 期、Ⅲ 期临床试验积累的研究数据，药品上市后有 Ⅳ 期临床试验以及上市后再评价研究所获得的研究数据，大型疾病研究中的随机对照试验数据、大型队列研究数据、注册登记研究试验数据等。其中有些研究数据量可能达到几万例甚至数十万例，较其他数据类型可能具有更加丰富的信息。对于这些数据应进行二次挖掘，或与其他来源的医疗数据资料相关联，将极大地扩充研究的信息量，同时由于这类临床试验数据是专为某项研究而收集的，数据质量较高，更利于知识的发现。

（六）公共卫生普查数据

我国开展过大量的疾病普查工作，如对 24 万余例恶性肿瘤患者的普查、近 49 万例鼻咽癌患者的普查、对 11 万余例妇女疾病普查等，通过普查积累了海量的医疗数据，信息收集方向明确，方法固定，通过分析与挖掘这些数据可以获得大量信息为临床提供参考。

二、医疗大数据的特征

医疗大数据的特点主要表现为大量的混杂偏倚、缺失和数据的准确性不足。基于医疗大数据的真实世界研究不同于严格设计的临床试验，它要求最接近临床实际诊疗记录，而临床实际上患者往往身患数种疾病，用药也一般以多药联用的形式出现，更有患者心理、社会环节、自然气候环境等的影响，这些都会造成混杂偏倚。事务型系统是真实世界研究重要的数据来源，而数据缺失是重大问题之一。数据缺失产生于多个方面。首先，事务和科研的考察指标不同，以 HIS 为例，医院的医疗事务主要考察收治患者的规模、营业的收入，以及医疗行为的规范性等；而科研关注疾病的诊断治疗、药物的使用情况，以及治疗的结果。为保证科研的客观性和真实性，一般的科研都设计了严谨的结局指标，而这种指标往往很难在事务型数据中找到。其次，由于临床医生医疗事务繁忙，事务型系统设置的许多数据项目也会出现缺失。医生认为对于医疗事务不重要的项目、认为测试结果正常或常见的时候都可能会漏报。另外，一些连续型变量可能会被人为改为离散型或等级变量，如年龄写为"成人"。最后，数据重构和标准化也会导致某些项目缺失。真实世界研究的事务型数据往往来自不同的数据系统，因此数据结构等方面会有较大差别，如果要合并分析，则需要构建统一的数据仓库，其中涉及数据的重构和标准化。数据项目不同的系统，在数据重构过程中，许多数据就会缺失。

前瞻性临床试验的数据采集一般都有严格的质量控制，比如双录双核、差异校验等。而基于医疗大数据的真实世界研究中大量采用的回顾性数据在采集时则往往没有这方面的保障措施，因此其数据的准确性相对于前瞻性临床试验数据大有不足。分析真实世界研究数据时，时常会发现年龄数百岁、住院数十年的患者。另外，事务型系统的特点从设计上就导致了它在某些项目上的不准确性。比如 HIS 的结局指标可以从治疗结局（痊愈、好转、无效、死亡）、实验室指标变化、住院时间长短、用药情况等近似地获知，然而这些近似的指标远远称不上准确，它们都是多种因素综合作用的结果，而且要么很不客观（如治疗结局），要么缺失严重（如实验室指标），要么与真正的结局间隔了好多环节（如住院时间长短或用药情况等）。

（一）偏倚和混杂的主要来源

真实世界研究中，可能的偏倚和混杂包括：

（1）暴露风险窗口（exposure risk window）：暴露风险窗口的选择可以影响风险比较。在 ADR 研究中，暴露风险窗口构成每个处方的使用天数。当每个暴露风险窗口只覆盖本期间潜在超量风险时，为理想设计时机。与药品有关的风险时间取决于药物使用时间以及药物毒性反应发生和持续时间。如某种药物连续使用 14 天可能出现肝毒性或者肾毒性，而在开展真实世界评价时观察时限超过 14 天则出现肝毒性或肾毒性的概率变大，因此处方风险窗口的选择，可以影响暴露风险的估计。风险窗口应被验证，或应进行敏感性分析。

（2）未亡时间偏倚（immortal time bia）：流行病学中的"未亡时间"是指特定期间未见死亡（或决定终结随访的结局）的队列随访时间。当进入队列和首次出现暴露的日期之间的间期被错误分类或简单地被排除且在分析中未考虑时，未亡时间偏倚就会发生。如评价某种治疗措施的临床疗效，这种治疗措施对患者的真实远期疗效可能不尽如人意，但患者进入队列开始观察到使用这种治疗措施进行治疗期间相隔了一段时间，而这段时间在评价治疗措施时被忽略，那么可能夸大这种治疗措施的远期疗效，这种结果可能由未亡时间偏倚所造成。因此，对于获得出乎意料的有益效果的观察性研究，应警惕这种偏倚的存在。在利用电子数据库开展评价药物效益的观察性研究时，必须进行正确的设计和分析，以避免未亡时间偏倚。

（3）易感人群偏倚（depletion of susceptibles）：是指坚持用药的人群具有高耐受性，而那些容易遭受 AE 的患者则选择处于危险人群之外的效应。如开展药物安全性评价研究，纳入的患者常常能够坚持服药以保证随访的顺利完成，但是这类患者由于经常服药，对药物具有很好的耐受性，不易出现 ADR。反之，某些患者可能是由于易出现 ADR 而较少服用药物，但这类患者可能被认为难以实现随访而没有被纳入研究中，因此，造成高估药物的安全性。既往使用某药应被作为使用该药发生某事件相关联的非实验风险评估条件下的潜在风险调节。

（4）适应证混杂因素（confounding by indication）：是指如果特定的高风险或不良预后是实施干预的适应证，那么现有结局参数外部的决定因素就成为了一种混杂。这意味着病例组和对照组之间的医疗差异可能部分源于干预适应证的差异，如特定健康问题存在的危险因素。潜在的适应证混杂可以通过适当的分析方法处理，其中包括分离不同时间用药的疗效、不可测混杂因素的敏感性分析、工具变量（instrumental variable，Ⅳ）和 G-估计（G-estimation）。

（5）药物/暴露原始反应偏倚（protopathic bia）：是指使用某种药物（暴露）治疗某种疾病（结局）时，发生了某种新诊断症状，并将其判断为该药所导致的某种原始反应。例如，使用镇痛药治疗由一个未确诊的肿瘤引起的疼痛，可能会导致镇痛药引发肿瘤的错误结论。因此，药物/暴露原始反应偏倚反映了原因和效应的倒置。

（6）不可测的混杂因素：大型医疗数据库经常被用来分析处方药和生物制剂非预期的效果，其混杂因素的测量由于需要临床参数、生活方式或非处方用药方面的详细信息而无法完成，进而引起残余混杂偏倚。针对这种使用医疗数据库的药物流行病学研究中的残余混杂因素的分析，国外学者采用了较为系统的敏感性分析方法，认为敏感性分析和外部调整有助于研究者理解在流行病学数据库研究药物和生物制品的影响因素。

（二）处理偏倚和混杂的方法

（1）新用药者设计（new-user design）：大多数观察性研究以纳入现行用药者（即在随访研究开始前已治疗一段时间的患者）为主，这种形式可能会导致两类偏倚。一是现行用药者是初期药物治疗的"幸存者"，如果风险随着时间推移变化，可能导致主要偏倚；二是药品使用者在进入研究时的协变量往往不可避免地受到药物本身的影响。新用药者设计有助于避免调整因果路径上不同因素时可能导致混杂的相关错误。

（2）自身-对照设计病例-交叉研究（case-crossover study）和病例-时间-对照研究（case-time-control study）：对于研究短暂暴露-即时效应特别适合，且不易受到适应证混杂因素的影响。病例-交叉研究使用每个病例的暴露史作为自身对照，可以反映暴露与即时效应的时间关系。这种设计通过慢性适应证等稳定特性消除个体之间的混杂。病例-时间-对照设计是病例-交叉设计的一个更高层次的改良，它从传统对照组的暴露史数据来估计和调整处方时空变化中的偏倚。然而，如果未能很好地匹配，对照组可能会重新产生选择偏倚。在这种情况下，病例-病例-时间-对照（case-case-time-control）方法可能有所帮助。自身对照病例系列（self-controlled case series，SCCS）方法产生于研究短暂暴露（如疫苗）和 AE 之间的关联研究中。将每个病例给定的观测时间划分为对照期和风险期，风险期定义为暴露过程中或暴露后，然后比较在对照期和风险期的发病率。其优点是那些不随时间推移而变化的混杂因素（如遗传学、地理位置、社会经济状态）都是可控的，即使在高度暴露的人群中亦可进行风险评估。

（3）疾病风险评分（disease risk score，DRS）：控制大量混杂因素的方法之一是构建一个多变量混杂因素的综合评分，将潜在的混杂因素汇总为一个分值。其中一个例子是DRS，其估计在未暴露条件下疾病发生的概率或率，然后估计暴露与疾病之间的关联性，从而对单个协变量进行疾病风险评分的调整。如果结局是罕见的，DRS 便较难估计。

（4）倾向性评分（propensity score，PS）：药物流行病学研究中使用的数据库通常包括面向医疗服务提供者的处方用药记录，从中可以构建潜在混杂因素（药物暴露和协变量）的替代测量方法。逐日跟踪这些变量的变化往往是可行的。尽管这些信息是研究成功的关键，但其数量为统计分析带来了挑战。PS 将大量可能的混杂因素综合成为一个单一的变量（得分），这和 DRS 类似。暴露倾向性评分（exposure propensity score，EPS）是指暴露条件概率（暴露于给定观察协变量的治疗措施下的概率）。在队列研究中，匹配或分层处理和比较受试者的 EPS 趋向于平衡所观察到的所有协变量。然而，与治疗方法随机分配不同的是，PS 不能平衡未观测的协变量。除高维倾向性评分（high-dimensional propensity score，hd-PS）外，与传统的多变量模型相比，在研究者可识别的混杂因素调整方面，虽然在大多数情况下 PS 模型不具有任何优势，但仍然可能会获得一些益处。PS 方法可能有助于探索治疗的决定因素，包括年龄、衰老和合并症，可以帮助识别与期望相反的治疗个体。PS 分析原理的优势是在暴露不罕见而结局罕见的情况下，可以调整大量的协变量，这是药物安全性研究中经常遇到的情况。

（5）工具变量（instrumental variable，Ⅳ）：Ⅳ方法是在 70 年前提出的，但最近才被应用于流行病学研究。其中Ⅳ校正法在很多情况下具有应用价值。即使Ⅳ假设有问题，校正仍然可以作为敏感性分析或外部调整的一部分。然而，当假设非常有说服力时，在实地试验和获得效度或信度数据的研究中，Ⅳ方法可以作为分析中一个完整部分。《安全性和有效性比较研究中的工具变量方法》是药物流行病学中Ⅳ分析的一个实用指南。Ⅳ分析的一个重要局限是弱工具（Ⅳ和暴露之间的微小联系），会降低统计效能和有偏Ⅳ估计。

（6）G-估计：是一种类似于Ⅳ的方法，该方法主要评估随时间变化的治疗措施的联合效应。边际结构模型（marginal structural model，MSM）是 G-估计的替代性方法。与 G-估计相比，MSM 方法具有两大优势：一是虽然对生存时间结局、连续变量结局和分类变量结局有用，Logistic G-估计在估计二分类结局治疗效果时却有诸多不便，除非结局是罕见的；二是 MSM 与标准模型类似，而 G-估计不是。

除了上述方法，在研究设计时运用传统和高效的方法来处理随时间变化的变量，如评估时间变化的暴露窗口的 NCCS 应予以考虑。

真实世界研究的最大优势在于它可以为真实临床环境下中医药干预措施有效性和安全性提供更多的证据。设计严格的真实世界研究，可以用来作为对 RCT（特别是 ERCT）研究的补充，去检验一种已经认为有效的中医药干预措施在基于广泛人群真实医疗实践中的有效性和安全性，这正是中医药临床研究所迫切需要解决的重要问题。

参 考 文 献

陈万青, 张思维, 郑荣寿, 等, 2013. 中国 2009 年恶性肿瘤发病和死亡分析[J]. 中国肿瘤, 22（1）: 2-12.

邓洪, 曾毅, 梁建平, 等, 2005. 488683 人鼻咽癌普查基本方案分析[J]. 肿瘤, 25（2）: 152-154.

胡瑞峰, 邢小燕, 孙桂波, 等, 2014. 大数据时代下生物信息技术在生物医药领域的应用前景[J]. 药学学报, 49（11）: 1512-1519.

廖星, 谢雁鸣, 杨薇, 等, 2014. 将注册登记研究引入到中医药上市后再评价研究领域的意义[J]. 中国中西医结合杂志, 34（3）: 261-266.

刘英卓, 2008. 数字化医疗卫生服务平台体系研究[J]. 管理科学文摘, （1）: 284-286.

陶庆梅, 詹思延, 2012. 处方序列分析与处方序列对称分析在药物流行病学中的应用[J]. 药物流行病学杂志, 21（10）: 517-519.

谢雁鸣, 田峰, 2010. 中药上市后再评价关键问题商榷[J]. 中国中药杂志, 35（11）: 1494-1497.

杨薇, 谢雁鸣, 2013. 美国 AHRQ《评估患者结局的注册登记指南（第 2 版）》解读[J]. 中国中药杂志, 38（18）: 2958-2962.

周光华, 辛英, 张雅洁, 等, 2013. 医疗卫生领域大数据应用探讨[J]. 中国卫生信息管理杂志, 10（4）: 296-300, 304.

朱秀彬, 谢姣, 2011. 2001-2010 年海珠区 112344 例妇女病普查情况分析[J], 中国社区医师（医学专业）, 13（19）: 344-346.

CLAYTON T C, LUBSEN J, POCOCK S J, et al, 2005. Risk score for predicting death, myocardial infarction, and stroke in patients with stable angina, based on a large randomised trial cohort of patients[J]. BMJ, 331（7521）: 869.

FROHLICH G M, REDWOOD S, RAKHIT R, et al, 2014. Long-term survival in patients undergoing percutaneous interventions with or without intracoronary pressure wire guidance or intracoronary ultrasonographic imaging: a large cohort study[J]. JAMA internal medicine, 174（8）: 1360-1366.

PRISCILLA V, NANCY A D, PARIVASH N, et al, 2013. Developing a protocol for observational comparative effectiveness research: a user's guide[M]. Rockville（MD）: Agency for Healthcare Research and Quality（US）.

STONE G W, WITZENBICHLER B, WEISZ G, et al, 2013. Platelet reactivity and clinical outcomes after coronary artery implantation of drug-eluting stents（ADAPT-DES）: a prospective multicentre registry study[J]. The Lancet, 382（9892）: 614-623.

第六章

构建帕金森病研究的大型 数据仓库

帕金森病临床大数据真实世界研究的数据来源多种多样，既可以来自各类临床信息系统，也可以来自各类监测数据和医疗保险数据，还可以来自物联网和互联网等系统，这些数据源都可以产生大量有助于帕金森病临床研究的信息。真实世界的研究中，要有效地利用这些数据，需要建立数据仓库。HIS 产生的数据是大数据真实世界研究中较典型的数据来源，并可充分反映大数据大体量、多源异构、高维度、大量混杂、大量缺失等特点，因此本章就以 HIS 数据为例，阐述大数据真实世界研究中大型数据仓库的构建。

第一节　数据仓库在大数据临床研究应用中的特征

一、HIS 的发展变化

HIS 作为医疗电子数据库的主要表现形式，在我国医疗卫生行业中应用已有 20 余年的历史。它是利用计算机软硬件技术、网络通信技术等现代化手段，对医院及其所属各部门人流、物流、财流进行综合管理，对在医疗活动各阶段和各流程中产生的数据进行采集、存储、处理、提取、传输、汇总、加工生产各种信息，从而为医院的整体运行提供全面的、自动化的管理及各种服务的信息系统。

纵观我国近 20 年大中型医院的医疗信息化发展历程，总体来说到目前为止可以分为以下三个大的发展阶段。

第一阶段是系统的建设阶段，时间节点在 2000 年前后。各家医院 HIS 从无到有，从小到大，实现了从手工到计算机的转变。这一阶段的特点是电子化、联网化，各医院纷纷设立医院信息中心，建立医院级数据机房、基础网络和中心数据库，并构建各类信息系统，用以替代以前的手工报表、电子报表以及单机版的信息管理软件。这一阶段的信息系统涉及医院经济运行和医生、护士、检查科室、检验科等与患者医疗相关的多个环节，其中医疗电子数据涉及医嘱处理、病历记录、药品管理、检查、检验、监护等多个业务系统，这些系统在帮助医护人员完成业务工作的同时还充当医疗信息收集者的角色。

第二阶段的时间节点在 2010 年前后，是以电子病历为代表的发展阶段。在这一阶段各医院实现结构化电子病历的同时，还进行临床路径和各信息系统数据集成的研究工作，如形成电子病历系统（electronic medical record system，EMRS）、影像存储与传输系统（picture archiving and communication system，PACS）、实验室（检验科）信息系统（laboratory information system，LIS）等。实现临床医疗数据的全流程管控，进而产生真实、全面、完整的患者电子健康档案和医疗记录。其核心价值是能够满足临床诊疗过程中的信息需求，可以为医生临床诊疗实践提供信息支持，以及为患者提供更全面的临床决策与诊疗服务。同时，产生的数据具有更高的科研价值，主要表现为具有医疗过程管理能力、电子化临床路径、闭环医嘱管理，以及部分医疗辅助决策支持系统的实施应用等。现今，尚有诸多医院的信息系统仍处于这一发展阶段。

第三阶段为部分医院已开始尝试并取得了一定成果的全面智能型医院信息化基础的构筑，主要内容是在数据集成的基础上搭建集成平台，以及在其基础上的各类数据中心和相关顶层应用的建设。这一阶段要完成全部信息系统数据在统一接口上的互联互通和综合利用，然后在覆盖医疗全流程的一致的数据基础上构建临床数据中心、管理数据中心、影像数据中心和区域数据中心等多种类型的数据中心，并且构建更多类型的内外网智能应用，更好地将集成的数据应用于临床诊疗辅助决策和科学研究，以及应用于医院指导经济运营和提高患者满意度。同时，这也为 HIS 数据在真实世界研究中的应用提供了更好的契机和更宽广的平台。

二、HIS 的结构模块

当前以集成平台和数据中心为核心的医院数字化建设整体架构可分为三层，如图 6-1-1所示。最底层是物理层，包括综合布线、机房建设、硬件建设等，物理层的建设是持续进行的，是所有信息系统的物理载体。物理层之上分为内网和外网两个部分：内网部分是HIS 的主体，主要包括底层的信息安全与管理平台，以及建立在之上的以数据交换平台为核心的各业务系统、临床信息管理系统、医院资源管理系统；外网部分包括客户关系系统和协同医疗管理系统。最顶层是应用系统，包括数据分析与挖掘系统、临床科研一体化系统、专科数据库管理系统等。

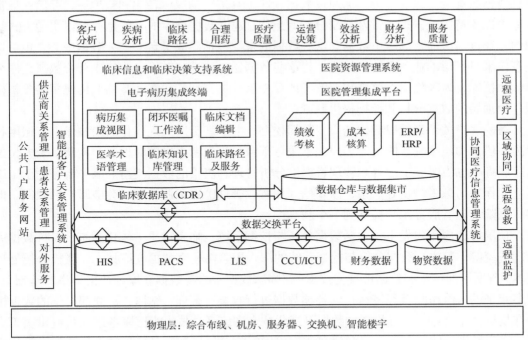

图 6-1-1 医院数字化建设整体架构

注：ERP，企业资源计划；HRP，医院资源规划；PACS，影像存储与传输系统；ICU，重症监护病房；CCU，冠心病监护病房

数据集成平台处于架构核心地位，需要集成全部数据来源，解决全部信息孤岛问题。无论客户关系系统还是协同医疗系统都应该接口于该集成平台，并与各类数据中心、数据仓库及各应用系统交互数据。数据集成平台是其上层应用的基础，其建设首先要保证系统

间信息交互的完备性、共享信息的一致性，提供数据完整性验证、提供交互反馈能力及交互数据存储能力，并对整个医院系统的数据字典管理、统一用户管理提供支持，进而实现提供各类功能的可视化管理软件。

信息安全与支撑平台处于基础地位。对于众多数据库系统和应用系统，一般利用现有的虚拟化平台将其部署到虚拟机中统一管理。内外网安全问题通过防火墙与网闸技术进行隔离，将放到外网上的数据按时更新到外网服务器并单独提取、独立使用，而系统安全与管理机制与集成平台统一建设。

医院的数据中心建设中我们更关注的是围绕医疗数据构建的临床数据中心的建设，一般采用物理集中式的数据存储和管理，围绕患者组织和管理数据，重点关注各类临床数据。临床数据中心使用扩充的"业务数据库+临床文档库+影像库"混合架构模式随着电子病历应用程度深入而不断发展。由于要保证患者电子健康档案的完整性，患者全医疗周期的数据必须长期在线，其数据量十分庞大，且临床数据中心需要实时对外提供数据服务，因此还必须满足顶层应用的海量数据快速展示的需求。针对这种问题，可采用云计算的解决方法，将临床数据中心建设在一个分布式存储系统中，利用并行计算的高性能来解决医疗电子大数据应用的问题。

医院的数据仓库是一个面向主题、集成、相对稳定、能反映历史变化的各类医疗相关信息数据的集合。医院各类数据通过数据仓库工具进行抽取、转化和整理后，存储在数据仓库中以支持医院管理决策及科研分析等应用。建立数据仓库的目的是存放以主题方式组织的、经过二次加工的历史数据，这些数据的来源包括集成平台、临床数据中心，也可以是直接来自底层的业务系统数据库。将这些数据通过清洗和转换，构建成符合数据仓库要求的数据库，为医院成本核算和绩效考评等提供数据支持，并在此基础上构建多维分析模型，为顶层的数据分析和挖掘提供基础。

医院客户关系系统以数据仓库、数据挖掘、电子病历以及现代化通信技术、广域网技术为手段，构建医院智能化的客户关系服务平台，为患者提供即时性、个性化、全方位的医疗服务，也为医务工作者和管理者提供分析管理和决策的数据支持。该平台有利于医院建立和保持与患者的良好关系，深入挖掘和有效管理医疗资源，同时突破时空的限制，能够将医院为患者服务水平提升到一个新高度。

顶层智能应用建设主要包括数据分析与挖掘系统、临床科研一体化系统、专科数据库管理系统等。其中，数据分析与挖掘系统的深入探索与研究数据仓库技术、联机分析处理技术、数据挖掘技术和数据可视化技术，在临床数据中心与数据仓库和数据集市的基础上，对多年来的医院医疗及经济运行的各项数据进行收集、整理、钻取，建立起科学的数据模型和指标体系框架，通过最新的数据可视化技术和跨平台技术为医院各级人员提供决策支持；临床科研一体化系统探索和研究如何根据医院总体规划和各专科特点构建统一的临床科研数据库与前端应用，以期更好地达到临床科研统一规划、统一管理、统一应用的目的；专科数据库管理系统扩展临床科研一体化系统的基础架构，通过增加数据结构、开发专科应用系统等手段，实现既能满足专科特色的科研需要，又能提供科室个性化、精细化管理需要的专科管理系统。

可以看到，整个 HIS 的生态环境能够保证集成、全面、一致和安全的医疗信息数据的产生，这些数据是真实临床诊疗活动的记录，同时也是医疗科研人员从事真实世界医药研究的宝贵财富。综合利用这些 HIS 产生的数据是临床科学研究的重要内容，并将产生巨大的研究价值和丰硕的研究成果。

三、HIS 数据在大数据临床研究中的应用

HIS 数据是诊疗活动过程中各类信息系统产生的所有数字、文字、图片、影像、视频等多种数据的总称。记录了患者的基本资料、健康摘要、既往史、体格检查信息、检查检验记录、检查影像数据、病案首页、病程记录、诊疗记录、医嘱记录、费用记录、用药记录、手术记录、诊断信息、随访信息、组织标本信息、生物信息等。这些信息一般在数据库中长时间保存。

HIS 在近 20 年的发展过程中积累了大量的医疗相关数据。HIS 数据产生于临床实践，但不同于临床试验数据，它没有预先的试验设计、纳入标准，事后的采集整理、评估评价，只是日常发生的临床事件和治疗过程的真实记录，比较客观地反映了临床实际情况。虽然 HIS 数据的生成和管理不像临床试验数据那样有严格的规范和明确的评价体系，但是也有其自身约束要求和管理规范，尤其是将一家医院或者多家医院甚至全国各地区的医院多年的数据整合在一起，形成海量的大数据，更是能为临床研究带来巨大的价值。可以说，随着 HIS 的不断发展，其产生的数据已经逐渐成为中医药真实世界研究的重要内容。

HIS 的发展演变历史也反映目前各级医院 HIS 发展的不同水平和阶段。可以看到，在 HIS 发展的不同阶段，其数据都能够为真实世界医药研究带来价值。首先，在初步满足医疗业务数字化、电子化的系统建设阶段，各医院构建了覆盖各医疗相关环节的联网的信息系统，形成了中心电子数据库。虽然各信息系统模块只是为了保证医疗业务的运行，各自相对独立，数据无法形成有效的整合且缺乏结构化和标准化，但无论是病案首页信息或病案归档信息，还是电子医嘱和化验检查结果，以及一些经济指标数据，都可以作为各种临床试验效果的客观评价依据，成为临床试验结果的有益补充。以中成药上市后再评价为例，采集大量的相关 HIS 数据可以为上市后中成药临床使用的安全性、有效性和经济性的回顾研究提供数据，同时也可为前瞻性研究提供基础，对中医药真实世界研究起到一定的促进作用。其次，在各信息系统模块进一步发展，构建结构化电子病历和初步的数据集成平台阶段，HIS 数据发挥的作用进一步凸显。电子病历的结构化将为临床研究提供更大量、更加标准化的病历信息，使得 HIS 可以提供给临床研究更加丰富的数据内容和更加完整的诊疗过程信息，从而丰富数据分析的维度和角度。而数据集成平台为数据的清洗、转换、提取提供了统一的数据接口和方法，使数据的采集更加安全、高效和便捷，在工具和方法上保证了数据的一致性和可用性。通过这两个层次的建设，可以提高 HIS 数据在科研中的产出效果，使 HIS 数据从临床研究的有益补充逐渐演变成为一种真实世界研究的主要手段而发挥更大的作用。最后，在临床数据中心的建设阶段，由于科研数据集成是临床数据中心构建的目的之一，而临床数据中心是基础研究与临床研究的重要技术载体，因此，这两方

面的发展是相辅相成的。临床数据中心的数据是将所有相关信息系统标准化整合且经过严格的清洗验证之后的完整的、准确的、标准化的数据，可以方便地定制每个课题需要的所有信息。在这个阶段，HIS 数据既可以包含基础医疗系统（病案管理、医护工作站、电子病历）产生的数据，又可以包含来自其他系统（专家系统、知识库），甚至来自互联网（客户关系系统、电子健康档案）的数据，还可以在广泛的数据来源基础上通过统计学和数据挖掘等技术产生新的数据和知识。可以说，此时 HIS 数据已经可以成为中医药真实世界研究的独立研究领域，本身可以产生重要的研究成果。临床数据中心的建设是 HIS 数据为临床研究提供支持的最高阶段。

　　同时，横向来看，HIS 各类系统产生的数据都可以为中医药真实世界研究提供丰富的资源和内容。例如，病案管理系统可以提供病案首页和疾病手术编码等用以反映患者住院主要信息；医护工作站和药品管理系统可以提供医嘱执行情况用以反映患者用药执行情况；电子病历系统可以提供患者治疗过程信息；检验检查系统可以提供患者化验检查结果、电子胶片和报告单；体检系统可以将历次体检结果保存下来用以反映患者身体变化情况等。这些系统可以看作基础医疗信息系统，其大部分数据都是临床科研需要的，因此可以将这些数据通过一定的处理提供给科研使用，从而避免手工重复录入，减少工作量，提高工作效率和准确性。而客户关系系统、电子健康档案系统、专科数据库系统、数据分析与挖掘系统等属于顶层应用，其中客户关系系统可以将患者随访等离院后的信息纳入到 HIS数据中，使得整个住院周期数据更加完整；电子健康档案系统包含了患者全部医疗相关信息的归纳、归档和整理，从而提供更加全面的数据；专科数据库系统除了通用的信息外还包含了专科专病特有的信息字段，使得针对某一专科或专病的数据更加个性化和专业化；数据分析与挖掘系统则将所有采集到的数据整合后统一建模和分析，可以发现更多的模式和知识。这些数据有些是临床科研需要的，可以直接提供给科研使用。而有些虽然不是必需的字段，但也可作为科研数据的有益补充，甚至成为某些科研结果的有力证明。而区域医疗应用则是更高层次的应用，它可以将某个范围或某个地区相关 HIS 连接起来，产生海量的医疗数据从而产生巨大的价值。以美国 FDA 的迷你哨点计划为例，其建立了一个覆盖几十家医疗机构和学术单位的分布式数据库来进行多种医疗产品的临床使用安全性主动监测和预警。可以想见，这样的一个系统必将极大地提高监测的及时性、准确性和自动化程度，并且为进一步的研究提供基础和实证。

四、HIS 数据应用于大数据临床研究的问题

　　随着 HIS 系统的不断发展和完善，HIS 数据对临床科研产生的重要价值逐步凸显，但怎样更好利用这些 HIS 数据是一个亟待解决的问题。HIS 数据产生于临床实践，有信息系统的约束和完整性的验证，有良好的组织关系和存储结构，并且有专人管理和校对，可以说 HIS 数据是非常优质的真实世界医药研究的数据来源。但是，我们还应该看到 HIS 数据有其不适合科研应用的特性，发现这些问题并解决它们是我们利用 HIS 数据进行临床研究的重要课题。

第一，HIS 数据源具有多源异构性。在临床科研中，为了保证样本的数量或者地域分布的要求，需要把几家医院甚至全国各地多家医院的 HIS 数据集中起来，统一利用和分析。但是由于每一家的 HIS 可能由不同的 HIS 开发商设计和研发，其数据结构、存储格式、基础字典定义等都大不相同，这无疑会对数据的整合和使用带来极大的难度。即使使用同一家医院的 HIS 数据，由于任何一家医院的 HIS 可能由几十上百个信息系统模块组成，其数据包括有来自医护工作站系统的医嘱、治疗和用药等信息，有来自收费和账务管理系统的费用和医疗保险等信息，有来自临床检查检验系统的医学影像、生化指标和诊断等信息，有来自监护系统的生命指征等信息，以及手术麻醉系统的相关信息等。这些系统也可能来自不同厂商，数据并不能直接互通互用，尤其是在大部分医院数据整合和数据中心建设还不完善的条件下，直接利用这些数据进行科研更不可能。因此，需要将多源异构的数据通过数据融合的手段有机地整合到一起。

第二，HIS 中存在大量半结构化和非结构化信息。临床日常诊疗活动产生的数据不仅包含由 HIS 系统生成的医嘱、用药、费用等结构化数据和由电子病历系统产生的医疗文书等半结构化数据，还包括由医务人员根据患者及家属口述或患者提供的诊疗历史记录、医务人员治疗过程中形成的文字记录，以及仪器检查或化验产生的数字，图片，影像，视频，声、光、电信号数据等非结构化数据，这些数据在临床科研中也有可能具有重要的使用价值。由于结构化、半结构化和非结构化数据混杂在一起，为数据的综合利用带来更大的困难。因此，需要将 HIS 产生的不同类型数据通过结构的标准化有机整合到一起。

第三，HIS 中存在不规范的数据。数据的不规范包括数据缺失、错误、重复、不一致、记录标准不统一等多种情况，普遍存在于临床诊疗产生的各类医疗数据中。其产生原因主要有以下五点：一是由于临床数据涉及范围广、内容丰富、关系复杂，且临床患者症状多样，因此，在医疗过程中不同的医务工作者对同一医学名词的记录会因人而异，使得同样医学含义的数据无法直接整合到一起。二是我国医学标准工作滞后，很多医学名词没有标准化的名称，即使存在相应的标准，也可能由于各个医院自身管理原因对这些标准化名称进行部分修改，造成医院之间的数据字典无法通用。三是相对于结构化的病历模板来说，医务人员更愿意采用自由文本的方式来录入临床数据，尤其是剪贴、粘贴、复制功能，而且医务人员在记录临床信息时，也存在自由发挥的问题，都会造成数据的不规范。四是临床信息系统完整性和一致性验证功能有限，而临床诊疗活动相对复杂，信息系统无法规范每一步的数据录入过程，也会造成数据的不规范。五是存在数据事后修改现象，在临床数据记录结束一段时间后，由于某些原因造成记录的数据不准确或有问题，需要进行修改，在这个过程中很可能造成数据的前后不一致。不规范数据的存在是一个客观现象，对不规范数据的处理是真实世界研究中始终面临的一个重要课题。因此，需要将临床诊疗活动产生的不规范的数据通过数据清洗的手段有机整合到一起。

第四，HIS 产生的数据也不能完全满足临床科研要求。因为临床诊疗和临床科研的目的不同，临床诊疗的数据录入和处理与临床科研的数据采集的要求也完全不同。临床治疗产生的是过程数据，以如何治疗患者为目的，而临床科研需要的是结果的统计数据，以寻找某种疾病或者用药的一般规律为目的。临床治疗时录入的数据不能完全满足临床研究的要求，而且由于医疗信息系统的设计和医疗技术的局限性，使 HIS 产生的信息无法涵盖临床科研需要的所有信息。因此，需要针对课题的不同需求，结合临床试验的内容并根据 HIS 数据的特点准确有效地加以利用。

第五，HIS 数据可能涉及伦理、法律隐私和管理政策问题。由于医学伦理的要求、法律法规的遵从、患者的隐私保护和医院管理的规定等问题，HIS 数据无论是在临床诊疗中生成时还是在临床科研中采集时都会受到一定的限制，有可能造成入库数据的不完整、不连贯或者不一致，使得 HIS 数据可利用性变差。因此，需要建立符合管理制度和要求的长效的数据采集机制和符合伦理要求的数据加密手段。

综上所述，为了解决 HIS 数据在真实世界研究中存在的问题，需要将采集到的 HIS 数据整合到一起，构建一个融合多源异构数据的、结构统一的、数据规范的、安全可靠的大型 HIS 数据仓库。

第二节　建立帕金森病大型医疗数据仓库的方法

一、数据仓库在大数据临床研究中的价值

数据仓库概念始于 20 世纪 80 年代，首次出现是在 Inmon 的《建立数据仓库》一书中。随着人们对大型数据系统研究、管理、维护等方面的应用不断完善和深入，对数据仓库给出了更为准确的定义，即"数据仓库是在企业管理和决策中面向主题、集成、与时间相关、不可修改的数据集合"。在医疗领域，大型 HIS 数据仓库是指基于 HIS 数据的应用数据仓库的概念和技术构建的面向临床科研和医疗管理主题、集成多源异构数据、随时间变化、相对稳定的数据集合。其定义中所谓主题，是指用户使用数据仓库进行分析和决策时所关心的重点目标，如医院管理中医院收支情况、收治情况、医疗指标等，临床科研中的某类药品上市后临床使用情况、某类疾病的治疗情况、治疗效果和比较效益分析等。所谓面向主题，是指 HIS 数据仓库内的信息是按分析主题进行组织的，而不是按照业务系统那样按照功能流程进行组织的。所谓集成，是指数据仓库中的信息不是从各个业务系统中简单抽取出来的，而是将有关联的各系统中的 HIS 数据进行一系列加工、整理和汇总的过程，因此，数据仓库中的信息是关于整个 HIS 数据的一致的全局信息。所谓随时间变化，是指数据仓库内的信息不仅反映各类数据的当前状态，而且记录了从过去某一时点到当前各个阶段的信息快照。通过这些信息，可以对企业的发展历程和未来趋势做出定量分析和预测。而信息本身相对稳定，是指一旦某个数据经过前期处理进入数据仓库以后，一般很少进行修改，更多的是对信息进行多维度的查询操作。HIS 数据仓库的重点与要求是能够准确、安全、可靠地从各类 HIS 数据库中取出数据，经过加工转换成有规律的信息之后，再供管理人员进行分析使用。

大型 HIS 数据在真实世界的研究中具有重要价值，而其作用的发挥需要一个统一的 HIS 数据仓库提供数据基础。数据仓库的建设并没有严格的数据理论基础，也没有成熟的

基本模式，通常按其关键技术分为数据的抽取、存储与管理以及数据的分发利用三个基本方面。在大型 HIS 数据仓库构建和使用过程中，需要针对 HIS 数据在真实世界研究中的难点和挑战，解决好这三个基本方面的关键技术问题，使得 HIS 数据能够应用于真实世界的研究，更好地满足临床科研的需要。数据仓库的构建需要达到以下三个方面的目标：

第一，要解决 HIS 数据整合应用的问题。为了使 HIS 数据更好地应用于临床科研，首先，要将多源异构的 HIS 产生的数据融合起来，建立统一的数据模型进行存储管理；其次，对不同数据的结构进行标准化对照，将其统一到数据模型要求的数据结构之中；再次，对不同数据的内容进行清洗、融合和标准化，将其统一到数据模型要求的数据字典之中；最后，构建统一的数据采集机制和数据加密机制，将 HIS 数据的采集、清洗、转换和存储有机地整合起来，形成一个更大规模的 HIS 数据仓库，以便数据的进一步分发利用。

第二，要解决数据仓库总体设计问题。HIS 数据仓库只是概念，没有具体的解决方案，需要根据具体情况自行设计开发。大型 HIS 数据仓库的建立需要一整套系统化、工程化的方法，对数据的采集、清洗、整合、更新等处理过程建立一个总体的管理和控制机制，使得数据的准确性、一致性、安全性得到充分的保证。整体过程要求可重复利用并能协调人与机器协同工作，达到数据处理效率的最大化。

第三，要解决大数据背景下的数据处理问题。大数据是传统数据库或数据处理技术不能处理的既大又复杂的数据集合。一定规模的 HIS 数据仓库符合这个大数据的条件，但和一般意义的大数据又有不同。大数据具有四个特点：规模大、速度快、价值低和形式多样。而大型 HIS 数据仓库的特点可以相应地总结为规模大、批量更新、价值高和结构化要求高。规模大即数据量巨大且不断增长，要求数据仓库的处理速度和扩展性要好，不能随着数据规模的不断增大响应时间过长或者性能明显下降；批量更新即数据经常是分次大批量产生的，要求数据仓库系统具有很好的"时间戳"管理机制，保证更新的批量数据的准确性和一致性；价值高即数据仓库的所有数据都有其存在价值，这点是其与传统大数据的最大区别，即要求必须保证每条入库数据的质量；结构化要求高即无论数据源是结构化数据还是半结构化或无结构的数据，最终形成的数据仓库包含的是结构清晰、定义明确一致且符合课题要求的数据，要求必须能够很好地处理多源异构数据。

二、数据仓库对 HIS 的要求

实现 HIS 数据仓库的建设目标对医院的 HIS 数据提出了要求。可用于数据仓库构建的 HIS 数据可以来自临床信息系统（clinical information system，CIS）、影像存储与传输系统（picture archiving and communication system，PACS）、实验室信息系统（laboratory information management system，LIS）、结构化电子病历（electronic medical record，EMR）、临床数据中心（clinical document repository，CDR）、临床科研系统（clinical research system，CRS）等多种类型的信息系统。无论来自于何种系统，都必须达到相应的完整性、结构化、一致性和准确性的要求才可入库。

（1）完整性要求：完整性验证主要是对采集的 HIS 数据进行关联验证，保证重点信息和主要项目无缺失，例如，对于要求具有完整临床诊疗信息的科研项目而言，有病案信息无医嘱，或有医嘱无诊断信息等数据条目都应视为不合格数据，在无法再次获得完整数据的情况下应予以剔除。

（2）结构化要求：虽然数据的采集可以包括半结构化和非结构化的数据，但不同的仓库构建需求会对 HIS 数据的结构化提出要求，某些非结构化数据可能无法整合入库。例如，某些医院的检验数据没有使用 LIS，因此就可能无法与其他医院的数据进行融合；再如，某些临床病历数据是文本数据，也无法与结构化的电子病历集成分析。

（3）一致性要求：主要包括三个方面。一是关联一致性，即采集的各个数据表需要有键值关联且关联性必须正确；二是语义一致性，即来自于不同系统的相同实体必须能够正确识别，保证无歧义；三是时空一致性，即数据的前后连续性，尤其是在更换过系统的医院，升级换代前后存储在不同数据库中的数据必须一致。

（4）准确性要求：HIS 中不可避免存在一定量的错误数据（包括数值错误、单位错误、录入错误、格式错误、系统错误等）、异常数据、缺失数据、重复数据、偏倚与混杂数据。准确性要求将这些错误控制在一定范围之内，数据入库之前要进行准确性和合理性验证。准确性验证主要是利用数据清洗技术对问题数据进行过滤和修正，合理性验证则是对数据逻辑问题进行查找和修正。无法处理的数据要整体剔除，重要数据要追溯来源，将相关数据更新后再进行验证。

三、数据仓库的建设方案

（一）HIS 数据仓库的总体建设方案

HIS 数据仓库的构建主要要完成多家医院 HIS 数据的抽取、转换、加载与整合，并根据需要形成多个专题子数据仓库供研究使用。在这个过程中需要解决一系列的具体问题。首先，需要设计通用的数据采集方案，将数据采集形成标准的工程化方法，以便于统一部署实施。其次，要实现多家医院数据集中、数据共享，必须使用统一的标准，并执行实际可操作的整合方案，这是实现医疗信息资源数据集成的前提，因此，需要设计标准化的数据整合技术，完成数据的融合。最后，还需要在融合数据的基础上构建统一的数据仓库，数据仓库的构建要考虑后继 HIS 数据的入库和现有 HIS 数据的增量更新，同时，还要考虑如何更好地利用数据仓库的数据来满足不同研究的需要，这也需要一个把这些过程统一起来的工程化方法。下面分别介绍大型 HIS 数据仓库构建的数据采集、数据标准化、数据仓库构建和分发利用的方法。

（二）数据的采集

数据的采集就是一个数据的抽取、转换、装载（extract transformation load，ETL）过程。为了得到高质量的数据，必须对抽取出来的原始数据做一系列复杂转换处理，最后才能装载到数据仓库中。数据采集过程的实现有多种方式，既可以在 HIS 上建立分布式采集系统在线采集和上传或每隔一段时间批量采集离线上传，还可以由科研人员使用采集软件根据课题需要到医院进行数据采集再集中起来建立数据仓库。实现 ETL 过程的效率和质量很大程度上决定了数据仓库构建的效率和质量。目前，研究 ETL 过程强调 ETL 系统的可扩展性和灵活性，对于如何创建可复用的标准化的 ETL 过程的研究则很少。如何在一系列相似或相近的 ETL 过程中发现其共同特征、知识和需求，从而抽象出一个通用的数据采集过程模型，使得 ETL 过程可以在这些项目中被反复使用而无需修改或少量修改，大幅度提高实现 ETL 过程的效率，从而提高数据仓库构建的效率，是实现数据采集的一个重要课题。

（三）数据的标准化

HIS 数据仓库构建过程的重点在于标准化，采集到的 HIS 数据只有通过标准化的过程才能形成统一的数据源进入数据仓库。数据标准化按内容可以分为数据字典规范化和结构标准化：数据字典的规范化是指研究者根据需要预先确定数据标准，比如采用医保规定定义费别、药典定义药品名称、ICD-10 定义诊断名称等，然后将各家医院的 HIS 数据的字典表（例如费别字典、药品名称字典、诊断名称字典等）统一对照到这些数据标准中，使得同一事物对象具有相同的名称；结构标准化是指将各家医院数据表的字段结构统一对照到课题规定的数据表的字段结构，使得各家医院的同一个数据表可以直接融合到一起。数据标准化按方式可以分为手工标准化、自动标准化和人机结合的标准化。手工标准化是指由科研人员对需要标准化的数据字典、结构与课题定义的标准数据规范进行对照，然后通过系统的 ETL 过程将数据整合；自动标准化是指按照数据清洗技术建立自动化的系统，在系统中预先定义各种数据清洗规则和对照转换规则，然后再由 ETL 过程将数据整合；人机结合则是将以上两种方式结合起来，在自动标准化的步骤中，增加领域专家参与的过程，通过多级人机交互迭代完成整个对照转换过程，这个过程可以采用数据挖掘的主动学习技术或者群体计算技术，这种方式可以更好地保证数据仓库的准确性和一致性，是目前主要的数据标准化方法。

（四）数据仓库的构建

HIS 数据仓库是在数据标准化的基础上，按照统一的数据结构和数据字典将所有融合后的事实表（存储医疗数据的表）的数据经过再次的 ETL 过程处理后形成的包含各采集医院全部信息的数据一致、结构标准的数据仓库，它具有统一的数据结构和标准化的数据字典，可以支持数据来源分析、总体和明细数据分析以及排查错误分析等应用。由于数据量巨大，HIS 数据仓库存储可以在云计算平台上进行，同时其应用也可以采用服务的方式通过云计算平台发布。数据仓库的构建和可以结合领域知识库，通过涵盖广泛相关医药知识的知识库扩展数据仓库的表达能力和增强其推理能力，使得数据仓库的应用更加智能化。

（五）数据的分发利用

因为 HIS 数据仓库数据量巨大，在实际课题过程中可能某阶段只需要其中部分数据，但会对数据标准化的粒度的层次提出不同要求，因此，需要根据课题需求研发导出工具把

HIS 数据仓库进行进一步分解、标准化和定制化，从而导出成符合具体需求的关系型数据库或子数据仓库的形式进行分发利用。

四、建设数据仓库的主流与前沿技术

（一）云计算技术

云计算是分布式计算、并行计算、效用计算、网络存储、虚拟化、负载均衡、热备份冗余等传统计算机和网络技术发展融合的产物。云计算有多种定义，现阶段广为接受的是美国国家标准与技术研究院给出的定义：云计算是一种按使用量付费的模式，这种模式提供可用的、便捷的、按需的网络访问，进入可配置的计算资源共享池（包括网络、服务器、存储、应用软件、服务），这些资源能够被快速提供，只需投入很少的管理工作，或与服务供应商进行很少的交互。

云计算包括以下几个层次的服务：基础设施即服务、平台即服务和软件即服务。所谓基础设施即服务，是指消费者通过网络可以从完善的计算机基础设施获得服务，例如硬件服务器租用。所谓平台即服务，是指将软件研发的平台作为一种服务，以服务的模式提交给用户，例如软件的个性化定制开发。所谓软件即服务，是指一种通过网络提供软件的模式，用户无需购买软件，而是向提供商租用基于 Web 的软件，来管理企业经营活动，例如基于互联网办公自动化系统。

云计算从其诞生之日起就以其在网络时代的无与伦比的优势得到迅速发展，其对健康领域的影响也日益巨大。云计算能够提供海量数据存储能力和强大的计算能力，并且提供方便快捷的软件服务，可以将所有软硬件都作为云端服务提供，使用户的需求得到最好的匹配。基于海量数据处理的 HIS 数据仓库可以采用云计算的模式：首先，将 HIS 数据仓库数据向云端迁移，可以方便团队成员在网络内快速获取与管理所需要的数据。其次，云计算为将数据从集中管理中分离出来提供了技术可能，使用云计算技术可以很方便地将数据库服务器从信息中心中转移出来，医疗信息服务与医疗服务流程的分离将帮助降低医疗及科研机构的信息化维护成本，也为数据的共享和安全提供了技术与模式上保障。最后，基于云计算技术的医学科研应用，能够通过在云端数据的分析挖掘将所提供的服务变得更加个性化、智能化。在云计算的支持下，团队成员将更加方便地订阅和发布各种需要的数据，将数据定制和数据分析定义成云服务的形式以提供和优化科研实践。

（二）领域知识库技术

这里的领域知识库是指在中医药范围内所有相关概念、实体、关系、公理，以及建立在其上的推理系统的集合。通过知识库可以完整地描述该领域的事实数据。在基于 HIS 数据的中医药真实世界研究过程中，无论在 HIS 数据的清洗整理方面，还是在分析与挖掘方面，中医药领域知识库都能发挥重要的作用。

中医药领域知识库可以规范 HIS 数据的清洗和整理过程，知识库中存有药品或诊断等信息的标准名称，在数据的清洗过程中可以自动地对 HIS 中临床使用的药品或者病案归档中的疾病诊断进行自动的匹配和对照，实时发现数据的问题和错误，并能在一定程度上进行修正，结合众包等人机结合技术，可以高效、准确地完成数据清洗和标准化的任务。

中医药领域知识库本身就具有推理机制，可以有效地辅助 HIS 数据的分析和挖掘过程。HIS 数据具有流程性，是对临床工作流程数据的记录，内容比较单一，结构相对简单，没有复杂的维度和关系，提供分析的能力较弱。中医药领域知识库能够扩展 HIS 数据的内涵与外延，可以建立起一整套包括药物、诊断、适应证、检查化验、文献、医学常识等知识在内的体系结构和关系网络，通过将这些医药的知识、常识和经验结构化后与 HIS 数据相关联，可以有效地提出很多新的分析与挖掘的模式。比如中药"十八反""十九畏"可以和临床合理用药相关联，对临床用药的合理性作出比较分析。另外，一些普通知识也可以为 HIS 数据提供分析角度，比如一年内的节气数据和温度、湿度数据都可以为某些疾病的发生和药品的使用提供证据，将这些数据相关联可以发现更多有价值的模式。

（三）群体计算技术

群体计算是人群与计算机群协作的一种计算模型，它通过整合网络上大量用户和计算资源来处理现有计算机很难完成的复杂任务。众包通过志愿者利用他们的空余时间提供解决方案，是群体计算的一种主要工作方式，是互联网带来的一种组织劳动力的全新方式。"计算机与人类协同工作"是众包模式的精髓所在。近些年众包模式已经被公认为是一种很好的解决问题的方法，并且开始挑战数据挖掘的工作。众包已经逐渐应用于科学研究的训练和测试阶段，并且在学术和工业的相关评测方面广泛应用。纵观众包在研究领域的应用，我们并不需要利用众包替我们做全部的工作，而更多的是把它作为科学实验的一种辅助手段。

在前文提及的 HIS 数据的清洗与规范化过程中，有很多工作需要人来参与，比如数据的清洗、对照与标准化工作。以前我们都是找相关领域的工作人员或学生进行数据的标准化，工作量大，存在大量的重复劳动，并且缺少有效的正确性验证。众包系统针对这三个方面进行设计，首先通过自动匹配将已有的对照关系和计算机能够自动识别的对照关系应用到新的任务中，完成自动化的对照和规范化过程；然后开始人工匹配的过程，众包系统会利用推理系统在后台完成由已知数据推理得到的全部匹配关系的工作，并根据任务的规模、成本预算和计算复杂度动态生成需要人工参与的任务并且在网上进行分发；最后，众包系统对用户反馈的结果数据进行统一的存储以备再次利用，避免重复劳动，并且可以自动验证匹配结果的正确性。

参 考 文 献

安继业, 薛万国, 史洪飞, 等, 2008. 临床数据中心构建方法探讨[J]. 中国数字医学, 3（10）: 13-16.

冯建红, 李国良, 冯建华, 2015. 众包技术研究综述[J]. 计算机学报, 38（9）: 1713-1726.

薛万国, 李包罗, 2009. 临床信息系统与电子病历[J]. 中国护理管理, 9（2）: 77-80.

Inmon W H, 2005. Building the data warehouse[M]. 4th Edition. New York: Wiley Publishing, Inc.

PLATT R, CARNAHAN R M, BROWN J S, et al, 2012. The US Food and Drug Administration's Mini-Sentinel program: status and direction[J]. Pharmacoepidemiology and drug safety, 21: 1-8.

第七章

处理与分析帕金森病临床大数据

第一节　原始数据的预处理

随着信息时代的来临，人类在各种领域中面临着越来越多的数据信息，并且，这些数据的规模还在以惊人的速度不断增长。因此，如何获取蕴藏在这些数据中的有价值信息，如何对其进行更高层次的分析，以便更好地利用这些数据来提高工作效率和生活质量，变得越来越重要。为了达到这个目的，人们开始致力于从海量数据中进行知识挖掘的研究。在此背景下，数据分析与挖掘应运而生。目前，它已成为计算机科学研究中一个十分活跃的前沿领域，并在市场分析、金融投资、医疗卫生、环境保护、产品制造和科学研究等许多领域获得了广泛的成功应用，取得了十分可观的社会效益和经济效益。

传统中医药数据系统的数据管理方法可以高效地实现数据的录入、查询、统计等功能，但无法发现数据中潜在的、有用的关系和规则。为了挖掘数据背后隐藏的知识，解决数据爆炸但知识贫乏的问题，进而为中医药临床诊疗服务，领域专家和行业科研工作者正努力寻求各种新方法和技术，以便使数据能够转化成有用的信息和知识。众所周知，中医药数据库中往往存在冗余数据、缺失数据、不确定数据和不一致数据等诸多情况，这些数据已成为发现知识的一大障碍。因此，在从大型 HIS 数据系统中挖掘有价值信息之前必须对数据进行预处理。

一、原始数据预处理的必要性

数据挖掘的对象是来自临床诊疗真实世界的海量且各种各样的数据信息，但这些数据信息往往具有多样性、不确定性、复杂性等特点，会导致我们采集的真实世界原始数据比较散乱，不符合挖掘算法进行知识获取研究所要求的规范和标准。真实世界的数据主要具有以下特征。

（1）不完整性：指的是数据记录中可能会出现有些数据属性的值丢失或不确定的情况，还有可能缺失必需的数据。这是由于系统设计时存在的缺陷或者使用过程中一些人为因素所造成的。比如 HIS 数据中有个别患者的问诊时间为空，这是由输入原因造成的。其他一些相关数据没有记录可能是由于录入者对属性的理解错误，或者设备故障等原因。

（2）含噪声：指的是数据具有不正确的属性值，包含错误或存在偏离期望的离群值。产生的原因有很多。比如收集数据的设备可能出故障，在数据输入时出现人或计算机的错误，数据传输中也可能出现错误。HIS 中不正确的数据也可能是由命名约定或所用的数据代码不一致，或输入字段（如时间）的格式不一致而导致的。实际使用的系统中，还可能存在大量的模糊信息，有些数据甚至还具有一定的随机性。

（3）杂乱性（又称为不一致性）：大型 HIS 数据是从各个医院实际应用系统中获取的，由于各应用系统的数据缺乏统一标准的定义，数据结构也有较大的差异，因此，各系统间的数据存在较大的不一致性，往往不能直接拿来使用。同时来自不同的应用系统中的数据由于合并还普遍存在数据的重复和信息的冗余现象。

由上，我们可以看出，存在不完整的、含噪声的和不一致的数据是大型的、真实世界数据库或数据仓库的共同特点。一些比较成熟的数据挖掘算法对其处理的数据集合一般都有一定的要求，比如数据完整性好、数据的冗余性少、属性之间的相关性小。然而，各个医院实际应用系统中的数据一般都不能直接满足数据挖掘算法的要求。因此我们有必要进行数据挖掘前的数据预处理。

数据预处理就是在对数据进行数据挖掘前，先对原始数据进行必要的清理、选样、集成、变换和归约等一系列的处理工作，使之达到挖掘算法进行知识获取研究所要求的最低规范和标准。通过数据预处理工作，我们可以完善残缺的数据，纠正错误的数据，去除多余的数据，挑选出所需要的目标数据并且进行数据集成，转换不适合的数据格式，还可以消除多余的数据属性，从而达到数据类型相同化、数据格式一致化、数据信息精炼化和数据存储集中化。总而言之，经过预处理之后，我们不仅可以得到挖掘系统所要求的数据集，使数据挖掘成为可能，而且，还可以尽量地减少挖掘系统所付出的代价和提高挖掘出的知识的有效性与可理解性。

大量的实践证明，在整个数据挖掘过程中，数据预处理所占的工作量达到了整个工作量的 60%～80%，而后续的挖掘工作只占整个工作量的 10% 左右。经过数据预处理，不仅可以节约大量的时间和空间，而且得到的挖掘结果能更好地起到决策和预测作用。

二、原始数据预处理的具体流程

行业内有一句著名的俚语，"垃圾入，垃圾出"（garbage in，garbage out），很适合这种情况。高质量的数据和有效的技术一样，决定着整个工作的效果好坏。如果进行挖掘的算法是基于这些"脏"数据的，那么挖掘效果会受到噪声的干扰而产生偏差。因此，采用数据预处理技术，对数据库中的数据进行处理，清除虚假无用的数据是进行有效数据挖掘的基础。

（一）数据预处理方式和阶段

一般地，数据预处理方式可分为四种。

（1）手工实现，通过人工检查，只要投入足够的人力、物力、财力，也能发现所有的错误，但效率较低，在大数据量的情况下，这种方式几乎是不可能的。

（2）通过专门编写程序，这种方法能解决某个特定的问题，但不够灵活，特别是在清理过程需要反复进行（一般来说，数据清理一遍就达到要求的很少）时，导致程序复杂，清理工作量大。而且这种方法也没有充分利用目前数据库提供的强大数据处理能力。

（3）解决某类特定应用域的问题，如根据概率统计学原理查找数值的记录，对患者姓名、联系地址、邮政编码等进行清理。

（4）与特定应用领域无关的数据清理，这一部分的研究主要集中在清理重复的记录上，如 Green Hills Software 公司面向医疗器械行业应用领域开发的 INTEGRITY 系统。

这四种实现方法，后两种因其更具通用性和较大的实用性，引起了越来越多的关注。

但是不管哪种方法，大致都由三个阶段组成，即数据分析和定义错误类型-搜索-识别错误记录，以及修正错误。

（二）数据预处理过程

当今真实世界中的数据库极易受噪声数据、遗漏数据和不一致性数据的侵扰，因为数据库太大，常常多达几百 GB，甚至更多。我们更关注的问题是如何预处理数据，提高数据质量和挖掘结果的质量，使挖掘过程更加有效和更容易。可喜的是，目前已有大量数据预处理技术可供参考。譬如数据清理可以去掉数据中的噪声，纠正不一致；数据集成将数据由多个源合并成一致的数据进行存储（如数据仓库或数据立方）；使用规范化的数据变换可以改进涉及距离度量的挖掘算法的精度和有效性；数据归纳可以通过聚集、删除冗余特征或聚类等方法来压缩数据。这些数据处理技术在数据挖掘之前使用，可以大大提高数据挖掘模式的质量，降低实际挖掘所需要的时间。图 7-1-1 总结了数据预处理的具体过程。

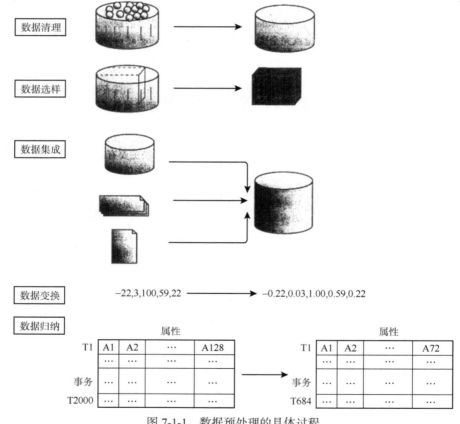

图 7-1-1　数据预处理的具体过程

（1）数据清理：如填补缺失数据、消除噪声数据等。数据清理就是通过分析"脏数据"的产生原因和存在形式，利用现有的技术手段和方法去清理"脏数据"，将"脏数据"转化为满足数据质量或应用要求的数据，从而提高数据集的数据质量。如利用实验室指标开展药物或疾病评价时，某些患者的记录可能超出正常范围数十倍或数百倍，此种情况可能由于患者特殊状态而出现，但是由于此种记录会导致数据分析出现偏差，因此需要对其清理后再进行分析。

（2）数据选样：是从数据集中选取部分数据，用于数据分析。在统计学中，数据选样经常用在数据准备阶段和最终的数据分析。如利用医疗电子数据开展药物评价或者疾病评价时，从数据仓库中选择全部使用某种药物的患者或者患有同一种疾病的患者。

（3）数据集成：将所用的数据统一存储在数据库、数据仓库或文件中形成一个完整的数据集，这一过程要消除冗余数据。如从多家医院 HIS 中提取使用某种药物和患有某种疾病的患者信息进行整合，并存储在数据仓库中，形成药物-疾病数据集，便于分析某药物对特定疾病的疗效。

（4）数据转换（也称作数据变换）：主要是对数据进行规格化（normalization）操作，如将数据值限定在特定的范围之内。对于某些挖掘模式，需要数据满足一定的格式，数据转换能把原始数据转换为挖掘模式要求的格式，以满足挖掘的需求。如利用 HIS 数据开展药物剂量分析时，由于各医院 HIS 中对于药物剂量记录方式不同或记录错误，可能造成同一种药物出现多种剂量，甚至与真实剂量相差甚远的记录，此时需要对数据进行转换，去除异常数据，限定可信任的分析范围。

（5）数据归约：把那些不能够刻画系统关键特征的属性剔除掉，从而得到精炼的并能充分描述被挖掘对象的属性集合。对于需要处理离散型数据的挖掘系统，应该先将连续型的数据离散化，使之能够被处理。仍以利用医疗电子数据进行药物或疾病分析为例，在进行人口学特征分析时，由于数据取自中国的医院，多数患者国籍为中国，且对药物评价或疾病评价不能起到关键作用，那么在分析前可将"国籍"这一变量剔除，仅保留与药物或疾病评价有关的变量。

三、原始数据的清理

真实世界的数据一般是不完整的、含噪声的和不一致的。数据清理的工作试图填充空缺的值、识别孤立点、消除噪声、清除数据中的不一致等。这是数据准备过程中最花费时间、最乏味，但也是最重要的步骤。下面逐一说明数据清理采用的方法。

（一）缺失数据的处理

缺失数据（缺失值）指的是现有数据集中某个或某些属性的值是不完全的。缺失值的产生的原因多种多样，主要分为机械原因和人为原因。机械原因是机械故障导致的数据收集或保存失败造成的数据缺失，比如数据存储失败、存储器损坏、机械故障导致某段时间数据未能收集（对于定时数据采集而言）。人为原因是由人的主观失误、历史局限或有意隐瞒造成的数据缺失，比如在市场调查中被访人拒绝透露相关问题的答案，或者回答的问题是无效的，数据录入人员失误漏录了数据等。

缺失值从缺失的分布来讲可以分为完全随机缺失、随机缺失和完全非随机缺失。完全随机缺失（missing completely at random，MCAR）指的是数据的缺失是随机的，数据的缺失不依赖于任何不完全变量或完全变量。随机缺失（missing at random，MAR）指的是数据的缺失不是完全随机的，即该类数据的缺失依赖于其他完全变量。完全非随机缺失（missing not at random，MNAR）指的是数据的缺失依赖于不完全变量自身。

当前有很多方法用于缺失值清理，可以粗略地分为两类：删除存在缺失值的个案和缺失值插补。第一类方法最简单，并且容易实现，常用的是删除属性或实例，这种方法通过删除含有不完整数据的属性或实例来去除不完整数据。第二类方法是采用填充算法对不完整数据进行填充，大多是通过分析完整数据来对不完整数据进行填充。

（1）删除含有缺失值的个案：删除含有缺失值个案的方法主要有简单删除法和权重法。简单删除法是对缺失值进行处理的最原始方法。它将存在缺失值的个案直接删除。如果数据缺失问题可以通过简单地删除小部分样本来达到目标，那么这个方法是最有效的。当缺失值的类型为完全非随机缺失的时候，可以通过对完整的数据加权来减小偏差。把数据不完全的个案标记后，将完整的数据个案赋予不同的权重，个案的权重可以通过 Logistic 或 probit 回归求得。如果解释变量中存在对权重估计起决定性因素的变量，那么这种方法可以有效减小偏差。对于存在多个属性缺失的情况，就需要对不同属性的缺失组合赋予不同的权重，这将大大增加计算的难度，降低预测的准确性。

（2）可能值插补缺失值：它的思想是以最可能的值来插补缺失值比全部删除不完全样本所产生的信息丢失要少。在数据挖掘中，面对的通常是大型的数据库，它的属性有几十个甚至几百个，因为一个属性值的缺失而放弃大量的其他属性值，这种删除是对信息的极大浪费，所以产生了以可能值对缺失值进行插补的思想与方法。常用的插补方法有均值插补、利用同类均值插补、极大似然估计方法和多重插补方法。均值插补是根据统计学中的众数原理，用该属性的众数（即出现频率最高的值）来补齐缺失的值。同类均值插补的方法属于单值插补，它用层次聚类模型预测缺失变量的类型，再以该类型的均值插补。极大似然估计（max likelihood，ML）方法比删除个案和单值插补更有吸引力，它有一个重要前提：适用于大样本。有效样本的数量足够以保证 ML 估计值是渐近无偏的并服从正态分布。但是这种方法可能会陷入局部极值，收敛速度也不是很快，并且计算很复杂。多重插补（multiple imputation，MI）又称多值插补，其思想来源于统计学中的贝叶斯估计，认为待插补的值是随机的，它的值来自已观测到的值。具体实践上通常是估计出待插补的值，然后再加上不同的噪声，形成多组可选插补值。根据某种选择依据，选取最合适的插补值。

以上插补方法，对于缺失值的类型为随机缺失的插补有很好的效果。两种均值插补方法是最容易实现的，也是以前人们经常使用的，但是它对样本存在极大的干扰，尤其是当插补后的值作为解释变量进行回归时，参数的估计值与真实值的偏差很大。相比较而言，极大似然估计和多重插补是两种比较好的插补方法，与多重插补对比，极大似然缺少不确定成分，所以越来越多的人倾向于使用多重插补方法。

（二）异常数据的处理

所有记录中如果一个或几个字段间绝大部分遵循某种模式，其他不遵循该模式的记录就可以认为是异常的。例如，在 HIS 数据库中，如果一个整型字段 99% 的值在某一范围内

（如 0～1 之间），则剩下的 1% 的记录（该字段值＞1 或＜0）可认为是异常。最容易发现的是数值异常（特别是单一字段的数值异常），可用数理统计的方法（如平均值、值域、置信区间等）。下面介绍几种发现异常的方法：

（1）基于统计学的方法：这种方法可以随机选取样本数据进行分析，加快了检测速度，但这是以牺牲准确性为代价的。

（2）基于模式识别的方法：基于数据挖掘和机器学习算法来查找异常数据，主要牵涉关联规则算法。

（3）基于距离的聚类方法：聚类分析是一种新兴的多元统计方法，是当代分类学与多元分析的结合。聚类分析是将分类对象置于一个多维空间中，按照它们空间关系的亲疏程度进行分类。通俗地讲，聚类分析就是根据事物彼此不同的属性进行辨认，将具有相似属性的事物聚为一类，使得同一类的事物具有高度的相似性。这也是数据挖掘的算法，这类算法基于距离聚类来发现数据集中的异常值。

（4）基于增量式的方法：如果数据源允许，我们可以采取随机的方法获取元组。元组是计算机数据结构里的概念，是用来存储稀疏矩阵的一种压缩方式，形如[（x, y），z]的集合我们称之为一个三元组。我们可以给异常检测算法输入一个随机元组流，一些异常检测算法对这种输入可以使用增量、统计学方式发现更多的异常。实践中可以从数据源中获得元组，然后转换之后作为异常检测算法的输入。

在发现异常之后，我们要对异常做进一步的清理工作。异常的清理过程主要统分为六个步骤：①元素化（elementing）：将非标准的数据，统一格式化成结构数据。②标准化（standardizing）：将元素标准化，根据字典消除不一致的缩写等。③校验（verifying）：对标准化的元素进行一致性校验，即在内容上修改错误。④匹配（matching）：在其他记录中寻找相似的记录，发现重复异常。⑤消除重复记录：根据匹配结果进行处理，可以删除部分记录，或者多个记录合并为一个更完整的记录。⑥档案化（documenting）：将前 5 个步骤的结果写入元数据存储中心。这样可以更好地进行后续的清理过程，使得用户容易理解数据库以及更好地进行切片、切块等操作。

（三）重复数据的处理

在构造数据仓库的过程中，需要从各种数据源导入大量的数据。理想情况下，对于真实世界中的一个实体，数据库或数据仓库中应该只有一条与之对应的记录。但在对不同种类信息表示的多个数据源进行集成时，由于实际数据中可能存在数据输入错误，格式、拼写上存在差异等各种问题，导致不能正确识别出标识同一个实体的多条记录，使得逻辑上指向同一个真实世界的实体，在数据仓库中可能会有多个不同的表示，即同一实体对象可能对应多条记录。例如，HIS 中有两条记录除了日期字段不同（分别为 2009/08/02、20009/08/02），其他都相同，我们有理由相信这是由于人工录入误将"2009"写成"20009"，最终认为两条记录是重复记录。

重复记录会导致错误的挖掘模式，因此有必要去除数据集中的重复记录，以提高其后挖掘的精度和速度。每种重复记录检测方法都需要确定是否有两个及以上的实例表示的是同一实体。有效的检测方法是对每一个实例都与其他实例进行对比，从而发现重复实例。然而，这种方法虽然效果最好，但其计算复杂度为 $O(n^2)$（n 为数据集中的记录数），对于大型的数据库系统而言，这种方法效率不高，并且费时费力，在现实中一般不采用此方法。

目前常用的另外一种检测方法是比较记录的各对应属性，并计算其相似度，再根据属性的权重，进行加权平均后得到记录的相似度，如果两条记录相似度超过了某一阈值，则认为两条记录是匹配的，否则，认为是指向不同实体的记录。检测这种语义相同，而表现形式不同的记录是数据预处理的一项重要任务，也是目前研究最多的内容。而对于检测出的重复记录，通常可采用两种处理思路：把一种作为正确的，删除其他重复的记录；或者综合所有的重复记录，从而得到更完整的信息。

（四）不一致数据处理

不一致数据是指存在一些数据对象，它们不符合数据的一般模型，与数据的其他部分不同或不一致。一般地，这样的数据对象被称为孤立点。例如，在 HIS 数据库中，如果一个人的年龄为 999，这种情况可能是对未记录的年龄的缺省设置所产生的，我们认为这个人的年龄是个孤立点。另外，孤立点也可能是固有的数据可变性的结果。例如，某医院的科室主任的工资自然远远高于医院其他工作人员的工资，而成为一个孤立点。

大多数对孤立点的处理，都是为了使孤立点的影响最小化，或者排除它们。但是由于一个人的"噪声"可能是另一个人的信号，这可能导致重要的隐藏信息的丢失。换句话说，孤立点本身可能是非常重要的，例如在进行疾病方案分析时，对方案-疗效分析时，孤立点有可能是我们需要获得的结果，某些方案使用的患者少，但是疗效好，某些方案虽然常用，但是疗效一般，可为开展有效方案筛选提供支持。

孤立点探测和分析是一个有趣的数据挖掘任务，被称为"孤立点挖掘"。目前已有的传统的孤立点挖掘算法主要包括五类算法：基于统计的方法、基于距离的方法、基于密度的方法、基于偏离的方法和基于聚类的挖掘算法。

1. 基于统计的方法　基于统计的方法的基本思想是根据数据集的特性，事先假定一个数据分布的概率模型，然后根据模型的不一致性来确定异常。存在的问题是，在许多情况下，我们并不知道数据的分布，而且现实数据也往往不符合任何一种理想状态的数学分布，这样就给后期的孤立点发掘造成了很大的困难。另一方面基于统计的方法比较适合于低维空间的孤立点挖掘，而实际的数据大多都是高维空间的数据，在这种情况下，事先估算数据的分布是很困难的。

2. 基于距离的方法　基于距离的方法的基本思想是以距离的大小来检测模式，通常我们认为孤立点是没有足够多的邻居的。它可以描述为在数据集合 N 中，至少有 P 个对象和对象 O 的距离大于 d，则对象 O 是一个带参数 p 和 d 的基于距离的异常点。基于距离的检测方法的优势在于其不需要事先了解数据集本身的特性，是与领域无关的，但是问题在于对参数 p 和 d 估计的困难性。不同的 p 和 d 参数的确定会对结果带来很大的影响。

3. 基于密度的方法　基于距离的方法对全局各个聚类的数据提出了统一的 p 和 d 的参数，但是如果各个聚类本身的密度存在不同，则基于距离的方法会出现问题，因此，提出了基于密度模型的局部异常点挖掘算法，通过局部异常点因子（local outlier factor，LOF）的计算来确定异常点，只要一个对象的 LOF 远大于 1，它可能就是一个异常点。簇内靠近核心点的对象的 LOF 接近于 1，处于簇的边缘或是簇的外面的对象的 LOF 相对较大，这样便能检测到局部异常点，更贴近于实际的数据集的特性。这种传统的局部异常点挖掘算法的主要问题在于局部范围的参数——最小领域样本点数目的选择困难。

4. 基于偏离的方法　基于偏差的方法的基本思想是通过检查一组对象的主要特征来确定异常点，如果一个对象的特征与给定的描述过分偏离，则该对象被认为是异常点。现有的基于偏离的方法主要有序列异常技术和数据立方体方法，前者是以样本集的总体的方差为相异度函数，描述了样本集的基本特征，所有背离这些特征的样本都是异常样本，这种方法对异常存在的假设太过理想化，对现实复杂数据的效果不太好。而后者在大规模的多维数据中采用数据立方体确定反常区域，如果一个立方体的单元值显著地不同于根据统计模型得到的期望值，则该单元值被认为是一个孤立点。

5. 基于聚类的方法　基于聚类的方法的基本思想是将孤立点挖掘的过程转换成聚类的过程。首先将数据集利用已经成熟的模型进行聚类分析，将数据集形成簇，那些不在簇中的样本点即被视为孤立点，需要进行再处理。

并非所有的孤立点都是错误的数据。所以，在检测出孤立点后还应结合领域知识或所存储的元数据，一般先要采用人工方法来判定该数据是有价值的数据还是错误数据。如果发现是有价值的数据，那么这正是我们数据分析与挖掘的目的。另外针对孤立点的错误数据，需要再对其进行处理。简单地说，数据错误是指数据源中记录字段的值和实际的值不相符。如果数据源中包含错误数据，记录重复问题和数据不完整问题则会更难清理，故必须要清理数据源中的错误数据。

一般说来，从数据源中检测出的错误数据数量不大，所以，对于检测出的错误数据，可以直接由人工来处理。当然，对于一些不重要的错误数据，也可以采取类似于不完整数据的处理方法，比如：①常量替代法；②平均值替代法；③最常见值替代法；④估算值替代法。值得指出的是，对于错误数据的清理，由于每种方法的适用范围不同，故需要尽可能采用多种清理方法，这样能有效地提高错误数据清理的综合效果。

四、原始数据选样

数据选样是从数据集中选取部分数据，用于数据分析。在统计学中，数据选样经常用在数据准备阶段和最终的数据分析阶段。例如，如果要对大型 HIS 数据集做数据分析与挖掘工作，常常需要付出过高的代价和过长的时间，因此常采用数据选样方法达到想要的结果，这样可以减小数据集规模，使得某些效果更好但代价较高的算法可以应用到数据集上。

有效的数据选样原则是选样后的数据集与原数据集在挖掘的效果上应当相同。这就要求选样的数据在原数据集中应该有代表性，即选样数据在某些特征上应与原数据集更接近。

（一）简单随机选样

简单随机选样方法是最简单最容易实现的选样方法。数据集中的任意数据都有相同的被抽取概率。它有两种方法。

（1）无放回抽样（sampling without replacement）：当数据被抽取到时，将该数据从数据集中删除，然后再进行下次抽取。

（2）有放回抽样（sampling with replacement）：当数据被抽取到时，该数据并不从全部数据中删除。在这种方法下，同一个数据有可能被再次抽取到。这种方法比前者更容易实现。

当数据集中包含不同类型的数据对象并且数据对象的数量也不是平均分配的时候，简单随机选样方法对数据对象较少的数据类型的选样概率较低，这样就不能正确表征数据集。比如，实际中要对大型 HIS 系统库中较少的类建立分类模型，那么就需要在样本集中包含适量的稀有类，但是简单随机采用方法往往效果不佳。因此，需要一种新的选样方法，该方法能够对不同频率的数据对象正确选样。

（二）分层选样

如果数据集被划分为互不相交的几个部分（层），则通过对每一层的随机选样就可以得到整个数据集的选样。特别是当数据集倾斜时，可以帮助确保样本的代表性。分层选样（stratified sampling）技术就是在互不相交的几部分内进行选样，其选样技术可以用简单随机选样技术。

确定样本集的大小是比较困难的任务。如果样本集大的话，那么选用样本的代表性就大，但是这会减少选样的优点。反之，若样本集较小，那么很多数据模式就会丢失。但是选样的大小又关系到样本集的质量，从而影响到后面的挖掘结果。

（三）逐步向前选样

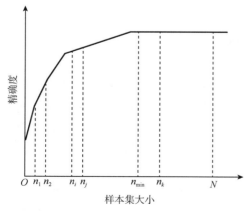

逐步向前选样方法从一个小样本集开始，然后从数据集中选择样本，逐步增加样本集的大小，直到得到一个大小合适的样本集为止。逐步向前选样算法需要用到选样计划表 $S=\{n_0, n_1, n_2, \cdots, n_k\}$，其中（$n_i < n_j$，$i < j$），每个 n_i 指定了一个样本集的大小。

样本集大小与模型精确度之间的关系如图 7-1-2 所示。横坐标表示的是样本集的大小（介于 O 和 N 之间），纵坐标是模型的精确度，是由样本集产生的。该曲线最初倾斜度较大，在中间部分又稍微倾斜，最后呈稳定状态。当曲线在最后接近水平状态时，样本集的增大对模型的精确

图 7-1-2　样本集大小与模型精确度曲线

度几乎没有影响。当曲线刚刚进入水平状态时，样本集大小与精确度的交点称为会聚点，此时，数据集大小为 n_{min}。当样本集的大小小于 n_{min} 时，模型的精确度会降低，而当样本集大于 n_{min} 时，模型的精确度也不会高于在 n_{min} 下的精确度。然而，如何判断算法是否达到会聚点，是较困难的。

五、现代医院关于帕金森病的数据集成与变换

（一）数据集成

HIS 系统的数据源通常来自多个不同医院的数据库或数据文件，这样就需要首先将这些分散的数据进行集成，获得具有可用格式的数据，形成一个统一的数据集，以便对数据进行处理和挖掘。数据集成是指合并多个数据源中的数据，并将其存放在一个一致的数据存储（如数据仓库）中。这些数据源可能包括多个数据库、数据立方体或一般文件。

在数据集成时，有许多问题需要考虑。首先是模式集成和对象匹配问题。模式集成是从多个异构数据尾、文件或遗留系统提取并集成数据，解决语义二义性，统一不同格式的数据，消除冗余、重复存放数据的现象。譬如，判断某医院使用的数据库中的"fee"与另一家医院数据库中的"cost"是否有相同的属性。因此，模式集成涉及实体识别，即如何表示不同数据库中的字段是同一个实体，如何将不同信息源中的实体匹配来进行模式集成，通常借助于数据库或数据仓库的元数据进行模式识别，帮助避免模式集成中的错误。冗余是另一个重要问题，如果一个属性能由另一个或另一组属性中导出，那么认为该属性可能是冗余的。属性（维度）命名的不一致也可能导致结果数据集中的冗余。数据集成的第三个重要问题是数据值冲突的检测与处理。例如，对于真实世界的同一实体，来自不同数据源的属性值可能不同。这可能是因为表示、比例或编码不同。例如，液体属性可能在一个数据系统中以"ml"为单位存放，而在另一个数据系统中以"cc"为单位存放。

总之，数据集成在整个预处理过程中是具有挑战性的。由多个数据源小心地集成数据，能够帮助降低和避免结果数据集中的冗余和不一致，从而提高其后挖掘过程的准确率和速度。

（二）数据变换

数据变换是将数据转换成适合于各种挖掘模式的形式，需要根据其后所使用的数据挖掘算法，决定选用何种数据变换方法。数据变换主要涉及如下内容：

光滑：去掉数据中的噪声，这种技术包括分箱、回归和聚类等。

聚集：对数据进行汇总或聚集。通常这一步用来为多粒度数据分析构造数据立方体。例如，可以聚集药品的日销售数据，计算月和年销售量。

泛化：使用概念分层，用高层概念替换低层或"原始"数据。例如，分类的属性，如属性为年龄的数值，可以映射到较高层概念如青年、中年和老年。

规范化：将属性数据按比例缩放，使之落入一个小的特定区间，如 $-1.0 \sim 1.0$ 或 $0.0 \sim 1.0$。

属性构造（或特征构造）：可以构造新的属性并添加到属性集中，以帮助挖掘过程。

有许多数据规范化的方法，常用的有三种：最小-最大规范化、z-score 规范化和按小数定标规范化。

（1）最小-最大规范化：是对原始数据进行现行变换。假定 m_A 和 M_A，分别为属性 A 的最小值和最大值。最小-最大规范化通过公式 7.1 计算：

$$v' = \frac{v - m_A}{M_A - m_A} \ (new\_M_A - new\_m_A) + new\_m_A \tag{7.1}$$

将 A 的值 v 映射到区间 $[new\_m_A,\ new\_M_A]$ 中的 v'。

最小-最大规范化保持原始数据值之间的联系。如果今后的输入落在 A 的原始数据值域之外，该方法将面临"越界"错误。例如，HIS 中某外科手术的"费用"属性，其最小值与最大值分别为 12 000 和 98 000。我们想将费用映射到区间 $[0.0,\ 0.1]$。根据最小-最大规范化，收入值 73 600 将变换如下的结果：

$$\frac{73\ 600 - 12\ 000}{98\ 000 - 12\ 000} \ (1 - 0) = 0.716$$

（2）z-score 规范化：又称做零均值规范化，是把属性 A 的值 v 基于 A 的均值和标准差规范化为 v'，由公式 7.2 计算：

$$v' = (v - \overline{A}) / \sigma_A \tag{7.2}$$

其中 $\overline{A}$ 和 σ_A 分别为属性 A 的均值和标准差。当属性 A 的实际最大值和最小值未知，或离群点左右了最大-最小规范化时，该方法是有用的。

假定属性"平均家庭月总收入"的均值和标准差分别为 9000 元和 2400 元，属性值为 12 600 元，使用 z-score 范化转换为：（12 600 - 9000）/2400 = 1.5。

（3）小数定标规范化：通过移动属性 A 的小数点位置进行规范化。小数点的移动位数依赖于 A 的最大绝对值。A 的值 v 规范化为 v' 可由公式 7.3 计算得到：

$$v' = \frac{v}{10^j} \tag{7.3}$$

其中，j 是使得 Max（$|v'|$）<1 的最小整数。例如，假定属性 A 的取值是 -975～923。A 的最大绝对值为 975。使用小数定标规范化，用 1000（即 $j=3$）除每个属性值，这样，-975 规范化为 -0.975，而 923 被规范化为 0.923。

规范化将原来的数据改变，特别是上面的后两种方法。有必要保留规范化参数（如均值和标准差），以便将来的数据可以用一致的方式规范化。

六、归约原始数据

HIS 数据集一般都会含有大量的属性，并且实例也非常庞大。在海量数据上进行复杂的数据分析和挖掘将需要很长时间，这使得这种直接分析不现实或不可行。数据归约技术可以得到数据集的归约表示，它小得多，但仍接近于保持原数据的完整性。这样，在归约后的数据集上挖掘将更有效，并产生相同或几乎相同的分析结果。数据归约的技术策略较多，主要包括：

　　数据立方体聚集：聚集操作用于数据立方体结构中的数据。

　　属性子集选择：可以检测并删除不相关、弱相关或者冗余的属性或维。

　　维度归约：使用编码机制减小数据集的规模。

　　数值归约：用替代的数据表示替换或估计数据。如参数模型（只需要存放模型参数，而不是实际数据）或者非参数方法，如聚类、抽样和使用直方图。

　　数据离散化和概念分层：属性的原始数据值用区间值或较高层的概念替换。数据离散化或概念分层是数据归约的一种形式，离散化或概念分层是数据挖掘强有力的工具，允许挖多个抽象层的数据。

（一）数据立方体聚集

　　数据立方体存储多维聚集信息。每个单元存放一个聚集值，对应于多维空间的一个数据点，每个属性可能存在概念分层，允许在多个抽象层进行数据分析。数据立方体提供对预计算的汇总数据进行快速访问，因此，适合联机数据分析处理和数据挖掘。

　　假设某医院的 HIS 数据库中收集了 2012～2014 年每季度的医疗器械采购金额的数据。然而，你感兴趣的是年采购金额（每年的总和），而不是每季度的总和。那么可以对这种数据再聚集，使得结果数据汇总每年的总金额，而不是每季度的总金额。该聚集如图 7-1-3 所示。结果数据量小得多，并不丢失分析任务所需的信息。

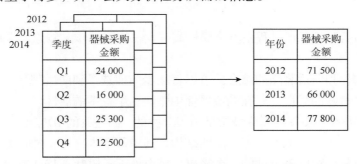

图 7-1-3　某医院 HIS 数据库 2012～2014 年的医疗器械采购金额的数据

　　在左部，采购金额数据按季度显示。在右部，数据聚集以提供年采购金额显示。

　　在最低抽象层创建的立方体称为基本方体（base cuboid）。基本方体应当对应于感兴趣的个体实体。即最低层应当是对于分析可用的或有用的。最高层抽象的立方体称为顶点方体（vertex cuboid）。对不同抽象层创建的数据立方体称为方体（cuboid），因此，数据立方体可以看作方体的格（lattice of cuboid）。每个较高层抽象将进一步减少结果数据的规模。当回答数据挖掘查询时，应当使用与给定任务相关的最小可用方体。如图 7-1-4 所示数据立方体用于所有分部每类器械年采购金额多维数据分析。每个单元存放一个

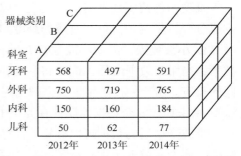

图 7-1-4　某医院的器械采购金额数据立方体

聚集值，对应于多维空间的一个数据点。

每个属性可能存在概念分层，允许在多个抽象层进行数据分析。例如采购金额分布的分层允许聚集成部门。数据立方体提供对预计算的汇总数据进行快速访问，因此它适合联机数据分析和数据挖掘。由于数据立方体提供了对预计算的汇总数据的快速访问，在响应关于聚集信息的查询时应可以使用它们。当响应数据仓库查询或数据挖掘查询时，应当使用与给定任务相关的最小方体。

（二）属性子集选择

用于分析的数据集可能包含数以百计的属性，其中大部分属性与挖掘任务不相关或冗余。研究人员针对具体的分析任务，从大型 HIS 数据库中挑选出有用的属性，是费时费力的，特别是当数据的行为不清楚时挑选工作会更加困难。遗漏相关属性或者留下不相关属性都是不正确的，会导致所用的挖掘算法无所适从。这可能导致知识发现的质量很差。此外，不相关或冗余的属性增加可能会减慢挖掘进程。

属性子集选择的目的是找出最小属性集，使得数据类的概率分布尽可能地接近使用所有属性得到的原分布。属性子集选择的基本方法包括以下几种。

（1）逐步向前选择：该过程由空属性集作为归约集开始，确定原属性集中最好的属性，并将它添加到归约集中。在其后的每一次迭代，将剩下的原属性集中最好的属性添加到该集合中。

（2）逐步向后删除：该过程由整个属性集开始。在每一步，删除尚在属性集中的最差的属性。

（3）向前选择和向后删除的结合：可以将逐步向前选择和向后删除方法结合在一起，每一步选择一个最好的属性，并在剩余属性中删除一个最差的属性。

（4）决策树归纳：决策树算法最初是用于分类的，如经典的 ID3、C4.5 和 CART 算法。决策树归纳在于构造一个类似于流程图的结构，其中每个内部（非树叶）节点表示一个属性的测试，每个分枝对应于测试的一个输出，每个外部（树叶）节点表示一个类预测。在每个节点，算法选择"最好"的属性，将数据划分成类。

（三）维度归约

维度归约使用数据编码或变换，以便得到原数据的归约或"压缩"表示。小波变换和主成分分析是两种流行、有效的维度归约方法。

1. 小波变换　离散小波变换（discrete wavelet transform，DWT）是一种线性信号处理技术，当用于数据向量 X 时，将它变换成数值上不同的小波系数向量 x'。两个向量具有相同的长度。当这种技术用于数据归约时，每个元组看作一个 n 维数据向量 $X=(x_1, x_2, \cdots, x_n)$，用来描述 n 个数据库属性在元组上的 n 个测量值。

小波变换后的数据可以截短。仅存放一小部分最强的小波系数，就能保留近似的压缩数据。比如保留大于用户设定的某个阈值的所有小波系数，其他系数置为 0。这样，结果数据表非常稀疏，使得如果在小波空间进行计算，利用数据稀疏特点的操作计算得非常快。

该技术也能用于消除噪声，而不会光滑掉数据的主要特征，使得它们也能有效地用于数据清理。

小波变换可以用于多维数据，如数据立方体。常规的做法如下：首先，将变换用于第一个维，然后第二个，如此下去。数据立方体的计算复杂性是线性的。对于稀疏或倾斜数据和具有有序属性的数据，小波变换能够获得很好的结果。据资料查证，小波变换的有损压缩比当前的商业标准 JPEG 压缩好。小波变换有许多实际应用，除了数据清理外，还包括指纹图像压缩、计算机视觉、时间序列数据分析等。

2. 主成分分析　主成分分析（principal component analysis，PCA）搜索为 k 个最能代表数据的 n 维正交向量，其中 $k \leqslant n$。这样，原来的数据投影到一个小得多的空间，实现维度归约。主成分分析通过创建一个替换的、更小的变量集"组合"属性的基本要素。原数据可以投影到该较小的集合中。主成分分析常常揭示先前未曾察觉的联系，并因此能够解释不寻常的结果。其基本过程如下：

（1）对输入数据规范化，使得每个属性都落入相同的区间。这一步有助于确保具有较大定义域的属性不会支配具有较小定义域的属性。

（2）主成分分析计算 k 个标准正交向量，作为规范化输入数据的基。这些是单位向量，每一个方向都垂直于另一个。这些向量称为主成分，输入数据是主成分的线性组合。

（3）对主成分按"重要性"或强度降序排列。主成分基本上充当数据的新坐标轴，提供关于方差的重要信息。也就是说，对坐标轴进行排序，使得第一个坐标轴显示数据的最大方差，第二个显示次大方差，如此下去。

（4）主成分根据"重要性"降序排列，则可通过去掉较弱的成分（即方差较小）来归约数据的规模。使用最强的主成分，应当能够重构原数据的很好的近似。

主成分分析计算开销低，可以用于有序和无序的属性，并且可以处理稀疏和倾斜数据。多于 2 维的多维数据可以通过将问题归约为 2 维问题来处理。主成分可以用作多元回归和聚类分析的输入。与小波变换相比，主成分分析能够更好地处理稀疏数据，而小波变换更适合高维数据。

（四）数值归约

数值归约技术指的是选择替代的、"较小的"数据表示形式来减少数据量。几种常用的数值归约技术如下。

1. 回归和对数线性模型　可以用来近似给定数据。在简单线性回归中，对数据建模使之拟合到一条直线。例如，可以利用公式 7.4，将随机变量 y（称作因变量）建模为另一随机变量 x（称为自变量）的线性函数：

$$y=wx+b \tag{7.4}$$

其中，假定 y 的方差是常量。在数据挖掘中，x 和 y 是数值数据库属性。系数 w 和 b（称作回归系数）分别为直线的斜率和 y 轴截距。系数可以用最小二乘法求解，它最小化分离数据的实际直线与直线估计之间的误差。多元线性回归是简单线性回归的扩充，允许响应变量 y 建模为两个或多个预测变量的线性函数。

对数线性模型近似离散的多维概率分布。给定 n 维元组的集合，可以把每个元组看作 n 维空间的点。可以使用对数线性模型基于维组合的一个较小子集，估计离散化的属性集的多维空间中每个点的概率。这使得高维数据空间可以由较低维空间构造。因此，对数线性模型也可以用于维归约（由于低维空间的点通常比原来的数据点占据较少的空间）和数据光滑（因为与较高维空间的估计相比，较低维空间的聚集估计较少受抽样方差的影响）。

回归和对数线性模型都可以用于稀疏数据，尽管它们的应用可能是受限制的。虽然两种方法都可以处理倾斜数据，但是回归效果更好一些。当用于高维数据时，回归可能是复杂计算的，而对数线性模型表现出很好的可伸缩性，可以扩展到 10 维左右。

2. 直方图　使用分箱来近似描述数据分布。属性 A 的直方图将 A 的数据分布划分为不相交的子集或桶。如果每个桶只代表单个属性值频率对，则称为单桶。通常，桶表示给定属性的一个连续区间。

确定桶和属性值的划分规则，包括如下。

（1）等宽：在等宽直方图中，每个桶的宽度区间是一致的。

（2）等频（或等深）：在等频直方图中，创建桶，使得每个桶的频率粗略地为常数（即每个桶大致包含相同个数的邻近数据样本）。

（3）V-最优：给定桶的个数，对于所有可能的直方图，则 V-最优直方图是具有最小方差的直方图。直方图的方差是每个桶代表的原来值的加权和，其中权等于桶中值的个数。

（4）最大化差异度量（maximum difference scaling，MaxDiff）：在 MaxDiff 直方图中考虑每对相邻值之间的差值。桶的边界是具有 $\beta-1$ 最大差值的对，其中 β 是用户指定的桶数。

V-最优和 MaxDiff 直方图一般认为是最准确和最实用的归约方法。对于近似稀疏和稠密数据、高倾斜和均匀的数据，直方图是高度有效的。多维直方图可以表现属性间的依赖，这种直方图能够有效地近似多达 5 个属性的数据。对于存放具有高频率的离群点，单桶方法较为常用。

3. 聚类　聚类技术将数据元组视为对象。它将对象划分为群或簇，使一个簇中的对象相互"相似"，而与其他簇中的对象"相异"。通常，相似性基于距离函数，用对象在空间中的"接近"程度定义。簇的"质量"可以用直径表示，直径是簇中任意两个对象的最大距离。质心距离是簇质量的另一个度量，它是指簇空间中的平均点到每个簇对象的平均距离。

在数据归约中，用数据的簇表示来替换实际数据。该技术的有效性依赖于数据的性质。如果数据能够组织成不同的簇，该技术会有效得多。

在大型数据库系统中，多维索引树主要用于对数据的快速访问。它也能用于分层数据的归约，提供数据的多维聚类。这可以用于提供查询的近似回答。对于给定的数据对象集，索引树递归地划分多维空间，其树根节点代表整个空间。通常，这种树是平衡的，由内部节点和树叶节点组成。每个父节点包含关键字和指向子女节点的指针，子女节点一起表示父节点代表的空间。每个树叶节点包含指向它所代表的数据元组的指针（或实际元组）。

这样，索引树可以在不同的分辨率或抽象层存放聚集和细节数据。它提供了数据集的分层聚类，其中每个簇有一个标记，存放该簇所包含的数据。如果把父节点的每个子女看作一个桶，则索引树可以看作一个分层的直方图。类似地，每个桶进一步分成更小的桶，允许在更细的层次聚集数据。

4. 抽样 可以作为一种数据归约技术使用，因为它允许用数据的小得多的随机样本（子集）来表示大型数据集。

最常用的抽样方法有 4 种：①样本无放回简单随机抽样；②样本有放回简单随机抽样；③聚类抽样；④分层抽样。

采用抽样进行数据归约的优点是得到样本的花费正比于样本集的大小，而不是数据集的大小。对于固定的样本大小，抽样的复杂度仅随数据的维数 n 线性地增加。而其他技术，如使用直方图，复杂度随 n 呈指数增长。

用于数据归约时，抽样最常用来估计聚集查询的回答。在指定的误差范围内，可以确定估计一个给定的函数所需的样本大小。需要抽取的样本集大小相对于总数据集可能非常小。对于归约数据集的逐步求精，只需要简单地增加样本大小即可。

（五）数据离散化与概念分层

数据离散化技术通过将属性值域划分为区间，可以用来减少给定连续属性值的个数。区间的标记可以替代实际的数据值。用少数区间标记替换连续属性的数值，从而减少和简化了原来的数据。

而概念分层可以对给定的数值属性定义一个离散化的度量。通过收集 HIS 中数据较高层的概念（如青年、中年或老年）并用它们替换较低层的概念（如年龄的数值），来达到归约数据的目的。通过这种数据泛化，尽管细节丢失了，但是泛化后的数据更有意义，更容易解释。

这样做的目的是通常有助于需要多种挖掘任务时实现数据挖掘结果的一致表示。此外，与对大型未泛化的数据集挖掘相比，对归约的数据进行挖掘所需的 I/O 操作更少，并且更有效。正因为如此，离散化技术和概念分层作为预处理步骤，在数据挖掘之前而不是在挖掘过程中进行。

HIS 数据库中的常见属性有数值属性和分类属性。通常，在针对数值属性（如血压、脉搏等）使用概念分层方法之前，我们假定待离散化的值已经按递增的顺序排列。这类属性常用的方法主要有：①分箱：是一种基于箱的指定个数自顶向下的分裂技术。通过使用等宽或等频率分箱，然后用箱均值或中位数替换箱中的每个值，可以将属性值离散化，就像分别用箱的均值或箱的中位数光滑一样。②直方图分析：使用等频率直方图，理想的分割值使得每个划分包括相同个数的数据元组。直方图分析算法可以递归地用于每个划分，自动地产生多级概念分层，直到达到预先设定的概念层数过程终止。③基于熵的离散化：熵（entropy）是最常用的离散化度量之一。它在计算和确定分裂点时利用类分布信息。对离散数值属性 1 选择 A 的具有最小熵的值作为分裂点，并递归地划分结果区间，得到分层离散化。这种离散化自动形成 A 的概念分层。④基于 χ^2 分析的区间合并：采用自底向上的策略，递归地找出最佳邻近区间，然后合并它们，形成较大的区间。一般过程是，先将数值属性 A 的每个不同值看作一个区间。对每对相邻区间进行 χ^2 检验。具有最小 χ^2 值的相邻区间合并在一起，该合并过程递归地进行，直到满足预先定义的终止标准。⑤聚类分析：聚类分析是一种流行的数据离散化方法。将属性 A 的值划分成簇或组，聚类考虑 A 的分布以及数据点的邻近性，可以产生高质量的离散化结果。聚类也可以用来产生 A 的概念分层，其中每个簇形成概念分层的一个节点。

分类属性是指具有有限个（但可能很多个）不同值，这些值之间是无序的。常见的包括患者的联系地址、职业类别等。有很多方法可以产生分类数据的概念分层。如由用户或者专家在数据库的属性模式级，显式地说明属性的偏序或者全序，这样就方便我们定义概念分层。例如，HIS 数据库的维"联系地址"可能包含如下属性组：街道、城市、省份，甚至国家等。我们可以在属性模式级说明这些属性的全序，如街道<城市<省<国家，来定义分层结构。另外，也可以通过显式数据分组说明分层结构的一部分，这基本上是人工地定义概念分层结构的一部分。在大型数据库中，通过显式的值枚举定义整个概念分层是不现实的。然而，对于一小部分中间层数据，我们可以很容易地显式说明分组。

七、领域数据预处理

经过数据清理、选样、集成与变换、归约等预处理过程后，一个完整的数据预处理工作就完成了。但是，真实世界中我们建立的数据库系统往往都是针对特定领域的。我们需要针对不同领域的数据库做进一步的数据预处理，这里称之为领域数据预处理。

分析中医药领域数据库系统，除了常见的数值型以外，有更多的医学术语信息以文本形式保存在数据库表中。然而，由于地域差异、古文献翻译、英译引进等各种原因，医学术语信息名称不统一。基于特定领域的数据库系统构建中术语信息的标准化尤其重要。因此，在数据挖掘与知识发现之前需对这类信息进行数据标准化处理。由于领域术语的特殊性，一般需要借助专家系统或特定语料库，通过人工干预来完成。术语标准化过程包括术语收集和整理、借助专家系统或语料库进行术语标注和人工校对 3 个步骤（图 7-1-5）。

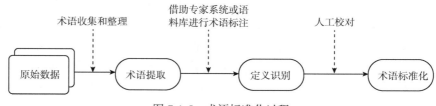

图 7-1-5　术语标准化过程

仍以 HIS 数据库系统为例。该数据库由患者基本信息表、诊断信息表（包括西医诊断表、中医诊断表）、医嘱记录表、实验室检查信息表四部分构成。在数据采集过程中，系统采用的名称不尽一致，最易出现差异及与分析最密切的部分分别为西医诊断名称、中医证候名称、药物记录名称和实验室检查项目名称。以上内容如果不进行标准化，则会出现名称不统一，信息散在，无法发现规律，甚至分析结果与临床实际不相符等问题，因此，需要分别对以上四部分内容进行标准化。下面针对四部分内容的标准化处理进行详细阐述并举例说明。

（一）西医诊断名称

HIS 数据库整合了多家中西医医院数据，由于系统存在差异，或临床医生对某种疾病可能采用西医标准名称、亚型名称、英文名称、中医名称进行命名，如梗死可能被称为"脑梗死""缺血性中风""基底节梗死"等，如未对此类疾病进行标准化，则会损失大量可分析数据。

西医诊断名称标准化分为对分析疾病原始名称标准化和合并疾病名称标准化两部分。

1. 分析疾病原始名称标准化　为能够最大范围提取所需病种的全部数据，需要对分析疾病的名称进行标准化。研究者根据专业知识，尽量将该种疾病可能出现的关键词列出，用于疾病查询的关键词要准确、全面，数据管理员根据关键词在西医诊断表中的出院诊断原始病名中查找，并整理为 Excel 表格交由研究者进行标准化。

研究者从数据管理员处获得疾病原始名称列表后，根据临床实际及分析主题进行标准化，标准化时原始列名称不变，在原始病名后增加一列"标准化名称"，根据指南或标准对疾病名称进行标准化，如有亚型者尽量在标准化名称后以括号形式标明亚型，以保留原始数据信息。如表 7-1-1 和表 7-1-2 范例所示。

表 7-1-1　缺血性脑血管病病名标准化对照表

原始名称	标准化名称	原始名称	标准化名称
短暂性脑缺血发作	短暂性脑缺血	脑血管病康复疗	脑梗死后遗症
短暂脑缺血发作	短暂性脑缺血	脑血栓后遗症	脑梗死后遗症
短暂性脑出血发作	短暂性脑缺血	多发腔隙性梗塞	腔隙性梗死
可逆性帕金森病	短暂性脑缺血	多发腔隙性脑梗死	腔隙性梗死
脑梗死	脑梗死	腔隙性脑梗死	腔隙性梗死
大脑动脉闭塞性脑梗死	脑梗死	腔隙性梗死	腔隙性梗死
基底节脑梗死	脑梗死		

表 7-1-2　异位妊娠病名标准化对照表

原始名称	标准化名称	原始名称	标准化名称
异位妊娠	异位妊娠	陈旧性异位妊娠	异位妊娠（陈旧）
宫外孕	异位妊娠	异位妊娠后出血	异位妊娠（出血）
宫外孕?	异位妊娠	腹腔妊娠	异位妊娠（腹腔）
陈旧性宫外孕	异位妊娠（陈旧）		

2. 合并疾病名称标准化　根据临床实际，患者可能同时患有多种疾病，那么在分析某种疾病时其他疾病则作为合并疾病出现。分析目的不同，疾病名称标准化的程度可能随之而不同，如分析高血压病时，可能更加关注原发性高血压与继发性高血压，在原发性高血压中还可能关注不同等级高血压的不同，因此，进行疾病标准化时需要保留疾病亚型。而在分析脑梗死时对于高血压病则只关注是否患这种疾病，不需要对合并哪种高血压进行深入探究。因此，需要将合并疾病之外中带有亚型的高血压病进行合并，否则无法看出规律性。

在西医诊断表中提取除分析目标疾病之外的所有合并疾病，在原始疾病旁增加新列为"标准化名称"，标准化名称列填写需要修改的名称，但原始列名称不要作任何改动。如表 7-1-3 范例所示。

表 7-1-3　缺血性脑血管病合并疾病标准化对照表

合并疾病	频数	标准化名称	合并疾病	频数	标准化名称
高血压病（原发，3 级）	9758	高血压病	高血压病（原发，2 级）	4901	高血压病
2 型糖尿病	8054	2 型糖尿病	动脉硬化	3595	动脉硬化
冠心病	7640	冠心病	肺部感染	2713	肺部感染
高血压病（原发）	6857	高血压病	心律失常	2340	心律失常
血脂蛋白紊乱血症	5225	血脂蛋白紊乱血症	前列腺增生	1870	剔除

（二）中医证候名称

临床诊疗过程中，由于患者体质、发病等原因，其证候表现多样，而中医师在诊疗过程中，辨证及证候命名不尽相同，对了解患者真实证候演变过程造成困难，因此需对证候名称进行标准化。

标准化前在原始证候名称后新加 2 列标准化名称，1 列"主证"，1 列"兼夹证"，根据疾病中医指南或标准，将原始列中的证候名称标准化为证候标准用词，但原始列名称不要作任何改动，如"主证"列不能完整表达，可在"兼夹证"列加入辅助的项目，标准化后的证候尽量不要超过 20 个。如表 7-1-4 范例所示。

表 7-1-4　缺血性中风病中医证候标准化对照表

原始证候名称	人数	主证	兼夹证	原始证候名称	人数	主证	兼夹证
阳闭证	2	闭证		风阳上扰，痰火	1	风火上扰	痰火瘀闭
闭证	1	闭证		痰火扰神	4	风痰火亢	
肺胃热盛	1	肺热亢盛		痰火	1	风痰火亢	
风火上攻，瘀血	1	风火上扰	瘀血内阻	痰火，瘀	1	风痰火亢	瘀血内阻
风火上攻	7	风火上扰		阴虚痰热	3	风痰火亢	
风火上扰	4	风火上扰		风痰	523	风痰瘀阻	
肝肾阴虚，风阳上扰	77	风火上扰	肝肾阴虚	风痰阻络	363	风痰瘀阻	
风阳上扰	17	风火上扰					

（三）药物记录名称

根据研究目的，在医嘱信息中剔除与分析疾病治疗无关的药品，如溶媒、外用药物、五官科用药、造影剂、麻醉药、皮试药物、透析液、营养类药物、医疗用品等，同时剔除医嘱表中虽为缺血性中风病治疗药物但使用方式为非治疗性医嘱，如封管、出院带药、冲洗、冲管、麻醉、皮试、退药、外用、造影、眼球注射、局部用药等，然后将药物进行标准化，分别标记西药与中成药。

1. 西药 将药物统一标准化为通用名称，将同种成分药物合并，根据药品说明书和缺血性中风病用药特点，参照《中国药典》（2020 年版）及其药理学作用将西药进行分类。

2. 中成药 将同种药物不同剂型者合并，根据药品说明书的功能主治，参照药物处方组成，参照《中国药典》（2020 年版）对中成药进行分类。

在药物原始名称旁边增加 3 列，分别为标准化名称、中西药分类和药物作用分类，将需要进行标准化的药物名称填写在该列中，但原始列名称不要作任何改动，同时根据分析主题选出与该种疾病关系密切的药物，不纳入分析的药物标注出"剔除"，在"中西药分类"列中区分中药或者西药，在药物作用分类中列出该类药物的分类，对于中药分类可依据药品说明书的药物功用。如表 7-1-5 范例所示。

表 7-1-5 药物标准化对照表

原始药物名称	频数	标准化名称	中西药分类	药物作用分类
匹克隆	236	佐匹克隆	西药	催眠药
盐酸左氧氟沙星氯化钠注射液	338	左氧氟沙星	西药	抗生素
左氧氟沙星	1 721	左氧氟沙星	西药	抗生素
逐瘀通脉胶囊	217	逐瘀通脉胶囊	中药	活血化瘀剂
中风回春丸	50	中风回春丸	中药	活血化瘀剂
中风安口服液	86	中风安口服液	中药	益气活血剂
制霉菌素	60	制霉菌素	西药	抗真菌药
止咳合剂	64	止咳合剂	中药	祛痰剂
正心泰胶囊	215	正心泰胶囊	中药	益气活血剂
振源胶囊	52	振源胶囊	中药	补益剂
珍宝丸	205	珍宝丸	中药	活血化瘀剂
扎冲十三味丸	166	扎冲十三味丸	中药	治风剂
枣仁安神	119	枣仁安神	中药	安神剂
愈风宁心	108	愈风宁心口服剂	中药	血管扩张药
尤瑞克林	532	尤瑞克林	西药	血管扩张药
蚓激酶肠溶片	1 595	蚓激酶	西药	降纤药
吲哚美辛	545	吲哚美辛	西药	抗血小板药
吲达帕胺	610	吲达帕胺	西药	抗高血压药
0.9%氯化钠注射液	31 760	剔除		
5%葡萄糖注射液	16 300	剔除		
氯化钠	3 087	剔除		
葡萄糖氯化钠注射液	3 070	剔除		

（四）实验室检查项目名称

在实验室检查原始名称列旁增加一列标准化名称，挑选出与该种疾病最相关的实验室检查项目，如需进行标准化的项目填写入"标准化名称"列，无关项目则在该列中标注"剔除"，但原始列名称不要作任何改动。如表 7-1-6 所示。

表 7-1-6　实验室检查项目标准化对照表

项目名称	频数	标准化名称	项目名称	频数	标准化名称
总蛋白	24 897	总蛋白	钙	23 266	剔除
总胆红素	25 262	总胆红素	单核细胞绝对值	21 876	剔除
总胆固醇	23 685	总胆固醇	尿胆原	21 787	剔除
中性粒细胞计数	24 484	中性粒细胞计数	尿亚硝酸盐	21 777	剔除
中性粒细胞百分比	25 377	中性粒细胞百分比	二氧化碳	19 900	剔除
直接胆红素	24 769	直接胆红素	尿上皮细胞	19 248	剔除
载脂蛋白 B	15 162	载脂蛋白 B	尿蛋白	19 108	剔除
载脂蛋白 A_1	15 163	载脂蛋白 A_1	尿管型	19 108	剔除
血小板体积分布宽度	22 617	血小板体积分布宽度	总胆汁酸	18 451	剔除
血小板聚集试验	4	血小板聚集试验	尿糖	17 951	剔除
血小板计数	25 395	血小板计数	结晶	17 661	剔除
尿酸	23 755	剔除			

第二节　统 计 分 析

　　医学研究中所用的数据通常分为两类：定性数据和定量数据。定性数据是指将观察单位按某种属性归类得到的数据，其结果通常表现为类别；根据其类别是否有顺序又分为顺序数据和分类数据。定量数据是指对每个观察单位某个变量用测量或者其他定量方法获得的结果，其结果表现为具体的数值，一般有计量单位。

一、针对定性数据进行分析

（一）频数分布

　　1. 频数与频率　落在某一特定类别（或组）中的数据个数称为频数（frequency）；频数与总数据个数之比称为频率。

　　2. 频数分布表的编制　把各个类别及落在其中的相应频数全部列出，并用表格形式表现出来，称为频数分布表。对于定性资料，编制频数分布表的方法是直接计算出每一个类别的频数和频率，以及累计频数和累计频率，将它们列在一个表中。

　　【例 7-1】　某时期某市几家医院 400 例肠恶性肿瘤死亡患者中，公务员有 43 例，教师 6 例，军人 37 例，体力劳动者 263 例，专业技术人员 24 例，其他有 27 例。

　　对于定性数据，可用原有的类别作为分组，分别计算各个类别的频数，编制频数分布表（表 7-2-1）。也可以根据分析研究的需要，将类别重新合并划分，如将公务员、教师和专业技术人员归为脑力劳动者，则分类可以为脑力劳动者、体力劳动者、军人、其他。

表 7-2-1　400 例肠恶性肿瘤死亡患者职业的频数分布表

职业	频数	频率（%）	累计频数	累计频率（%）
公务员	43	10.75	43	10.75
教师	6	1.5	49	12.25
军人	37	9.25	86	21.5
劳动者	263	65.75	349	87.25
其他	27	6.75	376	94
专业技术人员	24	6	400	100
合计	400	100	—	—

3. 频数分布图的绘制　可以用图形的方法直观形象地反映表达频数分布的信息，并可与频数分布表互为补充。一般情况下，绘图时以横轴表示观察的类别变量，以纵轴表示频数。表 7-2-1 绘制成频数分布图如图 7-2-1 所示。

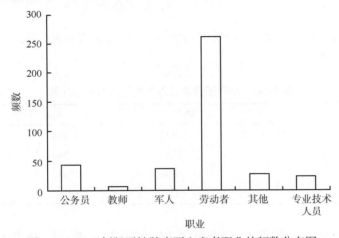

图 7-2-1　400 例肠恶性肿瘤死亡患者职业的频数分布图

4. 频数分布的作用　频数分布表和频数分布图可以直观反映数据的分布特征。对于顺序数据来说，频数分布表和频数分布图还可以揭示数据分布的类型。根据频数分布的特征可以将资料的分布分成对称型和不对称型两种类型。对称型分布是指集中位置在中间，左右两侧的频数大致对称地分布。不对称型分布是指频数分布不对称，集中位置偏向一侧，有时也称为偏态分布。若集中位置偏向数值较小的一侧（左侧），称为正偏态；若集中位置偏向数值大的一侧（右侧），称为负偏态。

（二）集中趋势的描述

集中趋势是指各个变量值向其中心值聚集的程度。

1. 众数　一组数据中出现次数最多的变量值称为众数（mode），用 M_0 表示。如例 7-1 中的众数出现在"劳动者"这一类别。众数主要用于测量分类数据的集中趋势，也适用于顺序数据以及定量数据集中趋势的测量。一般情况下，只有在数据量较大的情况下，众数才有意义。

2. 中位数与分位数

（1）中位数：一组数据按照从小到大的顺序排序后处于中间位置上的变量值，称为中位数（median），用 Me 表示。中位数主要用于测度顺序数据的集中趋势，也适用于定量数据，但不适用于分类数据。

$$对于未分组数据，中位数位置 = \frac{n+1}{2} \tag{7.5}$$

$$对于分组数据，中位数位置 = \frac{n}{2} \tag{7.6}$$

n 为数据个数，确定中位数位置后再确定中位数位置上的数值。

设一组数据 x_1，x_2，$\cdots$，x_n 按从小到大排序后为 $x_{(1)}$，$x_{(2)}$，$\cdots$，$x_{(n)}$，则中位数为：

$$Me = \begin{cases} x_{\frac{n+1}{2}}, & n为奇数 \\ \frac{1}{2}(x_{\frac{n}{2}} + x_{\frac{n}{2}+1}), & n为偶数 \end{cases} \tag{7.7}$$

【例 7-2】　某医生欲了解用中西医疗法治疗急性肾盂肾炎的疗效，收集了 92 例患者的资料，结果见表 7-2-2。

表 7-2-2　中西医疗法治疗急性肾盂肾炎的疗效

分组	频数	频率（%）	累计频数	累计频率（%）
痊愈	36	39.13	36	39.13
显效	18	19.57	54	58.70
进步	34	36.96	88	95.65
无效	4	4.35	92	100

由于变量值本身就是排序的，根据公式 7.6，中位数位置=46，从表中的累计频数中可以看出第 46 位置上的值是"显效"，因此中位数在显效这一类别。

（2）分位数：中位数是从位置的中间点将全部数据等分成两部分，四分位数（quartile）、十分位数（decile）和百分位数（percentile）等分位数，分别是用 3 个点、9 个点和 99 个点将数据 4 等分、10 等分和 100 等分后各分位点上的值。这里重点介绍四分位数。

通过 3 个点将一组数据等分为四部分，每一部分包括 25% 的数据，四分位数是指处于 25% 位置上的数值（下四分位数）和 75% 位置上的数值（上四分位数）。其计算方法与中位数类似。

如在例 7-2 中，下四分位数在"进步"这一类别，上四分位数在"痊愈"这一类别。

（三）离散程度的描述

离散程度是指各变量值远离其中心值的程度，用于度量数据的分散程度或称变异程度。

1. 异众比率　非众数组的频数占总频数的比率，称为异众比率（variation ratio），用

V_r表示。异众比率的计算公式为：

$$V_r = \frac{\sum f_i - f_m}{\sum f_i} = 1 - \frac{f_m}{\sum f_i} \tag{7.8}$$

公式 7.8 中 $\sum f_i$ 表示变量值的总频数，$\sum f_m$ 表示众数组的频数。

例 7-1 中的异众比率 $V_r = \dfrac{396 - 263}{396} = 0.34$。

异众比率主要用于衡量众数对一组数据的代表程度。异众比率越大，说明非众数组的频数占总频数的比重越大，众数的代表性就越差；异众比率越小，说明非众数组的频数占总频数的比重越小，众数的代表性就越好。异众比率主要适合衡量分类数据的离散程度，顺序数据以及定量数据也可以计算异众比率。

2. 四分位差　上四分位数和下四分位数的差值称为四分位差（quartile deviation），也称为四分位间距（quartile range）。

四分位差用于反映数据的离散程度，其大小说明中位数对一组数据的代表程度。四分位差越小说明数据越集中，中位数代表性越强；反之，数据越分散，中位数代表性越差。

四分位差不受极值的影响，主要用于衡量顺序数据的离散程度，定量数据也可以计算四分位差，但不适合于分类数据。

（四）常用的相对指标

1. 构成比　指事物内部某一组成部分观察单位数与同一事物各组成部分的观察单位总数之比，用以说明事物内部各组成部分所占的比重，常用百分数表示。计算公式为：

$$构成比 = \frac{某一组成部分的观察单位数}{同一事物各组成部分的观察单位总数} \times 100\% \tag{7.9}$$

【**例 7-3**】　在对上市药物的说明书进行评价以确定是否需要增减适应证时，需要对用药患者所患疾病是否是适应证进行统计。鱼腥草注射液的说明书指出此注射液用于肺脓疡、痰热、咳嗽、白带、尿路感染、痈疖，求各个适应证的构成比。6 种适应证的统计结果见表 7-2-3。

表 7-2-3　6 种适应证的统计结果

适应证	咳嗽	尿路感染	白带	肺脓疡	痰热	痈疖
频数	189	53	4	2	1	0

本例中总数=189+53+4+2+1+0=249，按照公式 7.9 计算构成比：咳嗽所占比例=189÷249×100%=75.90%，然后用同样方法计算出其余适应证的构成比分别为 21.29%、1.61%、0.80%、0.40%、0。

从例子中可以看到构成比具有以下特征：

分子是分母的一部分，各组成部分构成比数值在 0～1 之间波动，各组成部分的构成比数值之和等于 1。

事物内部各组成部分此消彼长，当其中某一组成部分数值增大，其他组成部分构成比数值必然会减少。

在运用构成比时注意不要与率混淆。

2. OR 与 RR

（1）相对危险度（relative risk，RR）：暴露于某种危险因素的观察对象的发病危险度与低暴露或非暴露的观察对象的发病危险之间的比值称为相对危险度。相对危险度常用于流行病队列研究中，用来度量暴露的危险性大小。计算公式为：

$$相对危险度（RR）=\frac{暴露组发病率}{低暴露（或非暴露）组发病率} \tag{7.10}$$

【例 7-4】 为了解某地区的糖尿病患病和发病情况，研究者首先对该地区进行横断面调查，分别得到高血压患者的糖尿病患病率为 16%，非高血压患者的糖尿病患病率为 7%。然后对非糖尿病患者进行定期随访，监测这些对象的糖尿病发病情况。高血压患者累计随访 1510 人年，在随访期间新诊断为糖尿病患者有 201 人，非高血压对象累计随访 1250 人年，在随访期间新诊断为糖尿病患者有 72 人，计算高血压患者与非高血压患者的糖尿病发病相对危险度 RR。

根据题目信息及公式 7.10，计算如下：

$$暴露组发病率=\frac{201}{1510}×100\%=13.31\%$$

$$非暴露组发病率=\frac{72}{1250}×100\%=5.76\%$$

$$相对对危险（RR）=\frac{暴露组发病率}{低暴露（或非暴露）组发病率}=\frac{13.31\%}{5.76\%}=2.31$$

可见高血压患者发生糖尿病的危险性是非高血压患者的 2.31 倍。

（2）比值比（odds ratio，OR）：是指病例组有无暴露于某危险因素的比值与对照组有无暴露于同一危险因素的比值之比，常用于流行病学病例对照研究中，以度量暴露的危险性。计算公式为：

$$比值比（OR）=\frac{病例组暴露的比值}{对照组暴露的比值}=\frac{a/c}{b/d}=\frac{ad}{bc} \tag{7.11}$$

式中，a 为病例组暴露的人数；b 为对照组的暴露人数；c 为病例组未暴露人数；d 为对照组中未暴露的人数。

【例 7-5】 为了研究胃癌发病率与基因 A 突变的关联性，某研究者对某地区进行横断面调查，并且收集每个调查对象的血液样品进行妥善保存，然后对这些对象中的正常人随访 5 年，共发现 210 名新诊断为胃癌的患者，并且作为病例组，根据这些胃癌患者的年龄和性别进行匹配，从患胃癌对象中随机抽样出 420 名对象作为对照组，然后取出横断面调查时的血样品进行基因 A 检测，得到基因 A 突变与胃癌发病资料如表 7-2-4 所示。计算 OR。

表 7-2-4　基因 A 突变与胃癌发病资料

组别	基因 A 突变例数	基因 A 未突变例数	合计
病例组	50	160	210
对照组	70	350	420

根据公式 7.11 计算：

$$比值比（OR）=\frac{病例组暴露的比值}{对照组暴露的比值}=\frac{50/160}{70/350}=\frac{50\times350}{70\times160}=1.56$$

（五）常用的统计检验方法

1. 分类资料的统计检验方法

分类资料的统计检验方法通常采用卡方检验。

（1）卡方检验的用途：卡方检验是一种适用范围十分广泛的统计检验方法，在定性资料分析中，可以用于两个或多个样本对应总体率的比较，两个或多个样本构成比的比较，资料的关联分析以及拟合优度检验等，在医学科研领域具有重要的应用价值。

（2）四格表资料的卡方检验

1）完全随机设计的四格表资料卡方检验

基本思想如表 7-2-5 所示：

表 7-2-5　独立样本资料的四格表

组别	属性		合计
	Y_1	Y_2	
1	a（T_{11}）	b（T_{12}）	$n_1=a+b$
2	c（T_{21}）	d（T_{22}）	$n_2=c+d$
合计	$m_1=a+c$	$m_2=b+d$	$N=a+b+c+d$

为检验组别 1、组别 2 某属性的率是否存在显著性差异，资料往往被整理成表 7-2-5 所示的四格表形式，a、b、c、d 分别代表某组某属性的实际频数，括号内的 T_{ij} 代表理论频数。

H_0：组别 1、组别 2 某属性的率相同，即属性在两样本的总体分布相同。

由于总体分布未知，把 m_1/N，m_2/N 作为属性 Y_1、Y_2 的理论频率。因此在 H_0 成立的条件下，a 的理论频数 $T_{11}=n_1m_1/N$，b 的理论频数 $T_{12}=n_1m_2/N$，c、d 的理论频数同理。

因此，可以得到理论频数的计算公式：

$$T_{ij}=\frac{n_im_j}{N} \tag{7.12}$$

当 H_0 成立，N 较大时，理论频数与实际频数应相差不大，这个差异可以通过卡方检验统计量衡量：

$$\chi^2=\sum\frac{(A-T)^2}{T} \tag{7.13}$$

原假设成立时，检验统计量服从自由度为 1 的卡方分布，其自由度=（行数–1）×（列数–1）。

在 α 取 0.05 时，若 $P<0.05$，应拒绝原假设，可以认为组别 1、组别 2 中某属性的率不相同。概率 P 是在 H_0 成立条件下，用样本信息计算得到 H_0 这一结果发生的概率。如果

P 很小，如小于 0.05，表明 H_0 这一事件发生的可能性很小，拒绝 H_0。

使用条件：完全随机设计的四格表卡方检验，有如下几种情况。

当 $N \geq 40$ 且 $T \geq 5$ 时：

$$\chi^2 = \frac{(ad-bc)^2 N}{(a+b)(a+c)(c+d)(b+d)}$$

或者

$$\chi^2 = \sum \frac{(A-T)^2}{T} \tag{7.14}$$

当 $N \geq 40$ 且 $1 < T < 5$ 时：

$$\chi^2 = \frac{(|ad-bc| - N/2)^2}{(a+b)(a+c)(c+d)(b+d)}$$

或者

$$\chi^2 = \sum \frac{(|A-T| - 0.5)^2}{T} \tag{7.15}$$

当 $N < 40$ 或 $T < 1$ 时选用 Fisher 确切概率法。

CMH 卡方检验：在流行病学研究中，研究结果常常会受到混杂因素的影响，其具体表现为：与暴露因素和疾病均有关联的非研究因素的存在使得暴露和疾病之间的关联被夸大或者掩盖。因此，在研究的分析阶段，常常将资料按照可能的混杂因素分层，每一层都对应一个四格表。CMH 卡方检验用于对这种分层四格表资料进行分析。下面以病例对照研究为例进行说明。假设表 7-2-6 是第 h 层所对应的四格表，总共分为 H 层如表 7-2-6 所示。

表 7-2-6　按某因素分层后第 h 层四格表

组别	危险因素		合计
	有	无	
病例组	a_h	b_h	n_{1h}
对照组	c_h	d_h	n_{0h}
合计	m_{1h}	m_{2h}	N_h

把 H 层四格表数据均考虑在内以后计算出的总的 OR 称为公共优势比，其公式为：

$$\widehat{OR} = \frac{\sum_{h=1}^{H} \frac{a_h d_h}{N_h}}{\sum_{h=1}^{H} \frac{b_h c_h}{N_h}} \tag{7.16}$$

通过将分层后的公共优势比 OR 与未分层的 OR 进行对比，可以了解混杂因素对研究结果的影响有多大。也可以对公共优势比 OR 作 CMH 卡方检验，判断总体的公共优势比是否为 1，即判断分层后，危险因素与疾病是否仍然存在关联。

H_0：总体公共优势比为 1。

H_1：总体公共优势比不为 1。

$$\chi^2_{M-H} = \frac{\left(\sum_{h=1}^{H} a_h - \sum_{h=1}^{H} T_h\right)^2}{\sum_{h=1}^{H} V_h} \qquad (7.17)$$

其中 V_h 是第 h 层中 a_h 对应的方差，T_h 是第 h 层中 a_h 对应的理论频数。

$$V_h = \frac{n_{1h} n_{0h} m_{1h} m_{0h}}{N_h^3 - N_h} \qquad (7.18)$$

当 $P < 0.05$，则拒绝 H_0，说明分层后，危险因素与疾病仍然存在关联。

【例 7-6】 灯盏细辛、苦碟子治疗脑梗死治愈率比较。对患者按性别进行分层。对每一层分别进行卡方检验，并对公共优势比作 CMH 卡方检验如表 7-2-7 所示。

表 7-2-7 按性别分层后灯盏细辛、苦碟子治疗脑梗死的治愈率比较

水平	药物	非治愈例数	治愈例数	合计	检验方法 P 值
男	灯盏细辛	556（95.86%）*	24（4.14%）	580	卡方检验 <0.0001
	苦碟子	698（86.6%）	108（13.4%）	806	
	合计	1254	132	1386	
女	灯盏细辛	325（94.75%）	18（5.25%）	343	卡方检验 <0.0001
	苦碟子	545（86.65%）	84（13.35%）	629	
	合计	870	102	972	
平衡后					CMH 分层卡方检验 <0.0001

注：*括号中的数值为相应的率。

由检验结论可知：

在男性组中，卡方检验的 P 值小于 0.0001。说明在统计学上，两药物治愈率差异显著。

在女性组中，卡方检验的 P 值小于 0.0001。说明在统计学上，两药物治愈率差异显著。

平衡性别混杂后，CMH 分层卡方检验的 P 值小于 0.0001。说明在统计学上，两药物治愈率差异显著。

2）匹配四格表卡方检验：医学研究中，匹配四格表卡方检验常用于比较两种检验方法的结果是否有差别。

不同于表 7-2-5 的四格表，表 7-2-8 所示的两个样本并非相互独立。McNemar 检验适用于此类四格表资料的统计检验。

表 7-2-8 两种检验方法结果比较的匹配四格表

甲法	乙法		合计
	+	−	
+	a	b	$n_1 = a+b$
−	c	d	$n_2 = c+d$
合计	$m_1 = a+c$	$m_2 = b+d$	$N = a+b+c+d$

当 $b+c \geq 40$ 时

$$\chi^2 = \frac{(b-c)^2}{b+c}, \quad v=1 \qquad (7.19)$$

当 $b+c<40$ 时

$$\chi^2 = \frac{(|b-c|-1)^2}{b+c}, \quad v=1 \qquad (7.20)$$

【例 7-7】　某实验室采用两种方法对 58 名可疑红斑狼疮患者的血清抗体进行测定，判断两方法阳性检出率是否有差别？（表 7-2-9）

表 7-2-9　两种方法的检测结果

免疫荧光法	乳胶凝集法		合计
	+	−	
+	11	12	23
−	2	33	35
合计	13	45	58

建立检验假设：

H_0：两方法的阳性检出率相等。

H_1：两方法的阳性检出率不相等。

计算 χ^2 统计量：

$$\chi^2 = \frac{(|b-c|-1)^2}{b+c} = \frac{(|12-2|-1)^2}{12+2} = 5.79, \quad v=1$$

得出结论：

本例 $\chi^2=5.79 > \chi^2_{0.05}（1）=3.84$，以 $\alpha=0.05$ 水准，$P<0.05$，拒绝 H_0，可以认为两方法阳性检出率不相等。

3）$R \times C$ 表资料卡方检验：$R \times C$ 表资料是四格表资料的推广，其形式与表 7-2-9 类似，当 $R=2$，$C=2$ 时，即为普通的四格表资料（表 7-2-10）。

表 7-2-10　完全随机设计的 $R \times C$ 表

组别	属性				合计
	Y_1	Y_2	$\cdots$	Y_C	
1	$A_{11}（T_{11}）$	$A_{12}（T_{12}）$	$\cdots$	$A_{1C}（T_{1C}）$	N_1
2	$A_{21}（T_{21}）$	$A_{22}（T_{22}）$	$\cdots$	$A_{2C}（T_{2C}）$	N_2
$\vdots$	$\vdots$	$\vdots$	$\vdots$	$\vdots$	$\vdots$
R	$A_{R1}（T_{R1}）$	$A_{R2}（T_{R2}）$	$\cdots$	$A_{RC}（T_{RC}）$	N_R
合计	m_1	m_2	$\cdots$	m_C	N

对于多个独立样本的 $R \times C$ 表资料卡方检验，运用式 7.21，其自由度 $v=（R-1）（C-1）$。

$$\chi^2 = N\left(\sum \frac{A^2}{n_R n_C} - 1\right)$$

$$\chi^2 = \sum \frac{(A-T)^2}{T} \tag{7.21}$$

当 $P<0.05$ 时，可以认为，不同组别各属性的分布不全相同。

对 $R\times C$ 表资料作卡方检验，要求不应该有超过 1/5 格子的理论频数小于 5，或者有一个理论频数小于 1。

如理论频数不符合上述要求，可以增加样本量，或结合专业知识把该格所在的行和列合并。

如果无法使理论频数变大，可考虑 Fisher 确切概率法。

（3）Fisher 确切概率法：当 N 选用 40 或 $T<1$ 时，一般选用 Fisher 确切概率法，本部分主要介绍 Fisher 确切概率法的基本方法。

基本思想：首先在四格表边缘合计不变的情况下，列出频数变动时的各种组合，计算各种组合的概率。其公式为：

$$P_i = \frac{(a+b)!\ (c+d)!\ (a+c)!\ (b+d)!}{a!\ b!\ c!\ d!\ n!} \tag{7.22}$$

其次，按照假设检验要求，求累计概率 P，P 是有利于拒绝 H_0 的各种四格表对应的概率之和。

【例 7-8】　比较两种药物治疗某种疾病的有效率差异（表 7-2-11）。

表 7-2-11　两种药物治疗某种疾病的效果

组别	有效	无效	合计
甲药	13	3	16
乙药	7	6	13
合计	20	9	29

通过计算理论频数，发现四格表中有理论频数小于 1，故使用 Fisher 确切概率法。

建立假设：

H_0：两种药物治疗效果相同。

H_1：两种药物治疗效果不同。

$\alpha=0.05$。

各种组合的四格表如图 7-2-2 所示，其中 $|P_甲-P_乙|$ 是甲药与乙药有效率差的绝对值，P_i 为每种组合出现的概率。

本例的研究目的是比较甲乙两种药物的治疗效果是否一致，所以采用双侧检验。将图 7-2-2 中 $|P_甲-P_乙|\geq0.2740$ 的 7 个四格表的 P_i 相加，$P=0.225\ 586>0.05$。所以不拒绝原假设，差异没有统计学意义，可以认为两种药物的治疗效果相同。

	（1）	（2）	（3）	（4）	（5）
	7　9 13　0	8　8 12　1	9　7 11　2	10　6 10　3	11　6 9　4
$\lvert P_{甲}-P_{乙}\rvert$:	0.562 5	0.423 1	0.283 7	0.144 2	0.004 8
P_i	0.001 14	0.016 70	0.089 09	0.228 68	0.311 84

	（6）	（7）	（8）	（9）	（10）
	12　4 8　5	13　3 7　6	14　2 6　7	15　1 5　8	16　0 4　9
$\lvert P_{甲}-P_{乙}\rvert$:	0.134 6	0.274 0	0.413 5	0.552 9	0.692 3
P_i	0.233 88	0.959 5	0.020 56	0.002 05	0.000 07

图 7-2-2　各种四格表组合的确切概率

2. 等级资料的统计检验方法

（1）非参数检验及其优缺点：当总体分布类型已知，对参数进行估计或检验的方法称为参数检验。当总体的分布类型未知，资料一端或者两端无界，或者资料本身是等级资料，一般选用非参数检验方法。

非参数检验是一种不依赖总体分布的具体形式，也不对参数进行估计或检验，而是对总体分布的位置做检验的统计方法。本节主要介绍基于秩次比较的非参数检验方法。

非参数检验对总体无严格的条件限制，且多数非参数检验方法较为简便，易于理解和掌握，故应用范围广泛。但由于非参数检验会损失原始资料的部分信息，因而当资料满足参数检验的条件时使用非参数检验方法，会降低检验效能。

（2）完全随机设计的两样本比较 Wilcoxon 秩和检验

【例 7-9】　用某药治疗两种不同病情的老年慢性支气管炎患者，疗效如表 7-2-12 所示分为控制、显效、有效、无效四类，比较此药对两种病情的老年慢性支气管炎患者的疗效有无差别（表 7-2-12 中列出的是整理后的频数表数据而非原始数据）。

表 7-2-12　某药对两种不同病情的老年慢性支气管炎患者的疗效频数表

疗效	单纯性 （1）	合并肺气肿 （2）	合计 （3）	秩次范围 （4）	平均秩次 （5）	秩和 单纯 （6）	秩和 合并 （7）
控制	65	42	107	1～107	54	3 510	2 268
显效	18	6	24	108～131	119.5	2 151	717
有效	30	23	53	132～184	158	4 740	3 634
无效	13	11	24	185～208	24	2 554.5	2 161.5
合计	126	82	208			12 955.5	8 780.5

由于疗效为等级资料，如果使用卡方检验，将会损失资料中原有的等级信息。因此，选用 Wilcoxon 秩和检验，其检验步骤如下。

第一步，建立假设：

H_0：某药对两种病情的老年慢性支气管炎的疗效相同。

H_1：某药对两种病情的老年慢性支气管炎的疗效不同。

$\alpha=0.05$。

第二步，编秩：首先将某药对两种病情的疗效合并后列于表 7-2-12 的第三列，其次，按照控制、显效、有效、无效的次序进行编秩，并计算平均秩次。例如表中疗效为控制的总人数为 107 人，秩次范围为 1~107，也就是说疗效为控制的个体均赋予秩号 1，平均秩次=（1+107）/2=54。

第三步，求秩和：根据第 5 列和第 1 列、第 2 列，可以计算每组的秩和。

对于单纯慢性支气管炎组：

T_1=（65×54）+（18×119.5）+（30×158）+（13×196.5）=3 510+2 151+4 740+2 554.5=12 955.5

对于合并肺气肿的慢性支气管炎组：

T_2=（42×54）+（6×119.5）+（23×158）+（11×196.5）=2 268+3 634+2 161.5+8 780.5=16 844

此例中 $n_1=126$，$n_2=82$，$n_1-n_2=44$。

第四步，计算检验统计量 T：T 为样本量较小的那一组所对应的秩和，n 为样本量较小的那一组的样本量，$|n_1-n_2|$ 为两样本量差的绝对值，因此 $T=8780.5$，$n=82$，$|n_1-n_2|=44$，查两独立样本比较秩和检验用 T 临界值表可得到 P 值。

当样本量较大时，可使用正态近似法进行检验：

$$u = \frac{\left| T - n_1(N+1)/2 \right| - 0.5}{\sqrt{n_1 n_2(N+1)/12}} \tag{7.23}$$

当相同秩次较多时，按式 7.23 计算的偏小，应采用矫正公式：

$$u_c = u / \sqrt{C} \tag{7.24}$$

其中

$$C = 1 - \sum (t_j^3 - t_j) / (N^3 - N) \tag{7.25}$$

t_j 为第 j 个相同秩次的个数。

对于此例，$u_c=0.541<1.96$，$P>0.05$，不拒绝 H_0，可认为该药对以上两种病情的老年慢性支气管炎患者的疗效尚看不出差别。

（3）完全随机设计的多样本比较 K-W 检验：完全随机设计的多样本比较 K-W 检验是对 Wilcoxon 秩和检验的推广，主要解决的是多个独立样本某指标是否存在显著性差异的问题。在进行检验时，也需要经过建立假设，编秩，求秩和，计算检验统计量，得到 P 值等步骤。建立假设，编秩，求秩和这些步骤与两样本比较 Wilcoxon 秩和检验类似，这里不再赘述。

对于第四步计算检验统计量，选用 H 检验统计量，其中 R_i 为各组秩和，n_i 为各组样本量。

$$H = \frac{12}{N(N+1)} \sum \frac{R_i^2}{n_i} - 3(N+1) \tag{7.26}$$

当相同秩次较多的时候，同样需要对 H 值进行校正。

$$H = \frac{H}{1 - \frac{\sum(t_j^3 - t_j)}{N^3 - N}}$$ （7.27）

最终得到的检验统计量 H_c 应服从自由度为 $k-1$ 的卡方分布，其中 k 为分组数。

二、针对定量数据进行分析

（一）频数分布

1. 频数分布表的编制　定量数据常常根据研究的需要，按照某种标准化分成不同的组别，称为分组或分类。分组的目的是观察数据的分布特征。

这里通过例 7-10 来介绍定量数据的频数表编制。全距是数据的最大值（maximum）与最小值（minimum）的差。组距（class width）是一个组的上限和下限的差。一般采用等距分组，但在某些情况下，不等距分组更能反映现象的本质和特点。

【例 7-10】　某医生收集某区 162 例健康成年男性血液总胆固醇（mmol/L）资料，测定结果如表 7-2-13 所示，试编制频数分布表。

表 7-2-13　162 例健康成年男性血液总胆固醇（mmol/L）测定结果

5.53	4.34	5.60	3.55	4.13	3.93	4.2	4.35	4.31
4.81	5.80	4.08	4.90	4.92	3.94	6.34	4.89	4.16
3.05	4.5	4.48	3.62	4.52	3.97	4.11	4.37	5.26
4.98	2.72	5.39	3.75	3.70	4.94	3.90	6.10	4.56
4.39	4.09	3.76	4.82	4.69	4.02	4.54	3.78	5.33
4.44	4.53	4.50	3.79	4.28	4.53	4.55	5.2	4.49
5.57	4.21	4.88	4.44	4.96	4.70	4.57	4.45	4.33
3.53	4.84	4.88	4.44	4.96	4.70	4.57	4.45	4.33
4.21	4.56	3.89	4.73	4.86	5.10	4.67	5.40	3.22
4.98	3.52	4.11	3.82	3.59	5.02	4.66	5.23	5.05
4.23	4.68	4.90	5.00	4.75	2.96	4.74	4.35	4.71
4.85	5.25	4.25	5.14	4.29	3.39	4.72	3.43	5.08
5.17	4.96	5.21	4.27	6.12	4.91	5.43	4.93	4.87
4.46	4.26	4.76	4.69	4.79	5.22	4.61	4.78	4.24
4.51	4.71	4.56	3.86	4.45	5.29	4.50	4.72	4
4.54	4.2	5.3	5.18	5.73	4.97	4.66	5.49	4.37
5.34	4.68	3.66	4.38	5.41	4.53	5.07	4.78	4.69
4.71	5.03	5.37	5.68	5.83	5.93	4.62	6.01	5.77

频数表的编制步骤如下：

（1）计算全距：本例中 R=Max–Min=6.34–2.72=3.62（mmol/L）

（2）确定组数与组距：根据样本数的多少，选择适当的组数，如果组数过少会导致资料分布不太清晰，反之过多会导致个别组的频数太少甚至频数为 0，以致资料分布出现较多的大幅度波动，无法看出数据的分布特征和规律。样本量在 100 左右时，通常取 8～15 组为宜，也可以采用 $2k>n$ 的方法。其中，k 是组数，n 是观测数据的个数。确定组距时通常采用一个较为简单的方法，即组距=全距/组数。例如，本例全距 R=3.62，如果组数取 10，则组距=3.62/10=0.362，为了方便，取小于这个值的 0.35 作为本例的组距。在没有特定医学背景的要求条件下，组距取 10 或 10 的倍数较为适宜。

确定组的上下限：每一个组的起点和终点，分别称为该组的下限和上限。第一组必须包括最小值，最后一组必须包括最大值，统计时，各组的频数按照"上组限不在内"的原则统计，即各组区间左闭右开，也就是包含下限，不包含上限。本例，最小值为 2.72，组距定为 0.35，则第一组的下限可取为 2.70，上限为 2.70+0.35=3.05。通常情况下，前一组的上限亦为后一组的下限。本例从第一组开始，共 11 个不重叠的组。本例分组结果列在表 7-2-14 的第 1 列。计算各组内的观察值的个数，作为频数列在第 2 列，再分别列出频率、累计频数和累计频率。

表 7-2-14　162 例成年男子血清胆固醇（mmol/L）频数分布表

组段（mol/L）	频数	频率（%）	累计频数	累计频率
2.70～<3.05	2	1.23	2	1.23
3.05～<3.40	3	1.85	5	3.09
3.40～<3.75	8	0.94	14	8.64
3.75～<4.10	16	9.88	29	17.9
4.10～<4.45	27	16.67	56	34.57
4.45～<4.80	45	27.78	101	62.35
4.80～<5.15	29	17.9	130	80.25
5.15～<5.50	18	11.11	148	91.36
5.50～<5.85	9	5.56	157	96.91
5.85～<6.20	4	2.47	161	99.38
6.20～6.55	1	0.62	162	100
合计	162	100.00	—	—

2. 频数分布图　根据表 7-2-14 绘制成频数分布图（图 7-2-3）。

3. 频数分布表和频数分布图的主要用途

（1）揭示频数分布的特征：从频数分布表和频数分布图可以反映集中趋势和离散程度。

（2）揭示频数分布的类型：频数分布表和频数分布图还可以揭示数据分布的类型，如从图 7-2-3 中，可以看出数据集中在中间位置，两侧呈对称分布，这组数据是对称型分布。了解数据分布的类型和特征，便于选择适当的统计方法。

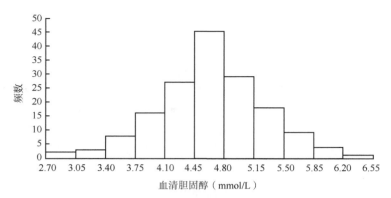

图 7-2-3　162 例成年男子血清胆固醇频数分布图

注：每个标对应频数为包含柱左侧值而不包含右侧值的频数

（二）集中趋势的描述

1. 算术平均数　一组数据相加后除以数据的个数所得到的结果，称为算术平均数。总体算术平均数用希腊字母 μ 表示，样本算术平均数用符号 $\bar{x}$ 表示。如果用 n 表示样本量，x_i 表示个体观察值，则算术平均数的计算公式为：

$$\bar{x} = \frac{1}{n}\sum_{i=1}^{n} x_i \qquad (7.28)$$

按照公式 7.28，求例 7-10 中的 162 例健康成年男性血液总胆固醇的算术平均数：

$$\bar{x} = \frac{1}{n}\sum_{i=1}^{n} x_i = \frac{1}{162} \times (5.53+4.43+5.6+\cdots+5.77)$$

$$= \frac{1}{162} \times 749.79 = 4.63 \ (\text{mmol/L})$$

算术平均数适用于频数分布对称的数据。例如，图 7-2-3 显示成年男子血清总胆固醇值的频数分布图是近似对称的，所以，在例 7-10 中计算得到的均值 4.63mmol/L 很好地描述了这个变量的中心位置。大多数正常人的生理、生化指标，如身高、体重、胸围、血红蛋白含量、白细胞计数等都适宜用算术平均数来描述其集中趋势。

有时，数据中存在极端值（outlier），也称为离群值或异常值，即与样本中其他点相差较大的值（极端值的计算公式可查阅有关参考资料）。在有极端值的情况下，或资料分布明显是偏态分布时，算术平均数不能较好地描述一个变量的中心位置。

2. 中位数　定量数据中位数的计算同定性数据。

中位数具有的重要作用：①中位数对极端值不敏感，所以，当数据中有极端值，含不确定值的资料，数据呈偏态分布或分布类型未知时，均宜采用中位数来描述集中趋势。②当数据呈对称分布时，均值和中位数接近；当数据呈右偏态分布时，均值大于中位数，当数据呈左偏态分布时，均值小于中位数。所以，可以根据中位数和均值的差别大小，粗略判断数据的分布类型。

一般情况下，均值和中位数相等或无明显差异，数据多为对称分布；若有较大差异，则表明数据呈非对称分布，这时用中位数作为集中趋势的代表值更为合适。

3. 几何平均数　n 个变量乘积的 n 次方根，称为几何平均数（geometric mean），用 G 表示。几何均数的计算公式为：

$$G = \sqrt[n]{x_1 x_2 x_3 \cdots x_n} \tag{7.29}$$

几何平均数适用于观察值呈偏态分布，但经过对数转变后呈正态分布或近似正态分布或者其观察数值相差极大甚至达到不同数量级的数据。

【例 7-11】　某医院测得 10 名某种传染病患者的白细胞计数（$\times 10^9$），测量值为 11、9、35、5、9、8、3、10、12、8。计算这 10 个观察值的几何平均数。

采用以 10 为底的对数，按公式 7.29 计算，可以得到：

$$G = \lg^{-1}[（\lg11 + \lg9 + \lg35 + \lg5 + \lg9 + \lg8 + \lg3 + \lg10 + \lg12 + \lg8）/10]$$
$$= \lg^{-1}（0.95554）$$
$$= 9.03$$

即 10 名患者的白细胞计数的几何平均值是 9.03（$\times 10^9$）。根据公式 7.28 可以得知其算术平均数是 11（$\times 10^9$），两者有所不同。

几何平均数适用于取对数后近似呈对称分布的数据，一般用于右偏态分布的数据。医学研究中经常遇到比例数据，如抗体滴度，这样的数据在大多数情况下呈右偏态分布，因此通常采用几何平均数来描述其集中趋势。

众数、中位数和算术平均数的关系从分布的角度看，众数始终是一组数据分布的最高峰值，中位数是处于一组数据中间位置上的值，而算术平均数则是全部数据的平均值。因此，对于具有单峰分布的大多数数据而言，众数、中位数和算数平均数之间具有以下关系：如果数据的分布是对称的，众数 MO、中位数 Me 和均数 $\bar{x}$ 是相等的，即 $MO = Me = \bar{x}$，如果数据是左偏态分布，说明数据存在极小值，必然拉动均数向极小值一方靠近，而众数和中位数由于是位置代表值，不受极限值的影响，因此三者之间的关系表现为 $\bar{x} < Me < MO$；如果数据是右偏态分布，说明数据存在极大值，必然拉动均数向极大值一方靠近，则 $MO < Me < \bar{x}$。

众数是一组数据分布的峰值，它是一种位置代表值，不受极端值的影响。其缺点是具有不唯一性，对于一组数据可能有一个众数，也可能有两个或多个众数，也有可能没有众数。虽然对于顺序数据以及定量数据也可以计算众数，但是众数主要适合于作为分类数据的集中趋势的测度值。

中位数是一组数据中间位置上的代表值，其特点是不受数据极端值的影响。中位数以及其他分位数主要适合于作为顺序数据的集中趋势测度值。虽然对于顺序数据也可以使用众数，但以中位数为宜。算术平均数是就定量数据计算的，而且利用了全部数据信息，它是实际中应用最广泛的集中趋势测度值。作为算术平均数变形的几何平均数，是适用于特殊数据（主要是计算比率的数据）的代表值。均数主要适合于作为定量数据的集中趋势测度值，虽然对于定量数据也可以计算众数和中位数，但以均数为宜。当数据呈对称分布或接近对称分布时，三个代表值相等，这时应选择均数作为集中趋势的代表值。但均数的主要缺点是易受数据极端值的影响，对于偏态分布的数据，均数的代表性较差。因此，当数据为偏态分布，特别是偏斜的程度较大时，可以考虑选择众数或者中位数等位置代表值，这时它们的代表性要比均数好。

（三）离散程度的描述

1. 方差和标准差 对于单峰对称数据，为了全面反映一组资料中每个观察值的变异情况，需要先寻找一个可供比较的标准，由于均值具有优良的性质，可以衡量每个观察值相对均值的偏差，构造出综合描述资料离散程度的指标。

（1）方差：用于度量定量数据中观测值与均值的离散程度。总体方差用 σ^2 表示，其公式为：

$$\sigma^2 = \frac{1}{N}\sum_{i=1}^{N}(X_i - \mu)^2 \tag{7.30}$$

实际中往往收集到的是样本资料，总体均数 μ 未知，可用样本均数 $\bar{x}$ 作为 μ 的估计值，为避免用样本方差估计总体方差时偏小，需要用自由度作为分母进行调整，样本方差的公式为：

$$S^2 = \frac{1}{n-1}\sum_{i=1}^{n}(x_i - \bar{x})^2 \tag{7.31}$$

方差越大说明变量值之间的差异越大。方差没有量纲，因此没有实际含义只有运算意义。

【例 7-12】 根据体格检查，某医院甲科室 15 例住院患者的体重（kg）和身高（cm）数据如下：

体重：65，62，50，78，65，45，51，74，60，62，88，50，74，66，70。

身高：171，169，157，183，160，155，165，174，166，170，186，154，160，159，161。

乙科室 10 例住院患者的体重（kg）和身高（cm）数据如下：

体重：63，62，55，70，60，66，73，69，58，75。

身高：170，160，165，159，185，180，167，155，168，179。

计算甲科室和乙科室住院患者体重的方差：

1）计算甲乙两个科室住院患者体重的均数 $\bar{x}_{W_{甲}}$、$\bar{x}_{W_{乙}}$：

$$\bar{x}_{W_{甲}} = \frac{1}{n}\sum_{i=1}^{n}x_i = \frac{1}{15}（65+62+50+\cdots+70）=64$$

$$\bar{x}_{W_{乙}} = \frac{1}{n}\sum_{i=1}^{n}x_i = \frac{1}{10}（63+62+55+\cdots+75）=65.1$$

2）计算甲乙两个科室住院患者体重的方差：

$$s_{W_{甲}}^2 = \frac{1}{15-1}[（65-64）^2+（62-64）^2+\cdots+（70-64）^2]=139.95$$

$$s_{W_{乙}}^2 = \frac{1}{10-1}[（63-65.1）^2+（62-65.1）^2+\cdots+（75-65.1）^2]=43.66$$

（2）标准差：是方差开平方取正根的结果。总体标准差用 σ 表示，样本标准差用 s 表示，公式如 7.32、7.33。

$$\sigma = \sqrt{\frac{1}{N}\sum_{i=1}^{N}(X_i - \mu)^2} \tag{7.32}$$

$$s = \sqrt{\frac{1}{n-1}\sum_{i=1}^{n}(x_i - \bar{x})^2} \tag{7.33}$$

根据例 7-12，求其标准差：

$$s_{W_{甲}} = \sqrt{\frac{1}{15-1}[(65-64)^2 + (62-64)^2 + \cdots + (70-64)^2]} = 11.83$$

$$s_{W_{乙}} = \sqrt{\frac{1}{10-1}[(63-65.1)^2 + (62-65.1)^2 + \cdots + (75-65.1)^2]} = 6.61$$

$s_{W_{甲}} > s_{W_{乙}}$，甲科室住院患者的体重离散程度大于乙科室。

样本标准差越大，说明变量值之间的差异就越大，距均值这个"中心值"的离散程度越大。样本标准差是有计量单位的，其单位即为所研究的变量的单位。因此在比较不同数据的离散程度时，应注意数据的单位，如例 7-12 中，体重和身高的单位不同，因此不能直接比较标准差。当两个均值不相等时，也不能直接用标准差度量均值的代表性，可以利用离散系数即变异系数加以评价。

在医学应用中，一般情况下，单峰对称分布数据的标准差小于均值；若出现标准差接近均值甚至大于均值的情况，则说明数据离散程度很大，且非单峰对称分布，不宜用均数和标准差测度数据的集中趋势和离散程度。

2. 全距和四分位差

（1）全距：也称为极差，是数据的最大值（maximum）与最小值（minimum）之间的绝对差。全距是刻画变量所有取值离散程度的另一个统计量。在相同样本容量下的两组数据，全距大的比全距小的离散程度高。全距越小说明数据越集中在一起。

（2）四分位差：见定性数据的相关内容。

3. 变异系数（coefficient of variation，CV）　是一个度量相对离散程度的指标，其计算公式为：

$$CV = \frac{s}{x} \times 100\% \tag{7.34}$$

变异系数可以用来比较几个量纲不同的指标变量之间的离散程度的差异，也可以用来比较量纲相同但是均数相差悬殊的变量之间的离散程度的差异。CV 值越大，表示离散程度越大，反之，则越小。

如例 7-12 中欲比较甲科室住院患者身高和体重的变异程度，由于身高和体重的单位不同，不宜直接比较其标准差，应采用变异系数来比较。甲科室身高计算如下：

$$\bar{x}_{H_{甲}} = \frac{1}{n}\sum_{i=1}^{n} x_i = \frac{1}{15}（171+169+157+\cdots+161）= 166$$

$$s_{H_{甲}} = \sqrt{\frac{1}{15-1}[(171-166)^2 + (169-166)^2 + \cdots + (161-166)^2]} = 9.62$$

$$CV_H = \frac{9.62}{166} \times 100\% = 5.8\%$$

根据前面的计算知甲科室体重的变异系数 $CV_{W_{甲}} = \frac{11.83}{64} \times 100\% = 18.49\%$

从计算结果可以看出，15 名患者体重的离散程度比身高大。

4. 描述离散程度的指标的比较　比较度量离散程度的几个指标：全距简单易求，单位和原变量的单位相同。它的缺点：仅使用了原变量中很少部分的信息；没有涉及数据的集中位置的信息；对极端值很敏感；与样本含量 n 有关，n 越大，全距可能越大，一般来说，样本全距低估了总体全距。分位数对极端值的敏感性远远低于全距，受样本含量的影响较小。它的缺点：仅使用了原变量中部分的信息；没有涉及数据的集中位置的信息。方差计算使用了变量的全部信息，因此用方差来度量数据的离散程度远远优于全距和分位数。由于方差的单位是原变量的单位的平方，使用起来不够方便。标准差是方差的算术平方根，度量衡单位和原变量相同，使用方便，是描述离散程度的最常用的度量指标。变异系数是无量纲指标，可以用来比较不同量纲变量之间的变异程度，也可以用来比较量纲相同但均数相差较大变量之间的变异程度。

（四）常用统计检验方法

本节主要围绕两样本总体均值比较，通过考察样本量的大小、资料的正态性、方差齐性，选用三种不同的检验方法，分别是 u 检验、t 检验以及非参数检验。下面分别对每种检验的使用条件、检验方法作介绍。并简要介绍常见的正态性检验和方差齐性检验方法。

1. u 检验 两样本总体均值比较是 u 检验的运用条件。

当两样本分别来自相互独立的正态总体，或者样本量较大时（如 $n \geq 40$），可以使用 u 检验来对两样本总体均值进行比较。

检验方法：

H_0：$\mu_1 = \mu_2$。

H_1：$\mu_1 \neq \mu_2$。

$\alpha = 0.05$。

$$u = \frac{\left|(\overline{x}_1 + \overline{x}_2) - (\mu_1 + \mu_2)\right|}{\sqrt{\frac{\sigma_1^2}{n_1} + \frac{\sigma_2^2}{n_2}}} = \frac{(\overline{x}_1 + \overline{x}_2)}{\sqrt{\frac{s_1^2}{n_1} + \frac{s_2^2}{n_2}}} \tag{7.35}$$

当原假设成立时，$\mu_1 - \mu_2 = 0$，又由于总体标准差一般未知，所以用样本标准差作估计。当 $|u| < 1.96$，$P > 0.05$，差别无统计意义，尚不能认为两总体均值不同。当 $|u| > 1.96$，$P < 0.05$，差别有统计意义，拒绝 H_0，可以认为两总体均值不同。

【例 7-13】 某医院在心肾内科普查工作中，测得 40～50 岁年龄组男性 193 人的脂蛋白平均数为 397.5（mg/L），标准差为 104.30（mg/L）；女性 128 人的脂蛋白平均数为 357.89（mg/L），标准差为 89.67（mg/L）；男性与女性脂蛋白平均数有无差别？

H_0：$\mu_1 = \mu_2$。

H_1：$\mu_1 \neq \mu_2$。

$\alpha = 0.05$。

将数据代入公式 7.35，得 $|u| = 3.636 > 1.96$，故 $P < 0.05$，可以认为男性与女性脂蛋白平均数有差别。

2. t 检验

（1）两独立样本比较 t 检验

运用条件：主要用于两个小样本总体均数比较，要求样本个体测量值相互独立，样本资料服从正态或近似正态分布，两样本对应的总体方差相等。归纳起来就是小样本、独立、正态性、方差齐性。

检验方法：

当资料满足以上所有条件时

$$t = \frac{\overline{x}_1 - \overline{x}_2}{s_{\overline{x}_1 - \overline{x}_2}} \tag{7.36}$$

$$s_{\overline{x}_1 - \overline{x}_2} = \sqrt{s_c^2 \frac{1}{n_1} + \frac{1}{n_2}} \tag{7.37}$$

$$s_c^2 = \frac{(n_1 - 1) s_1^2 + (n_2 - 1) s_2^2}{n_1 + n_2 - 2} \tag{7.38}$$

在公式 7.36 中，需要先求出合并方差 s_c^2，再求出两样本均数之差的标准误项 $s_{\overline{x}_1 - \overline{x}_2}$，最后算出统计量 t。当 H_0 成立，即 $\mu_1 = \mu_2$ 时，t 服从自由度为 $n_1 + n_2 - 2$ 的 t 分布。

当资料不满足方差齐性时，使用 t' 检验。

$$t' = \frac{\overline{x}_1 - \overline{x}_2}{\sqrt{\dfrac{s_1^2}{n_1} + \dfrac{s_2^2}{n_2}}} \tag{7.39}$$

$$v = \frac{\left(\dfrac{s_1^2}{n_1} + \dfrac{s_2^2}{n_2} \right)}{\dfrac{\left(\dfrac{s_1^2}{n_1} \right)^2}{n_1 - 1} + \dfrac{\left(\dfrac{s_2^2}{n_2} \right)^2}{n_2 - 1}} \tag{7.40}$$

当 H_0 成立时，检验统计量 t 服从自由度为 v 的 t 分布。

【例 7-14】　某医院研究乳酸脱氢同工酶（LDH）测定对心肌梗死的诊断价值时，曾用随机抽样方法比较了 10 例心肌梗死患者与 10 例健康人 LDH 测定值的差别，结果如下，LDH 测定值在两组间有无差别？（假设方差齐性）

患者（x_1）：23.2　45.0　45.0　40.0　35.0　44.1　42.0　52.5　50.0　58.0。

健康人（x_2）：20.0　31.0　30.5　23.1　24.2　38.0　35.5　37.8　39.0　131.0。

建立假设

H_0：$\mu_1 = \mu_2$。

H_1：$\mu_1 \neq \mu_2$。

$\alpha = 0.05$。

计算统计量将上述数据代入公式 7.36，得：

$$s_{\overline{x}_1 - \overline{x}_2} = \sqrt{\frac{1974.230 - 434.8^2/10 + 10025.59 - 310.10^2/10}{10 + 10 - 2} \left(\frac{1}{10} + \frac{1}{10} \right)} = 3.7217 \text{（%）}$$

$$t = \frac{|43.48 - 31.01|}{3.7217} = 3.506, \quad v = 10 + 10 - 2 = 18$$

确定 P 界，作出结论，本例 $t \geq t_{0.05, 18} = 3.197$，则 $P < 0.05$。

得出结论：按 $\alpha = 0.05$ 水平，拒绝 H_0，可以认为乳酸脱氢同工酶测定值在心肌梗死与健康人之间有差别。

（2）两匹配样本比较 t 检验：匹配设计是将观察单位按照某些特征（如性别、年龄、病情等可疑混杂因素）配成条件相同或相似的对子，每对中的两个观察单位随机分配到两个组，给予不同的处理，观察指标的变化。

匹配 t 检验是将对子差数 d 看作变量，先假设两种处理的效应相同，$\mu_1-\mu_2=0$，即 $\mu_d=0$，再检验样本差值的均数 $\bar{d}$ 与 0 之间的差别有无显著性，从而推断两种处理因素的效果有无差别或某处理因素有无作用。

$$t = \frac{\bar{d}}{s_{\bar{d}}}$$ （7.41）

$$s_{\bar{d}} = \frac{s_d}{\sqrt{n}}$$ （7.42）

其中 d 为各个对子的差数，$\bar{d}$ 为差数的平均数。s_d 为差数的标准差，$s_{\bar{d}}$ 为差数的标准误，n 为对子数。当 H_0 成立时，t 服从自由度为 $n-1$ 的 t 分布。

【例 7-15】 将大白鼠配成 8 对，每对分别饲以正常饲料和缺乏维生素 E 的饲料，测得两组大白鼠肝中维生素 A 的含量如表 7-2-15 所示，试比较两组大白鼠中维生素 A 的含量有无差别。

表 7-2-15　不同饲料组大白鼠肝中维生素 A 的含量（U/g）

大白鼠匹配号	正常饲料组	维生素 E 缺乏组	差数 d	大白鼠匹配号	正常饲料组	维生素 E 缺乏组	差数 d
1	3550	2450	1100	6	3750	2700	1050
2	2000	2400	−400	7	3450	2500	950
3	3000	1800	1200	8	3050	1750	1300
4	3950	3200	750	合计			6500
5	3800	3250	550				

建立假设：

H_0：$\mu_d=0$。

H_1：$\mu_d\neq0$。

$\alpha=0.05$。

计算检验统计量：

$$\bar{d} = \frac{\sum d}{n} = \frac{6500}{8} = 812.5 \text{（U/g）}$$

$$s_{\bar{d}} = \frac{s_d}{\sqrt{n}} = \sqrt{\frac{\sum d^2 - (\sum d)^2/n}{n(n-1)}} = \sqrt{\frac{7\,370\,000 - (6500)^2/8}{8\times(8-1)}} = 193.1298 \text{（U/g）}$$

$$t = \frac{|\bar{d} - \mu_d|}{s_d/\sqrt{n}} = \frac{812.5 - 0}{193.1298} = 4.2070, \quad v=7$$

得出检验结论：

查 t 分布表（双侧），$t_{0.05,\,7}=3.499$，$P<0.01$，因此，按 $\alpha=0.01$ 水平，拒绝 H_0，可以认为两种饲料喂养的大白鼠肝中维生素 A 的含量有差别。

3. 非参数检验 当资料不满足正态性、方差齐性要求时，对于小样本资料而言，一般使用非参数检验方法。

（1）两独立样本比较的 Wilcoxon 秩和检验

【例 7-16】　为了比较甲乙两种香烟的尼古丁含量（mg），对甲香烟做了 6 次测定，对乙种香烟做了 8 次测定，数据见表 7-2-16 第 1、3 列，问这两种香烟的尼古丁含量有无差别。

表 7-2-16　两种香烟尼古丁含量的秩和检验

甲种香烟	秩次	乙种香烟	秩次	甲种香烟	秩次	乙种香烟	秩次
25	6	28	9.5	22	3	27	8
28	9.5	31	13			24	8
23	4	30	12			20	1
26	7	32	14	$n_1=6$	$T_1=40.5$	$n_2=8$	$T_1=64.5$
29	11	21	2				

1）建立假设

H_0：两总体分布位置相同。

H_1：两总体分布位置不同。

$\alpha=0.05$。

2）混合编秩：将全部 14 个观察值从小到大标出其秩次，见表 7-2-16 第 2、4 列。其中甲乙两种香烟测定值均有 28，则应取其平均秩次 9.5。

3）计算检验统计量：以样本含量较少组的秩和作为检验统计量 T，本例 $n_1=6$，$n_2=8$，则 $T=40.5$。

4）确定 P 值：查两样本比较秩和检验用 T 界值表，当 $n_1=6$，$n_2-n_1=8-6=2$ 时，40.5 在 29～61 之间，$P>0.05$，按 $\alpha=0.05$ 水平不拒绝。H_0 因此尚不能认为两种香烟的尼古丁含量有差别。

（2）多个独立样本比较的 K-W 检验

【例 7-17】　某医院外科用 3 种手术方法治疗肝癌患者 15 例，每组 5 例，进入各组的患者用随机方法分配，每例术后生存月数如表 7-2-17 的第 1、3、5 列所示。试问 3 种不同手术方法治疗肝癌的效果有无差别。

表 7-2-17　3 种手术方法治疗肝癌患者的术后生存月数

甲种手术后生存月数	秩次	乙种手术后生存月数	秩次	丙种手术后生存月数	秩次
3	4	9	13	1	1
7	10	12	15	2	2.5
7	10	11	14	6	7.5
6	7.5	8	12	4	5
2	2.5	5	6	7	10
$n_1=5$	$T_1=34$	$n_2=6$	$T_2=60$	$n_3=5$	$T_3=26$

1）建立假设。

H_0：3 个总体分布位置相同。

H_1：3 个总体分布位置不全相同。

α=0.05。

2）混合编秩：见表 7-2-17 第 2、4、6 列。

3）求秩和：见表 7-2-17 下部。

4）计算检验统计量 H 值：H=6.32。

表中有较多相同的秩次，需计算 H_c。

H_c=H/c，其中

$$c = 1 - \frac{\sum (t_j^2 - t_j)}{N^2 - N} \tag{7.43}$$

本例 N=15，n_1、n_2、n_3 均等于 5，$H_{0.05}$=5.78，H_c=6.39，6.39＞5.78，则 P＜0.05。按 α=0.05 水平拒绝 H_0，可认为 3 种手术方法后生存月数不全相同。

4. 数据的正态性检验和方差齐性检验

（1）数据的正态性检验

1）正态性检验的原因：正态性检验是通过样本推断总体是否服从正态分布的检验方法。它决定描述中使用的统计量。如果数据服从正态分布，选用均值和标准差对资料进行基本的描述，如果数据不服从正态分布，则选用中位数和四分位数间距的组合。

此外，在参数检验中，对总体常常有正态性的假定。这也是进行正态性检验的原因之一。

2）常用的正态性检验方法

a. 图示法

P-P 图：以样本的累计频率作为横坐标，以按照正态分布计算的相应累计概率作为纵坐标，把样本值表现为直角坐标系中的散点。如果资料服从正态分布，则样本点应围绕第一象限的对角线分布。

Q-Q 图：以样本的分位数作为横坐标，以按照正态分布计算的相应分位点作为纵坐标，把样本值表现为直角坐标系中的散点。如果资料服从正态分布，则样本点应该围绕第一象限的对角线分布。

b. 统计检验法

W 检验：全称为 Shapiro-Wilk 检验，是一种基于相关性的算法。计算可得到一个相关系数，它越接近 1，表明数据和正态分布拟合得越好。W 检验适用于小样本的正态性检验。

W 检验是建立在次序统计量的基础上的，将 n 个独立观测值按照升序排列，得到 x_1，x_2，…，x_n。

计算公式为：

$$W = \frac{\left[\sum_{i=1}^{[n/2]} a_i (x_{(n+1-i)} - x_{(i)}) \right]^2}{\sum_{i=1}^{n} (x_i - \overline{x})^2} \tag{7.44}$$

卡方拟合优度检验：是根据样本频率分布检验总体分布是否服从某一给定分布的方法。首先提出原假设：总体 X 的分布函数为 $F(x)$，其次根据样本的经验分布和所假设的理论分布之间的吻合程度来决定是否接受原假设。

这里主要介绍正态分布的卡方拟合优度检验。

其基本思想如下：设 $X=(x_1, x_2, \cdots, x_n)$ 是从正态总体中抽取的简单随机样本，把 X 分成 i 个组段或类别。记 A_i 为 n 个样本观察值中落在第 i 个组段的个数，即观察频数，记 P_i 为正态分布条件下，样本值落在第 i 个组段的概率，概率可以通过对组段的上下限作标准正态变换后，查正态分布表得到。记 T_i 为正态分布条件下计算的理论频数，$T_i=nP_i$。如果样本观察频数和理论频数相符，那么当 n 足够大时，A_i 与 T_i 之间的差异会越来越小，A_i 与 T_i 之间的差异程度可以反映样本的频率分布是否服从正态分布。

Pearson 提出用卡方检验统计量来衡量：

$$\chi^2 = \sum \frac{(A-T)^2}{T} \tag{7.45}$$

当总体服从正态分布时，若 n 足够大，该统计量近似服从自由度为 $k-1$ 的卡方分布。值得注意的是，在计算 T_i 时，有 s 个总体参数是用样本统计量来估计的，如用样本均数估计总体均数，用样本标准差估计总体标准差，则自由度为 $v=k-1-s$。

（2）方差齐性检验：在两样本总体均数比较的 t 检验中，除了要求总体服从正态分布或近似正态分布，还要求两总体方差相等，即满足方差齐性。

F 检验：

H_0：两总体方差相等。

H_1：两总体方差不等。

$\alpha=0.1$（α 较大以减少第二类错误）。

$$F=s_1^2 / s_2^2 \tag{7.46}$$

其中 s_1 为两样本标准差中较大的那一个。

在 H_0 成立的条件下，F 检验统计量服从第一自由度为 $v_1=n_1-1$，第二自由度为 $v_2=n_2-1$ 的 F 检验。若 $F>F_{0.1,v_1,v_2}$，则拒绝 H_0，可认为两总体方差不等。此时，可对变量进行变换，使资料满足方差齐性要求，或者使用非参数检验方法进行两总体均数的比较。

除了 F 检验，常见的方差齐性检验方法还有 Bartlett 检验和 Levene 检验，与 F 检验不同的是，这两种方法可以进行多样本的方差齐性检验。

Levene 检验既可以用于正态分布的资料，也可以用于非正态分布的资料或分布不明的资料，故其检验效果比较理想。而 F 检验和 Bartlett 检验仅适用于正态分布资料的方差齐性检验。

三、进行图表统计

统计表（statistic table）和统计图（statistic chart）是描述性统计分析中常用的重要工具，以形象直观、简单明了、清晰易懂的方式对数据的基本特征进行描述，使人们对所要研究的数据有一个整体上的直观的印象。统计学对统计表和统计图有一定的规定和要求，应充分了解和严格把握，以免因表述错误而引起误解。

（一）统计表

1. 统计表的意义 统计表用简洁的表格形式,有条理地罗列数据和统计量,方便阅读、比较和计算。在统计描述过程中,统计表可展示统计数据的结构、分布和主要特征,便于在进一步分析中选择和计算统计量。

2. 制表原则 统计表的制表原则首先是重点突出,即一张表一般只表达一个中心内容,不要把过多的内容放在一个庞大的表里。其次,统计表要层次清楚,标目的安排及分组要符合逻辑,便于分析比较。最后,统计表应简单明了,文字、数字和线条都应尽量从简。

3. 统计表的基本结构与要求 从外形上看,统计表通常由标题、标目、线条、数字4部分组成。

（1）标题:它是每张统计表的名称,高度概括表的主要内容,一般包括研究时间、地点和研究内容,左侧加表序号,置于表的正上方。

（2）标目:分为横标目和纵标目,分别说明表格每行和每列数字的意义。横标目位于表头的左侧,代表研究的对象;纵标目位于表头右侧,表达研究对象的指标,应标明指标的单位。

（3）线条:统计表中的线条力求简洁,多采用三线表,即顶线、底线、纵标目下横线。其中,表格的顶线和底线将表格与文章的其他部分分隔开,纵标目下横线将标目的文字区与表格的数据区分隔开来。部分表格可再用短横线将合计分隔开,或用短横线将两重纵标目分隔开。其他竖线和斜线一概省去。

（4）数字:用阿拉伯数字表示。同一指标小数点位数一致,位次对齐。表内不留空项,无数字用"—"表示,缺失数字用"⋯"表示,数值为0者记为"0"。表中数据区不要插入文字,也不列备注项。必须说明者标"*"号,在表下方以注释的形式说明。

不同类型的数据,统计表的内容和形式有所不同。本章前面给出的表都是统计三线表。一般来说,定性资料的统计表包含各组的频数和百分数等,而由定量资料构成的统计表包含各组的频数、均数（或中位数、百分位数）和标准差等（表7-2-18）。

表 7-2-18　4个小区居民的冠心病3个危险因素水平比较

分组	人数	空腹血糖（mmol/L）	吸烟量（支/天）	饮酒量（g/d）
小区 1	252	6.11 ± 1.49	8 ± 1	60.1 ± 7.5
小区 2	253	6.22 ± 1.62	10 ± 2	78.2 ± 8.5
小区 3	252	6.35 ± 1.24	15 ± 2	79.3 ± 6.8
小区 4	253	6.85 ± 1.65	15 ± 2	106.8 ± 10.2

（二）统计图

统计图是利用点的位置、线段的升降、直条的长短与体积的大小等各种几何图形,将研究对象的内部构成、对比情况、分布特点与相互关系等特征形象而又生动地表达出来,给读者留下深刻而又清晰的印象。在科研论文中统计图常与统计表联合使用。常用的统计图有条图、百分条图、圆图、线图、半对数线图、箱线图、散点图等。目前很多计算机软件都可以方便地绘制各种统计图。

所有的统计图都应包含标题,它位于图的正下方,概括地说明图的内容。一般情况下,标题应包含图的编号,以便在文字说明时使用方便。有时标题也包含资料产生的时间、地点或来源。对统计图的其他规定要因图而论。

1. 条图 显示各个项目之间的比较情况。适用于分类资料各组之间的指标的比较。条图分为横向条图和纵向条图两种,一般常用纵向条图。纵向条图的横坐标轴是组别,纵坐标轴是频率(图 7-2-4、图 7-2-5)。

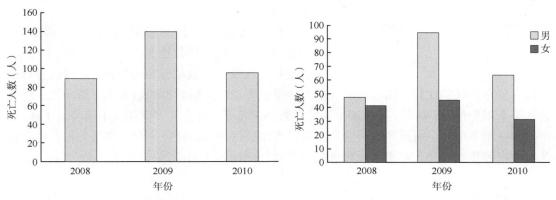

图 7-2-4 某市某医院 3 年肠恶性肿瘤死
亡病例数比较

图 7-2-5 某市某医院 3 年肠恶性肿瘤
男女死亡病例数比较

2. 百分条图 适用于描述分类资料的构成比或者比较多个分类资料的构成比。竖条形的百分条图中横坐标是组别,纵坐标是百分数;横条形的百分条图中纵坐标是组别,横坐标是百分数(图 7-2-6)。

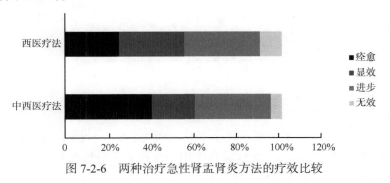

图 7-2-6 两种治疗急性肾盂肾炎方法的疗效比较

3. 饼图 显示一个数据系列中各项的大小与各项总和的比例。图中的每个数据系列具有唯一的颜色或图案并且在图的图例中表示。可以在图中绘制一个或多个数据系列。饼图中的数据点显示为整个饼图的百分比。

例如,将某种药物的用药天数分为 5 组:过短(1~3 天)、较短(4~7 天)、正常(8~14 天)、较长(15~20 天)和过长(21 天及以上),得到各组用药天数的分布图(图 7-2-7)。

从图 7-2-7 看到,大多数病人的用药天数在正常范围内,用药时间在 8~14 天的患者数约占 37.3%;有 15.4% 的患者用药时间在 1~3 天,21.6% 的患者用药天数在 4~7 天;用

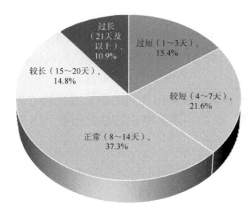

图 7-2-7 用药天数分布图

药时间在 15～20 天之间的患者数约占 14.8%，用药时间在 21 天及以上的患者数约占 10.9%。

4. 线图 如果数值型数据是在不同时间上取得的，那么可以绘制线图，来反映现象随着时间变化的特征。

例如，为了考察病证种类与用药时间的关系，使用线图刻画患者住院天数和患病患者比例的关系，如图 7-2-8 所示。

5. 箱线图 是由一组数据的最大值、最小值、中位数、两个四分位数这 5 个特征值绘制而成的，主要用于反映原始数据分布的特征，还可以进行多组数据分布特征的比较。箱线图的绘制方法是：先找出一组数据的最大值、最小值、中位数和两个四分位数，然后，连接两个四分位数画出箱子；再将最大值和最小值与箱子连接，中位数在箱子中间。通过箱线图的形状可以看出数据分布的特征。对于多组数据，可以将各组数据的箱线图并列起来，从而进行分布特征的比较（图 7-2-9）。

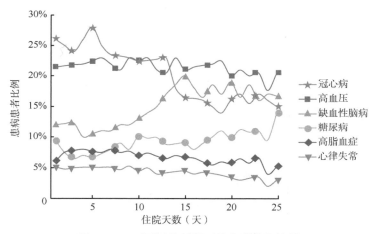

图 7-2-8 不同用药天数下的疾病分布情况

6. 散点图 是使用二维坐标展示两个变量之间关系的一种图形。它是用坐标横轴代表变量 x，用坐标纵轴代表变量 y，在坐标系中用一个点表示每组数据（x，y）。这样就可以形成全部数据的散点图（图 7-2-10）。

7. 雷达图 是显示多个变量的常用图示方法，也称为蜘蛛图。

设有 n 组样本 S_1，S_2，…，S_n，每个样本测得 P 个变量 X_1，X_2，…，X_P，要绘制这 P 个变量的雷达图，其具体做法是：先做一个圆，然后将圆 P 等分，得到 P 个点，令这 P 个点分别对应 P 个变量，再将这 P 个点与圆心连线，得到 P 个辐射状的半径，这 P 个半径分别作为 P 个变量的坐标轴，每个变量值的大小由半径上的点到圆心的距离表示，再将同一个样本的值在 P 个坐标上的点连线。这样，几个样本形成的几个多边形就是一个雷达图。雷达图在显示或对比各变量的数据总和时十分有用。

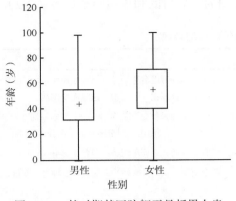

图 7-2-9　某时期某医院躯干骨折男女患
者年龄分布比较

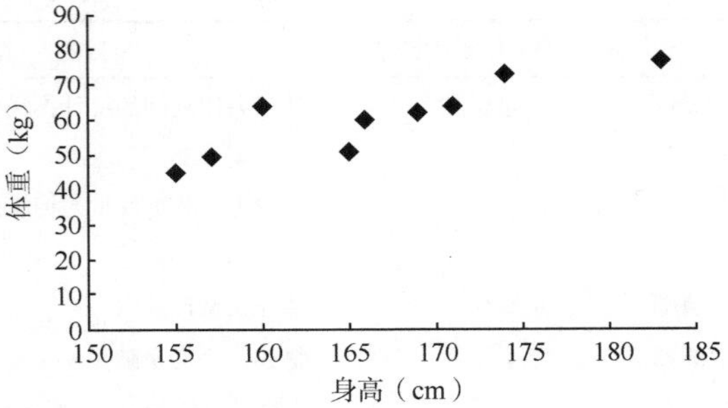

图 7-2-10　9 名癌症患者的身高体重散点图

【例 7-18】　根据某时期某医院肠恶性肿瘤死亡人数与节气的频数分布表（表 7-2-19），
做雷达图（图 7-2-11）。

表 7-2-19　肠恶性肿瘤死亡人数与节气的频数分布表

节气	频数	百分比（%）	节气	频数	百分比（%）	节气	频数	百分比（%）
01 立春	11	3.34	09 芒种	20	6.08	17 寒露	17	5.17
02 雨水	18	5.47	10 夏至	17	5.17	18 霜降	15	4.56
03 惊蛰	13	3.95	11 小暑	18	5.47	19 立冬	14	4.26
04 春分	14	4.26	12 大暑	6	1.82	20 小雪	11	3.34
05 清明	20	6.08	13 立秋	8	2.43	21 大雪	15	4.56
06 谷雨	12	3.65	14 处暑	14	4.26	22 冬至	19	5.78
07 立夏	10	3.04	15 白露	12	3.65	23 小寒	12	3.65
08 小满	15	4.56	16 秋分	8	2.43	24 大寒	10	3.04

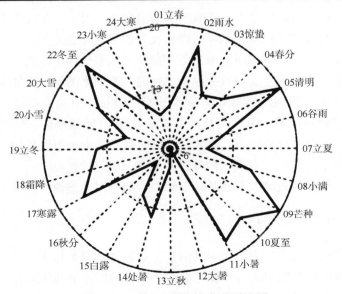

图 7-2-11　死亡人数与节气的雷达图

8. 常用统计图的绘制目的和规定　常用统计图的绘制目的和规定归纳见表 7-2-20。

表 7-2-20　常用统计图的绘制目的和规定

图类型	适用的数据类型	主要目的	说　明
条图	定量/定性	比较各组之间的统计指标的差别	一个坐标轴为组名称；另一个坐标轴为频率；可多个指标变量放在一个图中，这时需要图例
百分条图	定性	比较多个指标变量的构成比	一个坐标轴为各变量名称，另一个坐标轴刻度为 0～100%；必须使用图例来区分各个部分
饼图	定性	描述变量构成比	没有坐标轴，必须用图例区分各个部分
线图	定量	描述一个变量随另一个变量变化而变化的趋势	两个变量的观察值必须一一对应；横轴为自变量，纵轴为因变量
箱线图	定量	比较一个变量在多个组上的分布	一个坐标轴为各组的名称，另一个坐标轴为该变量的取值范围
散点图	定量	描述两个指标变量之间的关系	两个变量的观察值可以不一一对应；通常横轴为自变量，纵轴为因变量
雷达图	定量	描述或对比多个变量	每个变量值的大小由半径上的点到圆心的距离表示，需要图例

四、控制混杂因素

前面介绍的常用统计分析方法中（如比较均数间差别的 t 检验和 F 检验、比较几个率差别的卡方检验等），都假设"样本来自同一总体"，所以要求在研究开始前进行随机分组，以保证各组数据具有可比性。然而，许多医学研究尤其是对 HIS 来源的数据所开展的研究都是无法做到随机分组的，如不可能将一个人群随机分为两组，一组服用某种药物，另一组作为对照，一段时间后比较这两组人群的治愈率。也不可能将患者随机分两组，分别在甲、乙两个医院就医，然后比较甲、乙两医院的治愈率。因此，在医学研究尤其是 HIS 来源数据研究中，大部分的数据都是未经过随机化分组的观察性数据。

在这类数据中，由于观察的对象来自不同总体（如服药和不服药，甲、乙两个医院），观察结果（如治愈率）必定会受到研究因素之外的一些因素的影响（如病情严重程度、就诊者的疾病构成等都会影响疾病治愈率）。当这些干扰因素在所观察的不同总体中分布不均匀时（如服药者病情偏重、甲医院外科患者多），就会造成偏差，使得观察结果无法解释。例如，当甲医院的治愈率高于乙医院时，可能确实是由于甲医院的医疗技术高，也可能是由于甲医院收治的外科患者多，而外科治愈率一般都较高。

这种由非研究因素导致的偏差就是接下来要介绍的混杂偏倚。

（一）流行病学研究中的混杂偏倚

在流行病学病因研究中，为了探讨某因素（如某种药物）与结局（如治疗效果）的关系，需要设立处理组和对照组进行比较，而作此比较的前提是两者具有可比性，也就是说对比两者除了所研究的因素之外，其他因素应该尽可能齐同，这样才能凸显处理因素的效应。但如果研究人群中存在一个或多个既与研究结局有关，又与处理因素有关的外来因素，那么就可能会掩盖或夸大所研究的处理因素与研究结局之间的联系。这种影响称为混杂偏倚（confounding bia），这些外来因素称为混杂因素（confounding factor）。例如，在未随机分组的观察性研究中，研究对象被分配到各组的机会往往取决于研究对象的基线特征，如年龄、性别、合并症、病情严重程度以及分级等，如比较腹腔镜与开放手术治疗乙状结肠憩室病的结果（如术后并发症或住院时间）时，年轻、健康状况较好的以及憩室病早期的患者接受腹腔镜切除的可能性较大，而年老体弱的、存在肠穿孔和脓肿的患者则更倾向于接受开放性外科手术。所以，各组间患者的基线特征（年龄、合并症、病情等）往往不同，而这些基线特征又会对术后结局产生影响，此时，直接比较各组间术后结局（如治愈率）的差异是不恰当的，因为这种由术式不同导致的真正差异可能会被由基线特征不同导致的差异所歪曲。

由此可以看出：混杂偏倚的本质既与所研究的处理因素有关，又是由研究结局有关的混杂因素在处理组和对照组中分布不均造成的。

在随机对照研究中，可以通过随机化分配研究对象，使混杂因素在处理组和对照组中的分布趋于平衡，然后分析处理因素与结局之间的关系，因而随机对照研究是验证因果联系最理想的流行病学方法。

但随机对照研究在人群中受到诸多条件的限制，如实施费用昂贵、医学伦理问题等。此外，大多数随机对照研究方案对研究人群有严格的入选标准，排除了部分人群，其研究结果的外推性受到了限制。因此，与随机对照研究相比，非随机对照研究（如观察性研究和非随机干预研究）由于不受上述限制而在人群研究中得到了广泛的应用。

虽然非随机对照研究应用广泛，但如何利用非随机化研究的资料探索处理因素与结局之间的因果关系，一直是流行病学研究中探讨的问题。

传统的控制混杂偏倚的方法包括在研究设计阶段进行匹配，限制一定条件的研究对象进入。在数据分析阶段使用标准化法，或按照混杂因素分层，以及采用多因素数学模型进行调整等。但这些方法都有一定的局限性，如匹配设计、分层分析需要考虑的混杂因素都不能太多，否则匹配的混杂因素太多会导致找不到合适的匹配对象，分层因素太多会由于所分层数太多导致每个层内的分析样本量太少而无法分析。多因素回归模型较为常用，但往往需要注意回归模型的适用条件。而倾向评分法则不受以上限制，它可以在分析和设计阶段有效平衡非随机对照研究中的混杂偏倚，使研究结果接近随机对照研究的结果。

（二）倾向评分法及其原理介绍

倾向评分法（propensity score）是由 Rosenbaum 和 Rubin 于 20 世纪 80 年代提出的一种方法。它将考虑到的混杂因素综合为一个变量（倾向评分值），通过平衡两对比组的倾向评分值而有效地均衡各个混杂因素的分布，达到一种类似随机化的状态，从而达到控制混杂偏倚的目的。

2000 年之后，倾向评分法日益受到人们的关注。国际上越来越多的研究者将倾向评分法应用到流行病学、健康服务研究、经济学以及社会科学等许多领域。

1. 倾向评分法的基本原理 Rosenbaum 和 Rubin 对倾向评分值（或称倾向值）的定义如下：倾向评分值是在给定某些协变量的条件下，研究对象进入处理组的条件概率，即：

$$e(x_i) = \text{pr}(W_i=1 \mid X_i=x_i) \tag{7.47}$$

其中 $e(x_i)$ 表示研究对象 i 的倾向值，$W_i=1$ 表示 i 进入处理组，$W_i=0$ 表示 i 进入对照组，$X_i=x_i$ 表示控制了 i 除处理因素以外的所有已知的混杂因素。

Rosenbaum 和 Rubin 推导并证明了一系列反映倾向值性质的原理，下面简要介绍两个比较重要的原理。

倾向值可以平衡样本中处理组和对照组之间的差异。Rosenbaum 证明了具有相同倾向值的一名处理组个体和一名对照组个体在协变量上具有同样的分布。也就是说，只要有相同的倾向值，那么处理组和对照组的个体即使在协变量 X 的具体取值上有所差异（例如性别不同），这些差异也只是随机差异，而不是系统差异。

在给定倾向值的情况下，处理分配和协变量相互独立，也就是说，在控制了倾向值的情况下，协变量可以认为是独立于处理分配的。所以，对于倾向值相同的个体来说，协变量的分布在处理组和对照组是一样的。这一性质也就意味着，在控制了倾向值的情况下，每一个个体分配到处理组和对照组的概率是一样的，从而达到了一种类似随机的状态。

从以上两个原理可以看出：我们可以将处理组和对照组间的多个混杂因素综合为一个变量——倾向值，并且可以认为具有相同倾向值的两个个体在这些混杂因素上没有系统差异，两个个体是可比的。也可以认为具有相同倾向值的个体在分组结果上达到了一种类似随机的结果。因而可以认为在倾向值相同的前提下，处理组和对照组在混杂因素上是均衡的。

2. 倾向评分法的具体步骤 在了解了倾向评分法的原理后，我们不难设想倾向评分法的基本步骤：计算每个研究对象的倾向值，然后通过匹配或其他一些方法使得处理组和对照组的倾向值同质（严格相等实际上是很难做到的），最后基于匹配样本进行统计分析。另外，我们也可以不匹配，而是使用倾向值作为权重进行多元分析，或者使用倾向评分进行回归调整分析。

现将具体步骤归纳，如图 7-2-12 所示：

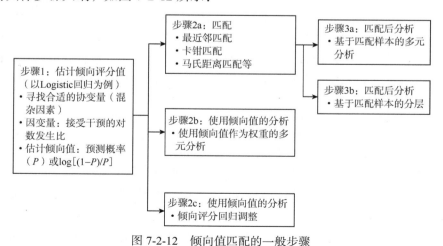

图 7-2-12 倾向值匹配的一般步骤

步骤 1：寻找合适的可能会导致研究结果产生偏倚的混杂因素，将这些混杂因素以协变量的形式放到模型中估计出倾向值。这一阶段的主要难点是确定影响研究结果的混杂因素并进一步为倾向值模型中的变量设定函数形式。那么哪些因素可以被怀疑为混杂因素呢？一般说来，混杂因素需具备以下三个条件：

（1）必须是所研究结局的独立危险因素，且在两比较组间分布不均衡。

（2）必须与研究因素有关，但不是这一研究因素的结局。

（3）一定不是研究因素与所研究结局因果链上的中间变量。

对于符合以上三个条件的变量，才将其列为可疑的混杂因素放入模型中分析。一般说来，年龄、性别、种族是通常考虑的一些混杂因素。

在估计倾向值时，大体上可以根据分组变量的不同类型选用不同的函数。例如，二分类变量通常选用 Logistic 回归模型、probit 回归模型或者判别分析，多分类变量则可以选用多分类 logit 模型。具体倾向值的估计将在后续内容介绍。

步骤 2a：匹配。获得倾向值后，数据分析人员可以使用这些值来匹配处理组个体和控制组个体。使用倾向值的优点在于可以解决基于多个协变量进行匹配时出现的匹配失败问题。由于估计的倾向值所形成的共同支持域（common support region）并不总是覆盖研究的全部个体，对于一些处理组个体，可能找不到来匹配的对照组个体，并且一些对照组个体可能不会被使用，因此匹配通常会导致样本量的损失。

即使原始样本中处理组和对照组在协变量上并不平衡，经过匹配后，处理组和对照组在协变量上也会变得平衡。这一阶段的核心目标是使得两组个体在倾向值上尽量相似。目前已经发展出了多种算法来匹配具有相似倾向值的个体，这些方法包括最近邻匹配、卡钳匹配以及马氏距离匹配等。这些算法采用不同的办法来处理那些因倾向值的极端取值而导致匹配困难的个体。

步骤 3a：基于匹配样本的匹配后分析。大体上，分析人员可以把经过步骤 2a 后得到的新样本当作经过随机化得到的样本进行多元分析。

步骤 3b：使用倾向值分层进行的匹配后分析。研究者也可以不进行多元分析，而是采用倾向值进行分层。这一分层可以采取一种类似于随机化试验样本分析处理因素效应的方式，也就是说，比较同一倾向值层内处理组和对照组之间结局的差异。

如图 7-2-12 所示，倾向值模型也可以被使用在两步分析过程中。这种类型的模型使用几乎完全相同的方法来估计倾向值并且和上述三步模型中的第一步特征完全相同。但是两步模型跳过了匹配环节，以不同的方式来使用倾向值。对两步模型而言，步骤 2 的主要特征如下。

步骤 2b：使用倾向值作为权重的多元分析。这一方法并不对数据进行匹配，因此避免了不必要的研究对象的丢失。将倾向值用作权重类似于抽样调查中的再加权程序，根据样本的概率对研究对象进行调整。倾向值加权解决了样本个体的丢失问题。

步骤 2c：将各个对象的倾向值一起放入后续的回归模型中。分析处理因素与结局变量之间的因果联系及联系强度。

以上这些步骤中的方法将在后续的内容中具体介绍。

（三）倾向值及效应估计

1. 倾向值的估计　前文介绍了倾向评分法的整体过程，那么倾向值是怎么估计的呢？

之前提到过，有多种方法可以用来估计倾向值，包括 Logistic 回归、probit 回归以及判别分析。可以根据分组变量和协变量的不同类型选用不同的函数。如分组变量为二分类变量时通常选用 Logistic 回归模型、probit 回归模型或者判别分析，其中协变量均为正态分布的计量数值，可以选用判别分析法估计各个研究对象的倾向值，如果协变量中包含分类变量，应该选用 Logistic 回归方法，而分组变量为多分类变量则可以选用多分类 logit 模型。由于二分类 Logistic 回归是最主要的方法，所以在此仅介绍上述方法中的二分类 Logistic 回归。

另外，近年发展起来的 GBM 法具有以上方法所不具备的一些优点，所以在此也介绍 GBM 方法。

（1）二分类 Logistic 回归：当存在两种分组状态（即处理和对照）时，接受处理的条件概率是通过二分类变量 Logistic 回归来进行估计的，它将接受处理的条件概率表达如下：

$$P\left(W_i \mid X_i=x_i\right)=E\left(W_i\right)=\frac{e^{x_i\beta_i}}{1+e^{x_i\beta_i}}=\frac{1}{1+e^{-x_i\beta_i}} \tag{7.48}$$

其中，W_i 是第 i 个对象的二分类处理状态，即如果研究对象处于处理组，$W_i=1$，如果研究对象处于对照组，那么 $W_i=0$，x_i 代表各协变量，β_i 是各协变量对应的参数。

公式 7.48 经过 logit 变换后可写为：

$$\ln_e\left(\frac{P}{1-P}\right)=x_i\beta_i \tag{7.49}$$

公式 7.49 中，P 代表公式 7.48 中的 $P\left(W_i\right)$，可以采用最大似然估计对公式 7.49 进行估计，但实际中经常是依赖于数值程序（即迭代）的方法来找到 β_i 的估计值。

估计得到的 β_i 的值是使样本观测再现的可能性最大化时的 Logistic 回归系数。将这些回归系数代入到公式 7.49 中去，就能获得每一研究对象接受处理的预测概率（即估计的倾向值）。

在利用数据建模的时候，需要评估所建模型对数据的拟合情况。目前已有很多统计量可以用来评估模型的拟合优度，在此概略介绍一些统计方法并指出使用它们需要注意的地方。

1）皮尔逊卡方拟合优度检验（Pearson chi-square goodness-of-fit test）：该检验检测对 Logistic 反应函数的偏离程度。当统计量的值较大时（即对应的 P 值较小）表明该 Logistic 反应函数是不恰当的。但是，该检验对较小的偏离并不敏感。

2）所有系数的卡方检验（chi-square test of all coefficients）：该检验是一个似然比检验，它类似于线性回归模型的 F 检验。可以使用对数似然比进行卡方检验：

模型卡方=完全模型对数似然值的 2 倍–只含截距项的模型对数似然值的 2 倍

如果模型卡方$>\chi^2$（$1-\alpha$，v=条件变量的个数），那么拒绝除了截距之外的所有系数都等于 0 的假设。最大似然比检验要求样本量大，当样本较小时，这一检验是有问题的。

3）Hosmer-Lemeshow 拟合优度检验（Hosmer-Lemeshow goodness-of-fit test）：这一检

验首先将样本分为较小的组，如：g 个组，然后计算由 $2\times g$ 个观测频数和估计的期望频数所组成的表格的皮尔逊卡方检验统计量。如果统计量小于 $\chi^2(1-\alpha,\ v=g-2)$ 就意味着模型拟合效果好，该检验对样本量很敏感，所以，在通过分组简化数据的过程中，可能会错过由于一小部分个体数据点造成的对拟合的重大偏离，因此，主张在判断模型拟合情况之前，要对个体残差和有关诊断统计量进行分析。

4）虚拟 R2（pseudo R2）：由于 Logistic 回归是通过非线性估计量来进行估计的，所以无法得到因变量变异被自变量所解释的比例（即决定系数 R2）。但是，已有类比于定义线性回归 R2 的虚拟 R2 应用于 Logistic 回归模型，这些虚拟 R2 包括调整 R2、计数 R2、调整的计数 R2。一般来说，虚拟 R2 取值较高表明拟合效果较好，但是需注意：虚拟 R2 不能用于比较不同数据间的拟合效果，只能用于比较同一数据的同一结果的多个模型拟合效果。

（2）GBM 法：Logistic 回归方法所估计的倾向值的正确性在很大程度上依赖于所选入的协变量是否以正确的函数形式纳入模型，如果所选入的协变量未以正确的形式纳入模型（而函数形式的设定通常是主观的），那么所估计得到的倾向值的正确性是很值得怀疑的。McCaffrey 等（2004）发展出一种程序，这种程序使用一般化加速建模（generalized boosted modeling，GBM）来寻找两个组在协变量上的最佳平衡。

GBM 是一个一般性的、自动的、数据自适应的算法，它并不像 Logistic 回归那样提供 β_i 等估计的回归系数，而是通过回归树的方式拟合多个模型，然后合并由每个模型得到的预测结果。

回归树方法的主要优点和特征就是分析人员不需要设定预测变量的函数形式，因为回归树的结果不会因为自变量的一对一转换而变，因此，"不管使用年龄、年龄的对数还是年龄的平方作为研究对象的特征，都会获得完全相同的倾向值"。

GBM 不产生估计的回归系数，但是，它会给出影响力（influence），它代表每一个输入变量所解释的对数似然函数的百分比，所有预测变量的影响力的总和为 100%。例如，假设有 3 个预测变量：年龄、性别以及处理前的风险因素，GBM 的输出结果可能显示年龄的影响力是 20%，性别的影响力是 30%，风险因素的影响力是 50%，这说明，处理前风险因素对估计的对数似然函数的贡献最大，即该因素在两对比组间分布最为不平衡。

【应用实例】　用倾向评分法探究服用双环醇片的患者与未服用患者治疗肝硬化、病毒性肝炎的疗效差异。

暴露组：选取双环醇片数据库中的患者，并且用药前 7 天有谷丙转氨酶（ALT）检查，且检查提示异常，停药后 7 天内有 ALT 检查的患肝硬化或病毒性肝炎的人群，同时，需满足双环醇片用药天数 15 天以上、住院天数 30 天以内的要求。最后选取基线 ALT 为 40～200U/L 的患者，暴露组共 251 人。

非暴露组：选取肝硬化、病毒性肝炎数据库中的患者，住院天数 30 天以内，15 天以上，未使用双环醇片，且住院期间有两次及以上的 ALT 检查，第一次检查提示 ALT 异常者，最后选取基线 ALT 为 40～200U/L 的患者，非暴露组共 5988 人。

使用 GBM 法得到估计的倾向评分值，并根据各个协变量对模型对数似然函数的贡献，对它们在处理分配上的重要程度进行测量和排序。

图 7-2-13 选取了相对影响程度前十位的协变量进行展示，而表 7-2-21 则列出了全部协变量的相对影响程度。

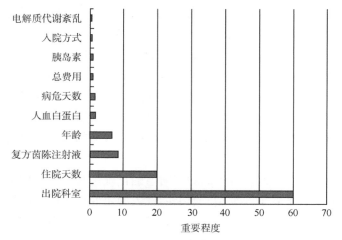

图 7-2-13　相对影响程度前十位的协变量

表 7-2-21　混杂因素对处理分配的影响程度表（全部协变量）

协变量	重要程度	协变量	重要程度
出院科室	60.25 404	性别	0
住院天数	20.06 045	阿德福韦酯	0
复方茵陈注射液	8.298 267	奥美拉唑	0
年龄	6.361 182	多烯磷脂酰胆碱	0
人血白蛋白	1.564 307	复方氨基酸注射液	0
病危天数	1.251 326	还原型谷胱甘肽	0
总费用	0.869 639	螺内酯片	0
胰岛素	0.638 881	乳果糖口服液	0
入院方式	0.404 482	维生素 K_1	0
电解质代谢紊乱	0.231 666	胸腺肽	0
职业	0.065 757	呋塞米	0
病重天数	0	腹腔感染	0
入院科室	0	腹腔积液	0
婚姻	0	肝良性肿瘤	0
费别	0	乙肝肝硬化	0
入院病情	0	原发性肝癌	0

2. 效应估计　反事实框架与因果推断研究的目的是探索处理因素的效应，所以在了解了倾向评分的具体过程之后，还需要介绍一下如何获得处理因素的效应，这就需要用到接下来要讲的反事实框架与因果推断。

流行病学研究中通常要回答这样的问题：因素 x（如某种药物）对因素 y（如疾病结

局）有什么样的影响？影响有多大？或者影响因素 y（如某疾病的发生）的因素有哪些？这些因素（x）的影响有多大？以上问题本质上都是对因素 x 与因素 y 之间因果关系的研究，它们旨在回答这样一个问题：在其他因素保持不变的情况下，处理组（有因素 x）和对照组（无因素 x）之间在结果上观测到的净差异在多大程度上能够归因于该处理？所以这本质上是一个因果推断的问题。

反事实框架（counter factual framework）是探究因果关系的一个重要概念。什么是反事实？反事实就是在假设的情况下会发生的潜在结果或事件状态。例如，假设把一个处于处理组的研究对象分配到对照组，那么其相应发生的结局就是反事实，之所以称之为反事实就是因为这种结果是假设的，实际上不会发生。反事实框架强调，选入处理组或对照组的研究对象在两种状态中都有其潜在结果，即被观测到的状态和未被观测到的状态。更正式的说法是：如果令 $W_i=1$ 表示接受处理，$W_i=0$ 表示未接受，Y_i 表示所测量的结果变量，那么每一个个体 i 将会有两种潜在结果（Y_{0i}，Y_{1i}），分别对应对照和处理状态中的潜在结果。当考察组的平均结果时，用 $E[Y_1|W_i]$ 来表示在分组下的平均结果，具体见表 7-2-22。

表 7-2-22　反事实框架

分组	潜在结果	
	Y_{1i}	Y_{0i}
处理组（$W_i=1$）	观测的结果	反事实
	$E[Y_1\|W_i=1]$	$E[Y_0\|W_i=1]$
对照组（$W_i=0$）	反事实	观测的结果
	$E[Y_1\|W_i=0]$	$E[Y_0\|W_i=0]$

在反事实框架中，考察处理因素的因果效应的指标有多个，在此仅介绍主要的三个：

（1）平均处理效应（average treatment effect，ATE）：所有个体在接受处理的条件下的潜在结果减去未接受处理的潜在结果。即：

$$
\begin{aligned}
E(\delta) &= E(Y_1-Y_0) \\
&= E(Y_1)-E(Y_0) \\
&= [\pi E(Y_1|W_i=1)+(1-\pi)E(Y_1|W_i=0)] \\
&\quad -[\pi E(Y_0|W_i=1)+(1-\pi)E(Y_0|W_i=0)]
\end{aligned}
\tag{7.50}
$$

其中，π 是个体被分配到处理组的概率。

在随机分组的情况下，可以认为随机分配到处理组和对照组的研究对象具有相同的特征，则可以假定：

1）如果处理组的个体没有接受处理的话，其结果与对照组观察到的相同。即：

$$
E(Y_0|W_i=1)=E(Y_0|W_i=0)
\tag{7.51}
$$

2）如果对照组的个体接受处理的话，其结果与处理组观察到的相同。即：

$$
E(Y_1|W_i=0)=E(Y_1|W_i=1)
\tag{7.52}
$$

那么，公式（7.50）可以转换为：

$$E(\delta) = [\pi E(Y_1|W_i=1) + (1-\pi)E(Y_1|W_i=1)]$$
$$-[\pi E(Y_0|W_i=0) + (1-\pi)E(Y_0|W_i=0)]$$
$$= E(Y_1|W_i=1) - E(Y_0|W_i=0) \tag{7.53}$$

也就是说在随机分组的情况下，群体层次真正的因果效应可以由观测到的处理组的平均效应减去观测到的对照组的平均效应。

（2）处理组的平均处理效应（average treatment effect on the treated，ATT）：是接受处理的对象产生的结果与其如果未接受处理的情况下产生结果的差，表示处理因素在处理组产生的效应。表达为：

$$ATT = E(Y_1|W_i=1) - E(Y_0|W_i=1) \tag{7.54}$$

（3）未处理组的平均处理效应（average treatment effect on the untreated，ATU）：是未处理组的与 ATT 平行的一个效应。表达为：

$$ATU = E(Y_1|W_i=0) - E(Y_0|W_i=0) \tag{7.55}$$

（四）倾向评分值的利用

1. 倾向评分匹配　倾向得分匹配法是倾向得分分析时最常用的。传统的匹配只能针对某较少的协变量进行一对一的匹配，当存在高维数据时，并不适用。而倾向性得分匹配可以综合多个变量影响，克服传统匹配的缺点。通过计算对照组、处理组个体的得分，在两组之间选出得分相同或相近的研究对象进行配比，通过对所有符合匹配规则的处理组研究对象进行匹配，来达到均衡两组之间协变量分布之间的不同，进而增大两组之间的可比性。

（1）倾向评分匹配的原理：假定观察性研究共抽取了 n 个被观察对象，其中 m 个施行了处理措施（比如技能培训），属于处理组；其中 $n-m$ 个没有进行处理措施，属于控制组。规定如下记号：随机变量 Y_1 表示进行处理措施的潜在结果，随机变量 Y_0 表示没有进行处理措施的潜在结果。T 为哑变量，等于 1 表示对象属于处理组，等于 0 表示属于控制组。X 表示所观察到的全部协变量。通常最感兴趣的参数是处理组的平均处理因果效应：

$$ATT = E(Y_1|T=1) - E(Y_0|T=1) \tag{7.56}$$

对 ATT 进行估计的难点在于：对于处理组的被研究对象，既然已经对其进行了处理，那么没有进行处理只是一种假设，即为我们前述过的反事实，因此其结果 Y_0 是观测不到的。而且由于在观察性研究中处理组和控制组之间存在着系统的差异，简单利用 $E(Y_0|T=0)$ 来估计 $E(Y_0|T=1)$ 将导致较大的估计偏差。

一个典型的基于倾向性得分匹配的方法的估计具有如下形式：

$$ATT_M = \frac{1}{n_1} \sum_{i \in I_1 \cap S_P} [y_{1i} - E(y_{0i}|T_i=1, P_i)] \tag{7.57}$$

其中 $E(y_{0i}|T_i=1, P_i) = \sum_{i \in I_0} W(i,j) y_{0i}$，$I_1$ 表示处理组，I_0 表示控制组，S_P 表示共同支撑域。所谓共同支撑域是指使处理组向得分密度函数 $f(P|T=1)$ 及控制组倾向得分密度函数 $f(P|T=0)$ 均大于 0 的那些倾向值。在实际应用中，如果被研究对象的倾向得分不属于共同支撑域，那么此研究对象将被舍弃，不参与对 ATT 的估计。n_1 是中 $I_1 \cap S_P$ 被研究对象的数量，y_{1i} 和 y_{0i} 为在第 i 个被研究对象上的取值。P_i 为第 i 个被研究对象的倾向得分，其

含义是给定相关协变量的条件下被研究对象接受某项处理措施的条件概率。

此估计量的基本思想是：处理组的第 i 个被研究对象在没有进行处理措施这一假设下的匹配值等于控制组观察值的加权平均值 $\sum_{i \in I_0} W(i, j) \, y_{0i}$，其权重 $W(i, j)$ 的大小取决于第 i 个被研究对象的倾向得分 P_i 和控制组第 j 个被研究对象的倾向得分 P_j。

Rubin 于 1983 年在假定倾向得分已知的情况下从理论上证明在如下条件下 ATT_M 为 ATT 的无偏估计。

假设 1：在给定所观测的协变量 X 的条件下，(Y_0, Y_1) 与 T 独立。

假设 2：在给定所观测的协变量 X 的条件下，T 等于 1 的条件概率不等于 0 和 1。

（2）倾向评分匹配的具体方法：获得倾向评分值后，我们还无法估计出 ATT，原因在于，$p(X)$ 是一个连续变量，这使得我们很难找到两个倾向得分完全相同的样本，从而无法实现对照组和试验组之间的匹配。因此，文献又提出了许多匹配方法来解决这一问题。也就是选择匹配算法和进行匹配。

主要的算法分为两种，全局最优匹配法（global optimal algorithms）和局部最优匹配法（local optimal algorithms）。全局最优匹配法是将匹配的问题转化为运筹学中网络流（network flow）问题，即将处理组和对照组的研究对象当作一个个节点（node），把匹配的问题转化为求节点之间总距离之和最小的算法。这虽然不能保证每个处理组与对照组匹配的倾向性得分差值最小，但可以保证匹配数据集倾向性得分总体差值最小。但当数据量特别大时，这种方法需要建立高维距离矩阵，在计算量上过于庞大，因此实际应用并不常用。

局部最优匹配法是指对处理组研究对象进行随机排序后，从第一个研究对象开始，在对照组中查找倾向得分与其最接近的研究对象，直到处理组所有研究对象都形成匹配，它的优点在于匹配集的最大化，最大程度保留原始样本的信息。因为其运算速度快，现在主要的算法，在本质上也都属于局部最优算法。

这里要考虑是否存在放回（replacement）的问题，指在对照组与试验组匹配的过程中重复利用研究对象，匹配后的研究对象允许参加下一个匹配。允许放回使匹配数据集在局部最优匹配法的条件下，组间倾向得分差异总体可以达到最小。能在一定程度上减少不良匹配，特别是在对照组研究对象倾向得分只有少部分与处理组相近时。

如果匹配时允许放回考虑到匹配数据集内包含重复的研究对象，一个对照组可能要和多个试验组相匹配，这里就要分析某些研究对象之间不独立的特点，选用什么样的方法估计处理效应以及如何评价匹配之后协变量的均衡性等问题都有待解决，所以实际应用中，一般不允许放回，即匹配之后的研究对象不再被考虑进行匹配。

常用的倾向得分匹配方法有最近邻匹配（nearest neighbor match）、核匹配（kernel matching）、卡钳匹配（caliper matching）、马氏矩阵配比法（Mahalanobis metric matching）和半径匹配（radius matching）等。国内外研究当中应用最多的为最近邻匹配和卡钳匹配。

最近邻匹配：是最简单的匹配方法。其规则是先根据之前倾向值估计得分按大小对两组受试对象进行排序，从处理组中顺次选出研究对象，从对照组中再选出倾向性得分分值与处理组差值最小的 1 个对象作为匹配个体。假如对照组中倾向得分差值相同的个体有 2 个或 2 个以上，就按随机的原则选择。当处理组的所有对象都完成则匹配结束。

卡钳匹配：是 Cochran 和 Rubin 两位学者早在 1973 年就提出来的匹配方法。当我们在上面的基础上加一个差值的限制，即处理组与对照组的倾向性得分之间的差值在某一范围内，才可以进行匹配，卡钳值就是事先设定的这个范围限值。可以看出，卡钳设置越小，匹配之后的样本均衡性会越好，但是由于有部分研究对象没有相应的可匹配对象，会造成匹配集样本量变小，从而降低估计处理效应的准确性。反之，卡钳值越大，能完成匹配的个体就越多，从而匹配集样本量就越大，但同时也会产生一些部分不良匹配，即倾向得分差值较大的对照组与处理组研究对象形成匹配，导致估计处理效应的偏倚增大。卡钳值的设定目前还没有统一的标准，在实际研究中，研究者选用了不同的卡钳值进行分析。Cochran 和 Rubin 的研究表明，卡钳值取倾向得分标准差的 60%可以减少 86%～91%的偏倚，取倾向得分标准差的 20%可以减少 98%～99%的偏倚。Austin 等人总结了以往两分组资料中倾向得分匹配法研究用到的 8 种卡钳值，比较这些卡钳值在估计处理效应时的精度和偏度，模拟结果提示最优卡钳值是 0.02、0.03 或者是倾向得分经过 logit 变换后标准差的 20%。

马氏矩阵配比法：是通过矩阵计算两个观察对象的马氏距离的一种匹配办法。马氏距离是由印度统计学家 Mahalanobis 提出的，表示 m 维空间中 2 个点之间的协方差距离。它不受量纲的影响，还可以排除变量之间的相关性的干扰，但马氏距离夸大了方差很小的变量的作用，同样也不适用协变量较多的情况。Rubin 在 1980 年提出了 "Bias Reduction Using Mahalanobis-Metric Matching" 的方法。处理组研究对象 i 与对照组 j 之间的马氏距离可以用公式 7.58 表示：

$$d_{(i,j)} = (u-v)^T C^{-1} (u-v) \tag{7.58}$$

其中 u 和 v 分别表示处理组中匹配变量的值，C 表示对照组全部对象匹配变量的协方差阵。将马氏距离与倾向性评分匹配法结合可以增加变量之间平衡能力。具体方法：一种是把之前计算得出的倾向性评分值作为一个变量，再同其他还要重点平衡的变量一起来计算马氏距离，然后进行矩阵匹配。另外一种是首先在一定精度同上文提到的卡钳匹配相似，在倾向评分差值范围内选择对照组中全部可以匹配的对象，然后根据少数重点变量计算马氏距离，选择马氏距离最小的一个对象作为最终的对照。这一方法要求计算马氏距离的变量不能太多，可以看出，这种实现过程比较复杂。

半径匹配法：基本思想是，预先设定一个常数 r，包含于对照组中的 PS 值与试验组中 PS 值差异小于 r 的都被选定为匹配象。其筛选原则可表示如下：

$$C(i) = \{p_j | \parallel p_i - p_j \parallel < r\} \tag{7.59}$$

其中 $C(i)$ 表示试验组中第 i 个观测值对应的匹配样本（来自对照组）构成的集合相应的倾向得分为 P_i。完成匹配后我们可以进一步计算平均处理效果 ATT。对于试验组中第 i 个观测值，即 $i \in T$，假设它有 N_i^C 个匹配象，若 $j \in C(i)$，则权重定为 $W_{ij} = 1/N_i^C$，否则设定权重为 $W_{ij} = 0$。设试验组有个 N^T 观测对象，则平均处理效果的估计式为：

$$T^K = \frac{1}{N^T} \sum_{i \in T} Y_i^T - \frac{1}{N^T} \sum_{i \in C} w_i Y_i^C \tag{7.60}$$

在半径匹配法里，所有在半径内的控制者样本都会使用到。它的目的就是通过减少控制者之间的噪声来改善效率。

分层（或分区）法：P_i 的共同支撑被划分为很多区间或层。对比每一层的参与者和控制者，ATT 就是平均所有层的估计值。这里如果控制者和参与者在同一层则权重为 1。

核匹配（kernel matching）是 Heckman 等人在 1997 年提出的，这种方法基于非参数估计方法进行匹配，其基本思想是：抽取若干个来自对照组的样本以构成一个虚拟样本，使该虚拟样本的特征与控制组中某个样本的特征最为接近。每一个参与者有多个控制者，权重随着距离的减小而增大。形式是：

$$ATE\hat{}_M = \frac{1}{n_T} \sum_{i \in I_T} \left\{ y_{1i} - \sum_{i \in I_C} y_{0j} \frac{G\left(\dfrac{P_j - P_i}{a_n}\right)}{\sum_{k \in I_C} G\left(\dfrac{P_k - P_i}{a_n}\right)} \right\} \tag{7.61}$$

这里 $G(\ )$ 是一个 Kernel 函数（如 epaneshnikov，Gaussian），a_n 是参数带宽。这里权

重函数是 $W(i,\ j) = \dfrac{G\left(\dfrac{P_j - P_i}{a_n}\right)}{\sum_{k \in I_G} G\left(\dfrac{P_k - P_i}{a_n}\right)}$，这里保证了权重加总是 1。

在完成匹配后，可以得到经过倾向性得分调整后的样本。下一步是要评价倾向性得分后组间协变量的均衡性，协变量均衡性好坏是衡量倾向得分方法应用的关键。以往常用的均衡性评价方法是假设检验，Reidwyl 和 Flury 在 1986 年提出了一种新的均衡性评价方法，即标准化差异。现在标准化差异法在近年来应用较多。

对于连续型变量，其定义是：

$$d = \frac{|\bar{x}_T - \bar{x}_C|}{\sqrt{\dfrac{s_T^2 + s_C^2}{2}}} \tag{7.62}$$

其中 $\bar{x}_T$ 和 $\bar{x}_C$ 分别表示处理组和对照组中待检验变量的均值，s_T^2 和 s_C^2 分别表示处理组和对照组中待检验变量的方差。

对于分类变量，其定义是：

$$d = \frac{|P_T - P_C|}{\sqrt{\dfrac{P_T(1 - P_T) + P_C(1 - P_C)}{2}}} \tag{7.63}$$

其中，P_T 和 P_C 分别表示处理组和对照组中待检验变量的阳性率。一般认为，当标准化差异小于 0.1 时，组间该变量的均衡性较好。

综上来看，这种方法的优势：①匹配法相对于分层法能在很大程度地减少选择性偏倚，匹配法的协变量均衡能力要优于分层法；②对处理效应的估计方面，匹配法可以做到无偏估计，而分层法往往是有偏估计，因此匹配法可以做到更加准确；③匹配后的数据集可以利用适当的方法比较不同组间协变量的均衡性，从而评价不同组间是否具有可比性，而分层法只能在每个层内比较协变量的均衡性；④在完成倾向性评分匹配后，可以采用敏感性分析来评价未测量的混杂因素对处理效应估计产生的影响，但针对回归校正法的敏感性分析没有提出；⑤有研究表明，当不同组之间协变量方差不齐的时候，回归校正法会增加偏

倚，而在观察性研究中，不同组间协变量方差不齐的情况却非常常见。

但是，倾向性评分匹配法也有要继续深入研究的地方，除了上文提到的卡钳值的选择、选择无放回匹配的问题，还有匹配数量的选择，目前对于二分类资料最常用的匹配形式是1∶1匹配，即一个处理组的研究对象同一个对照组的研究对象进行匹配。但1∶1匹配会舍弃较多的对照组研究对象，特别是对照组的研究对象显著多于处理组时，1∶1匹配会极大地减少样本量，降低检验效能，研究结果很难进行推广。为了解决这个问题，一些学者尝试用1∶n（n>1）匹配，一般不超过4，但是这种方法现在无法很好地评估灵敏度，所以现在大部分都是1∶1的匹配方法。

在匹配后因为去除了无法匹配的研究对象从而导致样本量的减少，如果对照组和处理组间样本量差别比较大，可能会造成匹配样本占原始样本的比例过小，从而改变样本特征，会降低估计处理效应的准确性。在实际应用中，倾向得分匹配法是最常用的倾向得分研究方法。

（3）倾向评分匹配资料的要求：要想合理应用倾向评分匹配，研究者必须首先明确所获取的资料是否适合进行倾向评分匹配。一般来说，倾向评分匹配适合于下列几种情况：①处理因素（或病例）在人群中的比例远低于非处理因素（或对照），这样保证有足够的对照人群可供选择和匹配，对照人群越大，匹配效果越好；②需要平衡的因素较多；③研究的结局变量的调查难度较大或费用较高，选择部分可比的观察对象无疑会保证研究的可行性和结果的准确性。所以在应用的过程中，应当注意倾向评分匹配前后处理组与对照组协变量分布的平衡性的评价不能仅仅根据各变量在匹配前后分布差异的显著性来评价。这是因为倾向评分匹配后对照组只选择了与处理组可以匹配的部分个体作为研究对象，因此样本量较原来的人群要小。由于样本量的改变，将会导致匹配后两组比较的显著性检验统计量减小，P 值增大。因此，需要使用与样本量改变无关的评价指标。

2. 倾向评分分层　在流行病学研究中，分层分析是资料分析阶段控制混杂偏倚的重要手段。将倾向评分法与传统的分层分析结合，则可更有效地控制混杂偏倚，同时可以克服传统方法的一些局限性。

（1）倾向评分分层的原理和方法：传统的分层分析是按照可能的混杂因素的不同水平将研究对象分为若干层，处在同一层的研究对象混杂因素趋于一致，可以直接比较效应。混杂因素的数量增加，分层数将成指数倍数增加。例如所有混杂变量为二分类变量，则平衡 k 个混杂变量的分层数为 2 的 k 次方，如果 k 很大，很可能在某些层中只有处理组或非处理组的研究对象，从而无法估计这些层的效应。

倾向评分分层分析（propensity score stratification）又称为亚分类分析（subclassification），原理与传统的分层分析方法基本相同，只是分层变量不是每个混杂变量，而是倾向评分值。

倾向评分分层分析的具体步骤如下：

第一步：根据协变量和处理分组计算倾向评分值，将倾向评分值排序，然后按照倾向评分值的百分位数将全部研究对象划分若干个亚组或层（一般5~10层）。

第二步：研究者根据两组人群的倾向评分或某一组人群的倾向评分来确定每一层的临界值。最常用的方法是根据两组共同倾向评分等分为若干层。

第三步：在每一层内对两组的协变量和倾向评分分布进行均衡性分析。对连续性协变

量做方差分析或 t 检验，对分类协变量作 χ^2 检验。如果均衡性较差，则要重新分层或修改模型重新计算倾向评分值，如增加或减少某个协变量或交互项，然后用与传统分层分析相同的方法计算和合并各层统计量和效应尺度。

其中，在上述的第二步，分层方法可以多种多样，而不是固定不变的。研究者可以根据样本情况决定分层数量和各层临界值，主要原则是分层后能最大限度地保证各层倾向评分值的一致性。理论上讲，分层越多，层间距越小，则层内残余偏倚越小，可比性越强。如果分层过少，则层内可比性差，按层调整后也不能很好地消除组间差异。但是，如果分层过多，就会减少层内样本量，从而影响效应估计的稳定性，使推论可靠性下降。也可能导致某一层中的研究对象太少而无法进行效应估计。

一般根据估计的倾向值以升序排列样本，使用估计的倾向评分值的五分位刻度将样本分为 5 个层，在每一层内计算处理组和控制组成员之间的均值差和差值的方差，估计整个样本（即包括所有的 5 个层）的均值差（ATE），并检验样本结果的均值差是否统计显著。

整个样本的处理效应是这 5 个分类在两种处理状态下的平均反应差值的均值。即：

$$\hat{\delta} = \sum_{k=1}^{K} \frac{n_k}{N} [\overline{Y}_{0k} - \overline{Y}_{1k}] \tag{7.64}$$

公式 7.64 中，k 是倾向值子类（subclass）的标识，N 是成员的总数，n_k 是第 k 个子类中成员数目，$\overline{Y}_{0k}$、$\overline{Y}_{1k}$ 是第 k 个子类中与两个处理组相对应的平均反应。此估计值的方差采用下面的公式：

$$\text{var}(\hat{\delta}) = \sum_{k=1}^{K} \left(\frac{n_k}{N}\right)^2 \text{var}[\overline{Y}_{0k} - \overline{Y}_{1k}] \tag{7.65}$$

最后使用 $z^* = \hat{\delta} / SE(\hat{\delta})$ 这一公式，可以进行无方向的显著性检验（即双尾检验）或者有方向假定的检验（即单侧检验）。

倾向评分分层降低了由于非随机分组所带来的组间偏倚，改善了组间可比性，从而得到对真实效应更精确的估计。由于倾向评分分层将各种混杂变量综合为一个变量，只按照一个变量进行分层，因此解决了传统分层方法当中需要平衡的混杂因素较多，导致分层数量太大而不可行的问题。与倾向评分匹配相比，由于其纳入了全部或绝大多数的研究对象，因此其分析结果外推到一般人群的代表性更好。当然，倾向评分分层分析方法也有同倾向评分匹配类似的局限性，例如该方法只能调整观察到的变量，而不能像随机化那样同时平衡所有变量的分布。

（2）应用实例：为了示范样本 ATE 的计算及其显著性检验，下面使用 Perkins、Zhou 和 Murray（2000）提供的例子。基于倾向值分层，Perkins 等（2000）报告了如表 7-2-23 中结果变量的均值及其标准误。

表 7-2-23　分层后估计整体的处理效应

层	成员数量	结果均值		差值	标准误	
		处理一	处理二		处理一	处理二
子类一	1186	0.0368	0.0608	−0.0240	0.0211	0.0852
子类二	1186	0.0350	0.0358	−0.0008	0.0141	0.0504

续表

层	成员数量	结果均值		差值	标准误	
		处理一	处理二		处理一	处理二
子类三	1186	0.0283	0.0839	−0.0556	0.0083	0.0288
子类四	1186	0.0653	−0.0106	−0.0106	0.0121	0.0262
子类五	1186	0.0464	0.0636	−0.0172	0.0112	0.0212
合计	5930					

将公式 7.64 应用于这些数据，样本的 ATE 为

$$\hat{\delta} = \sum_{k=1}^{K} \frac{n_k}{N}[\overline{Y}_{0k} - \overline{Y}_{1k}]$$

$$= \frac{1186}{5930}(-0.024) + \frac{1186}{5930}(-0.0008) + \frac{1186}{5930}(-0.0556)$$

$$+ \frac{1186}{5930}(0.759) + \frac{1186}{5930}(-0.0172) = -0.00434$$

同理，运用公式 7.65，得到样本的方差和标准差：

$$\text{var}(\hat{\delta}) = \sum_{k=1}^{K} \left(\frac{n_k}{N}\right)^2 \text{var}[\overline{Y}_{0k} - \overline{Y}_{1k}]$$

$$= \left(\frac{1186}{5930}\right)^2 [(0.0211)^2 + (0.0852)^2] + \left(\frac{1186}{5930}\right)^2 [(0.0141)^2 + (0.0505)^2]$$

$$+ \left(\frac{1186}{5930}\right)^2 [(0.0083)^2 + (0.0288)^2] + \left(\frac{1186}{5930}\right)^2 [(0.0121)^2 + (0.0262)^2]$$

$$+ \left(\frac{1186}{5930}\right)^2 [(0.0112)^2 + (0.0212)^2] = 0.000509971$$

$$SE(\hat{\delta}) = \sqrt{\text{var}(\hat{\delta})} = \sqrt{0.000509971} = 0.023$$

由于−0.00043/0.023=−0.1887，所以整个样本的处理组之间的均值差（即平均的样本处理效应）在 α=0.05 水平统计不显著。

（3）倾向评分分层分析中需要注意的问题：在进行倾向评分分层分析时，研究者应该首先对两组的倾向评分值的范围进行分析和比较。处理组和对照组的倾向评分值必须有足够的重叠范围，否则无法做出有效的平衡。

如处理组的倾向评分值范围为 0.05～0.8，对照组的倾向评分值范围为 0.3～0.95，则合理的评价范围大约在 0.3～0.8。对于处理组中远离倾向评分重叠范围的极端个体，识别和剔除它们将能够保证边缘层研究对象的可比性。传统的多因素分析方法难以识别这些极端个体，可能受到模型的误判。如 Glynn 等在新泽西州的研究发现，体质较弱并有多种疾病的老年人较少使用降脂药物。研究者通过计算倾向评分识别出这类极端个体，剔除了这些没有对照的极端个体后进一步进行分析发现，降脂药物对老年人群有明显的益处。

另外，倾向评分估计建立在样本量足够大的条件下。在某些情况下，对于样本量较小的研究或混杂变量组间差异过大的研究（倾向评分重叠范围小），即使使用倾向评分分层

进行调整，也无法消除该变量的组间不均衡性。

3. 倾向评分回归调整　在流行病学研究中，回归分析是资料分析阶段控制混杂偏倚的另一种重要手段。将倾向评分法与回归结合，则可更有效地控制混杂偏倚。

（1）倾向评分回归调整原理：倾向评分回归调整（propensity score regression adjustment）是将倾向评分作为协变量与传统的回归分析方法相结合的一种方法。在观察性研究中，尤其队列研究中，有些变量并不是导致分组差异的因素，这些变量就不能放入倾向性评分模型中，而是在计算各个对象的评分后一起放入后续的回归模型中。分析处理因素与结局变量之间的因果联系及联系强度。即先根据已知的协变量求出每个研究对象分组的倾向评分，然后将倾向评分作为协变量引入回归模型中，分析结果变量在协变量的影响下与分组变量的因果关系。另外，研究人员在实际中还可以把一些重要的变量与倾向评分一同加入最终的模型进行调整，这样可以更好地平衡重要变量的影响，还有一种方法是研究者在倾向性评分分层基础上进行倾向评分回归调整，进一步消除层内的残余混杂。

（2）倾向评分回归调整与 Logistic 回归模型估计的比较：多元 Logistic 回归分析和倾向评分在原理上有着本质的区别，多元 Logistic 回归分析是通过多因素模型直接得出结果和处理因素在调整其他协变量的条件下的效应关系。而倾向评分调整的是潜在混杂因素和分析变量之间的关系，通过倾向评分的分层或匹配，从而均衡处理组间的差异，达到一个类似随机化的状态，最后分析分组因素和结果因素的关联。

简单来说，如果用 Logistic 回归计算了倾向评分值，最终效应也用了 Logistic 回归模型估计，计算倾向评分的协变量不变，则直接用各个协变量进行调整后的效应点值与用倾向回归调整后的效应点值相同，其主要优势是研究者可以首先构建复杂模型，比如当纳入较多的变量或增加复杂多级交互项来计算倾向评分，然后在最后的效应模型中使用少量重点变量与倾向评分共同调整。

许多文献提到，当结果事件与协变量个数的比值（EPV）低于 7 时，使用多元 Logistic 回归分析的结果会产生偏倚，因此一般建议 EPV 的个数大于等于 10 才能得到较为准确的结果。比如评价药物疗效的分析中，如果我们考虑了 7 个协变量，那么用药结果是阳性的受试对象应该大于 70 人。而文献一致认同的是 EPV 的大小不会对倾向评分的结果产生影响。

在计算估计 OR 值的方法上，也与 Logistic 回归方法不同，倾向评分回归调整是综合性地估计 OR 值。而 Logistic 回归分析通过含有混杂变量的模型来评价 OR 值。在基本条件相同时，这两个 OR 值常常不一致，这主要是求出每个研究对象的 OR 值的平均值并不等于整个研究对象群体的 OR 值。

多元 Logistic 回归分析和倾向评分回归调整筛选协变量的方法不同，多元 Logistic 回归模型首先对协变量进行共线性分析，从多个具有共线性的变量中选择方差组最大的，对所描述的方面最具代表性的变量选入模型。而倾向评分回归调整入选的方式是将所有可观察到的协变量选入模型，这种协变量筛选方法不会丢失信息。

多元 Logistic 回归模型对多元共线性敏感，当数据不独立时，统计软件产生的模型的有效性是存在问题的，因此在处理观察性资料时，常常选择最具代表的一个变量代表整个领域，虽然符合 Logistic 回归模型对数据的要求，但同时损失了很多有用信息，导致结果偏倚的产生。但也有文章指出，不同的处理方法的两组间比较，当两组协变量都为正态分布而且组间分布一致时，多因素调整和未调整协变量的结果没有区别。但如果两组协变量存在偏态分布，多因素调整和未调整协变量的结果并不一致。

倾向评分回归调整对数据并没有严格要求，数据非正态或数据之间存在相关性时，也能得到良好的估计值。

注意的问题：有文献表明，如果处理组和对照组的协方差差别很大，此时判别函数不是倾向评分的单调函数，则倾向评分调整可能增加预期的偏倚。在这种情况下，我们可以考虑倾向评分匹配或分层法。

当然倾向评分法也有其不足之处，如处理变量只能是二分类或三分类的，对更多分类变量和连续性变量无法处理，对各个变量的缺失值也没有很好的处理方法，其实也并不能处理未知的混杂偏倚，而且倾向性评分法也不能够代替 Logistic 回归分析，但在某些条件下，和传统的 Logistic 相比，倾向评分会得到更为真实的效应值。

4. 倾向评分加权标化　是将倾向评分与传统标准化法结合发展成的一种新型的分析方法，可以称之为"基于个体的标准化法"。

传统的标准化法（standardization method）的基本思想就是指定一个统一的"标准人口"，按"标准人口"中混杂因素构成的权重来调整两组观察效应的平均水平，以消除比较组之间由于内部混杂因素构成不同对平均水平比较的影响。如在比较两组人群的死亡率时，年龄往往是重要的混杂因素，老年人口的死亡率高于低年龄组的死亡率。如果两组人群的年龄构成存在差别，即年龄在两组中的分布不同，就不宜直接比较各组人群总死亡率的差别，而应统一使用标准的人口构成，使两组在年龄分布相同的情况下计算标准化死亡率，然后比较两组标准化死亡率的高低水平。该方法常用于消除两组或多组人群内部某些混杂因素构成不同而导致的对观察效应平均水平（率、比或均数等）比较的影响。标准化法也是流行病学中在数据分析阶段消除混杂偏倚的传统方法之一。

（1）倾向评分加权的原理：倾向评分加权法首先将多个主要混杂变量的信息综合为一个变量倾向评分，然后将倾向评分作为需要平衡的混杂因素，通过标准化法的原理加权，使各对比组中倾向评分分布一致，则达到使各混杂因素在各比较组分布一致的目的。

该方法将每一观察单位看作一层，不同倾向评分值预示这一观察单位在两组中的概率不同。在假定不存在未识别混杂因素的条件下，加权调整是基于在一定条件下的两种相反事件的对比来对数据进行调整的，即假设使每个观察对象均接受处理因素和使每个观察对象均不接受处理因素两种相反情况。用倾向评分估计的权重对各观察单位加权产生一个虚拟的标准人群，在虚拟人群中，两组的混杂因素趋于一致，均近似于某一预先选定的标准人口分布。

倾向评分加权调整方法：逆处理概率加权法与标准化死亡比加权法选择的标准人群不同，调整的方法也不同。根据调整后标准人群的不同，又可分为两种加权方法：逆处理概率加权法（inverse probability of treatment weighting，IPTW）和标准化死亡比加权法（standardized mortality ratio weighting，SMRW）。

IPTW 法以所有观察对象（处理组与对照组合并的人群）为"标准人群"进行调整。计算方法：处理组观察单位的权数 $W_t=1/P_S$，对照组观察单位的权数 $W_C=1/（1-P_S）$。P_S 为观察单位的倾向评分值。

这一方法得到的人群往往与原来人群的数量不同，因此虚拟人群各变量的方差大小发生了变化，Hernan 将整个研究人群的处理率和非处理率加入公式进行调整得到稳定权数，从而调整了计算方法。处理组观察单位的权数 $W_t=P_t/P_S$，对照组观察单位的权数 $W_C=(1-P_t)/(1-P_S)$。P_t 为整个人群中接受处理因素的比例。

SMRW 法是将处理组观察对象作为"标准人群"进行调整。Sato 和 Matsuyama 给出的加权系数计算方法是：处理组观察单位的权数 $W_t=1$，对照组观察单位的权数 $W_C=P_S/(1-P_S)$。

当每一个观察单位的权数计算出来后，就可以对每个观察单位加权后用传统的方法（如直接效应比较或 Logistic 回归）进行效应估计。

（2）应用实例：仍选用之前引用的倾向评分法探究服用双环醇片的患者与未服用患者治疗肝硬化、病毒性肝炎的疗效差异的实例。在计算得到倾向评分之后，接下来探讨双环醇片对疗效变化的影响。

首先建立指标异常变化的对数似然比关于分组变量是否用双环醇片的 Logistic 回归模型，则分组变量的回归系数值即为处理效应的估计值。采用以下三种方法估计处理效应：①未使用倾向评分加权的 Logistic 回归，同时也没有协变量调整，即不考虑任何混杂因素；②倾向评分加权的 Logistic 回归，通过倾向性评分的加权，平衡了大部分混杂因素，此时相当于一个随机试验，所以不再加入协变量调整；③带协变量调整的倾向评分加权 Logistic 回归。有时，倾向评分加权后并不能平衡所有的混杂因素，为了获得更稳健的处理效应估计，可把这些协变量也加入 Logistic 回归模型中。以上三种方法，准确性依次递增。

具体结果如表 7-2-24 所示，首先采用单变量的 Logistic 回归，得到的回归系数 0.2393 大于 0，P 值 0.181>0.05，统计检验不显著，不能认为双环醇片组的治疗结果差于对照组 [Logistic 回归系数 b 的意义：$\ln(OR)=b$，即 $OR=e^b$，所以当 b 小于 0 时，OR 小于 1]。在使用倾向评分对非暴露组个体进行加权处理后，再次进行单变量 Logistic 回归，回归系数大于 0，P 值 0.0996>0.05，统计检验不显著，不能认为双环醇片组的疗效优于对照组。最后，把加权后 K-S 检验 P 值依然小于 0.05 的协变量纳入带协变量的倾向评分加权 Logistic 回归（当然此步骤也可以纳入感兴趣的希望能估计对结局效应大小的变量，比如年龄、性别等）。计算带协变量的倾向评分加权 Logistic 回归处理变量的回归系数以及对该系数进行检验，发现系数仍大于 0，且系数不显著，尚不能认为双环醇片组的疗效优于对照组（表 7-2-24）。

表 7-2-24　3 种方法对谷丙转氨酶异常变化分析表

方法	回归系数 b	P
Logistic 回归	0.2393	0.1810
不带协变量的倾向评分加权 Logistic 回归	0.0996	0.3272
带协变量的倾向评分加权 Logistic 回归	0.3456	

（3）倾向评分加权应用中需要注意的问题：通常情况下，选择 IPTW 和 SMRW 两种方法调整混杂因素的结果基本一致。但如果有影响处理因素分配的重要混杂变量或交互项没有纳入模型，或者混杂因素对处理效应具有较强的效应修饰作用，IPTW 和 SMRW 两种方法的调整结果之间将存在较大的差异。

如 Kurth 等在研究组织纤维蛋白溶解酶原活化剂使用与缺血性帕金森病患者死亡危险性的关系时发现：如果不调整混杂因素，其 OR 值为 3.35（95%CI：2.28～4.91），用 IPTW 调整的 OR 值为 10.77（95%CI：2.47～47.04），而用 SMRW 调整的 OR 值为 1.11（95%CI：0.67～1.84），两者相差约 10 倍。究其原因，是由于部分混杂因素存在较强的效应修饰作用，通过倾向评分分层可以发现各层 OR 值存在较大差别。在这种情况下，SMRW 调整的 OR 值结果与倾向评分匹配结果及随机对照研究的结果相似。因为，倾向评分匹配和 SMRW 均以处理组作为参照，而随机对照研究由于规定了部分入选条件，其研究对象也趋于与处理组一致。而 IPTW 是以整个人群为参照，更全面地考虑了一般人群的特征，因此在效应估计上可能不及前面几种方法稳定，但在识别效应修饰因子或没有纳入的重要变量或交互项方面则具有较大优势；虽然 SMRW 与倾向评分匹配的平衡结果基本一致，但 SMRW 在数据分析阶段更具优势，这是因为倾向评分匹配只是选择了部分对照个体，而 SMRW 利用了全部对照个体的信息，其方差与原人群相近；SMRW 过程要比倾向评分匹配过程容易实现。

如果倾向评分估计和多变量效应估计所用的协变量和模型相同，则直接用各协变量进行调整后的效应点值应该与用倾向评分调整后的效应点值相同。但倾向评分的优势是研究者可以首先构建复杂的模型（如纳入较多的变量或增加复杂多级交互项来计算倾向评分），然后在最后的效应模型中使用少量的重点变量与倾向评分共同调整。由于倾向评分综合了全部混杂因素的共同作用，将众多的因素综合为一个变量，使最终估计因果联系的模型简单化，对模型的诊断比同时纳入较多变量要容易和可靠，同时避免了效应估计时参数过多及共线性的问题所导致的偏倚。

（五）倾向评分法的优势和局限性

1. 倾向评分法的优势

（1）能减少非随机观察性研究中的选择性偏倚。通过倾向评分法来均衡处理组和对照组间的协变量分布，减少估计处理效应时的选择性偏倚。

（2）通过倾向值调整组间的混杂因素，使临床观察性数据可以成为循证医学的诊疗证据，而这些数据获取成本低且量大，更能够反映医疗实践中实际存在的疾病谱。

（3）该方法适用于混杂因素很多，而结局变量发生率很低的情况，而传统多元模型并不适合。

（4）在无法实现随机化的药物临床试验以及医疗器械临床试验中，可以通过倾向评分法，均衡组间的混杂因素。

（5）在意向性治疗（intention to treat，ITT）分析中，综合考虑脱落病例的基线水平与结局发生情况，采用倾向评分法对其完成临床试验的条件概率进行估计并纳入 ITT 分析，与传统分析中对于脱落病例只采用末次观察推进法（last observation carried forward）进行数据接转完成 ITT 分析相比，对外部人群具有更强的外推性。

2. 倾向评分法的局限性

（1）该方法只能均衡观测到的变量，对潜在的未知混杂因素引起的偏倚无能为力（但目前也有学者认为使用工具变量分析可以均衡未知混杂因素引起偏倚，具体方法请参考相关文献）。对于倾向评分不能控制潜在的未知混杂因素引起的偏倚这一局限性，目前通常采用敏感性分析来判断倾向评分过程中是否遗漏了重要的混杂因素（敏感性分析具体方法见下文）。

（2）样本量较小时，即使通过倾向评分法调整，组间协变量的分布也不能达到满意的均衡效果。

（3）如果匹配后样本占匹配前样本的比例过小，会改变样本构成，从而影响对处理效应的估计。

（4）当处理组和对照组倾向值没有重叠或者重叠范围较少时，组间缺乏可比性，无法进行合适的匹配。

总之，倾向评分法在大样本观察性临床研究中的应用日益广泛，但在运用时，仍要考虑其是否适用于所分析数据。

3. 敏感性分析倾向评分法　能够平衡处理组和对照组间混杂因素的前提条件是所有的混杂因素都考虑到了，但是如果仍有重要的混杂因素被遗漏了，那么这种遗漏会导致回归方程中由误差项所反映的未被观测到的异质性变得不随机，由此产生的偏差称为隐藏偏倚。隐藏偏倚的存在会导致这样一种现象的发生：具有相同协变量（即混杂因素）观测值的个体却具有不同的处理分配概率，即处理分配依赖于未考虑到的协变量。例如，两个研究个体具有相同协变量观测值，但是由于存在一些潜在的协变量没有被考虑到，而它们在这些潜在变量上的取值可能是不同的，那么研究个体实际被分配到处理组的概率也不同，因而我们估计出来的倾向值和平均处理效应就会有误差。

潜在偏倚是无法从数据中估计的，但是可以通过敏感性分析来检验或评估研究结果对潜在偏倚的敏感程度。

敏感性分析的具体过程为：从原模型中移除一个协变量，重新进行倾向评分，得到一系列 range（E_0），如果其与没有移除变量时的相比，变化不大，则说明原模型平均处理效应估计对潜在偏倚不敏感；或者协变量对应的 break even（p）都很小，也说明原模型平均处理效应估计对潜在偏倚不敏感。

下面以灯盏细辛注射液对肝功能的影响为例介绍敏感性研究。

在研究中，我们考虑了阿司匹林、总费用等 50 多个变量，但作敏感性分析时，在不影响分析结果的情况下，表中只给出部分重要变量的敏感性分析结果，如表 7-2-25 所示。第 1 列 Var 表示从倾向评分模型中移除的协变量名称；第 2 列 E_0 表示排除 Var 后由倾向评分模型估计的 E_0 和 range（E_0），第 3 列为 break even（p）。

表 7-2-25   部分重要变量敏感性分析结果

Var	E_0	range（E_0）		break even（p）
阿司匹林	0.05	0.02	0.18	−0.01
总费用	0.07	0.02	0.13	−0.02
费别	0.08	0.02	0.13	0.00
参麦注射液	0.05	0.04	0.09	0.01
住院天数	0.09	0.04	0.12	0.00
职业	0.06	0.04	0.07	−0.02
辛伐他汀	0.07	0.04	0.09	0.02
头孢硫脒	0.07	0.05	0.08	0.01
硝苯地平	0.05	0.04	0.07	0.01
美托洛尔	0.07	0.05	0.07	0.00
前列地尔	0.06	0.04	0.07	0.01
苦碟子注射液	0.05	0.04	0.07	0.00
地高辛片	0.08	0.05	0.09	0.00
硝酸异山梨酯	0.05	0.04	0.06	0.01

表 7-2-25 的结果表明，大多数协变量的 range（E_0）与 E_0 比较，变化都不大，且它们对应的 break even（p）都很小，则说明平均处理效应估计对潜在偏倚不敏感，即表明本研究可能不存在没有考虑到的混杂因素。

第三节   数 据 挖 掘

信息时代里，大数据在给人们提供方便的同时也带来一系列问题。由于数据量过大，超出了人们掌握、理解数据的能力，因而，如何正确使用数据是一个问题。数据挖掘和知识发现是 20 世纪 90 年代兴起的一门信息处理技术，它是在数据和数据库急剧增长，远远超过人们对数据处理和理解能力的背景下产生的，也是数据库、统计学、机器学习、可视化与高性能计算技术等多学科发展融合的结果。

知识发现是指从大量数据中提取有效的、新颖的、潜在有用的、最终可被理解的模式的非平凡过程。数据挖掘是整个知识发现过程中的一个重要步骤，它运用一些算法从数据库中提取用户感兴趣的知识。由于数据挖掘对知识发现的重要性，目前大多数知识发现的研究都集中在数据挖掘的算法和应用上，因此很多研究者往往对数据挖掘与知识发现不作严格区分，把两者等同使用。

数据挖掘涉及各种各样的算法来完成不同的任务。所有这些算法都试图为数据建立合适的模型，利用算法来分析数据，并确定与所分析数据的特征最符合的模型。一般来说，数据挖掘算法由模型、偏好和搜索三部分组成。算法的目的就是找到适合于数据的模型，但必须使用一些标准来进行模型选择。所有的算法都要使用搜索与优化技术对模型进行搜索。

如图 7-3-1 所示，数据挖掘模型在本质上可分为预测型模型和描述型模型两类。在图中可以看到，每类模型都用来完成一些数据挖掘任务。

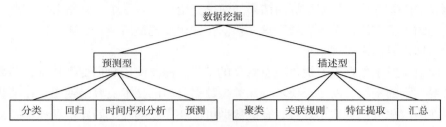

图 7-3-1 数据挖掘模型与任务

预测型模型是对数据的值进行预测。它能够完成的数据挖掘任务包括分类、回归、时间序列分析和预测等。描述型模型是对数据中的模式或关系进行辨识。与预测型模型不同的是，描述型模型提供了一种探索被分析数据性质的方法，而不是预测新的性质。聚类、关联规则、特征提取和汇总通常都被视为描述型的。

一、数据挖掘的流程与操作

知识发现是一个包含了许多不同步骤的过程，这个过程输入的是原始数据，而过程输出的则是用户期望的有用信息和知识。然而，由于挖掘目标可能是不清楚或不准确的，因此，过程本身是人-机交互的，而且可能要花费大量的时间。为了保证知识发现过程最终结果的有用性和准确性，整个过程都离不开交互作用，并且需要领域专家和技术专家的参与。图 7-3-2 列出了知识发现的全过程。

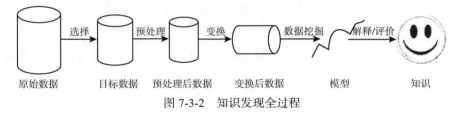

图 7-3-2 知识发现全过程

知识发现过程由以下五个基本步骤组成：

步骤 1：选择。数据挖掘过程所需要的数据可能从不同的异构数据源获取，因此，第一步就是从各种数据库、文件和非电子数据源中获取数据。

步骤 2：预处理。初始数据中可能会有一些错误的或者缺失的数据。由于数据源、数据类型以及度量的多样性，可能会有一些不规则数据，还会有一些同时实施的不同操作。错误的数据可以被修正或剔除，但缺失的数据必须被补充或者预测（通常使用数据挖掘工具）。

步骤 3：变换。为了便于挖掘，从不同数据源获取的数据必须转换成统一的格式。一些数据可能需要编码或者变换成更容易使用的格式，或者采用数据归约来减少所考虑的数据属性值的数量。

步骤 4：数据挖掘。基于所进行的数据挖掘任务，应用算法子变换后的数据来产生期望的挖掘结果。

步骤 5：解释/评价。数据挖掘的结果如何提交给用户是一个非常重要的问题，这是因为数据挖掘结果的有用性主要取决于这一步。在知识发现最后一步，通常使用各种可视化工具和图形用户界面来展现结果。

为了使数据适于挖掘以及提供更有意义的结果，需要使用数据变换技术，即数据的实际分布需要一定的变换，以便于要求特殊类型数据分布的技术更容易使用；在某些情况下将实值属性离散化可能更适于处理；有些数据可能还需要剔除，如异常点和不经常发生的极端值等；还可以利用函数对数据进行变换，如一个常用的变换函数就是对数函数，即使用数值的对数而不是数值本身。不论是降低维数（属性数），还是减轻数据值的可变性，以上这些技术都使得数据挖掘任务更加容易进行。异常点的剔除实际上可以提高挖掘结果的质量。但在整个知识发现过程中，进行变换时一定要谨慎小心。如果错误地使用变换改变了数据，很可能导致数据挖掘的结果不准确。

这里所说的可视化是指数据的视觉展现。当考查数据结构的时候，可视化是非常有用的技术。例如，一个展现数据变量分布的折线图要比用公式表示的数据变量分布更容易理解，并可能提供更多的信息。将挖掘结果的数字符号表示与文本型描述相比，可视化技术使用户更容易概括、抽取和掌握复杂的结果。可视化工具不但可以作为一项数据挖掘技术来汇总数据，而且数据挖掘任务的复杂结果也可用可视化技术来展现。

数据挖掘过程本身也很复杂，有许多不同的数据挖掘应用方法和算法。为了使算法更加有效，每种算法都要谨慎地使用。而为了保证挖掘结果准确和有意义，一定要正确地解释和恰当地评价发现的模式。

二、数据挖掘的主要任务与方法

数据挖掘的主要任务包括降维与特征提取、关联规则、分类与回归、聚类与异常点检测等。

（一）降维与特征提取

在数据挖掘中，一个经常碰到的情形就是数据具有高维特征。传统的数据库模式都是由许多不同属性组成的，但在求解某一给定的数据挖掘问题时可能并不需要全部属性。事实上，其中的一些属性可能会对数据挖掘任务的正确执行造成干扰，而另一些属性则可能增加算法的复杂性并降低算法的效率。这个问题有时被称作"维数灾难"，即由于涉及属性过多，导致难以确定使用哪些属性。高维问题的一个解决方案是降维，即减少属性的个数。但是，确定哪些属性是多余的，并非能够轻易完成。在模式分类、回归分析和聚类分析等数据挖掘任务中，降维通常是一个重要的数据预处理步骤。降维的主要方法包括特征选择和特征提取两类。

特征选择包括信息增益、互信息、卡方检验等多种方法，其中信息增益和卡方检验是比较常用的两种方法。特征选择方法的基本思想是首先将各个特征的重要程度进行量化，然后根据各个特征的重要性得分值进行选择。因此，如何量化特征的重要性，建立特征评估函数，就成了各种特征选择方法间最大的不同。以模式识别为例，在卡方检验中使用特征与类别间的关联性来进行这个量化，关联性越强，特征得分越高，该特征越应该被保留。在信息增益中，重要性的衡量标准就是看特征能够为分类系统带来多少信息，带来的信息越多，说明特征越重要。

特征提取是指对输入模式的原始观测数据所进行的一组变换，以便在比原始观测数据维数较低的特征空间对模式进行有效的描述或分类。在模式识别系统设计等实际问题中，原始数据经常包含一些多余的或重复的信息，为了减少整个识别系统获取原始观测数据的费用和相应的计算工作量以及改善识别系统的性能，有必要通过特征提取把模式变换到较低维数的特征空间中去。事实上，特征提取是模式识别的一个关键步骤。

特征抽取的方法主要有主成分分析、独立成分分析、因子分析以及多维尺度分析等多元统计分析方法。

（二）关联规则

1. 算法原理　关联规则是数据挖掘中最重要的任务之一，它的目标是发现事务（transaction）数据库中项目（item）之间有趣的关联。关联规则算法分析（association rule analysis）是被广泛应用于大规模单维或多维数据项目集内部隐藏关联的解析，其原理简洁、形式简单、易于解读，适用于 HIS 数据挖掘，常被应用于不同类别中、西药物联合用药规律的探索性研究。

Apriori 算法是最为常用的经典的关联规则数据挖掘算法，其算法核心为基于两阶段频集递推思想，对数据集进行逐层搜索以迭代识别所有的高频项目组（frequent itemsets）并据此构造关联规则。识别全部高频项目组是 Apriori 算法的关键过程，此过程中关联规则模型的建立受到支持度和置信度的双重约束。

在 Apriori 算法分析过程中，每一条关联规则都呈现为 A→B 形式的蕴含式，支持度（support）与置信度（confidence）是必备的重要约束参数，其公式分别为：Support（A→B）= P（A∪B）；Confidence（A→B）=P（A|B）。任何事件间的关联规则都是在支持度与置信度的条件约束下建立的。简而言之，对于事件 A 与事件 B 的关联规则而言：支持度即为在所有的事务中同时出现事件 A 和事件 B（两种事件同时发生）的概率，描述关联规则的频度，是对关联规则重要性的度量。置信度是在所有事务中，在出现事件 A 的基础上再出现事件 B（从一个事件发生可以推断另一个事件发生）的概率，属于条件概率，描述关联规则的强度，是对关联规则准确度的度量。最小支持度（min-support）表示筛选提取的项目集在统计意义上的最低重要性，最小置信度（min-confidence）表示建立的关联规则的最低可靠性。因此，基于关联规则的数据分析，就是寻找全部同时满足预先设定最小支持度、最小置信度条件的关联规则。

Apriori 算法是最著名的关联规则算法，已经为大部分商业软件所使用。该算法在关联规则挖掘过程主要包含两个阶段：第一阶段必须先从数据集合中找出所有的高频项目组，第二阶段再由这些高频项目组中产生关联规则。

关联规则挖掘的第一阶段必须从原始数据集合中找出所有高频项目组。高频的意思是指相对于所有记录某一项目组出现的频率，必须大于等于所设定的最小支持度阈值。一个满足最小支持度的 k-itemset，则称为高频 k-项目组（frequent k-itemset）。算法从高频 k-项目组中再产生高频（$k+1$）-项目组，直到无法再找到更长的高频项目组为止。

关联规则挖掘的第二阶段是要从高频项目组产生关联规则。利用前一步骤的高频 k-项目组来产生规则，在最小置信度的条件阈值下，若一规则所求得的置信度满足最小置信度，称此规则即为关联规则。

2. 优势与缺点　Apriori 算法的突出优势在于算法架构简单、易于操作、对数据要求低，可以定量地精细刻画变量间相互影响的复杂关系。在药物核心关联网络的可视化构建中，可以用来阐明临床联合用药特征等关键规律。

Apriori 算法的缺点为分析过程中伴随大量候选集的产生与数据库全部记录的重复扫描，由此导致的庞大计算量占据过多资源，这在大规模临床数据库分析中表现得较为突出。

关联规则网络图对变量关联性的呈现具备良好直观性，如图 7-3-3 所示：在相应支持度、置信度的筛选与建立条件约束下，10 种类别的中西药物被纳入关联规则网络图。

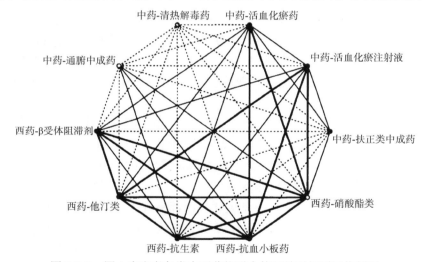

图 7-3-3　冠心病患者各类中西药物联合使用关联规则网络例图

注：粗实线表示联合使用频率 30% 以上，细实线表示联合使用频率为 10%～30%，虚线表示联合使用频率为 10% 以下

从上面的介绍还可以看出，关联规则挖掘通常比较适用于记录中的指标取离散值的情况。如果原始数据库中的指标值是取连续的数据，则在关联规则挖掘之前应该进行适当的数据离散化，数据的离散化是数据挖掘前的预处理环节，离散化的过程是否合理将直接影响关联规则的挖掘结果。随着许多实际应用问题越加复杂，已有大量研究从不同的角度对关联规则做了扩展，将更多的因素集成到关联规则挖掘方法之中，以此丰富关联规则的应用领域，拓宽支持管理决策的范围。例如，考虑属性之间的类别层次关系、时态关系和多表挖掘等。近年来围绕关联规则的研究主要集中于两个方面，即扩展经典关联规则挖掘能够解决问题的范围和改善经典关联规则挖掘算法的效率。

（三）分类与回归

分类是指将数据映射到预先定义好的群组或类。因为在分析观测数据之前，类别就已经被确定了，所以分类通常被称作有指导的学习。分类算法通常通过观察已经知道所属类别的数据特征来描述类别。模式识别就是一类分类问题。输入的模式根据它与预先定义好的类别的相似度，被划分到某一类中去。作为最常用的一种数据挖掘技术，分类技术已经被广泛应用于许多领域，如图像识别、医疗诊断、贷款审批、工业应用中的故障检测和金融市场走势分类等。分类与预测有着密切的关系。通常认为，当被预测的值是连续值时，称之为预测；当被预测的值是离散值时，称之为分类。回归分析是预测中最重用的一种建模方法。

进行分类的所有方法都假设已知训练数据的类别标签。通常利用训练集来计算分类技术需要确定的参数，训练数据由样本输入数据与数据的类别归属组成。完成这个过程一般需要领域专家辅助。下面给出分类问题的定义。

给定一个由元组（条目，记录）组成的数据库 $D=\{t_1, t_2, \cdots, t_n\}$ 和一个类别集合 $C=\{C_1, C_2, \cdots, C_m\}$，分类问题是指定义一个映射 $f: D \to C$，其中每个元组 t_i 被分配到一个类中。一个类 C_j 精确地包含了被映射到它中的元组，即 $C_j = \{t_i | f(t_i) = C_j, 1 \le i \le n, t_i \in D\}$。

上述定义将分类视为一个从数据库到类别集合的映射。注意到类别是预先定义的，不重叠的，且分割了整个数据库。数据库中的每个元组都被精确地分配到某个类中。对于一个分类问题的所有类别实际上是等价类。

实际上，一个分类问题要分成如下两步来实现。

步骤1：通过对训练集进行计算产生一个特定的模型（分类器）。在这个步骤中，以训练数据（包括对每个元组定义的类别）作为输入数据，以计算得到的模型作为输出数据。产生的模型要尽可能精确地分类训练数据。

步骤2：将第1步中产生的模型应用于目标数据库中的元组进行分类。

虽然实际上在步骤2才进行分类，但更多的研究工作集中在步骤1，步骤2通常是很简单的。

根据分类算法所采用的基本思想，可以给出不同类型的分类算法，如图7-3-4所示。其统计算法直接基于统计信息进行分类，基于距离的算法利用相似性或者距离度量进行分类。决策树、神经网络和支持向量机等利用各自的结构进行分类，基于规则的分类算法则生成IF-THEN规则进行分类。

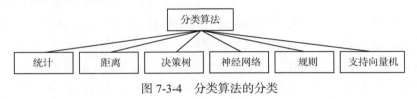

图 7-3-4　分类算法的分类

在实际的模式分类问题中，我们不但有多种不同类型的分类器可供选择，而且在每种类型的分类器中也有多种参数需要选择，比如在 k-最近邻分类器中选择多少近邻、在决策树分类器中的叶节点数目和在神经网络的隐层中有多少个神经元。不同的选择就对应着不同的分类器。一个自然的、判断分类器表现的评价准则是这个分类器做出错误分类的概率有多大。一个没有发生错误的分类器可能是完美的，但由于存在噪声数据，在实际中我们并不希望构建这样的分类器，这就是过拟合问题。如果分类器精确地拟合训练数据，则它可能不会很好地应用于更广泛的数据总体。解决过拟合问题的有效途径是依据结构风险最小化准则来选择和设计分类器。所谓的结构风险最小化就是在保证分类精度（经验风险）的同时，降低分类器的模型复杂度，从而使分类器在整个样本集上的期望风险得到控制。

回归是指将数据项映射到一个实值预测变量。事实上，回归涉及学习一个可以完成该映射的函数。回归首先假设一些已知类型的函数（如线性函数、Logistic 函数等）可以拟合目标数据，然后利用某种误差分析确定一个与目标数据拟合程度最好的函数。

下面用简单的一元线性回归公式描述一下回归建模过程。假设在训练样本中有 k 个点，则可以得到下列 k 个等式。

$$y_i = c_0 + c_1 x_i + \varepsilon_i, \quad i = 1, \ 2, \ \cdots, \ k \tag{7.66}$$

对于简单的线性回归，给定观测值（x_i, y_i），可以用平方误差技术来表示误差 ε_i。为了使平方误差极小化，需要应用最小二乘法。用这种方法找到适当的系数 c_0、c_1 以使平方误差在观测值集合上最小化。误差的平方和为：

$$L = \sum_{i=1}^{k} \varepsilon_i^2 = \sum_{i=1}^{k} (y_i - c_0 - c_1 x_i)^2 \tag{7.67}$$

取相应系数的偏导数并令其为零，求解后可以得到系数的最小二乘估计 $\hat{c}_0$ 和 $\hat{c}_1$。

回归分析与相关关系之间有紧密的联系。相关分析研究的是现象之间是否相关、相关的方向和密切程度，但一般不区别自变量或因变量。而回归分析则要分析现象之间相关的具体形式，确定其数量依存关系，并用数学模型来表现具体关系。比如说，从相关分析中我们可以得知"质量"和"用户满意度"变量密切相关，但是这两个变量之间到底是哪个变量受哪个变量的影响，影响程度如何，则需要通过回归分析方法来确定。

一般来说，回归分析是通过规定因变量和自变量来确定变量之间的数量依存关系，建立回归模型，并根据实际观测数据来求解模型的各个参数，然后评价回归模型是否能够很好地拟合实测数据。如果能够很好地拟合，则可以根据自变量作进一步预测。

（四）聚类与异常点检测

聚类作为数据挖掘的一个重要的研究领域，近年来备受关注。从机器学习的角度看，聚类是一种无监督的机器学习方法，它是将样本数据集合划分为由类似的样本点组成的多个类的过程。聚类方法作为一类非常重要的数据挖掘技术，其主要是依据样本点间相似性的度量标准将数据集自动分成几个群组，且使同一个群组内的样本点之间相似度尽量高，而属于不同群组的样本点之间相似度尽量低的一种方法。聚类中的组不是预先定义的，而是根据实际样本数据的特征，按照样本点之间的相似性来定义的，聚类中的组也称为簇。一个聚类分析系统的输入数据是一组样本和一个度量样本点间相似度（或距离）的标准，而输出则是簇集，即数据集的几个类，这些类构成一个分区或者分区结构。

聚类的过程可以分为特征选择和特征提取、聚类算法选择和设计、聚类验证以及结果解释和可视化四个基本步骤，如图 7-3-5 所示。

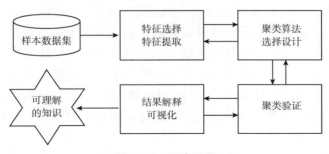

图 7-3-5　聚类过程

根据聚类算法所采用的基本思想，可以给出不同类型聚类算法的分类，如图 7-3-6 所示。其中层次聚类方法与划分聚类方法是最主要的两大类方法。所谓层次聚类是指产生一个嵌套的簇集。在层次体系中，每一层都有一些分开的簇；在最低层，每一个元组都组成一个单独的簇；在最高层，所有的元组都属于同一个簇。在层次聚类中，不必输入簇的数目。所谓划分聚类是指利用算法构造成一个簇集，其中簇的数目由用户指定或系统指定。传统的聚类算法为了满足内存要求，一般都是针对数值型的小型数据库设计的。但是，近来的许多算法都是针对大型动态数据库设计的，并且能够处理类别数据。为了满足内存约束，这些针对大型数据库设计的算法或者采取对数据进行抽样，或者利用数据结构来压缩或修剪数据库。基于是否产生重叠或非重叠的簇也可得到其他的聚类算法。

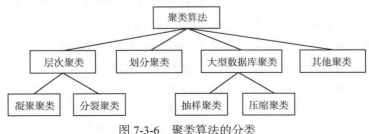

图 7-3-6　聚类算法的分类

聚类分析的一个附加的结果是对每个类的综合描述，这种结果对于更进一步深入分析数据集的特性是尤其重要的。聚类方法尤其适合用来讨论样本间的相互关联从而对一个样本结构做一个初步的评价。数据挖掘中的聚类研究主要集中在针对海量数据的有效和实用的聚类方法上。聚类方法的可伸缩性、高维聚类分析、分类属性数据聚类、具有混合属性数据的聚类和复杂类型数据聚类等问题是目前数据挖掘研究人员最为感兴趣的。

在聚类过程中，异常点的处理是非常困难的。所谓异常点是指不属于任何簇的成员。虽然它们可以被视为孤立的簇，但是如果一个聚类算法试图发现较大的簇，则这些异常点就会被迫被归入到某些簇中。由于将两个簇合并到一起并且保留了异常点的簇，这可能会导致产生效果不好的簇。

为了保证聚类效果，聚类算法可以发现并剔除异常点。但在实际剔除异常点时一定要谨慎。例如，假设数据挖掘问题是水灾预报，与正常水位值相比，非常高的水位值很少发生，因此可视为异常点。但如果剔除异常点，则数据挖掘算法就不能有效地预报水灾，这是因为反映水灾即将发生的数据已经被剔除了。

异常点检测或异常点数据挖掘是指在数据集中标识出异常点的过程。发现异常点后，利用聚类或者其他数据挖掘算法可以剔除它们或者按不同方式处理。许多异常点检测是基于统计技术的。通常假设数据集服从一个已知的分布，然后通过众所周知的不一致性检验来检测出异常点。但是由于现实世界数据集不一定服从简单的数据分布，所以这种方法对于真实数据是不适用的。另外，大多数统计检验都假设使用单属性数值，而现实世界中数据集中的数据都是多属性的。此时采用基于距离测度的检测技术可能是一条可行的途径。

聚类和异常点检测已经被广泛应用于许多领域，如生物学、药学、人类学、市场营销和经济学等。聚类应用包括动植物分类、疾病分类、图像处理、模式识别和文本检索。例如，利用聚类分析可能发现同种疾病不同年龄段的患者用药不同，从而获得不同年龄段患者用药特点，还可对患者进行分层分析，更具有针对性。同聚类分析技术一样，异常检查也具有广泛的应用，如发现药物特异用法、疾病的特殊证型等。

三、针对文本数据进行挖掘

文本挖掘就是从大量的文档中发现隐含知识和模式的一种方法和工具，它从数据挖掘发展而来，但与传统的数据挖掘又有许多不同。

文本挖掘的对象是文档。文档内容是人类所使用的自然语言，因而缺乏计算机可理解的语义。传统数据挖掘所处理的数据是结构化的，而文档大都是半结构或非结构的。所以，文本挖掘面临的首要问题是如何在计算机中合理地表示文本，使之既要包含足够的信息以反映文本的特征，又不至于过于复杂使学习算法无法处理。

对文本挖掘技术的理解可以用图 7-3-7 来说明。图 7-3-7 由三部分组成：底层是文本挖掘的基础领域，包括数据挖掘与机器学习、数理统计、自然语言处理；在此基础上是文本挖掘的基本技术，有五大类，包括文本数据预处理、文本分类与聚类、文本关联分析、文本信息检索与抽取、文本自动摘要；在基本技术之上是两个主要应用领域，包括信息访问和知识发现，信息访问包括信息检索、信息浏览、信息过滤、信息报告，知识发现包括文本数据分析与文本数据分类、聚类与关联分析等。总之，这里把对文本数据的预处理、信息检索、信息抽取和自动摘要以及从文本中发现知识都看作是文本挖掘。

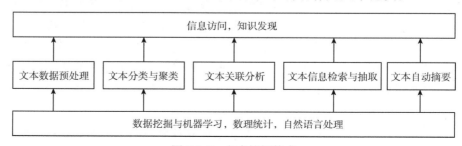

图 7-3-7　文本挖掘技术

对于人类而言，目前的大多数信息都是以文本数据的形式生成、呈现、存储、加工和处理的，而且随着互联网的快速发展，电子化的文本数量增长越来越快。同时，在企业、政府机构中，绝大多数的信息也都以文本的形式存在。因此，文本挖掘技术被认为具有较高的潜在价值。

文本数据预处理是文本挖掘的一个基本问题，主要包括文本表示及其特征提取。文本表示是指将半结构或无结构的原始文本转化为结构化的计算机可以识别处理的信息的过程，即对文本进行科学的抽象，建立它的数学模型，用以描述和代替文本，使计算机能够通过对这种模型的计算和操作来实现对文本的识别。由于文本是非结构化的数据，要想从大量的文本中挖掘有用的信息就必须首先将文本转化为可处理的结构化形式。目前人们通常采用向量空间模型来描述文本向量，但是如果直接用分词算法和词频统计方法得到的特征项来表示文本向量中的各个维，则会产生一个高维向量空间。在高维空间中，这种未经处理的文本向量不仅给后续工作带来巨大的计算量，使整个处理过程的效率非常低下，而且会损害分类和聚类算法的精确性，从而使所得到的结果很难令人满意。因此，必须对文本向量做进一步处理，在保证原文含义的基础上，找出对文本特征类别最具代表性的文本特征。为了解决这个问题，最有效的办法就是对文本向量通过特征提取技术来降维。

目前有关文本表示的研究主要集中于文本表示模型的选择和特征项选择算法的选取上。用于表示文本的基本单位通常称为文本的特征或特征项。特征项必须具备以下特性：①特征项要能够确实标识文本内容；②特征项具有将目标文本与其他文本相区分的能力；③特征项的个数不能太多；④特征项分离要比较容易实现。

在中文文本中可以采用字、词或短语作为表示文本的特征项。相比较而言，词比字具有更强的表达能力，而词与短语相比，词的切分难度比短语的切分难度小得多。因此，目前大多数中文文本分类系统都采用词作为特征项，称作特征词。这些特征词作为文档的中间表示形式，用来实现文档与文档、文档与用户目标之间的相似度计算。

向量空间模型是文本挖掘中最常用的文本表示模型。向量空间模型把对文本内容的处理简化为向量空间中的向量运算，并且以空间上的相似度表达语义的相似度。

如果把所有的词都作为特征项，那么特征向量的维数将过于巨大，从而导致计算量太大，在这样的情况下，要完成文本分类几乎是不可能的。特征项的选择和提取应在保留文本核心信息的情况下尽量减少要处理的单词数，以此来降低向量空间维数，从而简化计算，提高文本处理的速度和效率。对于文本数据，除了可用一般性方法进行降维外，还可用一些特殊的特征选择和提取方法，例如停用词的过滤和关键词抽取等。文本特征提取对文本内容的过滤、分类、聚类、自动摘要以及用户兴趣模式发现等有关方面的研究都有非常重要的影响。

（一）文本分类

文本分类是一种指导机器学习问题的过程，它需要事先定义一些主题类别。然后根据文本的内容自动将每篇文档归入其中的一个类别，这样用户即可以根据自己的所需来选择信息。从数学角度来看，文本分类其实就是一个映射的过程，它将未标明类别的文本映射到已有的一个或多个类别中。

与一般的模式分类过程一样，文本分类也分为训练和分类两个阶段，具体过程如下：

（1）训练阶段：首先需要确定类别的集合 C，这些类别可以是层次式的，也可以是并列式的。再选择适量具有代表性的文档组成训练文档集合 D，确定训练文档集合 D 中的每个训练文档 D_i 所属的类别 C_j，然后提取训练文档 D_i 的特征，得到特征向量。通过对以特征向量表示的训练文档集进行计算产生一个特定的模型（分类器）。

（2）分类阶段：将训练阶段产生的模型应用于测试文档集合 T 中的每个待分类文档进行分类。

文本分类本质上就是为一个文档分配一个或多个预定义类别的问题，因此，文本分类的方法大部分来自模式分类，例如朴素贝叶斯分类、决策树、支持向量机、神经网络和 k-最近邻方法等。

（二）文本聚类

文本聚类是指将文本根据其特征归类。也就是说，将给定的文本集合分为若干子集，称之为类，使得各个类内部的文本相似，而类与类之间的文本不相似。各种聚类方法原则上都可以用在文本聚类上。目前，有多种文本聚类算法，大致可以分为两种类型，即层次聚类法和划分聚类法。

（三）文本关联分析

文本关联分析是指从文档集合中找出不同特征词之间的关系。同文本分类与文本聚类一样，文本关联分析首先也要对文本数据进行预处理，然后才能调用关联规则挖掘算法进行关联分析。

在文档数据库中，可以将每个文档视为一个事务，文档中特征词或者关键词可视为事务中的项目，文档数据库可以表示为事务数据库的形式，即{Document_ID, Keyword_1, Keyword_2, …, Keyword_k}，从而文档数据库中特征词关联挖掘的问题就可以映射为事务数据库中的关联规则挖掘。

值得一提的是，频繁地出现连续或者非常邻近的特征词可形成短语。文本关联分析与挖掘过程有助于找出领域相关的短语，即复合关联（compound association）；文本关联分析与挖掘过程也有助于找出领域相关的术语，即非复合关联（noncompound association）。基于复合关联和非复合关联的挖掘统称为"术语级关联挖掘"。在文本分析中，术语级关联挖掘有两个优点：第一，可以自动标记术语和短语，而无须人工标记；第二，挖掘算法的运行时间很短且无意义的结果数量极大减少。在术语级关联分析与挖掘的基础上，还可以进一步进行文本分类和文本聚类等挖掘任务。

四、依照时间序列进行数据挖掘

时间序列是一种重要的高维数据类型，它是由客观对象的某个物理量在不同时间点的采样值按照时间先后次序排列而组成的序列，在经济管理以及工程领域具有广泛应用，在医学领域也有重要应用，如使用某种药物出现某种药物不良反应（ADR），从而使用另一种药物对 ADR 进行治疗，即表现为时间序列关系，利用时间序列数据挖掘，可以获得数据中蕴含的与时间相关的有用信息，实现知识的提取。时间序列数据本身具备高维性、复杂性、动态性、高噪声特性以及容易达到大规模的特性，因此时间序列挖掘是数据挖掘研究中最具有挑战性的十大研究方向之一。目前重点的研究内容包括时间序列的模式表示、时间序列的相似性度量和查询、时间序列的聚类、时间序列的异常检测、时间序列的分类、时间序列的预测等。

由于时间序列数据本身所具备的特性，直接在时间序列上进行数据挖掘不但在储存和计算上要花费高昂代价而且可能会影响算法的准确性和可靠性。时间序列的模式表示是一种对时间序列进行抽象和概括的特征表示方法，是在更高层次上对时间序列的重新描述。时间序列的模式表示具有压缩数据、保持时间序列基本形态的功能，并且具有一定的降噪能力。常用的时间序列模式表示方法主要包含频域表示法、分段线性表示法、符号表示法以及主成分分析表示法等。频域表示的基本思想是将时间序列从时域通过傅里叶变换或小波变换映射到频域，用很少的低频系数来代表原来的时间序列数据，这种方法虽然数据浓缩的效率很高，但是对噪声敏感，而且不直观。分段线性表示法的基本思想是用 k 个直线段来近似代替原来的时间序列，这种方法能够实现数据压缩的目的，而且允许在时间轴上进行缩放，但实现过程较复杂，且要求事先给出直线段数，k 值的选择是一个关键因素，太小则丢失有用信息，太大又会产生过多的冗余信息。时间序列的符号化表示就是通过一些离散化方法将时间序列的连续实数值或者一段时间内的时间序列波形映射到有限的符号表上，将时间序列转换为有限符号的有序集合。符号化表示的优点在于可以利用许多字符串研究领域的成果，缺点在于如何选择合适的离散化算法，解释符号的意义，以及定义符号之间的相似性度量。主成分分析是一种常见的降维方法。在时间序列的模式表示中，通过对整个时间序列数据库的整体表示实现对整个时间序列数据库的特征提取和压缩。其优点在于计算精度高且对噪声数据的鲁棒性强，但由于在奇异值分解过程中涉及特征值计算，计算开销较大。

时间序列的相似性度量是时间序列数据挖掘的基础。时间序列由于其特定的形状特征，使得目前常用的一些相似性度量和聚类方法失去了原有的优越性，而几乎所有的时间序列挖掘算法都涉及计算序列之间的相似性问题。目前，时间序列的相似性度量主要采用 L 范数（例如欧几里得距离）、动态时间弯曲距离、最长公共子序列、编辑距离、串匹配等。前两种相似性度量方法应用较为广泛。但是欧几里得距离不支持时间序列的线性漂移和时间弯曲，动态时间弯曲距离的计算量很大，不适合直接应用于海量时间序列的挖掘，从而限制了其在时间序列数据挖掘上的广泛应用。

虽然各种聚类方法已经在数据挖掘领域中得到了较为深入的研究，但这些方法大多是针对关系数据库中的静态数据对象而提出的。然而在现实世界中越来越多的应用涉及流数据和时间序列数据等随时间变化的复杂动态数据对象的聚类分析。由于时间序列数据与静态数据有着极大的不同，故对其进行聚类分析有着很大的复杂性。近年来，涌现出许多时间序列聚类方法，这些时间序列数据聚类方法大体上可以分为三种，即基于原始数据的聚类、基于特征的聚类和基于模型的聚类。其中后两种方法的核心思想是利用时间序列的模式表示方法把时间序列数据转化为静态的特征数据或者是模型参数，然后再直接应用静态数据的聚类方法来完成聚类任务。

在对时间序列进行分析时，经常希望能够发现这些时间序列在不同时间段的形态有何关联关系。这种关联关系一般表现为时间序列中频繁出现的变化模式和极少出现的变化模式。这种极少出现的变化模式称为异常模式。在某些领域，异常模式的发现对人们来说往往更有价值，例如医院可以从患者的心电图序列中发现异常模式从而进行诊断和治疗。按照异常的表现形式不同，线性时间和空间上时间序列的异常主要可以分为点异常和模式异常两种，它们都是用于发现一条时间序列上的异常情况的。模式异常是指在一条时间序列上与其他模式之间具有显著差异的模式。事实上，点异常也可以认为是长度为 1 的模式异常。目前已经提出多种时间序列异常检测方法，例如基于人工免疫系统的时间序列异常检测、基于支持向量聚类的时间序列异常检测以及后缀树和马尔可夫模型的时间序列异常检测。

时间序列分类是时间序列数据分析中的重要任务之一，不同于时间序列分析中常用的算法与问题，时间序列分类是要把整个时间序列当作输入，其目的是要赋予这个序列某个离散标记。它比一般分类问题困难，主要在于要分类的时间序列数据不等长，这使得一般的分类算法不能直接应用。即使是等长的时间序列，由于不同序列在相同位置的数值一般不可直接比较，一般的分类算法依然还是不适合直接应用。为了解决这些难点，通常有两种方法：第一，定义合适的距离度量，使得在此度量意义下相近的序列有相同的分类标签，这类方法属于领域无关的方法；第二，首先对时间序列建模（利用序列中前后数据的依赖关系建立模型），再用模型参数组成等长向量来表示每条序列，最后用一般的分类算法进行训练和分类，这类方法属于领域相关的方法。

预测是对尚未发生或目前还不明确的事物进行预先的估计和推测，是在现时对事物将要发生的结果进行探讨和研究，简单地说就是指从已知事件测定未知事件。进行预测的总原则是：认识事物的发展变化规律，利用规律的必然性进行科学预测。时间序列预测主要包括三种基本方法：内生时间序列预测技术，外生时间序列预测技术，主观时间序列预测技术。

五、通过复杂网络进行社区发掘

（一）复杂网络简介

许多真实世界中的复杂系统可以被抽象表示成网络的形式，用网络的节点表示系统的组成要素，网络中的边表示组成要素之间的各种关系。例如，在对复方药物配伍网络进行建模时，可以把单个复方的组成药物作为节点，并相互构成完全图，连接某两个不同药物的边的权重表示这两种药物在多个复方中被使用的频度。由此，一个较大的复方集合构建的药物配伍网络将成为大量药物节点与带权重的边连接的网络。药物节点之间的连接边的权重在一定程度上表现了药物之间同时配伍应用的强度；在对生物网络进行建模时，可以把细胞内 DNA、mRNA、蛋白质及其复合物等作为节点，把它们之间的相互作用表示成边，这样就组成了细胞调控网络；在对社会合作网络进行建模时，可以把某种活动、事件或者组织中的参与者作为节点，节点之间的边表示参与者之间在此活动、事件或者组织中的合作关系；在对经济网络进行建模时，可以把经济个体（参与经济活动的个人、企业或者组织）作为节点，个体之间发生的某种相互的关系（经济的交换关系、信息交流关系、组织关系等）表示成边。

由于许多网络所对应的系统都具有很高的复杂性，所以这类网络通常被称为"复杂网络"，其复杂性主要表现在以下几个方面：①结构复杂性，表现在节点数目巨大，网络结构呈现多种不同特征；②连接多样性，表现在节点之间的连接权重存在差异，且有可能存在方向性；③节点多样性，复杂网络中的节点可以代表任何事物，例如复方药物配伍网络的节点可以表示不同药物，人际关系构成的复杂网络节点代表单独个体；④动态演化性，表现在节点或连接的产生与消失，网络结构不断发生变化。节点集可能属于非线性动力学系统，节点状态随时间发生复杂变化；⑤多重复杂性融合，即以上多重复杂性相互影响，导致更为难以预料的结果。

网络在数学领域早有研究，称其为图论问题，最早可以追溯到著名的欧拉七桥问题。20世纪60年代，由两位匈牙利数学家Erdos和Renyi建立的随机图理论被公认为是数学上开创的网络理论的系统性研究。在这之后，复杂网络的研究就把随机图理论当作基础。但在真实世界中，用来表示复杂系统的复杂网络并不是完全随机的，而是有一定的规律性。在20世纪90年代，对复杂网络的研究才有了重大转折，比较有代表性的是1998年Watts和Strogatz在 Nature 上提出建立的小世界网络模型以及1999年Barabasi和Albert在 Science 上提出的无标度网络。从此以后，物理学、生物学、社会学等不同领域的学者都参与到复杂网络的研究中来，关注真实网络的整体特性，掀起了研究复杂网络的热潮。复杂网络是现实世界复杂系统的抽象表示，复杂网络研究有助于人们更好地去认识现实世界，为构建更加优化的网络体系提供理论支持。同时，复杂网络研究的理论成果也可以应用到物理、生物、社会科学等各个学科领域。用复杂网络来描述复杂系统是一种新的角度和方法，通过研究网络的拓扑结构和动力学性质，可以更好地理解复杂系统的结构、功能和演化规律。

对于小规模网络，可以通过肉眼观测其形态、特征，但是对于大规模复杂网络，则很难通过肉眼深入理解和预测网络的结构、功能和行为，需要借助各种复杂网络分析方法。复杂网络的研究主要关注以下几点：实际网络的统计特性，如聚类系数、最短路径、度分布等；网络的形成机制及演化模型，如随机图、小世界网络模型、无标度网络模型等；网络的动力学分析，如网络的鲁棒性和相继故障模型、复杂网络的同步及传播行为等。除此之外，复杂网络的社区结构也成为近来广受关注的热点问题之一。网络的拓扑结构对于研究复杂网络至关重要，它是研究复杂网络功能、构建模型的基础。

（二）复杂网络表示方法与测度

通常情况下，复杂系统可以用复杂网络来表示，而一个网络在数学上可以抽象为一个由点集 V 和边集 E 组成的图 $G=(V, E)$。$V=\{1, 2, \cdots, n\}$ 表示图 G 的顶点集合，n 表示网络的顶点总数，边数记为 $m=|E|$，E 中每条边都有 V 中一对点与之相对应。如果不考虑

网络节点之间边的指向关系，则该网络为无向网络，否则为有向网络。有些网络中，代表节点之间联系的边的重要程度不同，表现为权值的大小，如果考虑边上的权重，则该网络为加权网络，否则为无权网络。无权网络是一种特殊的加权网络，即权值都等于 1。当网络是无向无权网络时，邻接矩阵 A 是一个 0-1 对称矩阵，表示图中顶点之间的连接关系。如果顶点 i、j 之间有连接，则 $A_{ij}=1$，否则 $A_{ij}=0$。当考虑边的指向时，邻接矩阵 A 是非对称的 0-1 矩阵；当考虑边的权重时，权重用 A 中的非零元素表示。

在复杂网络中，把连接两个节点 i 和 j 之间的最短路径经过的边的数目称为两个节点的距离 d_{ij}，其中，所有 d_{ij} 中的最大值称为网络的直径，网络的平均路径长度 L 则定义为 d_{ij} 的平均值，即：

$$L = \frac{1}{n(n-1)} \sum_{i \neq j \in G} d_{ij} \tag{7.68}$$

其中 n 为网络节点数。通过大量的观察发现，在真实世界中，很多网络都具有较小的平均路径长度。

复杂网络由大量节点组成，它们在网络中的地位通常是不同的，而节点的介数（node betweenness）就可以用来描述节点在网络中的重要性。顶点 i 的介数 B_i 定义为：

$$B_i = \sum_{j,k \in V} \frac{n_{jk}(i)}{n_{jk}} \tag{7.69}$$

其中 n_{jk} 表示节点 j、k 之间的最短路径的个数，n_{jk}（1）表示节点 j、k 之间的最短路径中经过节点 i 的个数。

度是复杂网络中刻画一个节点特性的概念，节点 i 的度用 k_i 来表示，定义为与它相连的边的数目或者它的邻居节点的个数。在有向网络中，节点的度分为出度和入度，出度是指从该节点指向邻居节点的边的条数，入度是指从邻居节点指向该节点的边的条数。度也可以用来衡量节点在网络中的重要性，一般该值越大，表示该节点越重要。

复杂网络除了具有一些基本的统计特性外，还具有另外一个共同性质，即"簇"或"群"结构，通常被称为社区或社团。社区结构是复杂网络研究的一个重要领域。社区结构是网络共有的一个属性，社区内部的节点之间联系密切而社区之间的节点联系稀疏。社区结构的研究可以帮助人们更好地了解复杂系统的功能结构、属性及行为模式等，所以如何发现和了解这些社区结构、属性及行为模式等成为复杂网络研究中的一个重要问题。社区结构通常定义为这样的局部网络或子网，每个社区内部的节点之间连接相对紧密，即边的数目较多，而各个社区之间边的数目相对较少，如图 7-3-8 所示，每个社区用虚线圈出。在这三个社区内，节点之间联系较紧密，而社区之间比较稀疏。

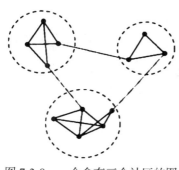

图 7-3-8　一个含有三个社区的图

社区存在于各种真实的复杂网络中，如复方药物配伍网络中的社区可能对应名老中医的核心处方配伍结构、万维网中的社区可能对应处理某一相关主题的一组网页、社会网络中的社区可能对应由于家庭或者工作关系形成的一个群体等。通过节点在网络中的拓扑位置就可以确定社区和它们的边界，即对节点进行分类。在各社区中处于中心位置的节点，如与其他社区存在许多连边的节点，可能在该社区中有重要的控制功能和稳定性。位于社区边界上的节点，可能对于不同社区之间的交流、调解，扮演着重要角色。

模块度 Q 是复杂网络社区发现中的一个重要指标，它通常用来衡量社区划分结果的好坏。模块度定义为如下形式：

$$Q = \frac{1}{2m} \sum_{ij} \left(A_{ij} - \frac{k_i k_j}{2m} \right) \delta(C_i,\ C_j) \qquad (7.70)$$

其中 A 是网络图的邻接矩阵，m 代表网络中边的数目，k_i 代表节点 i 的度。如果节点 i，j 在同一个社区，则 $\delta(C_i,\ C_j)$ 函数值为 1，否则为 0。

将权重引入到模块度中则得到加权模块度 Q_w，定义如下：

$$Q_w = \frac{1}{2T} \sum_{ij} \left(W_{ij} - \frac{T_i T_j}{2T} \right) \delta(C_i,\ C_j) \qquad (7.71)$$

其中，W_{ij} 表示节点 i，j 之间的权重，$T_i = \sum_i W_{ij}$，$T = \frac{1}{2} \sum_{ij} W_{ij}$。在加权网络的社区发现中，通常使用该加权模块度作为判断二分步骤停止的标准。

有向模块度与无向无权或加权模块度形式相似，但要考虑出度与入度的区别，其形式如下：

$$Q_{dir} = \frac{1}{m} \sum_{ij} \left(A_{ij} - \frac{k_i^{out} k_j^{in}}{m} \right) \delta(C_i,\ C_j) \qquad (7.72)$$

其中 A 表示网络的邻接矩阵，当有边从节点 i 指向 j 时 $A_{ij}=1$，否则为 0，m 代表网络中边的数目，k_i^{out} 代表节点 i 的出度，k_j^{in} 代表节点 j 的入度。如果节点 i、j 在同一个社区，则 $\delta(C_i,\ C_j)$ 函数值为 1，否则为 0。

（三）复杂网络社区发现的典型算法

社区发现的目的就是找到网络中基于拓扑结构的模块，这一问题的数学表示就是图分割问题。另外一种重要的技术是层次聚类，通过节点之间的相似度来进行划分。图分割中主要有 Kernighan-Lin 算法和谱平分法等，层次聚类则以著名的 Girvan-Newman 算法为代表。Kernighan-Lin 算法、谱平分法和 Girvan-Newman 算法都是用于无向无权网络的，但真实世界的网络，节点之间的连边通常是带有权重或带有方向，因此还需要设计加权网络的社区发现算法和有向网络的社区发现算法。下面介绍五种典型的复杂网络社区发现算法：

1. Kernighan-Lin 算法　是一种试探优化法。首先将网络随机分为两个社区，社区规模是事先设定的，再引入一个增益函数 Q，这里的 Q 指的是两个社区内部的边数减去两个社区之间的边数，不断交换两个社区之间的节点，使得 Q 值逐渐增大，直到找到最终的两个社区。Kernighan-Lin 算法有一个明显的缺点，即需要事先设定社区的规模，否则，结果可能不太准确。但实际当中，社区的规模是无法事先知道的，所以它的应用性受到很大限制。

2. 谱平分法　给定一个含有 n 个节点的无向网络图，它的 Laplace 矩阵可表示如下：

$$L = K - A \qquad (7.73)$$

其中，K 是一个对角矩阵，$K_{ij} = \sum_{j=1}^{n} A_{ij}$，表示节点数目，而 A 则为该网络的邻接矩阵。L 矩阵的所有行、列之和为 0，它总会有一个特征值为 0，对应的特征向量为 $1 = (1, 1, \cdots, 1)T$。可以从理论上证明，不为零的特征值所对应的特征向量的各元素中，如果节点在同一个社区中，则它们的对应值是近似相等的，这是谱平分法的理论基础。当要寻找网络的两个社区时，就可以根据 Laplace 矩阵第二小的特征值对应的特征向量元素的正负来得到，这就是谱平分法的基本思想，该方法适用于恰有两个社区的网络。

除了基于 Laplace 矩阵的谱平分法，还有一种基于规范 Laplace 矩阵的谱平分算法。规范 Laplace 矩阵表示如下：

$$N = K^{-1}A \qquad (7.74)$$

该方法即使是对于社区结构不是十分明显的网络也能取得较好的效果，对于社区结构非常明显的社区结构划分效果更佳。如果网络的社区结构比较明显，网络对应的规范 Laplace 矩阵 N 的第二大的特征值对应的特征向量中的元素分布就呈明显的阶梯状，社区的数目为恰好等于阶梯的等级数，如图 7-3-9 和图 7-3-10 所示。如果网络的社区结构不是十分明显时，第二特征向量的元素分布就不具非常明显的阶梯状，而接近一条连续曲线，此时就不能只根据第二特征向量进行多社区划分。

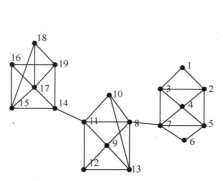

图 7-3-9　由 19 个节点组成的三社区网络

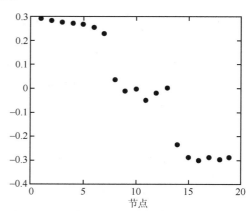

图 7-3-10　规范 Laplace 矩阵的第二特征向量元素分布

Newman 结合谱分析的思想，提出了一种基于模块度矩阵的算法。这种方法也属于一种谱平分法，这里介绍该方法的二分步骤，多社区划分需要重复应用该方法，直到达到设定的终止条件为止。社区通常定义为内部连接紧密，而社区间连接稀疏的结构，所以寻找网络社区的目标就是使社区内部边数尽可能多。基于模块度矩阵的社区划分方法就是一种使得社区内部边数与社区之间边数差别最大的一种方法。令 $S = (s_1, s_2, \cdots, s_n)T$ 表示社区成员归属向量，$s_i = 1$ 表示节点 i 属于第一个社区。$s_i = -1$ 表示其属于第二个社区。因为若 i、j 属于同一社区，则 $s_i s_j + 1 = 2$，否则为 0，式 7.69 可以写成

$$Q = \frac{1}{4m} \sum_{ij} \left(A_{ij} - \frac{k_i k_j}{2m} \right)(s_i s_j + 1) \qquad (7.75)$$

其中 m 为网络中的边数，A_{ij} 为网络邻接矩阵中的元素，多为在随机网络中节点 i 与节点 j 之间拥有边的概率。利用模块度矩阵 $\boldsymbol{B}$ 的数学性质，式 7.74 可以写成：

$$Q = \frac{1}{4m} \sum_{ij} \left(A_{ij} - \frac{k_i k_j}{2m} \right) s_i s_j = \frac{1}{4m} s^T \boldsymbol{B} s \qquad (7.76)$$

基于模块度矩阵的谱平分法步骤如下：先求得模块度矩阵 $\boldsymbol{B}$ 的最大特征值及其所对应的特征向量，然后利用向量元素值的正负，得到两个社区。该算法的时间复杂度为 $O(n^2 \log n)$，其中 n 为网络中节点的个数。该方法在每次二分完成时采用一种类似于 Kernighan-Lin 算法的方法对二分结果进行后处理以获得更高的 Q 值。目前，这种算法已经被扩展到了有向网络和二部图网络的社区结构分析。

3. Girvan-Newman 层次聚类算法　是一种典型的分裂层次聚类算法，其核心思想是寻找位于社区之间的边，通过移除这些边，则网络就分裂为孤立社区。可以利用边介数的概念来度量社区之间的边，所谓边介数指的是网络中所有节点对的最短路径中，经过该条边的最短路径的数目。通常，位于社区之间的边，被经过的次数更多，所以去掉这样的边就可以逐渐地将整个网络分解为小社区。通过边介数的概念，就可以更好地区分社区内的边和社区间的边。该算法的时间复杂度为 $O(m^2 n)$，对于稀疏网络，复杂度为 $O(n^3)$（m 为网络中的边数，n 为节点数），计算速度比较缓慢。

4. 加权网络社区发现算法　Newman 将加权网络进行了转换，得到了一种多重图的形式，即把两个节点之间连边的权重 W 等价为这两个节点之间有 w 条边相连（图 7-3-11、图 7-3-12）。这样，就可以把无权网络中的 Girvan-Newman 算法拓展到加权网络中。

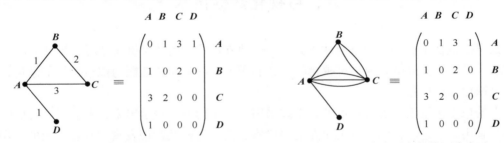

图 7-3-11　加权网络用邻接矩阵表示　　　　图 7-3-12　多重图用邻接矩阵表示

得到加权网络的多重图之后，就可以求取每条边的边介数，通常权重越大，求得的边介数越大，这样，该边被首先移除的概率也是最大，不符合社区划分的定义。因此，用原有算法的边介数再除以权重得到加权网络中的边介数，再利用 Girvan-Newman 算法的思想进行社区划分。

加权网络中 Girvan-Newman 算法的步骤为：首先忽略边的权重，利用无权网络中 Girvan-Newman 算法的步骤求得每条边的边介数，然后再用该介数除以这条边的权重得到加权网络中的边介数，再利用 Girvan-Newman 算法的步骤求得最终的社区划分。

5. 有向网络社区发现算法　在有向网络中，节点的度分为出度和入度。节点的出度指的是从该点出发的所有的边的数目之和，即 $\boldsymbol{K}_i^{out} = \sum_{j=1}^{N} \boldsymbol{A}_{ij}$，如果有边从节点 i 指向节点 j，

则 $A_{ij}=1$，否则为 0。节点的入度指的是所有到达该节点的边的数目之和，即 $K_j^{in} = \sum_{i=1}^{N} A_{ij}$。节点的总强度则是节点的出入度之和，即 $K_i = K_i^{out} + K_i^{in}$。

在有向网络中，如果网络只分为两个社区，其模块度可以写成下面的形式：

$$Q = \frac{1}{2m} \sum_{ij} \left(A_{ij} - \frac{K_i^{out} K_j^{in}}{m} \right) (s_i s_j + 1) = \frac{1}{2m} s^T B s \qquad (7.77)$$

其中，如果节点 i 属于社区 1，则 $s_i=1$，属于社区 2，则 $s_i=-1$。

注意到，Q 是一个标量，所以它的值等于它的转置，于是就有

$$Q = \frac{1}{2m} s^T B^T s \qquad (7.78)$$

则 Q 可以取上面两式的平均值，得到：

$$Q = \frac{1}{4m} s^T (B + B^T) s \qquad (7.79)$$

无向网络中的模块度矩阵 $B_{ij} = A_{ij} - \frac{K_i K_j}{2m}$，相应地在有向网络中，$B_{ij} = A_{ij} - \frac{K_i^{out} K_j^{in}}{m}$，其中 m 表示网络中边的数目。但是谱平分法要求模块度矩阵必须是对称的，有向网络中的邻接矩阵 A 并不对称，而矩阵 $B + B^T$ 显然是对称的，所以通过计算该对称矩阵的特征值及特征向量，并通过最大特征值对应的特征向量元素符号将网络分为两个社区即成为可能。

六、可视化数据技术

数据挖掘技术的实现通常有两种方式，一种方式是使用基于机器学习或统计方法的自动算法，另一种方式就是通过可视化的方式利用人的视觉与认知能力探索数据的结构，也就是可视化数据挖掘。

人的视觉接受信息是最灵敏的，将数据用可视化的形式表示出来，人就很容易从中得到许多有用的信息。目前，可视化在情报检索、信息分析及知识发现中有着广泛的应用。可视化基本的应用是使用统计软件以图形的形式对数据进行描述，以便于比较不同数据的特征，在知识发现过程中，可视化技术通常用于展示数据挖掘的结果。随着数据挖掘的实际需要，可视化常被领域专家应用于数据挖掘过程中，允许交互及调节操作，以获取与领域知识相关的挖掘结果。可视化技术与其他技术一起，成为数据挖掘过程的工具，贯穿于数据准备、挖掘过程、结果展示的各个步骤中。

可视化数据挖掘的目的是将人的认知能力整合到数据挖掘过程中。其基本思想是将数据以可视化的形式表示出来，允许数据分析人员观察数据、得出结论，以及直接对数据进行交互划分。当数据挖掘的目标不太清楚时，可视化数据挖掘尤其有用，这是由于用户直接参与到数据探索的过程中，随时可以调整探索的目标。可视化结果引导人们识别模式并发现隐藏在数据中的趋势。

数据可视化方法主要包括 5 个步骤：①根据领域知识或应用问题提出数据分析的目标；②选择适当的分析维度，进行数据类型的转换或归十化处理；③将处理得到的数据使用可

视化方法进行可视化；④根据可视化结果进行可视化分析；⑤对得到的分析结果解释和后处理。

三维及三维以下的数据经过数据清洗、属性选择等预处理后可以直接进行可视化。这些数据在实际应用中比较少见，一般只用于特定行业和领域中。一维数据是指线性数据，典型的一维数据是时间序列数据，如某只股票的价格变化数据。使用一维数据可视化，可以观察股票的价格走势，以预测股票未来的价格趋势，一维数据可视化是股票形态学中经常使用的可视化方法。单只股票的价格走势往往意义不大，通常将多只股票的价格走势画在一张图中进行比较，或将不同时间点的股票数据看成不同的维度，将时间序列数据看成多维数据，进行数据分析。二维和三维数据可视化在地理信息系统中具有广泛应用。地理信息系统可用于城市规划、交通规划等。

在商业、医学、生物学、教育等领域中的数据大多是三维以上的数据，即多维数据，如商场中的购物数据、学生的成绩数据等。多维数据经过预处理之后，需要通过降维处理才能进行可视化。目前，多维数据的可视化技术主要包括基于图标的技术、基于层次的技术、基于像素的技术以及基于几何的技术。

参 考 文 献

艾青华, 谢雁鸣, 李霖, 等, 2014. 运用倾向评分法研究参苗扶正注射液对 ALT 水平的影响[J]. 中华中医药杂志, 29（5）: 1687-1691.

奥尔森, 石勇, 2007. 商业数据挖掘导论[M]. 吕巍, 等译. 北京: 机械工业出版社.

陈国青, 卫强, 2009. 商务智能原理与方法[M]. 北京: 电子工业出版社.

邓纳姆, 2005. 数据挖掘教程[M]. 郭崇慧, 田凤占, 靳晓明, 译. 北京: 清华大学出版社.

杜靖, 杨薇, 易丹辉, 等, 2011. 基于 HIS "真实世界" 的丹红注射液治疗冠心病患者合并用药分析[J]. 中国中药杂志, 36（20）, 2821-2824.

郭崇慧, 2005. 数据挖掘教程[M]. 田凤占, 靳晓明, 等译. 北京: 清华大学出版社.

姜俊杰, 李霖, 谢雁鸣, 等, 2013. 真实世界中疏血通注射液治疗脑梗死疗效分析[J]. 中国中药杂志, 38（18）: 3180-3185.

姜俊杰, 唐浩, 谢雁鸣, 等, 2013. 基于真实世界的参麦注射液治疗冠心病合并用药分析[J]. 中国中药杂志, 38（18）: 3137-3140.

李贵华, 姜红岩, 谢雁鸣, 等, 2014. 真实世界大数据冠心病患者中西医联合治疗规律初探[J]. 中国中药杂志, 39（18）: 3474-3478.

李晓菲, 2006. 数据预处理算法的研究与应用[D]. 成都: 西南交通大学.

李智文, 刘建蒙, 张乐, 等, 2009. 倾向评分配比在流行病学设计中的应用[J]. 中华流行病学杂志, 30（5）: 514-517.

廖星, 曾宪斌, 谢雁鸣, 等, 2013. 运用倾向性评分方法探索真实世界苦碟子注射液治疗冠心病的疗效[J]. 中国中药杂志, 38（18）: 3172-3179.

马玉慧, 2006. 中医小儿肺炎辨证标准数据挖掘系统中的数据预处理技术[D]. 沈阳: 东北大学.

毛国君, 段立娟, 王实, 2007. 数据挖掘原理与算法[M]. 2 版. 北京: 清华大学出版社.

苗夺谦, 卫志华, 2007. 中文文本信息处理的原理与应用[M]. 北京: 清华大学出版社.

钱铁云, 王元珍, 冯小年, 2004. 结合类频率的关联中文文本分类[J]. 中文信息学报, 18（6）: 30-36.

宋擒豹, 沈钧毅, 2002. 基于关联规则的 Web 文档聚类算法[J]. 软件学报, 13（3）: 417-423.

孙振球, 2005. 医学统计学[M]. 2 版. 北京: 人民卫生出版社.

谢雁鸣, 2012. 中药上市后临床再评价设计方法与实施[M]. 北京: 人民卫生出版社.

燕丽, 王连心, 谢雁鸣, 等, 2014. 真实世界中过敏性紫癜的发病特点及中医证候分布[J]. 中医杂志, 55（21）: 1872-1876.

杨靖, 李霖, 谢雁鸣, 等, 2013. 参附注射液治疗冠心病临床用药方案实效研究[J]. 中国中药杂志, 38（18）: 3099-3103.

杨薇, 程豪, 谢雁鸣, 等, 2013. 灯盏细辛注射液疑似类过敏反应病例相关影响因素分析——巢式病例对照研究[J]. 中国中药杂志, 38（18）: 3024-3027.

杨伟, 易丹辉, 谢雁鸣, 等, 2013. 基于 GBM 倾向评分法对疏血通注射液导致谷丙转氨酶异常变化的影响分析[J]. 中国中药杂志, 38（18）: 3039-3047.

叶晓勤, 杨伟, 谢雁鸣, 等, 2012. 基于倾向性评分的中医复杂干预临床疗效评价[J]. 中国中医基础医学杂志, 18（2）: 218-220.

AUSTIN P C, 2008. A critical appraisal of propensity-score matching in the medical literature between 1996 and 2003[J]. Statistics in medicine, 27（12）: 2037-2049.

D'AGOSTINO Jr R B, 1998. Propensity score methods for bias reduction in the comparison of a treatment to a non-randomized control group[J]. Statistics in medicine, 17（19）: 2265-2281.

FAYYAD U M, PIATETSKY-SHAPIRO G, SMYTH P, et al, 1996. Advances in knowledge discovery and data mining[M]. California: AAAI press.

HAN J, KAMBER M, 2000. Data mining: concepts and techniques[M]. 2nd Edition, San Fransisco: Morgan Kaufmann Publishers.

JiaweiHan, Micheline, kam, 等, 2008. 数据挖掘概念与技术[M]. 2 版. 范明, 孟晓峰, 译. 北京: 机械工业出版社.

PARSONS L, 2001. Reducing bias in a propensity score matched-pair sample using greedy matching techniques[C]//Proceedings of the twenty-sixth Annual SAS users group international conference 2001. Cary: SAS Institute Inc.

ROSENBAUM P R, RUBIN D B, 1983. The central role of the propensity score in observational studies for causal effects[J]. Biometrika, 70（1）: 41-55.

ROSENBAUM P R, RUBIN D B, 1985. Constructing a control group using multivariate matched sampling methods that incorporate the propensity score[J]. The American Statistician, 39（1）: 33-38.

RUBIN D B, THOMAS N, 1996. Matching using estimated propensity scores: relating theory to practice[J]. Biometrics, 1996: 249-264.

YANG Q, WU X, 2006. 10 challenging problems in data mining research[J]. International Journal of Information Technology & Decision Making, 5（4）: 597-604.

第八章

临床大数据研究的质量控制

第一节 专属数据库的质量控制

基于大数据的真实世界研究数据来源多种多样，许多情况下无法从源头上控制数据的质量，只能通过数据处理来达到研究对数据的要求。然而，有些情况下，研究者可以干预数据的采集，那么对数据开展严格的质量控制，对于提高大数据真实世界研究的质量具有不可忽视的作用。例如大型的前瞻性观察性研究，其临床研究数据管理包括将大量研究数据及时填写、准确录入、计算机辅助人工审核校对、疑问问答校正，数据盲态下审核与锁定等全过程；又如基于 HIS 数据的真实世界研究，HIS 数据本质上是前瞻性数据，通过对 HIS 的系统性优化，可以极大地提高 HIS 数据的质量，从而增加研究结果的科学性。观察性临床试验的数据质量控制贯穿整个研究的始终，包含了数据质量控制的所有环节，因此，本节重点阐释有前瞻设计的观察性试验的数据质控。其他数据类型的质量控制，往往涉及这个全链条的一个或几个环节，或可以此为例，从数据层面保证大数据真实世界研究的质量。

观察性临床试验的数据质量控制要求在包括研究计划阶段的数据管理设计、研究过程中的数据管理工作相关知识培训与实施、研究收尾阶段的数据整理等各个环节中均具备严格的质量控制措施。数据质量控制具体措施有制订数据管理计划、数据保密及受试者隐私保护、设计数据采集工具、建立专有数据库、制订数据核查计划、实现逻辑检查功能、数据采集的质量控制、源数据现场核查、数据清理与数据库闭合、数据管理文件归档等。

一、有计划的数据管理

数据管理计划（data management plan，DMP）又称数据处理计划、数据处理方案等。由于样本量不同，收集数据类型、数量、方法不同，每项研究对数据处理均有独特的要求。因此，数据管理机构应制订针对具体研究的数据管理计划并保证可以从源数据中产生可用于分析的数据库。研究人员通过参考 DMP，可了解数据管理的要求，以应用到研究中。DMP 是质量控制人员实现数据追溯重现的重要参考资料，并可促进各方的信息交流，使数据收集更加高效、准确。

DMP 通常包括：研究的一般情况，研究方案的完整名称、研究目的、研究的整体设计等；参与研究人员名单、职责及联系方式，包括临床研究人员、合同研究组织人员等；时间安排与重要活动，数据管理、研究人员及有关方面达成的数据管理的活动日程表，如研究开始日期、第一次研究病历回收日期、数据库闭合日期等；数据库设计，包括数据库结构与数据录入界面的设计；数据审查与清理指南；数据流程与数据追踪；数据录入规程；关于实验室数据的说明，有中央实验室数据时的数据传输格式与方法，各中心参考值范围、单位、有效期限、超出正常值范围的标记等；电子数据传输，有外部来源数据时，与外部服务供应商之间达成数据传输协议；数据备份与恢复；归档与保密；与合同研究组织合作时的问题。在此基础上结合自身情况酌情增减。

数据管理团队是数据管理的核心组织，也是数据管理计划贯彻实施的人员保障。研究中，依据数据管理质量体系需建立相应的数据管理团队，明确各成员的具体分工，在研究过程中定期进行工作汇报与总结。一般来说，数据管理团队的成员及职责如表 8-1-1。

表 8-1-1　数据管理团队的成员及职责

成员	职责	成员	职责
数据中心负责人	数据统筹管理	数据管理专员	复核程序和核查结果
项目负责人	数据库统筹管理、核查	数据录入员	数据库测试、数据双录入

数据管理的培训是数据质量的机制保障，使数据管理团队扩大化。通过培训，使参与研究的各类人员了解和掌握数据管理的目标、要求和方法等，保证数据流的每个阶段都按照数据管理的要求实施。临床研究中，研究人员、监查员等均需要参与到数据管理工作中，因此，要对其进行相应的培训。介绍的材料应围绕核心问题展开，尽量用流程图或其他可视图说明一个过程，对研究病历/病例报告表等表格的介绍应以已完成的表格为例来介绍，阐明各类研究人员在数据库平台中的权限及职责。

二、数据采集工具的设计

如果是前瞻性设计大样本的研究，数据采集工具包括病例报告表（case report form，CRF）和研究病历，主要是病例报告表。病例报告表又包括纸质病例报告表和电子病例报告表。临床试验主要依赖于病例报告表来收集试验过程中产生的各种临床试验数据。病例报告表的设计必须保证收集试验方案里要求的所有临床数据。病例报告表的设计、制作、批准和版本控制过程必须进行完整记录，其设计、修改及最后确认涉及多方人员的参与，包括申办者、申办者委托的合同研究组织（CRO）、研究者、数据管理和统计人员等。一般而言，病例报告表初稿由申办者或 CRO 完成，但其修改与完善由上述各方共同参与，最终定稿必须由申办者或申办者委托的 CRO 完成。

以上几种数据采集工具，其设计的原则与流程大致相同。设计病例报告表与研究病历应做到：①易于理解：设计时考虑不同使用者的语言、专业、文化背景，尽可能保证对研究病历/病例报告表的理解趋于一致，从而得出可靠、一致的数据。②易于填写、便于录入。③适于统计分析：设计研究病历/病例报告表时应考虑统计分析的要求，尽可能对数据项进行编码后收集，考虑编码的一贯性、合理性。④便于存档与读取：如对于分次回收的病例报告表，在每一页或每一回收单元的封面和（或）书脊上有便于识别的标识符和分册名。⑤与研究方案和数据库保持一致。

三、专有数据库的建立

应根据临床研究目的、类型以及数据特点建立专有数据库。数据库设计包括定义数据库、建立数据库、录入界面设计。

（一）定义数据库

数据管理员需充分理解研究方案，并与主要研究者确认需求后，根据库中的变量定义数据库中的变量内容、变量规格等。

1. 变量内容

（1）一般记录项目：包括研究用药编码、医院编码、受试者代码、门诊/住院、研究开始日期等。

（2）观察指标：包括生物学指标中的人口学特征，如性别、年龄、身高、体重；生命体征，如体温、静息心率、呼吸、收缩压、舒张压；诊断指标，如病名、病程、病情程度、舌象（舌质、舌苔）、脉象，以及理化检查指标等。

（3）疗效指标：包括主要疗效指标和次要疗效指标，包括特定疾病的评价量表等。

（4）安全性观察指标：血常规、尿常规、便常规；心电图、肝功能、肾功能；不良事件等。

（5）研究评价指标：包括合并用药、脱落与剔除、依从性等。

（6）观测时点。

2. 变量规格

（1）字段名与标题。

（2）数据所述的数据集标签、数据处理界面等。

（3）数据类型，包括数值型、字符型、整数、小数、日期型。

（4）数据长度：包括小数点后的字符数，如为小数，要规定小数点前后的字符数。

（5）所制订代码的含义。

（6）数据来源。

（7）导出或计算出的变量值的运算法则。

对数据库进行良好的定义，可较好地保证数据库的完整性和正确性，避免疏漏和错误。

（二）数据库建立与录入

数据库设计技术员根据数据库定义内容和规格，使用标准化模块建立数据库。标准化模块包括：受试者登记模块、剂量或治疗信息模块、标题与患者识别信息模块、人口统计学资料模块、生命体征模块、病史与体格检查模块、不良事件数据模块、合并用药模块、实验室数据模块、完成/退出信息模块等。

需根据如下流程设计数据库：

（1）根据数据库定义内容与规格建立数据库：定义要收集的模块、变量及其属性。

（2）确保在数据库中建立了唯一识别研究项目的信息，如申办者名称、方案编号。

（3）按照研究病历/病例报告表建立录入界面，确保数据录入界面与研究病历/病例报告表相同或相似。

（4）数据库完成后，通知负责测试数据录入界面的数据管理人员进行测试。

（5）数据库通过测试，经项目数据管理负责人及相关专业人员批准，方可正式使用。

研究过程中，研究方案、病例报告表、研究病历可能需要修改，数据库也需相应修改，数据管理人员需做到以下几点：

（1）评估由于方案修订引起的研究病历/病例报告表变动对数据库结构以及已录入数据带来的影响。

（2）记录数据库需要作的变动，提请相关负责人批准。

（3）对数据库作出适当修改并通知测试人员完成改动后的测试。

（4）记录修改的内容与结果，归档在数据管理总文档中。

（5）通知项目相关的数据管理人员关于数据库的变动。

四、现场核查源数据

源数据的现场核查是常规监查的一部分，是指核对源数据与书面病例报告表或电子病例报告表数据的一致性，从而保证后续工作顺利开展，是保证数据质量的重要环节。现场监查可对全部数据进行检查，也可抽查一部分，监查员对查出的错误应保持追踪直至解决，并保留详细的记录。

五、逐步核查整体数据

在数据统计分析之前，应对数据进行整体核查，以保证数据完整、正确，而数据的清理过程耗时巨大，可分为人工数据核查和计算机数据核查。项目数据管理员基于统一质控标准对数据进行及时、高效处理，提出客观规范的疑问项，以确保报告数据的高质量。数据核查的目的是确保数据的有效性和正确性。在进行数据核查之前，应列出详细的数据核查计划，数据核查包括但不局限于以下内容：

（1）确定原始数据被正确、完整地录入到数据库中：检查缺失数据，查找并删除重复录入的数据，核对某些特定值的唯一性（如受试者 ID）。

（2）随机化核查：在随机对照试验中，检查入组随机化实施情况。

（3）违背方案核查：根据临床试验方案检查受试者入选/排除标准、试验用药计划及合并用药（或治疗）的规定等。

（4）时间窗核查：核查入组、随访日期之间的顺序判断依从性情况。

（5）逻辑核查：相应的事件之间的逻辑关联来识别可能存在的数据错误。

（6）范围核查：识别在生理上不可能出现或者在研究人群的正常变化范围外的极端数值。

数据管理人员应对方案中规定的主要和次要有效性指标、关键的安全性指标进行充分的核查以确保这些数据的正确性和完整性。数据核查应该是在未知试验分组情况下进行，数据质疑表内容应避免有偏差或诱导性的提问，诱导性的提问或强迫的回答会使试验的结果存有偏差。数据核查可通过手动检查和电脑程序核查来实现。数据核查程序应当是多元的，每个临床研究人员有责任采用不同的工具从不同的角度参与数据库的疑问清理工作。有时在数据清理过程中无需研究中心批准，数据管理员便可对数据按照事先特许的规定进行修订，主要是指定由具备一定资历的数据管理人员对于明显的拼写错误进行更正，或根据研究中心提供的计量单位进行常规的数值转换。这些数据清理惯例必须在数据管理计划中明确详细地列举，并明确地告知研究中心，同时保留可溯源性。

对于计算机数据核查，要由程序员与方案执行者合作，编辑程序，实现逻辑检查功能。步骤大致如下：首先，要制定逻辑检查清单。内容包括数据收集模块名称、主检字段名称、核对字段名称、逻辑检查种类、疑问类型、出错信息等。其次，进行逻辑检查编程。由数据管理员提出编程需求，再由计算机程序员编写程序。再次，进行逻辑检查验证。系统逻辑检查运行时自动核查录入数据，自动发出疑问，不受人员与工作时间的限制，大大提高了数据清理工作的效率。但如果逻辑检查程序是错误的，对正确的数据发出了疑问，或输出了错误的受试者编码，或未能对错误数据发出疑问，都可能给研究和数据管理工作带来混乱，因此在数据正式录入数据库之前，所有的逻辑检查程序都要经过严格验证，方可运行。

验证时需要注意：①错误数据正确识别功能：只有当数据符合一条逻辑检查的判断条件时才能输出相应的疑问，正确的数据不会发出疑问；但错误的数据，如不符合判断条件，也不发出疑问，否则数据的错误与"出错信息"不配套，研究者不能正确理解数据存在的错误。②错误数据准确定位功能：任何一条逻辑检查生成疑问时，除了显示相应的出错信息提醒数据管理人员关于错误的具体内容外，还需定位受试者编号、访视时间、录入页面名称/研究病历页码、字段名称等，使数据管理员清楚地寻找错误数据出处，提高效率。③疑问发出的唯一性：同一疑问更新了数据，再次对该数据项进行逻辑检查时，可能再次产生相同出错信息的新疑问，但针对的错误是后来更新的数据。

数据核查将产生大量的疑问表，产生的疑问表以电子或纸质文档的形式发送给申办方临床监查员，由其整理并转交给研究者。研究者对疑问做出书面回答后，申办方临床监查员将已签字的疑问表复印件返回到数据管理部门。数据管理员检查返回的疑问表后，根据疑问表对数据进行修改。疑问表中未被解决的质疑将以新的疑问表形式再次发出。疑问表发送和返回过程将重复进行，直至数据疑问被清理干净。数据管理部门保存疑问表电子版。由研究者签名的疑问表复印件待研究完成后连同病例报告表一起返还给申办方。

六、锁定数据库

锁定数据库是防止在数据最终分析与报告开始后未经授权而修改数据的基本措施。数据库锁定是临床研究过程中的一个重要里程碑。它是为防止对数据库文档进行无意或未授权的更改，而取消的数据库编辑权限。数据库锁定过程和时间应有明确的文档记录。

数据库锁定时，必须有证据显示数据库的数据编辑权限在定义好的时间点之前收回，并将这一证据记录在文件中。为了减少数据库锁定之后重新开启的需要，应事先定义好一个有组织的程序，并且严格遵守这个程序，以保证完成所有数据处理，完成数据质量等级评定，通知试验相关工作人员，并且所有相关人员批准锁定试验数据库。数据管理员应制定数据库锁定清单。数据库锁定清单应涵括以下内容：

（1）所有的数据已经收到并正确录入数据库。

（2）所有的数据疑问表已经解答并进入数据库。

（3）非病例报告表数据（例如中心实验室电子数据）已经合并到试验数据库中，并完成了与试验数据库的数据一致性核查。

（4）已完成医学编码。

（5）已完成最终的数据逻辑性和一致性验证结果审查。

（6）已完成最终的明显错误或异常的审查。

（7）已完成数据质量审核，并将质量审核中发现的错误发生率记录在文档中。

（8）根据标准操作程序更新并保存了所有试验相关文档。

一旦完成上述步骤，就应书面批准数据库锁定，并由试验相关人员签名及签署日期。试验相关人员包括数据管理人员、生物统计师、临床监查员代表、研究者代表等。一旦获得数据库锁定的书面批准文件，就应收回数据库的数据编辑权限，并将收回数据编辑权限的日期记录在文档中。针对期中分析，应严格按照方案中规定时间点或事件点进行分析，期中分析数据库锁定过程与最终分析的数据库锁定要求可能有所不同，但是所有数据库锁定的要求以及采取的步骤都应记录在文件中，还应报告截止到进行期中分析时的数据情况、时间情况及终点事件情况等。

如果数据库锁定后发现有数据错误，应仔细地考虑处理并记录这些错误数据。最重要的是，应评估这些数据错误对安全性分析和有效性分析的潜在影响。然而，并非所有发现的数据错误都必须更正数据库本身。数据错误也可以记录在统计分析报告和临床报告文档中。一些申办者会更改发现的数据库中的所有错误，另一些申办者可能只更改对安全性/有效性分析有重要影响的数据错误。最重要的是，申办者应事先确定一个程序来决定处理哪些数据错误和记录这些数据错误。

如果一个数据库锁定后又重新开锁，这个过程必须谨慎控制，仔细记录。重新开锁数据库的流程应包括通知项目团队，清晰地定义将更改哪些数据错误，更改原因以及更改日期，并且由主要研究者、数据管理人员和统计分析师共同签署。数据库的再次锁定应遵循和数据库首次锁定一样的过程。

七、针对数据管理文件进行归档

数据归档的目的是保证数据的安全性、完整性和可及性。保证数据的安全性主要是防止数据可能受到的物理破坏或毁损。在临床试验过程中，把所有收集到的原始数据（如病例报告表和电子数据）存储在安全的地方，诸如受控的房间，保证相应的温度、湿度，具有完善的消防措施，防火带锁文档柜。这些原始文档是回溯到原始数据的审核路径的一部分，应如同电子审核路径对数据库的任何修改或备份所作记录一样，严格进行保护。建议数据至少保存 10 年。数据的内容及其被录入数据库的时间、录入者和数据在数据库中所有的修改历史都需要保存完整。保证数据的可及性是指用户在需要时能够自如登录和获取数据，以及数据库中的数据可以按照需要及时传输。

八、数据保密与隐私保护原则

数据保密是临床研究过程中必须遵守的基本原则，需建立适当的程序保证数据库的保密性，包括制定及签署保密协议以规范相应人员的行为，以及建立保密系统以防止数据库的泄密。

临床试验受试者的个人隐私应得到充分的保护。受保护医疗信息包含：姓名、出生日期、单位、住址；身份证/驾照等证件号；电话号码、传真、电子邮件；医疗保险号、病历档案、账户；生物识别（指纹、视网膜、声音等）；照片；爱好、信仰等。个人隐私的保护措施在设计数据库时就应在技术层面考虑，在不影响数据的完整性和不违反 GCP 原则的条件下尽可能不包括上述受保护医疗信息，比如：数据库不应包括受试者的全名，而应记录下全名的缩写。以中文姓名为例，应该采用该受试者姓的首字母和名字的首字母等。

九、数据采集的质量控制

（一）受试者纳入前的登记

在研究开始前，进行受试者登记可以降低选择偏倚。在登记时，对照纳入标准选择，避免纳入不宜参加研究的患者。登记时需要确认的项目：研究机构是参加单位，未因任何原因被中止参加研究；研究者是经授权参加该项研究的；研究项目有伦理委员会批件；受试者符合纳入标准；收集人口统计学信息。完成登记步骤后，才能分配受试者标识符和发放药物，同时记录入组日期，研究机构名称和编号，受试者姓名首字母、年龄、性别等。

（二）纸质病例报告表的管理

病例报告表的记录与修改：根据受试者的原始观察记录，将数据正确、完整、清晰地载入病例报告表。修改数据时，要求修改后的源数据仍清晰可辨，并注明修改人与日期。

病例报告表的接收与确认：应做到过程有记录。受试者纳入时，根据试验方案，交给受试者其就诊、检查日程表，以及供研究者用的病例报告表提交日程表，从而增加受试者的依从性。对于逾期未交的病例报告表要及时进行催促，也可以在到期前预先发出通知。接收方式可为邮寄、监查员亲自递送等，但均需有详细的交接记录。

（三）数据录入

数据录入应及时开展以实现审核清理工作的尽早进行。录入形式有多种：①独立双份数据录入，由第三人比较两人独立录入的双份数据，并解决录入间的不一致问题；②双份数据录入，盲态下审核，即两人独立录入数据，在第二次录入时解决两次录入间的不一致，但看不到第一次的录入值；③双份数据录入，交互审核，即第二次录入的操作员解决两次录入间的不一致问题，并知晓第一次录入的数值；④单份数据录入，人工核查；⑤单份数据录入，没有人工核查。

第二节　实施过程的质量控制

　　临床研究质量控制的方法是通过针对中医临床研究过程的相关环节进行科学管理和规范化，从而保证中医临床研究质量的一系列方法。这些方法主要来源于药物临床试验质量管理规范（GCP）。我国从2001年12月1日起开始实施的《中华人民共和国药品管理法（修订）》第三十条明确规定："药物的非临床安全性评价研究机构和临床试验机构必须分别执行药物非临床研究质量管理规范、药物临床试验质量管理规范。"这表明药物临床试验实施GCP已成为我国的法定要求。通过实施中医临床研究质量制，不仅可以保护受试者的安全和权益，而且可以为临床试验过程的规范性和结果的科学性、可靠性提供有力保障，也就是保证中医临床研究的质量，即科学性、可靠性、准确性、完整性。

　　临床研究质量控制可分为四级检查：

　　一级检查，是从课题承担/参加单位自身角度进行的对本机构的质量自检。应任命质量检查员，并制定质量检查清单，按观察时点定期检查数据的记录、数据报告、药物管理、不良事件的处理与报告。主要研究者应审核质量检查清单并签字，对存在的研究质量问题应采取相应的措施，及时处理。

　　二级监查，是指临床研究课题负责单位的课题负责人对本课题临床研究的质量控制负责。课题负责人要委派监查员，制订监查计划和监查程序，以保证研究的实施遵循研究方案和GCP的各项原则，并保证研究数据准确、完整，并能由原件证实。监查员应对全部研究记录进行现场数据确证，并能进行电子病例报告表与源文件数据的一致性检查。监查员访视频率应能保证临床研究质量控制的需要。课题负责人应审核监查报告并签字。

　　三级稽查，属于第三方的质量检查，优点是独立、客观。质量保证（QA）稽查可由项目组织管理部门或课题负责单位委托专门的组织或单位承担。受托单位负责委派稽查员，制定稽查计划和稽查程序。稽查的目的是评价课题各参加单位的临床研究质量控制体系是否有效运行，研究的实施是否遵循研究方案、标准操作规程（SOP）和GCP。稽查员还应抽查一定样本量的研究病历与电子病例报告表数据核对，并定期向项目管理部门提交稽查报告。

　　四级视察，是项目组织管理部门负责对临床研究的质量控制和质量保证体系进行视察，负责委派视察员，制订视察计划和视察程序。视察员应抽查一定样本量的研究病例数据记录。项目组织管理部门负责人应审查视察报告并签字。

一、分级检查程序

（一）检查前准备工作

（1）检查人员：检查组由1名组长、2名或者2名以上组员构成。

（2）联系被检查的单位，告知具体检查计划，包括检查时间、地点、人员安排，被检查课题名称，被检查单位名称，课题负责人，联系人及其联络方式、明确检查所需提供的材料和现场配合检查的人员等。

（3）提前制订现场检查程序和检查清单。检查清单包括被检查课题名称、检查时间、被检查单位名称、课题负责人姓名、参加检查的人员姓名、检查内容及具体条目、存在的问题、检查意见、检查员姓名等。

（4）准备检查所需物品。检查清单若干、笔记本、录音笔、照相机、笔、复写纸等。

（5）每次检查选派检查员 3 名，并向质控组提交一份检查报告。

（二）检查现场

（1）检查人员到达现场后，需召开首次会议主要介绍检查组成员，说明检查目的和检查内容。要求被检查机构提供试验资料，主要研究者需到场配合检查。

（2）现场检查方式为查阅试验资料、摄像或复印材料取证，文字材料的复印件需加盖机构印章。

（3）随时记录，最后将检查情况形成现场检查报告，对于现场检查报告无异议时，检查组全体成员签字，被检查单位负责人签字并加盖单位公章。有异议时，被检查单位可以提出不同意见，作出解释和说明。检查组核实被核查单位提出的问题，作好详细记录。最后，检查组全体成员签字，被检查单位负责人签字并加盖单位公章。

（4）检查完毕，召开末次会议检查组向被检查单位反馈检查情况，宣读现场检查意见。

（5）清场，检查组应收回检查报告、检查方案、检查记录、现场取证资料。被检查单位收回本单位提供检查的全部资料。

（6）现场检查报告、记录和取证材料等全部上交，委托检查部门审核。

（三）检查反馈

在每次访视后，检查员将与研究者讨论试验进展及实施状况，以评估该试验中心及研究者的表现，听取被检查者意见。若被检查机构对检查报告持有不同意见，可向课题质控组提出。

（四）形成报告

检查员通过填写检查报告的方式定期向项目管理部门汇报。对于不能依进度按时完成试验或严重违背试验方案及我国法律法规的试验单位或研究者，检查员有义务及时通告相关管理部门。

二、分级检查的内容

四级检查均为现场检查，内容包括研究机构、研究人员、硬件条件、临床研究资料的管理、研究方案执行情况检查、研究进度、研究药物、源文件的检查、知情同意、不良事件、电子数据管理、质量管理、依从性检查、实验室检查、课题经费使用。

（一）研究机构

研究机构应由研究负责人、主要研究者、临床医生、药师、研究护士及其他工作人员等组成。研究负责人与主要研究者应熟悉研究方案，参与过与试验相关的培训，应出示培训证书，参与的工作与实际情况一致，应具体参与管理，审查试验方案、试验小结、试验总结，且审查后应有本人签名。机构成员应具备临床抢救经验和紧急处理突发医疗事件的能力。机构成员中应至少有一名医学专业成员。机构应设立质控人员。所有参与试验的研究人员都应具备承担药物临床研究的专业资质和专业研究的能力，并经过专业的 GCP 培训。研究人员应组成合理，分工明确，了解试验项目相关背景、有关规定和各自职责。

（二）研究人员

临床研究实施需要多学科、多层次的人员参与，研究人员的学科结构、专业能力、管理能力等应能满足研究的要求。承担研究的团队应包括研究课题负责人、主要研究者（医师、药师、护士、研究生等均可）、数据录入员、质控员、统计员等。研究成员要有明确的分工，各负其责。

1. 课题负责人　负责管理和协调研究的全过程，包括人员安排、任务分配、进度监督、质量控制等，应具备承担该项研究的专业特长、资格和能力。对课题负责人的要求如下：

（1）应熟悉研究方案，已参加课题相关的培训会。

（2）专业背景与研究相关。

（3）应具备管理研究日常工作以及应对各种突发事件的能力，保证课题的正常进行。

（4）保证有充足的时间和精力进行研究。

2. 主要研究者　是承担研究的重要人员，负责完成绝大多数的研究任务，包括收集病例、填写研究表、文档管理等。应根据研究内容及参加单位的具体情况确定主要研究者的职业，医师、药师、护士、研究生均可。对主要研究者的要求如下：

（1）应熟悉研究方案，已参加课题相关的培训会。

（2）专业背景与研究相关。

（3）保证有充足的时间和精力进行研究。

3. 数据录入员　负责将研究表格的数据准确无误地录入至计算机。最好采取双人双录模式，故每个参加单位至少有 2 名数据录入员。对数据录入员的要求如下：

（1）应熟悉研究方案，已参加课题相关的培训会。

（2）专业背景与研究相关。

（3）熟练掌握研究数据录入的操作。

（4）保证有充足的时间和精力进行数据上传。

4. 质控员　每个参加单位内部需设立质控员，主要负责控制本单位研究的进度和质量。对质控员的要求如下：

（1）应熟悉研究方案，已参加课题相关的培训会。

（2）专业背景与研究相关。

（3）熟练掌握质量控制的要点。

（4）保证有充足的时间和精力进行质量控制。

5. 统计员　负责协助制定临床研究方案、撰写临床试验方案中统计相关内容、编写统计分析计划书、参与并审核 CRF 设计及修改及临床试验的数据管理工作、出具数据管理报告等。对统计员的要求如下：

（1）应熟悉研究方案，已参加课题相关的培训会。

（2）专业背景与研究相关。

（3）熟练掌握质量控制的要点。

（4）保证有充足的时间和精力对临床研究数据进行统计分析，撰写统计分析报告。

（三）硬件条件

课题承担单位要为课题研究的实施提供必要的工作硬件条件，才能保证研究工作的顺利实施。内容包括：

（1）具有满足承担临床试验要求的床位数。

（2）具有满足临床试验要求的月门诊、住院人数。

（3）具有必要的抢救设备（心电监护仪、呼吸机、负压装置或吸引器、除颤仪、抢救车等）。

（4）具备单独的试验资料保存柜/室，并上锁。

（四）临床研究资料的管理

临床研究资料是临床研究过程中，直接产生的各种文字、图表、声像等不同形式的历史记录，最原始地记载了科学研究的详细内容和过程。一套完整规范的研究档案可随时为研究者提供研究进展状况，也是研究管理规范化、科学化、信息化的重要标志。

1. 档案分类

（1）管理文件：与本研究相关的管理机构下发的通知。

（2）工作文件：研究合同、经费拨划证明、研究方案、伦理批件、研究表样本、研究清单样本、知情同意书样本、血样采集登记卡样本、血样运输交接表样本、质量检查清单等。

（3）标准操作规程文件：研究表填写 SOP、网上数据录入 SOP、不良反应处理 SOP、血样采集 SOP、研究人员培训 SOP 等。

（4）研究者履历/培训文件：研究人员学历、职称等复印件，培训会的会议记录、签到表、照片等。

（5）质量检查文件：质量检查计划、清单，已完成的各级质量检查的记录、报告等。

（6）会议资料：课题启动会、专家咨询会、方案论证会等会议资料。

（7）研究相关文件：研究表、研究清单、已签署的知情同意书、血样采集登记卡、血样运输交接表。

（8）其他文件：除以上文件外的文件。

2. 对研究档案的要求

（1）所有试验相关文件均备案归档及专人、专柜、加锁保存，督促研究者按规定妥善保存必备的试验文件。

（2）及时建立临床试验文件夹。

（3）研究方案需有版本号、版本日期。

（4）课题启动前的研究方案应有申办方与主要研究者的共同签字。

（5）及时更新研究者手册。

（6）应有档案查阅和出入的详细记录。

（7）档案储存设施应有防虫、防火、防潮、防盗等安全措施。

（五）研究方案执行情况检查

研究参与单位需严格按照研究方案执行试验，要求如下：

（1）需确认研究者是否严格按照已批准的临床研究方案开展试验。

（2）已被发现有不良反应的受试者是否按照正确的研究程序进行试验。

（3）确认研究药物使用量是否与研究总病例数相等。

（4）数据的记录分析、报告是否遵照研究方案中的规定填写。

（5）所给予药物的剂量、间隔和给药途径与试验方案要求是否一致。

（6）不良反应/事件的判断是否与研究方案一致。

（7）发现不良反应后是否给予及时处理，以保证受试者安全。

（六）研究进度

按照预期进度开展临床研究是按期完成课题项目的重要保障。将研究进度作为重要的检查内容，对于保证科研课题保质保量完成起到促进作用。研究进度包括课题负责单位及各分中心病例任务数、筛选病例数、入组病例数、正在进行观察、治疗已完成、随访已完成、剔除病例、脱落病例数以及所占比例，采取课题组汇报或现场核对的方式检查。应与研究方案中预期研究进度进行比较，检查实际完成情况。

（七）研究药物

1. 药品存放

（1）保存地点：实地检查是否设有专门药房存放研究药物，保存空间面积是否足够。可存放于中心药房、科研专用药房或专门房间，药品存放数量要充足。

（2）保存条件：保存研究药物的房间要符合药品存放条件，包括安全、温度、湿度等，一般药品于室温、避光、干燥、阴凉、密闭状态下保存，有特殊保存需要的药品需放入冰箱低温冷藏。

（3）保存记录：记录保存研究药物的名称、生产厂家、剂型、批号、有效期、合格证书、接收数量、发放数量、回收数量、销毁数量、剩余数量、日期等。

2. 药物管理员　设专人负责研究药物管理，明确药物管理员的职责，通过现场提问的方式对研究药物的管理办法进行考核。具体包括负责药物的验收、分送、保存、发放、回收、处理等工作，对研究药物进行全程管理，对每一环节进行详细记录，检查各种相关记录。

3. 药品质量　药品质量直接影响临床用药的安全性、有效性，尤其是目前采用多中心临床研究的课题，参研单位范围广，研究用药管理不当将直接影响课题质量。要提供研究用药的批号、质量检测报告、有效期等。要保留样品作为鉴定使用。试验用药的名称、包装、剂量、用法要与研究方案一致。药检报告的批号要与试验药物管理各环节记录的批号一致。药物的使用记录和实际研究用药的数量一致。临床试验用药的接收数量、发放数量、回收数量及剩余数量之间的关系对应一致。以上一致性的检查情况均应核实并作出说明。

（八）源文件的检查

原始资料是与研究相关的原始数据被第一次记录的文件。指病例报告表、原始病历（住院病历）、实验室检查、影像学检查、心电图等检查的原始资料。

（1）原始病历是否保存完整。

（2）现场检查研究病历，判断病例报告表的填写是否及时、完整、规范、真实、准确，与原始病历的数据是否一致，可否溯源。规范性检查包括：研究病例报告表应保持完整、整洁，不得缺页、拆开、损坏。病历记录应使用钢笔或签字笔书写，字迹应规范、工整、清晰。记录应使用规范的专业术语，采用国际标准计量单位。填写规范要符合病例报告表制定的填写说明。临床研究中的化验报告单和知情同意书等应按顺序粘贴在研究病例报告表中。完整性和及时性包括在规定的时间内收集和填写数据，形成完整的病例报告表。

（3）原始病历中，每位受试者入选时的基本状况（姓名、性别、年龄、一般情况、生命体征、病史、既往用药史等）、实验室检查、试验用药过程、同期联合用药、不良事件等内容是否与所提供的报告对应一致。病例报告表中的数据来源于原始文件，所以应与原始文件保持一致。现场核对研究病历与源文件之间的一致性。

（4）是否按照研究方案执行，受试者是否符合纳入标准和排除标准，受试者是否按研究方案规定的访视时点进行访视，实验室检查结果（尤其是异常结果）的记录，记录前后的一致性核对。

（5）试验记录错误或遗漏的修改是否规范，原记录是否清晰可辨，是否有修改者的签名和修改时间。

（6）对内部检查及监查员提出的问题是否进行改正和反馈的记录。

（九）知情同意

知情同意书的设计要符合完全告知、充分理解、自主选择的原则。内容包括：受试者的义务、责任和权益；研究的安全性以及风险；补偿和赔偿；医疗监护或救护的设施和措施以及保密等；语言表述应适合受试者群体的阅读和理解水平，避免复杂句型和技术术语的使用；知情同意书的修改应获得伦理委员会的批准，修改后的知情同意书需再次获得受试者同意。

检查知情同意书签署内容是否齐全，如日期、电话号码等；研究者签名是否及时、规范；患者或受试者法定代理人签名是否及时、规范，是否有伪造他人签字的现象，必要时可向受试者电话核实；签字日期是否在入选日期之后，核对真实性；检查签署的知情同意书份数与参加研究的受试者人数是否一致，是否有未签署知情同意书的情况；知情同意书一式两份，一份交给患者，一份留存在病历中。

抽查一定比例的患者，进行受试者真实性核对。采取现场电话随访的方式，询问患者病情、服药情况、病情改善情况等。

（十）不良事件

在临床研究过程中，受试者出现不良医学事件，无论与治疗是否有关，都应视为不良事件。严重不良事件是试验过程中发生的需住院治疗、延长住院时间、伤残、影响工作能力、危及生命或死亡、导致先天畸形等事件，应严格按照《不良事件及严重不良事件处理及报告标准规程》要求处理。检查内容与方式如下：

（1）现场考核研究者对不良事件的认识，包括概念、处理、记录、报告等要求，尤其是对不良事件和不良反应的区分。

（2）检查是否有不良事件，是否有未报告的不良事件。

（3）不良事件的书面记录，包括不良事件的临床表现、出现时间、频率、严重程度、处理措施、转归，判断是否与本研究有关。

（4）是否有严重不良事件，是否有未报告的严重不良事件。

（5）严重不良事件除在研究病历中记录，还应填写专门的严重不良事件报告表，并签名、署明日期。

（6）严重不良事件应及时向管理部门、项目负责人、伦理委员会、省食品药品监督管理部门报告，并尽快通知其他参与研究的单位。在原始资料中应记录何时、以何种方式、向谁报告了严重不良事件。

（十一）电子数据管理

数据管理是贯穿临床研究各个环节，以保证研究质量为目的的综合过程，为保证研究数据的真实性及课题及时有效的管理，通过网络即时将各临床研究单位的数据上报到数据管理中心。检查内容与方式如下：

（1）应有专人负责电子数据管理，一般至少应设2名数据管理员，负责临床课题组研究数据录入、核查、上报、答疑等工作。

（2）查看电子数据管理员的培训证明材料，并进行相关知识的现场提问。

（3）查看采用的数据管理软件形成的数据库是否合格，是否符合项目组管理和课题统一要求，是否委托第三方进行数据管理。

（4）应及时按随访时点实时录入研究数据，一般按照SOP要求在完成纸质研究病历的规定时间内录入，否则视为脱离时间窗。同时要求进行数据的独立二次录入，并对数据准确性进行自检。

（5）是否按时提交数据，能否及时答复数据管理员发出的疑问。

（6）数据现场核对，即抽查纸质研究病历与已上报电子数据进行一致性核对，尤其是关键指标的核查。

（十二）质量管理

二级、三级、四级检查均需检查下一级或下几级的质量管理情况，需依次核实如下项目：

（1）各级质量检查员资格审查，包括具有医学研究背景证明资料、临床研究检查培训、电子病例报告表与数据管理系统使用培训。

（2）现场考核质量检查员对质量检查相关内容的掌握情况。

（3）是否制订切实可行的检查计划并制定质量检查清单。

（4）是否按规定时间、规定数量、规定内容进行检查。

（5）参加单位科研管理部门对课题监管情况。

（6）查看质量检查报告质量，是否对研究数据记录、数据报告、药物管理、不良事件的处理与报告等进行了全面检查。

（7）对照质量检查报告中提出的问题检查所采取的措施和实际整改情况。

（8）是否接受第三方质量检查，如项目组织管理部门或委托专门的组织或单位承担稽查工作，并对稽查工作发现的问题及时处理。

（十三）依从性检查

临床研究中，尽管有一个确有疗效的试验药物和良好的临床研究方案，但如果研究者或患者执行临床研究方案依从性差，则整个临床研究就有可能失败或导致错误的结论，故在临床研究中关注和改善依从性十分必要。依从性包括研究者依从性和受试者依从性。检查内容与方式如下：

研究者依从性：检查内容主要是研究者对研究方案的了解情况，如是否了解方案的研究目的、纳入标准、排除标准、设计类型。可以通过现场提问、研究实际开展情况与研究方案一致性检查等方式进行。

受试者依从性：在研究过程中，受试者在药物的使用、接受访视、随访等方面不能依从临床试验方案执行，受试者药物服用率、到诊率低时，势必影响研究结果，甚至造成研究病例脱落，因此，脱落病例比例可以反映受试者依从性。脱落病例的数目占入组病例比例，一般不宜超过 15%；对脱落病例要以家访、电话、信件等方式与受试者联系，记录最后一次服药时间，完成所能完成的评估项目；脱落原因分析及处理：研究者应将受试者退出原因进行分析，并如实记录在病例报告表中。在分析原因的基础上，制定提高受试者依从性的有效措施；保留所有脱落病例的观察资料，研究结束时应交组长单位汇总，进行统计分析。

（十四）实验室检查

对实验室的检查方式及要求如下：

（1）实验室资格认证文件和实验室质量控制合格的相关证明文件。

（2）是否制定实验室设备操作的 SOP，包括仪器使用和维护，试剂、质控品、校准品的使用等，以避免或减少因操作者不同而引起的误差。关键疗效和安全性指标检验操作程序的 SOP，包括标本采集要求、运送要求、标本预处理、标本的保存条件与时限、检测的仪器与方法、操作人员的资格、指标的正常值范围。对实验人员掌握情况和实际操作进行现场考核。

（3）实验员培训合格证明，相应岗位上岗资格证明。

（4）各分中心实验室检验结果一致性措施：对于跨省、市或地区的多中心临床研究，应有因不同医院而使实验室条件、所用仪器设备、实验室化验结果不一样时的处理措施。

（5）抽查一定比例病例报告表中的关键指标，对检验报告单进行溯源，核对受试者姓名、检验数据、检验流水号及送检和报告日期与试验过程是否相符。

（十五）课题经费使用

课题经费是课题研究过程中发生的与研究活动直接相关的费用，包括资料费、数据采集费、差旅费、会议费、国际合作与交流费、设备费、专家咨询费、劳务费、印刷费、管理费、成果鉴定费。对课题经费的检查方式及要求如下：

（1）资料费指在课题研究过程中发生的资料收集、录入、复印、翻拍、翻译等费用，以及必要的图书和专用软件购置费等。

（2）数据采集费指在课题研究过程中发生的问卷调查、数据跟踪采集、案例分析等费用。

（3）差旅费指在课题研究过程中开展国内调研活动所发生的交通费、食宿费及其他费用。差旅费的开支标准应当按照国家有关规定执行。

（4）会议费指在课题研究过程中为组织开展学术研讨、咨询等而召开的小型会议费用。会议费的开支应当按照国家有关规定，严格控制会议规模、数量、开支标准和会期。

（5）国际合作与交流费指在课题研究过程中发生的赴国外及港澳台地区调研的交通费、食宿费及其他费用。课题经费应当严格控制国际合作与交流费支出，并执行国家外事经费管理的有关规定。

（6）设备费指在课题研究过程中购置或租赁使用外单位设备而发生的费用。课题经费应当严格控制设备费支出。

（7）专家咨询费指在课题研究过程中发生的支付给临时聘请的咨询专家的费用。咨询费不得支付给课题组成员及课题管理的相关人员。咨询费的支出总额不得超过课题资助额的 10%。

（8）劳务费指在课趣研究过程中发生的支付给直接参与课题研究的在校研究生和其他课题组临时聘用人员等的劳务性费用。劳务费的支出总额不得超过课题资助额的 10%。

（9）印刷费指在课题研究过程中发生的课题研究成果的打印费、印刷费和誊写费等。

（10）管理费指在课题研究过程中对课题负责人所在单位为组织和支持课题研究而支出的费用。管理费的支出严禁超额提取和重复提取。鼓励管理部门只提供服务而不提取管理费。

（11）成果鉴定费指在课题结项时对课题成果的质量进行评估所发生的费用。因成果质量问题需组织第二次监定发生的费用，由课题负责人负担。

三、质量控制人员培训

除四级检查外，人员培训也是临床研究实施过程中质量控制的重要环节，由课题负责部门统一策划与实施。必须采取有针对性的措施，进行有效的人员培训，才能保证课题正常运转。临床研究往往涉及多个组织及人员的参与。要保证研究各环节工作能够流畅开展，就必须细化人员分工、完善相关管理和规定。重视人员培训和场地等条件的管理，若研究人员出现专业知识缺乏、科研能力差等问题，可以通过举办培训班、研讨会、单独或集中培训等各种形式，提高伦理委员会、研究者、药学人员、研究护士等团队的素质和能力。要重视临床研究前的培训与教育，重视临床研究的流程管理与人员分工，必要时申办者需要组建研究协调员团队进行集中培训与教育，解决个别研究机构整体能力不足与研究者精力相对不足等矛盾，处理研究者与申办者、临床科室与辅助科室的沟通与协商事务，增加研究各相关者/单位间的理解与互信，保证方案的依从性和临床研究的质量。

（一）培训计划

应针对临床研究的具体任务要求和研究人员的实际情况，制订切实可行的培训计划。培训工作一般进行两次：第一次是课题启动时，对课题研究骨干（包括主要研究者、研究助理、数据管理员、质控员）进行科研培训，以提高对项目研究背景、目的意义、研究方法等的认识。第二次是课题研究开始后的现场培训，针对具体任务，让各位研究者掌握如何在临床工作中开展试验，并应保证在较短时期内完成对全部研究者的培训任务。

（二）培训内容

1. 实施方案培训　包括研究背景、研究目的、设计类型、研究人群、纳入/排除/脱落/剔除/中止标准、观察指标、不良反应/事件的判断与处理等。

2. 病例报告表填写培训　必须记录真实可靠的原始数据，要求做到规范、及时、准确、完整、可读。强调每次试验按照 SOP 规定的时间及时填写病例报告表，逾期则视为脱离时间窗，须及时补充。病例报告表的所有项目必须填写完整，无漏项缺项。研究者需使用黑色签字笔、钢笔填写病例报告表，若使用铅笔填写则不符合规范。每处改动需有证据或经得起合理解释，所有错误或漏项要有修正或注明，并附研究者签名和日期。若随意改动并未说明理由，则被视为无效涂改。

3. 临床数据采集系统使用操作培训　使用测试库进行现场操作训练，掌握系统的接入、登录、添加病例、病例信息录入等，并介绍操作注意事项。强调应采取双人双录入的形式，即两人独立录入数据，在第二次录入时解决两次录入间的不一致，但看不到第一次的录入值。数据录入过程应考虑到临床研究对数据质量的要求。通常，双份数据录入可减少数据录入时经常发生的随机按键错误，避免随机误差对分析可能产生的影响。数据录入应尽早，这样数据审核的清理工作也可以尽早进行，因而可及早发现研究中存在的问题，尽早解决。

4. 不良事件判断培训　培训内容包括不良事件与不良反应的区别，不良反应的分型、机制、特点、产生原因、常见症状等。应强调本着"可疑即报"的原则，做到不遗漏，另外，某些轻度不良反应，例如恶心、头晕等，亦应予以重视。

5. 质量控制培训　课题负责部门应为各级临床单位举办质量控制方面的培训，内容包括质量控制的内容、程序、清单等，为一、二、三级质控提供必要的参考。

（三）培训考核

培训结束时应就有关的研究方案、操作规程等内容进行书面考核或口头提问。凡考核仍存在错误者，培训人员应就此内容重新讲解，被培训者集体讨论，在澄清问题后当场修改，考核合格后，颁发培训证书，方可进行临床研究工作。因故未参加培训者，需补培训并参加再次考核。

四、标准操作规程的制定

标准操作规程（standard operating procedure，SOP）是为有效地实施和完成临床试验中每项工作所拟定的标准和详细的操作规程。随着大规模、多中心临床研究的大量开展和受试者自我保护意识的增强，对临床试验的要求也越来越高。按 GCP 标准完成临床试验的经验和教训使所有临床试验的参与者认识到，临床试验的质量是其是否能达到试验设计目的的关键；也认识到制定和执行严谨、详细和可行的 SOP，并贯穿于试验全过程，是规范操作、达到统一标准的有效方法。

临床试验过程的每项工作都应根据 GCP、有关法规及管理规定、工作职责、该工作的技术规范和该试验方案的要求制定这一工作的 SOP。例如，试验方案设计的 SOP，知情同意书准备的 SOP，伦理委员会申报和审批的 SOP，研究者手册准备的 SOP，研究者的选择和访问的 SOP，临床试验程序的 SOP，实验室 SOP，实验室质控 SOP，药品管理 SOP，不良事件记录和严重不良事件报告的 SOP，数据处理和检查的 SOP，数据统计与检查的SOP，研究档案保存和管理的 SOP，研究报告撰写的 SOP 等。

SOP 应是可操作的，有详细的操作步骤以便遵从。临床试验前应对所有参试人员进行相关 SOP 的培训，并在试验开始阶段认真监查 SOP 的执行，在执行中应对 SOP 的适用性和有效性进行系统的检查，对确认不适用的 SOP 进行修改或补充。

研究单位应根据 GCP、有关法规及管理规定及岗位职责制定常规的 SOP，其中包括所有常规要素的 SOP，在临床试验准备时再按照临床试验方案和试验的特殊要求进行修改和补充，制定特定的临床试验标准操作规程（CSOP）。SOP 应定期进行复查，至少每年复查1 次，对过时或不适用的 SOP 进行更新或修改。

第九章

帕金森病的现代医学
临床用药分析

第一节　临床应用分析

一、吡贝地尔与艾司西酞普兰联合用药对帕金森病伴抑郁状态患者抑郁评分及神经症状康复的影响

（一）资料与方法

1. 一般资料　随机选取湖北省人民医院 2013 年 1 月至 2016 年 10 月 100 例帕金森病伴抑郁状态患者，分为对照组和实验组各 50 例。其中，对照组男 38 例，女 12 例，年龄为 38～80（62.17±4.53）岁，病程为 2～12（4.21±2.04）个月。实验组中男 36 例，女 14 例，年龄为 36～79（65.21±4.43）岁，病程为 3～11（4.98±2.31）个月。两组患者在性别比、年龄、病程等一般资料上均无明显差异（P 均＞0.05），具备比较性。

2. 病例入选标准　严格按照中华医学会神经病学协会制定的有关帕金森病的诊断标准：肢体强直、步态姿势失常、运动迟缓、静止性震颤。汉密尔顿抑郁量表（Hamilton depression scale，HAMD）17 项评分为 7～24 分；患者沟通无障碍，能够配合治疗；无严重遗传史；无严重精神病史。

3. 抑郁症评分标准　按照上述 HAMD 评分法，总分＞24 分为严重抑郁症；总分在 17～24 分（不包括 17 分）为中度抑郁症；总分在 7～17 分为轻度抑郁症；总分＜7 分为正常，无抑郁表现。本次研究选取 HAMD 总分为 7～24 分，即为轻度或中度抑郁的患者。

4. 治疗方法　对照组：患者服用吡贝地尔治疗（规格：50mg×30s），每日服用 1～3 片，每日 3 次，饭后口服。实验组：在对照组的基础上加用艾司西酞普兰（规格：10mg×7s），每日 10mg，每日 1 次。两组患者均用药 42 天。用药过程中根据患者实际情况适当调整用量，若期间患者发生药物过敏或其他严重不良反应，应立即停止用药并及时就诊。

5. 疗效评定　于治疗前、治疗后 14 天、治疗后 42 天，通过统一帕金森评分量表（unified Parkinson's disease rating scale，UPDRS）和 HAMD 评分法对两组患者进行评分。其中 UPDRS 评分主要有行为、精神、情感、药物治疗的不良反应等方面并由患者自行填写其日常生活情况，分值越高反映患者疾病症状越严重。

6. 统计学方法　采用 SPSS 22.0 数据分析软件处理本研究的相关数据，其中计量资料（$\bar{x}±s$）采用 t 检验，以 $P＜0.05$ 为有差异，表明具有统计学意义。

（二）结果

1. 两组患者用药前后 UPDRS 评分对比　两组患者用药前的 UPDRS 评分对比并无明显差异（$P＞0.05$）；用药 14 天后，实验组和对照组患者 UPDRS 评分显著低于用药前（t=7.98、4.21，P 均＜0.01），而组间比较并无明显差异（$P＞0.05$）。用药 42 天后，与用药前对比，实验组和对照组患者 UPDRS 评分均明显下降（t=5.43、4.11，P 均＜0.01）且实验组评分明显低于对照组（$P＜0.05$），见表 9-1-1。两组患者 UPDRS 中的运动检查、行为

情感、日常生活、药物治疗均明显低于用药前（P 均<0.05），同时实验组患者的运动检查、行为情感明显低于对照组（P 均<0.05），见表 9-1-2。

表 9-1-1　两组患者用药前后 UPDRS 评分对比

组别	n	用药前	用药后 14 天	用药后 42 天
对照组	50	35.87±11.09	31.89±9.23	27.93±10.23
实验组	50	36.37±12.34	28.04±9.36	21.56±7.03
t		0.28	0.45	8.76
P		0.56	0.32	0.00

表 9-1-2　两组患者用药前后 UPDRS 评分各指标对比

组别	n	时间	运动检查	行为情感	日常生活	药物治疗
对照组	50	用药前	18.09±4.27	8.05±2.45	8.15±2.04	2.98±1.03
		用药后	13.67±5.03	4.99±3.13	5.86±3.13	2.04±1.23
实验组	50	用药前	19.23±6.01	8.13±3.56	8.47±3.16	2.87±1.34
		用药后	9.43±6.03	2.03±1.94	6.11±2.04	1.88±1.25

2. 两组患者用药前后 HAMD 评分对比　两组患者用药前的 HAMD 评分对比并无明显差异（P 均>0.05）；用药 14 天后，对照组 HAMD 评分与用药前无明显差异（t=1.49，P=0.09），实验组患者 HAMD 评分显著低于用药前（t=4.76，P=0.00），且实验组患者评分明显低于对照组（P<0.05）；用药 42 天后，实验组和对照组患者的 HAMD 评分均显著低于用药前（t=6.23、4.19，P 均<0.01），且实验组患者评分明显低于对照组（P<0.05）。见表 9-1-3。

表 9-1-3　两组患者用药前后 HAMD 评分对比

组别	n	用药前	用药后 14 天	用药后 42 天
对照组	50	18.31±1.46	17.89±1.22	13.09±1.29
实验组	50	18.53±1.28	13.13±1.03	9.26±1.27
t		0.21	3.98	4.43
P		0.75	0.00	0.00

（三）讨论

帕金森病的主要发病机制是中脑黑质多巴胺能神经元的变性、死亡，引起纹状体、中脑黑质多巴胺水平降低。吡贝地尔为非麦角类多巴胺受体激动剂之一，能够直接对纹状体多巴胺受体发挥作用，有效提高老年患者的记忆力和注意力，缓解眩晕、感觉神经出现障碍的症状，同时能够缓解帕金森病患者运动功能异常和冷漠、抑郁、认知功能障碍等非运动症状表现，故近几年逐渐应用于治疗帕金森病患者的临床中。

本次研究结果发现，用药 14 天后，对照组 HAMD 评分与用药前相比并无明显差异；

用药 42 天后，对照组患者的 UPDRS 评分和 HAMD 评分均显著低于用药前。这个结果提示：长时间服用吡贝地尔能够改善患者抑郁症状，但短期效果欠佳。包括艾司西酞普兰在内的 5-羟色胺再摄取抑制剂起效迅速、不良反应较小，逐渐成为治疗帕金森病患者抑郁症状的首选药物，本次研究发现用药 14 天后和用药 42 天后，实验组患者 UPDRS 评分和 HAMD 评分均明显低于对照组；两组患者 UPDRS 中的运动检查、行为情感、日常生活、药物治疗均明显低于用药前，说明艾司西酞普兰联合吡贝地尔能够更快地改善患者的抑郁症状。此外，由于艾司西酞普兰治疗抑郁症患者与其改善海马脑源性神经营养因子的水平有着紧密的联系。因此吡贝地尔与艾司西酞普兰联合用药还可能有助于神经症状的康复，我们的结果也验证了这一点。

综上所述，吡贝地尔与艾司西酞普兰联合用药能够有效缓解帕金森病伴抑郁状态患者抑郁症状，促进神经症状康复，减轻帕金森病患者的整体症状。但本研究样本量较小，还需要更多的研究来验证我们的结果。

二、丁苯酞联合美多巴对帕金森病患者临床症状、治疗效果及日常生活活动能力的影响

（一）资料与方法

1. 一般资料　选取 2016 年 4 月至 2017 年 8 月山西省垣曲县人民医院收治的帕金森病患者 60 例为研究对象，均符合《帕金森病诊疗与康复》中的相关诊断标准，且经神经内科检查确诊，年龄≥60 岁，患者及家属对本次研究知情并自愿参与。排除肝肾功能严重不全、药物过敏史、精神类疾病及帕金森叠加综合征等患者。遵照随机原则将 60 例患者分为 A、B 组，每组 30 例。A 组男 18 例，女 12 例；年龄 61～86（70.8±8.5）岁；病程 8 个月至 2 年，平均（1.7±0.7）年。B 组男 15 例，女 15 例；年龄 60～88（71.8±9.0）岁；病程 6 个月至 3 年，平均（1.9±5）年。2 组患者性别、年龄、病程等资料经对比分析无明显差异（$P>0.05$）。

2. 治疗方法　2 组经确诊后，均给予抗抑郁、改善肌力水平等常规治疗。A 组给予美多巴（多巴丝肼）单一药物口服治疗，首周 0.125g/d，早中晚分顿服用；以后每周增量 0.125g/d 直至达到适宜剂量。B 组联合应用丁苯酞胶囊 0.4g 口服，每天 3 次。2 组均连续用药 8 周。

3. 观察指标及疗效判定标准　①利用 UPDRS 评分系统拟定临床疗效评价标准。显效：与治疗前相比，认知能力恢复，生活可自理；有效：认知能力明显改善，生活基本自理；无效：治疗前后，临床症状体征均未缓解，甚至有加重趋势。总有效率=（显效+有效）/总例数×100%。②采用生活自理能力评分量表（ADL）评估患者用药治疗前后日常生活活动能力。0～100 分，得分越高提示生活活动能力越强，<40 分提示所有活动完全依赖他人完成。③采用汉密尔顿抑郁量表（HAMD）、非运动症状量表（NMS）、帕金森病睡眠量表（PDSS）、简易精神量表（MMSE）分别评价患者治疗前后的抑郁程度、非运动症状、睡眠质量及精神状态评分。

4. 统计学方法　研究应用 SPSS 22.0 软件进行处理，$\bar{x} \pm s$ 表示计量资料，率（%）表示计数资料，组间比较分别应用 t 检验和 χ^2 检验。$P < 0.05$ 为差异有统计学意义。

（二）结果

1. 临床疗效比较　B 组治疗总有效率为 93.3%，高于 A 组的 73.3%，差异有统计学意义（$P < 0.05$）。见表 9-1-4。

表 9-1-4　2 组患者疗效比较

组别	例数	显效	有效	无效	总有效率（%）
A 组	30	15（50.0）	7（23.3）	8（26.7）	73.3
B 组	30	24（80.0）	4（13.3）	2（6.7）	93.3[a]

注：a：与 A 组总有效率比较，$P < 0.05$。

2. 生活自理能力评分比较　治疗前，2 组 ADL 评分比较差异无统计学意义（$P > 0.05$）；治疗 8 周后，2 组 ADL 评分均高于治疗前，且 B 组评分高于 A 组，差异有统计学意义（$P < 0.05$），见表 9-1-5。

表 9-1-5　2 组患者治疗前后 ADL 评分比较（$\bar{x} \pm s$，分）

组别	例数	治疗前	治疗后
A 组	30	40.7±5.2	57.4±5.9[a]
B 组	30	41.0±5.9	84.7±6.9[ab]

注：a：与同组治疗前比较，$P < 0.05$；b：与 A 组治疗后比较，$P < 0.05$。

3. 抑郁程度、非运动症状、睡眠质量及精神状态评分比较　治疗前，2 组 HAMD、NMS、PDSS、MMSE 评分比较均无显著差异（$P > 0.05$）；治疗后，2 组 HAMD、NMS 评分较治疗前降低，PDSS、MMSE 评分较治疗前升高，且 B 组 HAMD、NMS 评分低于 A 组，PDSS、MMSE 评分高于 A 组，差异有统计学意义（$P < 0.05$）。见表 9-1-6。

表 9-1-6　2 组患者治疗前后抑郁程度、非运动症状、睡眠质量及精神状态评分比较（$\bar{x} \pm s$，分）

组别	时间	HAMD	NMS	PDSS	MMSE
A 组	治疗前	41.8±7.8	18.1±4.3	85.7±6.8	10.6±3.3
（n=30）	治疗后	17.0±7.5[a]	15.6±3.4[a]	100.1±10.3[a]	20.2±5.4[a]
B 组	治疗前	41.2±7.4	18.0±3.7	86.2±5.6	10.5±3.7
（n=30）	治疗后	7.2±2.2[ab]	12.3±2.2[ab]	12.3±15.4[ab]	26.9±5.3[a]

注：a：与同组治疗前比较，$P < 0.05$；b：与 A 组治疗后比较，$P < 0.05$。

（三）讨论

帕金森病是老年患者群体中高发疾病之一，黑质纹状体变性是本病的主要病理机制，从 1817 年首例帕金森病报道以来的 200 余年中，本病依然不能治愈。以往，临床在治疗帕金森病时通常会关注患者的运动症状，以静止性震颤、肌强直、运动迟缓等为主。近几年，国内外临床更关注帕金森病患者的非运动症状，且有研究指出，98%以上的帕金森病患者至少存在一种非运动症状，且该类症状伴随病情加重而增加。抑郁、睡眠障碍是帕金森病患者最常见的非运动症状，若长期不能解除，将会对患者生活质量造成严重的影响。故而，针对帕金森病患者而言，积极探寻一种有效的治疗方案，是改善患者生存质量的关键。

罗日鑫等研究中指出，氧化应激反应、线粒体功能异常等在帕金森病发生、发展中发挥重要作用。而 SOD、MDA 等参与机体氧化应激反应，故而针对其在帕金森病发生发展中体现的作用也逐渐被关注。美多巴是临床治疗帕金森病的常用药物，其能在脑外及大脑组织内迅速脱羧反应生成多巴胺，致使大部分左旋多巴无法顺利抵达基底神经节，而在外周形成的多巴胺很可能诱发多种不良反应，故而影响疾病治疗效果，这也是美多巴在帕金森病治疗领域推广受限的内在原因之一。而丁苯酞是基于左旋芹菜甲素合成的消旋体，药理作用众多，例如增强线粒体功能、优化抗氧化酶活性、抑制神经元衰亡及血小板聚集过程等，在心脑血管疾病临床治疗中有广泛应用，是脑卒中患者的首选药物之一。且有实践研究发现，脑卒中患者在采用丁苯酞治疗后，血清氧化应激指标 SOD、MDA 等水平均明显改善，提示本药物能促进受损神经功能的修复进程，还能通过神经营养因子-3、降低 CRP 的形成，改善患者的抑郁症状。

本结果显示，经 8 周治疗后，B 组治疗总有效率高于 A 组，PDSS、MMSE 及 ADL 评分高于 A 组，HAMD、NMS 评分低于 A 组，差异均有统计学意义。

综上所述，丁苯酞联合美多巴治疗帕金森病，能显著改善患者临床症状、提升日常生活能力，提高临床疗效，值得推广应用。

第二节　基于实验室指标的临床有效性评价

帕金森病患者生化指标及相关因子水平的临床研究

（一）观察对象

选取 2017 年 9 月至 2018 年 5 月在南昌大学第一附属医院神经内科住院的帕金森病患者 110 例（帕金森病组），其中男 61 例、女 49 例，年龄 45～81 岁，平均（65.38±6.21）岁，体重指数（body mass index，BMI）平均为（20.48±6.27）kg/m^2。病程 0.1～16.0 年，平均（4.10±3.58）年，Hoehn-Yahr（H-Y）分级：1～2 级 50 例，2.5～3 级 41 例，3 级及以上 19 例。其临床诊断依据英国帕金森病协会脑库标准：①缓慢起病，具有静止性震颤、强直和运动迟缓 3 项症状中至少 2 项；②左旋多巴治疗有良好反应；③近期无急性感染疾病者；④无合并症病史者。排除标准：①恶性肿瘤疾病者；②特发性震颤者；③免疫系统疾病者；④肝肾功能不全者；⑤其他神经退行性疾病者。另选择该院同期体检健康者 98 例（对照组），来自本院健康体检中心，生活规律、思维正常、精神矍铄，同时还须满足彼此无血缘关系；无帕金森病及其家族史、无阿尔茨海默病、脑血管病等神经系统疾病病史；其中男 55 名、女 43 名，年龄 43～79（64.12±6.62）岁，BMI 为（21.16±7.32）kg/m²。两组年龄、性别及 BMI 相匹配，具有可比性。所有被检者均知情同意。

（二）方法

1. 血清生化指标水平检测　停止高脂饮食 1 天，晨起空腹采血 5ml，用 OLYMPUSAU5421 全自动分析仪测定血清尿酸（UA）和三酰甘油（TG）、总胆固醇（TC）、高密度脂蛋白胆固醇（HDL）、低密度脂蛋白胆固醇（LDL）及碱性磷酸酶（AKP）。

2. 相关因子血清水平检测　采用酶联免疫吸附法（ELSA），检测血清中单核细胞趋化蛋白-1（MCP-1）及肿瘤坏死因子-α（TNF-α）水平。实验操作均严格按照试剂盒说明书进行。

3. 统计学处理　采用 SPSS 17.0 软件进行分析。数据以均数±标准差表示。两组间各指标比较采用 t 检验。以 $P<0.05$ 为差异有统计学意义。结果帕金森病组 TG、TC、LDL 及 UA 水平低于对照组（$P<0.01$），HDL、TNF-α、MCP-1 及 AKP 高于对照组（$P<0.01$，表 9-2-1）。

表 9-2-1　两组血清生化指标和相关因子水平比较（$\bar{x}\pm s$）

组别	n	TG（mmol/L）	TC（mmol/L）	HDL（mmol/L）	LDL（mmol/L）
帕金森病组	110	1.69±0.21	4.21±0.53	1.41±0.13	2 48±0.24
对照组	98	1.85±0.24	4.92±0.57	1.35±0.14	3.09±0.32
t 值		14.55	47.28	35.42	30.26
P 值		<0.01	<0.01	<0.01	<0.01

组别	n	UA（mmol/L）	AKP（μmol/L）	TNF-α（pg/ml）	MCP-1（ng/L）
帕金森病组	110	275.69±25.48	87.56±7.58	18 56±1.59	28 33±1.85
对照组	98	312 58±32 75	77.29±6.81	14.88±1.12	15.58±1.31
t 值		39.13	18.80	62.85	82.36
P 值		<0.01	<0.01	<0.01	<0.01

（三）讨论

目前帕金森病的病因尚未完全明确，其发生可能是环境、遗传等多因素共同作用的结果。现认为除遗传因素外，氧化应激及自由基损害是引发帕金森病的主要原因。而 UA 作为天然的抗氧化剂，可通过抑制过氧亚硝基阴离子介导的神经毒性作用从而减少多巴胺能神经元死亡。同时 UA 可作为一种抗氧化剂和嘌呤代谢终产物从而对神经元具有保护作用。本次研究发现帕金森病患者的 UA 水平显著低于正常对照组，与文献报道相符，表明高 UA 可通过预防氧化应激反应从而阻止或延缓帕金森病多巴胺能神经元的凋亡过程。既往研究发现脂类和胆固醇代谢也是影响帕金森病发病机制的另一因素。有研究结果表明低血清 TC 水平可能是帕金森病致病的危险因素之一，其原因可能在于帕金森病患者的低血清 TC 水平与血清辅酶 Q_{10} 水平降低有关。辅酶 Q_{10} 与血清 TC 的生物合成途径有一部分是相同的，因此血清 TC 是血清辅酶 Q_{10} 水平的决定因素，同时降 TC 药物（如他汀类药物）亦可显著降低辅酶 Q_{10} 水平。辅酶 Q_{10} 作为电子传递体的基础，其水平降低可导致线粒体功能障碍从而引起多巴胺能神经元变性死亡，最终导致帕金森病。α-突触核蛋白作为路易体的主要成分，其与脂质氧化代谢产物共同作用可产生线粒体功能障碍从而可引起多巴胺能神经元死亡，导致帕金森病。本次研究发现帕金森病患者存在 TG、TC 及 LDL 升高且 HDL 下降的脂类代谢特点，表明脂类和胆固醇代谢可能与帕金森病的致病存在关联。研究发现帕金森病患者易跌倒发生骨折，除姿势异常还与骨质改变有关，其骨质代谢同样存在异常，骨量明显下降。AKP 是临床用于筛查肝胆及骨质疾病的常用检测指标，主要由肝脏及成骨细胞合成。当体内钙摄入不足时导致成骨细胞不能转换为骨细胞，造成成骨细胞反馈性的增生活跃，同时成骨细胞分泌大量 AKP 入血，引起 AKP 水平升高。本次研究发现帕金森病患者的 AKP 显著高于正常人，表明其骨质代谢旺盛以弥补其骨量的不足。以上结果表明脂类及胆固醇代谢可能与帕金森病的致病过程存在关联，而在帕金森病的病程中骨质代谢可发生改变。除氧化应激反应外，炎性反应与帕金森病的发病机制亦密切相关。研究发现帕金森病病程中通常伴随着免疫炎症的发生，多种炎症细胞激活、浸润及其分泌的炎性因子、趋化因子相互作用从而介导了炎性反应的激活与放大。在帕金森病发病过程中，小胶质细胞分泌的细胞因子（如 IL-6、TNF-α 等）与帕金森病的发病密切相关，且帕金森病患者高水平的 TNF-α 与帕金森病非运动症状（如情绪障碍、睡眠障碍等）显著相关。帕金森病患者血液中的淋巴细胞、单核细胞、巨噬细胞等免疫细胞可通过细胞因子、趋化因子及黏附因子等相互作用，导致中枢神经系统炎性改变。其中 MCP-1 可通过与血管内皮细胞上的趋化因子受体结合从而激活 Rho 激酶，破坏内皮细胞的紧密连接导致血脑屏障通透性增加引起神经系统疾病。本次研究结果显示，帕金森病患者血清中 TNF-α 及 MCP-1 水平均显著高于对照组患者，提示免疫炎性反应可能参与了帕金森病患者的进展从而导致其机体炎性细胞因子及趋化因子水平增加，由此可知帕金森病的发展过程与机体内的免疫炎性反应存在关联。

综上所述，本次调查发现氧化应激、脂类代谢等指标可作为帕金森病的高危因素应用于帕金森病的辅助诊断，而骨质代谢（AKP）及细胞免疫炎性反应（TNF-α 及 MCP-1）的检测则可用于监测帕金森病的病程进展。临床工作中是否可通过上述指标来预测疾病的发生、进展或病情还有待进一步深入研究。

第十章

帕金森病的临床中成药研究实例

第一节　中成药临床应用分析

一、熄风定颤丸治疗帕金森病肝肾阴虚证临床研究

熄风定颤丸是河南中医药大学第一附属医院院内制剂，是临床治疗帕金森病常用的中成药之一，开展对该药临床应用的评价，可充分补充上市前研究的不足，对全面认识该药的性质，掌握其应用规律，具有重要意义。

（一）资料与方法

1. 一般资料　70例患者均来源于2011年3月至2011年11月河南中医学院第一附属医院门诊及住院帕金森病患者，随机分为对照组和治疗组，每组各35例。对照组男18例，女17例；年龄（61.5±4.5）岁。治疗组35例，男19例，女16例；年龄（63.7±2.3）岁。两组性别、年龄及治疗前统一帕金森病评定量表（UPDRS）评分、中医症状及生存质量评分经统计学处理，无显著性差异（$P>0.05$），具有可比性。

2. 诊断标准　所有患者均符合2006年中华医学会神经病学分会运动障碍及帕金森病学组制定的帕金森病诊断标准。肝肾阴虚证：参照1992年中华全国中医学会老年医学会《中医老年颤证诊断和疗效评定标准（试行）》中有关诊断标准部分制定。

3. 治疗方法　对照组给予口服美多巴片（多巴丝肼片，每片250mg，上海罗氏公司生产），每次250mg，每天3次；合用吡贝地尔（每片50mg，法国施维雅药厂生产），每次50mg，每天1次；治疗组口服熄风定颤丸（河南中医学院第一附属医院制剂科提供，药品批号：豫药制字Z05010604），每次6g，每天3次，合用美多巴片，每次250mg，每天3次。

两组均治疗12周，12周后分别进行UPDRS评分，中医症状及生存质量评分。治疗前后分别检查血、尿常规及肝、肾功能。

4. 观察指标　观察两组患者的临床疗效，UPDRS评分、中医症状改善等情况。

5. 统计学方法　统计分析采用SPSS 15.0统计分析软件进行计算，所有的统计检验均采用双侧检验，计数资料用采用χ^2检验，计量资料采用t检验，$P<0.05$为差异有统计学意义。

（二）结果

1. 两组临床疗效比较　见表10-1-1。

表10-1-1　两组肝肾阴虚证帕金森病患者临床疗效比较

组别	n	显效（例）	进步（例）	稍好（例）	无效（例）	有效（%）
对照组	35	7	9	9	10	71.5
治疗组	35	10	13	9	3	92.0

注：治疗后两组比较，经χ^2检验，$\chi^2=8.36$，$P<0.01$，差异有统计学意义。

2. 两组治疗前后 UPDRS 评分比较 见表 10-1-2。

表 10-1-2 两组肝肾阴虚证帕金森病患者治疗前后 UPDRS 评分比较（$\bar{x} \pm s$，分）

组别	n	治疗前	治疗后		
			4 周	8 周	12 周
对照组	35	20.78±2.89	19.67±2.96	17.65±2.82	15.12+2.67
治疗组	35	20.62±3.61	18.65±3.32	14.56±4.23	10.13±2.68

注：与同组治疗前比较，$P<0.05$；与对照组治疗后比较，$P<0.01$。

3. 两组证候疗效比较 见表 10-1-3。

表 10-1-3 两组肝肾阴虚证帕金森病患者证候疗效比较（$\bar{x} \pm s$）

症候	治疗组			对照组		
	n	治疗前	治疗后	n	治疗前	治疗后
表情呆板	26	1.86±1.32	1.15±1.18	27	1.90±1.32	1.76±1.23
震颤	30	1.56±0.96	1.06±0.56	30	1.65±0.72	1.34±0.23
肢体拘挛	27	2.27±0.82	1.31±0.96	25	2.23±0.81	1.76±0.68
慌张步态	20	2.73±0.98	1.20±1.13	22	2.68±1.12	1.58±1.02
腰酸腿痛	18	1.93±1.16	0.90±0.81	17	1.87±1.12	1.48±0.62
畏寒肢冷	12	1.42±1.14	0.86±0.89	16	1.34±1.12	1.02±0.83
小便频数	23	1.96±0.86	0.60±0.52	21	1.89±0.98	0.89±0.41
便秘	27	1.0±0.87	0.9±0.62	25	1.03±0.86	0.92±0.83

注：与同组治疗前比较，$P<0.05$；与对照组治疗后比较，$P<0.01$。

4. 不良反应 对照组原本无纳差、恶心、失眠、烦躁、口干的患者中，有 6 例出现相关症状，但可坚持服药；治疗组未发现明显不良反应。两组患者均完成临床观察。

（三）讨论

帕金森病的确切病因至今不明，发病机制与黑质致密部多巴胺能神经元变性，继之脑内多巴胺含量减少有关。至今左旋多巴制剂仍为治疗帕金森病最为有效的药物，被称为治疗帕金森病的"金药物"，然其疗效仅仅是症状缓解，不能停止或延缓神经元丢失的发展，长期使用左旋多巴临床上多出现疗效衰减、症状波动、运动障碍等，临床应用受到极大限制。如何减毒增效已成为目前研究的重点。

帕金森病属中医学"颤振""振掉"等范畴。对其的认识早在《黄帝内经》便有论述，认为随意运动障碍为拘挛，强直属痉。古代医家对本病病因、病机有不同的阐述，如《素问·至真要大论》曰："诸风掉眩，皆属于肝。"称其为掉眩，并论述与肝有密切关系。明代孙一奎《赤水玄珠》将此病从"诸颤鼓栗"中分出，并立为"颤振门"，首次把"震颤"为主要表现的疾病命名为"颤振症"，并提出本病病理基础为肝肾阴虚。

《医宗必读》曰："然木即无虚，言补肝者，肝气不可犯，肝气自养，血不足者濡之，水之属也，壮水之源，木赖以荣。"提出肝肾同源同治原则。马云枝教授潜心钻研历代医家之专著，精心于临床工作，并结合现代医学研究，研制出中药熄风定颤丸。该方由龟板、鳖甲、制何首乌、天麻、僵蚕、川芎、赤芍等组成。龟板、鳖甲滋阴潜阳、益肾健骨，共为君药；制何首乌、炒杜仲补益肝肾、益精填髓，天麻、僵蚕息风止痉、祛风定颤，为臣药；珍珠母镇静安神，川芎为血中之气药，赤芍养肝血敛阴而祛风，共为佐使药。诸药合用，共奏养肝益肾、息风定颤之效。临床研究表明，熄风定颤丸联合美多巴治疗帕金森病取得了比美多巴联合吡贝地尔更好的疗效，治疗组有效率明显优于对照组（$P<0.01$）；治疗组中医症状、生存质量的改善情况明显高于对照组（$P<0.05$）。因此，熄风定颤丸联合西药美多巴治疗肝肾阴虚证帕金森病的临床疗效显著，且依从性好。

二、葛根素注射液为主治疗帕金森病的临床研究

葛根素注射液是临床常用的中药注射剂之一，对该药进行上市后的有效性和安全性再评价可充分补充上市前研究的不足，对全面认识该药的性质，掌握其应用规律，具有重要意义。

（一）临床资料

1. 病例来源 61 例患者均为 1998 年 3 月至 2003 年 3 月广州中医药大学第二临床医学院神经内科专科门诊和住院患者。随机分为治疗组 31 例和对照组 30 例。

2. 诊断标准 西医诊断标准：参照 1984 年 10 月全国锥体外系疾病讨论会关于《帕金森病及帕金森综合征的诊断标准和鉴别诊断》。中医诊断标准：根据中华全国中医学会老年医学会《中医老年颤证诊断和疗效评定标准（试行）》中的证候诊断部分进行辨证分型。

3. 一般资料 治疗组男 23 例，女 8 例，年龄（71.3±6.8）岁；对照组男 19 例，女 11 例，年龄（70.05±7.5）岁。两组病例在年龄、性别分布上均无显著性差异。治疗组中医辨证属肝肾不足证 16 例，痰热动风证 6 例，血瘀动风证 4 例，气血不足证 3 例，阴阳两虚证 2 例。

4. 治疗方法

（1）对照组：根据病情选用美多巴 125mg，每日 2 次，连用 1 周，然后改为美多巴 250mg，每日 2 次，连续 1 个月。也可酌情选用苯海索、金刚烷胺等，并随时调整用量，对出现不良反应者予对症处理。

（2）治疗组：5%葡萄糖液（有糖尿病患者使用生理盐水）500mL+葛根素针 400mg 静滴，每日 1 次。10 天为 1 个疗程，停药 2 天后行第 2 个疗程，共治疗 1 个月。中药用自拟滋阴熄风汤加减，药用龟板、鹿角胶、干地黄、山萸肉、山药、杜仲、白芍、天麻、珍珠母、丹参、川芎、炙甘草等。气血不足型加黄芪、水蛭。每日服 1 剂，10 天为 1 个疗程，停药 2 天后，行第 2 个疗程，共治疗 1 个月。

5. 统计学分析 用 SPSS 10.0 统计软件建立数据库，将研究对象的有关资料输入，统计分析在 SPSS10.0 统计软件包中实现，计量资料采用 t 检验，计数资料采用 χ^2 检验、校正 χ^2 检验（或确切概率法），检验水准 α 取 0.05，采用双侧检验，等级资料采用秩和检验。

（二）疗效观察

1. 疗效判定标准　按中华全国中医学会老年医学会《中医老年颤证诊断和疗效评定标准（试行）》中的疗效评定标准部分进行疗效评定，用功能计分法：于治疗前、治疗后 1 个月各评分 1 次。把治疗前后的评分代入公式计算出进步率：进步率=（治疗前评分−治疗后评分）/治疗前评分×100%。疗效等级标准分为 4 级：进步级 100%为临床治愈；50%～99%为显效；1%～49%为有效；小于 1%为无效。

2. 临床疗效　见表 10-1-4。

表 10-1-4　两组临床疗效比较

组别	n	痊愈（例）	显效（例）	有效（例）	无效（例）	总有效率（%）
治疗组	31	2	9	19	1	97[a]
对照组	30	0	4	15	1	63

注：a：与对照组比较，$P<0.01$。

3. 两组临床症状改善情况　见表 10-1-5。

表 10-1-5　两组临床症状改善情况

项目	治疗组（分）		进步率（%）	对照组（分）		进步率（%）
	治疗前	治疗后		治疗前	治疗后	
双手动作减少及书写障碍	69	31	55[b]	66	40	30
颈肩强直	42	26	38[a]	39	30	23
姿势障碍	62	38	39[a]	61	46	25
行走时上肢协调不能	54	36	33[a]	49	40	18
步态障碍	71	32	55[b]	68	47	31
震颤	74	34	54[b]	71	49	31
面部表情障碍	53	34	37[a]	50	41	22
坐、走立运动	47	31	34[a]	44	35	20
言语障碍	55	26	53[a]	56	32	43
生活自理力	65	24	63[b]	60	36	40

注：a：与对照组比较，$P<0.05$；b：与对照组比较，$P<0.01$。

4. 不良反应　治疗组 31 例治疗后未发现任何不良反应，对肝肾功能无损害。

（三）讨论

葛根为豆科属植物，早在古代医学著作《神农本草经》和《伤寒杂病论》就有用其治疗一般疾病的记载。其味甘、辛，其性凉，入脾、胃经，可解肌退热，发表透疹，升阳止泻，生津止渴。《伤寒论》中太阳病和太阳阳明合病用葛根治疗项背强几几等。葛根素是从葛根中提取的一种有效成分。目前临床上葛根及葛根素已被广泛运用到脑缺血性疾病等多种疾病的治疗和预防醉酒等。现代药理学研究表明：①葛根素有温和改善脑循环的作用，能增加微血管运动的振幅，提高局部微血管流量；②葛根素有广泛的 β 受体阻滞作用；③葛根及葛根醇提取物均能对抗东莨菪碱所致的学习记忆的获得性障碍，还能对抗东莨菪碱所致的大鼠操作式条件反射的抑制，故可用来治疗帕金森病、改善帕金森病临床症状；同时祖国医学认为帕金森病以震颤、动摇为主症，属"颤病"范畴，肝肾亏虚是其发病本源。在肝肾亏虚的基础上，痰瘀内生，阻滞脑脉。肝肾亏虚为其根本，标在内风痰瘀，总属虚实夹杂。笔者在长期的临床中观察到，帕金森病临床上多见肝肾阴虚型，其他各型也有，治疗上应辨病与辨证相结合，针对本病主要病机特点，以滋补肝肾，息风活血为基本大法，用药方面也应以滋补肝肾息风活血的方药作为基本方，再随证加减即可。本研究表明，以葛根素为主中西医结合治疗组临床总有效率为 97%，明显高于西药治疗组（63%），取得了较好的临床疗效，而且在使用过程中未发现任何不良反应，对肝肾功能无损害，说明葛根素及其中药将是治疗帕金森病较理想有效的药物，中西医结合是治疗帕金森病的有效途径，但其作用机制是否与其抗胆碱作用、β 受体阻滞作用及增加脑供血或改善脑循环作用有关，有待进一步研究。

三、芪蛭通络胶囊对帕金森病肌强直及日常生活能力改善作用的临床观察

芪蛭通络胶囊是临床常用的中药注射剂之一，对该药进行上市后的有效性和安全性再评价可充分补充上市前研究的不足，对全面认识该药的性质，掌握其应用规律，具有重要意义。

（一）资料与方法

1. 一般资料 选取 2016 年 6 月至 2017 年 12 月某院诊治的帕金森病患者 74 例为研究对象，全部患者符合中华医学会神经病学分会帕金森病及运动障碍学组制定的《中国帕金森病的诊断标准（2016 版）》，患者表现为随意运动速度较慢，随着病情的发展，重复性动作幅度明显降低，存在肌强直、姿势不稳等症状。且患者符合本研究纳入和排除标准。

（1）纳入标准：①符合《中国帕金森病的诊断标准（2016 版）》；②治疗前 1 周尚未服用过任何改善帕金森症状的相关药物；③患者及其家属对本研究知情，并签署同意书。

（2）排除标准：①不符合上述诊断标准的患者；②伴有其他严重内科疾病患者，如严重心、肺或肝、肾功能异常者及严重血液系统疾病患者；③排除其他疾病引起的锥体外系症状，如肝豆状核变性、Meige 综合征等；④患者不配合服用药物，或是对此次研究药物不能耐受。

将符合纳入标准的 74 例患者按照随机数字表法分为对照组和观察组各 37 例。观察组37 例患者中，男 20 例，女 17 例，年龄 52～73 岁，平均（62.14±3.82）岁；病程 2～6 年，平均（3.57±1.01）年。对照组 37 例患者中，男 25 例，女 12 例，年龄 52～72 岁，平均（61.92±4.34）岁；病程 2～6 年，平均（3.32±1.85）年。两组患者在年龄、性别、病程等方面比较差异无显著统计学意义（$P>0.05$），具有可比性。

2. 方法

（1）对照组：给予单纯美多巴（上海罗氏制药有限公司生产，国药准字：H10930198）治疗，初始用量每次 0.125g，每日 3 次，然后剂量逐渐增加至每次 0.25g，每日 3 次。

（2）观察组：在美多巴治疗的基础上联合服用芪蛭通络胶囊（山东振东开元制药有限公司生产，国药准字：B20020126），初始用量每次 4 粒，每日 3 次。两组患者均治疗 3 个月为 1 个疗程，均连续治疗 2 个疗程后观察比较治疗效果。

3. 观察指标 观察两组患者治疗后第 3、6 个月时的临床疗效，肌强直及日常生活能力改善情况，并观察两组患者的生命体征（体温、呼吸、心率、血压）、常规实验室检查指标（三大常规、心肝肾功能、凝血功能、心电图等）以及药物不良反应情况，并进行分析比较。帕金森病统一评分量表（UPDRS），包括运动功能、精神状况、日常生活能力等 6 个分量表，分数越高则相关能力越差，0 分为正常。

4. 统计学方法 采用 SPSS 22.0 统计学软件进行数据处理，所有数据均服从正态分布，计量资料以均数±标准差（$\bar{x}\pm s$）表示，组间比较采用 t 检验，计数资料采用 χ^2 检验，以 $P<0.05$ 为差异有统计学意义。

（二）结果

1. 两组患者的临床疗效比较 治疗前，两组患者运动功能、精神状况、日常生活能力比较，差异无统计学意义（$P>0.05$）。治疗后第 3、6 个月时，观察组患者在运动功能、精神状况及日常生活能力方面的评分均小于对照组，差异具有统计学意义（$P<0.05$）。说明美多巴联合应用芪蛭通络胶囊能显著改善患者的运动功能、精神状况及日常生活能力。见表 10-1-6。

表 10-1-6 两组患者治疗前后临床疗效评分比较（分，$\bar{x}\pm s$）

组别		n	运动功能	精神状况	日常生活能力
治疗前	观察组	37	33.11±6.39*	2.35±0.98*	11.4±3.96*
	对照组	37	31.38±6.09	2.59±0.90	13.6±5.83
	P		0.24	0.27	0.06
治疗后第 3 个月	观察组	37	20.49±4.38#	1.86±0.75#	7.00±3.33#
	对照组	37	27.30±7.26	2.35±1.18	9.27±3.96
	P		0.001	0.039	0.009
治疗后第 6 个月	观察组	37	19.46±5.39	1.54±0.69*	4.35±2.34#
	对照组	37	23.19±5.60	2.05±1.05	5.92±2.92
	P		0.005	0.015	0.013

注：*：与治疗前对照组比较，$P>0.05$；#：与治疗后第 3、6 个月对照组比，$P<0.05$。

2. 两组患者的不良反应比较 两组患者治疗期间，观察组 4 例在服用药物早期出现恶心、呕吐、轻度腹泻等胃肠道症状，但不影响药物的治疗，经与食物等同时服用美多巴后，症状缓解。对照组 8 例患者在服用药物早期出现恶心、呕吐、轻度腹泻等胃肠道症状，但不影响药物治疗，经与食物等同时服用美多巴后，症状缓解；2 例患者出现一过性白细胞及血小板减少，经调整药物服用方法后恢复正常。两组患者治疗后第 3、6 个月时的生命体征、三大常规及生化检查均无异常，提示帕金森病患者联合服用芪蛭通络胶囊的安全性高。

（三）讨论

帕金森病主要的临床表现为运动症状及非运动症状，两者均影响患者的工作及日常生活。迄今为止，帕金森病仍是一种不可治愈性的慢性神经系统性疾病，据不完全数据统计，目前我国 65 岁以上居民的帕金森病患病率已达到 1700/10 万，帕金森病的患病率升高已经呈现全球化的趋势，因此，帕金森病的研究及治疗已成为医学界关注的重点。

祖国医学无"帕金森病"病名，主要是以其症状命名，属于"颤振""痉病""筋痹"等范畴。查阅历年文献，大多数医家认为该病主要为本虚标实，气血、肝肾脾不足为本虚，痰、瘀为标实，虚实夹杂。《黄帝内经》："诸风掉眩，皆属于肝。"《通俗伤寒论》："血虚生风，非真风也。实因血不养筋，筋脉拘挛……故手足瘛疭，类似风动，故名曰内虚暗风。"近代医家王泰林的《西溪书屋夜话录》："肝气一证……旁走着，血虚为多。"大多数古代医家认为年老之人，肝、肾、脾等脏腑功能逐渐减退，导致气血亏虚，血液运输不畅，久之则痰瘀阻脉络，气血不能上达荣养脑络，最终发展为帕金森病。

帕金森病多发于中老年人，《黄帝内经》中曰："七八，肝气衰，筋不能动……肾脏衰，形体皆极。"《医学六要》诉："高年病后辛苦人，多属虚，因气血虚而火犯上鼓动也。"因此年老之人多以气血亏虚为主。芪蛭通络胶囊主要由黄芪、水蛭、人参、麦冬、五味子、地龙、川芎、赤芍、毛冬青、羌活、天麻、制何首乌等 26 味中药组成，具有益气血、祛风、活血通络、祛湿化痰之功效。有研究指出，芪蛭通络胶囊能有效改善患者脑部循环，保护脑部神经细胞，认为芪蛭通络胶囊治疗帕金森病可能与该机制有关。根据该药物组成的疗效，本研究应用于治疗帕金森病患者，结果显示，治疗后第 3 个月、6 个月时，观察组患者肌强直和日常生活能力改善作用评分均小于对照组，差异有统计学意义（$P<0.05$）；观察组患者的不良反应发生率亦明显低于对照组。进一步说明美多巴联合服用芪蛭通络胶囊治疗帕金森病的疗效显著优于单纯服用美多巴，能明显改善帕金森病患者肌强直和日常生活能力，且安全性高，有效提高了患者的生活质量，值得临床推广应用。

第二节　中医药联合治疗帕金森病的研究与评价体系

一、活血定颤汤联合多巴丝肼片对帕金森病伴认知障碍患者的认知功能及氧化应激生物标志物水平影响

（一）资料与方法

1. 一般资料　病例来源于 2015 年 1 月至 2019 年 8 月某院神经内科门诊或住院收治的帕金森病伴轻度认知障碍患者，选取其中 120 例，按照就诊顺序编号，采用 SAS 软件生成的随机数字表将所选患者分为对照组和观察组。对照组 60 例，年龄 54～75 岁，平均年龄（66.49±11.83）岁，病程 2.5～7.5 年，平均病程（5.20±3.37）年，H-Y 分级 1～1.5 级 17

例,2～3 级 33 例,3.5～4 级 10 例;观察组 60 例,年龄 52～74 岁,平均年龄(65.81± 12.02)岁,病程 2.0～8.0 年,平均病程(5.31±3.47)年,H-Y 分级 1～1.5 级 20 例,2～3 级 27 例,3.5～4 级 13 例。所选两组病例的一般资料经统计比较后,差异无统计学意义(P＞0.05),具有可比性。

2. 诊断标准

(1)西医诊断标准:符合中华医学会神经病学分会帕金森病及运动障碍学组制定的《中国帕金森病的诊断标准(2016 版)》中帕金森综合征的核心运动症状,并为临床确诊的帕金森病;认知障碍参考中华医学会运动障碍协会制定的帕金森病轻度认知功能障碍的诊断标准及国际运动障碍学会(Movement Disorder Society)2012 年发布的 PD-MCI 诊断标准。

(2)中医辨证标准:参考中华全国中医学会老年医学会制定的《中医老年颤证诊断和疗效评定标准(试行)》中的血瘀动风证:主症:①表情呆滞,面色晦暗;②头或肢体颤动,四肢强急、屈伸不利。次症:①言语不利,步态慌张;②智力减退或精神障碍;③眩晕或者隐隐头痛。舌脉:舌质紫暗或夹瘀斑,苔白腻,脉弦滑。满足主症,符合次症中 2 项,结合舌脉即可辨证。

3. 纳入标准 ①符合以上西医诊断标准及血瘀动风证的中医辨证标准;②年龄在50～75 岁;③可以坚持服药的患者;④本研究获得医学伦理委员会的批准,所有患者均自愿参加本研究并签署知情同意书。

4. 排除标准 符合以下任一项标准即被排除:①继发性帕金森病患者;②有帕金森叠加综合征;③伴有幻觉、痴呆、精神分裂症患者;④存在严重心、肝、肾功能不全及心脑血管系统疾病等患者;⑤伴有恶性肿瘤患者;⑥正在参加其他临床试验者;⑦过敏体质或对本试验药物过敏者;⑧无法配合治疗或按时随诊者。

5. 治疗方法 对照组给予口服多巴丝肼片(规格:0.25g,上海罗氏制药有限公司,国药准字:H10930198)每次 0.125g,每日 3 次;根据患者症状进行剂量调整,如疗效理想则第 2 周保持该剂量,若症状无改善或加重者则调整至每次 0.25g,每日 3 次,持续治疗 12 周。观察组在对照组基础上给予活血定颤汤,组方生地 20g、石斛 15g、白芍 15g、肉苁蓉 15g、茯苓 12g、续断 12g、白蒺藜 15g、僵蚕 10g、红花 12g、川芎 12g、炙鳖甲 12g、煅龙骨 15g、煅牡蛎 15g、石决明 15g、石菖蒲 15g、远志 15g、黄连 5g。随症加减:震颤甚者可酌情加重鳖甲、炙龙骨、炙牡蛎及石决明为各 20g;痰浊内湿者,加重僵蚕至15g;认知障碍较重者重用续断、石菖蒲、远志为 18g。持续治疗 12 周。

6. 观察指标 ①中医症状评分:参考《中药新药临床研究指导原则》(2002 年)血瘀动风证进行分级量化,对两组患者进行中医证候积分比较,主症:表情呆滞、头或肢体颤动、肢体拘挛,按照症状无、轻、中、重依次记为 0 分、2 分、4 分、6 分。次症:包括言语不利、步态顺畅程度,按照症状无、轻、中、重依次记为 0 分、1 分、2 分、3 分。统计各症状记分,分值越高症状越严重。②生活质量评分:采用国际公认的帕金森病评定量表(UPDRS 3.0 版)评估并比较治疗前后两组患者的生活质量,包括记录精神、行为和情绪(UPDRS-Ⅰ),日常生活活动(UPDRS-Ⅱ),运动功能检查(UPDRS-Ⅲ),运动并发症(UPDRS-Ⅳ)。③认知功能评价:治疗前后采用简易精神状态量表(MMSE)及蒙特利尔认知评估量表(MoCA)评价两组患者的认知功能,其中 MMSE 评分 27～30 分正常,21～

26 分为轻度认知功能障碍，10～20 分为中度认知功能障碍，＜10 分为痴呆；MoCA 评分 ≥26 分为认知功能正常，＜26 分为认知功能障碍。④两组患者分别于治疗前及治疗 3 个 疗程后采用酶联免疫吸附法（ELISA）测定 5-羟色胺（5-HT）、P 物质（SP）、同型半胱氨 酸（Hcy）、丙二醛（MDA）及超氧化物歧化酶（SOD）变化情况。⑤不良反应：比较 2 组患者治疗过程中的不良反应发生情况，包括头晕、呕吐恶心、腹泻、食欲减退、血小板 减少、白细胞减少、焦虑和失眠等。

7. 疗效标准 于治疗 12 周后采用改良 Webster 症状评分表对两组患者进行疗效评价， 量表中包括上肢运动障碍、肌强直、姿势、上肢伴随动作、步态、震颤、起坐障碍、言语、 面部表情、生活自理能力 10 个项目，按照症状无、轻、中、重依次记为 0 分、1 分、2 分、 3 分，总分为各项评分之和。轻度障碍：1～10 分；中度障碍：11～20 分；重度障碍：21～ 30 分。显效：患者治疗后改善 61% 以上；有效：患者治疗后减少 31%～60%；无效：减少 低于 30%。有效率=（显效+有效）/总例数。

8. 统计学方法 所得资料均采用 SPSS 18.0 统计软件进行统计分析，符合正态分布的 计量资料以均数±标准差（$\bar{x} \pm s$）表示，两组间参数比较采用独立样本 t 检验，治疗前后 组内比较采用配对样本 t 检验；非正态计量资料采用 Kruskal-Wallis 检验。两组间等级资料 比较采用两组配对样本 Wilcoxon 秩和检验；计数资料采用 χ^2 检验，$P < 0.05$ 表示两组差异 有统计学意义，$P > 0.05$ 表示两组差异无统计学意义。

（二）结果

1. 临床疗效比较 由表 10-2-1 可见，观察组总有效率为 76.7%，对照组总有效率为 92.1%，两组比较差异有统计学意义（$Z=6.395$，$P < 0.05$）。

表 10-2-1　两组临床疗效比较

组别	例数	显效（例）	有效（例）	无效（例）	总有效率（%）
对照组	60	19（31.7）	27（45.0）	14（23.3）	76.7
观察组	60	30（50.0）	26（43.3）	4（6.7）	93.3#

注：#：与对照组治疗后比较，$P < 0.05$。

2. 中医证候积分 治疗后 2 组的表情呆滞、头或肢体颤动、肢体拘挛、言语不利、 步态顺畅程度等中医证候积分均显著降低（$P < 0.05$），观察组表情呆滞、头或肢体颤动、 肢体拘挛、言语不利、步态顺畅程度等积分均显著低于对照组（$P < 0.05$），见表 10-2-2。

表 10-2-2　两组中医证候积分比较

组别	时间	表情呆滞	头或肢体颤动	肢体拘挛	言语不利	步态顺畅程度
对照组	治疗前	4.54±1.35	5.11±1.69	2.48±0.93	2.24±0.63	2.53±0.51
	治疗后	2.40±0.72*	2.34±1.03*	1.71±0.55*	1.51±0.74*	1.66±0.56*
观察组	治疗前	4.46±0.98	5.06±1.57	2.39±0.84	2.19±0.62	2.49±0.73
	治疗后	1.37±0.63*#	1.63±0.72*#	0.98±0.46*#	1.10±0.47*#	0.85±0.49*#

注：*：与本组治疗前比较，$P < 0.05$；#：与对照组治疗后比较，$P < 0.05$。

3. 两组认知功能比较　由表 10-2-3 可见，两组治疗后 UPDRS-I、UPDRS-II、UPDRS-III 及 UPDRS-IV 均有显著降低（$P<0.05$），并且观察组的积分显著低于对照组，两组比较差异有统计学意义（$P<0.05$）。

表 10-2-3　两组 UPDRS 评分比较

组别	时间	UPDRS-I	UPDRS-II	UPDRS-III	UPDRS-IV
对照组	治疗前	9.7±4.4	27.3±9.5	35.1±9.8	18.1±7.5
	治疗后	4.5±2.1*	16.9±5.8*	20.4±7.5*	9.4±4.6*
观察组	治疗前	9.4±3.7	28.6±7.4	33.8±10.3	17.6±5.3
	治疗后	2.3±1.3*#	10.3±4.2*#	14.3±6.6*#	4.3±2.2*#

注：*：与本组治疗前比较，$P<0.05$；#：与对照组治疗后比较，$P<0.05$。

4. 两组 MMSE、MoCA 评分　由表 10-2-4 可见，两组治疗后 MMSE、MoCA 评分均有显著降低（$P<0.05$），并且观察组的 MMSE、MoCA 评分显著低于对照组，两组比较差异有统计学意义（$P<0.05$）。

表 10-2-4　两组 MMSE、MoCA 评分比较

组别	时间	MMSE	MoCA
对照组	治疗前	21.73±4.45	20.36±5.45
	治疗后	24.16±3.81*	23.59±5.18*
观察组	治疗前	22.45±4.79	21.72±4.94
	治疗后	26.84±5.36*#	25.73±4.22*#

注：*：与本组治疗前比较，$P<0.05$；#：与对照组治疗后比较，$P<0.05$。

5. 两组 5-HT、SP、Hcy、SOD 及 MDA 比较　由表 10-2-5 可见，两组治疗后 SP、Hcy 及 MDA 均有显著降低（$P<0.05$），并且观察组的 SP、Hcy 及 MDA 显著低于对照组，两组比较差异有统计学意义（$P<0.05$）；治疗后 5-HT、SOD 显著升高（$P<0.05$），并且观察组的 5-HT、SOD 明显高于对照组（$P<0.05$）。

表 10-2-5　两组内皮功能指标及炎症因子指标比较

组别	时间	5-HT（ng/mL）	SP（ng/mL）	Hcy（μmol/L）	SOD（U/mL）	MDA（μmol/L）
对照组	治疗前	32.26±7.05	202.32±25.81	16.81±5.24	65.43±7.39	11.31±3.82
	治疗后	68.42±9.51*	151.59±16.03*	13.46±4.55*	74.96±9.25*	9.25±4.05*
观察组	治疗前	31.89±6.94	206.05±22.17	16.92±4.76	66.27±8.12	10.92±4.43
	治疗后	86.71±10.62*#	102.73±15.29*#	11.30±5.63*#	83.30±11.96*#	7.47±3.30*#

注：*：与本组治疗前比较，$P<0.05$；#：与对照组治疗后比较，$P<0.05$。

6. 两组不良反应比较　对照组不良反应发生率为 65.0%，观察组不良反应发生率为 23.3%，两组比较差异有统计学意义（$P<0.05$），见表 10-2-6。

表 10-2-6　两组不良反应比较

组别	例数	头晕（例）	恶心呕吐（例）	腹泻（例）	食欲减退（例）	血小板减少（例）	白细胞减少（例）	焦虑（例）	失眠（例）	总有效率（%）
对照组	60	6	7	4	9	3	1	5	4	65.0
观察组	60	2	3	1	5	1	1	1	0	23.3#

注：#：与对照组治疗后比较，$P < 0.05$。

（三）讨论

在临床上帕金森病的治疗多通过增加多巴胺浓度来实现，其中多巴丝肼是临床治疗帕金森病的主要药物，早期少量多巴丝肼能够起到良好的临床效果，但随着药物的长期使用以及患者病情的进一步发展，患者对多巴丝肼的敏感度会降低，进而导致疗效降低、运动功能障碍加重，且容易出现明显的呕吐、恶心等不良反应。中医疗法可以从整体出发，辨证施治，以调理脏腑功能为本，兼以对症治疗，延缓疾病的进展，并增强抗病能力，进而改善患者的认知功能。

帕金森病属祖国医学的"颤证"范畴，属本虚标实之证。"风颤者，以风入于肝脏经络，上气不守正位，故使头招面摇，手足颤掉也。"这是《医学纲目》中对"颤证"的描述。中医认为本病属风象，主要症状为肢体摇动，并与肝、肾二脏相关，《素问·至真要大论》曰："诸风掉眩，皆属于肝""其病动摇""掉眩巅疾"。本病肝肾亏虚，气血不足为本；肝风内动，内生风、痰、火、瘀等为标。因年老体虚、情志过极等致气血阴阳不足，阴津精血亏虚不能濡养筋脉，气滞、血瘀、痰火壅阻经脉，而发为颤证；故气虚血瘀、风痰阻络，相互夹杂是本病发病之根本。治则当以扶正祛邪、滋补肝肾、疏肝理气、息风通络、活血祛瘀为主。活血定颤汤针对颤证的病机特点肝肾亏虚，痰瘀内生，阻滞脑络，方中采用白芍、肉苁蓉为君药，白芍养血止痛、平抑肝阳，肉苁蓉补肾阳、益精血，补益肝肾，二者为君滋肾柔肝。续断补肝肾，强筋骨；生地黄清热凉血、养阴生津；石斛清虚热、补益脾胃、强壮筋骨，三者为臣，助君滋肝补肾之功。同时臣以白蒺藜平肝潜阳、祛风止痒、散结祛瘀；僵蚕息风止痉、祛风止痛、化痰散结；二者相合平肝祛风、镇惊止痛兼以化痰通络。佐以炙鳖甲滋阴潜阳，煅龙骨、煅牡蛎功能相似，均可平肝潜阳，镇静安神；石决明平肝清热，明目祛翳，配伍使用可重镇潜阳、平肝息风。红花、川芎活血化瘀；石菖蒲开窍豁痰、醒神益智，远志安神益智、养心解郁，配伍可化痰开窍，醒脑安神；茯苓利水渗湿，健脾宁心，与黄连合用清心安神，几者相合活血化瘀，通窍醒脑。全方配伍，补养肝阴，濡养筋脉，平肝息风，活血通窍，标本兼顾，则震颤、强直诸症得以改善进而标本同治。本研究结果显示，采用活血定颤汤治疗后患者的中医证候积分显著降低，血瘀动风的证候明显减轻，表明活血定颤汤可以明显改善患者筋脉拘急、颤抖的临床症状。

病理学研究显示帕金森的病理学变化主要为脑内黑质多巴胺能神经元缺失，而氧化应激反应与多巴胺能神经元缺失密切相关，氧化应激发生时，因机体无法及时清除氧化物，会损伤多巴胺能神经元，导致多巴胺能神经元变形凋亡，进而促使帕金森病发生。SOD、MDA 是机体重要氧化应激指标，SOD 为酶类抗氧化物，可缓和与调节细胞氧化应激，抑制自由基生成，促进机体恢复，可直接反映机体抗氧化能力。MDA 是脂质过氧化物的产物，可影响细胞膜通透性、流动性，可加重患者病情，间接地反映细胞损伤的程度。因此，能够改善机体氧化应激反应，调节机体脑内多巴胺水平，可以有效控制病情进展。本研究结果显示，治疗后患者的 MDA 显著降低，SOD 显著升高，表明活血定颤汤联合多巴丝肼片可以明显改善帕金森患者氧化应激反应，进而促进患者运动功能恢复。现代病理研究结果表明，帕金森病的发生与发展与内源性生物学改变密切相关，SP 和 5-HT 均为神经系统信息传递的主要递质，5-HT 是调节情感活动的重要物质，具有增强记忆力的作用，并且 5-HT 含量与抑郁的严重程度具有一定的相关性；SP 对 MPTP 诱导的神经元损伤具有神经保护作用，机制可能是通过提高脑组织抗氧化能力，减轻脑组织的氧化应激反应。本研究结果表明，治疗后患者的 SP 水平明显降低，5-HT 水平显著升高，表明活血定颤汤能显著上调帕金森病患者血清 5-HT 的表达，并抑制 SP 的水平，起到缓解帕金森病患者抑郁的作用。Hcy 作为蛋氨酸中间代谢产物，可能通过多种机制促进智能降低，还能引发炎症反应，有研究显示，高 Hcy 血症会导致神经退行性疾病发生。本研究结果显示，活血定颤汤联合多巴丝肼片的治疗可以有效降低 Hcy 的表达，抑制氧化应激损伤。

帕金森病患者大部分会表现出认知功能障碍，UPDRS 作为一种较好的临床评估工具，可以有效对帕金森病患者的病情进行评估。本研究显示，采用活血定颤汤联合多巴丝肼片可以有效缓解患者的认知功能障碍，并延缓病情发展。综上所述，活血定颤汤联合多巴丝肼片治疗帕金森病临床疗效较高，不良反应较小，可能机制为调节患者氧化应激反应来改善患者的认知功能，该疗法值得在临床推广。

二、通心络胶囊、六味地黄丸与美多巴合用治疗帕金森病

（一）对象与方法

1. 对象　选择 2003 年 12 月至 2006 年 12 月期间某院门诊患者 60 例，纳入标准：①符合原发性帕金森病诊断标准；②年龄＜80 岁；③病程 6 个月以上，并且已服用美多巴片 2 个月以上，症状稳定；④Hoehn-Yahr 分级＜3 级。排除标准：①继发性帕金森病患者；②伴随其他严重的中枢神经系统疾病者；③伴有严重的心、肝、肾及内分泌系统、造血系统疾病，消化道出血者；④交流困难、失明、失语、聋哑者；⑤不能按要求接受、完成观察治疗者。

2. 分组　以上观察对象随机分为两组。治疗组 30 例，男 19 例，女 11 例，年龄（64.03±7.49）岁，Hoehn-Yahr 分级：1～1.5 级 9 例，2～2.5 级 21 例。对照组 30 例，男 17 例，女 13 例，年龄（64.93±8.17）岁，Hoehn-Yahr 分级：1～1.5 级 6 例，2～2.5 级 24 例。两组性别、Hoehn-Yahr 分级经 χ^2 检验，$P>0.05$，年龄经 t 检验，$P>0.05$，具有可比性。在观察期间两组患者继续服用已服用的美多巴片且剂量、频次保持不变，治疗组剂量（442±149）mg/d，对照组剂量（467±164）mg/d，两组剂量经 t 检验，$P>0.05$，具有可比性。治疗组在服用以上药物的同时加服通心络胶囊（石家庄以岭药业股份有限公司）3 粒，每日 3 次；六味地黄丸（河南省宛西制药股份有限公司）8 粒，每日 3 次。所有患者在观察开始时、3 个月后及 6 个月后进行帕金森病统一评分量表第 3 分量表（UPDRS-Ⅲ）

评分。观察分值变化。

3. 统计学方法 所有数据采用 SPSS 10.0 统计软件处理，数值用 $\bar{x} \pm s$ 表示，比较采用 t 检验。

（二）结果

两组治疗前 UPDRS-Ⅲ 评分差异无显著性（$P>0.05$），具有可比性。治疗组 6 个月后与治疗前评分差异无显著性（$P>0.05$），对照组 6 个月后与治疗前评分差异有显著性，治疗前低于治疗后（$P<0.05$）。组间比较，两组在 6 个月后的评分差异有显著性，治疗组低于对照组（$P<0.05$）。见表 10-2-7。

表 10-2-7　两组患者治疗前后 UPDRS-Ⅲ 评分比较（$\bar{x} \pm s$）

组别	治疗前	3 个月后	6 个月后
治疗组	29.80±9.24	28.43±9.33	29.95±9.87*
对照组	29.98±8.26	31.82±8.41	34.88±8.49△

注：△：与同组治疗前比较，$P<0.05$；*：与对照组同期比较，$P<0.05$。

（三）讨论

帕金森病的确切病因至今尚未明确，较为明确的病理改变是黑质-纹状体通路的多巴胺能神经元发生退行性变、路易体形成及多巴胺递质减少。西医药物治疗主要是多巴胺替代疗法及调节递质之间的平衡（抗胆碱能）。其作用明确、见效快，在帕金森病的治疗中处于核心地位。但替代疗法能改善症状却无法延缓疾病的进展，长期应用难以维持这些药物的最初的临床改善程度，甚至不断增加药物剂量也不能解决这一难题，反而增加副作用和运动系统并发症。因为替代疗法不能从根本上改变帕金森病患者的黑质纹状体变性问题。

帕金森病属于中医学"颤证""震颤""颤振""振掉"等的范畴。中医认为其基本病机为肝肾阴亏，气血不足，筋脉失养，虚风内动。其治法主要是滋补肝肾，益气养血，息风通络。结合中医病机及治法，并从长期治疗的便利性出发，我们从临床常用药物中筛选出通心络胶囊与六味地黄丸来协同治疗帕金森病。通心络胶囊主要成分为人参、水蛭、全蝎、土鳖虫、蜈蚣、蝉蜕、赤芍、檀香、降香、乳香等，具有益气活血，息风通络的功能。六味地黄丸由熟地黄、山茱萸、牡丹皮、山药、茯苓、泽泻组成，功能滋补肝肾。现今对帕金森病病因的探索认为其与氧化应激、低灌注有密切的关系。现代研究认为通心络胶囊有改善患者血液流变学指标、改善血流动力学、改善血管内皮功能、促血管新生、促内皮损伤后修复和抑制血管内皮增生等作用。六味地黄丸有保护血管内皮、降低血浆黏度、抗氧化作用。通心络胶囊、六味地黄丸治疗帕金森病既符合中医理法又切合了现代医学对帕金森病病因的认识。

本研究结果显示对照组仅使用美多巴替代治疗的帕金森病患者，6 个月后患者 UPDRS-Ⅲ 评分仍有统计学意义的增加；而治疗组合用通心络胶囊与六味地黄丸的患者其分值变化无统计学意义。两组患者 6 个月后组间比较亦显示其评分差异有显著性，治疗组分值低于对照组。UPDRS-Ⅲ 是最常用的帕金森病症状评定量表，用于判断帕金森病患者的运动功能，得分越高患者的运动体征越明显，病情也越严重。以上结果表明单用固定剂量美多巴片治疗帕金森病，患者的症状在 6 个月后仍有明显进展，而合用通心络胶囊与六味地黄丸有延缓帕金森病症状进展的作用，较单用美多巴的患者其作用明显。另外，研究还发现治疗组治疗 3 个月后 UPDRS-Ⅲ 评分较治疗前有下降趋势，但未显示显著性，从帕金森病的进展性考虑较难理解，也许与中药的整体疗效有关，通过改善整体体质而改善运动功能。这还有待今后更深入、细致的研究。

三、电针结合镇肝熄风汤治疗帕金森病肝肾不足型效果观察

（一）临床资料

共 92 例，均为 2015 年 9 月至 2018 年 3 月某院收治的帕金森病患者，随机分为对照组和研究组各 46 例。对照组男 27 例，女 19 例；年龄 57～79 岁，平均（64.8±3.9）岁；病程 1～5 年；平均（2.7±1.1）年。研究组男 30 例，女 16 例；年龄 58～78 岁，平均（65.6±3.8）岁；病程 10 个月至 4 年；平均（2.5±1.0）年。两组一般资料比较差异无统计学意义（P>0.05），具有可比性。纳入标准：①符合《中医老年颤证诊断和疗效评定标准（试行）》中帕金森病的标准，中医证型为肝肾不足型；②知情同意。排除标准：①有严重心、肝、肾、造血系统疾病；②肝性脑病、脑干病变等非帕金森病；③有精神疾病、滥用药物；④妊娠期及哺乳期妇女。

（二）治疗方法

对照组给予电针治疗。取穴太冲、百会、合谷、风池、四神聪、阳陵泉、曲池、三阴交、太溪、肝俞、肾俞。施针者先头针，后体针，使用 2 寸不锈钢毫针。头针以毫针与患者头皮呈 30°进针，深度为 4mm。体针直刺 1 寸，行补法。进针后连接电针治疗仪，设置参数为频率 2Hz，电流 2mA，连续波刺激，治疗 20min，每日 1 次。治疗 8 周。研究组加用镇肝熄风汤治疗。怀牛膝 30g，生赭石 30g，龙骨 15g，牡蛎 15g，龟甲 15g，生杭芍 15g，玄参 15g，天冬 15g，川楝子 6g，生麦芽 6g，茵陈 6g，甘草 6g，水煎至 200ml，每日 1 剂，早晚分服。连续服用 8 周。

（三）观察指标

使用国际通用 UPDRS 量表评价症状改善情况，包括 17 项，每项 0～4 分，分值越高表示症状越严重。用 SPSS 19.0 统计软件进行数据处理，计量资料以 $\bar{x}±s$ 表示、用 t 检验，计数资料以（%）表示、用 χ^2 检验，P<0.05 为差异有统计学意义。

（四）疗效标准

以治疗前后 UPDRS 评分变化评价疗效，疗效指数=（治疗前评分–治疗后评分）/治疗前评分×100%。治愈：疗效指数大于等于 90%。显效：疗效指数为 70%～89%。有效：疗

效指数为 21%～69%。无效：疗效指数小于等于 20%。

（五）治疗结果

两组疗效比较见表 10-2-8。

表 10-2-8　两组疗效比较

组别	例	治愈（例）	显效（例）	有效（例）	无效（例）	总有效率（%）
对照组	46	0	12（26.1）	24（52.2）	10（21.7）	（78.3）
研究组	46	0	20（43.5）	23（50.0）	3（6.5）	（93.5）
χ^2						4.389
P						<0.05

两组治疗前后 UPDRS 评分比较见表 10-2-9。

表 10-2-9　两组治疗前后 UPDRS 评分比较（分，$\bar{x} \pm s$）

组别	例	治疗前	治疗后	t	P
对照组	46	43.5±4.7	23.5±4.9	19.978	<0.01
研究组	46	42.4±3.8	31.7±5.2	11.268	<0.01
t		1.234	7.784		
P		>0.05	<0.01		

两组均未出现相关不良反应。

（六）讨论

帕金森病属中医"颤证"范畴。病变在肝，属于本虚标实之证。本病中医证型较多，早期多属于痰热动风、血瘀动风之证，多因年老体衰、饮食不节、劳逸不当、情志不佳等导致肝脾郁滞，气血运行不畅，筋脉失养。中期多见肝肾不足、气血两虚之证，肝脾肾功能亏损，气血生化不足，精血俱耗。晚期多见阴阳两虚证，肾脾皆衰，肾阳虚衰，脾阳不振。治疗当以滋补肝肾、息风定颤为主。针刺太冲穴可平肝息风，太冲配合谷穴称四关穴，两穴合用，一阴一阳，有镇静安神、平肝息风功效；百会穴与四神聪均位于巅顶，百会穴可开窍醒脑、益肾充髓，四神聪可明目聪耳、安神；风池属足少阳胆经穴，可息肝风、止颤动；针刺阳陵泉可活血通络、疏调经脉；曲池可散风、调和气血、疏经通络；三阴交可滋补肝肾、调和气血；太溪可滋阴益肾，肝俞穴可疏肝利胆，理气明目，肾俞穴可散肾脏之热。上述各穴位合用，可调和阴阳、滋益肝肾、息风滋阴。

镇肝熄风汤方中怀牛膝补肝益肾、通经络，生赭石、生牡蛎平肝潜阳，生杭芍平肝、养血，生龙骨平肝潜阳、镇静安神，龟板补肾健骨，玄参养阴清热，天冬养阴益肾，川楝子疏肝泄热，生麦芽行气健脾，茵陈清热利湿、益肝利胆，甘草调和诸药。诸药合用，共奏平肝潜阳、补肝益肾、养阴清热之效。

综上所述，电针联合镇肝熄风汤治疗帕金森病肝肾不足型效果较好，且较安全。

第十一章

临床帕金森病大数据病证研究实例

第一节 基于病证结合的疾病临床特征研究

病证结合辨治帕金森病与帕金森综合征

帕金森病与帕金森综合征的西医病名相近，源于二病的症状表现类似，而中医学则将二者统一于"老年颤证"范畴，更是因为中医学命名疾病多依据症状。单从症状判断，易混淆二者，如诊断错误，治疗的准确性则无从谈起。中医学历来重视辨"证"，而相对忽略对"病"的辨析。从帕金森病和帕金森综合征来看，中医学在"病"的层面上并未区分二者。但中医学对两病的疗效却毋庸置疑，原因就在其"辨证"的准确性上。21世纪的今天，临床医生完全可以借助实验室检查辨清两病。以中医辨证论治为主，结合西医诊断明确疾病，病证结合，取长补短，采用针对性更强的治疗手段，将能大幅提高综合治疗的效果和患者的生存质量。

（一）临床资料

收集2003年1月至2008年12月山西中医学院附属医院收治住院的帕金森病患者2例和帕金森综合征患者21例，共计23例。其中1人入院4次，3人各入院2次。男15例，女8例，年龄55～79岁。回顾23例老年颤证患者的住院处方用药，针对标象者相对药味多、用量大，顾护本虚者相对药味少、用量小。考虑患者一般入院时标象明显，急则治标，因此祛痰活血息风之品用量偏重，而益气养阴固本之品用量偏轻。

（二）病案举例

案1

张某，女，55岁。2006年6月23日，主因"四肢震颤、强直、行动迟缓进行性加重6年余，咯痰10天，发热1天"入院。时见四肢、下颌部静止性震颤、强直、行动迟缓、吃饭、穿衣、上厕所均需他人帮助料理，吞咽困难，说不出话，表情呆板，流涎，咳嗽，喉中痰多，但难以咯出，发热汗多，大便干，3～4日一行，小便略急，偶有遗尿，纳食少，精神差，眠差。神经系统检查：神志清楚，说不出话，能用手做简单的示意动作，面具脸，四肢肌力Ⅴ⁻级，四肢肌张力增高，呈"齿轮样强直"，双上肢腱反射正常，双下肢腱反射活跃。舌红，少苔，脉结代而数。入院诊断：中医诊断：老年颤证（风痰瘀互结证）。西医诊断：帕金森病。诊疗经过：①针刺取双侧舞蹈震颤区，以改善肢体震颤，并活血通络，以改善吞咽功能。②中成药丹参注射液250ml，每日1次，静脉滴注，以活血化瘀，疏通经络。③中药清热化痰，平息肝风。方药如下：半夏10g，胆南星10g，竹茹10g，黄芩9g，钩藤15g，菊花15g，生地12g，白芍10g，陈皮15g，茯苓15g，枳实12g，甘草6g。④西药抗震颤麻痹，抗肺部感染，改善脑循环，改善脑细胞代谢，对症、支持治疗。

病机及方药分析：年过四十，阴气自半，患者已年过五旬，肝肾阴虚、阴不潜阳、风阳内动，故见四肢震颤、不能自主。肝木偏旺，日久肝木克伐脾土，脾失健运，痰浊内生，风阳夹痰浊留滞经络，血脉瘀滞，终致风痰瘀互结，脉络不利，故见四肢强直、表情呆板、吞咽困难、语言不利诸症。综观本病，本虚标实，肝肾脾虚为本，肝肾不足以阴虚为主，脾虚以气虚为主，风痰瘀互结为标。药用半夏、陈皮、茯苓燥湿化痰，寓二陈汤之意；枳实行气化痰，善治痰结胸脘；胆南星、竹茹、生甘草清热化痰；黄芩善清肺热。上述诸药合用，共奏清热化痰之效。钩藤、菊花清热平肝息风而治标；生地黄清热养阴而治本；白芍既养阴固本，又平肝治标，尚针对肝阳上亢所致头痛这一症状直接止痛。此类药物合用，平肝息风效佳。全方共奏清热化痰，平肝息风之效。患者痰热动风之象明显，本方急则治标，立方以清热化痰息风为主，仅用生地白芍二药养阴固本。瘀血阻络非一日所成，此方并未用活血通络之品。有待标象不明显之际，善后调理再组方时着重益气养阴、活血通络。

案 2

王某，男，79 岁。2006 年 6 月 22 日，主因"行走困难 3 年，语言不利、吞咽困难 1 年，加重 1 周"入院。时见行走困难，呈小碎步态。反应迟缓，语言不利，说话时语言模糊不清，声音低哑，同时吞咽困难，饮水时呛咳。大小便不能自理。软腭上提差，咽反射消失。左侧鼻唇沟浅，左侧肢体肌力约Ⅳ级，左上肢肌张力略增高，左侧腱反射活跃，左侧 Hoffmann's 征阳性，双侧 Babinski's 征加强阳性，双侧指鼻试验笨拙。心律不齐，二尖瓣听诊区可闻及二级收缩期吹风样杂音，左下腹有一手术瘢痕（1980 年阑尾切除术），左踝部略浮肿。舌质淡，苔白腻，脉细弱。曾就诊于某医院，诊断为"脑动脉硬化症"。入院诊断：中医诊断：老年颤证（气虚痰瘀阻滞证）。西医诊断：①帕金森综合征；②陈旧性脑梗死（双侧大脑半球）。诊疗经过：①中西医结合治疗，改善血液循环，保护脑细胞，恢复脑功能。②中草药治疗，治以补气活血，化痰开窍。方药如下：党参 15g，炒白术 15g，茯苓 30g，清半夏 10g，陈皮 10g，石菖蒲 10g，浙贝母 10g，远志 10g，全蝎 3g，郁金 15g，丹参 10g，枳实 10g，炒莱菔子 20g。③针灸治疗：活血通络，取穴如下：风池、翳风、百会、四神聪、足三里、合谷、廉泉、完骨、三阴交、阳陵泉。病机及方药分析：患者年近八旬，年高体衰，病程日久，积损正衰，元气亏虚。气为血之帅，气虚不能运血，气不能行，血不能荣，则气血瘀滞；又年老体衰，脾胃功能减弱，脾运失健，则痰浊内生，终致痰瘀互结，留滞脉络而致吞咽困难，语言不利，四肢发僵，行动迟缓。综观本病，正虚邪实，病在脑与经络，元气亏虚为本，痰瘀互结为标，本虚标实，属元气亏虚、痰瘀互结证型。药用党参、白术、茯苓寓四君子之意，益气健脾，使气血生化之源健旺；半夏、陈皮相配，寓二陈之意，燥湿化痰效佳；石菖蒲、远志相伍化痰开窍、宁心安神；浙贝母、枳实均为化痰散结之品；全蝎息风止痉，针对肢体痉挛抽搐之症状效佳；丹参、郁金清心凉血、活血通络；莱菔子行气消食，亦具化痰之功。诸药合用，全方共奏益气活血、化痰开窍之效，标本兼顾，攻补兼施，补虚而不敛邪，祛邪而不伤正。

（三）讨论

1. 异病同治体现中医特色　中医学治疗疾病重视"辨证论治"，"证"是决定治疗的关键。只要中医所辨之"证"相同，即使西医所辨之"病"不同，亦可采用相同的中医治则治法，即所谓"异病同治"。此次收集的帕金森病与帕金森综合征病例，病虽不同，但其病机之标多为痰热（或兼夹瘀血）动风，病机之本多为气虚、阴虚，故其治则立法均可从化痰息风、活血通络及益气养阴入手。收效彰显，符合《简明中医辞典》对"异病同治"的解释，即指"不同的疾病，若促使发病的病机相同，可用同一种方法治疗"。由此可见，异病同治的基础是证同治亦同，这一指导思想能充分体现中医学辨治疾病的特色。

2. 病证结合提高临床疗效 所谓"病证结合"，即西医辨病的基础之上，采用和中医辨证相结合的方法，二者互相取长补短以明确诊断，以取得最佳疗效。这一思路是完善中医辨治体系行之有效的理念和方法，同时也是中西医结合论治的基础。如能在中医辨治为主体的前提下，明确西医诊断，则可达到加强辅助治疗，有利于提高综合治疗效果的目的。在中医理论体系中，帕金森病与帕金森综合征均属"老年颤证"范畴，源于中医学命名疾病多依据临床症状：二者均有震颤、肌强直、动作迟缓及姿势平衡障碍等表现。实际上，尽管临床表现类似，帕金森综合征还是不同于帕金森病的。①病因方面：帕金森病的病因尚不明确，但帕金森综合征的病因则明确。②治疗方面：对帕金森病补充多巴胺类药物有效，而对帕金森综合征则疗效欠佳。③预后方面：药物、肿瘤以及中毒等引起的帕金森综合征，解除病因即可治愈，外伤、血管性、严重中毒以及遗传变性疾病引起的则难以治愈。"异病同治"虽然是中医治疗的特色之一，对临床有重要的指导意义，但也不可以滥用，应深入了解其内涵：在重视"病"的前提下再对"证"进行判断，而不是忽视"病"的存在；若忽视这一点，仅强调"证"并以此为依据来治疗，就会影响疗效。可见，"病证结合"是提高临床疗效的有效方法之一。

第二节　疾病发病及转归的时空因素影响

一、中医学整体观念对疾病的认识

中医学认为人体的健康状态与气候特点、地理环境、生活习惯息息相关，人们在先秦以前就认识到不同的时期、不同的地域有着不同的气候特点，自然界的变化直接影响人体，人与自然界是一个动态变化着的整体。例如《周礼》曰："四时皆有疠疾，春时有痟首疾，夏时有痒疥疾，秋时有疟寒疾，冬时有嗽上气疾。"这是由于四季寒温燥湿的不同而发生的季节病。人禀天地之气而生，未有不受天地之感应者，疾病的时空观念在中医典籍《黄帝内经》得以充分体现。其中以《天元纪大论》《五运行大论》《六元正纪大论》等七篇大论为主体形成的五运六气学说，即以五运、六气和三阴三阳等理论为基础，用天干地支作为推演五运六气规律的工具，来研究气候变化与自然界中生物的生、长、壮、老、已和疾病发生发展的关系，用以指导临床辨证论治和养生防病。如《素问·天元纪大论》曰："甲己之岁，土运统之；乙庚之岁，金运统之；丙辛之岁，水运统之；丁壬之岁，木运统之；戊癸之岁，火运统之。"运用五行学说根据十个天干年的五运太过和不及，推演出十种天干年不同气候特点及其对应的疾病流行特征。一年按照气候变化的特点分为二十四个节气，每一个节气为十五天多一点，二十四节气其实是将道分为二十四，每段占黄道 15°，为一个分点，太阳每运动到一个分点上，都对地球产生不同影响，标志着地球上一个不同节气的到来。又《素问·生气通天论》曰："故阳气者，一日而主外，平旦人气生，日中阳气隆，日西而阳气已虚，气门乃闭。"说明在一日之内，由于昼夜晨昏的变化，不同的气候条件对人体有不同程度的影响。

又如《素问·阴阳应象大论》曰："东方生风，风生木……南方生热，热生火……中央生湿，湿生土……西方生燥，燥生金……北方生寒，寒生水。"这是运用五行学说来推导出五方气候的基本特点。同时中医认为，疾病的发生与发展是由病邪（外因）和人体抵抗力（内因）的消长决定的。中医把致病的外因归为"风、寒、湿、热、燥、火"六淫，它们都和气象要素相关。例如，气压的升降、降水量和湿度的大小与中医燥湿相通；气温高低和中医寒、热、火关联；风向风速和中医的风有关；日照也与中医的燥、火、湿有一定关联。因此，我国春季多风病，夏季多暑病，长夏多湿病，秋季多燥病，冬季多寒病。当然，由于气候异常和特殊环境条件，某季节中也可出现另一季节的病。这种"天人相应"的整体观念成为了中医学理论的一个重要特点。历代医家都重视气候变化与人体生理、病理的密切关系，治疗也从宏观入手，注重因时、因地、因人制宜的"三因制宜"学说。

因此，基于气象医学原理，结合 HIS 数据和气象数据，研究疾病的发生、转归与气象因素、地理因素的相关性，探索其规律，这对提前有针对性地采取预防措施，减少疾病的发病与死亡，具有现实意义。本节的实例基于医疗大数据分析了出血性中风、病毒性肝炎和肺癌患者的发病、死亡与时间气候之间的关系，就是对这一问题的初步探讨。

二、家庭因素对帕金森病患者预后的影响

（一）资料和方法

1. 研究对象

病例来源：本研究为横断面研究。连续收集 2014 年 11 月 1 日至 2016 年 11 月 1 日在乐山市人民医院神经内科新诊断的 105 例帕金森病患者，所有患者均详细登记以下资料：年龄、性别、文化程度、病程、发作类型、脑电图及头颅影像学检查结果、家庭因素，参考《中国帕金森病的诊断标准（2016 版）》明确诊断。

排除标准：①参考《中国帕金森病的诊断标准（2016 版）》绝对排除标准；②无直系亲属者；③1 年内死亡或再次发生其他严重疾病；④色盲、语言障碍或其他原因无法沟通者；⑤恶性肿瘤及其他严重疾病者。

2. 研究方法

（1）资料收集：采集入组帕金森患者基本疾病资料和家庭关系资料，见以下观察指标。

（2）量表评定：①帕金森病 Hoehn-Yahr（修正）分级量表：1 级：单侧肢体疾病；1.5级：单侧肢体合并躯干（轴）症状；2 级：双侧肢体症状但无平衡障碍；2.5 级：轻度双侧肢体症状，能从后拉测试中恢复；3 级：轻至中度双侧肢体症状，不能从后拉测试中恢复，姿势不稳，转弯变慢，许多功能受到限制，但能自理；4 级：重度病残，不需要帮助仍能站立和行走；5 级：坐轮椅或卧床，完全依赖别人帮助。②家庭功能评估：对患者家庭关

系以及家庭功能采用家庭亲密度和适应性量表中文版（FACESⅡ-CV 量表）进行评估。依据 OLSON 等提出的"拱极模式"，将患者家庭分为"平衡型""中间型""极端型"，根据不同的分型采取相应的干预措施。

3. 帕金森病患者预后判断标准及分组　对新入组患者依据指南给予≥1 年帕金森病标准化治疗，1 年后的本组帕金森病患者的缓解率为 51%，根据 Hoehn-Yahr 评分将其分为缓解组和未缓解组（1 年后患者 Hoehn-Yahr 评分＜3 分纳入缓解组）。

4. 观察指标

（1）临床资料：包括患者年龄、性别、病程、文化程度、发作类型、脑电图及头颅影像学检查结果。

（2）家庭资料：①患者基本资料：年龄、受教育程度、职业、婚姻状况。②患者直系亲属基本资料：年龄、健康状况、受教育程度。③家庭基本情况：家庭收入、家庭人口数、家庭所处区域（农村、城市）。④患者家庭类型[平衡型、失衡型（中间型、极端型）]

5. 统计学方法　采用 SPSS 17.0 软件进行统计学分析。计数资料的比较采用 χ^2 检验，计量资料以均数+标准差（$\bar{x}\pm s$）表示，组间比较采用 t 检验；将单因素分析中 $P\leq0.05$ 的变量纳入多因素 Logistic 回归模型，以确定独立的危险因素。$P<0.05$ 为差异有统计学意义。

（二）结果

1. 人口学资料　本研究共纳入 105 例患者，男 58 例（55.2%），女 47 例（44.8%）；年龄 35～86（61.3±3.1）岁；缓解组 54 例（51.4%），未缓解组 51 例（48.6%）；缓解组与未缓解组在年龄、病程、家庭因素、脑电图检查结果方面差异有统计学意义（$P<0.05$）。两组患者在其余三方面的差异无统计学意义（$P>0.05$）。见表 11-2-1。

2. 帕金森病患者预后的多因素 Logistic 回归分析　根据单因素的分析结果，对病程、年龄、家庭因素、脑电图及头颅影像学检查结果进行多因素 Logistic 回归分析。分析结果发现年龄≥65 岁，失衡型家庭关系是帕金森病患者预后差的独立危险因素。见表 11-2-2。

（三）讨论

最新的调查数据显示，随着人均寿命的延长和神经系统变性疾病研究的进一步深入，帕金森病的患病率在未来 20 年内将出现大幅度的增长，这无疑将给社会和患者家庭带来极为沉重的负担。随着病程的延长，患者病情可出现进行性加重，最终会造成生活能力的完全丧失，且目前临床上尚无治疗帕金森病的特效药物，无法有效逆转及阻止病情的进展，因此致残率较高，给患者及其家庭带来极大的负担。因此，降低帕金森病的致残率和病死率，改善帕金森病患者的生存质量和生活环境已成为迫在眉睫的重大任务。既往我们研究的关注点主要集中在帕金森这一疾病本身，即患者疾病病程、发作类型、发病年龄等对预后的影响，但上述影响因素，均为不可逆因素，在患者就诊时难以再进行有效的干预，而忽略了心理-社会等因素对帕金森病预后的共同影响，特别是参与患者疾病诊断、治疗及预后的家庭成员的理解、关怀、支持和照料所起到的巨大作用。

表 11-2-1　105 例患者人口学资料和缓解组与未缓解组资料比较

分类	人口学资料	缓解组	未缓解组	检验值	P 值
性别					
男	58	28	30	0.516	0.472
女	47	26	21		
年龄（岁）					
<65	46	33	13	13.519	0.000
≥65	59	21	38		
文化程度					
小学	50	23	27	2.065	0.356
初中	35	18	17		
高中及以上	20	13	7		
发作类型					
震颤型	45	23	22	0.670	0.715
强直型	34	16	18		
混合型	26	15	11		
病程（年）					
≤5	75	45	30	20.421	0.000
>5	30	9	21		
脑电图检查					
阴性	60	37	23	5.875	0.015
阳性	45	17	28		
家庭因素					
平衡性	75	48	27	16.608	0.000
失衡型	30	6	24		

表 11-2-2　帕金森病患者预后多因素 Logistic 回归分析

因素	OR 值	95%CI	P
年龄≥65 岁	8.514	0.656～10.577	0.001
病程>5 年	0.643	0.063～2.267	0.237
脑及头颅影像学阳性	2.783	0.504～9.684	0.146
失衡型家庭关系	3.031	1.554～5.870	0.001

　　目前在帕金森病领域的国内外研究中，针对临床因素对帕金森病预后影响的研究最为详细和全面。既往的国内外研究中均显示年龄在帕金森病患者预后中起到至关重要的影响作用；有研究指出帕金森综合征与高龄患者均提示预后不佳；此外也有大样本的临床研究指出焦虑抑郁状态、病程长、脑部白质病变等均是帕金森病预后差的危险因素。同时也有研究指出，早期出现性格改变、嗅觉的减退和排便习惯的改变等细微生活习惯的变化都预示了罹患帕金森疾病的可能。本研究结果也证实年龄≥65 岁是帕金森病预后差的独立危险因素。

目前相对于单因素对帕金森病患者预后的影响，尚缺乏对社会家庭关系因素方面的综合性研究，已有研究主要集中在照顾者文化水平、家庭经济状况、家庭人口情况等基本方面。研究发现经济状况在疾病的预后中具有一定的影响作用，但并非唯一的影响因素，同时研究发现家庭成员并非越多越好，过多的家庭成员反而会导致预后不佳，这可能是由于成员过多后，成员之间的矛盾存在，导致家庭关系不能良性发展而影响患者的预后；但既往研究均显示，加强家庭主要照料者对疾病知识的学习、理解、掌握在对患者疾病的发展和预后起着积极的作用，这一作用针对慢性疾病患者尤为显著。因此在帕金森病患者的诊治过程中，加强主要照顾者的疾病知识宣教，加深其对疾病的认识及理解，为患者建立良性的家庭环境，对患者疾病的预后起着积极的作用。家庭是个人生存和发展的源泉和动力，特别对于慢性疾病患者，家庭对于其疾病的进展和预后起着不可忽视的作用，我们采用FACES II-CV 量表综合评估患者的家庭功能，发现失衡型家庭类型是帕金森病患者预后差的独立危险因素。因此，动态、全面、全方位评估帕金森病患者家庭关系，不仅仅从患者或家属单方面着手，针对患者和家属双方面情绪及关系变化，早期介入进行合理干预，防止家庭关系失衡及持续性恶化，有可能改善其预后。目前全球人口老龄化，而老龄化后慢性疾病的防治和管理工作就成为卫生管理事业的重中之重，帕金森病等慢性疾病不仅仅会对患者本身造成影响，而且会对患者的家庭和社会关系造成影响，所以我们在慢性疾病的诊治中，不仅仅是单纯治疗这种疾病，同时也是管理这个家庭及其社会关系。总之，影响帕金森病患者预后的因素多种多样。

本研究结果表明，年龄≥65 岁，失衡型家庭关系是帕金森病患者预后差的独立危险因素，其中随着病程的发展患者年龄的增长难以改变，因此，进一步加强帕金森病患者及家属的健康教育宣传，特别是建立慢性疾病发生发展中的平衡型家庭关系，增强患者及家属的治疗信心，加强患者及家属的亲密联系，避免家庭矛盾和减少焦虑抑郁情绪，对于慢性疾病的管理具有重大的意义。本研究为回顾性的，且样本量相对较少，对帕金森病的管理有一定的指导作用，应进一步开展前瞻性、多模态、多中心的联合研究，争取为帕金森病等慢性疾病的综合管理起到更进一步的积极作用。

附　表

附表 1 修订的 Hoehn-Yahr 分级标准

0 级	无疾病体征
1 级	单侧肢体症状，无功能障碍或仅有轻度障碍
1.5 级	单侧肢体+躯干症状
2 级	双侧肢体症状，无平衡障碍，仍可维持正常姿势；日常生活、工作多少有些障碍
2.5 级	轻微双侧肢体症状，后拉试验可恢复
3 级	轻～中度双侧肢体症状，平衡障碍，保留独立能力，可见翻正反射（righting reflex）障碍
4 级	严重障碍，在无协助的情况下仍可站立、行走
5 级	病人限制在轮椅或床上，不能站立，需人照料

注：分级越高，疾病越严重。

附表 2 Webster 症状的评分标准

症状	评分标准
上肢运动障碍（书写）	0 无 1 做精细活动有困难 2 各种活动明显困难 3 动作严重减慢，不能书写及做精细动作
肌强直	0 无 1 颈部肌肉出现，肢体不明显 2 颈部肌肉中度强直，药物可以缓解 3 颈部、肢体肌肉重度强直，药物不能缓解
姿势	0 正常 1 头部前倾达 12cm 2 头部前倾超过 15cm 3 头部前倾，肢体显著屈曲
上肢伴随动作	0 正常 1 一侧动作减少 2 一侧不摆动 3 双侧不摆动
步态	0 良好 1 步距轻度减小，但转弯不费力 2 步距小，转弯费力 3 步距极小，转弯缓慢
震颤	0 无 1 静止或行走时肢体和头部可见轻度震颤现象 2 手、头或其他肢体有较严重但不持续的震颤 3 有严重而持续的震颤，自己无法写字及吃饭

续表

症状	评分标准
起坐障碍	0 无 1 轻度困难 2 中度困难，但不需要帮助 3 需要帮助
言语	0 清晰 1 轻度嘶哑 2 中度嘶哑伴口吃 3 重度嘶哑无力
面部表情	0 正常 1 轻度刻板 2 中度刻板，伴有流涎 3 面具脸
生活自理能力	0 完全自理 1 一般事物能处理，能坚持工作 2 动作减慢，某些活动需要照顾 3 基本丧失生活自理能力，需要照顾

附表 3　统一帕金森病评定量表

1. 统一帕金森病评定量表对心理状态、行为和情绪的评定

（1）智力损害

0分	无
1分	轻微智力损害，持续健忘，能部分回忆过去的事件，无其他困难
2分	中度记忆丧失，有定向力障碍，处理较复杂问题有中等程度的困难，在家中生活功能有轻度但肯定的损害，有时需要鼓励
3分	严重记忆损害伴时间（经常有）空间定向力障碍。处理问题有严重障碍
4分	严重记忆损害，仅保留人物定向力，不能作出判断或解决问题，生活需他人帮助

（2）思维障碍（由于痴呆或药物中毒）

0分	无
1分	生动的梦境
2分	"良性"幻觉，自知力尚保留
3分	偶然或经常的幻觉或妄想，自知力丧失，可能影响日常活动
4分	持续的幻觉、妄想或富于色彩的精神病，不能自我照料

续表

（3）抑郁	
0分	无
1分	悲观和内疚时间比正常多，持续时间不超过1周
2分	持续性抑郁超过数周
3分	持续性抑郁伴随自主神经症状（失眠、食欲减退、体重下降、兴趣降低）
4分	持续抑郁伴自主神经症状和自杀念头或意愿
（4）动力或始动力	
0分	正常
1分	比正常缺少决断力（assertiveness），较被动
2分	对选择性（非常规）活动无兴趣或动力。丧失进取性，对非常规事物漠不关心
3分	对每天的（常规）活动无兴趣或动力
4分	完全无动力
2. 统一帕金森病评定量表对日常生活活动的评定	
（1）言语（接受）	
0分	正常
1分	轻微受影响，无听懂困难
2分	中度受影响，有时要求重复才能听懂
3分	严重受影响，经常要求重复才能听懂
4分	多数情况下不能被理解
（2）唾液分泌	
0分	正常
1分	口腔内唾液分泌轻微但肯定增多，可能夜间流涎
2分	中等程度的唾液分泌过多，可能有轻微流涎
3分	明显过多的唾液伴流涎
4分	明显流涎，需持续用纸巾或手帕擦拭
（3）吞咽	
0分	正常
1分	少见呛咳
2分	偶然呛咳
3分	需要流食
4分	需要鼻饲或胃造口进食
（4）书写	
0分	正常
1分	轻微缓慢或字体变小
2分	中度缓慢或字体变小，所有字迹均清楚
3分	严重受影响，不是所有字迹均清楚
4分	大多数字迹不清楚

（5）切割食物和使用餐具	
0分	正常
1分	有些慢和笨拙，但不需要帮助
2分	尽管慢而笨拙，但能切割多数食物，需要某种程度的帮助
3分	需要他人帮助切割食物，但能自己缓慢进食
4分	需要别人喂食
（6）着装	
0分	正常
1分	有些慢，但不需要帮助
2分	偶尔需要帮助扣纽扣及将手臂放进袖内
3分	需要相当多的帮助，但还能独立做某些事情
4分	完全需要帮助
（7）个人卫生	
0分	正常
1分	有些慢，但不需要帮助
2分	需要帮助淋浴或盆浴，或做个人卫生很慢
3分	洗脸、刷牙、梳理头发及洗澡均需要别人帮助
4分	保留导尿或其他机械帮助
（8）床上翻身和整理床单	
0分	正常
1分	有些慢且笨拙，但不需要帮助
2分	能独立翻身或整理床单，但非常困难
3分	能起始，但不能完成翻身或整理床单
4分	完全需要别人的帮助
（9）摔倒（与冻结"freezing"无关者）	
0分	无
1分	很少发生
2分	有时有，但每天少于1次
3分	平均每天摔倒1次
4分	每天摔倒1次以上
（10）行走中冻结	
0分	无
1分	少见，可有启动困难
2分	行走时有时会冻结
3分	经常有，有时会因冻结摔倒
4分	经常因为冻结而摔倒

续表

（11）行走	
0分	正常
1分	轻度困难，可能上肢不摆动或倾向于拖步
2分	中度困难，但稍需或不需要帮忙
3分	严重行走障碍，需要帮助
4分	尽管在帮助下也不能行走
（12）震颤	
0分	无
1分	轻度，且不经常发生
2分	中度，感觉烦恼
3分	严重，影响许多活动
4分	明显，大多数活动受影响
（13）与帕金森病有关的感觉异常	
0分	无
1分	偶然有麻木，麻刺感或轻度疼痛
2分	经常麻木，麻刺感或轻微疼痛，无太大的痛苦
3分	经常性痛苦感
4分	非常厉害的痛苦感
3. 统一帕金森病评定量表对运动检测的评定	
（1）语音（表达）	
0分	正常
1分	表达、理解和（或）音量轻度下降
2分	单音调，含糊但可听懂，中度受损
3分	明显损害，难以听懂
4分	完全听不懂
（2）面部表情	
0分	正常
1分	略呆板，可能是正常的"面无表情"
2分	轻度但肯定是面部表情差
3分	中度表情呆板，有时张口
4分	面具脸，几乎完全没有面部表情，口张开在1/4英寸（0.6cm）
（3）静止性震颤（面部、嘴唇、下颌、右上肢、左上肢、右下肢及左下肢分别评定）	
0分	无
1分	轻度，有时发生
2分	幅度小而持续，或中等幅度间断出现
3分	幅度中等，多数时间出现
4分	幅度大，多数时间出现

（4）手部动作性或姿势性震颤（右上肢、左上肢分别判定）	
0 分	无
1 分	轻度，活动时出现
2 分	幅度中等，动作时发生
3 分	幅度中等，一定姿势时或动作时发生
4 分	幅度大，影响进食
（5）肌强直（患者取坐位且放松，以大关节的被动活动来判断，可以忽略"齿轮样感觉"；颈、右上肢、左上肢、右下肢及左下肢分别评定）	
0 分	无
1 分	轻度，或仅在镜像活动及加强试验时可查出
2 分	轻度到中度
3 分	明显僵硬，但活动范围不受限
4 分	严重僵硬，活动范围受限
（6）手指拍打试验（拇食指尽可能大幅度、快速地做连续对掌动作；右手、左手分别判定）	
0 分	正常（≥15 次/5 秒）
1 分	频率较慢、幅度减少（11～14 次/5 秒）
2 分	中等障碍，有肯定的早期疲劳现象，运动中可以有偶尔的停顿（7～10 次/5 秒）
3 分	严重障碍，动作起始困难或运动中有停顿（3～6 次/5 秒）
4 分	几乎不能执行动作（0～2 次/5 秒）
（7）手的运动功能（尽可能大幅度地快速连续的伸掌握拳动作，两手分别做，分别评定）	
0 分	正常
1 分	轻度较慢、幅度减小
2 分	中度障碍，有肯定的早期疲劳现象，运动中可以有偶尔的停顿
3 分	严重障碍，动作起始时经常犹豫或运动中有停顿
4 分	几乎不能执行动作
（8）轮替动作（两手垂直或水平做最大幅度的旋前和旋后动作，双手同时动作，分别评定）	
0 分	正常
1 分	轻度较慢、幅度减小
2 分	中度障碍，有肯定的早期疲劳现象，偶在运动中出现停顿
3 分	严重障碍，动作起始时经常犹豫或运动中有停顿
4 分	几乎不能执行动作
（9）腿部的灵活性[连续快速地脚后跟踏地，腿完全抬高，幅度约为 3 英寸（7.6cm），分别评定]	
0 分	正常
1 分	轻度缓慢或幅度减小
2 分	中度障碍，有肯定的早期疲劳现象，偶在运动中出现停顿
3 分	严重障碍，动作起始时经常犹豫或运动中有停顿
4 分	几乎不能执行动作

（10）起立（病人双手臂抱胸从直背木或金属椅子站起）	
0分	正常
1分	缓慢、可能需要努力1次以上
2分	需要扶扶手站起
3分	前后倒的倾向，可能需要努力1次以上，但无需别人的帮助
4分	没有帮助不能站立
（11）姿势	
0分	正常直立
1分	不很直，轻度前倾，可能是正常老年人的姿势
2分	中度前倾，肯定是不正常，可能有轻度的向一侧倾斜
3分	严重前倾伴脊柱后凸，可能有中度的向一侧倾斜
4分	显著屈曲，姿势极度异常
（12）步态	
0分	正常
1分	行走缓慢，可有拖步、碎步，步距小，但无慌张步态或前冲步态
2分	行走困难，但基本不需要帮助，可有某种程度的慌张步态、小步或前冲
3分	严重异常步态，行走需要帮助
4分	即使在帮助下也不能行走
（13）姿势的稳定性（患者站立位，睁眼，双脚适度分离，对背后检查者突然拉动双肩的动作有心理准备）	
0分	正常
1分	后倾，无需帮助可自行恢复
2分	无反射姿势，需检查者帮助才能避免摔倒
3分	非常不平衡，有自发的失去平衡现象
4分	不借助外界帮助不能站立
（14）躯体少动（梳头缓慢，手臂摆动减少，幅度减小，整体活动减少）	
0分	无
1分	略慢，似乎是故意的，在某些人可能是正常的，幅度可能减小
2分	运动呈轻度缓慢和减少，肯定不正常，或幅度减小
3分	中度缓慢、动作缺乏和活动幅度减小
4分	明显缓慢，动作缺乏和活动幅度很小

4. 统一帕金森病评定量表对治疗情况的评定

Ⅰ. 治疗的并发症-异动症（指左旋多巴诱导的不随意运动）

（1）持续时间：（异动症存在时间所占1天觉醒状态时间的比例——病史信息）	
0分	无
1分	1%～25%
2分	26%～50%
3分	51%～75%
4分	76%～100%

（2）残疾（异动症所致残疾的程度——病史信息，可经诊室检查修正）	
0 分	无残疾
1 分	轻度残疾
2 分	中度残疾
3 分	严重残疾
4 分	完全残疾
（3）痛性异动症所致疼痛的程度	
0 分	无痛性异动症
1 分	轻微
2 分	中度
3 分	严重
4 分	极度
（4）肌肉晨起痉挛（痛性痉挛、扭䏤，尤其发生在踝关节）	
0 分	无
1 分	有
2 分	临床被动
Ⅱ.波动现象	
（5）"关"是否能根据服药时间预测	
0 分	不能
1 分	能
（6）"关"是否不能根据服药时间预测	
0 分	不能
1 分	能
（7）"关"是否会突然出现（如持续数秒钟）	
0 分	不会
1 分	会
（8）"关"平均所占每天觉醒状态时间的比例	
0 分	无
1 分	每天 1%～25%
2 分	每天 26%～50%
3 分	每天 51%～75%
4 分	每天 76%～100%
Ⅲ.其他并发症	
（9）患者是否食欲减退、恶心或呕吐?	
0 分	否
1 分	是

续表

（10）患者是否存在睡眠紊乱，如失眠或特别倦怠、经常打盹	
0分	否
1分	是
（11）患者是否有症状性位置性障碍（orthostasis，记录患者的血压、脉搏和体重）	
0分	否
1分	是

附表 4　Schwab 和英格兰日常生活活动量表的评定和分级

100%	完全独立，能毫无困难地做各种家务，速度不慢，基本上是正常的，没有意识到有什么困难
90%	完全独立，能做各种家务，速度稍慢或感觉稍有困难及有障碍，可能需要双倍时间，开始意识有困难
80%	能独立完成大部分家务，但需要双倍时间，意识到有困难及速度缓慢
70%	不能完全独立，做某些家务较困难，需要 3~4 倍的时间，做家务需要 1 天的大部分时间
60%	某种程度独立，能做大部分家务，但极为缓慢和费力，出错误，某种家务不能做
50%	更多地依赖他人，半数需要帮助，更慢，任何事情均感到困难
40%	极需依赖他人，在帮助下做各种家务，但很少独立完成
30%	费力，有时独立做一些家务或开始时独立做，需要更多的帮助
20%	不能独立做家务，在帮助下做某些家务也困难，严重残疾
10%	完全依赖他人，不能自理，完全残疾
0	自主神经功能障碍如吞咽困难，大小便失禁，卧床

注：每一项目的计分值可以是 0、0.5、1.0、1.5、2.0、2.5、3.0、3.5、4.0。

附表 5　Hoehn-Yahr 分级

Ⅰ级	单侧肢体受影响，功能减退很小或没有减退
Ⅱ级	身体双侧或中线受影响，但没有平衡功能障碍
Ⅲ级	受损害的第一个症状是直立位反射，当转动身体时出现明显的站立不稳或当患者于两脚并立，身体被推动时不能保持平衡。功能方面，患者的活动稍受影响，有某些工作能力的损害，但患者能完全过独立生活
Ⅳ级	严重的无活动能力，但患者仍可自己走路和站立
Ⅴ级	除非得到帮助只能卧床或坐轮椅

彩 图

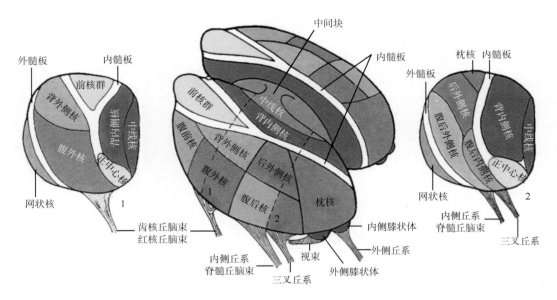

图 1-2-1　丘脑各核团的分布

1. 平腹外核的冠状切面；2. 平腹后核的冠状切面

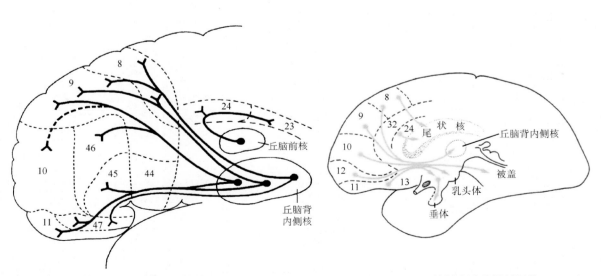

图 1-2-2　丘脑背内侧核与前额皮质的投射区　　　　　图 1-2-3　前额皮质的投射纤维

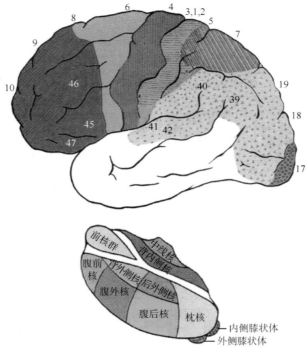

图 1-2-4　丘脑各核团在皮质上的投射区（外侧面）

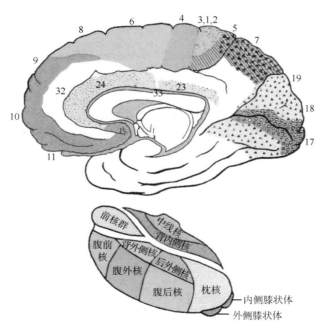

图 1-2-5　丘脑各核团在皮质上的投射区（内侧面）

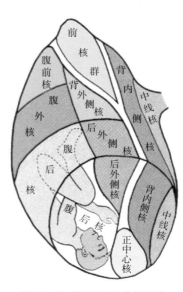

图 1-2-6　腹后核的功能定位

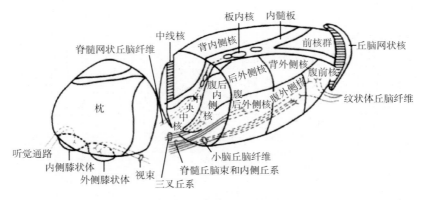

A. 丘脑各核的主要传入纤维

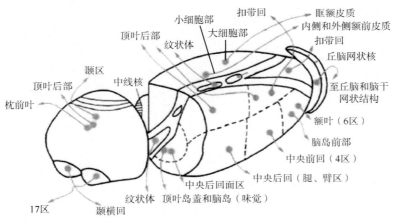

B. 丘脑各核的主要传出纤维

图 1-2-7　丘脑各核的传入、传出纤维

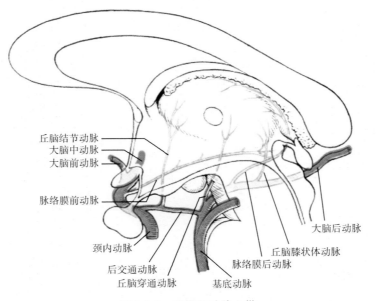

图 1-2-8　丘脑的动脉血供

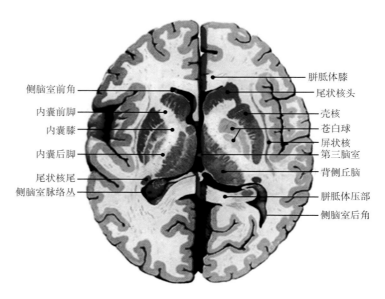

图 1-2-9　基底节的各个核团

侧脑室前角
内囊前脚
内囊膝
内囊后脚
尾状核尾
侧脑室脉络丛

胼胝体膝
尾状核头
壳核
苍白球
屏状核
第三脑室
背侧丘脑
胼胝体压部
侧脑室后角

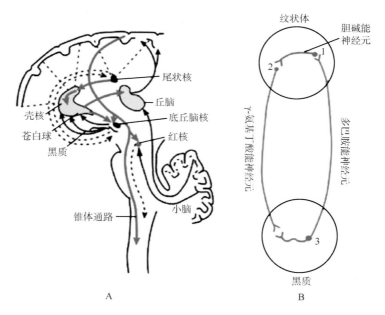

尾状核
丘脑
底丘脑核
红核
小脑
锥体通路
壳核
苍白球
黑质

A

纹状体
胆碱能
神经元
1
2
γ-氨基丁酸能神经元
多巴胺能神经元
3
黑质

B

图 1-2-10　基底节的传出神经核团——内侧苍白球和黑质网状部